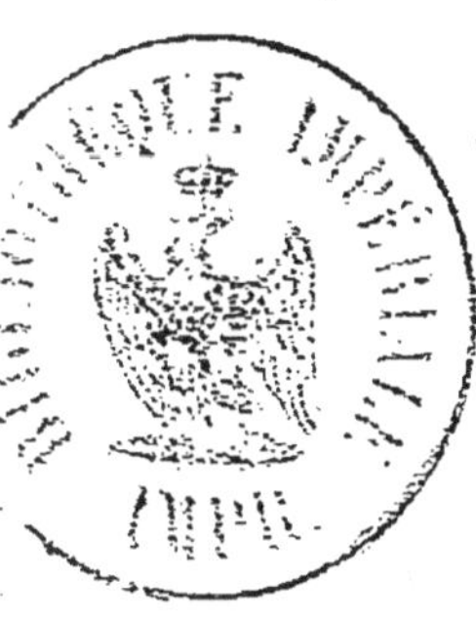

MANUEL

DE

PHYSIQUE MÉDICALE

Paris. — Imprimerie de E. MARTINET, rue Mignon, 2.

MANUEL

DE

PHYSIQUE MÉDICALE

PAR

N. GRÉHANT

Docteur en médecine, licencié ès sciences physiques,
licencié ès sciences naturelles, préparateur du cours de physiologie
à la Faculté des sciences.

Avec 469 figures intercalées dans le texte.

PARIS

GERMER BAILLIÈRE, LIBRAIRE-ÉDITEUR

rue de l'École-de-Médecine, 17.

Londres | **New-York**
Hipp. Baillière, 219, Regent street. | Baillière brothers, 440, Broadway.

MADRID, C. BAILLY-BAILLIÈRE, PLAZA DE TOPETE, 16.

1869

PRÉFACE

Le temps n'est plus où le médecin pouvait considérer comme accessoire l'étude des sciences physiques, cette étude est devenue d'une incontestable nécessité.

Pour connaître l'organisation des êtres vivants, pour expliquer surtout les phénomènes si variés dont ils sont le siége, le physiologiste s'appuie constamment sur les lois de la physique, dont il emprunte aussi les appareils.

Quoique certains procédés de la nature soient spéciaux, quoique nous ne trouvions, par exemple, parmi les corps bruts, aucun fait analogue à celui de la contraction d'une fibre musculaire, élément de la force dans l'organisme animal, cependant, pour mesurer le travail d'un muscle, pour caractériser les mouvements qu'il produit, pour déterminer la durée de ses contractions, et même pour l'exciter, nous employons toujours des appareils et des procédés physiques.

C'est donc au point de vue des applications de la physique à la physiologie et à la médecine, que je me suis placé pour la rédaction de ce *Manuel de physique médicale*, et s'il y a dans cet ouvrage des chapitres qui paraissent étrangers à la science de la vie, c'est parce qu'il est des connaissances générales que l'homme instruit ne peut ignorer et qui peuvent devenir dans un temps plus ou moins rapproché la base de nouvelles et importantes applications.

L'étude de la physique offre encore pour le médecin un autre avantage ; elle donne l'habitude du raisonnement fondé sur l'observation et sur l'expérience, et développe l'esprit scientifique qui, au milieu des phénomènes si complexes que présentent les êtres vivants, fait éviter l'erreur, et conduit presque à coup sûr à la découverte de la vérité.

Dans un ouvrage élémentaire comme celui-ci, je me suis attaché à énoncer les propriétés des corps et à les démontrer le plus simplement possible, et j'ai dû éviter de longs développements mathématiques. On a imprimé en petits caractères certaines parties qui traitent de points moins importants. Dans l'optique, j'ai remplacé les déductions que l'on peut tirer par le calcul des lois fondamentales de la réflexion et de la réfraction de la lumière, par des constructions géométriques qui représentent à la vue la marche des rayons lumineux déduite directement des mêmes lois ; j'ai ainsi évité des formules assez compliquées dont il est difficile de charger la mémoire.

J'espère avoir comblé une lacune qui existait parmi les ouvrages élémentaires qui sont à la disposition des élèves. Le désir d'être utile aux étudiants a été le principal mobile qui m'a décidé à la rédaction de ce *Manuel*.

N. GRÉHANT.

Paris, 1er janvier 1869.

MANUEL

DE

PHYSIQUE MÉDICALE

NOTIONS PRÉLIMINAIRES.

Les corps se présentent à nous sous trois états différents : l'état solide, l'état liquide, l'état gazeux.

État solide. — Les corps solides sont formés de parties qui sont réunies par une force qu'on appelle la *cohésion*, et pour séparer ces parties il faut exercer un effort plus ou moins grand ; aussi les solides ont une forme et un volume déterminés.

État liquide. — Les liquides sont formés de parties que l'on sépare avec la plus grande facilité ; le doigt enfoncé dans l'eau prend la place du liquide qui fuit, mais retirons le doigt, une goutte d'eau reste adhérente ; dans cette goutte nous distinguons des couches superposées de liquide, et c'est encore une force de cohésion qui les réunit et les empêche d'obéir à l'action de la pesanteur. Les liquides occupent dans l'espace un lieu déterminé qui est leur volume, mais ils ont une forme empruntée à celle du vase qui les contient.

Le volume des liquides et celui des solides diminue peu quand on les comprime.

État gazeux. — Les parties qui forment les gaz sont très-mobiles les unes sur les autres, se rapprochent beaucoup si on les comprime, et tendent à s'écarter de plus en plus à mesure que l'on diminue la pression qu'elles supportent. Ces propriétés des gaz sont mises en évidence par deux expériences :

1° On donne le nom de *briquet à air* au tube cylindrique de cristal épais (fig. 1), dans lequel pénètre un piston dont le diamètre est égal à celui du tube. On enfonce le piston, l'air contenu qui est séparé de l'air extérieur diminue de volume; on cesse de presser, le volume du gaz s'agrandit, le piston est repoussé jusqu'à l'entrée du tube : c'est la force élastique du gaz qui détermine ce second mouvement.

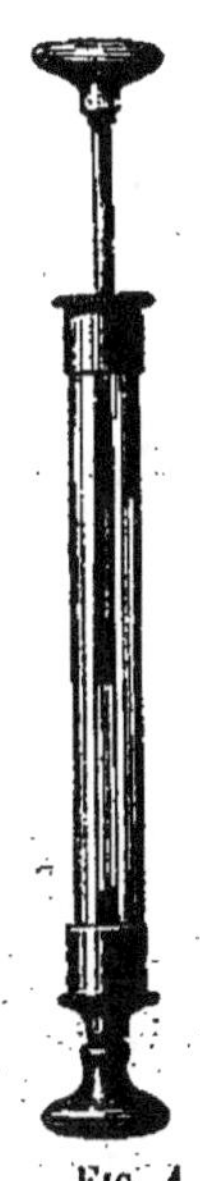

Fig. 1.

Briquet à air.

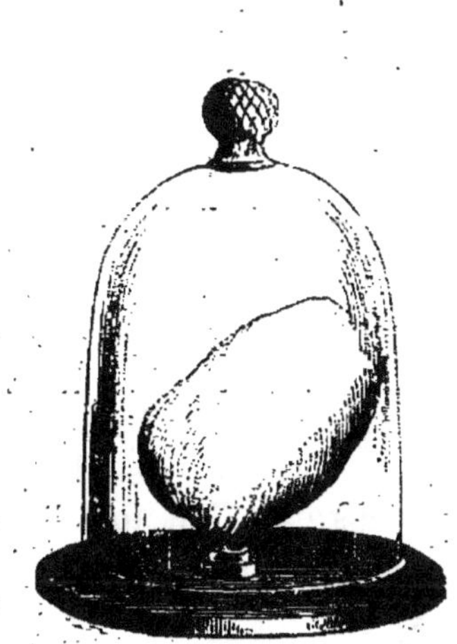

Fig. 2.

Vessie sous une cloche de la machine pneumatique

2° Une vessie (fig. 2) fermée ne contenant qu'une petite quantité d'air est placée dans une cloche dont on enlève l'air : la vessie se gonfle aussitôt au point de remplir toute la cloche ; c'est la force élastique de l'air laissé dans la vessie qui a repoussé ses parois, lorsque la pression qui s'exerçait sur la surface extérieure a diminué.

Phénomènes physiques.—Phénomènes chimiques.—Les phénomènes que les corps matériels offrent à l'observation peuvent se ranger en deux classes : les uns, physiques, ne changent pas la nature intime des corps, mais peuvent leur donner un état ou des propriétés passagères; ainsi l'eau pendant l'hiver se recouvre d'un corps solide, la glace, et aux premiers rayons du soleil, la glace redevient liquide. Les autres, phénomènes chimiques, changent profondément la nature et les propriétés des corps; une barre de fer exposée à l'air humide perd bientôt son éclat, la surface devient terne, rougeâtre; la rouille apparaît, envahit tout le métal qui n'offre plus ni l'aspect, ni la ténacité du fer.

Les phénomènes que nous observons sont complexes ou se renouvellent rarement. Il est avantageux de placer les corps dans des conditions spéciales bien définies : on fait alors une *expérience* qui manifeste des phénomènes déterminés, physiques ou chimiques, que souvent l'observation seule n'aurait jamais révélés.

Exemple : Frottons un bâton de résine avec une peau de chat, aussitôt la résine attire les corps légers, le papier, les barbes de plume ; le phénomène produit ne change en rien l'aspect ni l'ensemble des propriétés du corps frotté : c'est un phénomène physique.

Chauffons dans un tube un corps solide appelé oxyde de mercure : nous obtenons un liquide, le mercure, et un gaz, l'oxygène, qui n'ont plus les propriétés du premier corps ; nous avons produit par cette expérience un phénomène chimique.

Le résultat de l'expérience est invariable toutes les fois que les corps sont placés dans des conditions identiques.

La physique s'occupe des phénomènes qui n'altèrent pas la nature des corps et des lois auxquelles ces phénomènes obéissent.

Nous diviserons l'étude de cette science en plusieurs parties qui sont :

1° Propriétés générales des corps et notions de mécanique.

2° Pesanteur comprenant l'hydrostatique et l'hydrodynamique.

3° Chaleur.

4° Phénomènes moléculaires et acoustique.

5° Électricité.

6° Optique.

Ces divisions formeront six livres.

LIVRE PREMIER.

PROPRIÉTÉS GÉNÉRALES DES CORPS ET NOTIONS DE MÉCANIQUE.

CHAPITRE PREMIER.

PROPRIÉTÉS GÉNÉRALES DES CORPS.

Étendue. — Les corps, quel que soit leur état, occupent une portion de l'espace, qui est leur volume, et offrent certaines dimensions fixes pour les solides, déterminées pour les liquides et les gaz par celles des vases qui les contiennent. Les dimensions rectilignes, qui suffisent au géomètre pour la mesure des surfaces et des volumes, sont obtenues par la comparaison avec l'unité de longueur, le mètre, subdivisée en décimètres, centimètres et millimètres. L'extrémité de la règle est appliquée à l'un des bouts de la longueur que l'on veut mesurer ; on regarde vis-à-vis quelle division se trouve l'autre extrémité de celle-ci. On se contente souvent de dire la longueur à un millimètre près, mais dans les expériences de précision qui exigent des mesures plus exactes, si la dimension ne renferme pas un nombre entier de millimètres, on emploie un vernier.

Vernier. — C'est une petite règle mobile dont la longueur, égale à 9 millimètres, est divisée en dix parties égales ; il résulte de là qu'une division du vernier vaut $\frac{1}{10}$ de millimètre, deux, trois divisions du vernier valent deux fois et trois fois $\frac{1}{10}$ de millimètre. Faisons coïncider une division du vernier avec une division d'une règle graduée, contre laquelle il glisse ; à droite et à gauche de cette ligne de coïncidence, la première division du vernier sera éloignée de la division suivante de la règle de $\frac{1}{10}$ de millimètre, la deuxième de $\frac{2}{10}$, la cinquième de $\frac{5}{10}$.

Veut-on mesurer une longueur EC (fig. 3)? on applique l'extrémité E au bout d'un mètre divisé en millimètres, on pousse jusqu'en C l'extrémité du vernier, on cherche où se fait la coïncidence; a-t-elle lieu à la division 5 du vernier, il faut ajouter $\frac{5}{10}$ de millimètre au nombre entier de centimètres et millimètres que la longueur comprend.

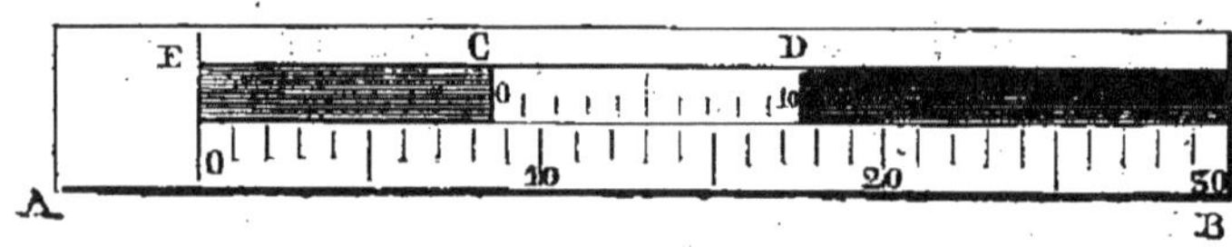

FIG. 3.

Règle mobile Vernier.

En divisant 99 millimètres en 100 parties égales, on a fait un vernier qui permet d'apprécier les centièmes de millimètre.

Divisibilité. — Les corps peuvent être réduits en parties très-petites, mais on admet que cette divisibilité a une limite ; c'est une hypothèse à laquelle certaines lois chimiques donnent de la vraisemblance. On a donné le nom de *molécules* ou *atomes* à ces dernières parties que nous ne pouvons plus diviser par aucun procédé. La divisibilité de certaines substances peut être poussée très-loin : une goutte de solution d'indigo communique une coloration bleue à plusieurs litres d'eau ; une bulle d'hydrogène sulfuré se fait sentir dans un amphithéâtre ; un petit fragment de musc rend l'air d'un appartement fortement odorant pendant des mois entiers et diminue à peine de poids.

Impénétrabilité. — Deux corps ne pouvant pas occuper en même temps la même portion de l'espace, on dit que la matière est impénétrable.

Compressibilité et porosité. — Les corps diminuent de volume quand on les comprime, et l'effort qui produit ce phénomène est très-variable, mais il ne peut s'expliquer qu'en admettant que les molécules sont séparées par des intervalles appelés *pores*, qui sont forts petits ; dans les métaux, dans le verre, ils sont si petits qu'ils ne se laissent pas traverser par les liquides, tandis que la porcelaine non vernie laisse suinter le liquide qu'elle contient.

Indépendamment des pores, les corps présentent souvent des cavités plus grandes qu'il est très-facile de mettre en évidence : jetons un morceau de sucre dans l'eau, des bulles d'air se dégagent aussitôt, de même si l'on emploie la craie ; pressons du mercure contenu dans un sac de peau fermé, nous le verrons sortir en pluie. Dans l'éponge, les cavités sont visibles et très-multipliées.

Élasticité. — Lorsque les diverses parties d'un corps sont écartées les unes des autres par un effort convenable, elles reprennent leur première position dès que l'effort cesse.

Exemple : Nous allongeons une lame de caoutchouc en la tirant aux extrémités, et si nous l'abandonnons, elle revient à sa première forme. Il arrive pour certains corps que si l'effort exercé est considérable, la déformation produite persiste ; ainsi un coup de marteau aplatit une balle de plomb, un coup de balancier donne aux pièces de monnaie une forme persistante.

Mobilité. Inertie. — Tout corps peut occuper successivement différents points de l'espace, et l'on appelle *force* la cause qui produit le mouvement. Voici une des propriétés les plus caractéristiques de la matière : un corps ne peut prendre de lui-même le mouvement, et lorsqu'il l'a reçu il ne peut lui-même le modifier ; ce fait d'observation se traduit ainsi : la matière est inerte. Nous ne voyons aucun corps prendre le mouvement, à moins qu'il n'obéisse à une force ; mais souvent le corps auquel nous avons donné le mouvement s'arrête. Ainsi, nous lançons une boule sur le sol ; son mouvement se ralentit bientôt et cesse ; mais si nous jetons le même mobile sur la glace pendant l'hiver, la distance franchie est beaucoup plus grande ; chacun voit que ce sont les aspérités du sol qui arrêtent peu à peu le mouvement, et si l'on choisit un sol plus uni, la résistance diminue, le mouvement dure plus longtemps. Les planètes nous montrent un magnifique exemple de l'inertie de la matière ; elles ont reçu une première impulsion dont l'effet, combiné avec celui de l'attraction du soleil, leur fait exécuter dans l'espace vide une rotation qui a toujours la même durée.

Mouvement uniforme. — Lorsqu'un mobile parcourt des espaces égaux en temps égaux, on dit que son mouvement est uniforme. La vitesse de ce mouvement c'est l'espace parcouru pendant l'unité de temps. Comment reconnaître si un mouvement est uniforme, et quelle est sa vitesse ? Supposons, par exemple, que nous soyons placés dans un wagon de chemin de fer, emportés par une locomotive qui a quitté une station depuis quelques minutes ; nous regardons une montre à secondes, et en même temps les poteaux kilométriques qui sont plantés le long de la voie ; nous voyons, par exemple, que le convoi met une minute pour franchir un kilomètre, et nous reconnaissons qu'il en est toujours ainsi ; de là nous concluons que son mouvement est uniforme et que sa vitesse par heure est de 60 kilomètres ou quinze lieues.

Dans le mouvement uniforme, l'espace parcouru dans un certain temps est égal au produit de la vitesse par ce temps.

Mouvement varié. — Lorsque des espaces inégaux sont parcourus en des temps égaux, le mouvement est varié. Un corps que l'on jette à la surface du sol parcourt des espaces de moins en moins longs dans les secondes successives. La vitesse du mobile change à chaque instant lorsque le mouvement est varié. Pour mesurer cette vitesse, en un moment donné, on suppose qu'à partir de ce moment le mouvement devient uniforme, et l'on mesure la vitesse de ce mouvement varié pendant l'instant très-court que l'on a considéré.

Il y a un mouvement varié dans lequel la vitesse ainsi définie augmente de quantités égales en temps égaux : c'est le mouvement uniformément varié, c'est celui d'un corps qui tombe.

L'organisme est le siége de mouvements nombreux (*vita, motus*) qui offrent un caractère bien spécial, c'est l'intermittence. Chez l'homme, les fibres du muscle diaphragme se mettent en mouvement, se contractent seize fois par minute ; les fibres du cœur soixante fois environ ; les muscles de la vie de relation se contractent aussi d'une manière intermittente, mais le nombre des mouvements exécutés pendant une minute est soumis à de grandes variations, qui intéressent le physiologiste et le médecin. Souvent, par ces mouvements intermittents, l'organisme obtient des mouvements continus : ainsi le cours du sang dans les capillaires est continu, le mouvement que nous imprimons à une roue au moyen d'une manivelle, par des contractions musculaires intermittentes, devient tout de suite continu.

CHAPITRE II.

NOTIONS SUR LES FORCES.

Mesure des forces. — La force ou la cause qui produit le mouvement est susceptible de mesure. De même que les longueurs se mesurent par la comparaison avec l'unité de longueur qui est le mètre, de même on a comparé les forces à l'aide d'une certaine unité.

La pesanteur attire les corps vers le centre de la terre, et l'on appelle *poids* la pression qu'ils exercent sur l'obstacle qui les empêche de tomber, ou l'effort qu'il faut faire pour les retenir ; celui qui est nécessaire pour maintenir un poids d'un kilogramme est pris comme unité de force.

On appelle *dynamomètres* les appareils qui servent à mesurer les forces.

Soit une lame d'acier trempé AB (fig. 4), fixée dans un mur en A,

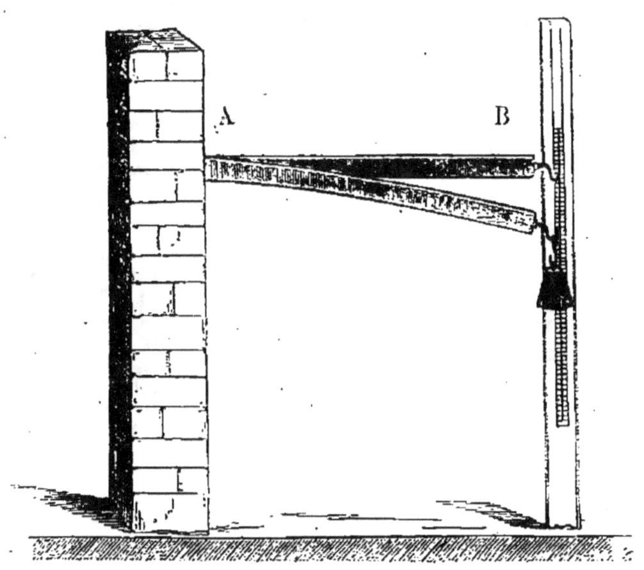

FIG. 4.

Dynamomètre.

libre en B où elle porte un crochet ; si l'on attache en B un poids d'un kilogramme, la barre s'infléchit ; pour un poids double la flexion augmente : on inscrit les positions occupées par le point B sur une règle verticale.

On a trouvé plus commode de prendre une lame d'acier fléchie à angle aigu et trempée ensuite ; à l'extrémité A (fig. 5) est fixé un arc métallique dont le centre est au sommet de l'angle, qui passe par une fente de l'extrémité B, et qui se termine par un anneau ; un arc semblable, mais appartenant à un cercle dont le rayon est plus petit, fixé à l'extrémité B, passe dans une ouverture pratiquée en A et se termine par un crochet.

On suspend l'appareil par l'anneau, on attache au crochet un poids de un kilogramme ; l'angle des deux lames devient plus

aigu, et au point où s'arrête B, sur l'arc extérieur, on inscrit
1 kilogramme. On attache 2 kilogrammes, on marque un nouveau trait, et ainsi de suite jusqu'à 20 kilogrammes.

Dans les campagnes, cet instrument est encore employé pour
déterminer approximativement le poids des corps, du pain, par
exemple.

Veut-on mesurer une force, on l'applique au crochet du dynamomètre fixé par l'anneau : le nombre de kilogrammes marqué
donne sa valeur.

En emploie pour étudier les forces plus grandes un dynamo-

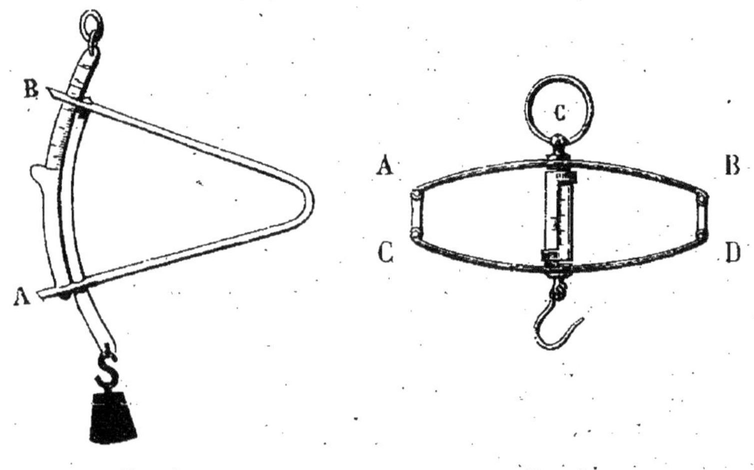

FIG. 5.
Dynamomètre en arc.
FIG. 6.
Dynamomètre de M. Poncelet.

mètre dû à M. Poncelet (fig. 6). Il se compose de deux lames d'acier
longues et assez épaisses, AB et CD, courbées en forme d'arc de
cercle dont le rayon est grand.

Aux extrémités sont fixées deux tiges métalliques articulées,
AC et BD. D'un côté, entre A et B, un anneau est attaché ; de
l'autre, entre C et D, un crochet. Deux tiges parallèles, soudées
au milieu des arcs, permettent d'apprécier leur écartement qui
augmente à mesure que l'on attache au crochet des poids plus
grands et de marquer une graduation. Cet appareil permet d'évaluer de grands efforts de traction. On a même adapté à l'une des
tiges parallèles un style, et au-dessus un cylindre tenu par un
support indépendant, mû par un mouvement d'horlogerie, et l'on
a pu obtenir ainsi un tracé indiquant toutes les valeurs des
efforts exercés par un moteur, à chaque instant.

1.

Le médecin fait quelquefois usage d'un dynamomètre assez petit pour qu'on puisse agir avec la main sur ses deux branches ; on peut estimer, à l'aide d'une graduation, la grandeur de l'effort que la main exerce en serrant cet appareil, ce qui est utile dans l'étude des signes de la paralysie partielle ou générale.

Représentation des forces. — En mécanique, on représente les forces par des lignes ; on convient de figurer l'unité de force, le kilogramme, par une certaine longueur ; une force 2, 3, 4 fois plus grande, sera représentée par une longueur 2, 3, 4 fois plus grande. Ces lignes ont aussi l'avantage d'indiquer la direction des forces, qui est celle du mouvement que le corps recevrait s'il obéissait à chacune d'elles isolément.

Équilibre. — Lorsque plusieurs forces agissent sur un corps, il peut se faire qu'elles se neutralisent, et le corps est en équilibre, il reste au repos comme si les forces n'existaient pas.

Par exemple, nous savons que les muscles du corps jouissent d'une propriété appelée la *tonicité*, par laquelle ils tendent d'une manière continue à rapprocher leurs points d'insertion de leurs points d'attache ; l'effort exercé ainsi par un muscle en particulier est détruit par d'autres muscles appelés *muscles antagonistes*. Si la volonté ordonne à la fois à tous les muscles de se contracter, il y a encore équilibre.

Composition des forces. — Quand plusieurs forces sont appliquées à un corps mobile, on appelle *résultante* une force unique qui peut les remplacer et produire le même effet ; il est important de rechercher la position et la grandeur de la résultante.

Composition des forces parallèles. — Lorsque deux forces égales et parallèles sont appliquées en deux points A et B (fig. 7) d'un corps, leur résultante est égale à la somme des deux forces, leur est parallèle et est appliquée au milieu de AB.

Nous comprenons bien que si deux chevaux d'égale force sont attelés à une voiture l'un auprès de l'autre, ils produiront le même effet si on les attache au milieu, l'un derrière l'autre. Si les deux forces, AD et BC, parallèles sont inégales (fig. 8), leur résultante est toujours égale à leur somme, mais son point d'application est plus voisin de la plus grande force, en O, de telle manière que le rapport des distances OA et OB est l'inverse de celui des forces BC et AD.

Si la force AD vaut trois fois la force BC, la distance OA sera le tiers de OB, et la résultante sera égale à quatre fois BC.

Composition des forces concourantes. — Deux forces (AB, AC)

(fig. 9) agissent en un même point A ; leur résultante est en
grandeur et en direction la diagonale AR du parallélogramme
construit sur les deux lignes AB et AC.

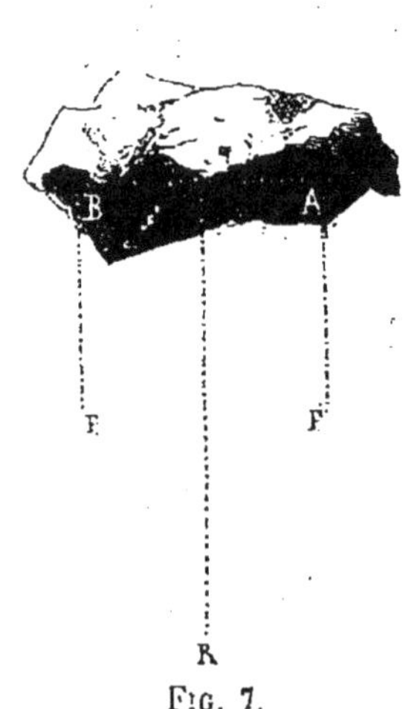

FIG. 7.

Composition des forces parallèles.

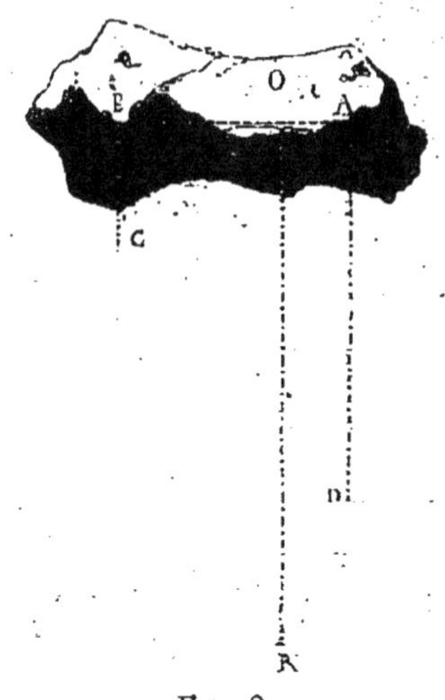

FIG. 8.

Composition des forces parallèles.

Réciproquement, une force unique agissant en un point peut
toujours être décomposée en deux forces partant du même point,

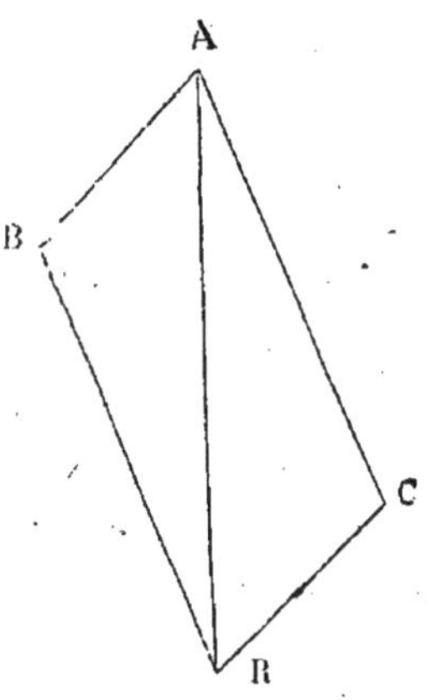

FIG. 9.

Composition des forces concourantes.

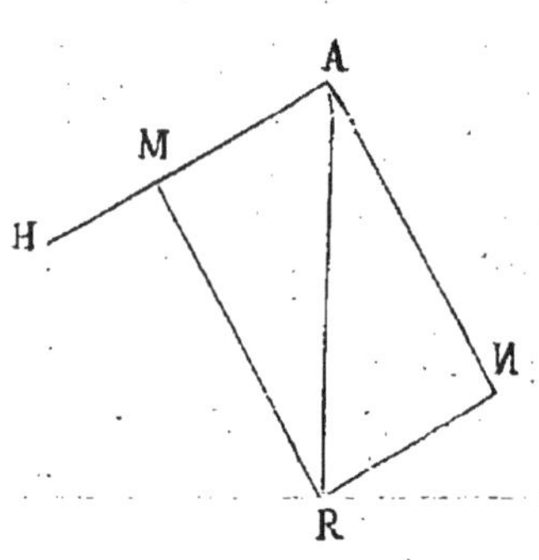

FIG. 10.

Une force unique peut être remplacée par
deux forces composantes.

de grandeur et de direction telles que la première soit la diagonale d'un parallélogramme construit sur celles-ci. Soit une
force AR appliquée en A (fig. 10); traçons deux lignes AM et AN

de part et d'autre de AR, par le point R, menons une parallèle à AN, et une parallèle à AM, nous formons ainsi un
parallélogramme; la force AR peut être remplacée par les deux
forces composantes AN et AM dont elle est la résultante. Nous
pouvons, à l'aide de ces propositions que l'on démontre en mécanique, étudier un certain nombre de machines simples qui
sont d'un emploi fréquent.

CHAPITRE III.

MACHINES SIMPLES.

Levier. — On appelle *levier* une tige solide et longue qui
sert souvent à soulever les fardeaux ; soit P une pierre qu'il
s'agit de soulever (fig. 11).

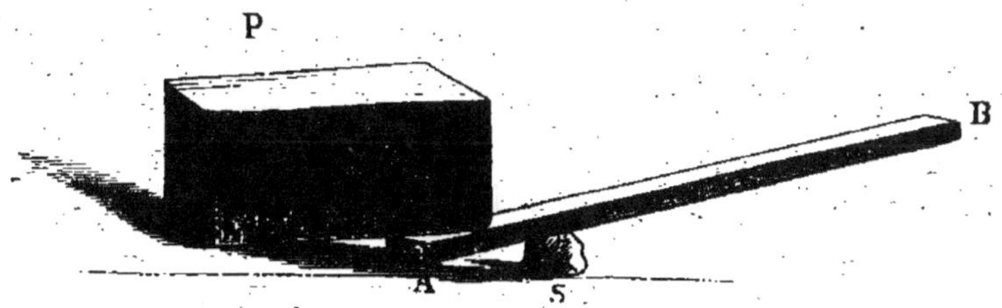

Fig. 11.

Levier du premier genre.

Nous engageons l'extrémité A du levier sous la pierre ; à une
petite distance du fardeau, nous plaçons sur le sol un support S qui nous fournira un point d'appui ; à l'autre extrémité
B nous exercerons un effort pour soulever. Or, le poids de la
pierre représente la résistance ; en B nous appuyons, et la pierre
est soulevée ; il faut que la résultante de ces deux forces parallèles, le poids du corps et la pression que nous exerçons en B,
passe par le point d'appui et soit détruite par lui ; ce qui exige
que le rapport des lignes AS et BS, qu'on appelle les *bras* de
levier, soit inverse de celui de la résistance à la puissance.
Ainsi, la distance AS est-elle dix fois plus petite que BS, la résistance supportée sera dix fois plus grande que la puissance. A
mesure que nous appuyons, la pierre se soulève ; mais remarquons que les arcs de cercle décrits par les extrémités A et B

sont de longueur bien différente : le chemin parcouru par la pierre est dix fois plus petit que le chemin parcouru par la puissance. *Ce que l'on gagne en force, on le perd en vitesse;* ce principe s'applique dans toutes les machines à l'aide desquelles l'homme exerce un effort plus considérable que celui qu'il pourrait produire directement.

On distingue trois sortes de leviers suivant les positions relatives qu'occupent la puissance, le point d'appui et la résistance.

1° Dans le levier du premier genre (fig. 11), celui qui a été décrit, le point d'appui se trouve entre la puissance et la résistance.

2° Le levier du second genre (fig. 12) offre la résistance entre le point d'appui et la puissance.

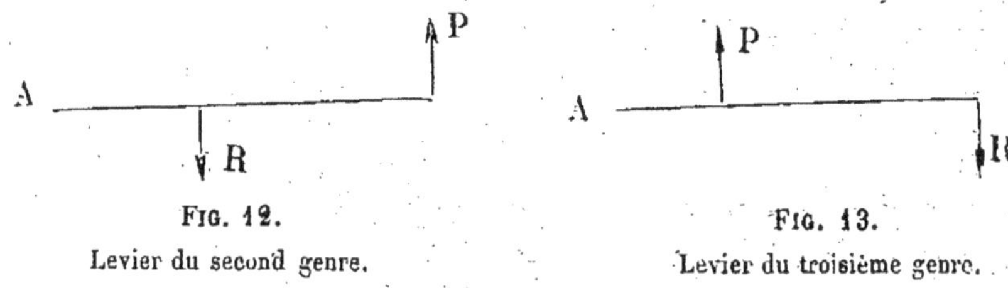

FIG. 12.

Levier du second genre.

FIG. 13.

Levier du troisième genre.

3° Dans le levier du troisième genre (fig. 13) la puissance se trouve entre le point d'appui et la résistance; alors le bras de la résistance est plus grand que celui de la puissance.

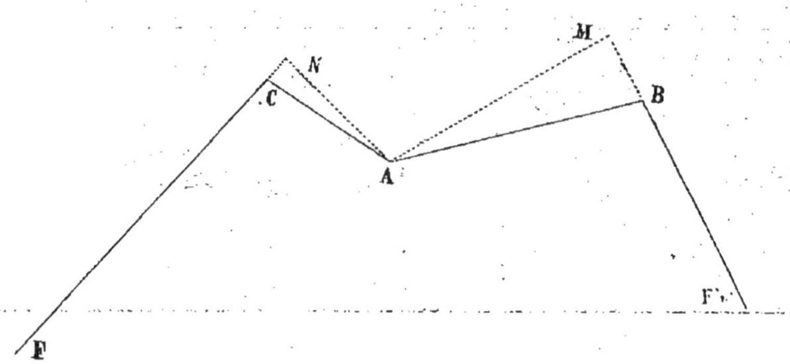

FIG. 14.

BAC levier coudé, AN, AM bras du levier.

Lorsque deux forces sont appliquées aux extrémités d'un levier coudé, on appelle bras de levier les longueurs des perpendiculaires abaissées du point d'appui sur les directions des forces; pour qu'il y ait équilibre, il faut que le rapport des forces soit inverse de celui des bras de levier ainsi définis.

Ainsi, sur la figure 14, le rapport $\dfrac{BF'}{CF}$ doit être égal à $\dfrac{AN}{AM}$ pour que le levier reste au repos.

Applications du levier. — Le levier est très-employé. Pour supporter les fardeaux, on emploie ordinairement un levier du premier genre; plus la barre est longue et la distance du point d'appui au fardeau petite, plus le fardeau est soulevé facilement.

La brouette inventée par Pascal offre l'exemple d'un levier du second genre; l'axe de la roue sert de point d'appui, la résistance est le fardeau placé dans la brouette, la puissance est appliquée sur les bras; plus les bras sont longs, plus le fardeau est voisin de la roue, plus il est facile de soulever cette machine.

La pédale du rémouleur nous offre un levier du troisième genre; et, ici, on perd en force, mais on gagne en vitesse.

On trouve dans l'organisme des applications nombreuses du levier : les os sont les barres solides, aux articulations sont les points d'appui, les muscles sont les puissances.

Lorsque l'avant-bras est fléchi à angle droit sur le bras (fig. 15),

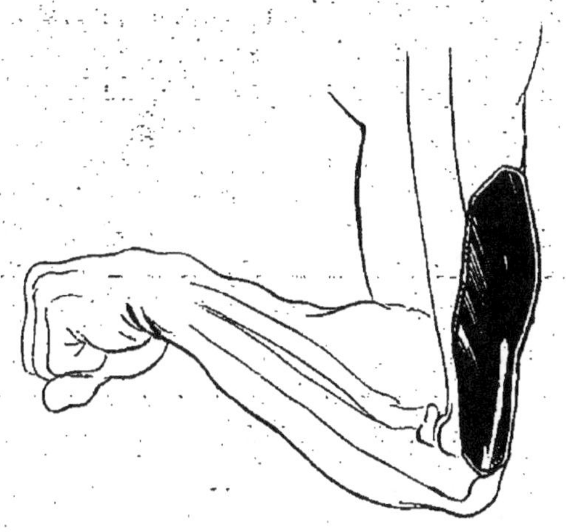

FIG. 15.

Contraction du triceps brachial. (Levier du premier genre.)

le triceps brachial attaché à l'apophyse olécrânienne représente la puissance, le point d'appui se trouve dans l'articulation, la résistance est le poids de l'avant-bras. Nous sommes dans les conditions d'un levier du premier genre; mais la puissance voisine du point d'appui se trouve dans une position défavorable pour la force, favorable pour la vitesse imprimée au levier. Comme exemple de levier du second genre, on peut citer le mouvement de soulèvement du corps sur la pointe du pied (fig. 16). Le point d'appui se trouve à l'extrémité antérieure du

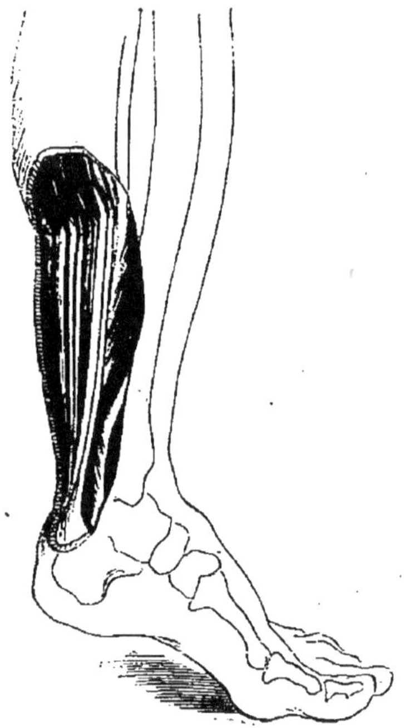

FIG. 16.

Contraction des muscles de la région postérieure de la jambe. (Levier du second genre.)

métatarse, la puissance est appliquée à la partie postérieure du calcanéum par le tendon d'Achille; le poids du corps transmis sur l'astragale représente la résistance.

Le levier du troisième genre est le plus fréquent dans l'organisme. A la mâchoire inférieure, au niveau des dents incisives, on place la résistance; la puissance, à l'angle de la mâchoire et à l'apophyse coronoïde; le point d'appui, dans l'articulation. L'action du biceps sur le radius et les effets d'une foule d'autres muscles s'expliquent par des leviers du troisième genre; ainsi la puissance est sacrifiée à la rapidité des mouvements; l'effet produit par un muscle est bien moindre que sa puissance réelle.

Mais une autre condition, l'obliquité de l'insertion des fibres musculaires sur les leviers qu'ils doivent mouvoir, diminue encore leur puissance effective. Supposons l'avant-bras étendu sur le bras et en pronation (fig. 17); considérons, par exemple, le muscle biceps brachial entrant en contraction ; nous savons que le premier effet de ce muscle c'est de porter l'avant-bras en supination, puis immédiatement la flexion commence ; au premier

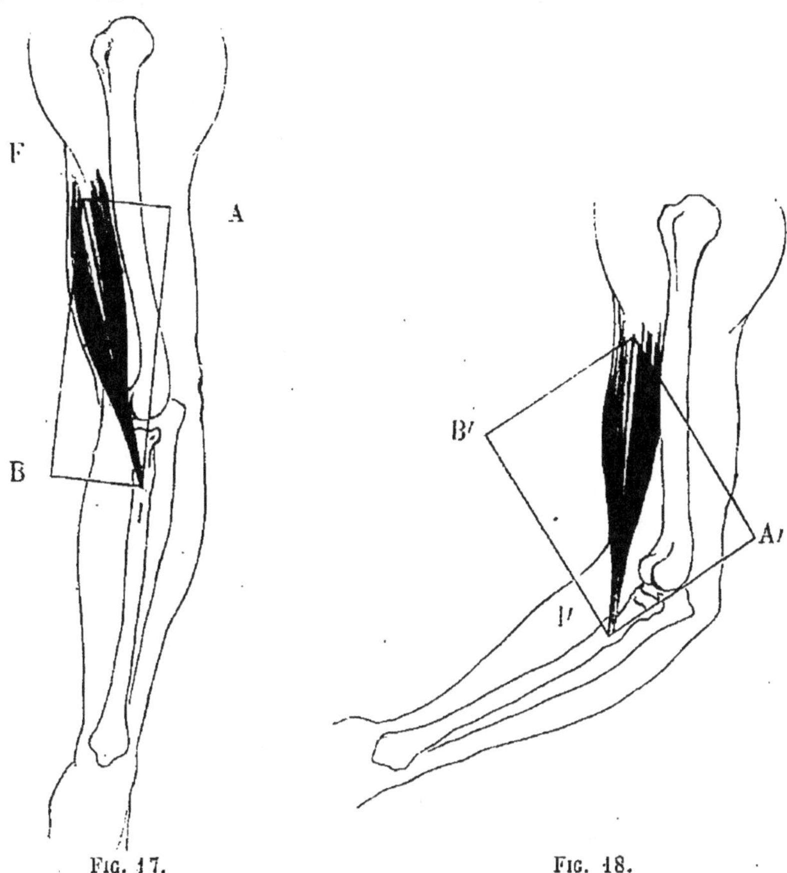

FIG. 17.

Action du biceps sur le radius. Première position. (Levier du troisième gênre.)

FIG. 18.

Action du biceps sur le radius. Seconde position.

instant, si nous représentons par IF la direction et l'intensité de la force du muscle, décomposons cette force en deux, l'une perpendiculaire à l'axe du radius élevant cet os et commençant la flexion, l'autre dirigée suivant l'axe de l'os ; nous voyons que la première composante IB est très-petite, et que la deuxième IA, appliquant les surfaces articulaires l'une contre l'autre, est grande ; faisons tourner l'avant-bras et représentons-le dans deux positions successives telles qu'il forme avec le bras un angle obtus (fig. 18), puis un angle droit (fig. 19). Le point I

décrit un arc de cercle ; en l' construisons de même le parallélogramme des forces ; la composante soulevante l'B' est beaucoup plus grande, est devenue même plus grande que la composante l'A' appliquant les surfaces articulaires. Enfin, dans la
troisième position de l'avant-bras fléchi à angle droit sur le
bras (fig. 19), la force du muscle agit perpendiculairement sur
le levier, elle agit tout entière ; c'est la position la plus favorable, il n'y a plus de composante de la force du biceps appliquant les surfaces articulaires ; on dit que c'est le *moment* du
muscle, c'est alors que cet organe agit avec le plus de puissance.

Myographion. — Comme application du levier, nous pouvons

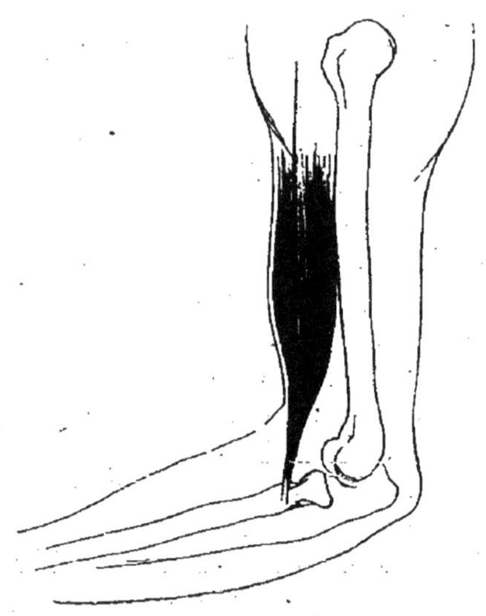

Fig. 19.

Action du biceps sur le radius. Troisième position.

parler ici du myographion imaginé par M. Helmholtz (fig. 20),
qui est très-employé en physiologie pour étudier les propriétés
des muscles.

Autour d'un axe O mobile dans un support fixe, peut tourner
un levier long et léger *abc* ; en *b* on attache une tige verticale
fixée à sa partie supérieure à l'aide d'un crochet dans le tendon
d'un muscle gastrocnémien de grenouille ; le fémur est saisi
dans une pince, et par suite les insertions supérieures du muscle
sont fixées. Au point *a* est articulée une petite tige *ad* à laquelle
est fixée une aiguille *de* dont la pointe appuie sur la surface
d'un cylindre de verre recouvert de noir de fumée, ou sur la surface d'un cylindre métallique recouvert de papier noirci de

même. Un faible ressort, fixé sur le levier principal près du
point *a*, appuie par son extrémité libre sur la tige *ad* et maintient le style appliqué contre la surface du cylindre. Au point *b*
est fixé un plateau dans lequel on peut placer des poids pour
charger le muscle. A l'extrémité *c* du levier, avant d'attacher le
muscle, on place un poids curseur dans une position telle qu'il
fasse équilibre à l'autre partie du levier et au plateau vide.

On imprime au cylindre un mouvement de rotation uniforme,
puis on excite le nerf sciatique que l'on a conservé, ou bien on
excite le muscle directement ; le point *b* est soulevé par la con-

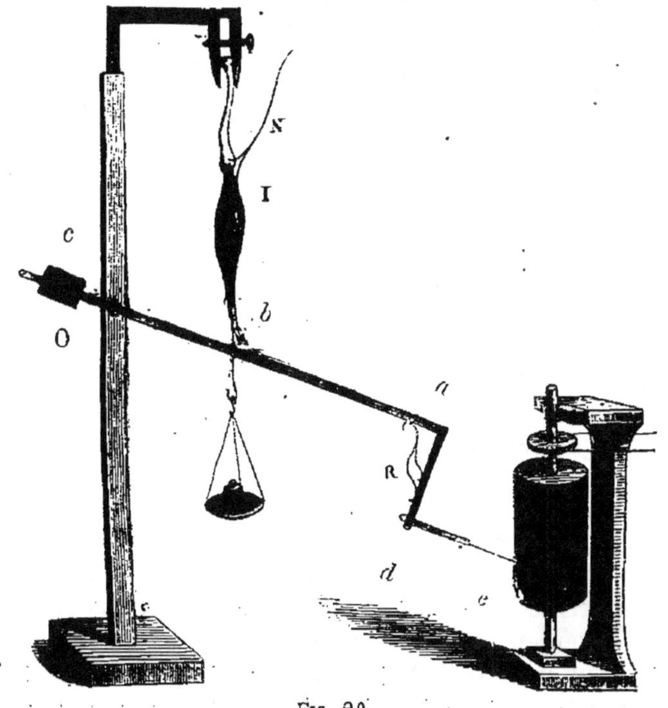

FIG. 20.

Myographion de M. Helmholtz.

traction du muscle et le style décrit sur le cylindre une courbe
qu'il faut étudier. On détache le papier qui recouvre le cylindre,
on obtient une courbe telle que celle-ci (fig. 21) : la ligne horizontale a été tracée par le style avant la contraction musculaire.
La distance comprise sur cette ligne entre les extrémités de la
courbe permet de calculer la durée de la contraction, car si le
cylindre fait un tour par seconde, et si cette distance est égale
aux trois dixièmes de la circonférence du cylindre, la durée de la

contraction est $\frac{1}{10}$ de secoude. Le déplacement le plus grand du muscle se détermine par la mesure de la plus grande ordonnée de la courbe ; mais il faut remarquer que le chemin parcouru par le point *a*, comparé à celui que parcourt le point *b*, est à peu près dans le rapport de *ao* à *bo*. Nous connaîtrons donc le soulèvement du muscle et le poids soulevé, deux éléments néces-

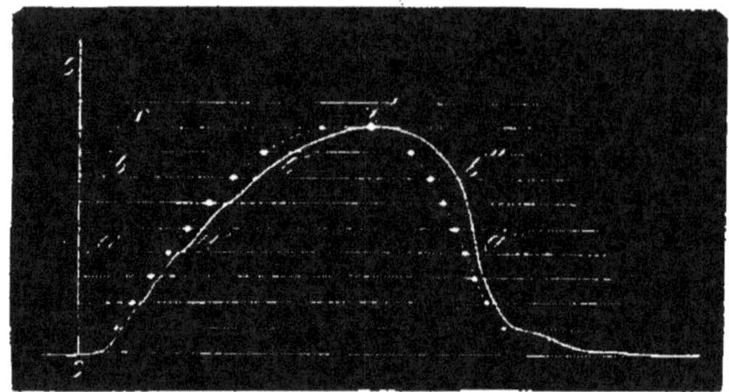

FIG. 21.

Courbe du myographion de M. Helmholtz.

saires, comme nous le verrons plus loin, pour déterminer le travail d'une contraction musculaire.

De la poulie. — La poulie est un disque circulaire creusé sur le contour d'une rainure appelée *gorge*, et traversé en son milieu par un axe autour duquel il peut tourner. Les extrémités de l'axe sont fixées à deux montants métalliques parallèles qui se réunissent et portent un crochet ; on donne à cette partie le nom de *chape.*

Si l'on enroule une corde sur la gorge de la poulie, qu'on attache un fardeau à l'extrémité A (fig. 22) et qu'on exerce un effort sur l'autre extrémité, on pourra soulever le fardeau et lui imprimer un mouvement de bas en haut, tandis que la force se mouvra de haut en bas ; ce second mouvement est plus facile pour nous que le premier, parce que nous pouvons agir par notre poids, aussi on emploie souvent la poulie. On fait usage de cette machine pour tirer de l'eau des puits. La poulie peut être utilisée d'une manière différente ; on la rend mobile, l'extrémité de la corde est attachée à un point fixe élevé, le crochet auquel est suspendu le fardeau est tourné vers le bas, les deux brins de la corde sont parallèles (fig. 23). Alors la tension exercée par le fardeau se partage entre les deux cordes, et si l'on tire l'une il faudra faire agir une puissance égale à la moitié de la résistance ; mais alors le déplacement de celle-ci sera la moitié du déplacement de celle-là ; ici encore ce que l'on gagne en

force, on le perd en vitesse. On rend cette disposition plus commode en faisant passer l'extrémité libre de la corde sur une
poulie fixe : on transforme ainsi un mouvement de bas en haut
en un mouvement de traction de haut en bas.

On trouve dans la mécanique animale des dispositions qui

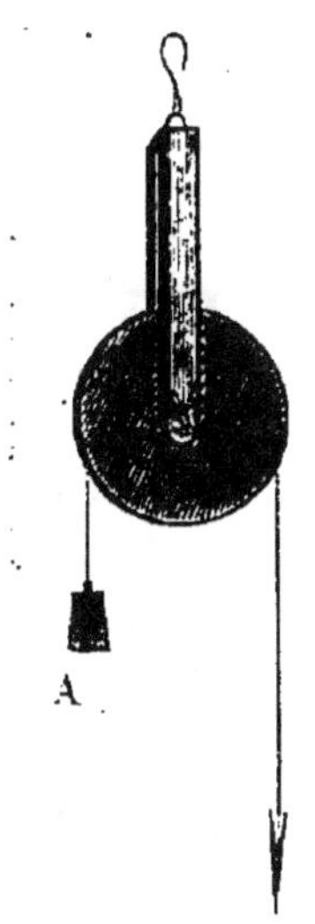

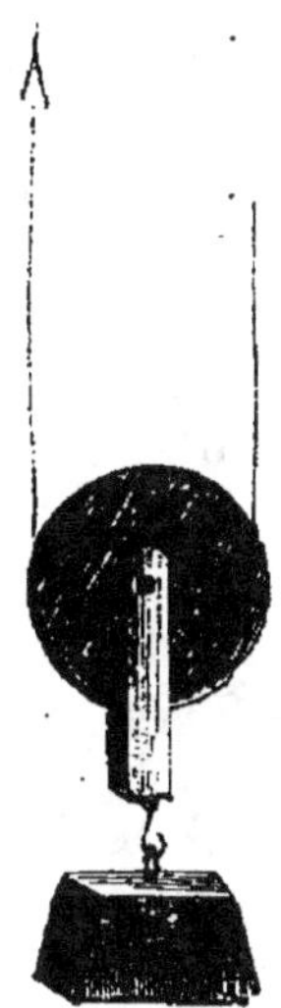

FIG. 22.

Poulie fixe.

FIG. 23.

Poulie mobile.

rappellent les poulies. Dans le squelette, la partie inférieure
de l'humérus offre la forme d'une portion de poulie à deux
gorges, et l'extrémité supérieure du cubitus présente une conformation inverse, de sorte que les cavités de cet os s'emboîtent
dans les saillies de la trochlée ou poulie humérale, rendent le
mouvement de flexion et d'extension facile, et empêchent les
mouvements de latéralité. Quelquefois les tendons qui sont
les cordes des muscles glissent sur des surfaces qui changent
la direction du mouvement imprimé par les fibres ; ainsi, à
l'angle interne et supérieur de l'orbite, on trouve un cartilage
cylindrique en forme d'anneau dans lequel glisse le tendon du
grand oblique qui est réfléchi à angle aigu ; l'action du muscle
se fait dans la direction d'une ligne qui, de l'insertion au globe
de l'œil, se rend au centre de cet anneau.

Au niveau des articulations, les os sont plus volumineux ; les
tendons glissent sur ces parties renflées, et leur insertion sur les
os inférieurs se fait alors obliquement et non parallèlement aux

leviers qu'il faut mouvoir, ce qui rend l'action du muscle beaucoup plus efficace.

Mais ici, comme dans le cas précédent, nous n'avons pas de vraies poulies ; la partie qui joue le rôle de poulie reste à peu près fixe, et c'est la corde ou le tendon qui glisse sur une surface lubrifiée.

Moufles. — Les moufles sont formées d'un assemblage de poulies (fig. 24). Une chape supérieure, large, contenant trois compartiments, est traversée par un axe fixe horizontal autour duquel peuvent tourner trois poulies isolées. Une chape pareille est disposée inférieurement. On attache à la partie supérieure l'extrémité d'une corde que l'on enroule sur l'une des poulies inférieures, puis sur la poulie supérieure correspondante, et ainsi successivement sur chaque poulie. On a six brins parallèles et le brin terminal. Attachons un poids au crochet inférieur, la tension sur chaque brin est le sixième de ce poids et l'effort que la puissance doit faire est aussi le sixième de la force de résistance, de sorte qu'on pourra soulever un poids de 60 kilogrammes, ou exercer une traction égale, avec un effort de 10 kilogrammes ; mais le chemin parcouru par la puissance sera six fois plus grand que le chemin parcouru par la résistance.

Les moufles sont employées quelquefois pour réduire des luxations anciennes, mais il faut alors ménager la puissance, car on pourrait déterminer des fractures et même des arrachements du membre sur lequel on agit.

Vis. — La vis est formée d'une tige cylindrique qui présente une hélice saillante dont la section est un triangle ou un carré ; entre deux spires voisines, il existe une distance constante qu'on appelle le *pas* de la vis.

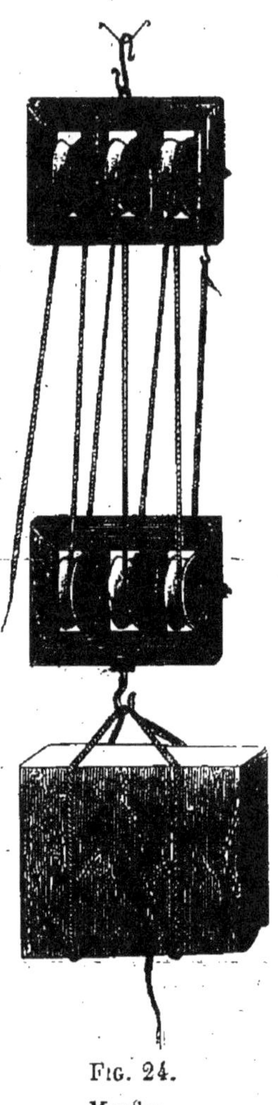

Fig. 24.

Moufles.

L'écrou est le moule exact de la vis, et lorsque la tête de la vis, engagée dans l'écrou, fait un tour, l'extrémité opposée avance d'une longueur égale au pas. On fixe habituellement à

la tête une barre qui sert de manivelle ; la puissance est appliquée à l'extrémité et décrit alors un cercle dont cette tige est le
rayon (fig. 25) ; le chemin parcouru par la puissance est alors
beaucoup plus grand que celui qui est parcouru par l'extrémité
de la vis : ce que l'on perd en vitesse, on le gagne en force ; si le
pas de la vis est cent fois plus petit que la circonférence décrite
par l'extrémité de la manivelle, un effort de un kilogramme
appliqué en ce point pourra exercer sur un corps placé entre
l'extrémité de la vis et un sol fixe, une pression de 100 kilo-

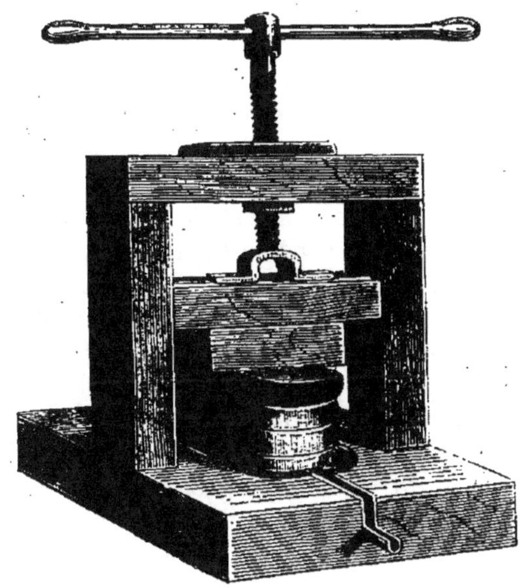

FIG. 25.

Presse à vis employée en physiologie.

grammes. On emploie, dans certaines expériences de physiologie, une petite presse à vis pour exprimer les liquides contenus dans les tissus.

La vis permet d'exercer des pressions très-considérables, aussi
on l'utilise à cet effet dans certains instruments de chirurgie.

Quelquefois la vis passe dans un anneau, son extrémité appuie
contre un obstacle, et c'est l'écrou qui est mobile parallèlement
à l'axe du cylindre. La tête de la vis fait-elle un tour entier,
l'écrou avance d'une longueur égale au pas ; veut-on produire de
très-petits mouvements, on emploie une vis dont la tête est large
et le pas petit. Dans la machine à diviser, le pas est égal à un
demi-millimètre ; une roue qui remplace la tête est d'un assez

grand diamètre pour qu'on puisse apprécier $\frac{1}{500}$ de tour. L'écrou est guidé de manière à se mouvoir parallèlement à la vis, et porte un chariot muni d'un couteau qui est mobile dans un plan perpendiculaire à l'axe et qui sert à tracer des divisions. Lorsque la roue fait un cinquantième de tour, l'écrou avance d'un centième de millimètre. Cette machine sert à diviser les tiges de thermomètre, et permet de tracer des divisions équidistantes très-voisines.

Les vis de rappel que présentent la plupart des microscopes permettent de transformer les mouvements brusques de la main en mouvements très-petits, afin de placer les objets au point convenable.

Du travail. — Après avoir étudié quelques machines simples, il est bon d'établir la mesure du travail telle qu'on la donne en mécanique. Une force qui ne déplace point le corps auquel elle est appliquée ne produit aucun travail; en effet, elle ne produit aucun effet utile; ainsi, l'homme qui supporte pendant un certain temps un fardeau sans le déplacer exerce un effort inutile puisque le sol le porterait aussi bien. Pour qu'il y ait travail, il faut donc qu'il y ait déplacement du corps. Le travail se mesure par un produit, celui de la force par le chemin qu'elle fait parcourir; on a pris pour unité de travail celui qui consiste à élever un kilogramme à un mètre de hauteur; cette unité a reçu le nom de *kilogrammètre*. Il est évident que l'homme qui élève un kilogramme à 2 mètres, effectue un travail double de celui que nous avons défini : c'est un travail égal à 2 kilogrammètres.

Dans la mécanique appliquée, il y a un grand intérêt à considérer le temps pendant lequel un certain travail résulte de l'emploi d'une machine ou d'un moteur animé, car ce temps connu, on calculera facilement combien de fois le travail pourra être exécuté en un jour. On a pris pour unité de travail celui de 75 kilogrammètres exécuté en une seconde. Ainsi, une machine capable d'élever 75 kilogrammes à un mètre de hauteur en une seconde produit cette unité qu'on appelle un *cheval-vapeur*.

L'homme peut employer sa force à des ouvrages bien différents : tantôt il jette des substances solides d'un point à un autre plus élevé, tantôt il tourne une manivelle, tantôt il soulève une masse pesante, qui retombe sur des pieux qu'elle enfonce, ou bien il agit par son poids sur ces grandes roues à chevilles qui sont si nombreuses dans les carrières et qui servent à élever des pierres, etc.

L'expérience a montré qu'un homme qui manœuvre une *son-nette* ne peut produire en une journée de huit heures qu'un travail de 100 000 kilogrammètres, tandis que s'il agit par son poids en montant sur les chevilles d'une roue destinée à soule-ver des pierres (fig. 26), il peut, dans le même temps, faire un travail de 259 000 kilogrammètres.

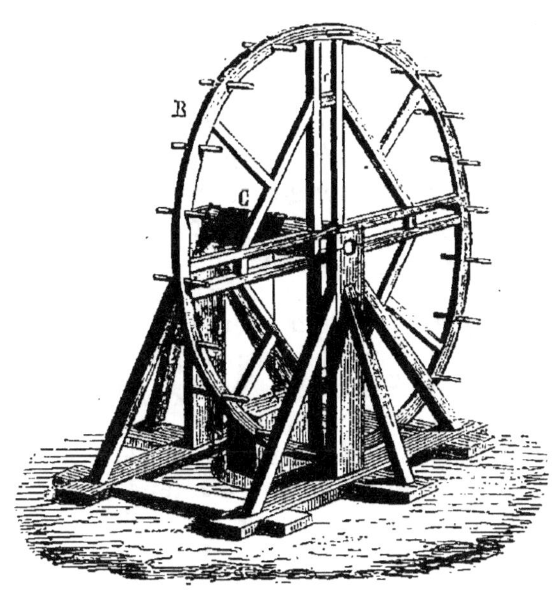

Fig. 26.

Roue à chevilles.

Donc, quand l'homme élève son corps à une certaine hauteur, et agit ensuite par son poids qui descend, il peut produire la plus grande somme de travail.

Lorsqu'une machine quelconque est mise en mouvement par une puissance ou force motrice, on appelle *travail moteur* le produit que nous avons défini de la force par le chemin que parcourt son point d'application dans la direction de la force. Le travail résistant s'obtient en multipliant les forces de résis-tance qui agissent en sens contraire des forces motrices, par le chemin que parcourent leurs points d'application.

Dans les résistances, il faut placer celles qui sont utiles et que l'on veut vaincre, et celles qui ne le sont pas qu'on appelle *pas-sives*, comme celles qui tiennent aux frottements. Or, dans toute machine mise en mouvement uniforme, le travail moteur est égal au travail résistant total ; il en résulte que le travail résistant utile sera toujours moindre que le travail moteur, et sa valeur s'obtiendra en retranchant de celui-ci la somme des travaux des résistances passives ; aussi, jamais une machine ne multipliera le travail de la puissance, ou force motrice, qui lui est appliquée, le mouvement perpétuel est impossible.

Travail d'un muscle. — Le travail d'une contraction musculaire se mesure aussi par le produit du poids soulevé par la hauteur à laquelle il est porté ; ainsi soulevons-nous à l'aide des muscles du bras un poids de 20 kilogrammes tenu à la main à 1 mètre de hauteur, ces muscles ont effectué un travail de 20 kilogrammètres. Il faut remarquer que par la disposition des leviers et des insertions musculaires dans l'organisme, le raccourcissement réel des muscles est beaucoup moins grand que le chemin parcouru par la charge soulevée. Supposons le bras étendu le long du corps et fixons un poids à la main avec un lien, l'allongement du bras et par suite celui des muscles sera presque insensible, à cause du peu d'extensibilité des os et des ligaments qui maintiennent les articulations en contact ; dans ce cas nous ne rendons pas d'autre service qu'un corps inerte ou une table qui supporterait le corps.

Mais si nous tenons le fardeau avec la main, si nous le fixons à une certaine hauteur en fléchissant le bras, des contractions musculaires sont nécessaires pour cela, et quoique nous ne produisions pas de travail mécanique extérieur, puisque le corps n'est pas mis en mouvement, il est certain que les muscles travaillent, dépensent de la force, et que la combustion dont ils sont le siége augmente ; dans ce cas, le travail qui n'apparaît pas au dehors apparaît dans l'intérieur du muscle sous forme de chaleur, et la température de cet organe s'élève ; le même phénomène se présente, si par la volonté nous contractons les muscles pour fixer un membre dans l'immobilité.

Les choses ne se passent pas de la même manière lorsqu'on expérimente sur un muscle détaché à l'une de ses insertions ; alors on n'a plus à considérer le peu d'extensibilité des

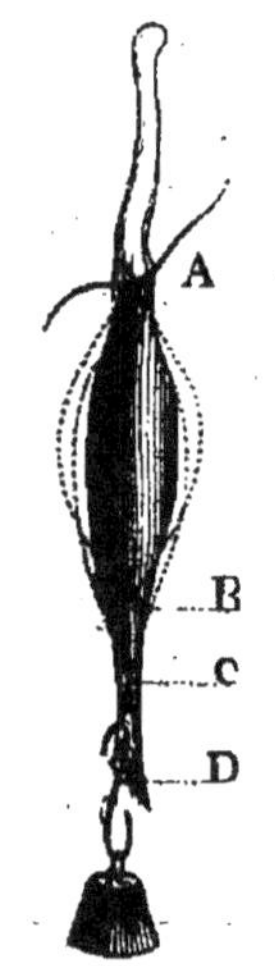

FIG. 27.

Expérience pour mesurer le travail d'un muscle.

leviers osseux. Soit, par exemple, un muscle gastrocnémien de grenouille disposé comme nous l'avons dit en parlant du myographion (fig. 27) ; attachons au tendon un poids de 100 grammes, par exemple, le muscle s'allonge en vertu de son élasticité, propriété purement physique ; s'il avait, étant non chargé, une longueur AC, il prend par la charge une longueur AD, et la force élastique des fibres musculaires fait équilibre au poids. Nous excitons le nerf, le muscle se contracte aussitôt ; le poids est soulevé, je suppose, jusqu'en B, le travail réel du muscle est égal au produit $0^k,1 \times BD$.

L'effet utile de la contraction musculaire est, dans ce cas, représenté par le produit plus petit $0^k,1 \times CB$, puisque le muscle non chargé et au repos avait la longueur AC.

LIVRE II.

PESANTEUR.

Division de ce livre. — Nous étudierons d'abord les lois de la chute des corps, celles du pendule où la chute est ralentie, et nous mesurerons les poids à l'aide de la balance.

L'exposé des conditions d'équilibre des liquides et des gaz comprendra : l'hydrostatique, le principe d'Archimède ; la pesanteur et la compressibilité des gaz avec leurs applications ; enfin nous terminerons par quelques notions d'hydrodynamique qui nous serviront aussitôt pour expliquer les phénomènes principaux de la circulation.

CHAPITRE PREMIER.

CONSIDÉRATIONS GÉNÉRALES SUR LA PESANTEUR.

Définition de la pesanteur. — Un corps abandonné à lui-même tombe et vient frapper le sol qui l'arrête. Il obéit ainsi à l'attraction que la terre exerce sur lui, car la matière attire la matière.

Un physicien anglais, Cavendish, a démontré expérimentalement l'attraction qu'une grosse sphère de plomb exerce sur une petite. L'illustre Newton a établi cette grande vérité qui sert à expliquer les mouvements des corps célestes : les corps s'attirent proportionnellement à leurs masses, c'est-à-dire à la quantité de matière qu'ils contiennent, et en raison inverse du carré de leurs distances.

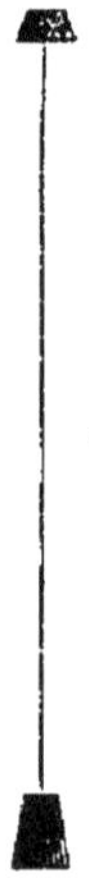

La pesanteur n'est qu'un cas particulier de l'attraction universelle.

Direction de la pesanteur. — Dans l'étude d'une force, on recherche sa direction, son point d'application et son intensité.

La direction de la pesanteur se détermine avec la plus grande facilité ; attachons un corps pesant à un fil que nous soutenons (fig. 28), et attendons que le corps soit devenu immobile ; la ligne tracée dans l'espace par le fil représente la direction de la force qui sollicite le corps ; cette ligne est la verticale ; l'appareil

Fig. 28.

Fil à plomb.

est un fil à plomb. Les corps tombent suivant la verticale.

Dans un vase assez large, plein d'eau, on plonge le corps pesant d'un fil à plomb. On reconnaît, avec une équerre, que l'angle formé par le fil et une ligne quelconque menée dans la surface est un angle droit; ainsi la verticale est perpendiculaire à la surface des eaux tranquilles que l'on appelle *surface horizontale*.

Deux verticales voisines sont parallèles, car elles vont se réunir au centre de la terre distant de 1500 lieues, c'est-à-dire que le point de rencontre est si éloigné, par rapport à la distance qui sépare les lignes, que nous n'avons aucun moyen assez exact pour reconnaître qu'elles sont plus rapprochées à leurs extrémités inférieures qu'à leurs supérieures.

Niveau des maçons. — Cet instrument est composé d'un cadre de bois en forme de rectangle (fig. 29), dont deux côtés sont prolongés d'une longueur égale; à la moitié supérieure de la barre BC, est fixé un fil à plomb; lorsqu'on place les pieds A et D sur la surface de l'eau tranquille, qui est horizontale, le fil vient rencontrer la barre MN en son milieu où l'on marque un trait de repère. Quand on veut s'assurer qu'une pierre bien taillée est placée horizontalement, on applique le niveau sur la face supérieure dans deux sens différents; si le fil à plomb s'incline à droite ou à gauche du trait marqué, on voit comment il faut redresser la pierre.

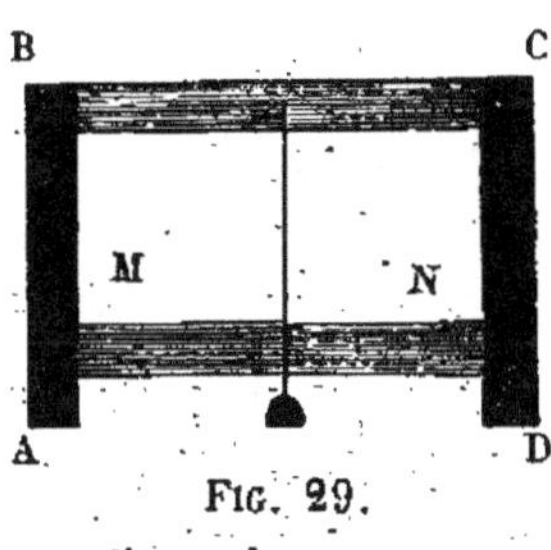

Fig. 29.

Niveau des maçons.

Poids d'un corps. — La pesanteur est une force qui sollicite toutes les molécules qui composent les corps. Décomposons un corps en petites parties égales, et représentons par une ligne verticale la force qui agit sur chacune d'elles. Nous aurons ainsi autant de forces parallèles qu'il y aura de parties; considérons deux de ces forces, la résultante sera égale à leur somme et sera appliquée au milieu de la distance des points d'application; composons cette résultante avec une force voisine et ainsi de suite, nous arriverons à une résultante unique.

On appelle poids d'un corps la résultante des actions de la pesanteur sur toutes les parties qui le composent, et cette résultante est appliquée en un point appelé *centre de gravité.*

Centre de gravité. — La détermination du centre de gravité d'un corps est importante, puisque si nous connaissons ce point, et si nous le soutenons, la force de la pesanteur sera détruite, le corps sera en équilibre.

Lorsqu'un corps possède un centre tel que toute ligne menée par ce point et se terminant à la surface est partagée en deux parties égales, ce point est le centre de gravité ; en effet, chacune des lignes peut être divisée en un nombre pair d'éléments pesants égaux, auxquels nous appliquerons des forces parallèles égales dont la résultante passera par le milieu.

Ainsi, une sphère, un cylindre, qui sont des volumes; un cercle et un rectangle, auxquels nous donnerons une certaine épaisseur, partout la même, auront leur centre de gravité en ce point central. La géométrie apprend à trouver le centre de gravité des figures.

Détermination expérimentale du centre de gravité. — Lorsqu'un corps présente une faible épaisseur, on le suspend par une corde ou un fil (fig. 30); le corps se place de telle manière que le centre de gravité se trouve dans la verticale tracée par le fil, que l'on prolonge sur la surface à l'aide d'un fil à plomb. On répète l'expérience en suspendant le corps par un second point, on trace une ligne qui rencontre la première en G : au milieu de l'épaisseur se trouve le centre de gravité.

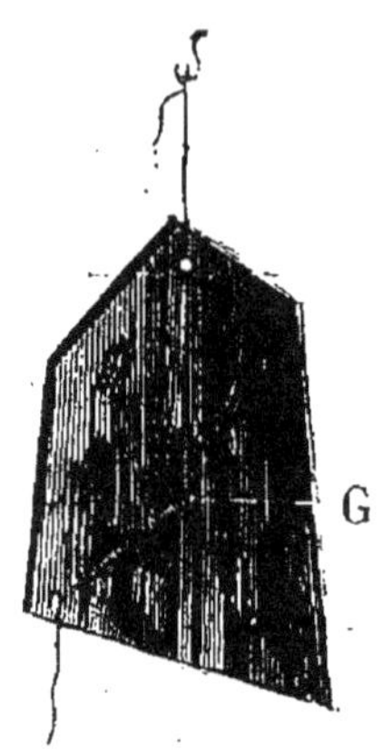

FIG. 30.
Détermination du centre de gravité.

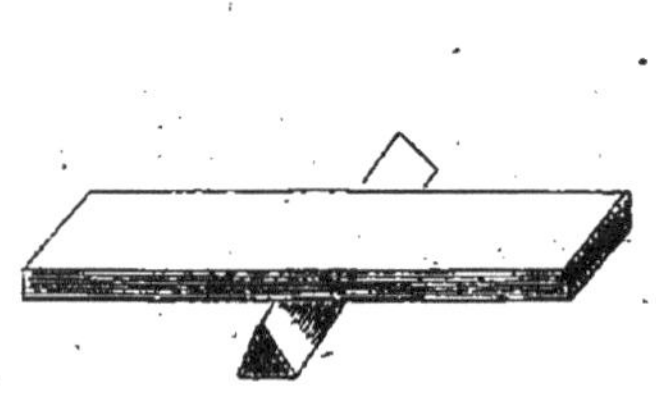

FIG. 31.
Détermination du centre de gravité
du corps de l'homme.

Le centre de gravité du corps de l'homme qui se tient droit se trouve dans un plan de symétrie (plan médian) qui divise le corps en deux parties égales; on a fixé à peu près sa position par l'expérience suivante :

Sur une pièce de bois, dont la section est triangulaire et offre une arête mousse, on place une planche longue et large de manière qu'elle soit en équilibre, ou maintenue horizontale (fig. 31). Un homme se couche horizontalement sur cette planche,

2.

sur le dos, de manière à rétablir l'équilibre qui était d'abord
détruit; alors le centre de gravité est dans un plan vertical qui
passe par le sommet du triangle; ce plan coupe le plan de
symétrie suivant une ligne qui passe à peu près au niveau de la
dernière vertèbre lombaire.

Base de sustentation. — Pour qu'un corps soit maintenu par
le sol, il faut que la verticale menée par son centre de gravité
passe dans la surface, qui est en contact avec le sol, et qu'on
appelle la base de sustentation.

Il est difficile de faire tenir une canne verticalement, parce
que la base de sustentation est très-étroite, et la verticale du
centre de gravité tombe facilement en dehors, tandis que la
canne placée sur le sol dans le sens de sa longueur reste en
repos : la base est alors étendue.

Chez l'homme qui se tient debout, la base de sustentation est
limitée par les pieds et par deux lignes qui joignent les extrémités antérieures et les postérieures : elle a la forme d'un tra-

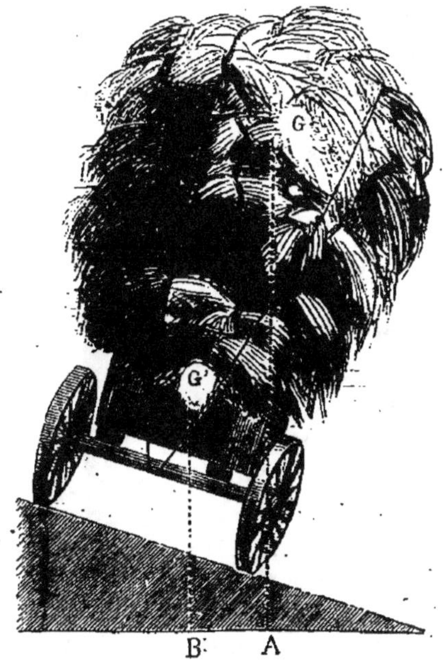

Fig. 32.

1° Charge élevée ; la verticale du centre de gravité
tombe en dehors des roues. 2° Charge basse ;
cette ligne tombe entre les roues.

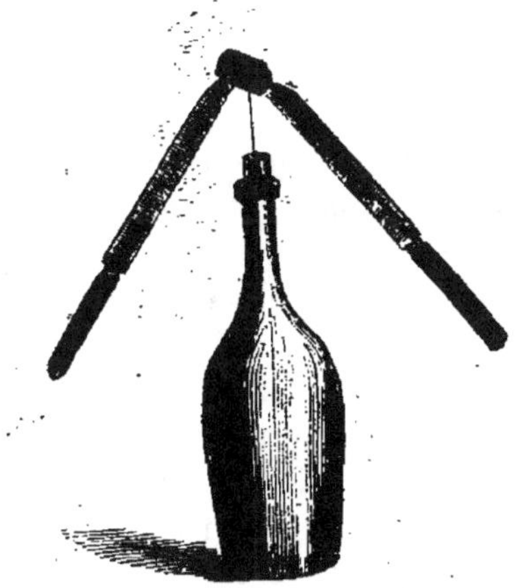

Fig. 33.

Équilibre stable.

pèze ; dans la marche et dans les divers mouvements de la locomotion, la figure que présente la base change beaucoup.

La position du centre de gravité varie aussi dans un grand nombre de conditions; l'homme qui porte un fardeau incline le corps en avant, en arrière ou sur le côté, suivant qu'il le place en arrière, en avant ou sur le côté opposé; c'est afin de ramener toujours la verticale du nouveau centre de gravité dans la base de sustentation.

Lorsqu'une voiture dont la charge est placée à une certaine hauteur se meut sur un sol incliné (fig. 32), la verticale du centre de gravité tombe facilement en dehors des roues et la voiture verse. Si, au contraire, la charge est voisine de l'essieu, ou placée au-dessous, la stabilité de la voiture est très-grande.

Équilibre stable ou instable.—Un corps suspendu par un point plus élevé que son centre de gravité offre un équilibre stable; écarté de sa position, il y revient bientôt en obéissant à la pesanteur. Exemple : on enfonce dans un morceau de liége deux couteaux dont les directions forment un angle aigu, on place le liége sur la tête d'une épingle : il y a équilibre, et ce système, écarté de sa position, y revient bientôt; voici une expérience que chacun peut répéter.

Le point de suspension d'un corps est-il situé au-dessous du centre de gravité, il peut théoriquement y avoir équilibre, mais il est instable; aussitôt que le centre de gravité quitte la verticale du point de suspension, le corps tourne, et s'il est libre, jusqu'à ce que le centre de gravité soit descendu au-dessous de ce point. Exemple : on ne peut faire tenir un œuf sur le petit bout, ni un cône sur le sommet.

Un corps soutenu par son centre de gravité sera en équilibre indifférent, il restera en repos quelle que soit la position qu'on lui donne; une sphère se tient en équilibre sur le sol horizontal, car toujours la verticale du centre de gravité passe par le point qui la soutient.

Lois de la pesanteur. — PREMIÈRE LOI : *Tous les corps tombent dans le vide avec la même vitesse.*

Cette loi se démontre à l'aide d'un long tube de verre fermé à l'une de ses extrémités (fig. 34), mas-

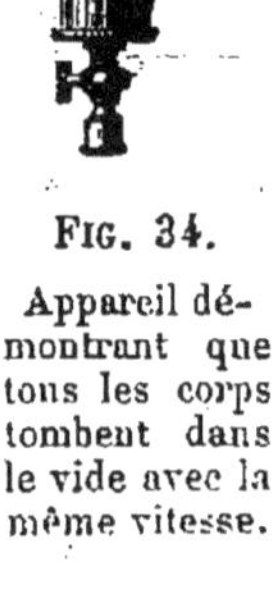

FIG. 34.

Appareil démontrant que tous les corps tombent dans le vide avec la même vitesse.

tiqué à l'autre dans une garniture métallique munie d'un robinet; on introduit dans le tube des barbes de plumes, du papier et des balles de plomb; on extrait l'air contenu dans le tube; sitôt qu'on le retourne, les corps tombent ensemble. Fait-on rentrer l'air, le papier tombe beaucoup moins vite que le plomb.

C'est la résistance opposée par l'air au mouvement de la chute des corps, qui établit les différences aussi grandes dans la rapidité de leur chute; on le montre encore par une expérience facile à répéter. Au-dessus d'une pièce de monnaie, par exemple, on applique un cercle de papier de même diamètre, le système est abandonné, le papier ne quitte pas le métal. Mais le papier et le métal tombent-ils isolément, celui-ci se meut beaucoup plus vite.

DEUXIÈME LOI : *Les espaces parcourus par un corps qui tombe sont entre eux comme les carrés des temps employés à les parcourir.*

M. le général Morin a démontré cette loi d'une manière directe, en faisant inscrire par un corps qui tombe les espaces qu'il parcourt.

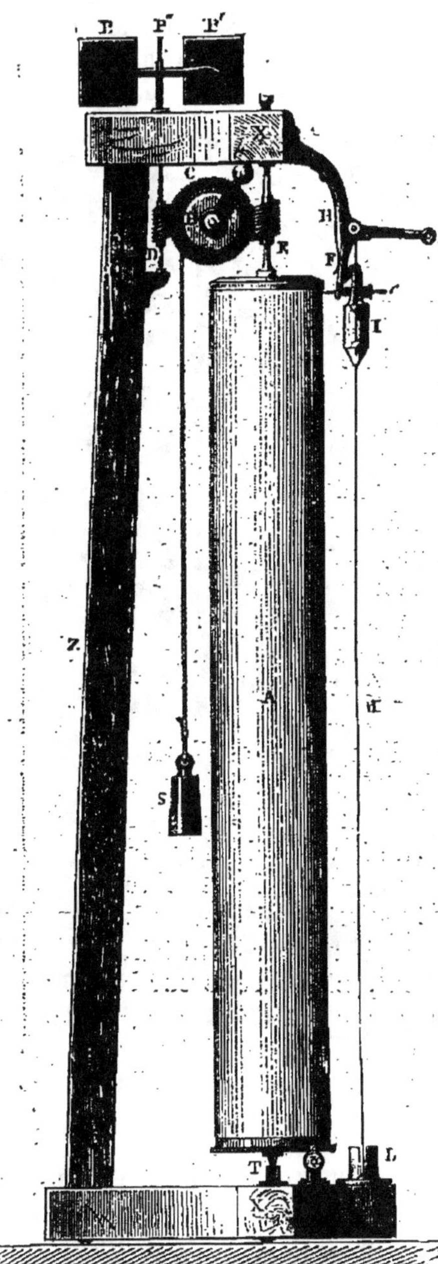

Fig. 35.

Appareil de MM. Morin et Poncelet.

L'appareil se compose d'un cylindre mobile autour d'un axe vertical (fig. 35) qui reçoit un mouvement uniforme; à une petite distance du cylindre sont deux tiges verticales qui peuvent guider dans sa chute un corps pesant muni d'un pinceau.

Le cylindre, recouvert d'une feuille de papier, reçoit un mou-

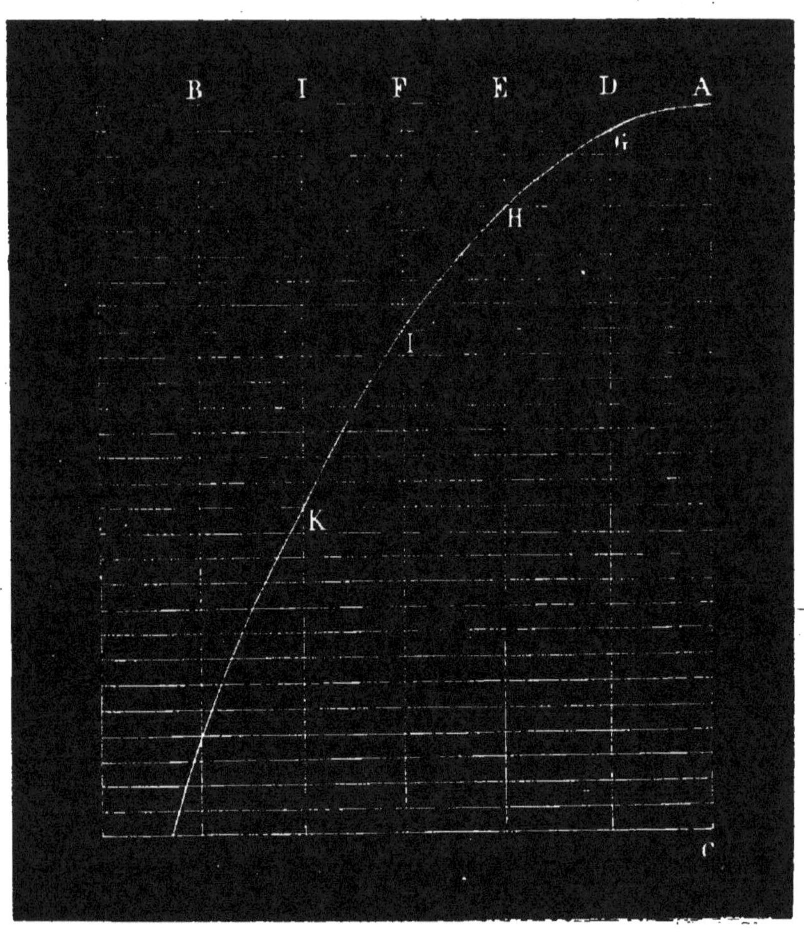

Fig. 36.

Courbe obtenue avec l'appareil de MM. Morin et Poncelet.

vement uniforme ; on lâche le corps qui tombe en traçant une ligne courbe (fig. 36) ; on déroule la feuille. Par le point A, origine de la courbe, on mène une ligne horizontale AB et une ligne verticale AC. Sur AB prenons des longueurs égales par lesquelles nous menons des verticales : ces lignes DG, EH, FI, JK, équidistantes, sont venues se présenter, après des temps égaux, devant le corps qui tombait, puisque le mouvement était uniforme, soit après chaque dixième de seconde : au bout du premier dixième de seconde, le mobile avait parcouru verticalement l'espace DG ; en 2 dixièmes l'espace EH ; l'espace FI en 3 dixièmes, et l'espace JK en 4 dixièmes ; on trouve que le second espace contient 4 fois le premier, que le troisième renferme 9 fois le premier, et le quatrième, 16 fois le premier. Ainsi, les espaces parcourus sont entre eux comme les nombres 1, 4, 9, 16, qui sont les carrés des temps 1, 2, 3, 4, employés à les parcourir.

On a démontré que l'espace parcouru par un corps qui tombe dans le vide en chute libre :

$$\text{En } 1^s \text{ est égal à} \ldots\ldots\ldots\ldots \quad 4^m,9$$
$$\text{En } 2^s \quad — \quad 4 \times 4^m,9 = 19^m,6$$
$$\text{En } 3^s \quad — \quad 9 \times 4^m,9 = 44^m,1$$
$$\text{En } 4^s \quad — \quad 16 \times 4^m,9 = 78^m,4$$

Troisième loi : *La vitesse croît proportionnellement au temps.* — Je ne fais qu'énoncer cette loi qui ressort aussi de l'étude de la courbe tracée sur le cylindre ; la vitesse d'un corps qui tombe, en un moment donné de sa chute, c'est l'espace qu'il parcourrait en une seconde d'un mouvement uniforme, si la pesanteur cessait d'agir sur lui. La vitesse, ainsi définie, est, après une seconde de chute, $9^m,8088$; après deux, trois secondes, elle est double et triple.

Du pendule. — Un corps tenu par un fil que l'on écarte de la verticale y revient, s'élève de l'autre côté, accomplit ainsi un mouvement qu'on appelle une oscillation, et constitue un pendule (fig. 37).

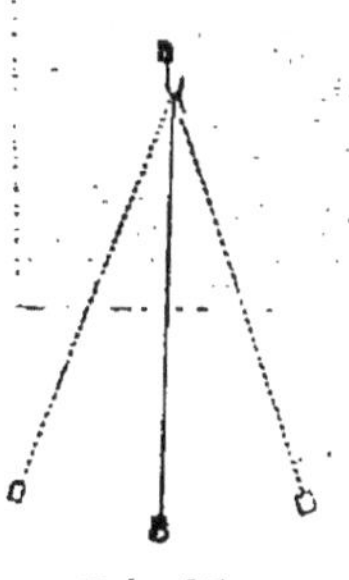

Fig. 37.

Pendule.

L'amplitude de l'oscillation est l'angle formé par les deux lignes qui s'éloignent le plus de la verticale de chaque côté. Après une série d'oscillations, dont l'amplitude va en diminuant de plus en plus, le corps revient à sa première position.

Première loi : *Les durées d'une oscillation sont proportionnelles aux racines carrées des longueurs.*

Prenons trois sphères soutenues par des fils dont les longueurs, jusqu'aux centres de gravité, soient 1, 4 et 9 décimètres (fig. 38), faisons osciller les deux premiers pendules *a* et *b*, nous voyons que le plus court *a* fait deux oscillations pendant que le second *b* en fait une ; ainsi, un pendule quatre fois plus long qu'un autre produit des oscillations dont la durée est double,

Comparons le premier pendule et le troisième *c* : celui-ci fait
une oscillation pendant que celui-là en fait trois ; ainsi, une
oscillation du pendule neuf fois plus long dure trois fois autant
qu'une oscillation du petit pendule.

DEUXIÈME LOI : *Les petites oscilla-*
tions d'un pendule sont isochrones.
On entend par petites oscillations
celles dont l'amplitude est inférieure à 10°. Pour vérifier cette loi
importante, faisons osciller un
pendule en l'écartant notablement
de la verticale, comptons avec une
montre à secondes la durée de
50 oscillations, nous trouvons par
exemple 20 secondes ; écartons
très-peu le pendule de la verticale,
nous trouverons encore que 50 oscillations, dont l'amplitude est faible, durent 20 secondes. Cette loi
a permis d'employer le pendule
pour régulariser les horloges.

Les mathématiciens ont trouvé
une formule qui établit une relation entre la durée *t* de l'oscillation d'un pendule, *l*, la longueur
du pendule, *g*, l'espace que parcourrait d'un mouvement uni-

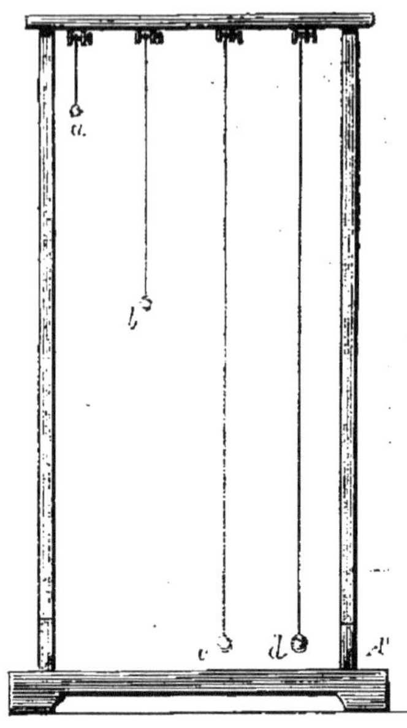

FIG. 38.

Pendules servant à démontrer que les
durées des oscillations sont proportionnelles aux racines carrées des
longueurs.

forme un corps abandonné dans le vide, après une seconde
de chute, si la force qui le fait tomber cessait d'agir :

Cette formule est $t = \pi \sqrt{\dfrac{l}{g}}$. Elle permet de trouver la valeur

de *g* ; il suffit de mesurer la longueur d'un pendule, la durée
d'un certain nombre d'oscillations avec une montre à secondes,
et ainsi celle d'une seule oscillation. π est le rapport de la
circonférence au diamètre. On a trouvé par expérience $g =$
$9^m,8088$. Ce nombre sert à mesurer l'intensité de la pesanteur ;
il diminue quand on s'éloigne du centre de la terre et augmente quand on s'en rapproche. La longueur du pendule qui
bat la seconde est $0^m,994$.

Application du pendule aux horloges. — Une horloge à poids
se compose d'un cylindre à la surface duquel une corde est
fixée, enroulée un certain nombre de fois, et se termine par un

poids (fig. 39). Sur l'axe du cylindre qui la porte, et tournant avec lui, se trouve une roue dentée qui fait mouvoir une série de roues dentées dont la vitesse est différente. — Si le poids tombait librement, le mouvement des roues deviendrait de plus en plus rapide, et serait tout à fait varié. Mais, parmi ces roues, il en est une dont le mouvement est régularisé par un pendule. Une pièce courbée, qui a reçu le nom d'ancre, à cause de sa forme, est mobile autour d'un axe auquel est attachée la tige d'un pendule, dont la partie inférieure est lenticulaire. Les extrémités de l'ancre présentent deux parties saillantes, d, e, qui sont voisines des dents de la roue. Le pendule est-il écarté de la verticale, l'ancre se meut aussi, l'extrémité d s'engage entre deux dents de la roue qu'elle arrête; lorsque le pendule fait l'oscillation, l'extrémité d se dégage, et, avant que l'extrémité e s'engage à son tour, la roue, poussée par le moteur, avance d'une dent; les extrémités de l'ancre reçoivent, lors de leur dégagement, une petite impulsion des dents qui les touchent : ce qui entretient le mouvement du pendule. Les oscillations du pendule ont toujours la même durée; les mouvements de la roue dentée correspondent à des intervalles de temps égaux, et les autres roues qui dépendent de celles-ci sont réglées en même temps.

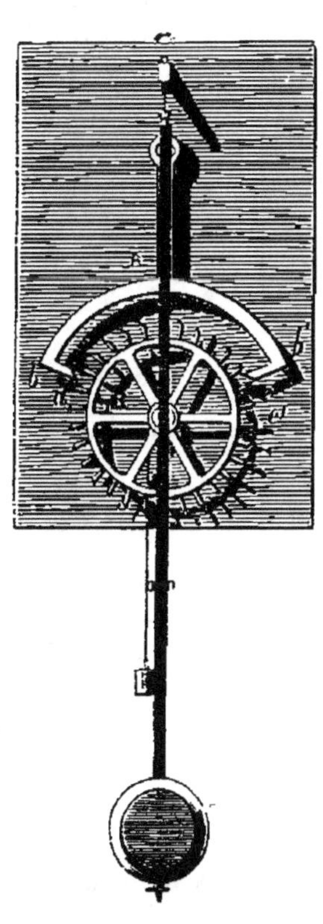

Fig. 39.

Application du pendule aux horloges.

CHAPITRE II.

BALANCE.

De la balance. — La balance qui sert à mesurer le poids des corps se compose d'un levier ou fléau traversé en son milieu par un prisme triangulaire qu'on appelle couteau (fig. 40), qui repose par son tranchant mousse sur deux surfaces planes et horizontales.

Le fléau doit être construit de telle manière qu'un plan passant par le couteau le divise en deux moitiés parfaitement symétriques, et que son centre de gravité se trouve un peu au-dessous de la ligne de suspension. Dans ces conditions, si l'on écarte le fléau de sa position horizontale, son poids, appliqué au centre de gravité, l'y ramène ; l'équilibre est stable. Aux extrémités du fléau sont deux couteaux dont le tranchant est dirigé en haut ; symétriquement placés, la ligne droite qu'ils

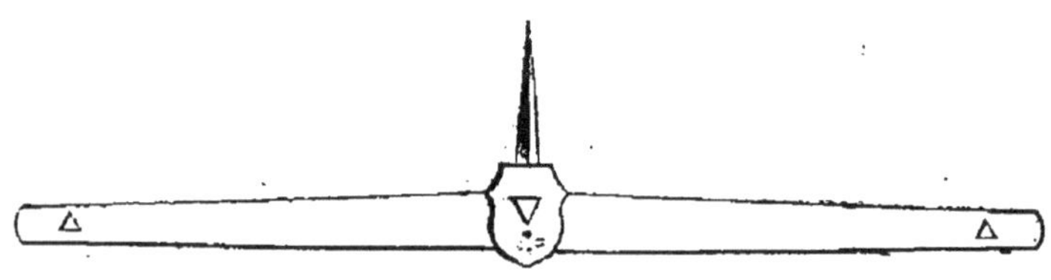

Fig. 40.

Fléau d'une balance.

déterminent passe par la ligne de suspension ; sur chacun d'eux repose un crochet qui soutient un plateau. Une aiguille perpendiculaire au milieu du levier, qui se meut sur un cadran, doit se tenir verticale lorsque le fléau est horizontal ; si elle s'incline d'un côté, elle indique que le fléau penche du même côté. Une bonne balance doit satisfaire à deux conditions : la justesse et la sensibilité.

1° *Justesse*. — Une balance est juste lorsque deux poids égaux, placés dans les plateaux, maintiennent le fléau horizontal ou l'aiguille verticale. Voici alors ce qui se passe : ces deux poids et les poids égaux des plateaux sont des forces égales et parallèles appliquées aux extrémités du levier ; leur résultante passe par le milieu du fléau, elle est détruite par la résistance des plans qui soutiennent le couteau ; d'autre part, le centre de gravité du fléau, se trouvant au-dessous de la ligne de suspension, le fléau reste horizontal.

2° *Sensibilité*. — Une balance est sensible lorsqu'un poids très-faible, comme celui d'un milligramme, ajouté dans l'un des plateaux, fait pencher le fléau de son côté : mouvement qui est manifesté par l'aiguille. Ce poids, qui est en excès dans l'un des plateaux, représente une force qui agit sur un levier dont la longueur est la distance qui sépare le point de suspension du plateau du tranchant du couteau ; cette force agit sur un levier assez long et le fait incliner, si la balance est sensible; mais alors le centre de gravité du fléau se trouve déplacé de l'autre côté de la verticale qui passe par la ligne de suspension, et le poids du fléau appliqué en ce point, agissant sur un bras de levier très-court, fait équilibre à la première force.

Sur la figure 41, nous avons exagéré l'inclinaison du fléau; nous avons mis aussi une distance beaucoup trop grande entre le point de suspension et le centre de gravité du fléau. Menons la verticale par le point de suspension; des points A et G, abaissons sur cette ligne des perpendiculaires qui seront les bras du levier. Si la perpendiculaire GM est cent mille fois plus courte que la perpendiculaire AN, la force p, lors de l'équilibre, sera cent mille

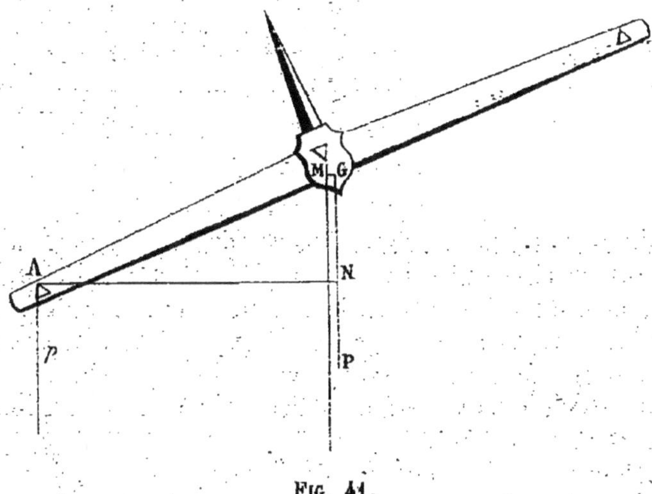

Fig. 41.

Inclinaison du fléau d'une balance.

fois plus petite que le poids P du fléau. Les conditions de sensibilité d'une balance sont les suivantes : il faut que le fléau soit léger et long, que son centre de gravité soit très-voisin de la ligne de suspension; que la ligne qui passe par le tranchant du couteau et les points de suspension des plateaux soit droite.

De ces deux conditions, la justesse et la sensibilité, la plus importante est la dernière. Il est rare de voir le fléau d'une balance de précision se tenir horizontalement, lorsqu'il n'y a pas de poids dans les plateaux; mais on peut cependant obtenir exactement le poids d'un corps avec cette balance qui n'est pas juste; on opère alors par double pesée.

Double pesée de Borda. — L'objet dont on veut déterminer le poids est placé sur l'un des plateaux, on met sur l'autre des corps quelconques, du plomb, du sable, ou de la limaille de fer, jusqu'à ce que l'équilibre horizontal soit obtenu ; puis, on remplace l'objet par des poids titrés pour rétablir l'équilibre ; le nombre de grammes et de fractions de gramme représente le poids du corps. Ce procédé est toujours mis en usage lorsque l'on veut obtenir le poids d'un corps avec l'exactitude qu'exigent souvent les recherches de physique et de chimie, ou la pratique de la pharmacie : on fait deux pesées.

Lorsqu'on doit chercher un certain nombre de poids, tous inférieurs à 100 grammes, par exemple, on abrége beaucoup l'opération par l'emploi d'une tare : on appelle ainsi un morceau de métal qui, placé sur le même plateau, exige pour être équilibré un poids placé sur l'autre, que l'on a déterminé une fois, ce qu'il est bon de vérifier de temps en temps.

Supposons qu'une tare étant placée d'un côté, un poids de 100 grammes, par exemple, exige sur l'autre plateau un poids égal à 100^{gr},002, pour que l'équilibre horizontal soit établi. Laissons la tare, mais remplaçons ce dernier poids par l'objet qu'il s'agit de peser, dont le poids est inférieur à 100 grammes. — Il faut ajouter au corps 30 grammes, par exemple, pour établir l'équilibre : alors, le poids du corps s'obtient par une simple différence : 100^{gr},002 — 30 grammes = 70^{gr},002. Nous ferons ainsi une série d'opérations simples, et chacun des poids sera obtenu par double pesée.

Balance de précision. — Dans les balances de précision employées par les physiciens et les chimistes, qui peuvent peser 300 grammes, plus ou moins, selon leurs dimensions, on peut répondre d'un ou d'un demi-milligramme. Le fléau est généralement évidé, ce qui le rend plus léger ; il présente verticalement, dans le sens de la traction exercée par les poids, le plus de largeur et de résistance (fig. 42).

L'aiguille qui indique si le fléau est horizontal est fixée au-dessous du levier, et possède une longueur presque égale à la hauteur de la colonne destinée à porter le fléau ; elle se meut sur un cadran divisé.

Au-dessous du couteau se trouve un plan très-dur d'agate, enchâssé dans une pièce de métal fixée perpendiculairement à la colonne verticale.

Pour ne point fatiguer inutilement le couteau, quand la balance ne fonctionne pas, une paire de fourchettes mise en mouvement par des leviers placés dans la colonne creuse et par un bouton extérieur, saisit le fléau et le maintient au-dessus du plan d'agate; lorqu'on tourne convenablement le bouton, le couteau vient reposer sur ce plan. Dans les pesées, il faut changer les plateaux, ajouter ou retrancher des poids pendant que le fléau est soulevé; puis on reconnaît, lorsqu'il est abaissé, par la rapidité ou la lenteur du mouvement de l'aiguille, si l'on approche de l'équilibre horizontal.

Au-dessus du fléau, en son milieu, les constructeurs ont fixé une vis dont le pas est petit, munie d'un écrou mobile. Éloigne-t-on l'écrou du fléau, on rapproche de la ligne de sus-

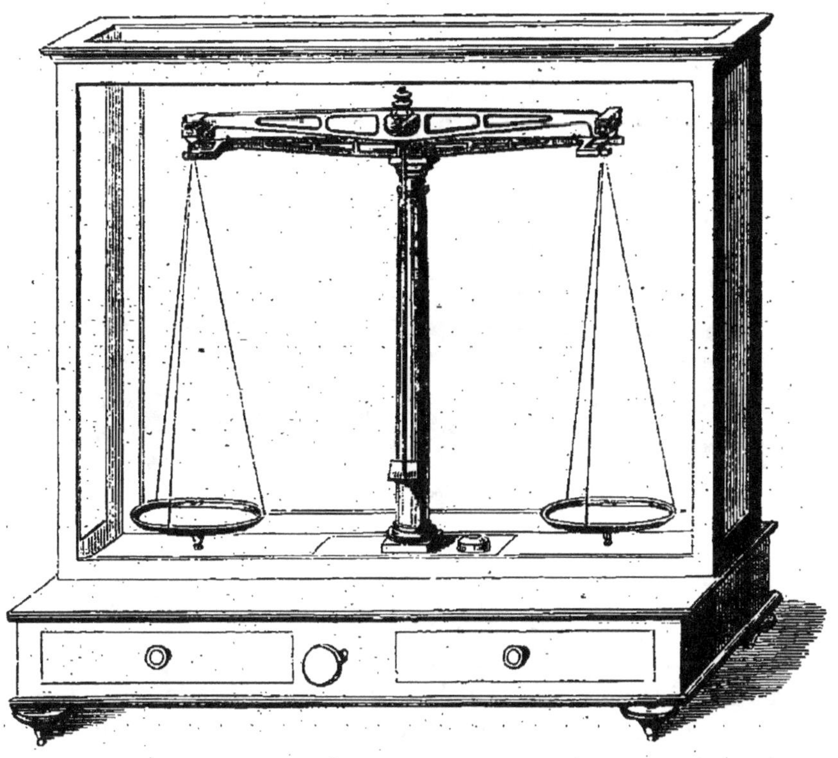

Fig. 42.

Balance de précision.

pension le centre de gravité du fléau, la balance devient plus sensible; mais, si l'on écarte trop cette pièce mobile, le centre de gravité s'élève au-dessus de la ligne de suspension, et l'équilibre devient instable, la balance est folle, le moindre poids ajouté dans l'un des plateaux imprime au fléau un mouvement tel qu'il tend à se mettre vertical; le poids du levier appliqué au centre de gravité agit, par rapport à la verticale du point de suspension, du même côté que les poids, et ne peut plus leur faire équilibre.

Aussi il faut manœuvrer l'écrou avec beaucoup de précaution.

Les plateaux sont de platine et soutenus par des fils de ce métal.

Une cage vitrée protége la balance et présente des portes que l'on ouvre pour introduire les objets et les poids.

Balance de Quintenz, ou bascule. — Lorsque l'on veut déter-

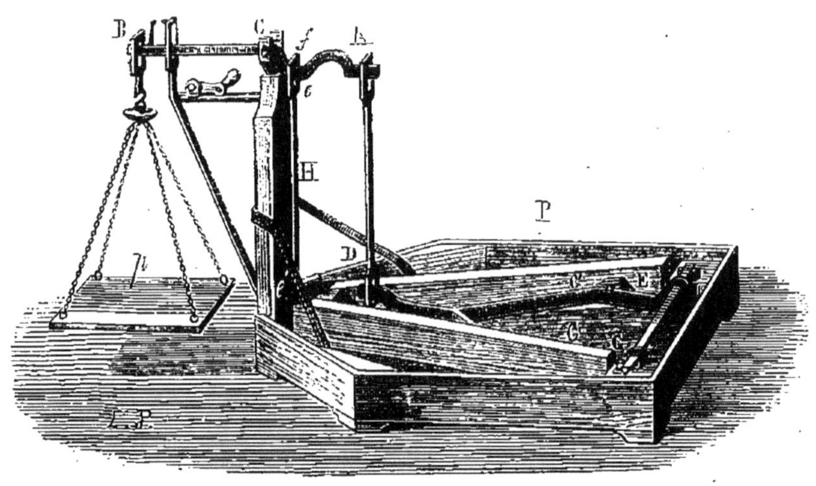

FIG. 43.

Bascule. (On a enlevé la plate-forme pour montrer la disposition des leviers
sur lesquels elle doit être placée.)

miner le poids de l'homme, il faut employer de grandes balances, ou mieux la bascule, qui est d'un si grand usage dans le commerce (fig. 43). Cet appareil repose, comme la balance, sur les propriétés du levier ; mais il est disposé de telle sorte que le corps qu'il s'agit de peser appuie sur un bras de levier qui est 10 fois plus court que le bras du levier des poids titrés. L'équilibre étant établi, il faut multiplier par 10 le poids placé sur le plateau.

Avant de peser un corps, il faut s'assurer qu'il y a équilibre entre le plateau et la plate-forme, ce que l'on reconnaît à ce qu'un repère mobile vient se placer vis-à-vis d'un repère fixe ; secondement, que l'équilibre subsiste encore lorsqu'un poids de 100 kilogrammes est placé sur la plate-forme et un poids de 10 kilogrammes sur le plateau.

Le poids de l'homme doit être déterminé dans beaucoup de circonstances, et cette détermination a plus d'importance que l'on ne croit ; elle peut annoncer un changement dans les conditions de la santé. Dans la convalescence des fièvres graves, et, en particulier, de la fièvre typhoïde, le médecin trouve de l'intérêt à suivre les progrès du poids. Chez les enfants nouveau-nés, alors que l'accroissement est si rapide, le poids reste-t-il stationnaire, l'attention du médecin sera appelée sur un trouble de la nutrition.

CHAPITRE III.

HYDROSTATIQUE.

Hydrostatique. — Les liquides et les gaz, en raison de la grande mobilité de leurs parties, présentent des conditions particulières d'équilibre. Lorsqu'un liquide est en repos, en équilibre dans un vase, sa surface libre est horizontale, perpendiculaire à la direction du fil à plomb.

Principe de la transmission des pressions. — Les liquides transmettent dans tous les sens les pressions qu'ils supportent ; la pression exercée sur l'unité de surface est transmise égale, double, triple, sur une surface égale, double ou triple.

Pour faire concevoir ce principe, supposons un vase quelconque (fig. 44) percé de plusieurs ouvertures, qui portent des tuyaux dans chacun desquels on engage un piston, c'est-à-dire une paroi mobile qui a juste le même diamètre que l'ouverture. Le vase est rempli d'eau ; supposons que l'eau soit soustraite à l'action de la pesanteur, et que les surfaces A et B soient égales. Une pression d'un kilogramme exercée sur le piston A est transmise par le liquide sous le piston B, et il faudra, pour le retenir, exercer un effort égal. Si une troisième ouverture C offre une surface double, il faudra exercer sur le piston un effort de 2 kilogrammes pour le retenir, si le piston A est poussé par 1 kilogramme.

Presse hydraulique. — Pascal a découvert ce principe, puis une de ses applications immédiates, la presse hydraulique.

Considérons deux cylindres creux, de diamètre différent, réunis

par un tube à leur partie inférieure (fig. 45) ; versons de l'eau
dans l'un deux et plaçons à la surface du liquide, dans chaque
cylindre, un piston qui entre exactement ; si la section du piston A
est cent fois plus petite que celle du piston B, une pression de
10 kilogrammes exercée sur le premier sera transmise sous le
second cent fois plus grande, ou égale à 1000 kilogrammes ; mais
il est important de remarquer que le chemin parcouru par le pis-

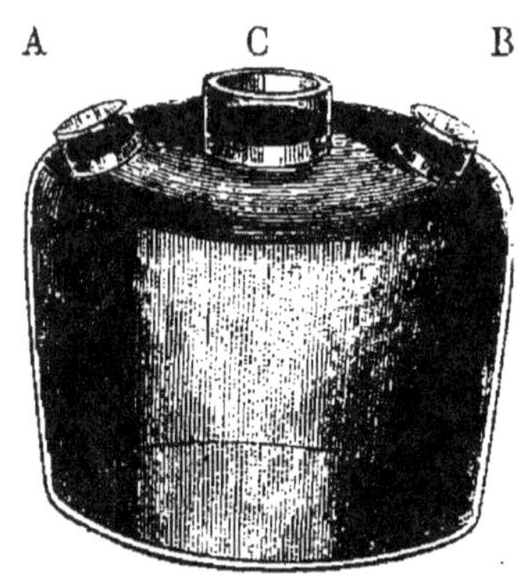

FIG. 44.

Vase plein d'eau pour la transmission
des pressions. — A, B, ouvertures égales.

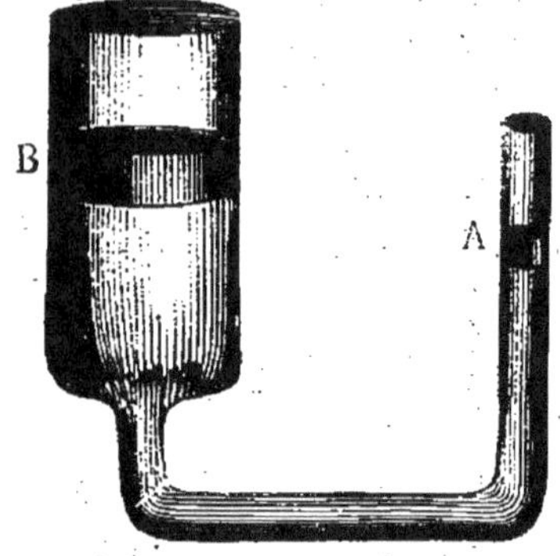

FIG. 45.

Deux cylindres communicants.
A. Petit piston. — B. Piston cent fois.

ton B sera cent fois plus petit que le déplacement éprouvé par
le piston A. Ce que l'on gagne en force, on le perd en vitesse.

La presse hydraulique (fig. 46), telle qu'on la construit pour
l'industrie, est formée d'un corps de pompe large renfermant
un piston plein qui remplit presque entièrement sa cavité ; d'un
corps de pompe très-étroit renfermant un piston mû à l'aide d'un
levier ; les deux corps de pompe sont réunis par un tube contenant
une soupape qui s'ouvre du petit vers le grand et se ferme pour
empêcher le reflux de l'eau. A la partie inférieure du petit corps
de pompe, on a fixé un tuyau plongeant dans un réservoir plein
d'eau et fermé par une soupape. Lorsqu'on soulève le petit
piston, l'eau de ce réservoir remplit le petit cylindre, c'est un
jeu de pompe que nous expliquerons plus loin ; lorsqu'on abaisse
le piston, l'eau est chassée sous le grand piston et le soulève.

Malgré l'habileté des constructeurs, on n'était point parvenu à
faire joindre assez parfaitement la surface extérieure du piston
et la surface intérieure du cylindre, pour que l'eau ne s'échappât
point entre les deux. Bramah, ingénieur anglais, imagina une
disposition qui s'oppose à ce grave inconvénient. Une rainure
circulaire est creusée dans le cylindre et sert à loger un mor-

ceau de cuir embouti (fig. 47) dont la forme est celle d'une gouttière à concavité tournée en bas; l'eau comprimée, poussée dans cet anneau, applique exactement ses parois mobiles sur le

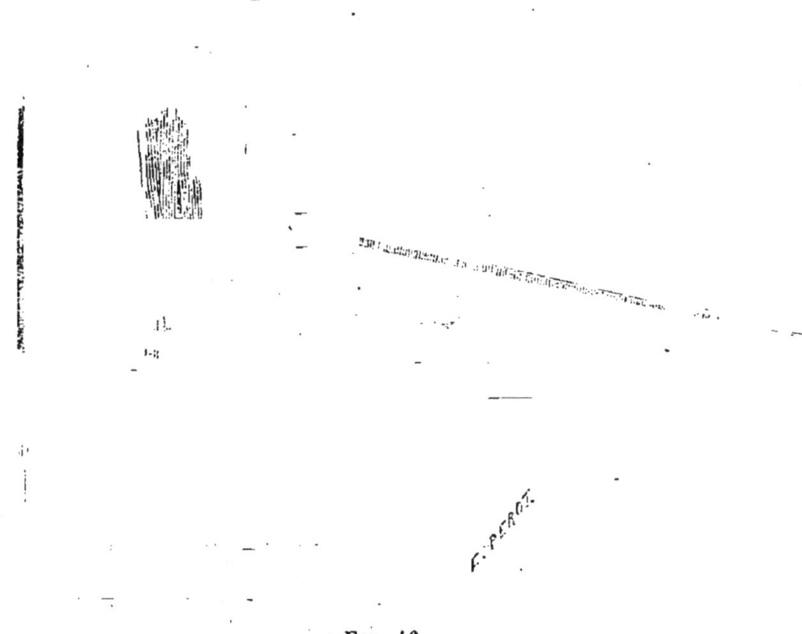

FIG. 46.

Presse hydraulique.

piston et le cylindre et rend toute fuite impossible. Veut-on employer la presse hydraulique pour exercer une pression, à la tête du piston on fixe une plate-forme horizontale; un bâti

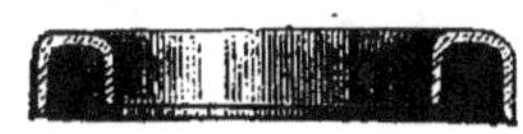

FIG. 47.

Cuir embouti.

solide fixé au sol présente une surface métallique semblable au-dessus; entre les deux on place les corps qu'il s'agit de comprimer. Cette machine, qui vérifie le principe de la transmission des pressions, est employée quelquefois à soulever des fardeaux énormes.

Pressions d'un liquide sur le fond d'un vase. — Le liquide contenu dans un vase exerce des pressions sur le fond, sur les parois latérales, et chaque tranche de niveau est pressée par les couches de liquide qui sont au-dessus.

La pression d'un liquide sur le fond d'un vase est égale au poids d'une colonne de liquide qui a pour base la surface du fond, et pour hauteur la hauteur du niveau du liquide au-dessus du fond. Par exemple, la surface du fond d'un vase plein d'eau est un décimètre carré, la hauteur du liquide est 2 décimètres. La pression sur le fond est égale au poids de 2 décimètres cubes d'eau, ou à 2 kilogrammes.

La pression d'un liquide sur le fond d'un vase ne dépend donc nullement de la forme du vase, et cela se démontre avec un appareil dû à de Haldat (fig. 48).

Deux tubes cylindriques de verre *ad* et *bc* sont réunis à leur

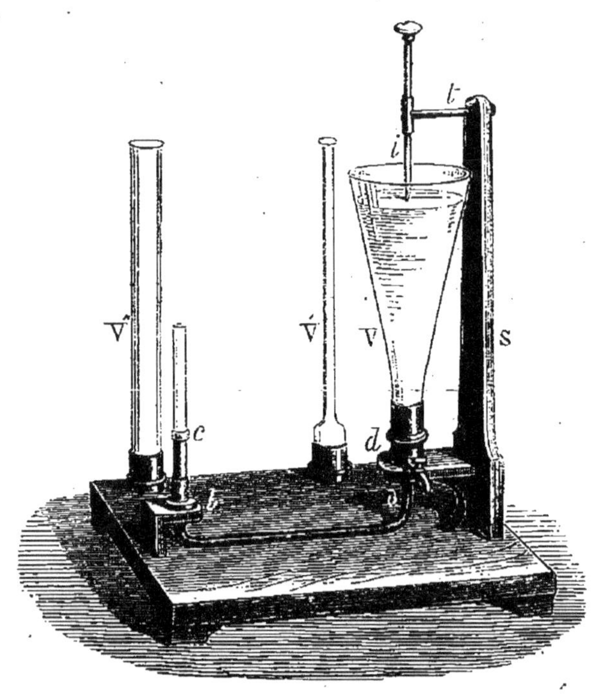

Fig. 48.

Appareil de Haldat.

bc, ad. Tubes communicants contenant du mercure. — V. Vase large, évasé. — V'. Vase étroit. — V". Vase cylindrique. — S*t.* Support du repère. — *c.* Anneau pour marquer le niveau du mercure.

partie inférieure par un tube métallique : le premier, *ad*, porte un écrou sur lequel on peut visser différents vases qui ont été ajustés dans une garniture métallique munie d'un pas de vis. Dans les tubes qui communiquent, on verse du mercure et l'on fixe le vase V qui est en forme de tronc de cône et de grandes

3.

dimensions. Ce vase est rempli d'eau jusqu'en un point que l'on marque à l'aide d'un repère tenu par un support. Le mercure dans le tube *bc* s'élève à une hauteur marquée par un anneau qui presse contre le tube. Une ouverture, munie d'un robinet du côté *ad*, donne écoulement à l'eau; le vase V est remplacé par le vase V′ qui est très-étroit; l'eau est versée jusqu'au même niveau dans ce vase; on voit le mercure s'élever du côté opposé jusqu'à l'anneau. Le même résultat est obtenu si l'on emploie le vase cylindrique V″. Ainsi la forme du vase n'importe pas, la surface du fond et la hauteur du liquide soutenu exercent seuls une influence sur la pression.

Pressions dans l'intérieur du liquide. — On manifeste les pressions qu'une couche de liquide horizontale supporte à l'aide d'un tube cylindrique qui peut être fermé à sa partie inférieure

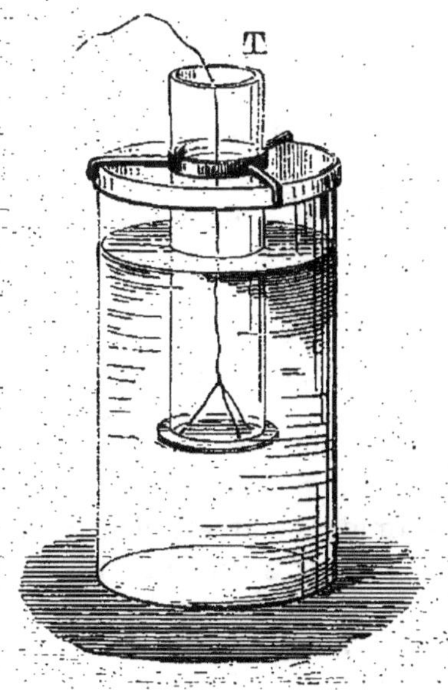

Fig. 49.

Obturateur.

par un plan de verre appelé obturateur, qu'on retient avec un fil (fig. 49). L'obturateur est appliqué contre le tube que l'on enfonce dans l'eau; on voit que ce disque est maintenu, pressé par le liquide, et même on peut verser de l'eau dans le cylindre, et l'obturateur se détache seulement quand le niveau du liquide versé atteint le niveau extérieur. Cette expérience montre donc qu'une tranche horizontale reçoit du liquide qui l'entoure une

pression de bas en haut égale au poids d'une colonne de liquide
qui a pour base cette tranche et pour hauteur celle du liquide
jusqu'au niveau. Dans une masse de liquide en repos, une
tranche quelconque est également pressée des deux côtés, sans
quoi elle se mettrait en mouvement, elle obéirait à la pression
la plus forte.

Pressions latérales. — L'existence des pressions latérales est
rendue manifeste par l'observation. Lorsqu'on ouvre un tonneau
plein d'eau sur le côté, le liquide s'écoule, le doigt approché
pour fermer l'ouverture éprouve une pression. La pression
exercée par un liquide sur une surface latérale déterminée est
égale au poids d'une colonne de liquide qui a pour base cette
surface et pour hauteur la distance du centre de gravité de
cette surface au niveau supérieur.

Si l'on voulait calculer la pression exercée sur une ouverture
latérale d'un réservoir plein d'eau, ouverture non régulière, on
pourrait s'y prendre de la manière suivante : On dessine sur du
carton mince, homogène, une figure qui ait exactement les
dimensions de l'ouverture et que l'on découpe ensuite ; on suspend cette reproduction par deux points avec un fil pour déterminer le centre de gravité. On applique ce carton sur l'ouverture, et l'on mesure la distance du centre de gravité au niveau
du liquide.

La surface de l'ouverture se mesure facilement, quelque irrégulière qu'elle soit. Déterminons le poids d'un décimètre carré
du carton employé, puis pesons la figure que nous avons faite ;
autant le second poids contient le premier, autant il y a de décimètres carrés dans la surface de l'ouverture. Si cette surface
est égale à 3 décimètres carrés, et la hauteur du niveau du
liquide au-dessus du centre de gravité de l'ouverture égale
à 8 décimètres, la pression de l'eau sera $3 \times 8 = 24$ kil.

Dans l'étude précédente des pressions, nous avons employé de
l'eau dont un litre pèse 1 kilogramme. Si l'on fait usage d'un
autre liquide, il faut connaître le poids d'un litre de ce liquide
ou son poids spécifique, et multiplier par ce nombre la pression
que l'eau exercerait dans les mêmes conditions.

Vases communicants. — On appelle ainsi des vases qui
communiquent par leur partie inférieure ou par leurs parties
latérales.

Dans des vases communicants, un même liquide se dispose
toujours de manière que chaque surface soit dans un même plan
horizontal. Ce principe d'équilibre se vérifie à l'aide d'un vase
large tenu par un pied, à la partie inférieure duquel est fixé un

tube métallique portant des tubes de différentes formes (fig. 50).
Remplissons d'eau le grand vase, le liquide s'élève dans chacun
des tubes ; l'œil placé suivant le niveau du premier vase aperçoit dans le même plan prolongé le niveau du liquide dans les
tubes.

Lorsque des liquides différents sont placés dans un vase, celui
qui pèse le plus sous le même volume se place au-dessous; par
exemple, le mercure se tient au-dessous de l'eau. Dans deux vases
communicants *a* et *b* (fig. 51), versons du mercure, ce liquide se

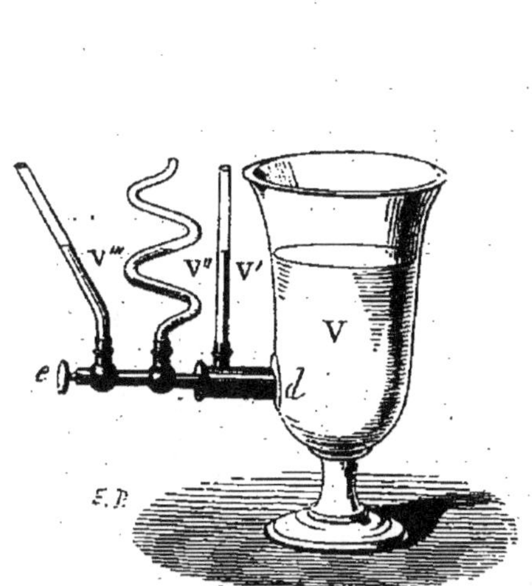

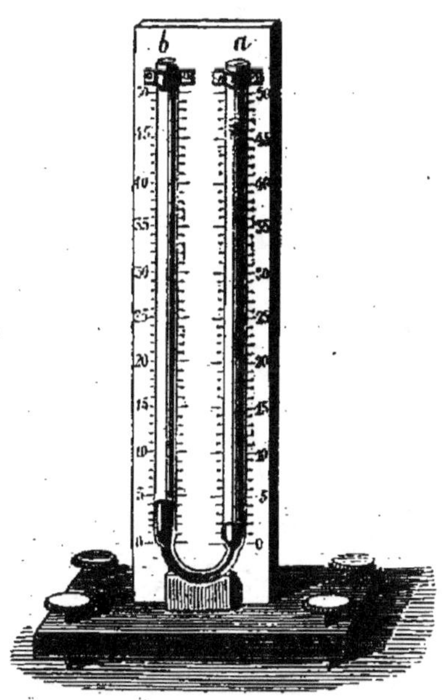

FIG. 50.

Vases communicants pleins d'eau.

FIG. 51.

Vases communicants pour les liquides
différents. Ici, le mercure et l'eau se
font équilibre.

met au même niveau dans les deux branches ; mais si d'un côté
nous ajoutons de l'eau, le mercure monte de l'autre côté. Mesurons les hauteurs du mercure et de l'eau au-dessus du niveau
de séparation des deux liquides, nous trouvons que la hauteur
du mercure est 13 fois 1/2 moindre que celle de l'eau : or, le
poids spécifique du mercure est 13,5, celui de l'eau étant 1.
Nous disons : le rapport des hauteurs de liquides différents qui
se font équilibre est inverse du rapport de leurs poids spécifiques.

Niveau d'eau. — Cet appareil, qui est très-employé pour

aplanir le sol, ou lui donner une pente déterminée, est fondé sur l'équilibre de l'eau dans les vases communicants. Il se compose de deux petits flacons qui n'ont pas de fond, et qui sont mastiqués aux extrémités recourbées d'un long tube de métal porté sur un pied. On verse de l'eau colorée dans un des flacons, et bientôt le liquide s'élève dans l'autre au même niveau. Une règle verticale, graduée en centimètres, porte une mire qui présente un point central. Si l'on veut connaître la différence de hauteur entre deux points A et B, on place le niveau au milieu de la distance qui les sépare, la mire au point A. Un observateur vise en C les deux niveaux de liquide, et fait lever ou baisser la mire, jusqu'à ce que son centre vienne dans le

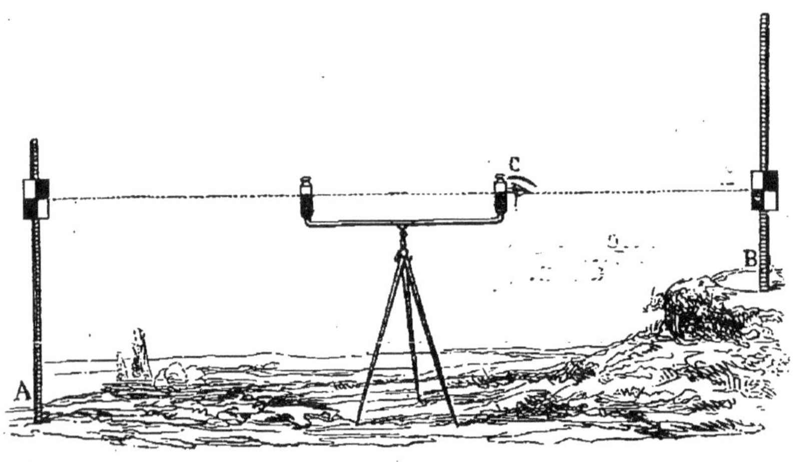

Fig. 52.

Détermination avec le niveau d'eau de la différence de hauteur des points A et B.

plan horizontal marqué dans l'espace; on fait de même pour le point B : les différences de hauteur sont alors données par la règle graduée. Si le point B est à $0^m,80$ au-dessus du point A, pour aplanir le sol, il faudra enlever au point B 80 centimètres de terre.

Puits artésiens. — Parmi les couches qui forment l'écorce du globe, il y en a qui se laissent facilement pénétrer par l'eau : telles sont des couches de gravier ou de sable ; d'autres, formées d'argile, sont imperméables à l'eau. Quelquefois une couche de gravier perméable se trouve entre deux couches argileuses, et cette disposition peut se présenter alors dans une grande étendue, aussi bien dans les vallées que sur les montagnes, où souvent la couche de gravier devient superficielle. L'eau de la pluie qui tombe sur les montagnes s'infiltre peu à peu à travers la couche qui la laisse passer, et qui devient aquifère. Si, dans la vallée, on perce les couches superficielles, puis la couche argileuse supérieure, l'eau s'élève et peut jaillir à la surface du sol, mais jamais elle ne s'élève jusqu'à son niveau primitif, à cause de la grande résistance que les sables et les graviers opposent au mouvement du liquide.

Après avoir foré un trou plus ou moins profond dans les localités qui présentent la composition de terrains indiquée, on enfonce une série de tubes qui empêchent les éboulements. Le puits artésien de Grenelle a une profondeur de 548 mètres.

Distribution de l'eau. — La distribution de l'eau dans une ville s'obtient en construisant sur une hauteur un réservoir que l'on remplit d'eau à l'aide d'une machine. Des tuyaux partent de ce réservoir et se ramifient dans les rues, donnent des branches qui, dans chaque maison, peuvent s'élever aux différents étages. On obtiendra de l'eau jusqu'à une hauteur marquée par le niveau prolongé du liquide dans le réservoir.

Si l'on donne issue au liquide au-dessous de ce niveau, par une ouverture dirigée verticalement ou obliquement, on obtiendra un jet d'eau.

CHAPITRE IV.

PRINCIPE D'ARCHIMÈDE.

Principe d'Archimède. — Tout corps plongé dans un liquide y perd une partie de son poids égale au poids du volume de liquide qu'il déplace.

Pour démontrer ce principe par l'expérience, on prend deux cylindres métalliques, l'un plein, l'autre creux, tellement construits, que le cylindre plein entre exactement dans le cylindre creux et le remplit entièrement (fig. 53) ; celui-ci porte deux crochets, un supérieur, un inférieur ; le cylindre plein n'en porte qu'un à la partie supérieure. On suspend le cylindre plein au-dessous du cylindre creux, à l'un des plateaux d'une balance appelée hydrostatique. Cette balance diffère de celle que l'on emploie habituellement en deux points : 1° à chaque plateau il y a un crochet ; 2° le plan qui supporte le couteau peut être

soulevé ou abaissé à l'aide d'une tige à crémaillère et d'une roue
dentée. Les deux cylindres sont suspendus ; on charge le plateau
opposé de corps quelconques, pour établir l'équilibre. Approchons un vase plein d'eau, le cylindre plonge ; aussitôt le fléau
s'incline du côté opposé : donc un corps plongé dans l'eau perd
de son poids ; versons de l'eau dans le cylindre creux, le cylindre
plein s'enfonce davantage ; lorsqu'il est complétement immergé,
le cylindre creux est rempli, et l'équilibre est rétabli. Le
volume d'eau ajouté dans le cylindre creux est juste égal au volume d'eau déplacé par le cylindre massif, et pèse autant : donc
le corps plongé dans l'eau a perdu de son poids
un poids égal à celui du volume d'eau qu'il
déplace.

Corps flottants. — Ce principe conduit à de
nombreuses applications. Les corps placés sur
un liquide se conduisent de trois manières
différentes : les uns vont au fond, ce sont
ceux dont le poids est plus grand que le poids
du liquide qu'ils déplacent ; d'autres restent
à la surface et flottent ; enfin, il en y a qui
restent submergés et ne vont pas au fond. Les
poissons ont un poids égal au poids du liquide
qu'ils déplacent. Les poissons marins doivent
être trop lourds lorsqu'ils passent dans les rivières, puisque, à volume égal, l'eau de la
mer pèse plus que l'eau douce.

Lorsqu'un corps flotte, la partie plongée déplace un volume de liquide dont le poids est
juste égal à celui du corps.

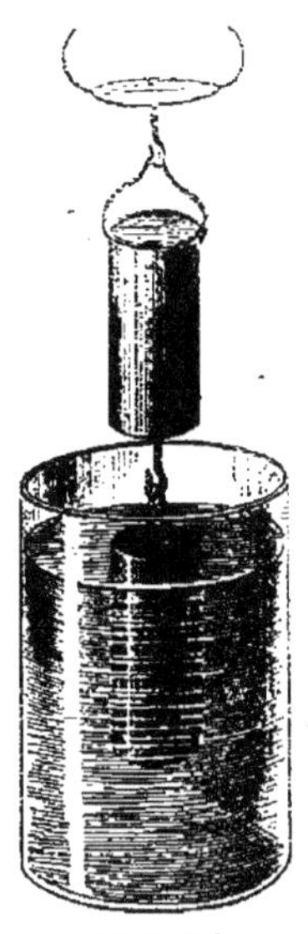

Un bateau vide s'enfonce peu, un bateau
plein plonge beaucoup. On peut évaluer le volume d'eau qu'un navire chargé déplace : le
poids de cette eau est égal au poids du bâtiment.

Fig. 53.

Appareil pour démontrer le principe d'Archimède. Le cylindre
plein étant entièrement
plongé dans l'eau, le
cylindre creux est rempli de liquide.

Poids spécifique des corps. — Le poids spécifique d'un corps
est le rapport du poids de ce corps au poids d'un égal volume
d'eau ; il s'obtient en divisant le premier poids par le second.

Il est facile de remarquer que le poids d'une quantité d'eau
quelconque est représenté par le même nombre que son volume, puisqu'un kilogramme est le poids d'un litre d'eau ; si,
donc, on prend le poids d'un corps et celui d'un égal volume
d'eau, ce dernier poids nous donne le volume du corps. Ainsi,
le poids spécifique d'un corps est le rapport du poids d'un corps

à son volume, ou le poids de l'unité de volume d'un corps.

De cette dernière définition il résulte que, pour déterminer le poids spécifique d'un corps solide, il suffirait de tailler dans ce solide un décimètre cube, par exemple, et de le peser. Un décimètre cube de fer pèse $7^k,7$; le poids spécifique du fer est 7,7. Ce procédé est bien plus facilement applicable aux liquides : un litre d'huile d'olive pèse $0^k,915$; le poids spécifique de l'huile est 0,915.

Un litre de blé pèse en moyenne $0^k,752$; le poids spécifique du blé est 0,752. Mais ici nous n'avons pas le poids spécifique réel du blé; car, entre chaque grain, il y a un espace qui contient de l'air; la même remarque est applicable aux corps qui présentent des cavités nombreuses, au bois, par exemple. Le poids spécifique apparent du bois est plus petit que celui de l'eau; le bois flotte, et cependant les fibres pleines isolées sont plus lourdes que l'eau.

Détermination du poids spécifique des corps. — On peut facilement déterminer le poids spécifique d'un corps solide à l'aide de la balance hydrostatique. On attache à l'un des plateaux un fil métallique auquel on fait équilibre; on pèse le corps dans l'air, puis lorsqu'il est entièrement plongé dans l'eau et tenu par le fil. La perte de poids du corps est égale au poids de l'eau déplacée ou au volume du corps. Supposons qu'un corps pèse dans l'air 25 grammes, dans l'eau 20 grammes; son volume est 5 centimètres cubes, son poids spécifique est

$$\frac{25}{5} = 5.$$

Par un procédé analogue, nous pouvons obtenir le poids spéfique d'un liquide. Pesons un corps solide dans l'air, dans le liquide, puis dans l'eau. La perte de poids éprouvée par le corps dans le liquide et celle qu'il éprouve dans l'eau représentent les poids de volumes égaux des deux liquides; divisons le premier poids par le second, nous aurons le poids spécifique cherché. Exemple : Un corps pèse dans l'air 120 grammes, dans un liquide 100 grammes, dans l'eau $94^{gr},7$; les pertes de poids $120 - 100 = 20$, et $120 - 94,7 = 25,3$ sont les poids de volumes égaux du liquide et de l'eau; le poids spécifique est $\frac{20}{25,3} = 0,79$ (alcool absolu).

Détermination du poids spécifique du corps de l'homme. — Pour déterminer le poids spécifique du corps d'un homme, il faut le peser dans l'air et dans l'eau. La première pesée n'offre pas de difficultés, il n'en est pas de même de la seconde. Voici comment on peut réussir. Une ceinture assez large par laquelle un homme sera soutenu horizontalement dans l'eau est attachée par un fil métallique au crochet d'un dynamomètre que l'on tient à la main. Un homme passe la ceinture autour du corps à peu près à la hauteur du centre de gravité, un tube qui sert à la respiration est fixé entre les lèvres. Le corps de l'homme est entièrement plongé dans l'eau et à peu près horizontal, le tube seul dépasse le niveau du liquide. Alors on note le trait auquel s'arrête le ressort supérieur ; la ceinture est ensuite détachée du corps, et on la plonge complétement dans l'eau ; la différence des indications du dynamomètre (qu'il faut vérifier avec des poids titrés) représente le poids du corps dans l'eau ; retranchons ce poids de celui du corps dans l'air, et nous aurons le poids du volume d'eau déplacé, et par suite le poids spécifique.

Il y a une difficulté dans l'application : à chaque inspiration un volume d'air égal à un demi-litre, qui ne pèse que $0^{gr},6$, pénètre dans les poumons, le volume du corps augmente d'un demi-litre, déplace un demi-litre d'eau, et le corps perd 500 gr. de son poids. Le poids spécifique du corps n'est pas le même à la fin de l'inspiration et à la fin de l'expiration ; on peut convenir de le prendre à la fin de l'expiration.

Le volume du corps peut se déterminer par un procédé qui est peut-être plus commode. On pèse sur une bascule une baignoire complétement remplie d'eau, de telle sorte qu'on ne puisse ajouter la moindre quantité de liquide sans que l'eau s'échappe. Dans cette baignoire on fait entrer un homme jusqu'à ce qu'il soit plongé entièrement, à l'exception de la tête ; à un moment donné, après une expiration, les fosses nasales et les lèvres sont fermées, la tête est plongée avec précaution, puis on la fait sortir ainsi que tout le corps, de manière à ne pas agiter le liquide ; on laisse égoutter le plus possible l'eau qui mouille la surface du corps, on pèse la baignoire de nouveau : la différence des poids fait connaître le volume du corps, d'où l'on trouve le poids spécifique du corps après l'expiration, en divisant le poids du corps dans l'air par son volume.

Méthode du flacon. — Lorsque l'on veut prendre le poids spécifique d'un corps solide ou liquide, avec beaucoup d'exactitude, on emploie un flacon bouché à l'émeri, de telle sorte que le bouchon entre toujours de la même quantité.

Pour les corps solides, on pèse le flacon plein d'eau, soit 50 grammes ; puis le corps placé à côté du flacon, soit 65 gram., le poids du corps est 15 grammes. On fait entrer le corps dans le flacon, un volume d'eau égal au volume du corps est déplacé ;

le flacon essuyé ne pèse plus que 60 grammes : 5 grammes représentent le poids de ce volume d'eau, 5^{cc} le volume du corps ;
le poids spécifique est $\dfrac{15}{5} = 3$.

Pour les liquides, on pèse le flacon vide, plein de liquide, puis plein d'eau ; deux différences donnent les poids de volumes égaux de liquide et d'eau ; on divise le premier poids par le second et l'on obtient le poids spécifique du liquide.

On emploie souvent des flacons dont le bouchon usé à l'émeri est creux et terminé par un tube très-étroit (fig. 54) ; dans les

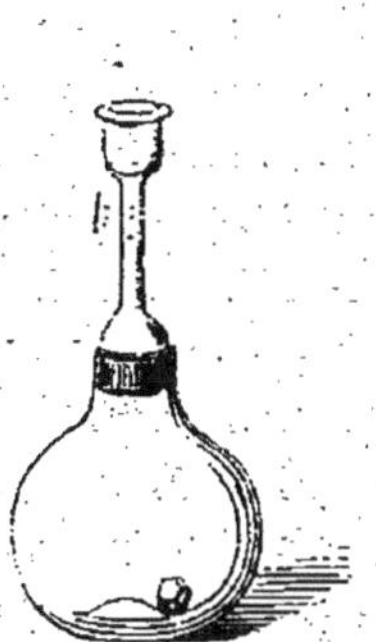

FIG. 54.

Flacon à densité. — *t*, trait
d'affleurement.

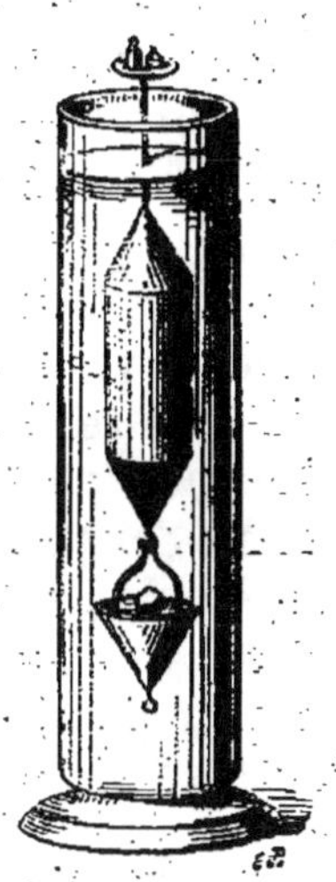

FIG. 55.

Aréomètre de Nicholson plongeant
dans l'eau jusqu'au point d'affleurement.

diverses pesées ce tube doit être rempli de liquide, alors on est sûr que le volume du flacon reste toujours le même.

C'est la méthode du flacon, qu'il est très-facile d'employer, que l'on doit préférer lorsqu'il s'agit de déterminer le poids spécifique d'un corps solide ou liquide retiré de l'organisme.

Aréomètres. — On appelle ainsi des appareils qui flottent sur l'eau et qui servent à déterminer le poids spécifique des corps solides ou liquides, ou à indiquer la composition de certains liquides dont on connaît l'origine. Pour ces deux buts, on construit des aréomètres différents, les uns sont à volume constant, les autres à volume variable.

Aréomètre de Nicholson. — Il se compose d'un cylindre creux qui soutient à sa partie inférieure, par un crochet, un corps lourd qui est le lest, et qui sert dans tous les aréomètres à maintenir vertical dans l'eau l'axe du cylindre, qui flotterait horizontalement sans cette disposition. A la partie supérieure, le cylindre se termine par une tige et un plateau. Le lest offre un second plateau. Sur la tige est marqué un trait qu'on appelle le point d'affleurement. Pour que l'instrument plongé dans l'eau et flottant s'enfonce jusqu'à ce point, il faut mettre sur le plateau supérieur un certain poids, soit 50 grammes. Pour prendre le poids spécifique d'un corps solide, on place le corps sur le plateau supérieur : pour l'affleurement il faut ajouter au corps 30 grammes, par exemple ; le poids du corps est 20 gram. On retire l'aréomètre de l'eau, le corps est placé sur le plateau inférieur ; il faut maintenant $32^{gr},6$ pour faire affleurer de nouveau : la perte de poids éprouvée par le corps étant $2^{gr},6$, $2^{cc},6$ est son volume ; son poids spécifique est $\dfrac{20}{2,6} = 7,7$ (fer).

Cet aréomètre rend de grands services aux minéralogistes. Lorsqu'ils rencontrent un minéral dont ils ne connaissent pas la nature, ils déterminent son poids spécifique, puis ils consultent la longue table des poids spécifiques des minéraux, et souvent ils trouvent le nom du corps, ou leurs recherches sont bien limitées.

Aréomètre de Fahrenheit. — Cet instrument, construit ordinairement en verre, diffère du précédent en ce que le lest ne porte pas de plateau (fig. 56). Pour déterminer le poids spécifique d'un liquide, on pèse l'aréomètre, on cherche le poids nécessaire pour l'affleurement dans un liquide donné ; ce second poids ajouté au premier égale le poids du volume de liquide déplacé ; on fait de même dans l'eau, et l'on a le poids d'un égal volume d'eau ; divisons la première somme par la seconde, nous aurons le poids spécifique cherché. Il faut se rappeler cette conséquence du principe d'Archimède : le poids d'un corps qui flotte est égal au poids du volume de liquide qu'il déplace.

Aréomètres à volume variable. — Ils sont formés d'une partie cylindrique ou sphérique lestée vers le bas, et portent à la partie supérieure une tige cylindrique fermée ; leur poids est constant (fig. 57).

Pèse-acides ou pèse-sels. — Une graduation particulière a été

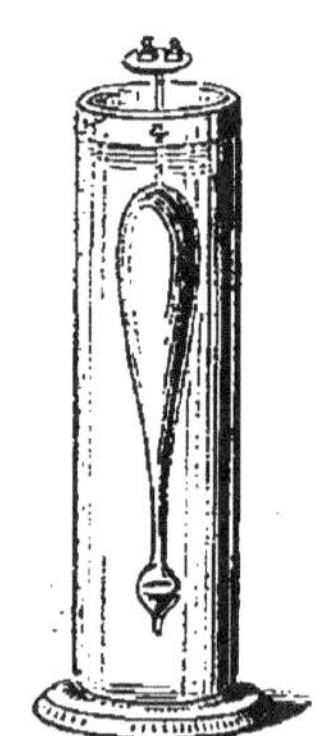

FIG. 56.

Aréomètre de Fahrenheit.

proposée par Baumé. On leste l'aréomètre de manière que dans l'eau pure la tige s'enfonce jusque vers le haut, et l'on marque 0 au point d'affleurement. Dans une dissolution formée de 15 parties de sel marin et de 85 parties d'eau, en poids, la tige s'enfonce moins; il faudra déplacer un moins grand volume du liquide salé, qui est plus dense, pour qu'il pèse autant que l'aréomètre. Au nouveau point d'affleurement, on marque 15°, on divise la distance comprise entre ces deux points en quinze

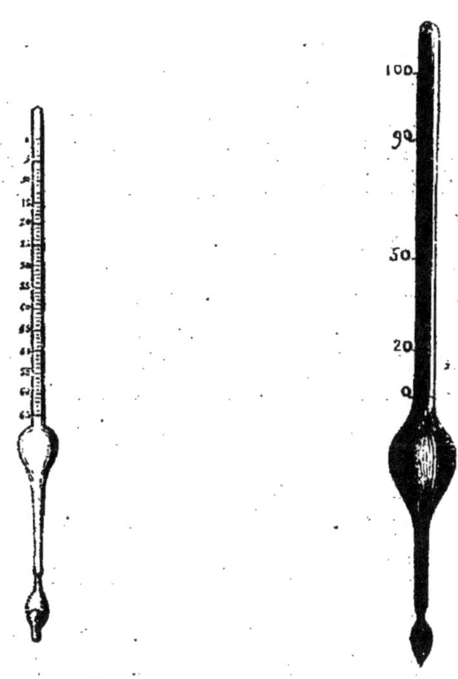

FIG. 57.

Pèse-acides de Baumé.

FIG. 58.

Alcoomètre centésimal.

parties égales, et l'on prolonge les divisions au-dessous. L'acide sulfurique monohydraté marque 66° à l'aréomètre de Baumé.

Alcoomètre centésimal. — Gay-Lussac a gradué un aréomètre d'un manière si heureuse, que l'instrument, plongé dans une liqueur alcoolique ne renfermant que de l'alcool et de l'eau, indique immédiatement sa composition (fig. 58). On règle le lest de manière que l'extrémité inférieure de la tige affleure dans l'eau pure; en ce point, on marque 0°. Dans l'alcool absolu ou pur, la tige s'enfonce entièrement; au point supérieur, on marque 100°. Puis, on fait un mélange de 90 volumes d'alcool et de ce qu'il faut d'eau pour faire 100 volumes; au point d'affleurement de la tige on inscrit 90. Dans un mélange de 80 volumes d'alcool et de la quantité d'eau nécessaire pour faire 100 volumes, on marque 80°, et ainsi de suite.

Lorsqu'on mélange de l'alcool et de l'eau, on observe une légère contraction : ainsi, à 90 volumes d'alcool, il faut ajouter plus de 10 volumes d'eau pour obtenir 100 volumes.

On recherche souvent la quantité d'alcool contenue dans le vin : comme il y a des sels dissous qui augmentent le poids spécifique du liquide, il est nécessaire de séparer les parties volatiles par distillation. Un volume de vin mesuré est soumis à cette opération, l'expérience a démontré que le premier tiers du liquide recueilli contient tout l'alcool ; on plonge l'alcoomètre dans ce produit de la distillation : le tiers du degré trouvé donne la quantité d'alcool que renfermait le vin.

Densimètre. — C'est un aréomètre à poids constant qui, plongé dans un liquide, indique aussitôt quel est son poids spécifique (fig. 59). Pour les liquides plus lourds que l'eau, on établit ainsi sa graduation. On leste l'instrument de manière que la partie supérieure de la tige affleure dans l'eau pure, et l'on marque en ce point 1. Puis, on compose des liquides formés d'eau et de différents sels, en proportions croissantes ; on détermine pour chacun de ces liquides le poids spécifique par la méthode du flacon, et ou l'inscrit vis-à-vis du point d'affleurement de la tige du densimètre. Pour les liquides plus légers que l'eau, le point 1 est marqué au bas de la tige, et l'on fait la graduation de la même manière, avec des mélanges d'alcool et d'eau. Le médecin emploie le densimètre pour déterminer le poids spécifique de l'urine.

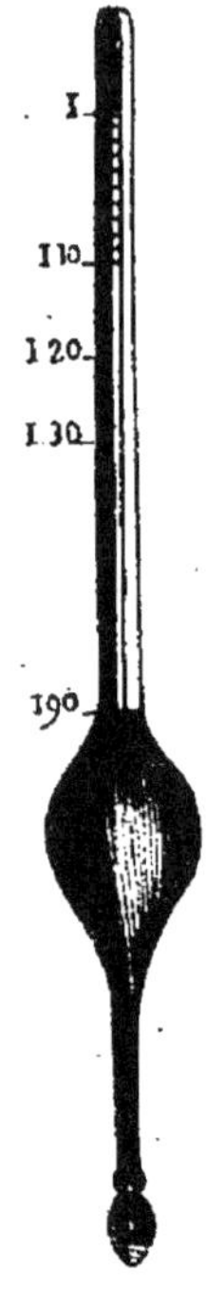

Fig. 59.

Densimètre indiquant le poids spécifique des liquides depuis 1 jusqu'à 1,90.

Table des poids spécifiques de corps solides et liquides.

CORPS SIMPLES.

Potassium	0,86	Cuivre	8,85
Sodium	0,97	Argent	10,47
Soufre	2,08	Plomb	11,35
Phosphore	1,77	Mercure	13,59
Iode	4,95	Or	19,26
Fer	7,78	Platine laminé	22,06
Zinc	7,19		

Iodure de potassium....	3,	Carbonate de plomb....	6,73
Acide arsénieux........	3,7	Sulfate de soude........	2,64
Protochlorure de mercure.	7,14	Chlorure de sodium......	2,10
Bichlorure de mercure..	5,42	Glace................	0,865

CORPS D'ORIGINE ORGANIQUE.

Liége..	0,24	Salive................	1,006
Fibre ligneuse........	1,5	Lait.................	1,032
Sang de l'homme......	1,060	Urine de 24 heures....	1,017
Sérum...............	1,028	Urine diabétique de 1,02 à 1,074

CHAPITRE V.

PESANTEUR DE L'AIR.

Pesanteur de l'air. — *L'air est pesant.* — Galilée découvrit le premier que l'air est pesant, et Otto de Guericke le démontra directement par l'expérience suivante : Un ballon de verre, muni d'une garniture métallique et d'un robinet (fig. 60), est attaché à l'extrémité du fléau d'une balance, après qu'on a extrait l'air qu'il contenait. Des poids placés dans le plateau qui reste établissent l'équilibre horizontal. On ouvre le robinet, l'air extérieur entre, le fléau s'incline aussitôt du côté du ballon. L'air est pesant ; il est formé de parties qui sont très-mobiles les unes sur les autres ; il présente donc les mêmes propriétés fondamentales que les liquides : aussi le principe de la transmission des pressions et les conditions d'équilibre que nous avons étudiées, le principe d'Archimède, s'appliquent exactement aux gaz comme aux liquides.

Expérience de Torricelli. — Torricelli, poursuivant les idées de Galilée, son maître, fut conduit à une expérience capitale. Il prit un tube de verre fermé à l'une de ses extrémités, ouvert à l'autre, le remplit de mercure, ferma l'extrémité ouverte avec le pouce, et retourna le tube dans un vase plein de mercure (fig. 61); le pouce retiré, il vit le mercure descendre, puis se tenir à une certaine hauteur au-dessus du niveau extérieur du liquide. Lorsque nous répétons cette expérience, nous trouvons que le mercure s'élève dans le tube à une hauteur voisine de 76 centimètres. Peu après la découverte de Torricelli, Pascal démontra par des expériences remarquables la cause de l'élévation du mercure dans le tube. Il fit répéter l'expérience de Torricelli sur le sommet du Puy-de-Dôme, par Périer, son beau-frère, qui reconnut que le mercure se tient moins haut sur le sommet de

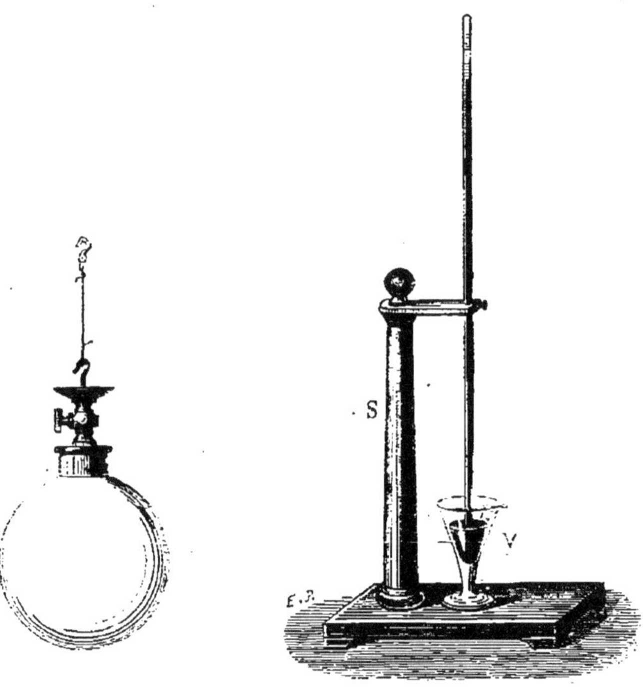

<table>
<tr><td align="center">Fig. 60.</td><td align="center">Fig. 61.</td></tr>
<tr><td align="center">Ballon vide servant à démontrer
que l'air est pesant.</td><td align="center">Expérience de Torricelli.</td></tr>
</table>

la montagne que dans la vallée. Pascal explique la diminution de hauteur du métal, en montrant qu'on a laissé au-dessous de soi une colonne d'air qui ne presse plus.

Pascal fit encore une autre expérience : il remplit d'eau colorée un tube très-long, et, l'ayant bouché, le retourna dans une cuve pleine d'eau, puis le déboucha, et reconnut que l'eau se maintient à une hauteur de 32 pieds. L'eau est 13 fois 1/2 plus légère que le mercure, sous le même volume; pour exercer la même pression, elle doit avoir une hauteur 13 fois 1/2 plus grande.

Pression atmosphérique. — Baromètre. — L'air qui constitue l'atmosphère presse donc sur le sol par son poids, et cette pression sur les couches inférieures se transmet dans tous les sens, aussi bien dans les appartements, par les ouvertures qu'ils présentent, que dans la plaine. Lorsqu'on répète l'expérience de Torricelli, cette pression s'exerce sur la surface extérieure du mercure; la surface de mercure qui, dans le tube, est au même niveau, doit être pressée également par la colonne de mercure contenu dans ce tube, puisqu'il y a équilibre. Ainsi, déterminons l'une des pressions, nous connaîtrons l'autre. Or, le poids d'une colonne de mercure cylindrique, qui a pour base 1 centimètre carré, et pour hauteur 76 centimètres, est égal à $1^k,033$ ($76^{cc} \times 13,59$) : telle est donc la pression exercée par l'atmosphère sur une surface égale à 1 centimètre carré. Il

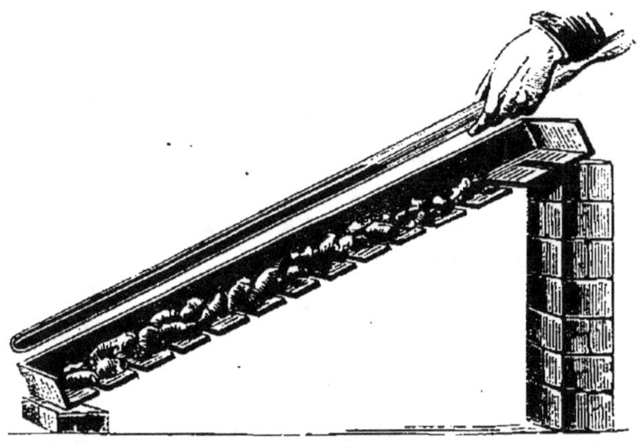

FIG. 62.

Ébullition du mercure qui chasse l'air et l'humidité.

est important de remarquer qu'il n'y a rien dans l'espace situé au-dessus du mercure dans le tube; cet espace est vide : c'est le vide de Torricelli.

La hauteur du mercure change aux différents jours, souvent aux différentes heures du jour : ainsi, la pression exercée par l'atmosphère est soumise à des variations qui peuvent s'élever à plusieurs centimètres; il ne suffit donc pas de la déterminer une fois, mais il faut avoir un appareil pour mesurer cette pression : c'est le baromètre.

Construction du baromètre. — Dans l'expérience de Torricelli, des bulles d'air restant entre le mercure et le verre peuvent se dégager dans la chambre barométrique, et déprimer le mercure d'une certaine quantité. Veut-on construire un baromètre, il faut se débarrasser de l'air et de l'eau qui peuvent rester sur les parois du tube. On arrive facilement à ce résultat, en faisant bouillir le mercure dans le tube.

Le tube est rempli de mercure et placé sur une grille inclinée ; des charbons, approchés avec précaution du tiers inférieur, font bientôt commencer l'ébullition que l'on maintient pendant un certain temps (fig. 62) ; on approche des charbons du tiers moyen et du tiers supérieur ; certains constructeurs peuvent même faire bouillir le mercure dans toute l'étendue. Après le refroidissement, on détache l'extrémité du tube où le mercure n'a pas bouilli par un trait de lime donné sur une partie effilée ; on ferme l'ouverture, et l'on retourne le tube dans une cuvette pleine de mercure. Pour observer la hauteur du baromètre, une règle graduée en centimètres et millimètres est maintenue à poste fixe à côté du tube, de manière que le zéro soit au niveau du mercure dans la cuvette ; on regarde quelle hauteur en centimètres et millimètres la partie supérieure du ménisque atteint (fig. 63).

Lorsque la cuvette n'a pas de grandes dimensions, si la colonne du mercure baisse dans le tube, le niveau du métal s'élève dans la cuvette, et réciproquement ; il en résulte que l'origine des divisions de la règle ne peut correspondre au niveau variable du mercure dans la cuvette, et l'on commet une erreur sur la hauteur. Fortin construisit un baromètre dans lequel le niveau est toujours ramené au même point.

Baromètre de Fortin. — La cuvette du baromètre de Fortin est formée de plusieurs parties (fig. 64). Une enveloppe de verre cylindrique surmonte un cylindre de bois auquel on a fixé avec une corde un morceau de peau qui ferme la partie inférieure de la cuvette ; ce fond mobile peut être soulevé ou abaissé à l'aide d'une vis dont la tête traverse un écrou pratiqué dans une garniture métallique qui

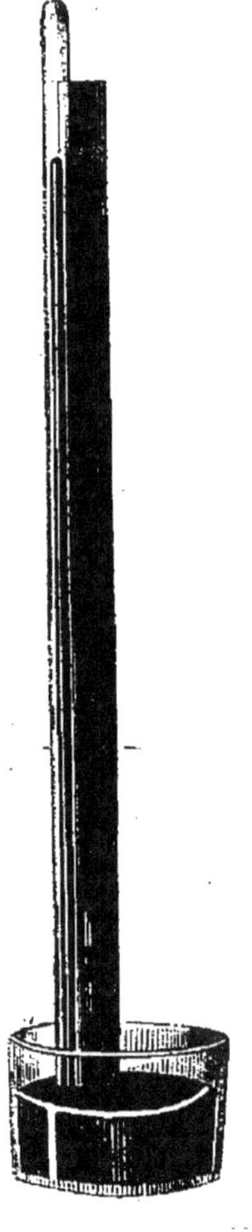

FIG. 63.

Observation de la hauteur du baromètre.

protége la cuvette; à la partie supérieure de cette garniture est fixée une pointe d'ivoire dont l'extrémité est l'origine des divisions de la règle graduée.

On fixe le tube plein de mercure, tenu l'extrémité fermée en bas et terminé par une pointe effilée, au couvercle de la cuvette renversée, à l'aide d'une peau perméable à l'air. On verse dans la cuvette une certaine quantité de mercure, puis on

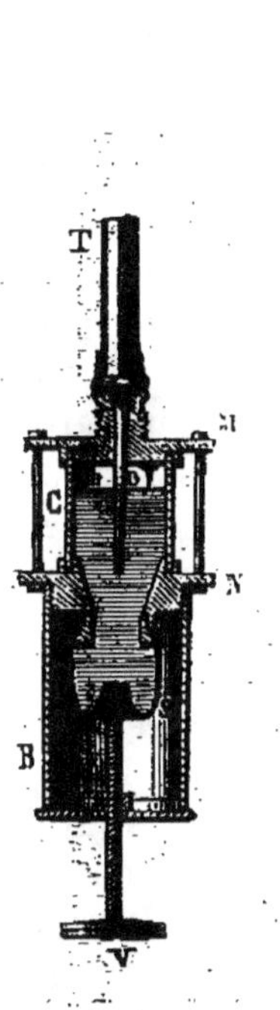

Fig. 64.

Cuvette isolée du baromètre
de Fortin.

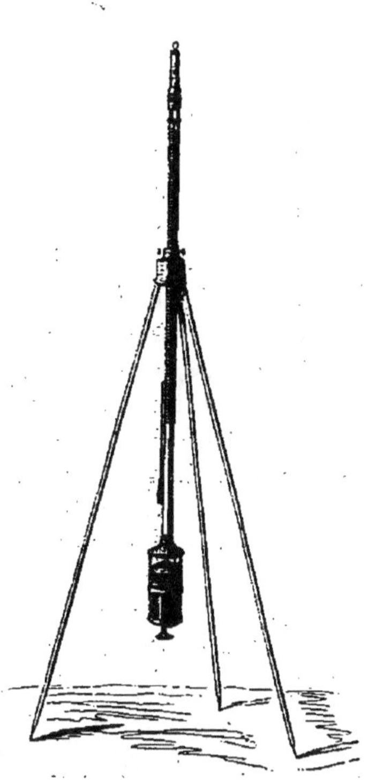

Fig. 65.

Baromètre de Fortin suspendu
verticalement.

attache le fond mobile. Le baromètre est retourné. Une enveloppe métallique recouvre le tube dans toute sa hauteur (fig. 65); elle présente deux fentes opposées qui permettent d'apercevoir le sommet de la colonne mercurielle; sur l'un des bords de la garniture métallique, on a tracé une division en millimètres, dont l'origine est à l'extrémité de la pointe. Un anneau cylindrique glisse entre les deux fentes qui le guident, et porte un vernier, qui se meut à côté de l'échelle, et permet d'apprécier $\frac{1}{20}$ de millimètre. Avant de faire une mesure, on porte le baromètre à côté d'une fenêtre; on s'arrange à ce que le niveau du mercure dans la cuvette soit à l'extrémité de la pointe d'ivoire; pour cela, on regarde l'image de la pointe dans le miroir offert par le mercure, et, lorsqu'elle touche l'objet, le but est atteint. L'observateur voit la colonne, fait glisser l'anneau qui porte le vernier; puis, par un pas de vis, imprime un mouvement très-lent. Lorsque le plan qui passe au-dessous de l'anneau est tangent au sommet du ménisque, il suffit de lire la hauteur. Si le baromètre est alors porté sur une table élevée d'un mètre, on peut apercevoir un mince filet de lumière qui passe entre le ménisque et la partie inférieure de l'anneau; ce qui montre la grande sensibilité de l'instrument pour vérifier ce fait prouvé par Pascal, que la hauteur du baromètre diminue quand on s'élève.

Lorsqu'on fait une observation barométrique, il est essentiel que l'instrument soit tenu vertical; s'il était incliné, on trouverait la hauteur plus grande qu'elle n'est en réalité. Inclinons suffisamment le tube d'un baromètre, le mercure va frapper l'extrémité fermée, et produit un bruit sec : on peut être sûr alors qu'il ne reste pas d'air dans la chambre; si le son est moins sec, c'est qu'une bulle d'air amortit le choc qu'elle rend moins brusque, et l'on peut voir alors cette bulle très-petite qui rend l'instrument inexact.

Baromètre à siphon. — Ce baromètre, dû à Gay-Lussac, est formé d'un tube recourbé en deux branches parallèles : l'une grande et fermée, l'autre petite et ouverte (fig. 66). Lorsque le grand tube a été rempli de mercure que l'on a fait bouillir, et qu'on le retourne, le niveau du mercure baisse dans cette branche et monte dans la petite, et la différence des niveaux du mercure donne la pression atmosphérique. Pour l'évaluer, une règle, placée parallèlement aux tubes, est graduée à partir d'un zéro qui se trouve vers le milieu de la hauteur, et offre deux échelles, une ascendante, l'autre descendante; on fait la somme des distances de chaque niveau au zéro de la règle.

Gay-Lussac réunissait les deux branches par un tube capillaire. Un constructeur, Bunten, eut l'idée de terminer la grande branche en pointe (fig. 67), et cette pointe est enveloppée par une portion élargie du tube capillaire : ainsi, une bulle d'air qui pourrait pénétrer par ce tube irait se loger entre la pointe et la paroi voisine, et ne pénétrerait pas dans la chambre barométrique. Le tube capillaire est légèrement écarté de la verticale, alors la petite branche est presque dans le prolongement de la grande; cette branche est fermée, excepté en un point qui présente un trou très-fin qui suffit pour établir une communication avec l'air. Les tubes sont protégés par une garniture métallique qui porte la graduation.

Ce baromètre est très-portatif: pour le transporter, on l'incline de manière à remplir complétement de mercure la grande

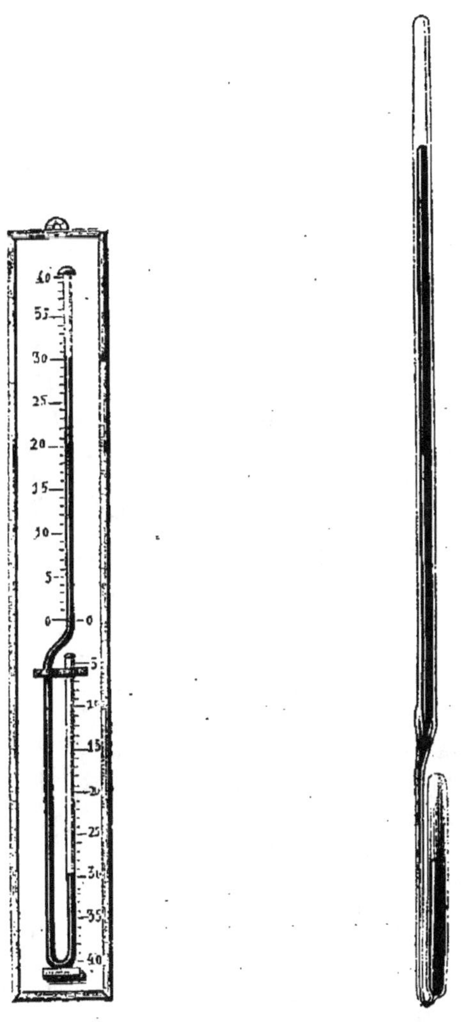

FIG. 66.

Baromètre à siphon.

FIG. 67.

Baromètre de Gay-Lussac, modifié par Bunten.

branche; lorsque le bruit sec s'est fait entendre, on retourne complétement, et l'on enferme le baromètre dans un étui de cuir que l'on peut porter en bandoulière.

On fait de même pour transporter le baromètre de Fortin. Veut-on faire une observation, on opère le retournement. Le mercure descend d'une certaine quantité dans la grande branche et chasse l'air, qui ne peut entrer ; de plus, la colonne capillaire empêche l'air et le mercure de passer ensemble.

Le baromètre est suspendu à l'aide d'un trépied qui lui permet de se tenir vertical, ou par un anneau que porte sa garniture, à un support quelconque.

La hauteur lue de la colonne mercurielle doit être ramenée à la température de zéro degré et diminuée de la dépression capillaire que le mercure éprouve dans un tube étroit : nous donnerons plus tard ces deux corrections.

Baromètre à cadran. — C'est un baromètre qu'on ne peut porter en voyage, mais qui offre dans les appartements le grand avantage d'une lecture facile que chacun peut faire, et qui ne demande pas de temps.

C'est un baromère à siphon ordinaire (fig. 68). Dans la petite branche qui est tout à fait ouverte, on introduit un flotteur, un tube de verre contenant une petite quantité de mercure qui flotte à la surface du métal dans la petite branche, et s'enfonce toujours de la même quantité. A ce flotteur est attaché un fil de soie qui s'enroule sur une poulie légère et se termine par un faible contre-poids. A l'axe de la poulie, une aiguille est fixée par son centre de gravité et tourne devant un cadran. Lorsque la pression augmente,

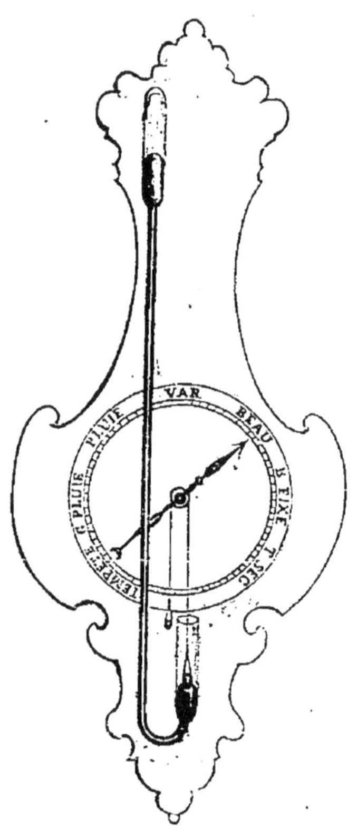

Fig. 68.

Baromètre à cadran.

le niveau du mercure baisse dans la petite branche, le flotteur descend aussi et fait tourner l'aiguille dans un sens ; si la pression diminue, le flotteur remonte, et l'aiguille tourne en sens contraire.

Il est bon, avant d'observer, de donner au cadre de petits chocs qui servent à imprimer un léger mouvement au mercure et à vaincre les frottements qui peuvent maintenir l'aiguille dans une fausse position.

Le baromètre à cadran est gradué par comparaison avec un bon baromètre de Fortin ; chacun peut vérifier la graduation, ou la faire en notant l'indication de l'aiguille et la pression barométrique dans le même lieu et à la même heure donnée par les tableaux météorologiques publiés par l'Observatoire dans les journaux.

Applications des effets de la pression atmosphérique. — La hauteur du mercure s'abaisse dans le baromètre quand on s'élève dans l'atmosphère ; il est facile de calculer quelle hauteur il faut atteindre pour que le mercure baisse de 1 centimètre. Le poids spécifique de l'air pris par rapport à l'eau est 0,00129, celui du mercure est 13,59. Les hauteurs d'air et de mercure qui se font équilibre sont inverses du rapport des poids spécifiques, ou égales au rapport $\dfrac{13,59}{0,00129}$ ou 10535. Ainsi, une colonne d'air de $105^{m},35$ pèse autant qu'une colonne de mercure qui a 1 centimètre de hauteur. Quand on s'élève de $10^{m},5$, la colonne mercurielle baisse de 1 millimètre. Le pavé près de la bibliothèque Sainte-Geneviève est à 60 mètres au-dessus du niveau de la mer ; le mercure dans le baromètre, toutes choses égales d'ailleurs, sera de 6 millimètres environ moins élevé en ce point que sur les bords de l'Océan. C'est aussi à peu près la différence de hauteur que Pascal a trouvée en répétant l'expérience de Torricelli au pied et au sommet de la tour Saint-Jacques.

Ce résultat, sur lequel nous venons de nous appuyer, permet de mesurer les hauteurs avec le baromètre ; mais, quand on veut l'appliquer à la mesure des grandes hauteurs, il faut employer une formule plus compliquée, parce que le poids spécifique de l'air diminue quand on s'élève.

Dans les ascensions aérostatiques, le mercure baisse quand on monte, et s'élève quand on descend. L'examen du baromètre est indispensable pour l'aéronaute qui veut savoir s'il s'éloigne ou se rapproche de la terre.

Poids total de l'atmosphère. — C'est le poids d'une masse de mercure qui recouvrirait la surface de la terre, et qui aurait 76 centimètres de hauteur. Or, une semblable colonne de mercure exerce sur chaque mètre carré une pression de 10 328 kilogrammes. Il faut multiplier ce nombre par celui des mètres carrés que contient la surface du globe terrestre, produit qui est à peu près égal à 5 quintillions 260 quatrillions de kilogrammes, poids énorme, dont il est impossible de se faire idée. On comprend cependant que les phénomènes qui se passent à la surface du globe, la combustion et la respiration qui tendent à vicier l'air, ne puissent exercer aucune influence sur une masse d'air pareille incessamment agitée par les vents.

Pression que l'homme supporte. — La surface extérieure du corps de l'homme est d'une évaluation difficile; mais on peut admettre qu'elle est voisine de 1 mètre carré; or, l'atmosphère exerce sur chaque centimètre carré une pression égale au poids de 76 centimètres cubes de mercure, qui est de $1^k,033$. La pression exercée sur le corps est 10 330 kilogrammes. Comment ne sommes-nous pas écrasés sous une pression aussi grande? Cette pression s'exerce dans tous les sens : par la bouche, l'air contenu dans les poumons supporte la pression de l'atmosphère; les solides et les parties liquides qui forment les tissus sont également pressés en dedans et en dehors, et ces pressions se font équilibre. Les poissons qui habitent dans les profondeurs de la mer supportent des pressions beaucoup plus grandes, sans plus d'inconvénient.

Cependant l'organisme paraît soumis à l'influence des changements qui surviennent dans la pression. Lorsque la pression est élevée, on éprouve en général du bien-être; la respiration, si elle conserve son rhythme et son étendue ordinaires, introduit alors plus d'oxygène, puisque le poids du litre d'air est plus grand. Lorsque, au contraire, la pression est basse, nous éprouvons de la fatigue, une certaine gêne, nous disons que le temps est lourd, quand, en réalité, l'atmosphère est plus légère. Les habitants des montagnes ne se trouvent pas dans les mêmes conditions que ceux des plaines ; si l'air qu'ils respirent supporte une pression moitié de celle qui existe dans la vallée, lorsque les premiers font une inspiration d'un demi-litre, ils inspirent un poids d'oxygène qui est la moitié de celui que les seconds introduisent par une inspiration égale ; il en résulte que les habitants des montagnes font des inspirations plus fréquentes et plus étendues, pour renouveler l'air de leurs poumons, aussi bien que les habitants des plaines.

Lorsqu'on gravit les montagnes à pied, on est soumis à la diminution de pression de l'air, mais aussi on est obligé à des efforts musculaires énergiques qui exigent une absorption d'oxygène très-grande, alors la respiration devient haletante, les battements du cœur augmentent beaucoup de nombre. Lorsque la hauteur de 4000 mètres est atteinte, les voyageurs éprouvent des accidents spéciaux, des palpitations, des maux de tête, une grande lassitude qui constituent le mal des montagnes.

Influence de la pression atmosphérique sur les articulations. — La pression atmosphérique maintient les surfaces articulaires en contact immédiat, sans que pour cela des efforts musculaires soient nécessaires. Cette vérité fut démontrée expérimentalement par MM. Weber. On coupe tous les muscles, les ligaments et la capsule qui réunissent le corps et le col du fémur aux parois du bassin ; la tête de l'os reste seule engagée dans la cavité cotyloïde et peut soutenir le membre inférieur tout entier ; si à l'aide d'une pointe, on perce par l'intérieur du bassin le fond de la cavité cotyloïde, le membre tombe immédiatement.

Il est facile d'évaluer la pression que l'atmosphère exerce sur la tête du fémur. Le diamètre de la sphère à laquelle appartient cette extrémité osseuse, chez l'homme, a une longueur de 5 centimètres environ, la surface du grand cercle sur lequel presse l'atmosphère est $\frac{\pi.5^2}{4} = 19^{cc},6$. Sur chaque centimètre carré, la pression est de $1^k,033$, lorsque la hauteur de la colonne du baromètre est 76 centimètres ; sur la surface entière, la pression qui maintient en contact les surfaces articulaires est $19,6 \times 1^k,033 = 20^k,24$.

CHAPITRE VI.

COMPRESSIBILITÉ DES GAZ.

Loi de Mariotte.

Compressibilité des gaz. — *Loi de Mariotte.* — Le volume d'une certaine quantité de gaz varie en raison inverse de la pression qu'elle supporte.

Deux expériences servent à démontrer cette loi, selon qu'on exerce sur le gaz une pression plus grande ou plus petite que la pression atmosphérique.

Premier cas. — Le tube employé par Mariotte est recourbé en deux branches, l'une grande et ouverte B, l'autre petite et fermée *b* (fig. 69); celle-ci est divisée en parties d'égal volume qui sont de même longueur si le tube a partout le même diamètre ; entre la partie fermée et un point voisin de la courbure, on a

tracé, par exemple, dix parties d'égal volume. La grande branche
est divisée en centimètres à partir d'un point qui est le zéro de

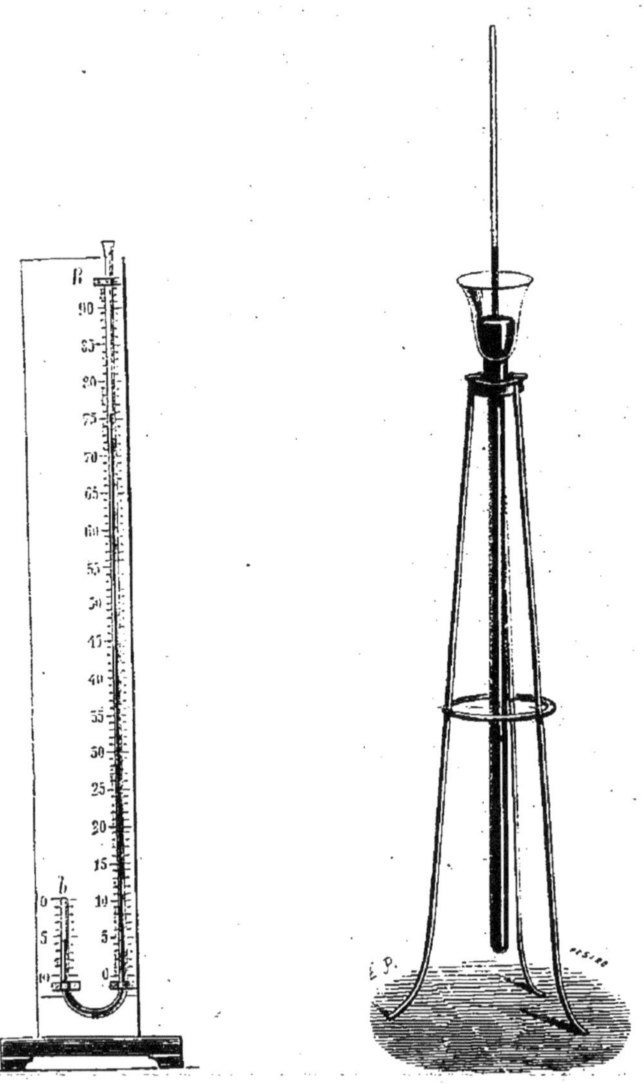

Fig. 69.

Tube pour démontrer la loi de Mariotte,
quand la pression de l'air est supérieure à la pression atmosphérique.

Fig. 70.

Tube barométrique et cuvette profonde
pour démontrer la loi de Mariotte,
quand la pression de l'air est inférieure à la pression atmosphérique

l'échelle, et qui se trouve au même niveau que le zéro des divisions de la petite branche.

Le tube est supporté par une planche verticale. On commence par verser dans l'appareil du mercure en quantité convenable, et l'on s'arrange pour que le niveau du métal soit dans un plan horizontal passant par le zéro de chaque échelle. Le mercure qui remplit le coude est également pressé sur chaque surface, puisque le niveau est le même ; donc l'air contenu dans la petite branche exerce sur les parois intérieures et sur le mercure une pression égale à la pression atmosphérique qui, mesurée par le baromètre, vaut 76 cent. par exemple. Versons du mercure dans la branche ouverte, aussitôt le volume de l'air diminue ; versons du mercure jusqu'à ce que le volume de l'air qui était 10 devienne 5, soit réduit à moitié, alors nous voyons au-dessus du niveau du mercure, dans la petite branche, une colonne soutenue dans la grande branche égale à 76 centimètres ; mais l'atmosphère presse encore à la partie supérieure de cette colonne : ainsi le volume du gaz est réduit à moitié, mais la pression qu'il exerce est devenue double.

Par un procédé semblable, Arago et Dulong ont vérifié la loi jusqu'à une pression égale à 25 fois la pression atmosphérique.

Deuxième cas. — On emploie une cuvette profonde, qui se compose d'une partie large de verre et d'un canon de fusil fermé à sa partie inférieure (fig. 70). On remplit cette cuvette de mercure. On verse du mercure dans un tube barométrique gradué en parties d'égal volume, et on laisse une certaine longueur occupée par l'air. Le tube, retourné dans la cuvette, est enfoncé avec une pince jusqu'à ce que le niveau soit le même en dedans et en dehors ; l'air exerce alors une pression égale à celle de l'atmosphère et occupe un volume égal à 15 divisions, je suppose. Soulevons alors le tube, nous voyons que le mercure monte et que le volume de l'air s'accroît ; le métal monte moins que le tube ; bientôt le volume de l'air est devenu 30, c'est-à-dire le double de ce qu'il était d'abord. La pression atmosphérique qui s'exerce sur le mercure de la cuvette fait équilibre à la colonne de mercure soulevée dans le tube dont la hauteur est 38 centimètres, et à la nouvelle pression de l'air ; celle-ci est donc égale à la différence entre cette hauteur 38 centimètres et la hauteur de 76 centimètres, le reste 38 est la moitié de 76 ; ainsi le volume du gaz est devenu double, mais la pression est devenue moitié.

M. Regnault, avec un appareil très-exact, a reconnu que l'air et les gaz se compriment un peu plus que ne l'indique la loi de Mariotte, que l'hydrogène seul se comprime un peu moins.

Dans les applications, on admet toujours que la loi est rigoureuse.

Applications de la loi de Mariotte. — 1° Le volume d'un gaz sous la pression de 70 centimètres est 3 litres ; que deviendra-t-il sous la pression de 76 centimètres.

Si le volume égal à 3 litres était soumis à une pression d'un seul centimètre, son volume deviendrait 70 fois plus grand ou 3×70 ; si la pression est rendue alors 76 fois plus grande, le volume deviendra 76 fois plus petit ou $\dfrac{3 \times 70}{76}$.

2° Le poids d'un litre d'air à zéro, sous la pression de 76 centimètres, est $1^{gr},293$; sous une pression de 1 centimètre, le volume devient 76 litres et pèse encore autant ; le poids d'un seul litre sous la pression de 1 centimètre est alors $\dfrac{1^{gr},293}{76}$. Ainsi, le poids d'un certain volume de gaz est proportionnel à la pression qu'il supporte.

3° Le volume d'un gaz sous la pression de 75 centimètres est 4 litres, que deviendra la pression si le volume est rendu égal à 6 litres ?

Rendons le volume 4 litres quatre fois plus petit, la pression deviendra quatre fois plus grande ; nous aurons un litre à la pression 76×4. Rendons ce volume égal à 6 litres, la pression deviendra six fois plus petite, ou $\dfrac{76 \times 4}{6}$.

Manomètres. — Ce sont des appareils destinés à mesurer les pressions que des gaz, des vapeurs ou des liquides contenus dans des réservoirs fermés exercent sur les parois des vases qui les contiennent.

Manomètre à air libre. — Le plus simple consiste en un tube recourbé à deux branches parallèles : l'une, petite, par laquelle doit s'exercer la pression, est renflée en forme de sphère ou de cylindre et sert de réservoir ; l'autre, grande, est ouverte à son extrémité supérieure (fig. 71). On verse du mercure ou de l'eau d'un côté, et le liquide se met au même niveau dans les deux branches. On sait qu'une colonne d'eau de $13^c,6$ équivaut à une colonne de mercure de 1 centimètre.

Une disposition un peu différente est souvent employée. Une cuvette contenant du mercure est fermée par un couvercle, auquel deux tubes sont fixés : l'un est droit, ouvert, et plonge dans le mercure ; l'autre, courbé, peut communiquer avec un réservoir à gaz, à vapeur ou à liquide (fig. 72). Lorsque la pression dans le réservoir est égale à la pression atmosphérique, le mercure se tient de niveau dans le tube et dans la cuvette ; si la pression est plus grande dans le réservoir, elle a pour

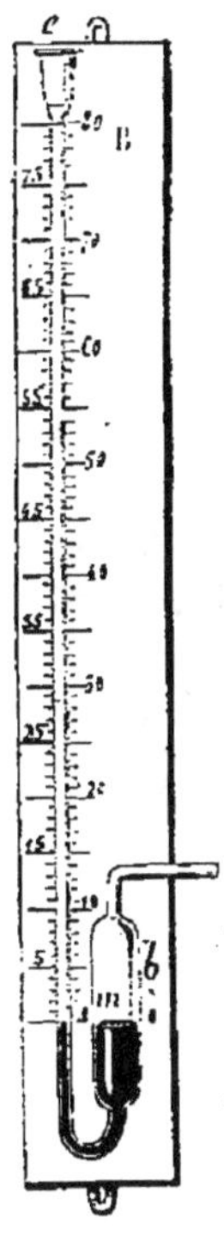

FIG. 71.

Manomètre à air libre.

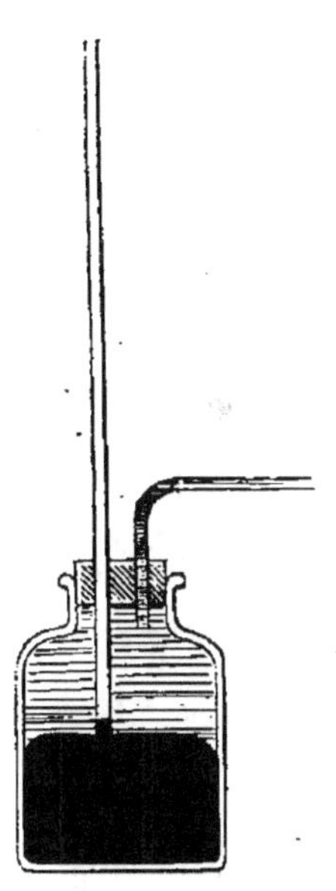

FIG. 72.

Manomètre à air libre, employé en physiologie sous le nom de cardiomètre.

mesure la hauteur du mercure soulevé ajoutée à la pression atmosphérique donnée par le baromètre. On emploie quelquefois cet appareil en physiologie ; il reçoit alors le nom de *cardiomètre.*

Manomètre à air comprimé. — Le manomètre à air comprimé diffère du précédent, en ce que la longue branche rendue plus courte est fermée et contient de l'air qui supporte la pression atmosphérique, lorsque le mercure est dans les deux tubes au même niveau, mais qui diminue de volume et augmente de pression lorsque le manomètre communique avec un réservoir à gaz comprimé. Supposons que, dans un cas, le volume primitivement occupé par l'air soit réduit au tiers, sa pression est devenue égale à 3×76 cent., de mercure, ou 228 cent. ; à cette colonne ajoutons la hauteur du métal qui s'élève dans la branche fermée au-dessus du mercure dans le réservoir, soit 25 cent., et nous aurons pour la pression du gaz 253 cent., et, en divisant par 76, nous obtenons environ 3 atmosphères et un tiers. Le manomètre à air comprimé doit être gradué par comparaison avec un manomètre à air libre ; les deux appareils communi-

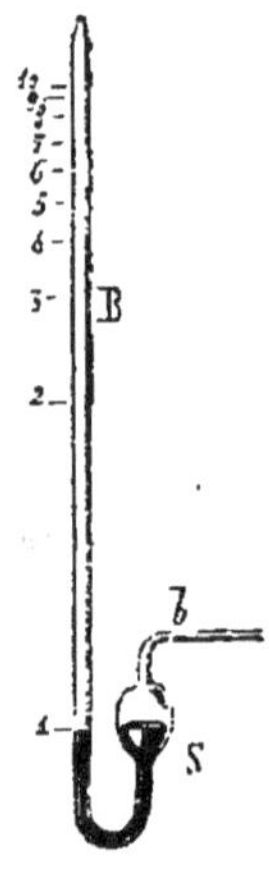

Fig. 73.

Manomètre à air comprimé.

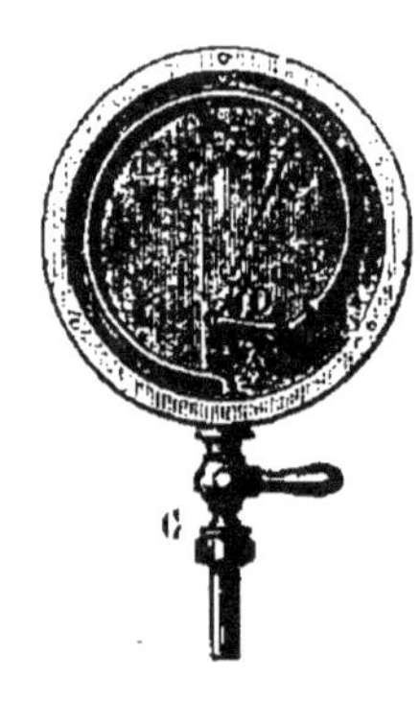

Fig. 74.

Manomètre métallique de M. Bourdon.

quent à cet effet avec un réservoir à eau que l'on comprime avec une pompe.

Manomètre de Bourdon. — Un tube métallique aplati, recourbé en spirale, fixé à une de ses extrémités et libre à l'autre, est mis en rapport par celle-ci avec des leviers articulés qui font mouvoir une aiguille (fig. 74). Le tube de métal change de forme lorsqu'on fait communiquer son intérieur avec un gaz ou une vapeur, dont on fait varier la pression ; l'aiguille se meut alors sur un cadran divisé. On gradue cet appareil par comparaison avec un manomètre à air libre, et on l'emploie de préférence à celui-ci dans les machines, parce qu'il offre beaucoup moins de fragilité ; mais l'élasticité du métal peut changer, ce qui force à recommencer la graduation de temps en temps.

Principe d'Archimède appliqué aux gaz. — Tout corps plongé dans un gaz y perd une partie de son poids égale au poids du volume gazeux qu'il déplace.

Ce principe se démontre à l'aide d'un appareil appelé *baro-*

scope. Aux extrémités d'un fléau de balance sont suspendues deux sphères d'inégal volume : l'une, massive, petite, est aplatie à sa partie supérieure ; l'autre, creuse, beaucoup plus volumineuse, est soutenue directement par l'autre extrémité du levier (fig. 75); les poids de ces sphères sont tels que, dans l'air, le fléau se tient horizontal. On place l'appareil sous une cloche, on extrait l'air, aussitôt le fléau s'incline du côté de la plus grosse sphère ; elle perdait plus de son poids, puisqu'elle déplaçait un plus grand volume d'air. Il est facile de mesurer le volume de chaque sphère : celui de la plus grande, en mesurant son dia-

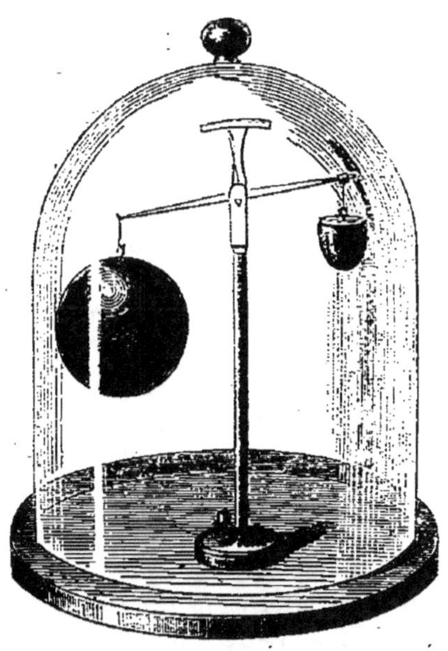

FIG. 75.

Baroscope, pour démontrer la perte de poids éprouvée par les corps plongés dans l'air.

mètre; celui de la plus petite, en la pesant dans l'air et dans l'eau. La différence des volumes est-elle 1/4 de litre, ce volume d'air pèse à peu près $0^{gr},32$; plaçons ce poids sur la petite sphère, le fléau s'incline de ce côté ; faisons le vide, l'équilibre est rétabli. Cette seconde partie de l'expérience montre que la perte de poids éprouvée par un corps plongé dans l'air est égale au poids du volume d'air déplacé.

Aérostats. — Un corps dont le poids est moindre que celui de l'air qu'il déplace s'élève dans l'air, de même qu'un morceau de liége plongé dans l'eau vient surnager.

Les frères Montgolfier ont les premiers construit un appareil qui satisfait à cette condition. Au-dessous d'une grande sphère de papier ou de toile vide, on allume des corps combustibles ; la fumée et l'air chaud pénètrent dans l'enveloppe, la gonflent ; mais l'air chaud est plus léger que l'air froid ; lorsque le poids de l'enveloppe et de l'air chaud contenu est moindre que le poids de l'air déplacé, la mongolfière s'élève. Lorsqu'on veut, avec cet appareil, enlever une nacelle et des aéronautes, il faut lui donner de grandes dimensions et entretenir du feu à l'ouverture.

Le physicien Charles a substitué à l'air chaud le gaz hydrogène, qui est 14 fois 1/2 plus léger que l'air : alors le ballon est fermé à sa partie inférieure.

Le ballon est construit ordinairement en taffetas ; au-dessus se trouve un filet à larges mailles qui soutient, par un grand nombre de cordes, une nacelle d'osier ; lorsque le ballon est gonflé, la nacelle reçoit les aéronautes, des sacs de sable qui forment le lest, et un baromètre ; une ancre est fixée à la nacelle par une corde solide.

L'aéronaute reconnaît à l'inspection du baromètre s'il monte ou s'il descend ; quand il monte, la hauteur de la colonne de mercure diminue ; veut-il s'élever, il jette du lest ; veut-il descendre, il ouvre une soupape qui se trouve à la partie supérieure du ballon et que l'on fait mouvoir avec une corde ; une certaine quantité de gaz s'échappe ; quand on arrive au niveau du sol, l'ancre s'engage dans la terre et arrête le ballon.

A l'hydrogène on substitue maintenant le gaz d'éclairage qui pèse environ une fois moins que l'air ; il faut alors donner à l'aérostat des dimensions beaucoup plus grandes que si l'on employait l'hydrogène ; mais on préfère le gaz obtenu par la distillation de la houille, parce qu'on le trouve en abondance et à bon marché.

Problème sur les aérostats. — Quel doit être le volume d'un ballon gonflé au gaz d'éclairage, pour qu'il puisse enlever un poids total de 500 kil., outre le poids du gaz qu'il contient ? Quel serait ce volume si l'on employait de l'hydrogène ?

$$\begin{array}{ll}
\text{Un mètre cube d'air pèse} & 1^k{,}293 \\
\text{Un mètre cube de gaz pèse} & 0^k{,}64 \\
\text{Un mètre cube d'hydrogène pèse} & 0^k{,}089 ;
\end{array}$$

soit V le volume du ballon en mètres cubes, le poids de l'air déplacé est $V \times 1^k{,}293$, celui du gaz contenu est $V \times 0^k{,}64$;

l'excès du premier poids sur le second doit être égal à 500 kil.,
$V \times 1^k,293 - V \times 0^k,64 = 500$; d'où

$$V = \frac{500}{1,293 - 0,64} = 765^{mc},7.$$

Quand on emploie de l'hydrogène, soit V' le volume du
ballon, $V' \times 1^k,293$, le poids de l'air déplacé; celui du gaz contenu est $V \times 0^k,089$. L'excès du premier poids sur le second
doit être égal à 500 kil.

$$V' \times 1^k,293 - V' \times 0^k,089 = 500 \text{ kil.}$$
$$V' = \frac{500}{1,293 - 0,089} = 415^{mc},2.$$

———

CHAPITRE VII.

MACHINE PNEUMATIQUE.

Machine pneumatique. — Otto de Guericke, bourgmestre de
Magdebourg, découvrit, en 1650, une machine avec laquelle il
réussit à extraire l'air d'un récipient.

Principe de la machine. — La machine pneumatique se compose d'un corps de pompe cylindrique dans lequel on peut
mouvoir un piston (fig. 76). A la partie inférieure, un orifice
qui peut être fermé par une soupape, ou petite porte s'ouvrant
de bas en haut, communique avec un canal deux fois recourbé
qui se termine au-dessus d'une surface plane appelée *platine*.
Le piston est traversé, dans sa hauteur, par un canal qui s'élargit
à la partie inférieure et présente un orifice fermé par une
petite plaque ou soupape, qui s'ouvre de bas en haut. Au piston
est fixée une tige terminée par une poignée qui sert à le mettre
en mouvement.

Jeu de la machine. — Sur la platine, plaçons une cloche ou
récipient dont la contenance est 2 litres; supposons que le
volume du corps de pompe soit 1 litre. Le piston, placé d'abord
à la partie inférieure, est soulevé; il se sépare de la partie inférieure du corps de pompe avec laquelle il était en contact : le vide
se fait au-dessous du piston, la pression atmosphérique maintient la soupape du piston exactement fermée, mais l'air contenu
dans le récipient presse au-dessous de la soupape inférieure qui

n'est pas pressée au-dessus et qui s'ouvre; l'air du récipient se répand au-dessous du piston; lorsque celui-ci est arrivé à la partie supérieure du corps de pompe où il est arrêté par un obstacle, le volume de l'air qui remplissait le récipient égal à 2 litres est devenu 3 litres; cet air, soumis d'abord à la pression de 76 centimètres, aurait pris une pression deux fois plus grande, ou 76 × 2, si son volume était devenu 1 litre; si, maintenant, nous rendons le volume trois fois plus grand, la pression sera trois fois plus petite, ou $76 \times \dfrac{2}{3} = 50^{c},66$; telle est donc la pression de l'air dans le récipient et dans le corps de pompe.

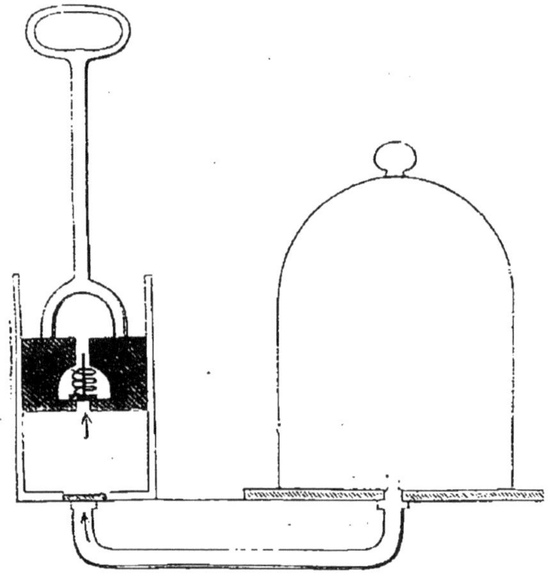

Figure théorique pour expliquer le jeu de la machine pneumatique.

On abaisse le piston, l'air qui est au-dessous diminue de volume, sa pression devient plus grande que celle de l'air dans le récipient, la soupape inférieure se ferme; la force élastique de l'air dans le corps de pompe augmente de plus en plus, elle devient bientôt supérieure à la pression atmosphérique, l'air soulève alors la soupape du piston et s'échappe dans l'atmosphère, entièrement si le piston vient s'appliquer exactement contre le fond.

Un nouveau coup double de piston rend la pression de l'air

dans le récipient les $\frac{2}{3}$ de ce qu'elle est, c'est-à-dire $76 \times \frac{2}{3} \times \frac{2}{3}$, ou $76\left(\frac{2}{3}\right)^2$, et ainsi de suite ; par analogie, nous disons : la pression de l'air dans la cloche, après un nombre de coups doubles de piston égal à n, est égal à $76 \times \left(\frac{2}{3}\right)^n$. La lettre n, écrite en exposant, indique qu'il faut faire le produit d'un nombre n de facteurs égaux à $\frac{2}{3}$. Après dix coups de piston, la pression n'est plus que $76 \times \frac{2^{10}}{3} = 76 \times 0,0173 = 1^c,3$.

Nous pouvons généraliser la formule précédente. Soient : V le volume du récipient, v celui du corps de pompe, H la pression de l'air sous la cloche, n le nombre des coups doubles de piston ; h_n la pression finale, on aura

$$h_n = H \times \left(\frac{V}{V \times v}\right)^n.$$

Soupapes. — La machine, telle que nous l'avons décrite, a été perfectionnée. La soupape inférieure, quand la pression est devenue faible dans le récipient, ne peut plus être soulevée ; on eut l'idée heureuse de la faire ouvrir et fermer par le piston ; à cet effet, on donne à l'ouverture du canal une forme conique, et à la soupape une forme semblable et des dimensions égales (fig. 77) ; la soupape est tenue par une longue tige qui traverse à frottement dur le piston, et vient passer par une ouverture que porte le couvercle du corps de pompe ; une petite fiche, qui traverse cette tige vers le haut, vient butter contre ce couvercle, de manière que la soupape s'éloigne peu de l'ouverture qu'elle doit fermer aussitôt que le piston descend. Le piston peut glisser le long de la tige lorsqu'elle est arrêtée à l'une ou à l'autre de ses extrémités, mais il entraîne la tige dans son mouvement dès qu'il commence à monter ou à descendre, ouvre et ferme l'orifice inférieur au moment convenable.

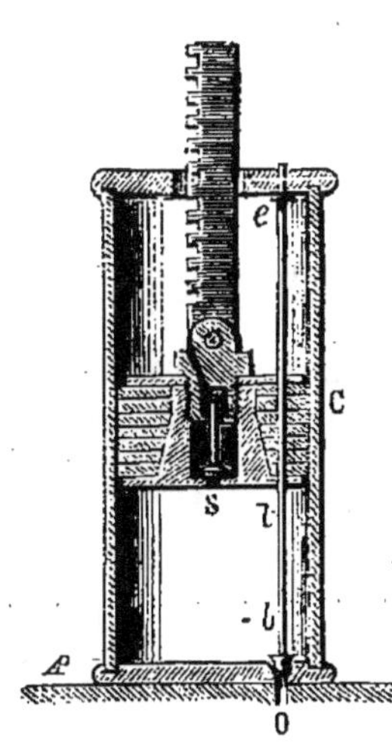

FIG. 77.

Coupe du corps de pompe et du piston.

La soupape intérieure du piston est une petite rondelle métallique soutenue par une tige guidée dans son mouvement par un collier; un faible ressort à boudin appuie sur la soupape qu'il maintient fermée.

Baromètre tronqué. — Sur le canal qui met en communication le corps de pompe et le récipient, est fixée une éprouvette qui contient un baromètre à siphon tronqué (fig. 79); la branche fermée est plus courte qu'il ne faut pour mesurer la pression atmosphérique; elle est d'abord pleine de mercure, mais si la pression diminue de plus en plus, le mercure s'abaisse dans cette branche et s'élève dans la branche ouverte; la pression de l'air dans le récipient se mesure par la différence des niveaux. En un autre point du canal se trouve un robinet (fig. 78) qui, dans une certaine position, permet à l'air du récipient de pénétrer dans le corps de pompe, dans une position perpendiculaire interrompt cette communication et permet de conserver le récipient vide; en outre, un canal courbe fermé par une tige de métal permet de faire rentrer à volonté l'air extérieur dans le récipient.

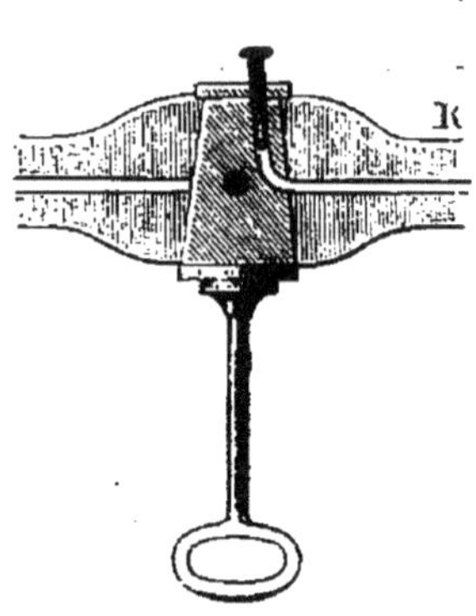

FIG. 78.

Robinet qui permet d'établir ou d'interrompre la communication du récipient avec le corps de pompe ou avec l'air.

Nécessité de deux corps de pompe. — La manœuvre de la machine devient très-difficile lorsque la pression de l'air dans le récipient est devenue petite; quand on soulève le piston, il faut, en effet, supporter le poids de l'atmosphère qui presse sur sa face supérieure; dans ces conditions, cette pression est de 1 kilogramme environ par centimètre carré; si le piston a 1 décimètre carré de surface, l'effort à faire de bas en haut est de 100 kilogrammes. Pour éviter cette difficulté, deux corps de pompe sont réunis par leur partie inférieure à un même canal qui conduit au récipient (fig. 79). Les tiges des pistons ont été taillées en crémaillères, les dents d'une roue dentée dont l'axe est horizontal s'engagent entre celles des tiges; une manivelle avec deux manettes est fixée par son milieu à cet axe dont l'appui est solide.

Lorsque le vide est à peu près fait, la pression est faible sous chaque piston, elle est forte au-dessus de chacun d'eux et se mesure par deux poids à peu près égaux; or, ces poids transmis aux extrémités du même diamètre de la roue se font équilibre, à peu près comme s'ils étaient placés dans les deux plateaux d'une balance, de sorte que pour mouvoir les pistons, il n'y a qu'un faible effort à faire, égal à la différence des pressions et à la somme des divers frottements.

Espace nuisible. — Avec la machine pneumatique ainsi modifiée, on peut raréfier l'air dans une cloche ou dans un ballon jusqu'à ce qu'il ne possède plus qu'une pression de 3 ou 4 mil-

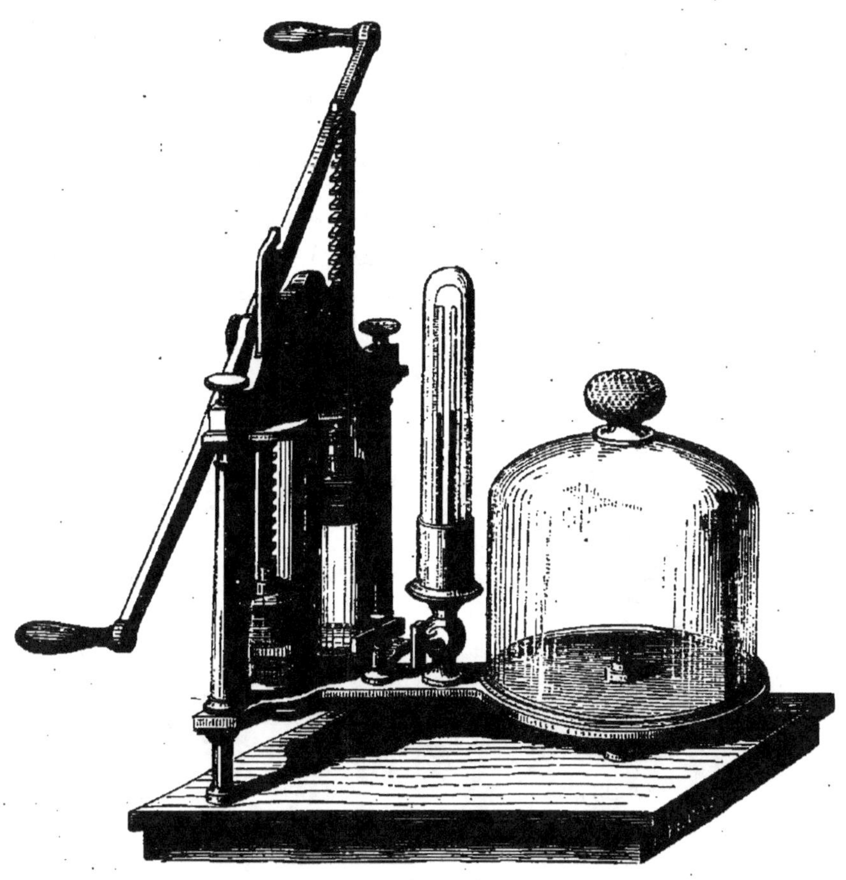

Fig. 79.

Machine pneumatique.

limètres de mercure ; une des causes qui empêchent de pousser plus loin la limite du vide, c'est qu'il existe toujours, entre le piston au plus bas point de sa course et le fond du corps de pompe, un *espace nuisible* contenant de l'air à la pression de l'atmosphère qui se détend lors de l'ascension du piston, et conserve dans le corps de pompe qu'il remplit une certaine pression.

Perfectionnement de M. Babinet. — M. Babinet appliqua l'idée ingénieuse de faire le vide avec l'un des corps de pompe sous le piston de l'autre, pour diminuer la pression de l'air dans l'espace nuisible; on y arrive par un jeu de robinets, et ce perfectionnement permet de diminuer la pression de l'air dans le récipient jusqu'à 1 millimètre.

Expériences. — Aussitôt que la machine pneumatique fut découverte, Otto de Guericke l'employa pour démontrer la pression de l'atmosphère. Deux hémisphères métalliques de grandes dimensions, dont l'un présente un robinet et l'autre un anneau, furent rapprochés par deux bords élargis, bien dressés, enduits d'un corps gras : un effort faible pouvait les séparer; mais Otto de Guericke fit le vide avec sa machine, par le tube muni d'un robinet, et vingt chevaux attelés, dix d'un côté et dix de l'autre, ne purent séparer les hémisphères main-

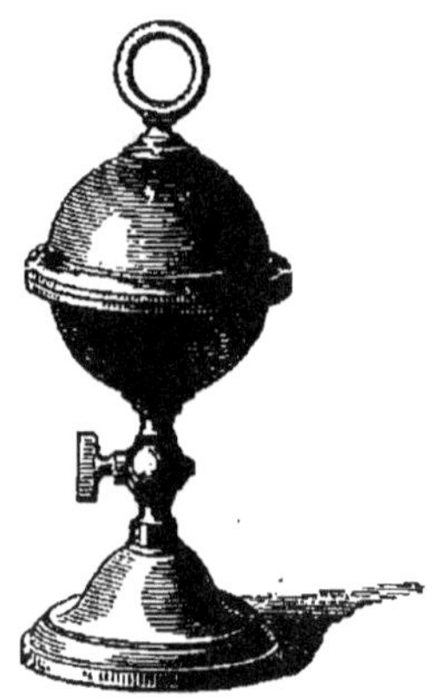

Fig. 80.

Hémisphères de Magdebourg.

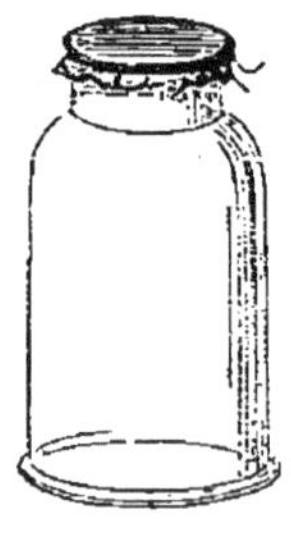

Fig. 81.

Crève-vessie.

tenus par la pression atmosphérique. On répète la même expérience dans les cours avec un appareil beaucoup plus petit (fig. 80). Si la surface d'un grand cercle de la sphère est 1 décimètre carré, et que le vide soit fait jusqu'à ce que l'air ne possède plus qu'une pression de 1 centimètre, la pression atmosphérique étant 76, sur chaque centimètre carré, une colonne de mercure de 75 centimètres pèse $75 \times 13^{gr},59 = 1^k,019^c$, sur 1 décimètre carré $101^k,9$. Tel est l'effort nécessaire pour séparer les hémi-

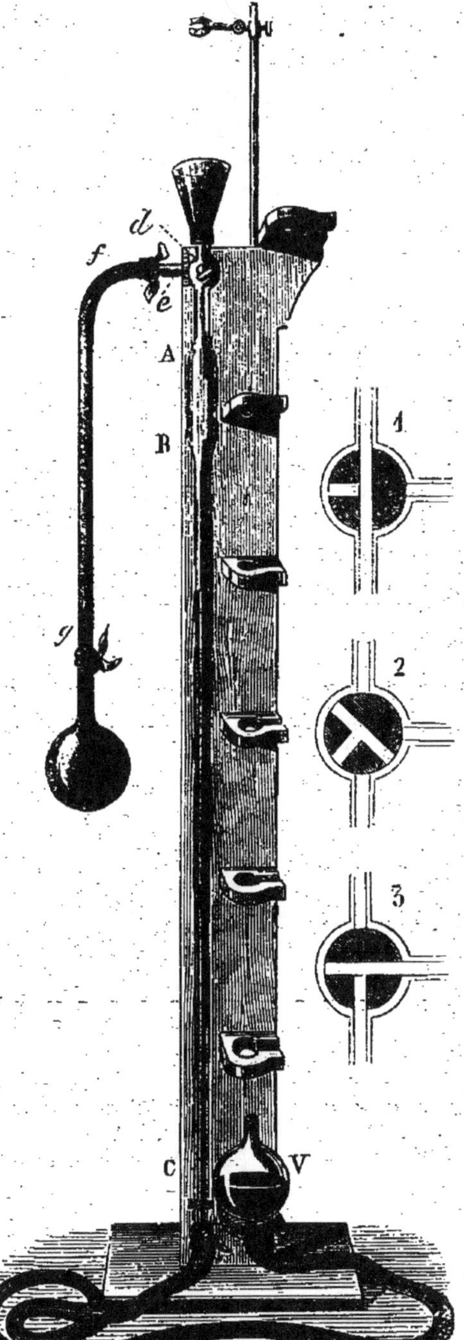

sphères. Sur un manchon de verre ayant la forme d'un cylindre creux (fig. 81), on attache solidement, avec une corde, un morceau de vessie ou de baudruche; quand on fait le vide dans l'intérieur de ce vase, la vessie s'infléchit et se rompt, l'air rentre brusquement dans l'espace vide et produit une détonation.

Si, au lieu de fermer le vase par une membrane, on applique la main sur l'ouverture, aussitôt qu'on fait le vide, la peau se gonfle, devient rouge, le sang qui supporte la pression de l'atmosphère qui lui est transmise par les surfaces extérieures et intérieures du corps, et possède une pression propre qui s'ajoute à la première, distend les vaisseaux, les congestionne; et, si l'on continue longtemps l'expérience, le sang peut même sortir des capillaires qu'il déchire.

Machine pneumatique à mercure. — Un tube barométrique ABC, long de 1 mètre (fig. 82), fixé contre une planche verticale, présente une chambre AB d'une capacité assez grande, de 200 centimètres cubes, par exemple. A la partie supérieure A on a

Fig. 82. Machine pneumatique à mercure. — ABC, tube barométrique. — V, réservoir à mercure. — *f g*, tube de caoutchouc à parois épaisses uni au ballon récipient. — 1, robinet en 1ʳᵉ position. — 2, robinet en 2ᵉ position. — 3, robinet en 3ᵉ position.

soudé un robinet de verre à trois voies, qui permet d'établir une communication entre la chambre AB et un tube *d* vertical, et un troisième tube *e* horizontal, formant corps avec l'enveloppe du robinet. A la partie inférieure C on fixe un tube épais de caoutchouc que l'on maintient appliqué contre le tube avec un ruban de caoutchouc qui exerce une pression constante et forme une excellente ligature ; d'autre part, ce conduit flexible est fixé à la partie inférieure d'un vase V dont le fond est terminé par un tube assez large, et qui est supporté par des anneaux incomplets placés à différentes hauteurs. En *e*, on attache un tube de caoutchouc à parois très-épaisses *fg*, qui ne s'aplatit pas lorsqu'on extrait l'air qu'il contient ; à l'extrémité *g* on adapte un récipient dans lequel on veut faire le vide. Autour du tube *d*, un entonnoir assez large de verre est maintenu par un bouchon.

Manœuvre de l'appareil. — Le robinet à trois voies est placé dans la position (1) indiquée par la figure, le vase V à la hauteur de l'entonnoir. On verse du mercure dans ce vase jusqu'à ce que tout l'appareil soit rempli de ce métal qui doit s'élever jusqu'au-dessus du tube *d*, mais laisse le vase V à peu près vide. Tournons le robinet de 1/8 de tour dans le sens direct (sens de rotation des aiguilles d'une montre), la partie pleine du verre ferme les deux tubes *d*, *e* ; abaissons le vase V à la partie inférieure, le mercure descend dans le tube AB et se maintient à 76 centimètres environ au-dessus du niveau qu'il prend dans la cuvette inférieure, et la grande chambre barométrique AB est vide. Tournons de nouveau le robinet de 1/8 de tour dans le même sens, nous le plaçons en troisième position ; l'air du récipient et du tube se répand dans la chambre AB ; son volume augmente, sa pression diminue ; si le volume de AB est le double de celui du récipient, l'air que celui-ci contient ne possède plus qu'une pression égale au tiers de sa pression primitive. Ramenons le robinet dans la position précédente, le tube *e* se trouve fermé ; soulevons le vase V jusque en haut, le mercure monte dans le tube CB, l'air est comprimé, et si nous plaçons le robinet dans la première position, le gaz s'échappe complétement au travers du mercure de l'entonnoir.

Après quatre ou cinq manœuvres semblables, qu'il est plus long de décrire que de faire, nous obtenons dans le récipient un vide déjà très-approché ; après la cinquième manœuvre, la pression primitive devient $76 \left(\dfrac{1}{3}\right)^5 = \dfrac{76}{243} = 0^c,31$, ou 3 millimètres environ.

Avant d'employer cet appareil, il faut envelopper de rubans

de caoutchouc les divers points par lesquels l'air extérieur pourrait rentrer.

Cette machine à mercure, construite en Allemagne par M. Geissler, et employée bientôt pour l'extraction des gaz du sang par plusieurs physiologistes, est construite à Paris par M. Alvergniat; elle présente de grands avantages sur la machine pneumatique ordinaire; elle permet de pousser le vide plus loin, et de recueillir les gaz que l'on extrait; elle garde le vide beaucoup plus parfaitement. Nous reviendrons sur les applications de cet appareil, qui est employé pour extraire les gaz du sang, et qui permet de résoudre une foule de questions qui se présentent au physicien, au chimiste et au physiologiste.

CHAPITRE VIII.

POMPES.

Le jeu des pompes, appareils qui servent à élever l'eau, repose sur les lois de la pression atmosphérique.

Pompe aspirante.—La pompe aspirante est construite comme la première machine pneumatique que nous avons décrite : seulement, l'ouverture inférieure est munie d'un tuyau vertical appelé *tuyau d'aspiration*, qui plonge dans un puits dont on veut élever l'eau (fig. 83) ; la tige qui porte le piston est plus longue, articulée à un grand levier appelé *balancier*, qui rend la manœuvre plus facile ; vers la partie supérieure du corps de pompe se trouve un tuyau de dégorgement. Le piston, placé d'abord à la partie inférieure, est soulevé ; l'air du tuyau d'aspiration ouvre la soupape et se répand dans le corps de pompe ; sa pression diminue, l'eau dans le puits est plus pressée par l'atmosphère extérieure que dans le tuyau d'aspiration, et monte alors jusqu'à ce que la pression de l'air et de la colonne d'eau soulevée fasse équilibre au poids de l'atmosphère. On abaisse le piston, la soupape inférieure se ferme, l'air comprimé s'échappe par la soupape du piston. On soulève de nouveau, la pression de l'air diminue encore dans le tuyau d'aspiration ; l'eau monte plus haut et peut atteindre le corps de pompe ; si l'on abaisse le piston, l'eau passe au-dessus, puis est élevée jusqu'à l'orifice par lequel elle s'écoule.

Puisque c'est la pression atmosphérique qui fait monter l'eau

dans les pompes, il faut donner au tuyau une hauteur moindre
que 10^m,33 : colonne d'eau qui fait équilibre à la pression atmosphérique. Dans la pratique, comme on ne fait le vide au-
dessous du piston qu'imparfaitement, on ne donne à ce tuyau
que 8 mètres environ de hau-
teur verticale. C'est l'observation faite par des fontainiers
de Florence, que l'eau ne
monte pas dans les pompes à
une hauteur plus grande, qui
conduisit Torricelli à sa découverte si féconde.

Pompe foulante. — Elle
diffère de la précédente en ce
que le piston est plein; il y a un
tuyau d'aspiration de longueur
variable; la paroi inférieure
du corps de pompe est percée
d'une ouverture munie d'une
soupape qui s'ouvre de dedans
en dehors dans un tuyau aussi
élevé que l'on veut. Quand on
abaisse le piston, l'eau est
chassée par ce tuyau.

La seringue est une pompe
foulante avec un tuyau d'aspiration qui sert aussi de
tuyau de dégorgement, et sans
soupapes.

Pompe à incendie. — Les
pompes qui précèdent produisent un écoulement d'eau intermittent, qui a lieu pendant
que le piston monte dans la
pompe aspirante, qu'il descend

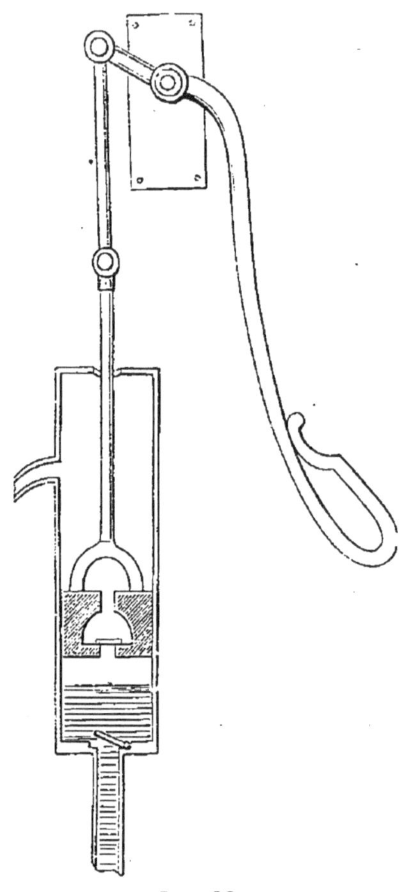

Fig. 83.

Pompe aspirante.

dans la pompe foulante. La pompe à incendie doit produire un
jet d'eau continu. A cet effet, deux pompes foulantes sont disposées parallèlement dans un réservoir que l'on remplit d'eau
(fig. 84). Les pistons sont mus par un grand levier mobile autour
de son centre, et tellement disposé que l'un des pistons descend
et envoie de l'eau, tandis que l'autre monte et aspire le liquide.
Les deux tuyaux de dégorgement s'ouvrent dans un réservoir
rempli d'air ; un tuyau, fixé aux parois solides, va s'ouvrir au

bas de ce réservoir, et peut recevoir une série de tuyaux de cuir. La quantité d'eau envoyée par les pompes est plus grande que

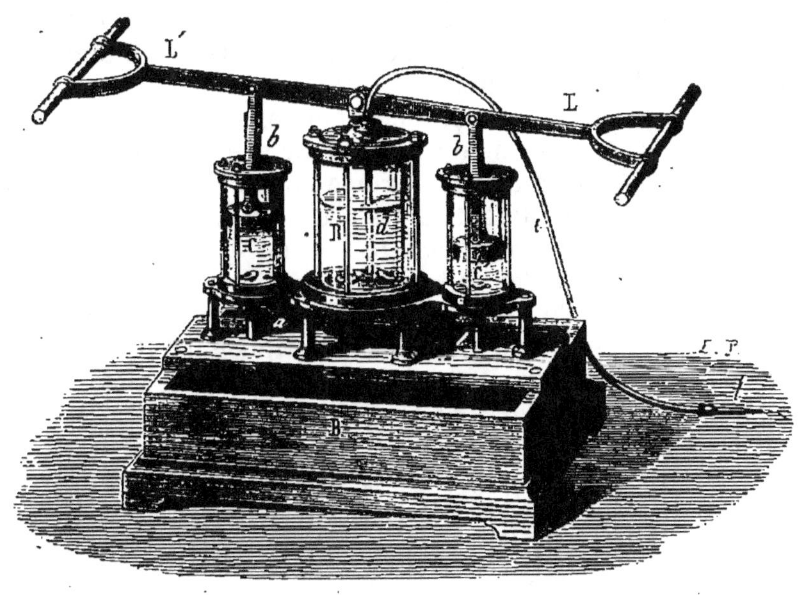

FIG. 84.

Pompe à incendie.

celle qui est débitée ; l'air se comprime dans le réservoir, et, par sa force élastique, chasse aussi le liquide et rend le jet tout à fait continu.

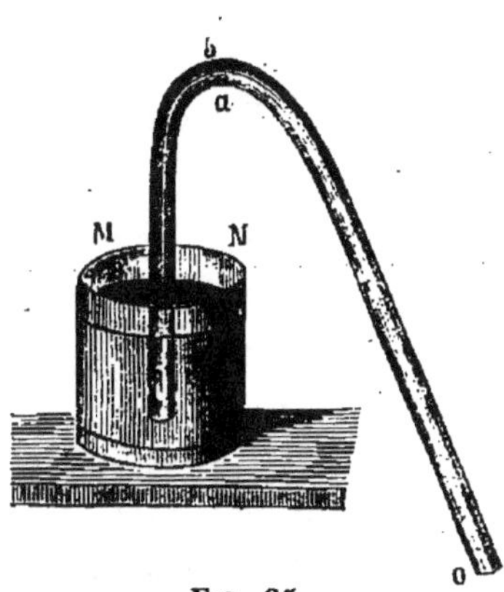

FIG. 85.

Siphon ordinaire.

Siphon.—Le siphon est un tube recourbé qui présente deux branches de longueur inégale, et sert à transvaser les liquides. Pour le faire fonctionner, on le remplit de liquide, on l'amorce (fig. 85). On plonge la branche plus courte dans le vase supérieur, l'écoulement a lieu par l'extrémité la plus longue. La pression atmosphérique qui s'exerce sur la surface MN se transmet égale dans le tube au même niveau ; mais, si l'on considère une tranche ab de liquide, cette pression se transmet à gauche, diminuée de la hauteur verticale de la colonne d'eau qui sépare cette tranche du niveau MN. De l'autre côté, la pression atmosphérique agit en O et se transmet en *ab*, diminuée d'une hauteur d'eau plus grande : le reste est plus petit ; ainsi, le liquide en *ab* est plus poussé du côté de la petite branche que du côté de la grande, il obéit à cette différence de pression, et l'écoulement a lieu.

Pour amorcer le siphon, on emploie souvent l'aspiration simple. La petite branche est plongée dans le liquide, la bouche est adaptée à l'extrémité de la grande branche ; on fait un effort d'inspiration qui produit dans les poumons une diminution de pression : l'atmosphère pousse le liquide dans le tube jusque dans la bouche que l'on retire aussitôt ; l'écoulement continue.

Lorsqu'il s'agit de liquides dangereux, du transvasement des acides, par exemple, on emploie un siphon dont la grande branche présente vers sa partie inférieure un tube latéral par lequel se fait l'aspiration (fig. 86).

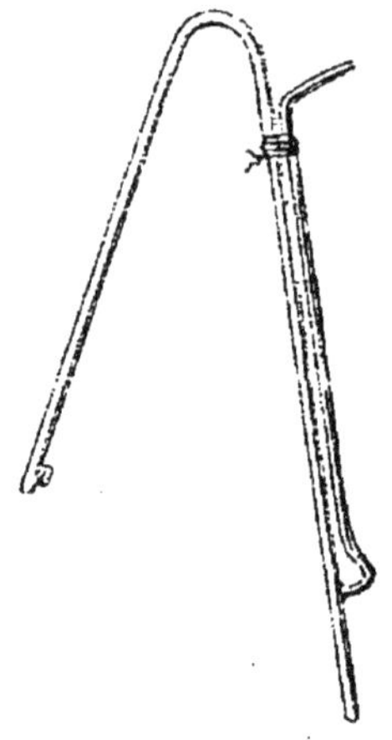

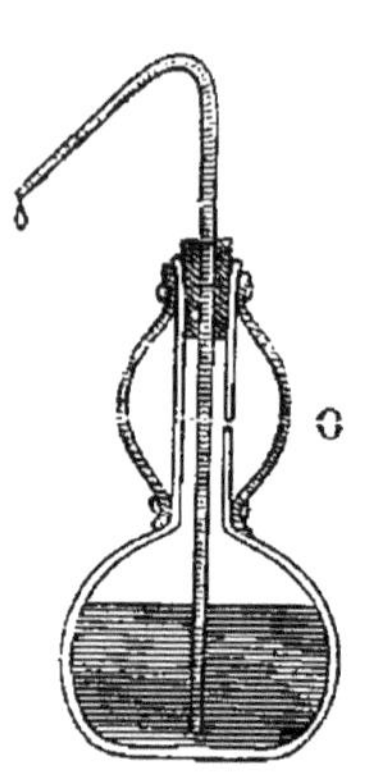

FIG. 86.

FIG. 87.

Siphon pour le transvasement des liquides dangereux.

Compte-gouttes.

Compte-gouttes. — Un petit appareil, construit par M. Alvergniat, permet de produire l'écoulement des liquides en gouttes, et peut servir dans l'emploi des médicaments. Un petit matras de verre à long col (fig. 87) présente en un point une ouverture *o*, autour du col on a fixé solidement une petite ampoule de caoutchouc à parois épaisses. On verse un liquide dans le matras, et on ferme l'ouverture du flacon par un bouchon de caoutchouc

traversé par un tube de verre qui se rend de la partie inférieure
au dehors, où il se termine en une partie courbée ; presse-t-on
sur l'ampoule, l'air augmente de pression au-dessus du liquide
qui monte dans le tube et s'échappe en gouttes par une ouverture capillaire ; cesse-t-on d'appuyer, la pression de l'air diminue par le gonflement de l'ampoule, l'air pénètre par le tube
et vient rétablir la pression au-dessus du liquide.

Le siphon est employé pour établir l'irrigation continue qui
rend de si grands services à la chirurgie. Un seau placé au-
dessus du lit contient de l'eau, on y plonge la petite branche
d'un siphon amorcé, la grande branche est munie d'un robinet
qui permet de régler l'écoulement ; un tube de caoutchouc,
serré plus ou moins en un de ses points à l'aide d'un lien, peut
servir de siphon ; on conduit l'eau par une bande de linge jusqu'au membre placé au-dessus d'une toile cirée et d'un réservoir.

Ventouse. — Pour appliquer une ventouse simple (fig. 88), on
échauffe l'air contenu dans un verre bien rodé en le plaçant
au-dessus de la flamme d'une lampe à alcool,
puis on applique le vase sur la peau, le milieu ambiant le refroidit bientôt, ainsi que
l'air qu'il contient qui diminue alors de force
élastique. Mais la pression atmosphérique, qui
s'exerce dans toutes les parties du corps et qui
est transmise par les vaisseaux dans les parties
solides qui les entourent, presse de dedans
en dehors la peau qui se soulève, les vaisseaux se gonflent, la peau rougit ; si l'on pratique sur la surface cutanée quelques incisions
superficielles, le sang s'échappe facilement.

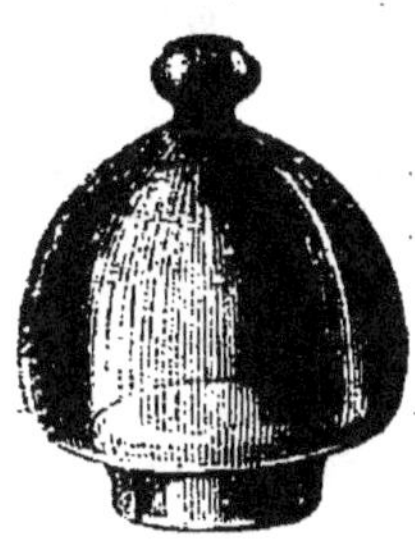

Fig. 88.

Ventouse ordinaire.

Ventouse à pompe. — Une petite cloche munie d'une garniture
métallique, d'un robinet et d'un tube de métal, peut recevoir
à l'aide d'un tube de caoutchouc l'extrémité d'une pompe dont
le piston présente une soupape comme celle de la machine
pneumatique ; on ouvre le robinet, le piston soulevé produit un
vide partiel ; le robinet est fermé, le piston abaissé chasse l'air
qu'il comprime. En recommençant plusieurs fois, on obtient un
vide approché. En remplaçant le robinet simple par un robinet
à trois voies (fig. 89) qui permet d'établir une communication
entre la cloche, le corps de pompe et l'atmosphère, on peut
employer une petite pompe à piston plein, ou une seringue
que l'on adapte au robinet à l'aide d'un tube de caoutchouc.

Lorsqu'on a fait sur la peau des scarifications, on peut renouveler la cloche qui se remplit de sang et faire ainsi une saignée assez abondante.

Ventouses Junod. — M. Junod eut l'idée de recouvrir une surface étendue du corps de grands appareils dans lesquels il raréfie l'air, ou il envoie de l'air comprimé ; ces deux manières d'opérer produisent des résultats tout différents, le vide partiel fait affluer les liquides dans les membres sur lesquels on agit et produit une congestion locale; la pression de l'air refoule, au contraire, les liquides contenus dans les vaisseaux vers les parties centrales. Ces grands mouvements de liquides offrent des dangers sérieux, mais aussi un moyen thérapeutique fort énergique.

La ventouse se compose d'un grand cylindre de verre C (fig. 90) muni à sa partie supérieure d'un ajutage métallique garni de caoutchouc dans lequel on introduit le membre sur lequel on veut agir. La partie inférieure du cylindre porte un ajutage muni d'un robinet.

Une pompe aspirante et foulante P, qui peut s'adapter à un récipient, mis en communication avec l'extrémité du cylindre par un tube de caoutchouc épais, permet de faire le vide partiel ou d'injecter de l'air.

Le corps de pompe, à sa partie inférieure, offre deux ouvertures munies de soupapes qui s'ouvrent l'une de dehors en dedans, l'autre de dedans en dehors; à ces ouvertures sont adaptés des tubes, l'un par lequel se fait le vide, l'autre par lequel l'air est chassé. L'un ou l'autre de ces

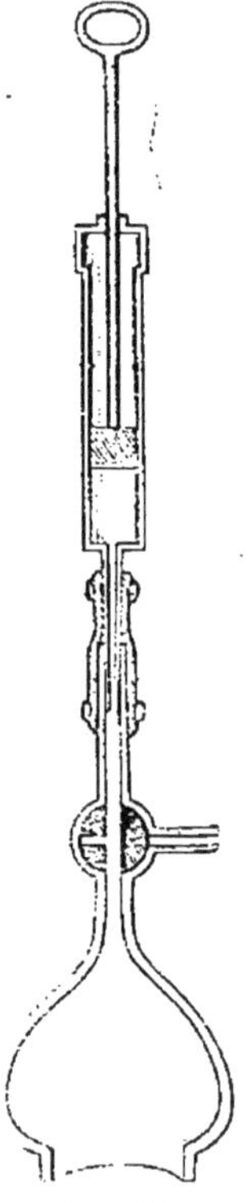

Fig. 89.

Ventouse à pompe.

tubes est mis en rapport avec le récipient R, manchon cylindrique muni d'ajutages et de robinets ; l'un de ces ajutages communique avec l'une des branches d'un manomètre à air libre M, à deux branches égales contenant du mercure jusqu'à la moitié de leur longueur, lorsque le récipient est en communication avec l'air. La différence des niveaux du mercure indique quelle est la pression du gaz dans le récipient, il ne faut pas que la différence de celle-ci et de la pression atmosphérique soit supérieure à 8 ou 10 centimètres de mercure, en plus ou en moins.

On peut remplacer la pompe P par une pompe toute semblable que l'on trouve dans presque tous les laboratoires (fig. 91), il suffit d'unir par un tube de caoutchouc l'ajutage du récipient

avec le tube *t* si l'on veut faire le vide, avec le tube *t'* si l'on
veut fouler de l'air.

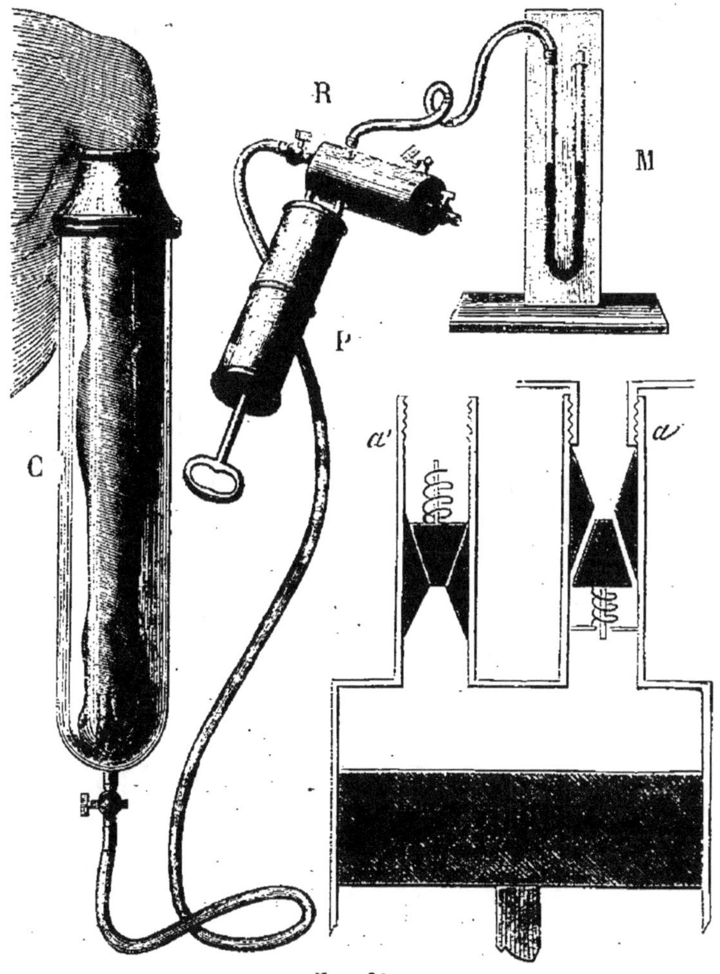

FIG. 90.

Ventouse Junod appliquée au bras. — C, cylindre de verre. — P, pompe aspirante et
foulante (on voit le détail des soupapes dans une coupe spéciale). — R, récipient.—
M, manomètre à air libre.

Pompe Moncoq.—M. Moncoq a imaginé un appareil qui permet d'exécuter facilement la transfusion immédiate du sang et
qui peut rendre de grands services dans les cas d'hémorrhagies
graves. Un cylindre de verre gradué renferme un piston plein
que l'on fait mouvoir alternativement, de haut en bas ou de bas
en haut, à l'aide d'une crémaillère qui forme la tige du piston,
et d'une roue dentée. La partie inférieure du corps de pompe

se termine par une cupule A, dont l'ouverture dans le corps de
pompe est fermée par une petite soupape qui s'ouvre de bas en
haut; un ajutage fixé au bas du corps de pompe peut être fermé
par une soupape qui s'ouvre de dedans en dehors, et porte un
long tube de caoutchouc très-fin terminé par une fine aiguille C

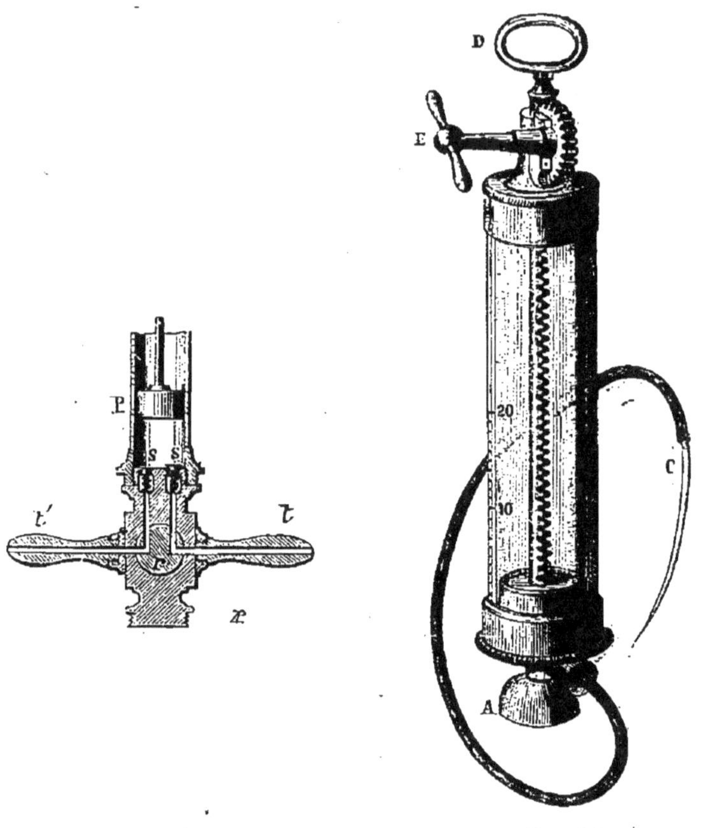

Fig. 91.

Pompe aspirante et foulante.

Fig. 92.

Pompe de M. Moncoq pour la
transfusion immédiate du sang.

(fig. 92) courbe et creuse d'argent, offrant un petit orifice vers
le milieu de sa longueur. On traverse en deux points avec cette
aiguille, une veine de la personne qui a besoin de sang, de manière que l'ouverture soit dans le calibre du vaisseau, on fait
une ponction avec une lancette sur l'une des veines d'un homme
pléthorique, on applique l'espèce de ventouse à pompe ; le piston
est soulevé doucement, une certaine quantité de sang pénètre
dans le corps de pompe, on abaisse le piston, le sang passe dans
les vaisseaux du malade; si une petite quantité d'air pénètre

avec le sang dans le corps de pompe, elle se place au-dessous du piston et l'on a soin de ne pas l'injecter.

Seringue de Pravaz. — On emploie souvent, pour injecter sous la peau des solutions de médicaments actifs, une petite seringue dont le volume est de 1 ou 2 centimètres cubes (fig. 93); la tige du piston est munie d'un pas de vis, elle tourne dans un écrou que l'on peut fixer ou rendre mobile; l'écrou est-il

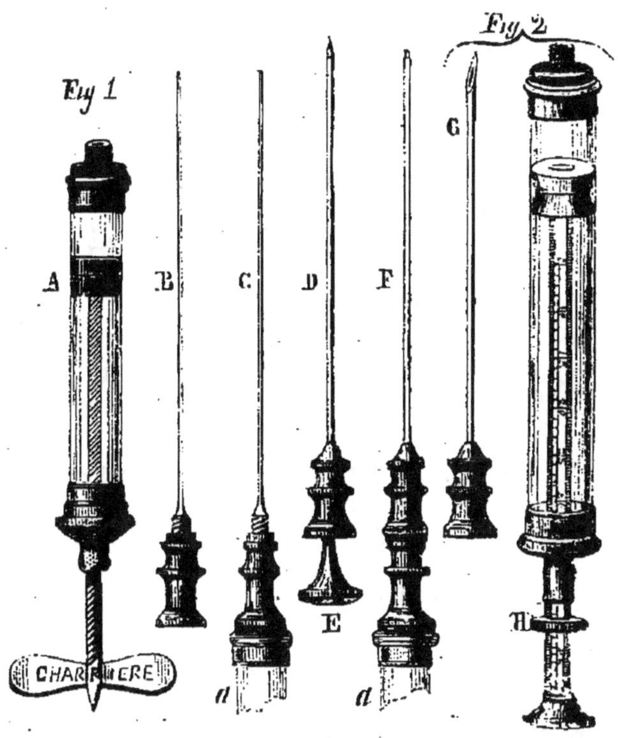

FIG. 93.

Seringues de Pravaz.

fixé au corps de pompe, le piston ne peut se mouvoir que si l'on tourne la vis dont le pas est tel que chaque demi-tour déplace une goutte de liquide, à l'extrémité de la canule; l'écrou est-il rendu mobile, l'instrument fonctionne comme une seringue ordinaire.

On reconnaît d'une manière très-simple si une seringue est en bon état; le piston étant poussé d'abord, on ferme avec le doigt l'extrémité du corps de pompe, on tire le piston; le vide se fait dans le corps de pompe, et le piston abandonné doit revenir poussé par la pression atmosphérique jusqu'à sa première position; si cette épreuve réussit, la seringue étant plongée dans un liquide, le vide fait de nouveau sera rempli complétement par le liquide poussé de même par l'atmosphère, et lors de l'injection aucune goutte de liquide ne passera entre le piston et le corps de pompe, comme cela arrive lorsque le piston ne tient pas.

Soufflet pour la respiration artificielle. — L'indication d'établir la respiration artificielle se présente souvent dans la pratique médicale; on se sert alors avec avantage d'un soufflet ordinaire muni d'une soupape de cuir s'ouvrant de dehors en dedans S (fig. 94), et d'une autre soupape fermée par un ressort s'ouvrant de dedans en dehors, dont le bouchon conique se prolonge à l'intérieur du soufflet en une tige assez longue. Les deux parois, en se rapprochant, poussent cette tige et ouvrent la soupape.

Pour entretenir la respiration artificielle on met la tuyère en communication avec la bouche par un embout de forme convenable ou avec la trachée par une sonde laryngienne, ou avec un tube qui se divise en deux branches garnies de caoutchouc que l'on introduit dans les fosses nasales. On éloigne les deux manches du soufflet, l'air extérieur entre par la première soupape, on rapproche les branches, l'air pénètre dans les poumons; lorsque les branches sont rapprochées davantage, la seconde soupape s'ouvre et l'élasticité des poumons déplace l'air qui s'échappe, l'expiration se produit.

Pour limiter le mouvement d'insufflation correspondant à l'inspiration, on fixe souvent à l'une des poignées un arc métallique circulaire muni d'un pas de vis qui passe par une ouverture de la seconde poignée, et porte un écrou qui maintient constant l'écartement des branches. Lorsqu'on ne peut pas se procurer immédiatement ce petit appareil, un soufflet ordinaire suffit pour établir la respiration artificielle ; on garnit l'extrémité du tuyau d'une petite bande de linge et on l'introduit dans l'une des narines; en rapprochant les branches du soufflet on insuffle de l'air dans les poumons ; par la seconde ouverture des fosses nasales que l'on peut rétrécir plus ou moins, se fait l'expiration.

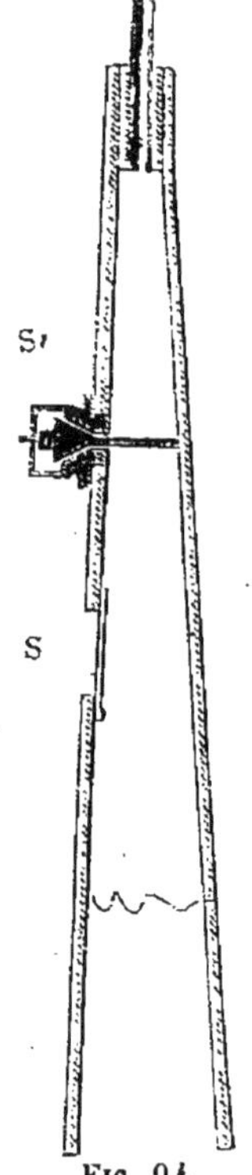

Fig. 94.

Soufflet pour la respiration artificielle. S, soupape s'ouvrant de dehors en dedans. S', soupape s'ouvrant de dedans en dehors.

CHAPITRE IX.

NOTIONS D'HYDRODYNAMIQUE ET D'HÉMODYNAMIQUE.

Écoulement des liquides. — Loi de Torricelli. — L'eau contenue dans un réservoir s'écoule lorsqu'on pratique une ouver-

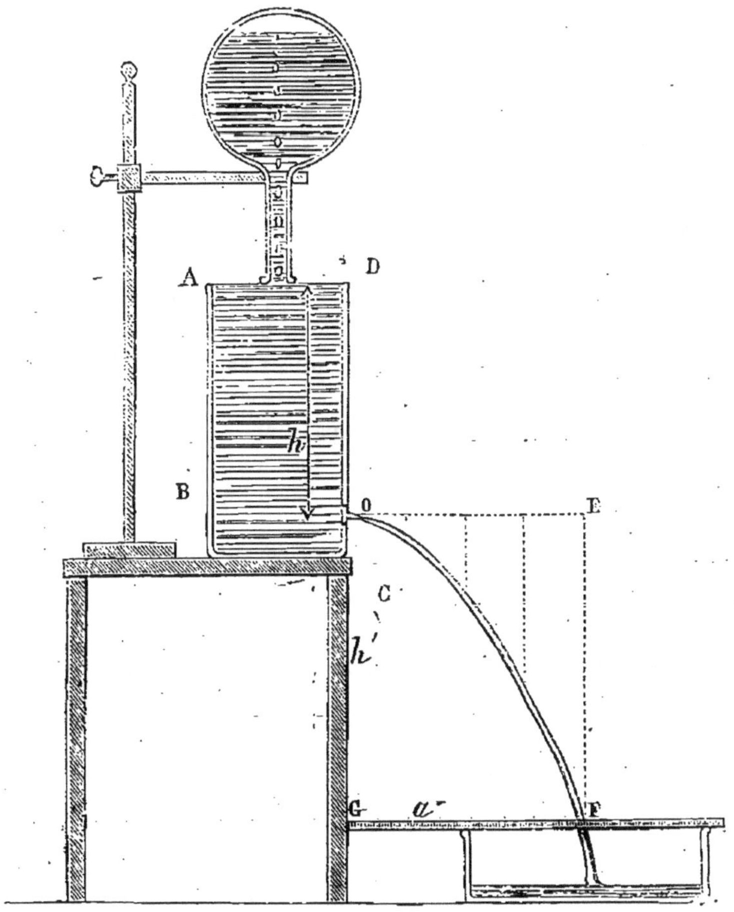

Fig. 95.

Démonstration expérimentale de la loi de Torricelli.

ABCD, vase maintenu plein de liquide. — OF, veine liquide (parabole). — h, hauteur de chute.

ture vers la partie inférieure du vase ; l'observation montre que l'écoulement se fait avec d'autant plus de vitesse que la hauteur de la colonne d'eau ou la pression qu'elle exerce sur l'ouverture est plus grande. Torricelli a démontré que lors de l'écoulement à travers un orifice pratiqué en mince paroi, la vitesse des gouttes d'eau à leur sortie est celle qu'elles posséderaient si elles tombaient librement d'une hauteur égale à la distance du niveau du liquide à l'orifice d'écoulement ; un calcul simple montre qu'un corps qui tombe de la hauteur h possède une vitesse égale à $\sqrt{2gh}$, g étant l'accélération due à la pesanteur après une seconde de chute. Exemple : Soit (fig. 95), un vase ABCD constamment plein de liquide ; en O ouvrons un orifice en mince paroi : nous observons une veine liquide qui a la forme d'une parabole ; supposons que la hauteur h du niveau AD à l'ouverture O, ce qu'on appelle la hauteur de chute, soit égale à $0^m,40$; la vitesse des gouttes d'eau à leur sortie sera $\sqrt{2 \times 9^m,8088 \times 0^m,4}$ ou $2^m,8$.

Démonstration expérimentale de la loi. — Pour démontrer cette loi par l'expérience, remplissons d'eau le vase de fer-blanc ABCD (fig. 95), et plaçons un grand ballon plein de liquide, retourné et soutenu de manière que son ouverture coïncide exactement avec le niveau AD. Si nous appelons h la distance verticale du niveau du liquide au centre de gravité de l'ouverture, et V la vitesse horizontale d'une goutte d'eau à sa sortie, en un temps t le liquide parcourrait $Vt = OE$, mais la pesanteur agit sur le liquide qui décrit alors une courbe, une parabole, et arrive au bout du temps t en un point F tel qu'une goutte est tombée verticalement, de la hauteur OG que nous appelons h' égale à $\dfrac{gt^2}{2}$. On voit aussitôt que GF est égal à OE. Faisons l'expérience et mesurons les hauteurs h, h', et la longueur que nous désignons par a du point G au point F, où la courbe rencontre le plan horizontal passant par le point G ; dans nos deux équations $Vt = a$ et $h' = \dfrac{gt^2}{2}$, éliminons t après avoir remplacé V par $\sqrt{2gh}$ expression de la vitesse d'après la loi de Torricelli, nous aurons $\sqrt{2gh} \cdot t = a$ d'où $t = \dfrac{a}{\sqrt{2gh}}$, $t^2 = \dfrac{a^2}{2gh}$; $h' = \dfrac{ga^2}{4gh}$ et $a^2 = 4hh'$; l'expérience montre que le carré du nombre qui mesure la longueur a est égal à 4 fois le produit des nombres qui mesurent h et h' ; ainsi la loi est démontrée.

L'expérience montre que le volume d'eau qui s'écoule en une seconde par l'orifice O et qu'il est facile de recueillir n'est point égal au produit de la section par la vitesse $\sqrt{2gh}$ qu'il est facile de calculer ; la dépense réelle est à peu près les deux tiers de cette dépense théorique; cela tient à ce que la veine, en sortant par l'orifice, se contracte, et la section de la partie la plus contractée est à peu près les $\frac{2}{3}$ de la section de l'orifice.

Si l'on remplace l'orifice pratiqué en mince paroi par un ajutage ou tube cylindrique de même diamètre, on reconnaît, en recueillant le volume d'eau qui s'écoule en une seconde, qu'il est égal aux $\frac{1}{10}$ de la dépense théorique, ainsi la dépense est accrue.

Que l'on pratique un orifice plus ou moins étroit, ou qu'on adapte un tube plus ou moins large, les volumes de liquides recueillis en un même temps sont entre eux comme les sections des orifices ou des tubes, ou comme les carrés des diamètres, mais il faut que ce diamètre soit supérieur à 2 millimètres, que le tube ou l'orifice ne soit pas capillaire.

Vase de Mariotte, écoulement constant. — Un flacon plein d'eau est percé vers sa partie inférieure d'une ouverture que l'on peut ouvrir et fermer à volonté (fig. 96). Le goulot est fermé par un bouchon dans lequel pénètre, à frottement dur, un tube AB ouvert, dont l'extrémité inférieure pénètre dans le liquide. On débouche l'ouverture, le liquide s'écoule; la pression diminue dans le flacon, l'eau est déprimée par l'air dans le tube, et bientôt des bulles d'air pénètrent par le tube et vont se rendre à la partie supérieure du flacon; dès lors l'écoulement devient constant; en effet la pression sur la couche horizontale de liquide qui passe par l'ouverture A du tube est constamment égale à la pression atmosphérique, et la colonne d'eau, qui par sa pression produit l'écoulement, est égale à la hauteur verticale de la couche A au-dessus du plan horizontal passant par l'ouverture O. La forme de la courbe tracée par le liquide reste constante, et si l'on recueille l'eau qui s'écoule en chaque minute, on trouve que son poids ne varie pas tant qu'il y a du liquide au-dessus de A.

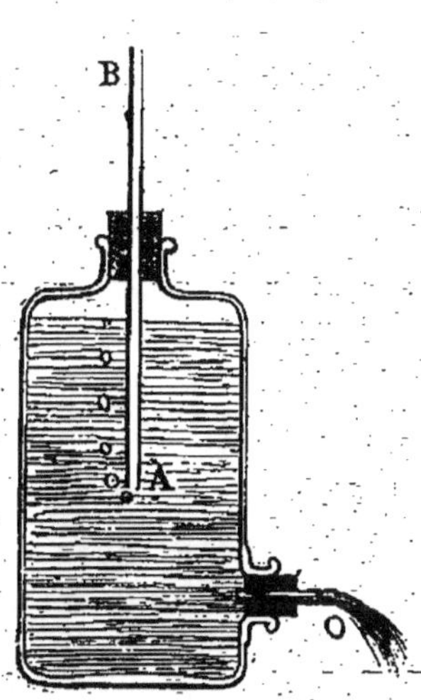

Fig. 96.

Vase de Mariotte servant à un écoulement constant.

Écoulement par un long tube horizontal muni de tubes verticaux. — Prenons un vase muni à sa partie inférieure d'une tubulure que l'on ferme par un bouchon supportant un long tube horizontal muni de tubes verticaux placés de distance en distance (fig. 97). Le tube AB est disposé horizontalement au moyen d'un niveau à bulle d'air. L'extrémité B est fermée. Le vase est rempli d'eau et l'on place dedans le col d'un ballon renversé plein du même liquide et tenu par un support. L'équilibre s'établit dans le grand vase et dans les tubes communicants; mais aussitôt qu'on débouche l'ouverture B, un écoulement rapide a lieu, le niveau du liquide baisse dans chacun des tubes, et plus dans le tube c que dans le tube d. Ces niveaux

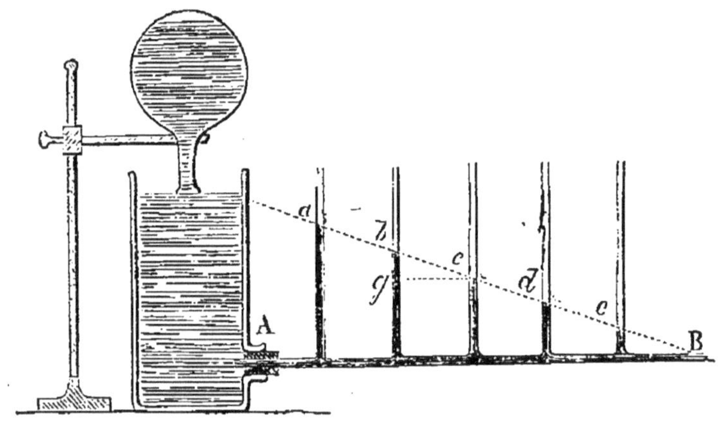

Fig. 97.

Écoulement par un long tube horizontal muni de tubes verticaux.

sont sur une même ligne droite qui passe par l'extrémité B et par un point situé au-dessous du niveau dans le réservoir; la pression sur les parois du tube va donc en diminuant de B vers A.

Rendons l'écoulement moins facile en adaptant à l'orifice B un tube plus étroit, la pression augmente dans chacun des manomètres à eau et les différences des hauteurs des colonnes voisines diminuent; si même l'orifice est très-étroit, la pression devient la même dans chaque tube que dans le réservoir, et les niveaux des liquides sont dans un même plan horizontal. Ces résultats simples de l'expérience offrent une application immédiate dans la théorie de la circulation du sang.

Écoulement des liquides dans des tubes de petit diamètre. — M. Poiseuille a étudié l'écoulement des liquides dans des tubes capillaires de petit diamètre à l'aide de l'appareil suivant (fig. 98) : à la partie inférieure d'un vase V en forme de fuseau et un peu au-dessus de l'extrémité inférieure, on a soudé un tube de verre et une ampoule A qui est suivie d'un tube courbé et d'un tube capillaire *fg* de petit diamètre disposé horizontalement. Au-dessus et au-dessous de l'ampoule sont marqués deux traits *b* et *c*; la capacité comprise entre ces lignes est déterminée avec soin. On commence par remplir l'ampoule d'eau distillée jusqu'au-dessus du trait *b*; l'extrémité du tube capillaire est plongée dans un vase plein d'eau. Le vase V est mis en communication par un tube ramifié avec un réservoir à air comprimé, une pompe foulante et un manomètre à air libre qui sert à mesurer la pression. En ouvrant un robinet qui établit la communication entre le vase V et le réservoir à gaz comprimé, on détermine l'écoulement du liquide; au moment précis où le liquide affleure en *b* on marque le temps, et on le marque encore lorsque le niveau est descendu jusqu'au point *c*. Une lunette horizontale se mouvant sur un pied vertical permet de fixer le temps avec exactitude. Le diamètre du tube étant mesuré, par exemple, au microscope, on calcule facilement la section du tube en centimètres carrés; la chute totale s'obtient en ajoutant à la colonne d'eau en centimètres, qui mesure la pression de l'air comprimé, la hauteur moyenne de l'eau dans l'ampoule au-dessus de l'extrémité du tube capillaire, puis en retranchant de cette somme la hauteur du liquide contenu dans le vase où se fait l'écoulement au-dessus de l'orifice capillaire. La capacité de l'ampoule entre les deux traits est déterminée par une pesée du mercure qui la remplit.

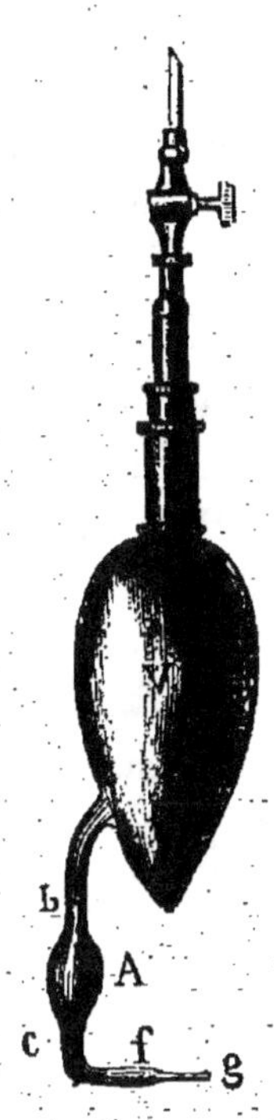

FIG. 98.

Appareil de M. Poiseuille.

Dans une expérience de M. Poiseuille le tube capillaire employé avait une longueur $l = 64$ millimètres, un diamètre $D = 0^{mm},2494$ la capacité de l'ampoule $A = 6^{cc},6$, la chute totale $h = 1000$ millimètres l'écoulement; a duré 568,3 secondes.

Quelques résultats de M. Poiseuille. — A l'aide de cet appareil, dont nous n'avons pu donner qu'une idée, M. Poiseuille a trouvé les lois suivantes, pour l'écoulement des liquides à travers des tubes capillaires de très-petit diamètre, tous inférieurs à 1 millimètre :

Première loi. — Les volumes d'eau écoulés dans l'unité de temps pour une même chute et aussi à une même température par des tubes capillaires de même longueur, mais de diamètres différents, sont entre eux comme les quatrièmes puissances des diamètres. Les diamètres sont-ils comme 1 et 2, les volumes d'eau écoulés sont entre eux comme 1 et 2^4 ou comme 1 et 16. (Nous avons dit plus haut que, dans des tubes non capillaires, ces volumes sont entre eux comme les carrés des diamètres ou comme les sections.)

Deuxième loi. — Les volumes de liquide qui s'écoulent dans l'unité de temps par des tubes capillaires de même diamètre, mais de longueur différente, varient en raison inverse de la longueur des tubes. Ainsi les longueurs des tubes sont-elles comme 2 et 1, toutes choses égales d'ailleurs, les volumes de liquides écoulés en l'unité de temps seront entre eux comme 1 et 2.

Écoulement de liquides différents par un tube capillaire. — M. Poiseuille a fait écouler par le même tube différents liquides, et il a comparé les durées de l'écoulement de volumes égaux des divers liquides sous la même pression ; voici quelques nombres obtenus :

	Temps de l'écoulement.
Eau distillée	535,2 secondes.
Éther ordinaire	160,5
Alcool à 80°	1184,5
Sérum du sang de bœuf	1029
Sérum avec $\frac{4}{100}$ d'alcool	1223,4
Sérum avec $\frac{2}{100}$ d'ammoniaque	981,6

Ainsi l'éther coule beaucoup plus vite que l'eau, l'alcool et le sérum coulent beaucoup plus lentement ; ce qu'il y a de remarquable, c'est que l'alcool ajouté au sérum ralentit l'écoulement, ce qui montre que la présence de l'alcool dans le sang rend son mouvement plus lent et plus difficile, effet qui peut être neutralisé par l'ammoniaque, puisque cette substance accélère le mouvement du sérum.

M. Poiseuille a reconnu que certains sels, l'iodure de potassium et l'azotate de potasse, par exemple, activent l'écoulement de l'eau, tandis que d'autres, le chlorure de sodium, le sulfate de soude, le retardent.

Écoulement dans un tube élastique et dans un tube inerte. — M. Marey a étudié l'écoulement des liquides dans un tube élastique et l'a comparé à l'écoulement dans un tube inerte. Un flacon de Mariotte est muni d'un robinet et d'un tube à deux branches (fig. 99); à l'une on fixe un long tube de verre V, à l'autre, par l'intermédiaire d'un cylindre de verre qui contient une soupape s'ouvrant seulement dans le sens de l'écoulement, un tube de caoutchouc C de même longueur ; ces deux tubes, disposés parallèlement, se terminent par des ajutages de même diamètre. Ouvrons et fermons le robinet d'une manière intermittente, pour imiter les contractions intermittentes du cœur:

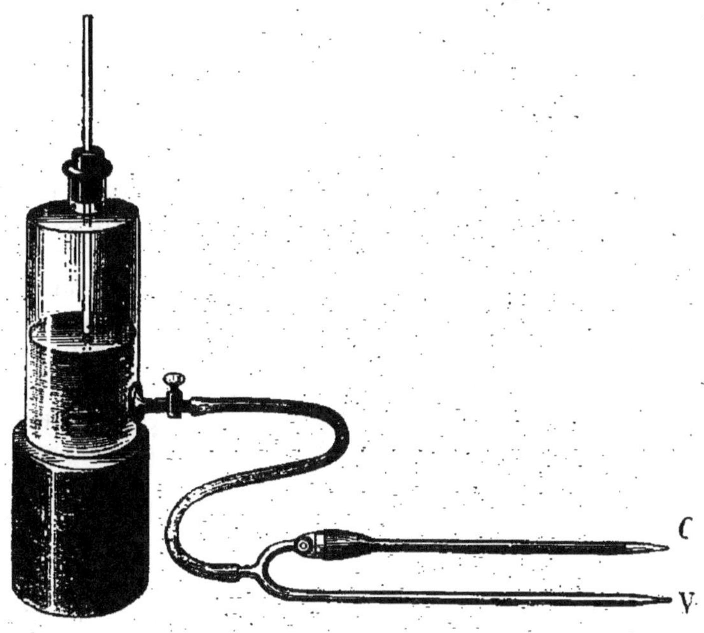

FIG. 99.

Écoulement par afflux intermittents dans un tube élastique et dans un tube inerte.

chaque afflux du liquide produit par le tube inerte un jet intermittent, tandis que le tube élastique offre un jet continu ; la pression du liquide dans ce dernier tube a distendu les parois, qui reviennent ensuite sur elles-mêmes quand l'afflux du liquide cesse, et l'écoulement continue par l'élasticité du tube.

Ce phénomène rappelle tout à fait l'écoulement continu que l'on obtient dans la pompe à incendie par l'emploi d'un réservoir à air.

On peut constater avec le même appareil un autre phénomène important. Si l'on ouvre le robinet et que l'écoulement ait lieu d'une manière continue, les deux tubes laisseront écouler la même quantité de liquide ; mais si l'on ouvre et ferme le robinet d'une manière intermittente, le tube élastique laisse écouler un plus grand volume de liquide que le tube à parois rigides.

Idée de la circulation. — Nous pouvons expliquer, par les résultats qui précèdent, plusieurs phénomènes que présente la circulation. Au centre, se trouve le cœur organe d'impulsion, qui, par ses contractions intermittentes, envoie chaque fois une ondée dont le volume est égal à la diminution de volume de la cavité du ventricule. Cette ondée pénètre dans l'aorte et dans les artères qui sont ses branches. Ces vaisseaux élastiques se subdivisent, et lorsqu'ils sont devenus très-ténus, forment un système capillaire, réseau très-développé, très-riche; aux capillaires font suite les veines qui ramènent le sang à l'organe d'impulsion et qui sont munies de valvules ou petites soupapes s'ouvrant de la périphérie vers le centre. Le sang, ramené par les veines caves dans le cœur droit, est chassé dans les poumons par l'artère pulmonaire qui se divise à l'infini et couvre de ses réseaux capillaires la surface si multipliée des bronches. Puis le sang, après avoir subi le contact de l'air, revient au cœur gauche, d'où il recommence à circuler dans l'aorte, et ainsi de suite. Chaque globule du sang accomplit donc une double circulation ; il parcourt tout l'arbre circulatoire, du cœur gauche au cœur droit, en passant par les capillaires généraux; puis du cœur droit revient au cœur gauche par la circulation pulmonaire.

Le sang ne sort que par exception des canaux qui le contiennent. Il rencontre dans son mouvement des résistances qui causent dans les artères une certaine pression, qui croît avec les résistances, avec la quantité du sang, avec la force et la fréquence des battements du cœur. Nous nous occuperons d'abord de la mesure de cette pression qui augmente à chaque systole de l'organe d'impulsion.

Mesure de la pression du sang dans les artères. Hémodynamomètre de M. Poiseuille. — Manomètre différentiel de M. Claude Bernard. — Hales découvrit une artère sur un animal et introduisit l'extrémité d'un long tube de verre dans le vaisseau, il vit alors le sang s'élever à 8 pieds anglais ou $2^m,44$, ce qui donne une idée de la pression de ce liquide. M. Poiseuille a le premier mesuré avec plus d'exactitude et de facilité la pression artérielle au moyen d'un manomètre à mercure (fig. 100). Un tube de verre recourbé, à deux branches parallèles et inégales, contient du mercure qui s'élève d'abord au même niveau horizontal. A la petite branche recourbée est fixé un tube de caoutchouc à parois rigides, ou un tube de plomb qui se termine par un ajutage métallique assez fin ; un robinet permet d'établir ou d'interrompre la communication du manomètre avec le tube, qui est porté par une planchette munie d'une division en centimètres et en millimètres. On commence par remplir d'une solution concentrée de bicarbonate de soude la petite branche, le tube de caoutchouc et la canule. On découvre une artère chez un animal ; au bout central et au bout périphérique, on applique une ligature temporaire, puis, par une incision transversale et une autre longitudinale, la canule

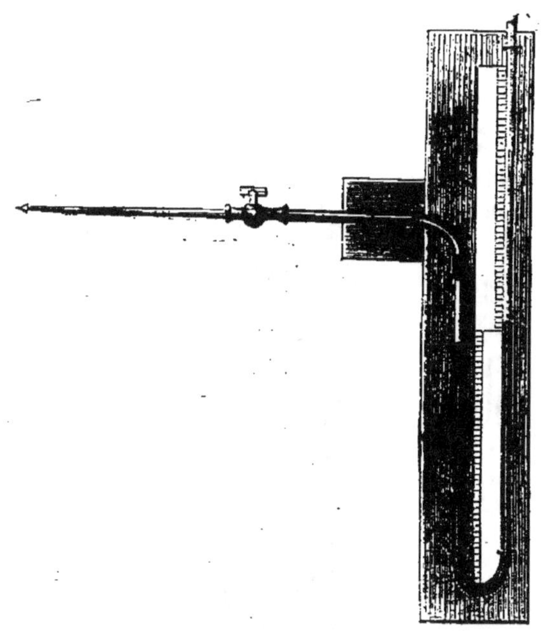

Fig. 100.

Hémodynamomètre de M. Poiseuille.

est introduite dans l'artère. La ligature centrale est déliée, le sang pénètre et soulève aussitôt la colonne de mercure dans la branche ouverte jusqu'à un niveau dont on mesure la hauteur au-dessus du niveau du mercure dans la petite branche ; il faut retrancher de cette colonne la hauteur du mercure qui fait équilibre à la colonne de bicarbonate de soude destinée à retarder la coagulation du sang.

L'expérience a montré que la hauteur du mercure est de 15 centimètres environ chez les animaux supérieurs, dans les grosses artères ; mais elle varie à chaque contraction du cœur et à chaque mouvement respiratoire.

Quand on s'éloigne du cœur et qu'on arrive aux petites artères, on trouve que dans ces vaisseaux la pression est moindre que dans les gros troncs.

M. Claude Bernard a fait construire un appareil qui permet de mesurer facilement ces différences de pression. Un tube de verre de U, à branches parallèles, est porté sur une planchette tenue verticalement (fig. 101) : aux extrémités A et B sont mastiqués deux tubes métalliques courbés à angle droit, munis chacun d'un robinet.

On verse du mercure dans le tube de verre et, par-dessus, de chaque côté, une solution saturée de bicarbonate de soude ; on

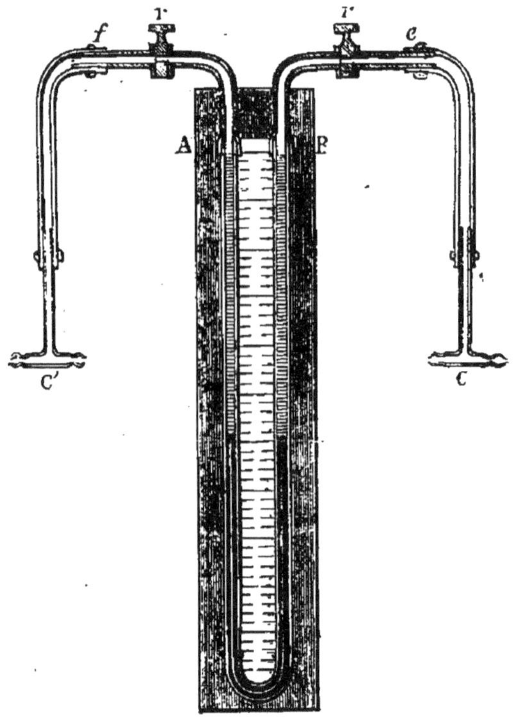

Fig. 101.

Manomètre différentiel de M. Claude Bernard.

introduit dans une artère un tube de verre en forme de T, dont la branche horizontale permet facilement le cours du sang, tandis que la branche verticale communique par un tube de plomb ou de caoutchouc épais avec l'extrémité e ; dans une autre artère plus périphérique on fait de même, les deux robinets r et r' sont ouverts : on voit aussitôt le mercure s'élever plus du côté de la

périphérie ; la différence des niveaux est lue sur une échelle
gravée entre les deux branches du tube en U.

La pression du sang et les oscillations de la colonne mercurielle ont été enregistrées pour la première fois par M. Ludwig.

Kymographion de M. Ludwig. — Sur le mercure de l'hémodynamomètre fixé verticalement est placé un flotteur formé d'un
tube de verre léger, terminé à sa partie inférieure par une boule
de verre qu'on obtient en fondant le tube à la lampe (fig. 102) ;

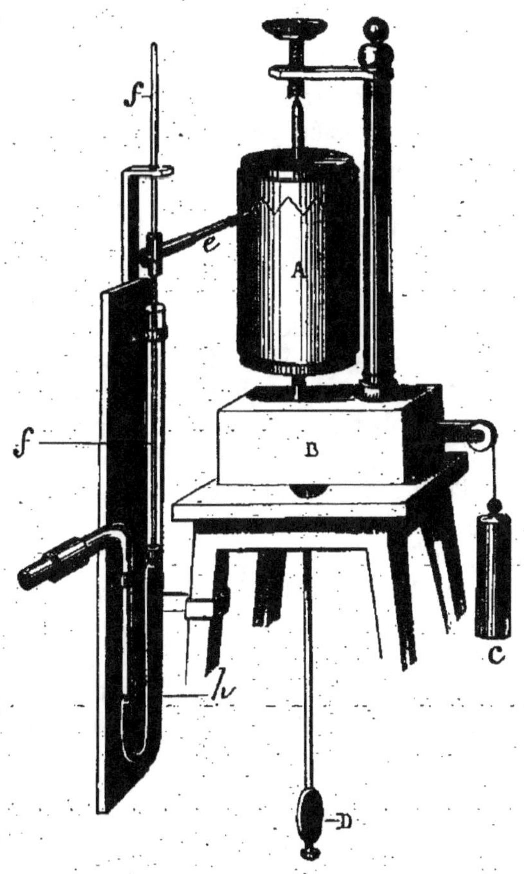

Fig. 102.

Kymographion enregistreur (manomètre enregistreur) de M. Ludwig.

un anneau fixé à la partie supérieure du tube laisse passer et
guide la tige du flotteur que l'on termine, soit par un pinceau
ou un tube horizontal capillaire en forme de pipe remplie
d'encre inscrivant sur du papier blanc, soit par une paille qui

inscrit sur du papier noirci à la fumée ; un fil de soie tendu par un poids est soutenu de telle manière qu'il appuie l'extrémité du style contre la surface d'un cylindre recouvert de papier.

Ce cylindre reçoit un mouvement uniforme d'un mouvement d'horlogerie réglé, soit par un pendule conique, soit par le régulateur de M. Foucault, dont nous parlerons plus loin dans l'acoustique.

Si l'on vient à faire communiquer une artère avec le mercure de l'hémodynamomètre, le flotteur monte immédiatement, une courbe est tracée par le style ; elle indique les oscillations de la colonne mercurielle, les grandes dentelures correspondent aux variations de pression causées par les mouvements respiratoires, et les petites sont dues aux systoles du cœur. Sur cette courbe, le nombre des pulsations qui ont eu lieu en un temps donné est déterminé si l'on connaît la vitesse du cylindre ou le temps qu'il emploie pour faire un tour et qui doit être environ une minute lorsqu'on veut enregistrer les mouvements de la colonne du mercure de l'hémodynamomètre.

Kymographion à ressort. — M. Fick a récemment employé le manomètre de M. Bourdon pour déterminer la pression du sang dans les vaisseaux et les variations de cette pression. Un ressort creux a été enroulé eu cercle fixé à une extrémité qui est ouverte, mobile à l'autre extrémité qui est fermée. Exerce-t-on une pression dans le tube, il tend à se redresser (fig. 103). On remplit le tube d'alcool et on le fait communiquer par des tubes remplis d'une solution de bicarbonate de soude avec l'intérieur d'un vaisseau sanguin. Les mouvements de l'extrémité libre du ressort sont beaucoup trop petits dans les variations ordinaires de la pression du sang pour être enregistrés directement sur un cylindre tournant, il faut les amplifier à l'aide d'un système de leviers composés de parties très-légères, et tellement disposés que l'extrémité munie d'un style ne peut se mouvoir que suivant une verticale. Cet instrument, pour indiquer la valeur de la pression, doit être gradué par comparaison avec un manomètre à air libre à mercure, comme tout manomètre de M. Bourdon ; il offre sur le kymographion à mercure un avantage : les parties qui le composent reçoivent difficilement des vitesses acquises, et les variations de la pression sont inscrites en même temps que la durée de ces variations est indiquée ; je suppose, par exemple, qu'une augmentation de pression survienne brusquement et dure un instant ; la courbe, dessinée, présentera deux lignes, l'une ascendante, l'autre descendante, qui seront très-voisines, et à la partie supérieure un plateau horizontal qui correspond au temps pendant lequel la pression est maintenue. M. Fick a mis son appareil et un manomètre à mercure en communication avec une pompe à air que l'on faisait mouvoir qua-

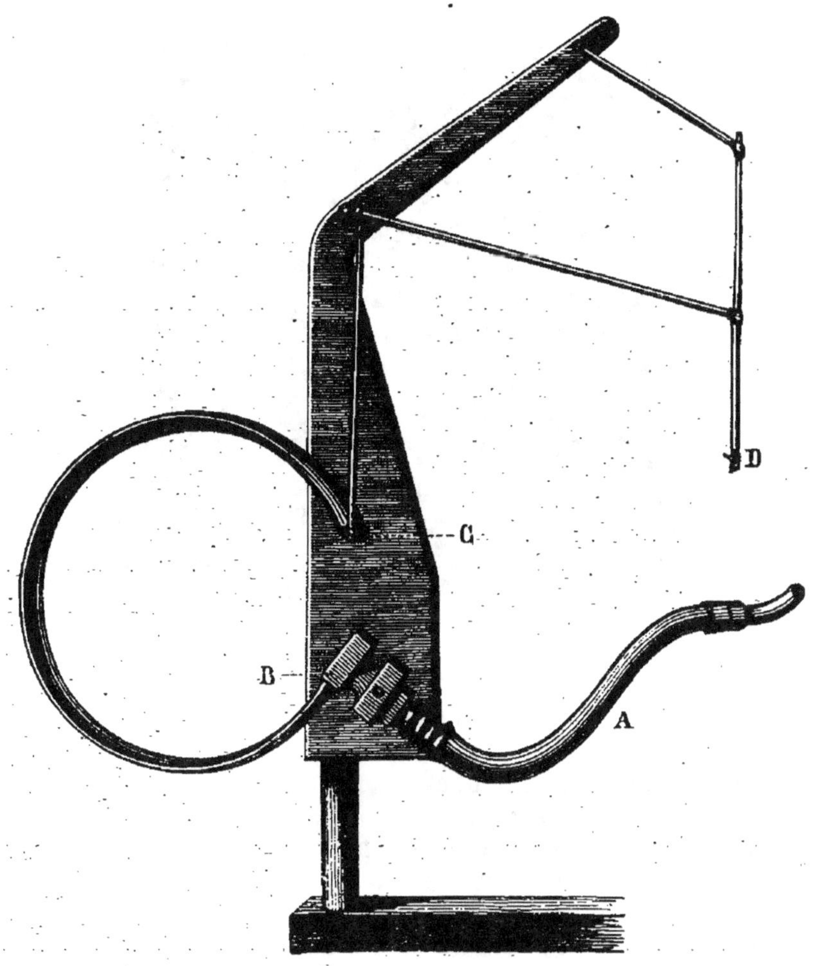

Fig. 103.

Kymographion à ressort de M. Fick.

rante fois par minute, en maintenant la variation de la pression un certain temps, ce qui se traduit par les parties horizontales de la courbe (fig. 104); la colonne de mercure recevait l'effet de la variation de pression, prenait une vitesse acquise et dépassait la hauteur correspondante à l'augmentation de pression, puis descendait trop bas, et offrait toujours des sommets aigus sans trace de ligne horizontale indiquant la durée de la variation de pression.

Cependant la courbe du kymographion à mercure permet de mesurer avec exactitude la] pression moyenne du sang et les

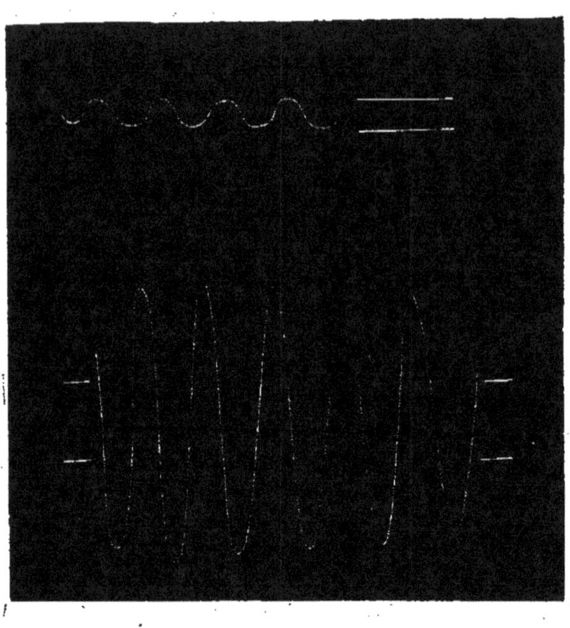

Comparaison du kymographion à ressort et du kymographion à mercure.

grands changements qui peuvent se manifester dans une foule de conditions physiologiques.

Pression moyenne du sang.—Comment d'une courbe sinueuse déduire la pression moyenne du sang? La courbe est tracée sur le papier par l'encre, ou mieux sur le papier couvert de noir de fumée par un tube solide. Sur le papier déroulé on trace une ligne horizontale *ab* correspondant à la pression nulle (fig. 105): c'est la ligne des abscisses ; deux ordonnées perpendiculaies *ac*, *db*, sont tracées à une certaine distance. On découpe la figure formée par la courbe, les ordonnées et la ligne des abscisses sur du papier d'une épaisseur homogène, assez grande ; on pèse la figure et l'on a déterminé à l'avance le poids de l'unité de surface du papier employé : autant de fois le premier poids contient le second, autant la figure contient d'unités de surface. En divisant la surface trouvée par la base *ab*, on obtient la hauteur d'un rectangle équivalent à cette surface, et cette hauteur est la moitié de la pression moyenne cherchée. (Le mercure monte autant dans l'une des branches qu'il baisse dans l'autre.) Ce procédé ingénieux a été employé d'abord par M. Volkmann.

Travail du cœur. — La connaissance de la pression du sang dans les grosses artères et de quelques autres données permet de calculer approximativement le travail produit par une systole du ventricule gauche.

Fig. 103.

Courbe servant à déterminer la pression moyenne du sang.

Supposons la pression moyenne du sang dans l'aorte chez l'homme égale à 15 centimètres de mercure, le diamètre de ce vaisseau près du cœur est 3^c,2 environ, et sa section 8^{cc},04. Représentons-nous à l'origine de l'aorte une paroi mobile, un piston de même section, l'ondée sanguine lancée par le cœur serait capable de faire mouvoir ce piston dans un tube cylindrique ; si l'on évalue que le volume de l'ondée est 160 centimètres cubes, la hauteur d'un cylindre, ayant pour section 8^{cq},04, et pour volume 160^{cc}, est $\dfrac{160}{8,04} = 19^c,9$: ainsi, le piston que nous avons imaginé se déplacerait à chaque systole de 0ᵐ,199. Quelle est la pression en kilogrammes supportée par le piston ? Une colonne de mercure de 1 centimètre de hauteur, sur un centimètre carré de base, pèse 0ᵏ,01359 ; une colonne de mercure d'une hauteur de 15 centimètres sur 8ᶜ۹,04, pèse 0ᵏ,01359 × 15 × 8,04 = 1ᵏ,639. Le travail d'une systole s'obtient toujours de la même manière, en multipliant le poids soulevé par la hauteur à laquelle il est porté : 1ᵏ,639 × 0ᵐ,199 = 0ᵏᵐ,326. Admettons 70 systoles par minute ; comme il y a 1440 minutes en vingt-quatre heures, le travail du cœur gauche en vingt-quatre heures est 0ᵏᵐ,326 × 70 × 1440 = 32 860 ki-logrammètres. La pression moyenne dans l'artère pulmonaire étant le tiers environ de celle qui existe dans l'aorte, ou 5 cen-timètres environ, le cœur droit, qui met en mouvement le même volume de sang à chaque systole, produit un travail trois fois moindre, ou 10 953 kilogrammètres environ, ce qui donne pour le cœur un travail total de 43813 kilogrammètres en vingt-quatre heures.

Tout ce travail est employé à vaincre les résistances que le sang rencontre dans les vaisseaux, et nous verrons plus loin que ce travail dépensé se convertit en chaleur.

Du pouls. — Sphygmographie. — Le doigt qui appuie sur une artère reposant sur un plan osseux perçoit une sensation de sou-lèvement brusque qui correspond à l'augmentation de pression due à la systole du ventricule et au choc de l'ondée sanguine contre la paroi déformée : ce phénomène a reçu le nom de *pouls*. Suivant de très-près le battement du cœur, le pouls coïncide exactement avec les petites oscillations de la colonne de mercure de l'hémodynamomètre appliqué sur une artère.

La fréquence du pouls est déterminée à l'aide d'une montre à secondes ; sa régularité ou son irrégularité est facilement re-connue par le doigt ; on peut aussi reconnaître s'il est plus ou moins fort. Mais ces signes sont insuffisants ou fugaces, et la science médicale est maintenant en possession d'un instrument qui inscrit lui-même la forme du pouls et fait connaître des ca-ractères importants, des modifications nombreuses de ce phé-nomène lié aux conditions essentielles et si variées de la circu-lation : nous voulons parler du sphygmographe.

Tout le monde a remarqué que, dans la position assise, les jambes étant croisées, la jambe supérieure est animée de mou-vements que l'on peut compter ; l'artère poplitée comprimée soulève la jambe tout entière près de l'articulation du genou et représente un long levier du troisième genre, qui amplifie, considérablement le mouvement. M. Vierordt construisit le premier un appareil inscrivant les battements d'une artère à l'aide d'un système de leviers sur un cylindre tournant, semblable à celui du kymographion de M. Ludwig. Ce sphygmographe donne une courbe dans laquelle la partie ascendante et la partie descendante sont semblables et les extrémités aiguës.

Sphygmographe de M. Marey. — M. Marey reconnut que la grande masse à mouvoir dans l'instrument de M. Vierordt déforme le mouvement par son inertie ; pour éviter cet inconvénient, il a pris un levier très-léger, très-mobile, pouvant traduire tous les mouvements qui lui seront communiqués et ne les modifiant point par sa masse. Un ressort courbe R (fig. 106), fixé

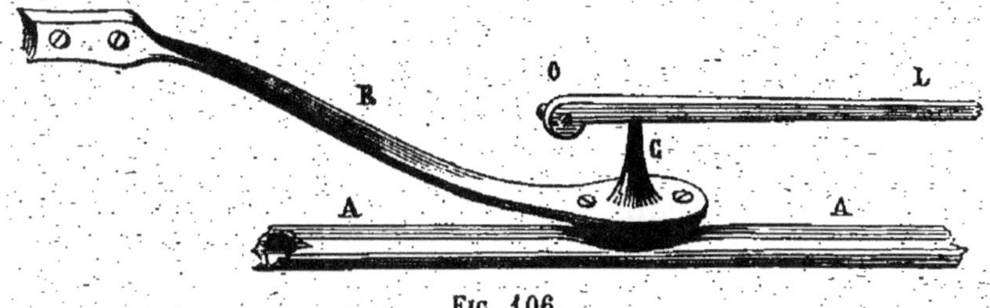

Fig. 106.

Principe du sphygmographe de M. Marey. — A, artère. — R, Ressort. — C, tige qui transmet le mouvement au levier OL.

invariablement à l'une de ses extrémités, appuie par l'autre, qui est arrondie, au-dessus d'une artère qu'il comprime. Une tige verticale C, fixée sur cette extrémité, vient rencontrer un long levier L très-léger de bois et d'aluminium, tout près de l'axe O, autour duquel il peut tourner. La longueur du grand bras dans ce levier du troisième genre est-elle cinquante fois celle du petit bras, le mouvement vertical de soulèvement du ressort est transformé en un mouvement cinquante fois plus grand à l'extrémité du levier. Telle est la partie essentielle du sphygmographe de M. Marey : différentes pièces ajoutées et de légères modifications rendent l'application de cet instrument plus facile. Un cadre métallique, muni de lacets, permet de fixer l'appareil sur le poignet. Sur ce cadre, le ressort R, destiné à comprimer le vaisseau, et un levier très-léger, prennent un appui solide.

Pour transmettre le mouvement du ressort au levier, on emploie une tige courbée à angle droit, dont la grande branche tourne autour d'un axe fixé au cadre en E (fig. 107), tandis que la petite branche verticale se termine par un couteau. Une vis verticale T est maintenue par un écrou pratiqué dans le levier coudé intermédiaire; quand on la tourne dans un sens convenable, elle touche par son extrémité le ressort appliqué sur le vaisseau, tandis que le couteau vient rencontrer le grand levier, tout près de son point d'appui. A l'extrémité *a* de cette tige légère construite en bois et en aluminium se trouve une plume imbibée d'encre. Les mouvements du levier sont inscrits sur une feuille de papier portée par une plaque que meut uniformément et avec une vitesse connue un mouvement d'horlogerie fixé au cadre. Les oscillations amplifiées qui représentent le pouls offrent des caractères importants qu'il faut apprendre à reconnaître.

. *Examen d'un tracé.* — Le tracé présente une série de courbes; chacune correspond à un battement du pouls : c'est une pulsation. Nous représentons ici la courbe fournie par l'artère radiale chez un homme bien portant (fig. 108). Chaque pulsation offre trois parties bien distinctes : l'ascension, le sommet et la descente. La partie ascendante est produite par le début de l'afflux du sang et l'augmentation de la pression; le sommet correspond à la durée de l'afflux et au maintien de la pression la plus grande; la partie descendante correspond à l'écoulement du sang dans les vaisseaux capillaires et à la diminution de la pression.

La durée de chacune de ces parties et des phénomènes qu'elles représentent est exactement marquée sur la courbe. Le sang pénètre-t-il brusquement dans les artères, le tracé l'indiquera par une ligne verticale; pendant le temps très-court qui est nécessaire pour que la tension devienne maximum, la plaque mobile

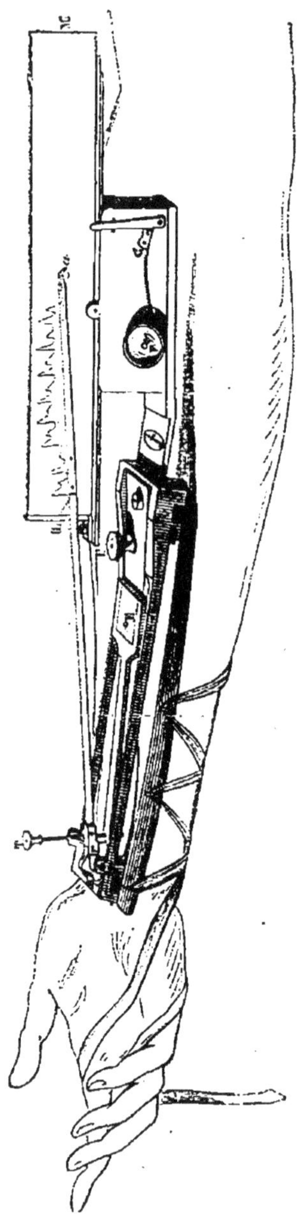

Fig. 107.
Sphygmographe de M. Marey appliqué au bras.

aura été déplacée à peine. Si l'ondée sanguine pénètre lentement dans les artères, la courbe ascendante sera oblique. Le sommet dans le tracé normal est aigu, et la pression diminue aussitôt ; mais il peut être plus ou moins élargi. La courbe descendante est en général oblique, et plus ou moins oblique, suivant que l'écoulement du sang est plus ou moins rapide ; elle offre normalement un rebondissement qui correspond au phénomène du dicrotisme.

Il faut considérer encore la ligne d'ensemble du tracé que l'on obtient en joignant tous les sommets : cette ligne reste-t-elle

Fig. 108.

Pouls normal.

horizontale dans tout le tracé, la tension maximum est restée constante ; avec elle s'élève ou s'abaisse cette tension la plus grande.

La forme du pouls, si bien saisie par le sphygmographe, présente de grandes variations dans des conditions physiologiques déterminées et dans les maladies. Nous renverrons pour cet objet à l'ouvrage remarquable de M. Marey sur la physiologie médicale de la circulation du sang.

Vitesse du sang dans les artères. — M. Volkmann a mesuré cette vitesse à l'aide d'un instrument particulier qu'il appela hémodromomètre. Sur un tube court métallique *ab* (fig. 109) on a mastiqué un long tube de verre en U, qui a, comme le premier, le même diamètre que le vaisseau sur lequel on doit opérer ; à chaque point de jonction des tubes se trouve un robinet à trois voies, qui permet d'établir une communication directe du point *a* au point *b* par le tube court, ou une communication avec le même point par le tube en U. Tout l'appareil est rempli d'eau. Pour faire une expérience, on découvre une artère, on la lie en deux points distants de quelques centimètres, et l'on introduit dans le vaisseau une canule à un centimètre environ de la ligature et de chaque côté. On engage chaque extrémité *a* et *b* dans la canule correspondante ; les ligatures provisoires sont déliées, et le sang passe directement dans le vaisseau, les robinets étant en première position. Lorsque la circulation est bien rétablie, on tourne les deux robinets en sens inverse par un mécanisme

particulier qui produit leurs mouvements simultanés à l'aide
d'un seul mouvement de rotation; on compte le temps : le sang
parcourt aussitôt le long tube, et la coloration rouge qui indique la séparation du sang et de l'eau permet de mesurer le
chemin parcouru, et l'on évalue aussi le temps employé à le par-

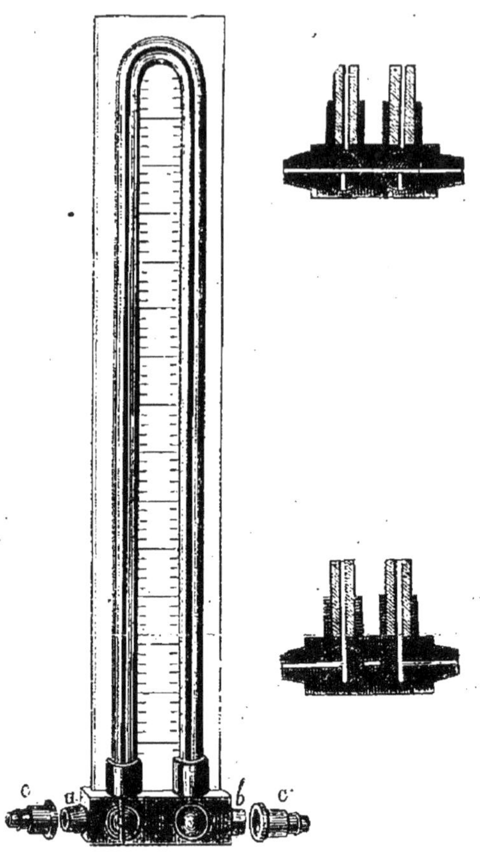

FIG. 109.

Hémodromomètre de M. Volkmann. — C C', canules. Les robinets à trois voies
sont représentés dans les deux positions successives.

courir. M. Volkmann a trouvé que la vitesse moyenne du sang
dans l'artère carotide du chien est 29 centimètres par seconde ;
cette vitesse est la même chez les mammifères ; à mesure que
l'on s'éloigne du cœur, la vitesse diminue.

**Vitesse du sang dans les diverses régions de l'arbre circu-
latoire.** — Une considération très-simple permet de donner une
idée de la vitesse du sang dans les différentes régions. Puisque
le sang ne sort pas des vaisseaux qu'il parcourt, la même quantité

de liquide passe dans le même temps par le cœur droit, par le cœur gauche, par l'aorte à son origine, par toutes les artères et par tous les capillaires qu'elle fournit, de même que par l'ensemble des veines ; partout la dépense est la même. Mais la section de l'aorte est plus petite que les sections ajoutées de ses branches ; et, si l'on ajoute toutes les sections des vaisseaux capillaires de la grande circulation, la somme représente une section beaucoup plus grande que celle de l'aorte. Il en résulte que la vitesse du sang est beaucoup moindre dans chaque vaisseau capillaire que dans l'aorte. Les veines ont un calibre plus grand que les artères : aussi le sang les traverse avec une vitesse moindre.

Si l'on veut avoir une idée nette de la lenteur du cours du sang dans les capillaires, que l'on examine au microscope, à un grossissement de soixante fois, ce phénomène dans la membrane interdigitale d'une grenouille. On peut placer dans le champ une artériole et une partie du réseau capillaire ; dans cette artériole très-éloignée du cœur, la vitesse du sang paraît très-grande auprès de celle des globules qui se pressent un à un dans les vaisseaux capillaires, dont souvent le diamètre est très-peu supérieur au diamètre transversal des globules elliptiques. Il faut réfléchir que, dans cette observation, nous rendons la vitesse soixante fois plus grande qu'elle n'est en réalité.

Effet du changement de dimension des vaisseaux. — M. Claude Bernard, mon illustre maître, a démontré par une expérience célèbre l'action du système nerveux sur les dimensions des vaisseaux. Si l'on coupe chez le lapin le filet cervical du grand sympathique, aussitôt les vaisseaux artériels du même côté se dilatent, l'oreille devient plus rouge et plus chaude que du côté opposé : on a produit une paralysie des fibres musculaires que contiennent les parois des artères ; celles-ci se sont élargies aussitôt. La résistance que le cours du sang rencontre dans les petits vaisseaux diminue, les parties reçoivent plus de sang et sont, par suite, plus échauffées. Si l'on excite par l'électricité les nerfs sympathiques, au lieu de la tonicité dans laquelle ils tiennent les muscles des vaisseaux, une véritable contraction a lieu, le calibre des vaisseaux diminue, les parties reçoivent moins de sang. Les expériences de M. Poiseuille nous donnent une idée des variations de vitesse du cours du sang avec les changements du calibre des vaisseaux ; la pression et la longueur du vaisseau restant les mêmes, si le diamètre devient double, la quantité de sang qui s'écoule devient 2^4, ou seize fois plus grande dans le même temps ; c'est-à-dire que le tissu reçoit seize fois plus de sang, résultat d'une extrême importance.

Schéma de la circulation de M. Marey.—M. Marey a reproduit artificiellement divers phénomènes de la circulation à l'aide d'un appareil imitant le cœur et les principaux troncs artériels.

Une ampoule de caoutchouc V (fig. 110), représentant le ventricule, est introduite dans un ballon de verre *vv*, à deux tu-

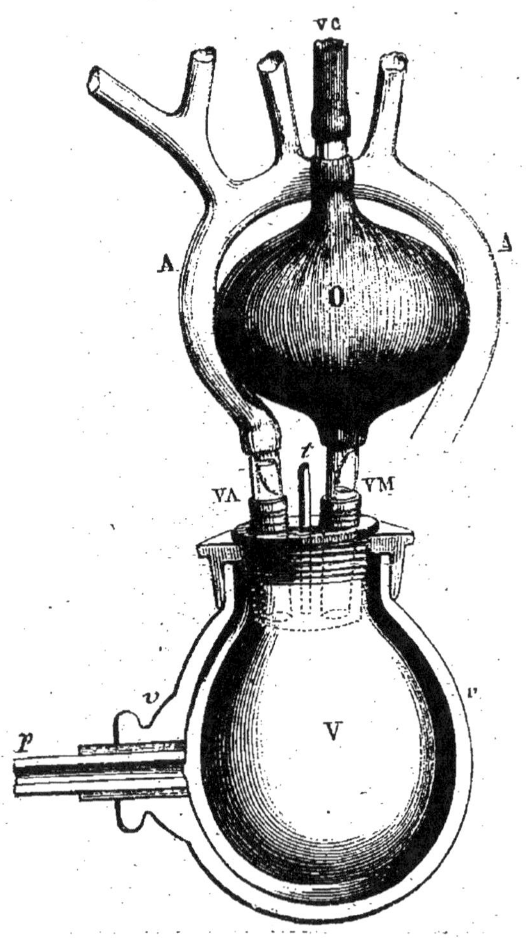

Fig. 110.

Schéma du cœur. — V, ventricule gauche. — O, oreillette. — A, aorte.

bulures, l'une supérieure, l'autre latérale. Le ventricule est fixé au col du ballon par un bouchon qui laisse passer deux tubes. L'un communique avec une seconde ampoule de caout-

chouc O qui représente l'oreillette gauche et présente une valvule, petit sac de taffetas gommé, offrant la forme des valvules

FIG. 111.

Schéma de la circulation artérielle.

veineuses, collée contre la paroi intérieure du tube, permettant
seulement le passage d'un liquide de l'oreillette dans le ven-

tricule ; à l'autre tube, muni d'une valvule disposée en sens inverse, comme une valvule aortique, on fixe un système de tubes représentant l'aorte et ses branches principales (fig. 111) ; on lie ces tubes artériels à leurs extrémités, à l'exception de deux branches que l'on termine par deux tubes de verre étroits, maintenus au-dessus d'un entonnoir réuni à l'oreillette par un tube de caoutchouc.

On remplit par l'entonnoir tout l'appareil de liquide. Comment faire contracter le cœur artificiel ? A la tubulure latérale on fixe au moyen d'un tube une poire de caoutchouc à parois épaisses, pleine d'air, que l'on comprime avec la main d'une manière intermittente ; chaque mouvement augmente la pression de l'air qui se transmet sur toute la surface du ventricule artificiel et produit une systole. Une ondée liquide pénètre dans l'aorte et dans ses branches ; on ouvre la main, le ventricule entre en diastole, la valvule aortique se ferme, la valvule mitrale s'ouvre, et l'oreillette verse son contenu dans le ventricule.

Avec cet appareil, on reproduit les principaux phénomènes de la circulation ; fait-on communiquer l'une des artères avec un manomètre, on voit s'élever la colonne de mercure et on la voit osciller.

Veut-on imiter l'effet de la contraction des petits vaisseaux, on adapte comme orifices d'écoulement des tubes très-étroits, on voit alors s'élever la pression ; prend-on des tubes plus larges, la pression diminue : bien entendu, si l'on conserve le rhythme et la force des contractions artificielles.

On voit que l'élasticité des vaisseaux artériels produit un jet continu par les orifices d'écoulement, tandis que les ondées sont intermittentes.

Enfin, on peut reproduire les phénomènes accessoires de la circulation : la dilatation, la locomotion des artères, et même le pouls, que l'on peut enregistrer avec le sphygmographe, et auquel on peut donner toutes les formes qui se présentent chez l'homme à l'état de santé ou à l'état de maladie. Si l'on applique l'oreille au niveau des valvules, on entend des bruits tout à fait comparables à ceux du cœur.

———

7.

LIVRE III.

CHALEUR.

Les phénomènes proouits par la chaleur sont très-nombreux et très-importants ; nous étudierons ceux que l'on observe ou que l'on détermine ordinairement sur les corps bruts, c'est-à-dire : les changements dans les dimensions ou dilatations ; les changements d'état, ou passages de l'état solide à l'état liquide, de l'état liquide à l'état gazeux, et les phénomènes inverses ; ensuite nous parlerons de la dissolution des gaz dans les liquides que l'on peut encore considérer comme un changement d'état ; nous donnerons comme application quelques notions sur les machines à vapeur. Le mélange des gaz et des vapeurs, et l'hygrométrie, la mesure des quantités de chaleur et la mesure de l'équivalent mécanique de la chaleur, termineront la première section de ce livre.

La chaleur animale, qui comprend une foule de questions intéressant au plus haut degré le médecin et le physiologiste, formera la seconde section, à laquelle nous ajouterons des notions sur le chauffage et la ventilation, et sur la météorologie.

La chaleur rayonnante, dont les lois présentent une très-grande analogie avec celles de la lumière, sera étudiée avec plus de profit après l'optique.

SECTION PREMIÈRE.

CHALEUR EN GÉNÉRAL.

CHAPITRE PREMIER.

DILATATION DES CORPS PAR LA CHALEUR.

Dilatation des corps solides. — Pour démontrer que les corps solides se dilatent par la chaleur, on prend une barre de métal AB (fig. 112), fixée à l'extrémité A à l'aide d'une vis, libre à l'autre B, qui passe dans un anneau et vient s'appliquer contre la petite branche d'un levier coudé, mobile autour d'un axe O, dont la grande branche peut se mouvoir sur un cadran. Au-dessous de la tige métallique, on dispose un cylindre creux renfermant une mèche de coton imbibé d'alcool. On allume cette lampe, aussitôt la branche OL du levier se meut et indique que la petite branche est poussée.

Laissons ensuite l'appareil se refroidir, tout revient dans le

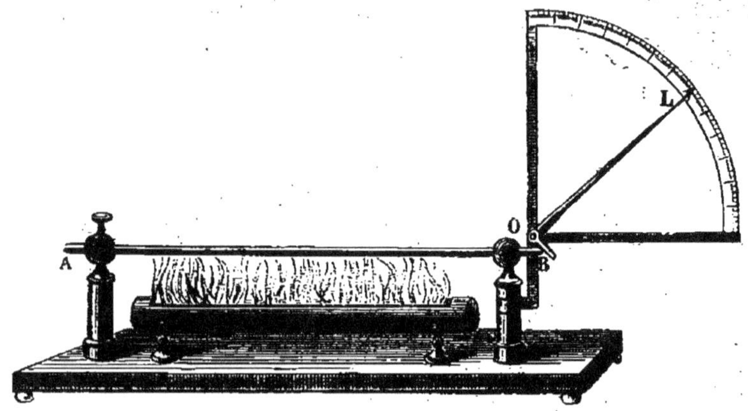

FIG. 112.

Appareil qui sert à démontrer la dilatation des corps solides par la chaleur.

premier état. L'avantage de cette disposition, c'est qu'un petit mouvement de la tige est rendu vingt fois plus grand, si l'une des branches du levier est vingt fois plus longue que l'autre.

On démontre que les corps solides augmentent de volume par la chaleur, à l'aide d'un appareil dû à S'Gravesande (fig. 113). Une boule de métal, suspendue par une chaîne de fer, passe exactement au travers d'un anneau de même métal tenu horizontalement. Vient-on à chauffer la sphère, elle ne peut plus traverser l'anneau qui la supporte. Mais si l'on chauffe en même temps les deux pièces, la sphère passe dans l'anneau. Cette expérience montre qu'une sphère creuse se dilate autant qu'une sphère pleine de même diamètre.

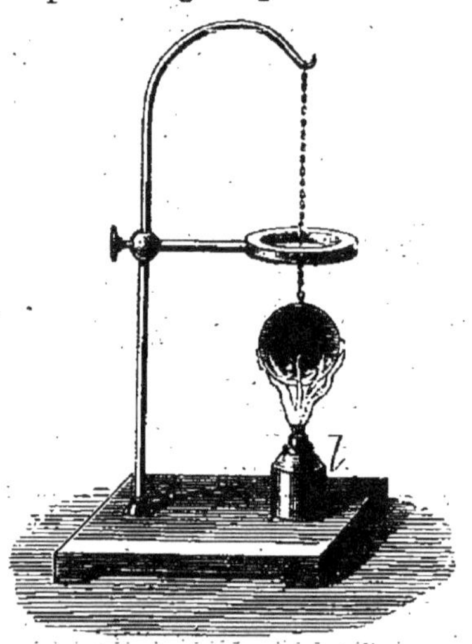

FIG. 113.

Anneau de S'Gravesande.

Dilatation des liquides.—Dans un ballon de verre, auquel on a soudé un tube étroit (fig. 114), on a introduit un liquide coloré qui s'élève à une certaine hauteur dans le tube ; on marque le niveau avec un index de carton. Vient-on à plonger cet appareil dans un vase plein d'eau chaude, on voit le liquide s'élever rapidement. Au premier instant de l'immersion, le liquide baisse dans le tube, et l'explication de ce phénomène est simple : la chaleur de l'eau pénètre d'abord dans le verre qui se dilate, et le liquide descend, parce que la capacité du vase augmente ; mais, aussitôt que la chaleur se communique au liquide, on le voit

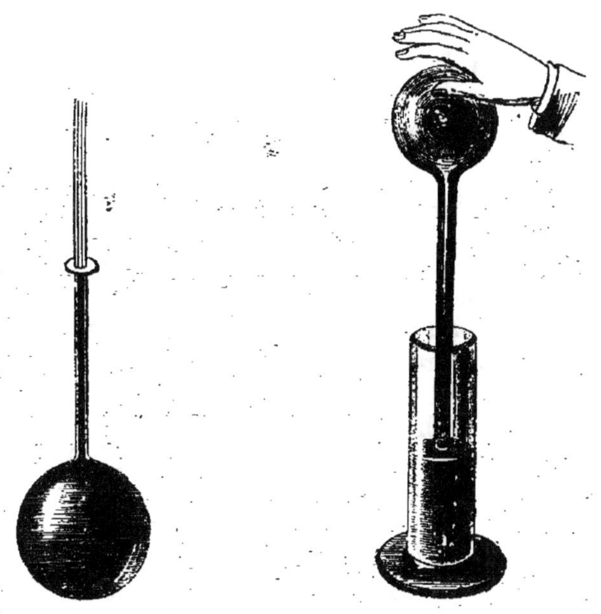

FIG. 114.
Appareil pour la dilatation des liquides.

FIG. 115.
Appareil pour la dilatation des gaz.

monter. Cette expérience prouve que le liquide se dilate plus que le verre. Par le refroidissement, la colonne revient au niveau primitif.

Dilatation des gaz. — Les gaz se dilatent beaucoup par la chaleur. Dans un appareil tout semblable au précédent, on a introduit dans le tube tenu horizontalement une petite colonne de liquide : c'est un index qui sépare l'air intérieur de l'air atmosphérique ; il suffit d'approcher la main du ballon pour voir l'index chassé aussitôt.

On peut encore plonger l'extrémité du tube dans un vase qui contient un liquide coloré (fig. 115); le réservoir est touché avec la main, aussitôt des bulles nombreuses s'échappent ; éloignons la main, l'air contenu dans le ballon se refroidit, se contracte, et le liquide, poussé par la pression atmosphérique, s'élève dans le tube, et peut même gagner le réservoir : c'est en opérant ainsi qu'on peut introduire un index dans le tube.

Thermomètre.—Un des appareils précédents, et particulièrement celui qui sert pour la dilatation des liquides, peut être laissé dans une chambre, ou porté d'une chambre dans une autre. Si le liquide reste exactement au même niveau, on dit que ces chambres sont à la même température ; si le liquide s'élève dans le second cas, on dit que la température est plus élevée ; s'il s'abaisse, qu'elle est plus basse : on peut donc se rendre compte avec cet appareil de l'état des corps par rapport à la chaleur, ou de leur température. C'est sur ce principe qu'est basée la théorie du thermomètre.

Le thermomètre est un instrument qui permet d'apprécier facilement les diverses températures, et de les mesurer. Il consiste en un réservoir cylindrique, auquel on a soudé un tube très-étroit, capillaire, qui a partout le même diamètre ; pour s'assurer que cette condition est remplie, avant de souder le tube au réservoir, on fait cheminer dans son intérieur une petite colonne de mercure qui conserve la même longueur dans toutes les parties (fig. 116), quand le tube possède un diamètre égal, quand il est bien calibré. Le liquide que l'on emploie de préférence pour remplir le thermomètre, c'est le mercure qui se dilate régulièrement et qui conduit bien la chaleur.

Pour remplir le tube, on soude à son extrémité un entonnoir dans lequel on verse du mercure et l'on chauffe le réservoir avec une lampe à alcool, ou avec quelques charbons allumés (fig. 117); l'air se dilate, sa force élastique augmente, de petites bulles s'échappent à travers le mercure. Laissons refroidir le verre, le gaz se refroidit, se contracte, sa force élastique diminue ; la pression atmosphérique presse sur le mercure et le fait pénétrer dans le tube et le réservoir. On recommence la même manœuvre, mais on ne peut ainsi chasser tout l'air. Pour arriver à ce but, on fait bouillir le mercure ; les vapeurs métalliques chassent complétement l'air, et, par le refroidissement, le tube et le réservoir sont remplis. Il est bon de chauffer le mercure de l'entonnoir pour qu'il ne descende pas froid contre le verre chaud et ne casse point le réservoir. Par un trait de lime, on détache l'entonnoir supérieur.

Le tube est trop plein de métal ; on plonge le réservoir dans un bain liquide plus chaud que la température la plus élevée que doit marquer l'instrument, le mercure en excès s'écoule ;

on ferme l'extrémité du tube à la lampe d'émailleur, on laisse
refroidir; le métal descend dans le tube.

Graduation du thermomètre. — Il faut graduer le thermomètre, ce qui se fait en déterminant deux points fixes : le point
0° et le point 100°.

Détermination du zéro. — Lorsqu'on plonge le réservoir et la

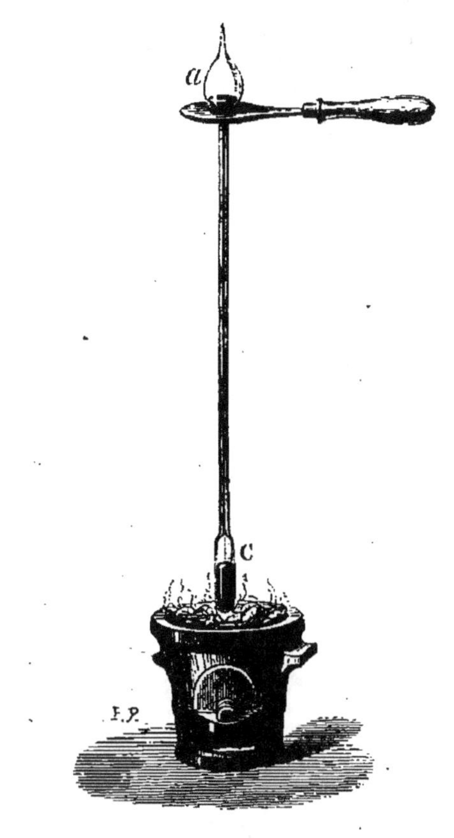

Fig. 116.

Fig. 117.

Calibrage du tube.

Construction du thermomètre à mercure.

partie du tube qui contient le mercure dans la glace pilée et
fondante, on remarque que le niveau du métal se maintient
constant, quelque lente, quelque rapide que soit la fusion
de la glace. Ce point fixe a été appelé zéro ; on le marque sur
la tige par un trait. L'appareil qui renferme la glace est un
vase cylindrique porté sur trois pieds (fig. 118), percé à sa partie

inférieure de trous qui donnent écoulement à l'eau provenant de
la fusion.

Lorsqu'on détermine une seconde fois le point 0° d'un thermomètre construit depuis quelques mois, on trouve qu'il n'occupe pas exactement le même point, il se trouve un peu au-
dessus ; il faut être averti de ce déplacement faible, qui tient à
ce que le verre, fortement chauffé au moment de la construction
du thermomètre, a conservé un volume un peu trop grand, et
revient peu à peu à ses dimensions primitives.

Détermination du point 100°.— Lorsque le réservoir et le tube
d'un thermomètre sont plongés dans la vapeur de l'eau bouillante, et que la pression atmosphérique est 76 centimètres, le

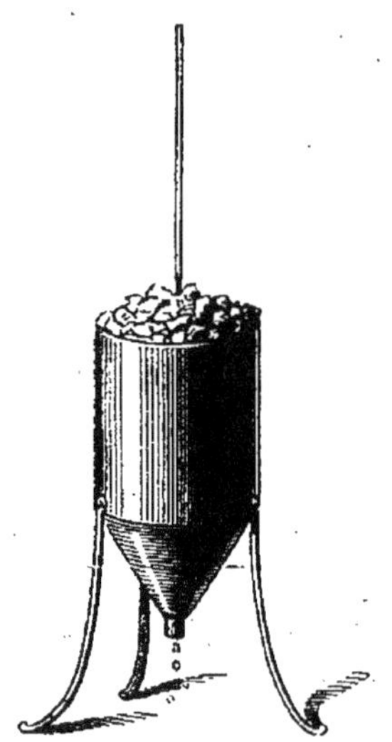

FIG. 118.

Détermination du point 0°.

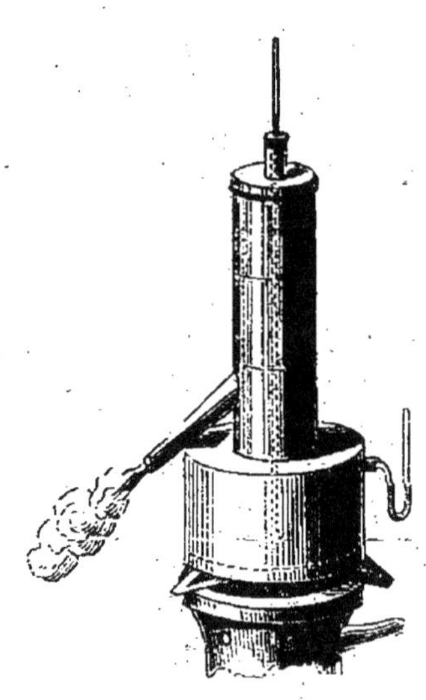

FIG. 119.

Détermination du point 100°.

mercure s'élève jusqu'en un point qui reste fixe et que l'on
marque sur la tige : c'est le centième degré.

L'appareil qui sert à le déterminer se compose d'une chaudière
métallique (fig. 119), dont la partie supérieure porte un tuyau
cylindrique vertical recouvert par un tuyau plus large ouvert à
sa partie inférieure. Un couvercle de métal ferme le haut de
ces deux tubes concentriques et sert à soutenir le thermomètre.
On verse dans la chaudière de l'eau distillée que l'on fait bouillir;
la vapeur passe dans le tuyau intérieur, puis entre les deux enveloppes, et empêche ainsi l'atmosphère de refroidir la colonne
de vapeur dans laquelle est placé le thermomètre.

Il est important, avant de marquer le point fixe qui correspond au niveau constant du mercure, de mesurer la hauteur du baromètre, car la température de la vapeur d'eau bouillante diminue en même temps que la pression atmosphérique.

Division en degrés. — On divise la distance comprise entre les deux points fixes en cent parties d'égale longueur, qu'on appelle degrés, et une de ces parties est le degré centigrade ; on prolonge les divisions au-dessus du point 100° et au-dessous du 0°. On peut élever l'échelle jusqu'à 360°, température d'ébullition du mercure, et l'abaisser jusqu'à 40° au-dessous de zéro, température de solidification de ce métal.

Dans l'écriture, les degrés au-dessous de 0° sont précédés du signe moins (—).

L'expérience a montré que la température de la vapeur d'eau bouillante diminue de 1° lorsque la pression atmosphérique baisse de 27 millimètres, lors de la détermination du point fixe supérieur ; si la pression atmosphérique était égale à 760 — 27 = 733 millimètres, il faudrait marquer 99° au point où s'arrête le mercure, et diviser l'intervalle entre le zéro et ce point en 99 parties égales.

Deux thermomètres gradués comme nous venons de l'indiquer seront toujours d'accord s'ils sont placés exactement dans les mêmes conditions ; et si un thermomètre a été gradué avec beaucoup de soin, un tube rempli non gradué, placé avec le premier dans des bains d'eau plus ou moins chaude, pourra être gradué par comparaison avec celui-ci, qui sert alors d'étalon. Mais il faut que le physicien détermine lui-même les points fixes d'un thermomètre, pour qu'il puisse être sûr de ses indications.

Thermomètre à alcool. — Le thermomètre à alcool, que l'on emploie quelquefois, se remplit à peu près comme le thermomètre à mercure ; il est inutile cependant de fixer un entonnoir. On chauffe le réservoir, l'air se dilate et s'échappe en partie ; on plonge le tube dans un verre qui contient de l'alcool coloré en rouge par l'orseille. Par le refroidissement, une certaine quantité de ce liquide monte dans le réservoir ; on le fait bouillir et l'on plonge rapidement l'extrémité du tube dans l'alcool, qui remplit le tube et le réservoir. Mais il reste toujours une bulle d'air ; pour la chasser, on attache au tube une ficelle, et on le fait tourner vivement : le liquide plus lourd s'éloigne plus du centre de rotation que le gaz et occupe tout le réservoir, tandis que la bulle est passée dans le tube.

Ce thermomètre doit être gradué par comparaison avec un bon

thermomètre à mercure parce que l'alcool ne se dilate pas régulièrement ; on ne peut déterminer le point fixe supérieur, car
le liquide bout à 78°. Cet instrument offre un seul avantage, c'est
qu'il peut marquer des températures inférieures au point de
congélation du mercure — 40° ; l'alcool n'a pas été congelé à
— 100°.

Différentes échelles thermométriques. — L'échelle centigrade
est la plus usitée en France. Dans l'échelle de Réaumur, les

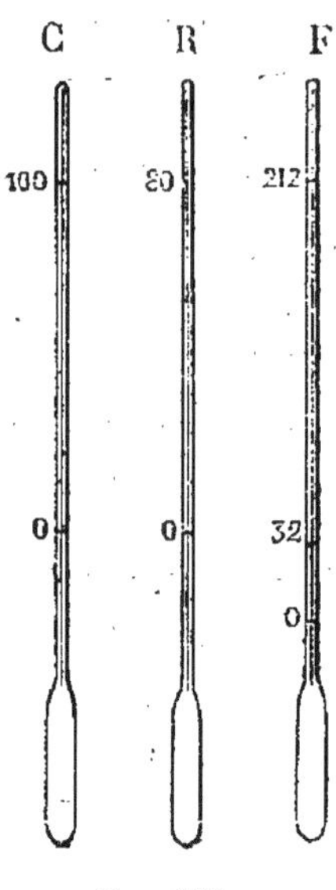

FIG. 120.

Comparaison des trois échelles, centigrade, Réaumur, Fahrenheit.

points fixes sont les mêmes, mais l'intervalle est divisé en 80 parties égales (fig. 120). Ainsi 80° Réaumur valent 100° centigrades,
ou 1° R. vaut $\dfrac{100}{80} = \dfrac{5}{4}$ de degré centigrade. Réciproquement, un

degré centigrade vaut $\dfrac{4}{5}$ de degré Réaumur.

$$20° \text{ R. valent } 20 \times \frac{5}{4} = 25° \text{ centigrades.}$$

L'échelle de Fahrenheit usitée en Angleterre présente un
point fixe inférieur différent du nôtre, déterminé dans un mélange de glace et de sel marin. Notre zéro correspond au degré
32 de ce thermomètre, et notre point 100° au degré 212 ; la différence est 180° F. Donc 100° centigrades valent 180° F. ; un degré

centigrade vaut $\dfrac{180}{100}$ ou $\dfrac{9}{5}$ de degré Fahrenheit. Réciproquement,
un degré Fahrenheit vaut $\dfrac{5}{9}$ de centigrade.

Veut-on convertir 95°F. en degrés centigrades, on retranche d'abord 32 pour partir du même point fixe, il reste 63°F., qui valent $63 \times \dfrac{5}{9} = 35°$ centigrades.

Thermomètres à échelle arbitraire. — Dans les thermomètres destinés aux recherches, le constructeur, après s'être assuré que le tube est bien calibré, le divise en parties d'égale longueur avec une machine à diviser, puis soude un réservoir qu'il remplit de mercure ainsi qu'une partie du tube, et livre cet instrument au physicien, qui doit toujours le graduer lui-même. Dans un bon thermomètre construit par Fastré et qui sert d'étalon, le zéro correspond à la division 61, le centième degré à la division 472,4 ; il en résulte que $472,4 - 61 = 411,4$ divisions du thermomètre valent 100°. Un degré comprend alors 4,11 divisions. Si ce thermomètre plongé dans un liquide marque 121, retranchons 61 afin de partir du zéro, 60 divisions restent au-dessus ; or, 411,4 divisions valent 100°, 60 divisions valent $\dfrac{60 \times 100}{411,4} = 14°,6$. On peut dresser une table des degrés centigrades qui correspondent aux divisions de l'échelle arbitraire.

Sensibilité du thermomètre. — Un thermomètre est sensible, quand, placé dans un milieu, le niveau du liquide monte rapidement en un point où il reste invariable. La condition à laquelle doit satisfaire un pareil instrument, c'est que le réservoir soit cylindrique et de très-petite dimension, car la chaleur qui lui est communiquée se distribue alors facilement dans le métal. Le tube est très-capillaire, et pour voir la colonne il faut placer derrière la tige un morceau de papier blanc.

Pour étudier la chaleur animale, il suffit que le thermomètre marque depuis 0° jusqu'à 45° ; alors chaque degré peut occuper plusieurs divisions de la tige, et l'on peut apprécier facilement les dixièmes de degré. Cet instrument se gradue par comparaison avec un bon thermomètre étalon, comme celui dont j'ai parlé plus haut.

CHAPITRE II.

COEFFICIENTS DE DILATATION.

Coefficient de dilatation linéaire. — On appelle *coefficient de dilatation linéaire* d'un corps solide l'allongement qu'éprouve l'unité de longueur de ce corps quand sa température s'élève d'un degré.

Une barre de fer dont la longueur est 1 mètre à 0°, devient à 1°, 1^m,000012. L'expérience a montré qu'en passant de 20° à 21°, ou de 50° à 51°, l'allongement 0,000012 ou le coefficient de dilatation linéaire reste le même. Ce résultat va nous permettre de calculer, par exemple, ce que devient une barre de ce métal dont la longueur à 0° est 5 mètres, quand on la chauffe à 25°.

1 mètre de fer à 0°, en passant à 1°, s'allonge de 0,000012; en passant à 25°, il s'allonge vingt-cinq fois plus, ou devient $1 + 25 \times 0,000012$, et 5 mètres posséderont une longueur égale à 5 mètres $(1 + 25 \times 0,000012)$.

Nous pouvons généraliser cette formule. Soient l_0 la longueur d'une barre d'un corps solide à 0°, λ le coefficient de dilatation linéaire, la longueur lt de cette barre à la température t sera $l_t = l_0 (1 + \lambda t)$, formule dans laquelle entrent quatre quantités; trois d'entre elles étant connues, on peut déterminer la quatrième. La longueur à une autre température t' sera

$$lt' = l_0(1 + \lambda t').$$

Divisons les deux égalités l'une par l'autre : $\dfrac{lt}{lt'} = \dfrac{1 + \lambda t}{1 + \lambda t'}$. La quantité $1 + \lambda t$ s'appelle *binôme de dilatation*. Les longueurs d'une barre à deux températures différentes sont entre elles comme les binômes de dilatation.

Coefficient de dilatation superficielle. — On appelle ainsi l'accroissement de surface qu'éprouve l'unité de surface d'un corps lorsqu'on vient à élever sa température d'un degré.

Soit 1 mètre carré d'un corps solide à 0° dont le coefficient de dilatation linéaire est λ: à 1°, les côtés deviennent $1 + \lambda$, la nouvelle surface est $(1 + \lambda)^2 = 1 + 2\lambda + \lambda^2$; l'accroissement de surface est $2\lambda + \lambda^2$. Le coefficient λ est très-petit; il est, pour les solides, inférieur à $\dfrac{1}{30000}$; le carré λ^2 d'une fraction aussi petite est tout à fait négligeable, aussi nous disons que le coefficient de dilatation superficielle est le double de celui de dilatation linéaire.

Coefficient de dilatation cubique. — C'est l'accroissement de volume qu'éprouve l'unité de volume d'un corps solide, liquide, ou gazeux, quand sa température augmente de 1 degré. On démontre, de même, en faisant le cube de $1 + \lambda$ et en négligeant les termes excessivement petits, qu'il est le triple du coefficient de dilatation linéaire.

On prend presque toujours le litre ou décimètre cube pour unité de volume.

Soient :

V_o, le volume d'un corps à $0°$,

K, son coefficient de dilatation cubique,

t, l'élévation de sa température.

L'unité de volume à $0°$ devient à $1°$, $1 + K$.

L'unité de volume à $0°$ devient à $t°$, $1 + Kt$.

Et le volume V_o sera V fois plus grand :

$$V_t = V_o (1 + Kt) ;$$

à une autre température t',

$$V_{t'} = V_o (1 + Kt').$$

Divisons les deux égalités membre à membre :

$$\frac{V_t}{V_{t'}} = \frac{1 + Kt}{1 + Kt'}.$$

Les volumes d'un certain poids d'un corps, à deux températures différentes, sont entre eux comme les binômes de dilatation.

Problème. — Connaissant le poids spécifique d'un corps à $t°$, trouver son poids spécifique à $0°$.

Soit P le poids d'un corps dont le volume est V_t et le poids spécifique $D_{t'}$ à $t°$; soient V_o et D_o le volume et le poids spécifique à $0°$ d'un même poids de substance :

$$P = V_t D_t,$$
$$P = V_o D_o.$$

Les seconds membres sont égaux : $V_o D_o = V_t D_t$; or $V_t = V_o (1 + Kt)$; remplaçons V_t par sa valeur : $V_o D_o = V_o (1 + Kt) D_t$, d'où $D_o = D_t (1 + Kt)$.

Le poids spécifique d'un corps à $0°$ s'obtient en multipliant son poids spécifique à $t°$ par le binôme de dilatation cubique.

On trouve d'une manière analogue que les poids spécifiques

d'un même corps à deux températures différentes, t et t', sont entre eux en raison inverse des binômes de dilatation :

$$\frac{D_t}{D_{t'}} = \frac{1 + Kt'}{1 + Kt}.$$

Problème. — Connaissant le poids d'un litre de gaz ou de vapeur à 0° et sous la pression de 76, trouver le poids d'un litre à une autre température et à une autre pression.

Le poids d'un litre de gaz à 0° et à la pression de 76 est p ; chauffons le gaz à $t°$ et soumettons-le à une pression H.

Un litre de gaz à 0° chauffé à $t°$ devient $1 + Kt$, K étant le coefficient de dilatation cubique des gaz ; sous la pression de 1 centimètre, ce volume devient 76 fois plus grand ou $(1 + Kt)\,76$; à la pression H, H fois plus petit : $\dfrac{(1 + Kt)\,76}{H}$. Or ce nouveau volume, quel qu'il soit, pèse encore p ; un seul litre pèsera p divisé par $\dfrac{(1 + Kt)\,76}{H}$, ou $\dfrac{pH}{(1 + Kt)\,76}$. Tel est le poids d'un litre de gaz à $t°$ et sous la pression H, quand on le connaît à 0° sous la pression de 76.

Réciproquement : Connaissant le poids p d'un litre de gaz à $t°$ et sous la pression H, trouver le poids d'un litre à 0° et sous la pression 76. Un litre de gaz à $t°$ et sous la pression H pèse p ; son volume à 0° est $\dfrac{1}{1 + Kt}$; sous la pression de 1 centimètre il devient $\dfrac{H}{1 + Kt}$, et sous la pression de 76, il est 76 fois plus petit, ou $\dfrac{H}{1 + Kt)\,76}$. Mais ce volume différent de un litre pèse toujours p ; l'unité de volume ou un litre pèsera $\dfrac{p(1 + Kt)\,76}{H}$. On obtiendra par un raisonnement analogue la solution de ce problème plus général : Soit p le poids d'un litre de gaz à la température t et à la pression H, quel sera le poids x d'un litre à la température t' et à la pression H′ ;

$$x = p \cdot \frac{1 + Kt}{1 + Kt'} \cdot \frac{H'}{H}.$$

Ce problème se présente très-souvent dans l'étude des gaz.

Mesure des coefficients de dilatation linéaire.—Méthode de Lavoisier et de Laplace. — Une barre AB d'un corps solide est supportée par des rouleaux au milieu d'une longue cuve de métal (fig. 121) ; l'extrémité B appuie contre un obstacle fixe ; l'extrémité A vient buter contre la petite branche d'un levier coudé COD mobile autour d'un axe qui le traverse en O. Au bras DO est fixée une lunette qui sert à viser une règle graduée verticale placée à une grande distance le long d'un mur. On donne à toutes les pièces de l'appareil une grande stabilité. On mesure avec soin la longueur L de la barre AB à 0°, par exemple, lorsque la cuve a été remplie de glace fondante ; on mesure aussi la longueur CO du bras du levier sur lequel agit la barre, puis la mire est visée. Le corps solide est chauffé à l'aide d'eau bouillante qui remplace la glace, dont la température t après une longue agitation, est déterminée avec soin. Le point C est poussé par la dilatation et vient en C′; la

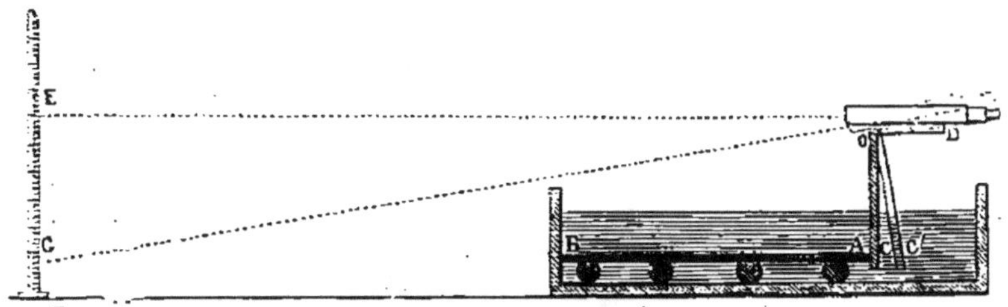

Fig. 121.

Mesure du coefficient de dilatation des solides.

lunette vise un point inférieur de l'échelle. Soit EG le chemin parcouru par l'axe de la lunette, les deux triangles COC′, EOG sont semblables, leurs côtés homologues sont proportionnels :
$\dfrac{CC'}{CO} = \dfrac{EG}{OE}$, d'où $CC' = \dfrac{EG \times CO}{OE}$. CC′ c'est l'allongement pour $t°$; EG est connu ; OE est la distance de l'axe à la mire, que l'on a mesurée. L'allongement pour un degré est $\dfrac{CC'}{t°}$ et pour 1 mètre de longueur L fois plus petit, ou $\dfrac{CC'}{L \times t}$, c'est le coefficient de dilatation linéaire. En opérant à des températures t différentes, on a trouvé le même coefficient de dilatation ; ainsi il ne varie pas avec la température entre 0° et 100°.

Table de coefficients de dilatation linéaire.

Verre.	0,000008	Laiton.	0,000019
Fer.	0,000012	Argent.	0,000019
Cuivre. . . :	0,000017	Zinc.	0,000029

Mesure du coefficient de dilatation cubique du mercure. — Dulong et Petit, pour déterminer ce nombre, ont pris deux tubes de verre communicants verticaux, réunis par un tube horizontal très-étroit. L'appareil fut rempli de mercure et l'un des tubes environné de glace fondante contenue dans un manchon, l'autre d'eau bouillante ou d'un bain d'huile, dont on prenait la température avec un thermomètre à air et un thermomètre à poids (on aurait pu prendre un thermomètre ordinaire). Le mercure se tient plus élevé dans le second tube que dans le premier (fig. 122). Avec l'aide d'un cathétomètre, instrument composé

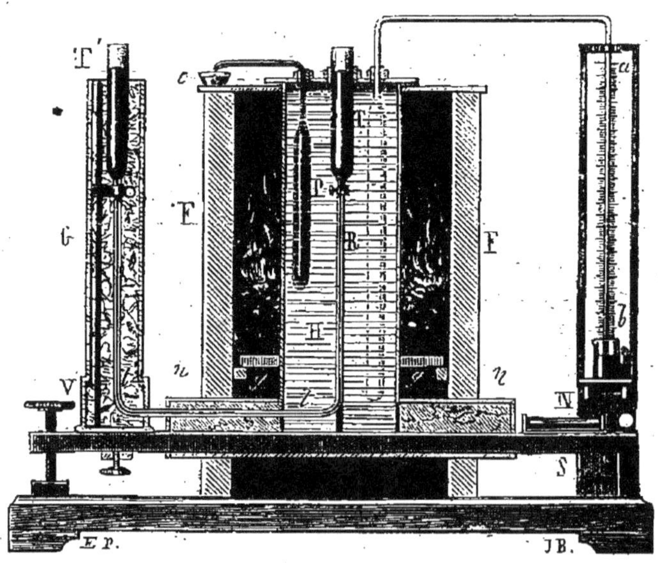

FIG. 122.

Mesure du coefficient de dilatation cubique du mercure.

d'une règle verticale graduée, sur laquelle se meut une lunette horizontale, on détermina la hauteur H du mercure maintenu à 0°, au-dessus du petit tube communicant, et la différence h des niveaux du mercure dans les deux branches, de orte que les olonnes de métal qui se faisaient équilibre avaient pour hauteurs

H et H $+h$. Écrivons que les hauteurs sont en raison inverse des poids spécifiques du liquide dans les deux branches : $\dfrac{H}{H+h} = \dfrac{Dt}{D_0}$; or nous avons vu, plus haut, que $D_0 = Dt(1+Kt)$, K étant le coefficient de dilatation cubique du mercure; nous aurons ainsi :

$$\frac{H}{H+h} = \frac{Dt}{Dt(1+Kt)} = \frac{1}{1+Kt}, \text{ d'où } K = \frac{h}{Ht}.$$

On a trouvé, en opérant ainsi, que le coefficient K égale $\dfrac{1}{5550}$.

Corrections barométriques. — La hauteur de la colonne mercurielle dans un baromètre est mesurée ordinairement à une température différente de 0°. Si la mesure est faite à 20°, par exemple, et si l'on trouve 76c, pour qu'elle soit comparable aux déterminations antérieures faites à d'autres températures, il est nécessaire de réduire la colonne à 0°, c'est-à-dire de chercher quelle est la hauteur x de mercure à 0° capable d'exercer la même pression que 76c de ce métal à 20°. Ce problème vient d'être résolu : $\dfrac{x}{76} = \dfrac{1}{1+20K}$; $x = \dfrac{76}{1+\frac{20}{5550}} = 75^c,7$. La correction est importante, puisqu'elle s'élève à 3 millimètres.

Outre cette correction, il en est une autre relative à l'échelle et qui doit précéder celle-ci; correction moins importante que l'on néglige souvent. L'échelle du baromètre est tracée sur une règle de laiton, la division est faite à 15°, je suppose; la distance entre deux traits ne représente un millimètre qu'à cette température. Fait-on une observation barométrique à 35°, par exemple ; on lit, je suppose, 760 millimètres. Nous n'avons qu'à rechercher quelle est à 35° la longueur d'une tige de laiton qui vaut exactement 760 millimètres à 15°. Elle est à 0° $\dfrac{760}{1+15\lambda}$; à 35°, $\dfrac{760(1+35\lambda)}{(1+15\lambda)}$; λ est le coefficient de dilatation linéaire du laiton ou 0,000019 ; on trouve 760mm,28. Telle est la véritable hauteur de la colonne de mercure observée à 35°, et qu'il faut ensuite ramener à zéro.

Maximum de densité de l'eau. — L'eau présente dans sa dilatation une particularité intéressante. C'est à 4° au-dessus de 0° qu'elle offre la plus grande densité, c'est-à-dire qu'elle pèse le plus sous le même volume ; une expérience très-simple le prouve.

Autour d'une éprouvette à pied on a fixé vers la partie moyenne

un manchon métallique (fig. 123); à la partie supérieure et à la
partie inférieure du verre on a pratiqué une ouverture par laquelle on introduit un petit thermomètre tenu par un bouchon.
L'éprouvette est remplie d'eau dont la température est partout 15°,
je suppose ; le manchon reçoit un mélange réfrigérant de glace
et de sel marin. Le thermomètre inférieur baisse peu à peu
jusqu'à 4°, le thermomètre supérieur ne change pas ; quand le
premier se maintient fixe à 4°, le second commence à baisser
à 4°, à 0° et même au-dessous. Que s'est-il passé ? Les couches
d'eau à 15°, au contact de la paroi refroidie, sont devenues plus

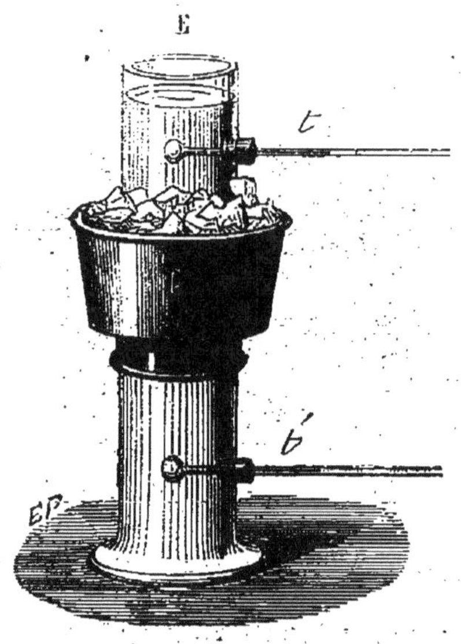

FIG. 123.

Appareil pour démontrer le maximum de densité de l'eau.

denses et sont tombées : ce phénomène s'est produit jusqu'à ce
que le thermomètre inférieur ait marqué 4°. Mais alors les couches d'eau refroidies au-dessous de 4° ne sont plus descendues ;
elles sont donc moins denses que l'eau à 4°, et ont dû nécessairement monter. Despretz a étudié avec beaucoup d'exactitude la
dilatation de l'eau dans des tubes thermométriques remplis de
ce liquide, et il a reconnu que c'est à 4° que l'eau occupe le
moindre volume, qu'elle possède ce maximum de densité, et
que, si on la refroidit jusqu'à — 15° ou — 20°, ce qui réussit
dans des tubes étroits, le volume de l'eau augmente progressivement jusqu'au moment de la congélation.

GRÉHANT.   8

**Mesure du coefficient de dilatation cubique des gaz. —
Méthode de Gay-Lussac.** — Un ballon semblable à celui qui
nous a servi pour démontrer la dilatabilité des gaz par la
chaleur porte sur le tube des divisions d'égale capacité, qui
sont d'égale longueur, parce que le tube est bien calibré. On
détermine le volume du ballon en le pesant plein d'air et plein
de mercure à 0° jusqu'à l'origine des divisions, puis plein de
mercure à 0°, le métal remplissant n divisions. Soit P le poids
de mercure qui remplit le ballon jusqu'à l'origine des divisions ;

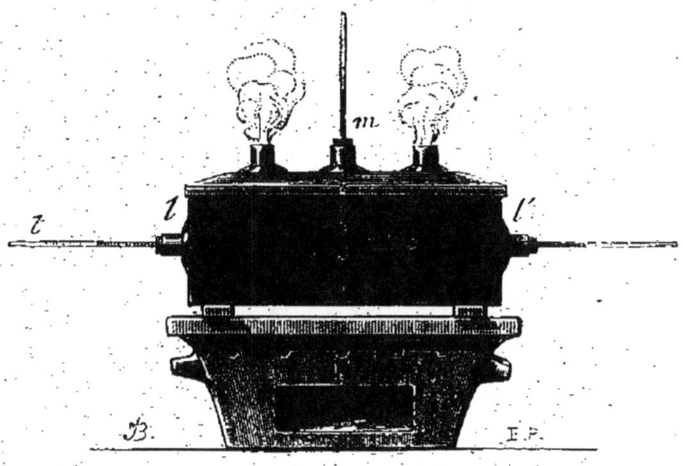

Fig. 124.

Appareil de Gay-Lussac pour mesurer la dilatation cubique des gaz.

lorsqu'il est plongé dans la glace fondante, le volume du ballon
est $\dfrac{P}{13,59}$; soit p le poids de mercure à 0° qui remplit n divisions,

le volume d'une seule division est $\dfrac{p}{n \cdot 13,59}$.

L'appareil est rempli de mercure, il faut remplacer ce métal
par de l'air sec ; à cet effet, on fixe à l'extrémité du tube, à
l'aide d'un bouchon, un tube assez large contenant du chlorure
de calcium, corps très-avide d'eau, et un volume d'air assez
grand pour remplir le réservoir. Un fil de fer, introduit par cet
appareil desséchant dans le tube étroit, est mis en mouvement ;
l'air sec entre dans l'appareil et prend la place du mercure qui
s'écoule ; on ne laisse qu'un petit index de mercure pour séparer
de l'atmosphère l'air contenu dans le ballon.

L'appareil est placé dans une cuve de métal, dont l'une des

parois offre une ouverture fermée par un bouchon que l'on a fixé autour du tube gradué (fig. 124). La cuve est remplie de glace fondante, le volume de l'air se contracte, l'index se rapproche du réservoir. Au bout d'un certain temps, quand l'index est tout à fait immobile, on note le volume V occupé par le gaz, et en même temps on mesure la pression atmosphérique qui est H; puis on enlève la glace pour verser de l'eau chaude que l'on agite longtemps, dont la température est donnée par un thermomètre. Lorsque l'index est fixé, on lit le nouveau volume V' occupé par le gaz : je suppose que la pression atmosphérique est restée la même. Ce volume lu se compose du volume du réservoir et de celui d'un certain nombre de divisions que nous avons déterminées à 0° : ce n'est pas le volume réel occupé par le gaz, car le verre s'est dilaté; et si K est son coefficient de dilatation cubique, son volume est $V'(1 + Kt)$; l'accroissement de volume du gaz est $V'(1 + Kt) - V$ pour une élévation de température égale à $t°$. Pour 1° et pour un volume égal à un, l'accroissement de volume du gaz sera V fois et t fois plus petit,

ou $\dfrac{V'(1 + Kt) - V}{Vt} = \alpha$. C'est le coefficient de dilatation cubique de l'air.

Si la pression atmosphérique n'est pas la même dans la deuxième partie de la mesure que dans la première; si, au lieu de H, elle est devenue H', nous dirons : le volume $V'(1 + Kt)$, occupé par le gaz, est à la pression H'; à la pression de 1°, le volume deviendrait $V'(1 + Kt)$ H', sous la pression H, il serait $V'(1 + Kt)\dfrac{H'}{H}$. Ainsi la modification apportée dans la formule sera

$$\alpha = \frac{V'(1 + Kt)\dfrac{H'}{H} - V}{Vt}$$

Gay-Lussac avait trouvé $\alpha = 0,00375$, nombre trop grand; il avait déduit de ses recherches cette loi : Les gaz ont tous le même coefficient de dilatation.

Méthode de M. Regnault. — M. Regnault a repris la détermination des coefficients de dilatation cubique des gaz à l'aide d'appareils qui, comme tous ceux qu'emploie cet habile physicien, donnent des résultats d'une grande exactitude. Voici un des procédés qui ont servi à cette recherche : Un ballon de verre (fig. 125) d'une capacité d'un litre environ, qui présente un col effilé, est jaugé avec soin; on le pèse plein d'air et plein d'eau ; la différence des poids fait connaître le poids de l'eau qu'il contient et son volume. Un manomètre à air libre, formé de deux branches a et T, mastiquées dans un tube de métal deux fois recourbé, est porté par une planche verticale. Dans la partie courbe, un robinet à trois voies placé au-dessous du tube T permet d'établir une communication entre les deux branches, ou entre chacune d'elles et l'extérieur. La branche a offre à sa

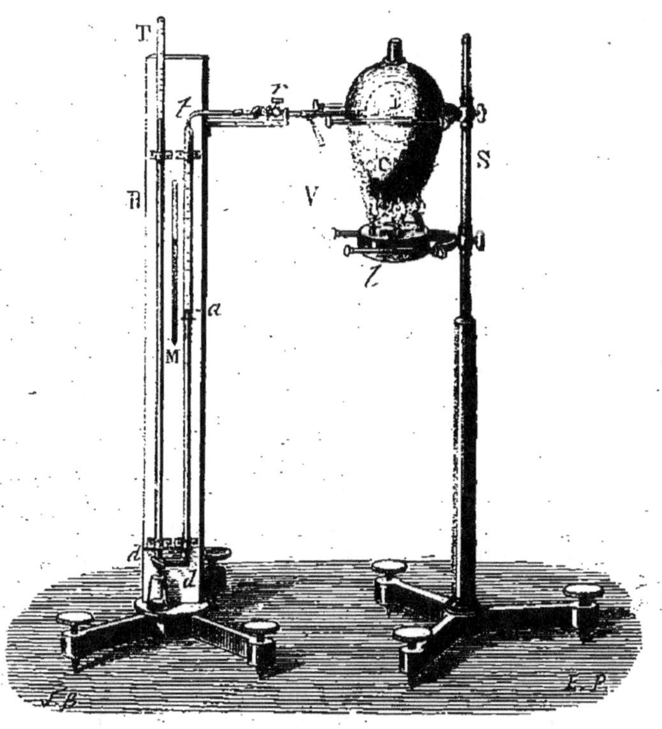

FIG. 125.

Appareil de M. Regnault pour mesurer le coefficient de la dilatation des gaz.

partie supérieure un tube très-étroit, qui se recourbe horizontalement et se présente vis-à-vis du col effilé du ballon. Pour réunir ces deux parties d'une manière sûre, on emploie une disposition particulière : les tubes sont mastiqués dans des cylindres creux de fer, dont les extrémités sont élargies et se correspondent par deux surfaces planes circulaires, de telle sorte que juxtaposées, les parties saillantes représentent à peu près une lentille (fig. 126). Un collier, formé par deux demi-anneaux qui sont les moules en creux de cette lentille, est serré au moyen de vis qui les réunissent, et maintiennent les deux surfaces fortement appliquées, de manière à rendre toute fuite impossible. Un tube de verre v est soudé à angle droit sur l'un des tubes de communication.

On verse du mercure dans le manomètre ; le ballon est placé dans une chaudière de métal contenant l'eau que l'on fait bouillir ; la vapeur chauffe le verre et le gaz. A l'aide de la machine pneumatique qui est réunie au tube v, on fait le vide, puis on fait rentrer de l'air sec par des tubes en U renfermant de la pierre ponce imbibée d'acide sulfurique.

Cette manœuvre est répétée ; l'air contenu dans le ballon est parfaitement desséché et supporte la pression atmosphérique H que donne le baromètre. On verse du mercure dans le tube T, jusqu'à ce qu'il s'élève dans la branche a, jusqu'en un point de repère marqué sur le tube étroit ; le métal se met de niveau dans les deux branches.

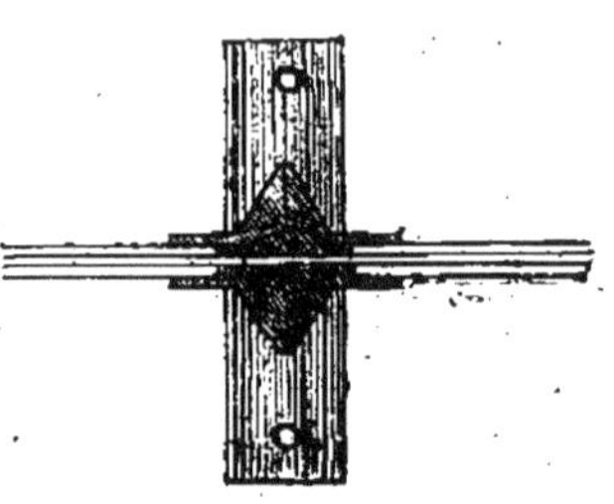

FIG. 126.

Mode d'assemblage des deux parties de l'appareil de M. Regnault.

Lorsque le ballon environné de vapeur d'eau bouillante a bien pris la température de 100° donnée par un thermomètre placé dans la chaudière, on ferme le tube v à la lampe ; on laisse refroidir l'appareil, le gaz se contracte. Il faut, pour qu'il occupe le même volume, faire écouler du mercure de la branche T ; on ouvre pour cela le robinet à trois voies. Au bout d'un certain temps, le ballon est environné de glace fondante, et, lorsqu'il a bien pris la température de 0°, il faut s'arranger de manière que le mercure s'élève de nouveau jusqu'au point de repère. Avec le cathétomètre la différence des niveaux du métal dans les deux branches est mesurée. Appelons-la h, et H′ la pression atmosphérique ; l'air à 0° supporte la pression H′ − h.

Écrivons que dans les deux parties de l'expérience le volume du gaz contenu dans le ballon ramené à 0° et à la pression de 1 centimètre est le même. Soit V_0 le volume du ballon à 0°. Dans le premier cas, l'air occupait un volume $V_0 (1+100\,K)$, K étant le coefficient de dilatation cubique du verre. Soit α le coefficient de dilatation cubique du gaz, son volume à 0° serait devenu $\dfrac{V_0(1+100\,K)}{1+100\,\alpha}$, et sous la pression de 1 centimètre, H fois

8.

plus grand : $\dfrac{V_0(1+100\,K)}{1+100\,\alpha}$. H. Dans le second cas, le volume à la
pression de 1 centimètre deviendrait $V_0\,(H'-h)$.

De l'égalité $\dfrac{V_0(1+100\,K)}{1+100\,\alpha}$. $H = V_0\,(H'-h)$ on tire :

$$1+100\,\alpha = (1+100\,K)\,\dfrac{H}{H'-h}.$$

Nous avons négligé le volume très-petit des tubes de communication remplis d'air à la température extérieure, on peut l'introduire dans la formule. En opérant ainsi, M. Regnault a trouvé pour le coefficient de dilatation cubique de l'air 0,003665. Pour l'hydrogène et l'oxyde de carbone, 0,003667, nombre bien voisin du premier. Quant aux gaz qui ne sont pas éloignés de leur point de liquéfaction, le coefficient est plus élevé ; 0,003845 pour l'acide sulfureux. En déterminant le coefficient de dilatation cubique à des pressions variables, M. Regnault a reconnu que ce nombre augmente légèrement quand la pression est accrue.

Appareil pour régler la température d'un bain liquide. — M. Friedel a fait construire par M. Wissnegg un appareil fondé sur la dilatation de l'air, qui permet de maintenir un bain liquide à une température déterminée pendant un temps indéfini : résultat avantageux dans une foule de recherches physiologiques. Un tube bouché AB (fig. 127) présente vers son tiers inférieur un diaphragme de verre, au centre duquel on a soudé un tube de verre qui descend jusque vers l'extrémité B ; on verse du mercure dans ce tube, le métal entre dans l'espace inférieur au diaphragme, comprime l'air, et bientôt une partie du mercure reste au-dessus du diaphragme, de sorte que l'air supporte une pression plus grande que la pression atmosphérique. L'ouverture A est fermée par un bouchon qui supporte un tube de fer cylindrique, présentant à sa partie inférieure une échancrure à sommet très-aigu ; au-dessous du bouchon, on a soudé au verre un tube horizontal cd.

Plongeons dans un liquide toute la partie qui contient l'air comprimé ; fixons en d un tube de caoutchouc venant d'un tuyau à gaz, en f un autre tube se rendant à une lampe à gaz placée au-dessous du bain. Le gaz allumé échauffe le liquide ; la température que l'on veut obtenir est-elle atteinte, 40° par exemple, on abaisse avec précaution le tube de fer à l'aide d'un mouvement de vis qu'il présente à sa partie supérieure, jusqu'à ce que son extrémité immerge dans le mercure, on enfonce jusqu'à ce que la flamme devienne très-petite. Alors, si le bain se refroidit, l'air se contracte, le niveau supérieur du mercure s'abaisse, une plus grande quantité de gaz vient brûler ; le bain s'échauffe-t-il trop, le niveau du mercure s'élève, la flamme du gaz diminue : alors un danger se présente, la flamme peut s'éteindre. Pour

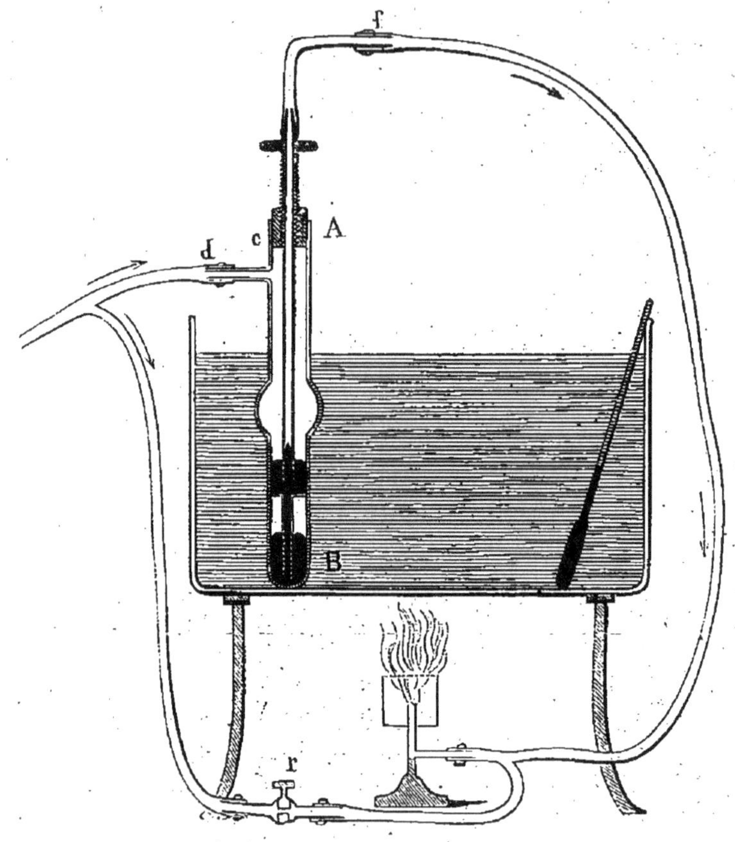

FIG. 127.

Appareil pour régler la température d'un bain liquide.

éviter cet inconvénient, qui bientôt occasionnerait une fuite de gaz, on fait arriver directement à la lampe, par un autre conduit muni d'un robinet r, une petite quantité de gaz qui la tient toujours allumée, mais qui ne suffirait pas pour maintenir le liquide à la température demandée.

CHAPITRE III.

DENSITÉ DES GAZ ET DES VAPEURS.

Définition. — La densité d'un gaz par rapport à l'air est le rapport du poids d'un certain volume de ce gaz au poids d'un égal volume d'air : le gaz et l'air étant pesés dans les mêmes conditions de température et de pression. La détermination de la densité d'un gaz paraît une opération simple. Prenons un ballon de verre d'une capacité de 6 à 10 litres, muni d'un robinet (fig. 128); remplissons-le d'un gaz pur et sec, et pesons le ballon plein : son poids est 1055 grammes, par exemple. Faisons le vide à l'aide de la machine pneumatique, il ne pèse plus que 1024,6. La différence $30^{gr},4$ fait connaître le poids du gaz contenu. Remplissons le ballon d'air, pesons-le plein, puis vide, la différence des poids est 20 grammes. La densité du premier gaz est

$$\frac{30,4}{20} = 1,52 \text{ (acide carbonique)}.$$

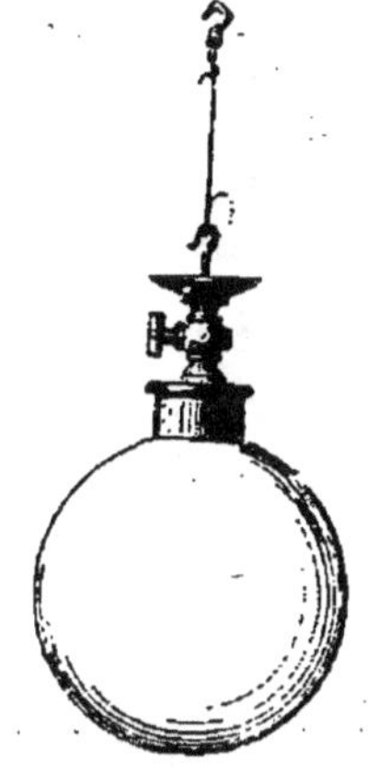

FIG. 128.

Ballon servant à détermi-
ner la densité des gaz.

Difficultés de l'expérience. — Dans l'application de cette méthode, une foule de difficultés se présentent :

1° Le gaz et l'air doivent être introduits purs et secs dans le ballon bien desséché.

2° Les températures du gaz et de l'air doivent être les mêmes, ou bien, si elles diffèrent, une correction est nécessaire.

3° Il faut déterminer la pression du gaz et celle de l'air avant la pesée, et retrancher la pression du gaz qui reste lorsqu'on a fait le vide, qui est toujours imparfait.

4° Les pesées successives du ballon se font dans l'air; si les conditions de température et de pression de l'atmosphère viennent à changer, la perte de poids éprouvée par le ballon, et qui est égale au poids du volume d'air déplacé, change aussi d'une pesée à l'autre.

Procédé de M. Regnault. — M. Regnault a triomphé de toutes ces difficultés, et nous allons indiquer les différentes phases de sa méthode.

On commence d'abord par déssécher le ballon. A cet effet, il peut être mis en communication à volonté avec la machine pneumatique, ou avec une série de tubes en U contenant de la pierre ponce imbibée d'acide sulfurique. Le ballon est plongé dans l'eau chaude ; on fait le vide, puis on permet à l'air de rentrer en traversant les tubes : cette opération est répétée plusieurs fois. Pour remplir le ballon de gaz pur et sec, et dont la température soit connue, on l'entoure entièrement de glace fondante (fig. 129), puis on établit la communication par un

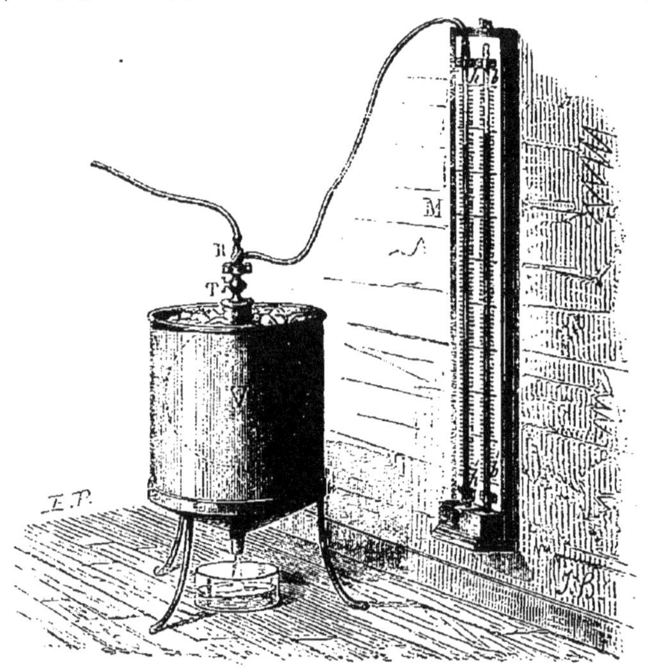

Fig. 129.

Le ballon est plongé dans la glace fondante et communique avec l'appareil servant à mesurer la pression.

tube à deux branches qui vient de servir plus haut avec la machine pneumatique et avec des tubes desséchants qui sont fixés au réservoir à gaz pur. L'entrée de ces tubes peut être fermée à l'aide de robinets qui permettent de rompre ou d'établir la communication avec la machine ou avec le gazomètre ; de plus, le ballon communique avec la partie supérieure d'un long tube de verre qui plonge dans une cuvette pleine de mercure à côté d'un tube barométrique bien purgé d'air. C'est un appareil qui sert à mesurer les pressions.

Manœuvre de l'appareil. — On fait le vide dans le ballon,

puis le robinet de la machine est fermé, et, en ouvrant avec précaution le robinet du gazomètre, le gaz sec pénètre dans le ballon. Le vide est fait de nouveau, car, la première fois, une petite quantité d'air est restée. On recommence la même opération, et le ballon est rempli de gaz pur et sec à 0°, dont la pression P est déterminée par la différence des niveaux du mercure dans les deux tubes placés parallèlement. Le robinet T étant fermé, on essuie le ballon et on le pèse.

Le ballon replacé dans la glace, on fait le vide de nouveau ; la différence des niveaux du mercure dans les deux branches indique quelle est la force élastique p du gaz qui reste ; après une nouvelle pesée on obtient par différence le poids de gaz qui remplissait le ballon à 0° et sous la pression $P-p$. L'opération que nous venons de suivre est répétée exactement pour peser le ballon plein d'air sec, mais les tubes desséchants s'ouvrent directement dans l'atmosphère. On obtient alors le poids d'air qui remplit le ballon à 0° et sous la pression $P'-p'$. Si la pression du gaz et celle de l'air étaient les mêmes, il suffirait de diviser le poids du premier par le poids du second, mais il arrive, par exemple, que la différence $P-p$ est égale à 758 millimètres et que la différence $P'-p'$ est 756 millimètres. Prenons un exemple : $1^{gr},387$ est le poids du gaz et 20 grammes le poids de l'air. Nous savons que le poids d'un volume déterminé de gaz est proportionnel à sa pression ; sous une pression d'un millimètre, le poids $1^{gr},387$ deviendrait $\dfrac{1^{gr},387}{758}$ et $\dfrac{1^{gr},387 \times 756}{758}$ sous la pression de 756 millimètres. Le rapport des poids du gaz et de l'air à la même température et à la même pression est

$$\frac{1^{gr},387 \times 756}{758 \times 20^{gr}} = 0,0692,$$ qui est la densité de l'hydrogène.

Pesée du ballon. — M. Regnault évite les difficultés inhérentes aux pertes de poids éprouvées par le ballon, dans les pesées, en le suspendant à l'un des plateaux d'une balance, puis en attachant à l'autre plateau un ballon possédant exactement le même volume extérieur et qui est un peu plus lourd que le premier (fig. 130). De sorte que pour faire équilibre à celui-ci, il faut ajouter des poids sur le plateau opposé, et ainsi on opérera toujours par double pesée. Mais voici le grand avantage : les deux ballons déplacent des volumes d'air égaux ; quels que soient les changements de température et de pression dans l'atmosphère, ils éprouveront l'un et l'autre la même perte de poids, et si l'on obtient l'horizontalité du fléau, l'équilibre sera toujours gardé.

Avant de peser le ballon qui sort de la glace fondante, il faut l'essuyer avec soin et attendre qu'il ait repris la température de l'air ambiant.

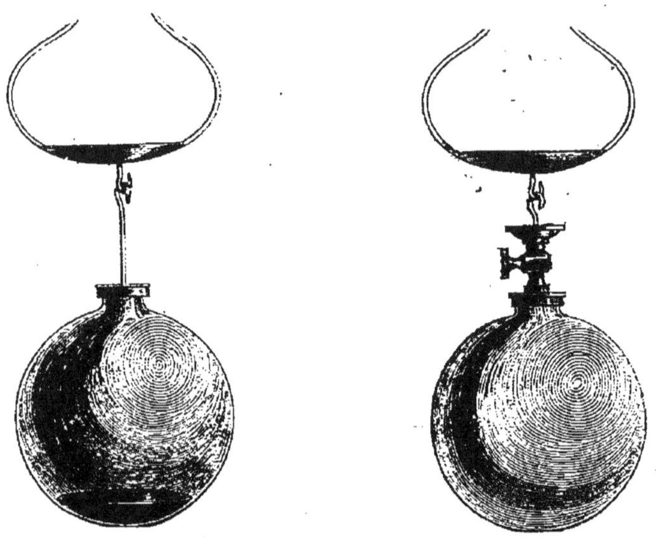

Fig. 130.

Procédé de M. Regnault pour faire la pesée du ballon.

Poids d'un litre d'air à 0° et sous la pression de 760 millimètres. — Si le poids d'un litre d'air dans ces conditions bien déterminées était 1 gramme, le nombre qui représente la densité d'un gaz donnerait aussi le poids d'un litre de ce gaz dans les mêmes conditions ; mais il n'arrive pas pour l'air comme pour l'eau que l'unité de volume d'air et l'unité de poids se correspondent : aussi, pour obtenir le poids d'un certain volume de gaz dans certaines conditions de température et de pression, il faut multiplier le poids d'un égal volume d'air dans ces conditions par la densité du gaz. Pour déterminer le poids d'un litre d'air, la seconde partie de l'expérience décrite suffit, mais il faut connaître le volume du ballon ; à cet effet, on le pèse plein d'eau et vide. La différence des poids donne le volume, puisqu'un kilogramme d'eau a pour volume un litre à 4°, et à une autre température un volume très-voisin d'un litre qui est donné par une table spéciale. Le poids obtenu de l'air à 0° sous une certaine pression est cherché à celle de 760 millimètres, et divisé par le volume en litres du ballon. M. Regnault a trouvé ainsi qu'un litre d'air sec à 0°, sous la pression de 760 millimètres, pèse $1^{gr},293$. On considère quelquefois le poids spécifique d'un gaz par rapport à l'eau, c'est le rapport du poids d'un volume de ce gaz au poids d'un égal volume d'eau ; le poids spécifique de l'air est $\dfrac{1,293}{1000} = 0,001293$, puisqu'un litre d'eau pèse 1000 grammes ; ce nombre est égal à la fraction ordinaire $\dfrac{1}{773}$: aussi nous disons que l'air à 0° et sous la pression de 76 centimètres, est 773 fois plus léger que l'eau.

Un litre d'hydrogène à 0° et à la pression de 76 centimètres, pèse $1^{gr},293 \times 0,0692 = 0^{gr},0895$; un litre de platine, 22 kilogrammes. On trouve, en divisant le second nombre par le premier, que le platine, le plus lourd de tous les corps, pèse 245 800 fois autant que l'hydrogène, qui est le plus léger, ce gaz se trouvant dans les conditions énoncées.

Densité des vapeurs. — Pour déterminer la densité d'une vapeur, il faut peser un certain volume de vapeur et un égal volume d'air dans les mêmes conditions de température et de pression ; le rapport du premier poids au second fait connaître le nombre cherché.

Procédé de M. Dumas. — On prend un ballon de verre d'un demi-litre environ, dont le col étiré se termine par une ouverture étroite ; on le dessèche en faisant le vide dans l'intérieur, puis en faisant rentrer de l'air sec. On détermine le poids P du ballon, qui se compose du poids de l'enveloppe et de celui de l'air qu'il contient ; celui-ci se calcule facilement quand on connaît le volume du ballon, car il suffit de chercher le poids p d'air contenu à la température t et à la pression H de l'atmosphère, que nous avons appris à calculer précédemment. Soit V le volume du ballon, en prenant le litre comme unité :

$$p = V \times 1^{gr},293 \, \frac{1}{1 \times \alpha t} \times \frac{H}{760}.$$ Retranchons de P ce poids p, nous aurons le poids de l'enveloppe seule : $P - p$.

On fait passer dans le ballon une certaine quantité du liquide dont il faut déterminer la densité de vapeur ; pour cela, le verre est chauffé, le col est plongé dans le liquide qui pénètre par le refroidissement. Le ballon est maintenu entre deux anneaux que l'on fixe par des vis à une tige verticale mobile le long d'une règle fixée aux parois d'une chaudière, et plongé complétement dans un bain d'huile que l'on chauffe (fig. 131) ; l'ouverture seule du col sort du liquide. On porte la température au-dessus du

point d'ébullition du liquide qui se réduit en vapeur; on ferme
les portes du fourneau, et lorsque la température du liquide agité
devient stationnaire pendant quel-
ques minutes et égale à t, on
approche du col une lampe à alcool et l'on ferme son extrémité.
Puis le ballon se refroidit ; on le
pèse après l'avoir bien essuyé.
Soit P′ son poids; la différence
P′ — (P — p) fait connaître le
poids de vapeur qui remplissait le
ballon à la température t et sous
la pression H donnée par le baromètre, car le liquide s'est converti tout entier en vapeur qui
reste seule dans le ballon. Soit
V le volume du ballon à 0°, son
volume à t° est V$(1+\mathrm{K}t)$, K
étant le coefficient de dilatation
cubique du verre. Un volume

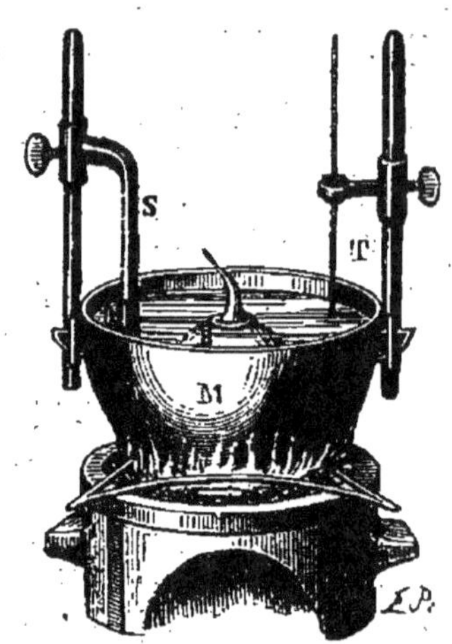

FIG. 131.

Procédé de M. Dumas.

d'air égal à la même température t et à la même pression H que
la vapeur, pèse

$$\frac{\mathrm{V}(1+\mathrm{K}t).\,1^{\mathrm{gr}},293\times\mathrm{H}}{(1+0,00367\,t).760}.$$

En divisant le poids de la vapeur par celui de l'air dans les
mêmes circonstances, on obtient la densité cherchée ; le quotient
est :

$$\frac{[\mathrm{P}'-(\mathrm{P}-p)](1+0,00367\,t).760}{\mathrm{V}(1+\mathrm{K}t).\,1^{\mathrm{gr}},293.\,\mathrm{H}}=\mathrm{D}.$$

Il ne reste plus qu'à déterminer le volume V du ballon : pour
cela, on casse sous le mercure la pointe fermée du col, le liquide
monte dans le vase, qu'il remplit complétement si la vapeur a
chassé tout l'air ; on retourne le ballon, on achève de le remplir
complétement en déplaçant le liquide condensé, puis on verse
dans une éprouvette graduée en centimètres cubes le métal,
dont le volume est celui du ballon.

S'il restait de l'air, on pourrait mesurer son volume et faire
une correction sur laquelle je n'insiste pas.

L'expérience a montré que la densité de la vapeur d'un liquide
ne devient constante qu'à des températures élevées au-dessus
du point d'ébullition ; on obtient un nombre tout différent pour

certains corps, si l'on opère à une température voisine du point d'ébullition ou à une température beaucoup plus élevée. La densité de la vapeur de soufre, par exemple, à une température élevée est 2,2, le tiers seulement de celle que l'on trouve à une température voisine du point d'ébullition, qui est 6,62.

Poids d'un litre de vapeur. — Le poids d'un volume de vapeur d'un liquide s'obtient toujours en multipliant par la densité de la vapeur le poids d'un égal volume d'air pris à la même pression et à la même température que la vapeur.

Exemple : Le poids d'un mètre cube de vapeur d'eau à 15°, sous la pression de 12^{mm},7 est :

$$\frac{1293^{gr}, \times 12,7 \times 0,622}{(1 + 15 \times 0,00367)\,760} = 12^{gr},73.$$

1293 grammes est le poids d'un mètre cube d'air à 0° et sous la pression de 760 millimètres; 0,00367 est le coefficient de dilatation cubique des gaz; 0,622 la densité de la vapeur d'eau prise par rapport à l'air.

Table des densités de quelques gaz ou vapeurs.

Air	1,0000	Hydrogène bicarboné	0,97
Oxygène	1,1056	Ammoniaque	0,59
Hydrogène	0,0692	Eau	0,622
Azote	0,972	Alcool	1,61
Protoxyde d'azote	1,52	Éther	2,58
Acide carbonique	1,52	Soufre	2,2
Acide sulfureux	2,23	Brome	5,54
Chlore	2,44	Iode	8,71
Hydrogène proto-carboné	0,55	Mercure	6,97

CHAPITRE IV.

CHANGEMENTS D'ÉTAT PRODUITS PAR LA CHALEUR.

Fusion. — La fusion est le passage d'un corps de l'état solide à l'état liquide; ce phénomène est soumis à deux lois.

Première loi. — Un corps fond à une température déterminée. Ainsi, le mercure fond à — 40°, la glace à 0°, l'argent à 1000°, le platine à 2000° : il y a donc de grandes différences entre les températures de fusion des corps; le charbon et la chaux sont très-difficilement fusibles.

Deuxième loi. — La température d'un corps qui fond se maintient la même pendant toute la durée de la fusion. Exposons de la glace au soleil, elle met un certain temps pour fondre ; plaçons-la auprès d'un foyer ardent, elle fond plus vite ; mais un thermomètre plongé au milieu des morceaux en fusion s'arrête toujours en un même point que nous avons appelé zéro. Ce phénomène ne peut s'expliquer qu'en admettant que la glace, pour changer d'état, absorbe une certaine quantité de chaleur, appelée latente, parce qu'elle n'est pas sensible au thermomètre. Une expérience simple démontre cette vérité. Prenons 1 kilogramme de neige ou de glace pilée à 0° et 1 kilogramme d'eau chauffée à 79° ; mélangeons l'eau chaude avec la neige, celle-ci fond, et l'on obtient 2 kilogrammes d'eau à 0° : ainsi la glace a absorbé, pour fondre, toute la chaleur qui avait été donnée à 1 kilogramme d'eau à 0° pour élever sa température à 79°. L'existence de cette chaleur latente est très-importante : la fonte des neiges est, à la fin de l'hiver, la cause la plus fréquente des inondations ; si la masse d'eau solide qui couvre les montagnes et les vallées fondait brusquement, les inondations seraient désastreuses, rien ne pourrait résister au cours des fleuves débordés.

Un corps solide qui se dissout dans un liquide absorbe aussi de la chaleur latente.

Mélanges réfrigérants. — Lorsqu'on mélange de la glace avec certains corps qui déterminent une fusion rapide, ou qu'on dissout certains solides dans des liquides choisis, la chaleur latente absorbée par les solides refroidit assez le mélange pour que l'on obtienne une température très-basse ; mais la combinaison d'un solide et d'un liquide qui le dissout dégage de la chaleur, il faut que celle-ci soit moins grande que la chaleur latente absorbée.

Un mélange de 1 partie de sel et de 2 parties de glace pilée descend à la température de — 20°, et la glace fond plus vite, à cause de la présence du sel. C'est ce mélange qui est le plus employé : il sert à faire des glaces, des carafes frappées, etc. Mais il est possible d'obtenir des mélanges réfrigérants sans employer de glace. Un mélange de 5 parties d'acide chlorhydrique et de 8 parties de sulfate de soude peut se refroidir de 10° jusqu'à — 17°, et si l'on place dans ce mélange un vase contenant de l'eau, on obtient de la glace.

Un mélange d'eau et d'azotate d'ammoniaque à parties égales produit un abaissement de température semblable, et quand il a servi, l'évaporation de la dissolution permet de retrouver le sel pour l'employer de nouveau.

Abaissement du point de fusion de la glace par la compression. — M. W. Thomson a reconnu que le point de fusion de la glace s'abaisse quand on la comprime ; ce phénomène se démontre d'une manière très-nette à l'aide d'un appareil imaginé par M. Mousson. Un cylindre de fer à parois épaisses (fig. 132) peut être fermé à l'une de ses extrémités par un bouchon à vis ; à l'autre, une vis peut enfoncer dans le cylindre un piston plein d'acier. On introduit d'abord le piston, on commence à tourner la vis, et, enlevant le bouchon, on verse de l'eau dans l'appareil et une petite balle de cuivre qui tombe au fond. Le vase est porté dans un mélange de glace et de sel, et, quand l'eau est devenue solide, le bouchon est replacé, l'appareil est redressé dans le mélange réfrigérant ; et par la rotation de la vis à l'aide d'un levier, la glace est comprimée fortement. Ouvrant l'appareil, on trouve la petite balle de cuivre à la partie inférieure : ainsi, la glace s'est liquéfiée par la pression que l'on a exercée, l'eau a laissé tomber la petite balle, puis s'est solidifiée ensuite.

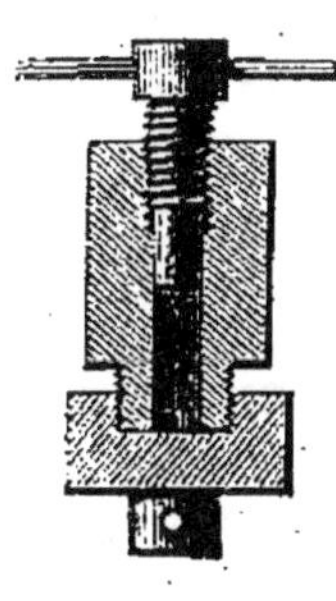

Fig. 132.

Appareil de M. Mousson pour liquéfier la glace par la compression.

Moulage de la glace par M. Tyndall. — M. Tyndall prit une plaque de glace à section rectangulaire et la soumit entre les deux parties A, B, d'un moule de bois à cavité lenticulaire (fig. 133), à une forte pression, et il vit que la glace prend la forme du moule, la forme d'une lentille : ainsi la glace, par la pression, peut prendre la forme que l'on veut. Cette belle expérience a été faite par M. Tyndall après une observation de M. Faraday, que deux morceaux de glace fondante, placés même dans l'eau chaude, se soudent à leurs points de contact.

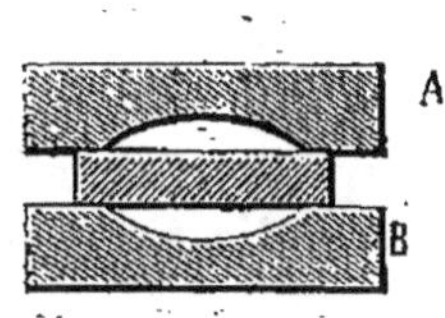

Fig. 133.

Moulage de la glace par la compression.

M. J. Thomson explique ce phénomène, connu sous le nom de regélation, en admettant que les deux morceaux de glace, pressés l'un contre l'autre, sont liquéfiés en partie avec abaissement de température, et que la chaleur latente empruntée par cette liquéfaction refroidit la couche liquide interposée, qui se congèle. M. Tyndall fait remarquer que deux morceaux de glace qui flottent sur l'eau chaude se soudent aussitôt, lorsqu'ils viennent à se rencontrer, et n'exercent cependant l'un sur

l'autre qu'une bien faible pression. Quoi qu'il en soit, ces phénomènes présentés par la glace servent à rendre compte du
mouvement des glaciers qui descendent constamment dans
les vallées, en suivant tous leurs contours, comme ferait une
masse visqueuse (le chemin parcouru en un jour est quelquefois $0^m,50$). Mais, comme l'a reconnu M. Tyndall, la glace se
moule ainsi par la pression, tandis qu'elle se rompt dès qu'on
exerce sur elle un effort de traction : de là viennent les fentes,
les crevasses qui sont si nombreuses dans les glaciers.

Solidification. — C'est le passage d'un corps de l'état liquide
à l'état solide.

Première loi. — La température de solidification d'un liquide
est la même que celle de sa fusion. Ainsi, l'eau commence à se
geler à 0^0, si on lui enlève de la chaleur.

Toutefois les liquides peuvent souvent être abaissés à une
température inférieure à leur point de solidification sans changer d'état. L'eau contenue dans un vase à l'abri des mouvements
extérieurs peut être abaissée à la température de -10^0; lorsqu'elle est contenue dans un tube capillaire, elle peut être refroidie jusqu'à -17^0, sans se congeler. Ce phénomène est
important. Les plantes contiennent de l'eau dans des tubes très-
étroits ; elles peuvent souvent passer les hivers sans geler.

Deuxième loi. — Pendant la durée de la solidification, la température reste constante. Ainsi, l'eau est-elle réfroidie au-dessous
de $0°$, au moment de la formation de la glace, la température
remonte à zéro, toute la chaleur latente qui a été nécessaire
pour la fusion est abandonnée par les parties qui se solidifient.
D'où il résulte que la glace se forme lentement; l'eau rend à
l'atmosphère et au sol, dont les contacts la refroidissent, cette
chaleur qui les échauffe. M. Ed. Desains a montré que le phos-
phore peut être abaissé à une température tellement inférieure
à son point de fusion, qui est $44°,2$, que, lors de la solidification,
la température ne remonte pas jusqu'au point de fusion.

L'eau, en passant à l'état solide, augmente de volume : qua-
torze litres d'eau donnent environ quinze litres de glace, et cet
accroissement de volume se fait avec une force à laquelle rien
ne résiste. Une bombe pleine d'eau et fermée avec un bouchon
à vis fut exposée à un froid très-vif ; le bouchon fut lancé à une
grande distance et un bourrelet de glace sortit par l'ouverture.

Lorsqu'une plante gèle, l'eau que renferment les vaisseaux
déchire leurs parois et désorganise les tissus.

La glace, plus légère que l'eau, flotte à la surface des mers et
des rivières, et les rayons du soleil déterminent sa fusion : si elle

était plus lourde que l'eau, elle tomberait au fond des mers, qui seraient remplies de glace : la chaleur du soleil ne peut pénétrer dans l'eau à plusieurs mètres de profondeur.

Vaporisation. — Lorsqu'on expose à l'air un vase ouvert contenant de l'eau, au bout d'un certain temps le liquide a disparu. Ce phénomène, qui montre que l'eau a changé d'état, doit être étudié d'abord dans le vide, où il est plus simple.

Formation des vapeurs dans le vide. — On dispose dans une cuvette à mercure deux tubes barométriques comme dans l'expérience de Torricelli (fig. 134) : dans l'un d'eux, B, on fait arriver,

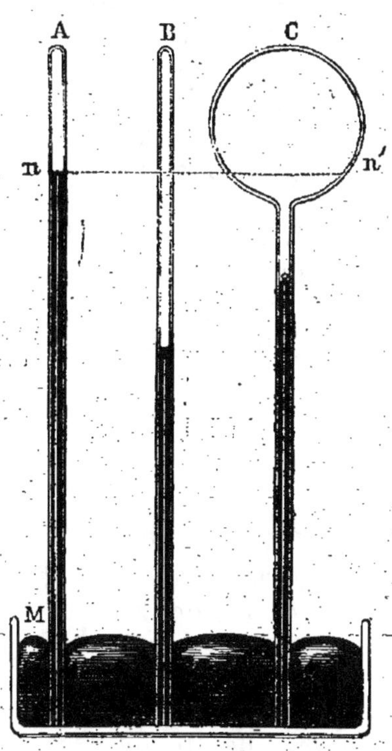

FIG. 134.

Formation des vapeurs dans le vide. — Tube A : baromètre ordinaire. — Tube B, il y a excès de liquide. — Tube C : il n'y a pas de liquide en excès.

à l'aide d'une pipette dont l'extrémité est engagée sous le tube, quelques gouttes d'éther qui s'élèvent au-dessus du mercure, aussitôt ce liquide s'abaisse ; quelques bulles d'air introduites dans le vide barométrique déprimeraient de même le mercure. La différence des deux niveaux représente la tension ou la force élastique de la vapeur qui s'est formée instantanément dans le vide.

L'expérience peut être répétée de manière qu'il ne reste pas de liquide en excès, il faut pour cela donner à la chambre barométrique de grandes dimensions. On prend, par exemple, un ballon d'un demi-litre, auquel on soude un tube long de 80 centimètres C (fig. 134); cet appareil rempli de mercure est retourné sur une cuvette à mercure. Si l'on fait passer dans la chambre une très-petite ampoule pleine d'éther et qu'on agite, l'ampoule se brise, le liquide disparaît entièrement, le mercure s'abaisse : tout le liquide s'est réduit en vapeur. Mais ici le mercure est en général moins abaissé que dans le tube B, la force élastique de la vapeur est moins grande; aussi on dit que la force élastique de la vapeur en contact dans le vide avec un excès de liquide est maximum.

Nous diviserons l'étude des vapeurs en deux parties : 1° vapeurs en contact dans le vide avec un excès de liquide ; 2° vapeurs non en contact avec un excès de liquide.

Vapeurs en contact avec un excès de liquide.— *Les différents liquides ont des forces élastiques différentes à une même température.*—Pour le démontrer, on répète la première expérience avec plusieurs tubes barométriques remplis de mercure, puis retournés dans la même cuve (fig. 135); on fait passer dans trois de ces tubes des liquides différents, de l'eau, de l'alcool, de l'éther ; le quatrième est un baromètre ordinaire. On voit que la dépression du mercure est faible avec l'eau, plus grande avec l'alcool, très-grande avec l'éther.

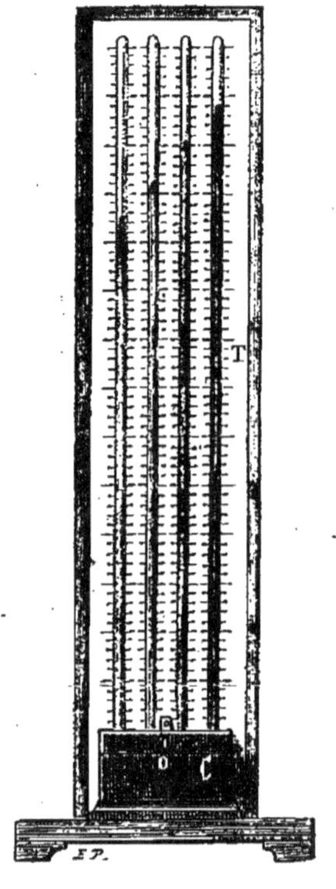

FIG. 135.

Tubes barométriques avec différents liquides.

La force élastique d'un liquide dans le vide est invariable lorsque la température ne change pas. — On remplit de mercure un tube barométrique, on laisse seulement à la partie supérieure un petit espace dans lequel on verse de l'éther. Le tube, fermé avec le doigt, est retourné dans une cuvette profonde (fig. 136); aussi-

tôt que le doigt est retiré, le mercure baisse. L'éther possède à la
température ordinaire une grande force élastique qui est égale à
la différence entre la hauteur du mercure dans le tube et celle

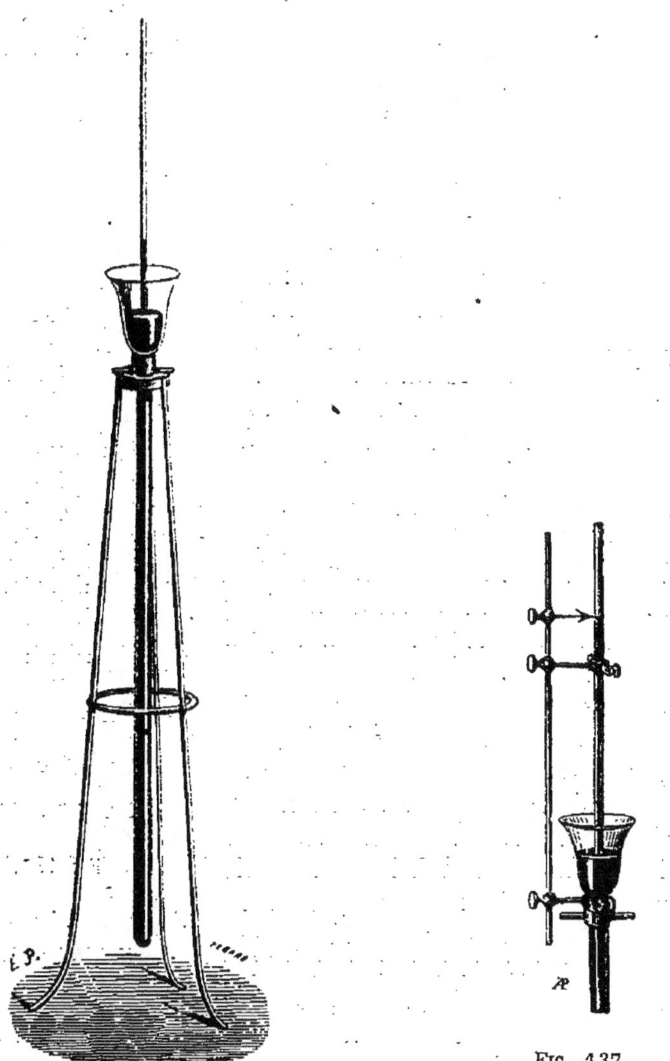

FIG. 136.

Tube barométrique et cuvette profonde.

FIG. 137.

Le niveau du mercure indiqué
par la flèche est invariable.

du métal dans un baromètre ordinaire; or, si l'on soulève le
tube ou si on l'abaisse, le volume occupé par la vapeur change,
mais la hauteur du mercure indiquée sur la figure par une

flèche (fig. 137), et par suite la tension de la vapeur, reste invariable.

La force élastique de la vapeur s'accroît avec la température. — Cette proposition se démontre à l'aide d'un appareil dû à Dalton.

Deux tubes barométriques pleins de mercure, placés parallèlement, plongent dans une marmite à moitié pleine de ce métal ; dans l'un d'eux on a fait passer une petite colonne d'eau (fig. 138). Autour des tubes on place un manchon de verre cylindrique dans lequel on verse de l'eau.

La colonne d'eau déplace le mercure, qui s'élève entre le cylindre et les parois de la cuvette à une hauteur treize fois et demie moindre. En plaçant la marmite sur un fourneau allumé, la chaleur se communique du métal à l'eau ; on voit peu à peu le mercure baisser dans le tube à vapeur, ce qui indique que la tension de la vapeur augmente avec la température.

Mesure des forces élastiques de la vapeur d'eau entre 0° et 100°. — Cet appareil permet de mesurer la force élastique de la vapeur à diverses températures ; il suffit pour cela de bien agiter le liquide du manchon, d'y plonger un thermomètre qui donne la température, et de mesurer la différence de niveau du mercure dans les deux branches. Cette hauteur du métal que l'on ramène à la température de 0°, en la divisant par le binôme de dilatation cubique du mercure $(1 + K t)$, représente la force élastique maximum de la vapeur d'eau à la température t. On a pu déterminer ainsi les forces élastiques de la vapeur d'eau de 0° à 100° avec cet appareil : à 0°, en remplissant le manchon de glace fondante ; à 100°, en maintenant l'eau à l'ébullition.

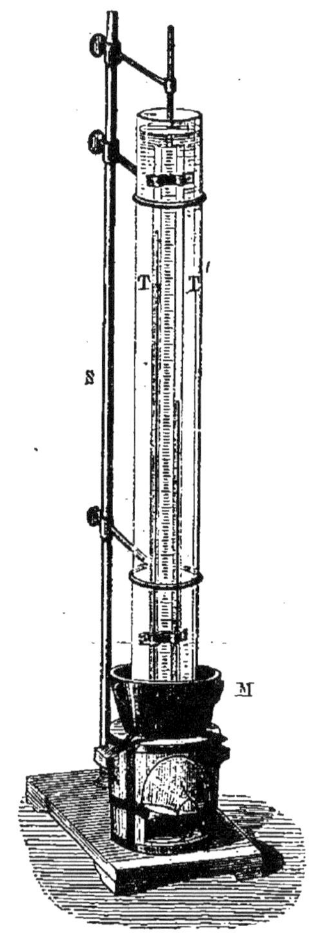

FIG. 138.

Appareil de Dalton pour démontrer que la force élastique de la vapeur croît avec la température.

9.

L'expérience montre qu'à la température de l'ébullition de l'eau, le mercure déprimé dans le baromètre à eau se trouve exactement au même niveau que la surface extérieure de ce métal dans la cuvette. La pression supportée par la vapeur à 100° est donc égale au poids d'une colonne de mercure qui a 76 centimètres de hauteur.

Mesure de la force élastique de la vapeur d'eau au-dessus de 100°. — On peut employer un tube recourbé tout semblable à celui de Mariotte, mais dans lequel la partie fermée de la petite branche est un peu rapprochée de la branche ouverte, ce qui facilite les manipulations. On remplit tout cet appareil de mercure, mais on laisse à la partie ouverte un petit espace que l'on remplit d'eau, et par le retournement on fait passer le liquide dans la branche fermée, puis on donne écoulement au mercure de la grande branche jusqu'à ce que le niveau de son côté soit un peu plus bas que dans la branche fermée. Le tube est plongé dans un vase plein d'eau bouillante (fig. 139); un espace qui se remplit de vapeur se forme au-dessus du mercure et le déprime jusqu'à ce que le niveau soit le même dans les deux branches : expérience qui démontre de nouveau que la pression de la vapeur en contact avec un excès de liquide est égale à la pression atmosphérique à la température de l'ébullition. On ajoute dans l'eau bouillante une petite quantité d'un sel, le chlorure de calcium ; un thermomètre plongé dans l'eau indique que la température d'ébullition est plus élevée, le mercure monte dans la branche ouverte, la pression de la vapeur devient égale à la pression atmosphérique augmentée d'une colonne de mercure égale à la différence des niveaux et réduite à 0° : la température est donnée par un thermomètre plongé dans le bain.

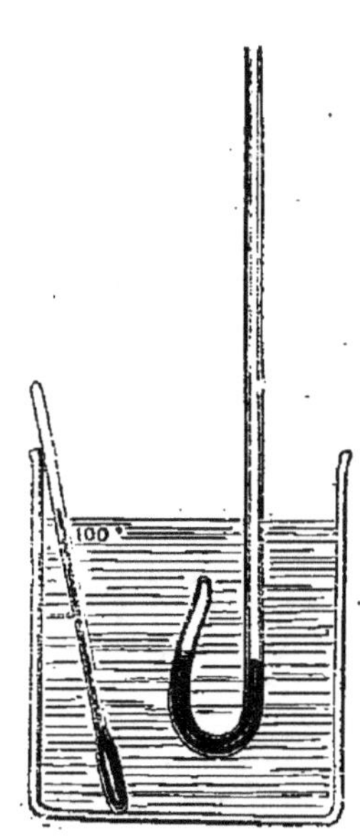

FIG. 139.

Tube de Dalton pour mesurer la force élastique de la vapeur d'eau au-dessus de 100°.

En augmentant peu à peu les proportions du chlorure de calcium, on peut porter la température jusqu'à 180°, et déterminer les forces élastiques de la vapeur d'eau à chaque degré de température ; mais il faut verser du mercure dans la branche ouverte et donner à ce tube une longueur de plus en plus grande.

M. Regnault a mesuré la tension de la vapeur d'eau à l'aide de l'appareil représenté (fig. 140), en déterminant la température de l'ébullition de l'eau contenue dans une chaudière C qui communique par un tube refroidi avec un réservoir à air comprimé B et un manomètre à air libre. La force élastique de la vapeur d'eau à la température de l'ébullition est égale à la

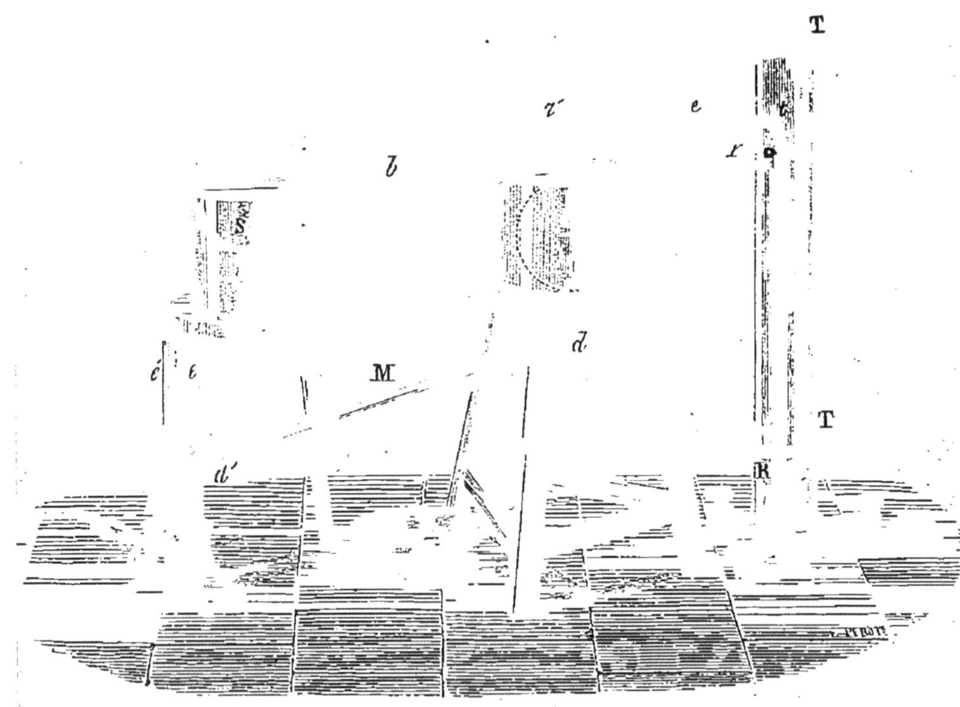

Fig. 140.

Appareil de M. Regnault pour mesurer les forces élastiques de la vapeur d'eau
au-dessus de 100°.

pression que l'on exerce sur le liquide, qui se mesure par l'excès de la hauteur du mercure dans la branche ouverte du manomètre, auquel on ajoute la pression de l'atmosphère. La température de l'ébullition s'obtient à l'aide de thermomètres introduits dans des tubes de métal soudés au couvercle de la chaudière et plongeant dans le liquide.

Principe de Watt et mesure de la force élastique maximum de la vapeur d'eau au-dessous de 0°. — Gay-Lussac a effectué cette mesure en s'appuyant sur le principe suivant dû à Watt. Dans un tube fermé ABC (fig. 141) et vide d'air, on a introduit un liquide ; la branche C est plus chaude que la branche A ; au bout d'un certain temps, tout le liquide passe de la partie C dans la partie A qui est plus froide, et la force élastique de la vapeur dans le tube est finalement celle qui

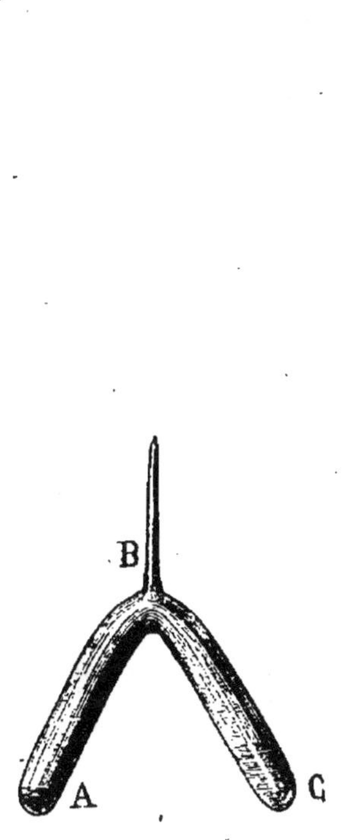

FIG. 141.

Principe de Watt.

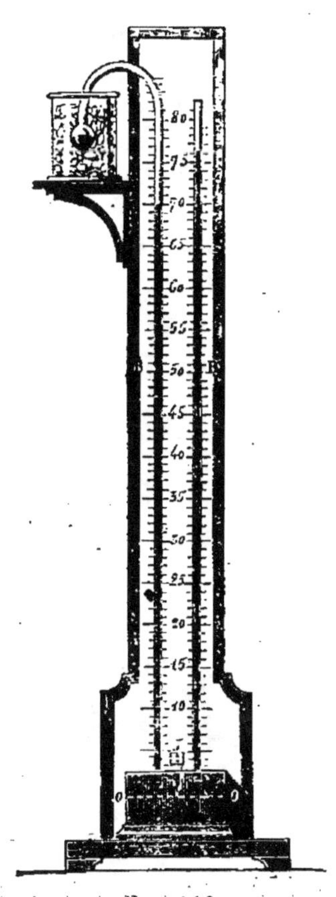

FIG. 142.

Appareil de Gay-Lussac
pour mesurer la force élastique de la vapeur
au-dessous de 0°.

correspond à la température la plus basse. La vapeur émise dans le vide par le liquide C arrive en A ; sa force élastique est trop grande, elle se liquéfie en partie ; la pression de la vapeur qui reste dans la partie A est plus petite que celle de la vapeur qui existe en C ; une nouvelle quantité de celle-ci pénètre dans la branche la plus froide, se liquéfie de nouveau, et ainsi de suite.

Pour appliquer ce principe, Gay-Lussac retourna deux tubes barométriques pleins de mercure dans une même cuvette ; l'un est droit, l'autre recourbé à sa partie supérieure et présente une petite branche fermée : c'est un tube de Mariotte renversé (fig. 142). On fait passer dans celui-ci une petite couche d'eau et l'on introduit la partie fermée dans un mélange réfrigérant de glace et de sel marin dont un thermomètre donne la température ; au bout d'un certain temps, l'eau est passée entièrement dans la partie fermée, alors la dépression du mercure mesure la force élastique de la vapeur donnée par l'eau ou par la glace à la température marquée par le thermomètre.

Table des forces élastiques de la vapeur d'eau, d'après M. Regnault.

Degrés.	Millim.	Degrés.	Millim.
— 32	0,31	34	39,57
— 20	0,84	35	41,83
— 10	1,96	36	44,2
0	4,6	37	46,7
5	6,53	38	49,3
10	9,17	39	52,04
15	12,7	40	54,91
20	17,4	50	92
25	23,55	60	148,8
30	31,55	70	233,1
31	33,41	80	354,63
32	35,36	90	525,45
33	37,41	100	760,

Au-dessus de 100°, on évalue les pressions en atmosphères, c'est-à-dire en colonnes de mercure de 76 centimètres de hauteur.

Degrés.	Atm.	Degrés.	Atm.
100	1	160	6
120,4	2	166,5	7
135,1	3	172,1	8
145,4	4	177,1	9
153	5	181,6	10

La comparaison des nombres montre que la force élastique croît beaucoup plus rapidement que la température. Ainsi entre 0° et 20°, l'accroissement de force élastique est $12^{mm},8$; entre

0° et 100°, il devrait être cinq fois plus grand, ou 64 millimètres si l'accroissement était proportionnel à l'élévation de la température, et il est en réalité 755 millimètres, ou près de douze fois plus grand.

C'est la force élastique que la vapeur possède lorsqu'on chauffe l'eau dans des vases fermés qui est utilisée dans les machines à vapeur ; si l'eau atteint la température de 160°, la pression que la vapeur exerce sur les parois intérieures de la chaudière est égale au poids de six colonnes de mercure de 76 centimètres de hauteur, qui pèsent $6 \times 1^k,033 = 6^k,198$ sur chaque centimètre carré.

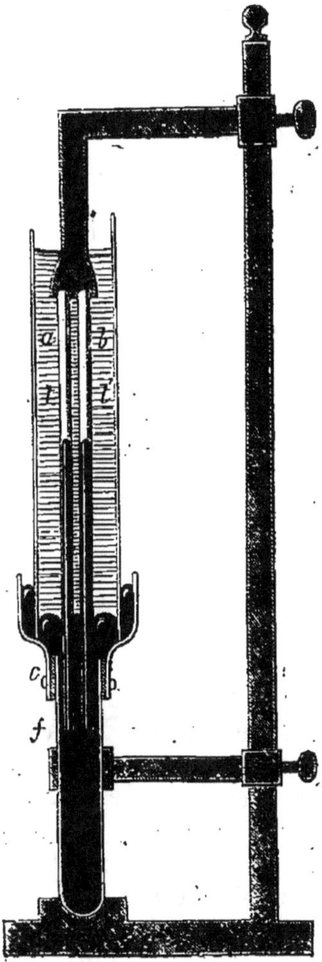

Vapeurs non en contact avec un excès de liquide. — Les vapeurs non en contact avec un excès de liquide se dilatent par la chaleur comme les gaz, changent de volume en suivant la loi de Mariotte, quand on change la pression qu'elles supportent ; en un mot, elles se conduisent comme les gaz. Pour le démontrer expérimentalement, on prend deux tubes fermés par un bout t,t', longs, égaux dans leurs dimensions ; on les remplit de mercure et on les retourne dans une cuve profonde formée d'un tube de fer auquel on fixe un flacon coupé (fig. 143). Dans l'un de ces tubes faisons passer une petite ampoule remplie de liquide, d'éther par exemple, approchons un charbon allumé de la paroi du tube touchée par l'ampoule, ou mieux rassemblons les rayons solaires avec une lentille convergente ; l'ampoule éclate, le liquide se réduit en vapeur qui déprime le mercure.

On attend que cette vapeur non en contact avec un excès de liquide ait bien pris la température de l'atmosphère. Dans le tube voisin on fait passer des bulles d'air jusqu'à ce

Fig. 143.

La vapeur non en contact avec un excès de liquide se comporte comme un gaz.

que le volume occupé par ce gaz soit exactement le même que
celui occupé par la vapeur et possède la même pression ; on
arrive à ce résultat par le tâtonnement, au moyen d'un tube
capillaire recourbé qui contient une petite quantité d'air, et
avec lequel, sous le mercure, on peut faire passer de très-petites
bulles de gaz.

Les deux tubes sont enveloppés d'un manchon cylindrique
que l'on remplit d'eau chaude agitée avec soin. Le volume du
gaz et celui de la vapeur croissent exactement de la même
quantité ; les pressions, mesurées par l'excès de la hauteur du
baromètre sur la hauteur du mercure soulevée dans chaque
tube, deviennent plus grandes, mais restent égales. Enfonce-t-on
les tubes ou les soulève-t-on de la même quantité, les niveaux
du mercure restent toujours dans un même plan horizontal.

Ainsi, la vapeur non en contact avec un excès de liquide a le
même coefficient de dilatation que l'air, et obéit comme lui à la
loi de Mariotte. Mais si l'on augmente assez la pression que supporte la vapeur pour atteindre et dépasser légèrement la tension
maximum, la vapeur se liquéfie complétement.

CHAPITRE V.

ÉVAPORATION.

Définition. — C'est le passage de l'état liquide à l'état de
vapeur qui se fait lentement à la surface d'un liquide exposé à
l'air. Chacun sait que l'eau abandonnée dans un vase finit par
disparaître complétement. Ce changement d'état se produit à la
surface des mers, des fleuves et des rivières, et donne à l'air en
mouvement de la vapeur d'eau qui peut ensuite tomber sur la
terre sous forme de pluie.

La quantité d'eau évaporée en un certain temps dépend de
plusieurs conditions. Elle augmente avec l'étendue de la surface du liquide. L'agitation de l'air produit une évaporation
plus rapide. Plus l'air est sec, plus il est chaud, plus est grande
la quantité d'eau qu'il emporte ; dans l'air humide, renfermant
autant de vapeur d'eau qu'il en peut contenir, il n'y a pas d'é-
vaporation. D'après Dalton, la quantité d'eau évaporée en un
certain temps, toutes choses égales d'ailleurs, est proportionnelle à la différence entre la force élastique de la vapeur qui

existe dans l'air et la force élastique maximum de la vapeur à la même température.

Les applications pratiques de ces principes sont évidentes. Veut-on sécher rapidement du linge, on le suspend dans un grenier dont les fenêtres sont ouvertes ; le linge sèche plus vite par un temps sec que par un temps humide, par un temps chaud que par un temps froid.

Étuve à évaporation rapide. — Il arrive souvent qu'on a besoin de faire évaporer un liquide, et dans certaines recherches il faut que la formation des vapeurs ait lieu à une température bien déterminée ; on emploie alors un bain d'eau que l'on maintient à cette température et l'on place sur le bain le vase qui renferme le liquide. Dans ces conditions, l'évaporation est lente, car l'air qui est au contact du liquide est presque saturé de vapeur d'eau. Dans d'autres appareils, étuves à eau ou à huile, l'air ne circule pas autour du liquide.

J'ai fait construire par M. Wissnegg une étuve sèche à bain d'eau ou d'huile dans laquelle un courant d'air énergique forcé de passer sur le liquide rend l'évaporation beaucoup plus rapide.

Un cylindre C à double paroi est le vase dans lequel on verse l'eau qui, chauffée, maintient à une certaine température les parois métalliques intérieures et l'air contenu dans la cavité qu'elles limitent (fig. 144). L'intervalle entre les deux contours cylindriques est fermé à la partie supérieure par un couvercle de métal soudé qui présente trois tubulures : la première laisse passer un thermomètre ; la seconde contient un régulateur à gaz (voir plus haut); la troisième est soudée à un tube incliné qui peut être uni à la partie inférieure du tube d'un serpentin environné d'eau froide, afin que la vapeur d'eau du bain retombe condensée entre les cylindres ; de plus, une rainure circulaire reçoit un dôme D muni d'un tuyau T, dans lequel, au point G, se trouve une couronne de becs de gaz. Les pieds de l'appareil sont creux, percés d'une large ouverture latérale O à leur partie inférieure, et pénètrent jusque dans la chambre à air, où ils s'ouvrent près des parois verticales intérieures.

On chauffe l'eau du bain, on place sur le fond de l'étuve la capsule à fond plat contenant le liquide L qu'il s'agit d'évaporer ; des tubes S de verre recourbés en siphon sont, à l'aide de morceaux de tubes de caoutchouc, maintenus dans les ouvertures supérieures des pieds P, et enfoncés de telle sorte que la petite branche vienne s'ouvrir près du niveau du liquide ; un couvercle de métal C, de diamètre un peu moins grand que le cylindre, repose sur ces siphons de verre et présente une tubulure par

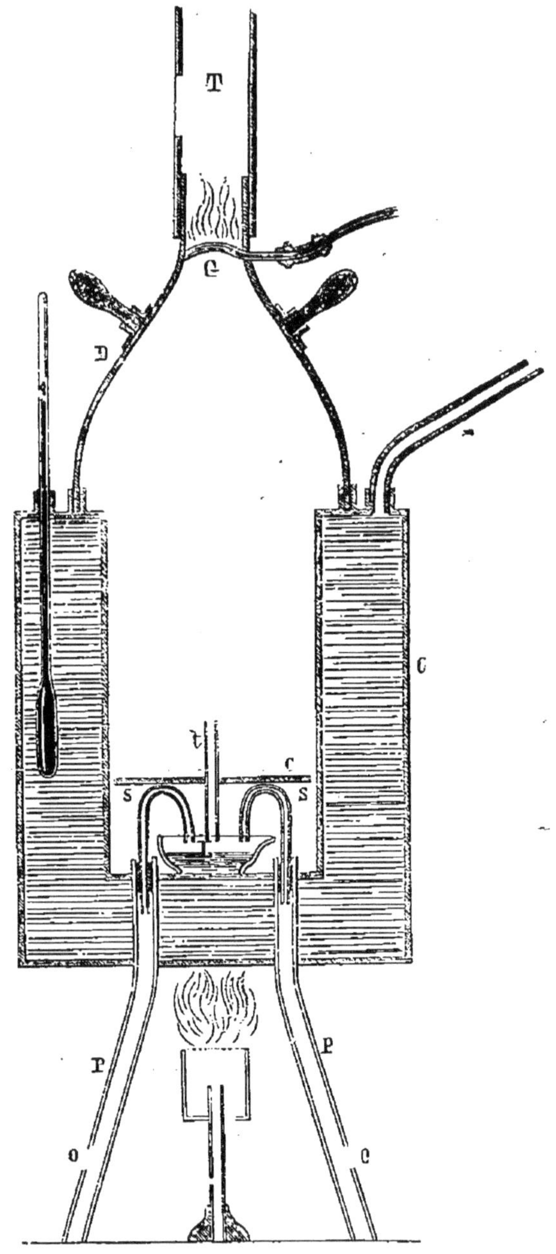

FIG. 144.

Étuve à évaporation rapide.

laquelle est tenu un tube de verre qu'on enfonce aussi jusque

près du liquide. On allume le gaz en G, un tirage énergique s'é-
tablit dans le tuyau ; le courant d'air passe par les ouvertures O,
est forcé de venir à la surface du liquide qu'il agite, entraîne
la vapeur d'eau qui se produit rapidement, et s'échappe par le
tube central et par le contour du couvercle.

Froid produit par l'évaporation. — Un liquide qui se convertit
en vapeur absorbe de la chaleur, une certaine quantité de chaleur latente que nous mesurerons plus tard, mais que l'on peut
manifester par plusieurs expériences. Que l'on verse de l'éther
sur la main, le liquide s'évapore, et l'on éprouve une sensation
de fraîcheur. Autour du réservoir d'un thermomètre à mercure
on fixe de la ouate sur laquelle on verse de l'éther, on agite le

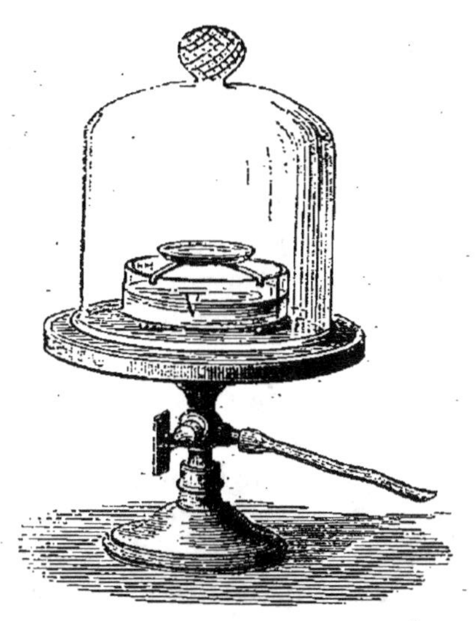

FIG. 145.

Appareil de Leslie pour la congélation de l'eau dans le vide.

thermomètre dans l'air pour activer l'évaporation : le mercure
descend de plusieurs degrés.

Leslie a montré le froid que produit l'évaporation par une
belle expérience : sur la platine d'une machine pneumatique on
place un vase large contenant de l'acide sulfurique, sur lequel
on fait reposer une capsule de liége couverte de noir de fumée,
tenue sur trois pieds (fig. 145) ; on verse de l'eau sur ce vase, et
l'on recouvre l'appareil d'une cloche aussi petite que possible.
On fait le vide : l'acide absorbe les vapeurs aussitôt qu'elles se
forment ; au bout de peu d'instants l'eau se convertit en glace.

Une expérience analogue montre la congélation du mercure. Dans une capsule de porcelaine on verse un peu de mercure et de l'acide sulfureux liquide qui bout à — 8°; on fait le vide et l'on absorbe la vapeur avec de la potasse; bientôt le mercure se congèle à — 40°.

Pour rafraîchir l'eau en été, des vases de terre poreuse, appelés alcarazas (fig. 146), sont placés dans un courant d'air. Le liquide contenu est refroidi par l'évaporation qui se produit à la surface constamment humectée.

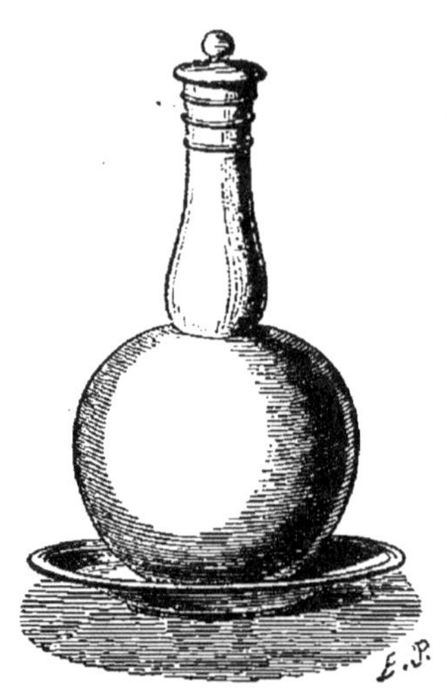

Fig. 146.

Alcarazas pour rafraîchir l'eau.

La surface du corps est le siége d'une évaporation continuelle qui est une cause puissante de refroidissement. Lorsque nous sommes exposés au soleil brûlant, nous exhalons une plus grande quantité d'eau qui passe à l'état de vapeur et nous refroidit. Lorsque le vent vient nous frapper, nous éprouvons une sensation de froid ; c'est surtout parce que l'évaporation est rendue plus rapide.

Anesthésie locale. — M. Richardson a imaginé un appareil qui permet de produire l'anesthésie locale, et qui est fondé sur le froid produit par l'évaporation de l'éther. Le bouchon d'un flacon contenant de l'éther est traversé (fig. 147) par un tube métallique AB, recourbé à sa partie supérieure et se terminant par un orifice étroit ; un autre canal de moindre diamètre t est maintenu dans l'axe de ce tube et s'enfonce en bas jusqu'au fond du liquide, en haut se termine par une ouverture étroite, à une petite distance de l'ouverture du tube extérieur. Celui-ci porte en C un tube latéral auquel on fixe un tube de caoutchouc communiquant avec un insufflateur particulier à jet continu ; un soufflet S est formé d'une poire de caoutchouc à parois assez épaisses, munie de soupapes qui sont des plaques de caoutchouc, dont les mouvements sont limités par des fils : l'une, s, s'ouvre de dehors en dedans ; l'autre, s', de dedans en dehors ; celle-ci communique avec un récipient R de caoutchouc fixé au tube C.

On presse avec la main le soufflet S assez fréquemment pour distendre le récipient à air, qui, par son élasticité, rend le jet du gaz continu; l'air comprimé se divise en C: une partie pénètre par l'espace intermédiaire aux deux tubes, presse sur l'éther et fait monter ce liquide dans le tube étroit, jusqu'à ce qu'il s'échappe par l'ouverture supérieure; l'autre partie,

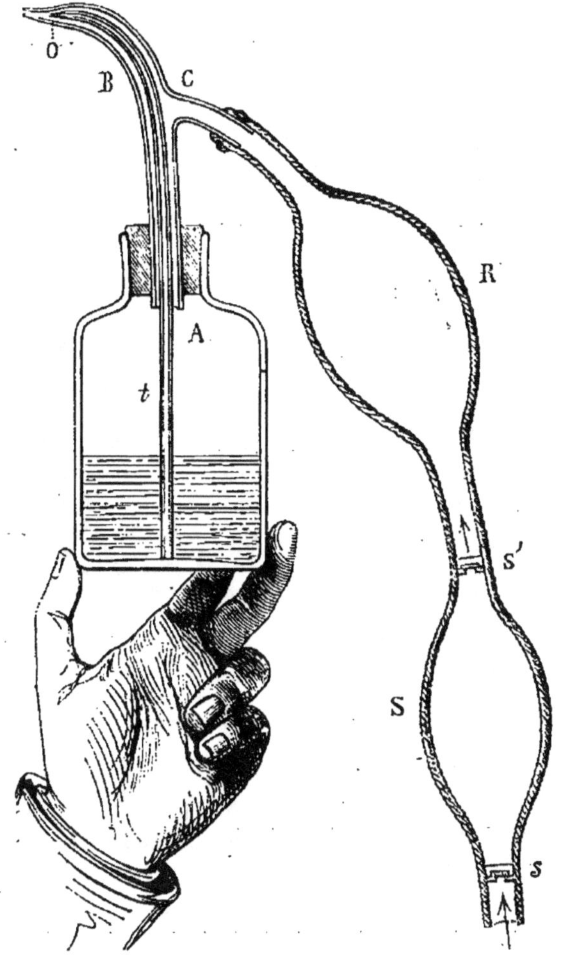

Fig. 147.

Appareil de M. Richardson pour l'anesthésie locale.

chassée vivement tout autour du jet de liquide, le pulvérise e produit une évaporation rapide. La température du jet de liquide, de vapeur et d'air, descend facilement à — 15°, et les parties de la peau exposées à cette température basse deviennent insensibles.

CHAPITRE VI.

ÉBULLITION.

Phénomène de l'ébullition. — Chauffons un liquide par le fond du vase qui le contient, les couches d'eau qui les premières reçoivent la chaleur se dilatent, deviennent plus légères, s'élèvent dans le liquide, sont remplacées par des couches plus froides ; ce qui établit des courants qu'il est facile de rendre manifestes en jetant des poussières dans un vase transparent (fig. 148). Bientôt l'eau chante : des petites bulles de vapeur qui se forment au fond, mais qui rencontrent des couches liquides plus froides, se condensent brusquement et causent ce bruit. De grosses bulles se détachent enfin, s'élèvent et viennent crever à la surface.

Pour qu'une bulle de vapeur, que nous considérons en particulier, subsiste dans le liquide dont elle écarte les parties, il faut nécessairement que la pression qu'elle exerce soit égale à

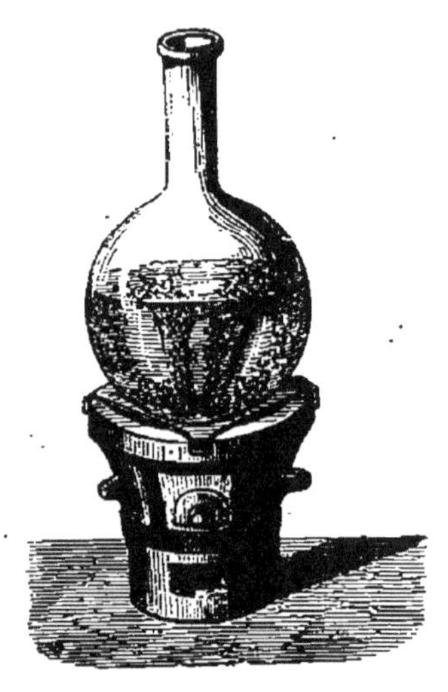

FIG. 148.

Courants liquides dans un vase chauffé par le fond.

celle qu'elle supporte ; or, celle-ci se compose de la pression atmosphérique et du poids de la colonne de liquide qui se trouve au-dessus de la bulle. Aussi la température d'ébullition d'un liquide est telle que la force élastique maximum de la vapeur est égale à la pression qui s'exerce sur le liquide. Ainsi, la pression atmosphérique est 76 centimètres, c'est à 100° que la force élastique de la vapeur d'eau est 76 centimètres ; à cette température, l'eau entre en ébullition dans un vase contenant une colonne d'eau assez petite pour qu'on puisse négliger la pression qu'elle exerce. Si la pression qui s'exerce sur un liquide vient à changer, la température d'ébullition changera aussi.

Influence de la pression. — L'eau bout dans le vide à toute température. Au-dessus d'un vase contenant de l'eau, si l'on diminue la pression de l'air jusqu'à $4^{mm},6$, l'ébullition aura lieu à 0° : c'est ce que nous avons fait dans l'expérience de Leslie.

Il n'est pas nécessaire d'employer la machine pneumatique pour démontrer l'influence de la pression. Faisons bouillir de

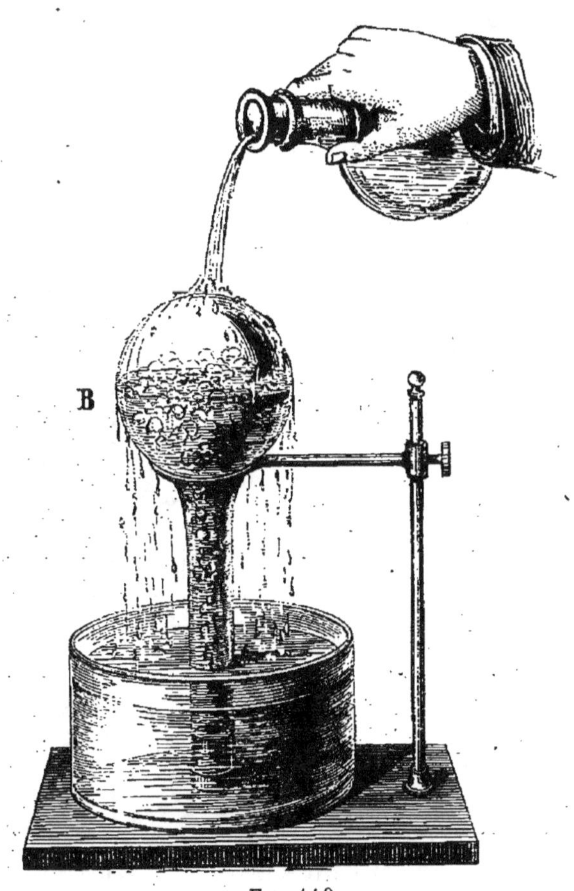

Fig. 149.

Ébullition de l'eau sous un courant d'eau froide.

l'eau dans un ballon à long col B (fig. 149); quand la vapeur a chassé l'air, fermons avec un bouchon et retournons le ballon dans un vase plein d'eau. Si nous versons de l'eau froide à la partie supérieure, l'ébullition commence aussitôt et devient très-vive : pourquoi? La vapeur développée à la surface du liquide est condensée, la pression diminue, l'ébullition a lieu.

Sur les montagnes, l'eau bout à une température d'autant plus basse qu'on s'élève plus haut; quand la pression diminue de 27 millimètres, la température de l'ébullition baisse de 1°.

On a utilisé ce phénomène pour déterminer la pression dans les voyages sur les montagnes, par la mesure de la température d'ébullition de l'eau ; mais il faut alors employer un thermomètre qui permette d'apprécier les dixièmes et même les vingtièmes de degré, car une erreur égale à la dixième partie d'un degré correspond à une erreur de $2^{mm},7$ sur la pression. Le baromètre est beaucoup plus exact.

A la métairie d'Antisana, à une hauteur de 4100 mètres, l'eau entre en ébullition à 86° ; elle n'est pas assez chaude pour la cuisson des légumes. Lorsqu'on fait bouillir l'eau dans un vase profond chauffé par le bas, la température du liquide est plus élevée dans les parties inférieures que dans les supérieures, parce que la vapeur doit avoir une force élastique capable de supporter le poids de l'atmosphère accru du poids du liquide.

Lorsqu'on augmente la pression sur un liquide, la température d'ébullition est retardée et toujours telle que la tension de la vapeur donnée par le liquide est égale à la pression qu'il supporte.

La marmite de Papin (fig. 150) est formée d'un cylindre de bronze, à parois très-résistantes, que l'on remplit d'eau incomplétement. Un couvercle, fortement serré à l'aide d'une vis, présente une ouverture fermée par une soupape sur laquelle appuie un levier du troisième genre, chargé d'un poids tel, que si la force élastique de la vapeur atteint une certaine limite, elle puisse soulever cette soupape de sûreté.

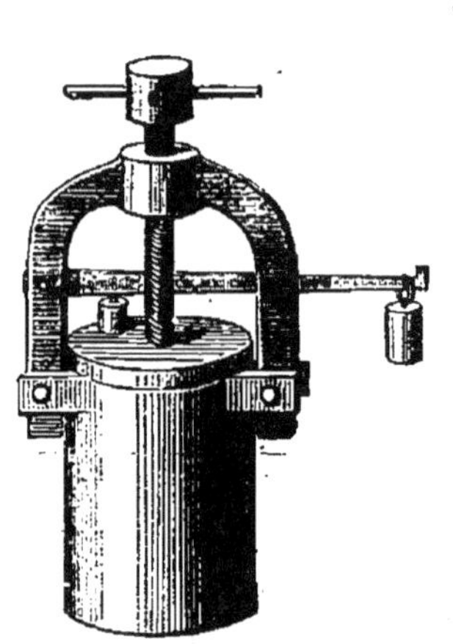

FIG. 150.

Marmite de Papin.

On chauffe cet appareil, l'ébullition est retardée beaucoup par la pression de la vapeur qui comprime le liquide ; cette pression devient très-grande à mesure que la température s'élève ; si l'on donne issue à la vapeur, le jet s'élève avec bruit à une hauteur de plusieurs mètres.

Lorsqu'on introduit dans la marmite de Papin des os d'animaux, et qu'on la chauffe à la température de l'eau, qui peut s'élever jusqu'à 235°, la substance animale se dissout beaucoup plus vite que dans l'eau à 100°, et l'on obtient une solution de gélatine qui se prend en gelée par le refroidissement.

Influence de la nature du vase. — Dans les vases métalliques l'eau bout à 100° sous la pression de 76 centimètres ; dans un vase de verre, elle bout à 101° ; si le vase de verre a été lavé d'abord avec de l'acide sulfurique, la température de l'ébullition peut s'élever à 105°.

Influence des corps dissous. — Les corps dissous dans les liquides changent la température d'ébullition. Ainsi l'eau saturée de sel marin bout à la température de 108°. Et si l'on ajoute à l'eau du chlorure de calcium, quand le liquide est saturé, la température d'ébullition est 179°.

Rôle des gaz dans l'ébullition. — Lorsque l'eau va entrer en ébullition dans un vase de métal, une partie de l'air qu'elle dissout se dégage ; de petites bulles se portent sur la surface métallique pour laquelle les gaz ont de l'adhérence, et ce sont ces bulles qui, se saturant de vapeur d'eau, grossissent de plus en plus, s'élèvent et viennent crever à la surface ; si l'on conduit la vapeur par un tube dans l'eau où elle se condense, on voit que ces mêmes petites bulles d'air, noyaux des bulles de vapeur, se dégagent seules par l'extrémité du tube.

Dans un vase de verre, pourquoi l'ébullition a-t-elle lieu à

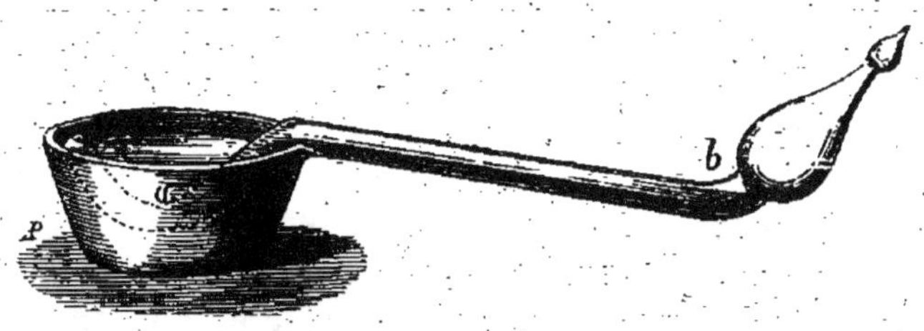

Fig. 151.

Appareil de M. Donny.

une température plus élevée que dans un vase métallique ? C'est que le verre est bien mouillé par l'eau et ne jouit pas de cette propriété du métal de dégager, de condenser les gaz à sa surface, et de favoriser l'ébullition. Ce rô'e important de l'air dissous, dans l'ébullition, est mis en évidence par plusieurs expériences : M. Donny a introduit dans un tube de verre courbé (fig. 151), terminé à une extrémité par des boules, de l'eau qu'il avait fait bouillir longtemps ; il a fait encore bouillir cette eau dans le tube et l'a fermé à la lampe. Dans ces conditions, si l'on place la branche pleine d'eau dans un bain à 140°, le liquide n'entre pas en ébullition ; chauffons davantage, les parties liquides se séparent violemment et sont projetées dans les boules.

M. Dufour a mis en suspension dans un liquide de même poids spécifique que l'eau, mais ne se mélangeant pas avec elle, une goutte d'eau qui flottait au milieu de ce liquide ; il a pu alors chauffer le bain jusqu'à 170° sans que l'eau se vaporisât. Si l'on touche alors la sphère liquide avec un fil de métal, un morceau de bois, qui sont couverts de gaz, la formation de vapeur a lieu immédiatement, au contact de cette atmosphère gazeuse.

Dans un vase de verre lavé à l'acide sulfurique l'eau peut être portée à 105° sans entrer en ébullition. M. Dufour, par deux lames de platine communiquant avec les pôles d'une pile, fait dégager au sein du liquide des bulles de gaz, qui sont aussitôt le centre d'une ébullition active.

Chaleur latente de vaporisation. — L'eau placée sur le feu se met à bouillir. Si la combustion est très-active, l'ébullition est tumultueuse, de grosses bulles se détachent, viennent crever à la surface, et le liquide diminue peu à peu de volume ; si le feu est médiocre, l'ébullition est faible, les bulles de vapeur sont petites, le niveau du liquide baisse plus lentement : dans les deux cas, la température de l'eau est exactement la même. Si l'on retire le vase du feu, l'ébullition s'arrête aussitôt. Ces faits démontrent que le changement d'état exige une grande quantité de chaleur que le thermomètre n'apprécie pas et qu'on appelle latente ; nous verrons plus tard qu'un kilogramme d'eau, pour se transformer en vapeur, absorbe plus de cinq fois autant de chaleur que pour s'élever de 0° à 100°.

Liquéfaction. — La vapeur d'eau n'est pas visible ; lorsqu'elle s'échappe d'un appareil qui la produit, elle apparaît souvent par un brouillard, c'est déjà de l'eau ; la vapeur se condense dans l'air, c'est-à-dire passe à l'état liquide en prenant la forme de vésicules semblables aux bulles de savon, mais beaucoup plus petites ; lorsque l'air est chaud, sec et agité, ce nuage ne dure pas, la vapeur se reforme et se mélange à l'air, ou bien la liquéfaction ne se produit pas et la vapeur change seulement de tension, parce qu'elle est refroidie par l'air. Mais si l'air est humide, la condensation de la vapeur est presque complète, de longues traînées blanches se produisent, les vésicules se rompent et l'eau tombe en pluie. Ces phénomènes s'observent facilement lorsque la vapeur s'échappe de la cheminée d'une locomotive en repos ou en mouvement.

La vapeur qui se liquéfie abandonne toute la chaleur latente qu'elle avait absorbée ; c'est un moyen très employé dans l'industrie que celui qui consiste à faire passer un courant de vapeur d'eau dans un serpentin métallique plongé dans une masse liquide que l'on veut échauffer et qui peut être contenue dans des cuves de bois.

Distillation. — Distiller un liquide, c'est le chauffer jusqu'à l'ébullition et liquéfier les vapeurs dans un récipient refroidi.

On sépare ainsi un liquide des parties solides qu'il contient et qui ne sont pas volatiles. A bord des vaisseaux, on distille souvent l'eau de la mer, qui n'est pas potable ; on recueille de l'eau pure, et les parties salines restent dans la chaudière. Il est bon d'agiter l'eau distillée au contact de l'air, et d'y faire dissoudre la petite quantité de sels que l'eau de source ou de rivière contient toujours.

Souvent on emploie la distillation pour séparer des liquides inégalement volatils. Ainsi veut-on obtenir l'alcool du vin, on chauffe celui-ci ; l'alcool bout à 79°, tandis que l'eau bout à 100° : l'expérience a montré que si l'on recueille le tiers du volume de vin employé, on obtient tout l'alcool.

Les appareils distillatoires sont variés de forme et de grandeur.

Lorsqu'on veut distiller une petite quantité de liquide, on se sert avec avantage comme réfrigérant d'un tube droit fixé dans un manchon cylindrique de verre terminé à ses extrémités par deux tuyaux par lesquels on fait passer un courant d'eau froide ; à l'une des extrémités du tube on fixe un matras ou une cornue renfermant le liquide que l'on chauffe, à l'autre un récipient convenable.

Distillation dans le vide. — Si l'on veut distiller un liquide à une température basse pour ne point l'altérer, et souvent les liquides tirés de l'organisme doivent être distillés ainsi, on peut employer avec grand avantage la machine pneumatique à mercure, et faire la distillation dans le vide, en chauffant le liquide dans un bain d'eau à température constante. On introduit le liquide dans une cornue dont le col est légèrement effilé, à l'aide d'un long tube à entonnoir (fig. 152) ; le col de la cornue est uni à l'extrémité du réfrigérant par un tube de caoutchouc à parois épaisses, fortement appliqué par un ruban de caoutchouc ; l'autre extrémité du réfrigérant est fixée au caoutchouc de la machine à mercure. La cornue est placée dans le bain, soit à 40° ; le manchon réfrigérant, qui doit être traversé par un courant d'eau, est tenu légèrement incliné vers la chambre barométrique. On peut faire le vide avec la machine à mercure ; mais si l'on veut aller vite, la machine pneumatique ordinaire est très-utile : un tube de caoutchouc à parois épaisses se rend de cette machine au

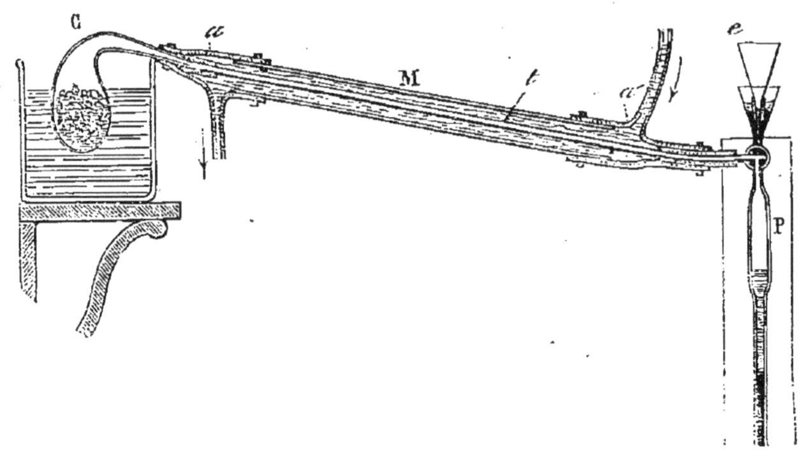

Fig. 152.

Appareil pour la distillation des liquides dans le vide. — C, cornue. — *t*, tube réfrigérant environné du manchon de verre M. — *aa'*, assemblages en caoutchouc avec tubes
latéraux pour faire passer un courant d'eau froide. — P, pompe pneumatique à mercure. — *e*, entonnoir servant à recueillir le liquide distillé.

tube de verre qui se trouve au centre de la cuvette à mercure ;

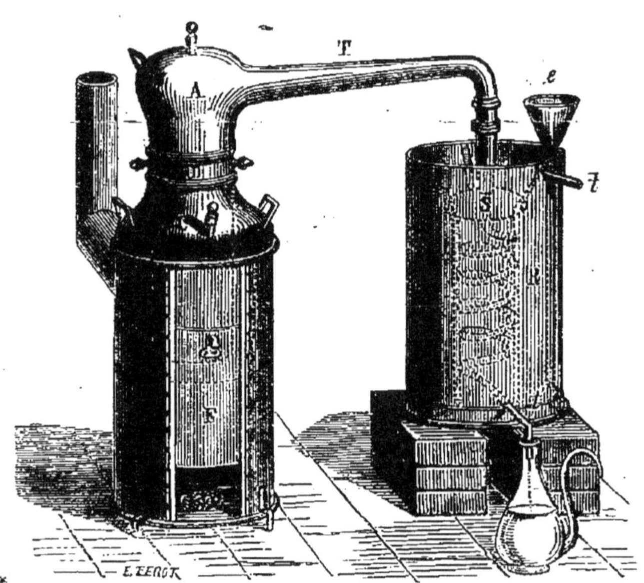

Fig. 153.

Alambic.

on tourne le robinet de verre convenablement, et l'on fait dans l'appareil distillatoire, par la manœuvre de la machine auxiliaire, un vide approché. On tourne le robinet de verre, et l'on achève de faire le vide complétement avec la colonne de mercure; on reçoit dans la chambre barométrique le liquide condensé et on le recueille, s'il en est besoin, dans un entonnoir fixé par un caoutchouc au tube central de la cuve à mercure. On peut ainsi obtenir les produits successifs de la distillation; la concentration du liquide de la cornue a lieu rapidement. Je fais un grand usage de cet appareil distillatoire, qui, légèrement modifié, permet aussi d'extraire les gaz du sang, comme nous le verrons plus loin.

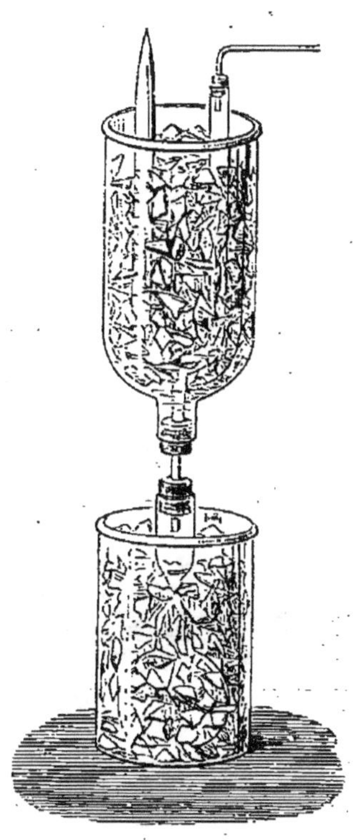

FIG. 154.

Tube en U et matras refroidis pour recueillir l'acide sulfureux liquide.

Dans l'industrie, pour distiller, on emploie l'alambic (fig. 153). Une chaudière métallique C peut être recouverte d'un chapiteau de grande dimension A, qui, au moyen d'un col allongé, communique avec un tuyau métallique courbé en spirale qu'on appelle le serpentin S et qui plonge dans un tonneau plein d'eau. Les vapeurs se liquéfient dans le serpentin, et le liquide est reçu dans un vase placé à l'extrémité du tuyau qui se trouve en dehors. L'eau froide destinée à la liquéfaction est amenée vers le bas du tonneau, et l'eau chaude, plus légère, se déverse à la partie supérieure.

Liquéfaction des gaz. — Un grand nombre de gaz peuvent être liquéfiés par un abaissement de température ou une augmentation de la pression qu'ils supportent, quelquefois par ces deux moyens réunis.

Liquéfaction de l'acide sulfureux. — On fait arriver le gaz préparé en chauffant du cuivre avec de l'acide sulfurique et desséché, dans un tube plongé au milieu d'un mélange réfrigérant de glace pilée et de sel marin dont la température est voisine de — 20° (fig. 154); le gaz se liquéfie, et le liquide incolore qu'il donne bout à — 8°. Pour le conserver, on ferme à la lampe le tube de verre que l'on a effilé d'abord.

Liquéfaction de l'acide carbonique. — L'appareil de Thilorier employé pour produire ce changement d'état se compose d'un cylindre de fonte consolidé par des anneaux de fer forgé. Dans ce vase à parois très-épaisses, mobile autour d'un axe horizontal, on introduit 2 kilogrammes de bicarbonate de soude avec de l'eau. Dans un tube cylindrique placé au milieu du sel, on verse

Fig. 155.

Appareil de Thilorier.

plus d'un kilogramme d'acide sulfurique monohydraté ; ainsi l'acide est séparé du sel. Le cylindre générateur du gaz est fermé par un couvercle fortement serré à l'aide d'une vis. On imprime au cylindre de légères oscillations ; l'acide sulfurique tombe peu à peu sur le bicarbonate, qu'il décompose, et chasse l'acide carbonique qui, contenu dans un petit volume, se liquéfie ; il est essentiel que la réaction se fasse avec une certaine lenteur, car elle dégage de la chaleur qui accroît beaucoup la force élastique de l'acide carbonique, ce qui augmente

10.

le danger de la préparation. A 0°, le gaz acide carbonique se liquéfie sous une pression de 36 atmosphères ; à 40°, il exerce en présence d'un excès de liquide une pression de 80 atmosphères ; il faut donc laisser la chaleur produite se dégager par les parois du cylindre dans le milieu ambiant. Lorsque la préparation est terminée, on fait communiquer le couvercle du cylindre qui porte un ajutage et un robinet, par un tuyau de métal, avec un cylindre semblable, muni aussi d'un robinet

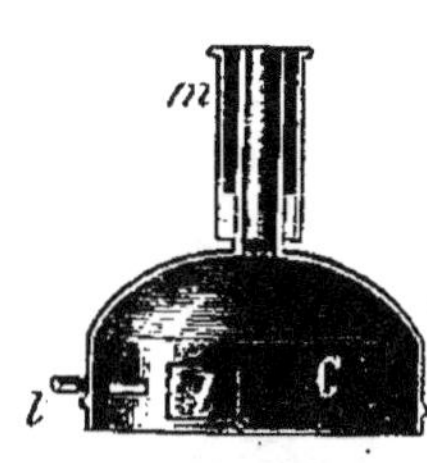
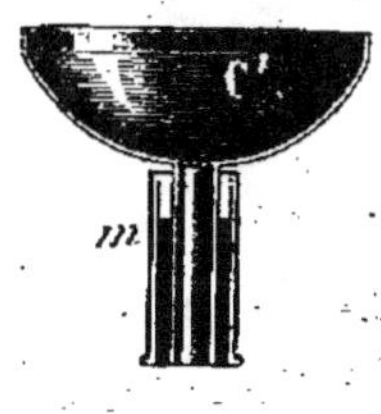

Fig. 156:

Boîte dans laquelle on obtient de l'acide carbonique solide.

qui est le récipient. On ouvre les deux robinets ; le liquide distille et se rend dans le récipient. Ouvre-t-on ensuite le récipient dans l'air, la vapeur de l'acide carbonique, en se formant, absorbe tant de chaleur latente, qu'elle se solidifie en partie, et, si on la fait arriver dans une boîte sphérique de métal mince (fig. 156), tangentiellement aux parois, elle se solidifie, et dans ce vase on trouve une masse blanche. Lorsqu'on ajoute à l'acide carbonique solide une certaine quantité d'éther, et qu'on évapore ce mélange sous une cloche dans laquelle le vide est fait avec la machine pneumatique, la température s'abaisse au-dessous de — 100° : c'est la température la plus basse que l'on ait pu obtenir jusqu'ici.

Identité des gaz et des vapeurs. — Tous les gaz, excepté l'oxygène, l'hydrogène, l'azote, le bioxyde d'azote, l'oxyde de carbone et le protocarbure d'hydrogène, ont été liquéfiés par un abaissement de température assez grand et une pression plus ou moins forte, et beaucoup des liquides produits ont été solidifiés.

C'est M. Faraday qui a obtenu ce résultat général.

Le même phénomène s'observe très-facilement avec les vapeurs. Les vapeurs non en contact avec un excès de liquide se conduisent comme les gaz.

Les gaz sont donc des vapeurs à une température assez éloignée des points de liquéfaction.

L'état d'un corps dépend seulement du milieu dans lequel il se trouve. Dans un milieu à — 100°, le mercure serait solide, une foule de gaz seraient des liquides ou des solides. A 1000°, un grand nombre de corps solides sont des liquides ou des vapeurs, et, à cette température, tous les liquides que nous connaissons sont des gaz.

Expériences de caléfaction. — Sur une plaque métallique fortement chauffée versons quelques gouttes d'eau, le liquide prend la forme de petites sphères qui se meuvent rapidement sur la plaque et diminuent peu à peu de volume (fig. 157). Si, pendant que ce phénomène s'accomplit, la plaque se refroidit suffisamment, une vive ébullition se produit, le liquide se disperse rapidement et avec bruit. Un petit thermomètre plongé dans l'eau qui présente le phénomène de caléfaction indique une température inférieure au point d'ébullition.

Le liquide ne touche pas le métal. — Colorons le liquide par l'addition d'une goutte d'encre, et faisons-le tomber sur une

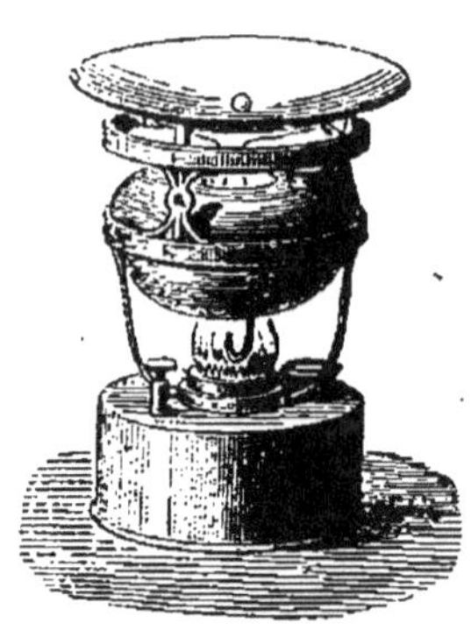

FIG. 157.

Expérience de caléfaction de l'eau.

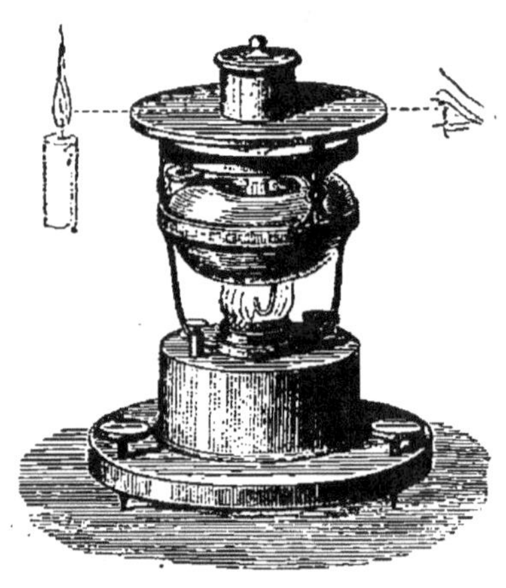

FIG. 158.

L'œil aperçoit la bougie entre la plaque et la bulle, dont les mouvements sont limités par un couvercle cylindrique de métal.

plaque bien plane ; regardons entre le liquide et la surface métallique, nous pourrons apercevoir par une ligne étroite une bougie placée derrière (fig. 158).

Faisons communiquer la plaque avec l'un des pôles d'une pile, l'autre pôle étant plongé dans le liquide en caléfaction ; le courant ne passe pas et ne peut faire dévier l'aiguille d'un galvanomètre disposé dans le circuit. On comprend alors que l'eau, recevant de la chaleur à distance, se vaporise lentement. M. Boutigny a fait un grand nombre de belles expériences de caléfaction. Dans un creuset rouge, versons de l'acide sulfureux liquide qui bout à — 8° ; une grosse bulle, dont la température est inférieure au point d'ébullition, se vaporise lentement; jetons de l'eau à sa surface, aussitôt elle se congèle; retournons le creuset rouge, et nous voyons sortir un morceau de glace.

CHAPITRE VII.

DISSOLUTION DES GAZ DANS LES LIQUIDES.

Les gaz se dissolvent dans l'eau et dans les liquides; ils pénètrent et se tiennent entre les intervalles moléculaires. Il faut distinguer cette dissolution simple de la combinaison en proportions définies que certains gaz donnent avec l'eau ou avec les substances solides ou liquides qu'elle contient. (Exemple : l'acide chlorhydrique se combine avec l'eau.)

Coefficient de solubilité. — On appelle coefficient de solubilité le nombre qui représente le volume de gaz que dissout un litre du liquide employé. Le coefficient de solubilité du gaz ammoniac est 500 à 0°; c'est-à-dire qu'un litre d'eau dissout 500 litres de ce gaz à 0°.

Le coefficient de solubilité de l'oxygène est 0,041, celui de l'azote 0,020, et celui de l'acide carbonique 1,797 à 0°, suivant M. Bunsen. Mais ce nombre change avec la température; en général, il diminue beaucoup quand elle s'élève, et, pour la plupart des gaz, il devient nul à la température de 100°; c'est-à-dire qu'alors le liquide ne dissout pas de gaz : déjà à 20°, les coefficients sont pour l'oxygène 0,028, pour l'azote 0,014, pour l'acide carbonique 0,901 ; ils sont presque la moitié de ce qu'ils sont à 0°.

Loi de Dalton. — *Le coefficient de solubilité est constant, quelle que soit la pression.* En d'autres termes, le volume de gaz dissous par un liquide est toujours le même, quelle que soit la pression qu'il exerce à la surface du liquide.

Supposons que nous placions au-dessus de l'eau à 0° de l'oxygène, dont la pression soit 1 centimètre, 1 litre d'eau dissout $0^l,041$ d'oxygène à cette pression. Mais nous avons vu que le poids d'un certain volume de gaz est proportionnel à sa pression ; aussi pour cette pression petite, le poids d'oxygène dissous dans l'eau sera 76 fois plus petit que si le gaz exerçait sur le liquide une pression de 76 centimètres.

Un litre d'eau à 0° dissout $1^l,797$ d'acide carbonique ; si la pression du gaz est maintenue sur le liquide égale à 4 atmosphères, le volume d'acide carbonique dissous, $1^l,797$ pèsera 4 fois plus que si le gaz était soumis seulement à la pression d'une seule atmosphère, et sous cette dernière pression la quantité absorbée occuperait un volume égal à $4 \times 1^l,797 = 7^l,188$.

Nous pouvons considérer un gaz exerçant sur un liquide des pressions variables, et chercher dans chacun des cas le volume de gaz à zéro, et ramené à la pression de 760^{mm}, qu'il contiendra, quand nous connaissons le coefficient de solubilité.

Ainsi, supposons un litre d'eau à 0° en présence de l'oxygène soumis à la pression de 76 centimètres, le volume de gaz dissous est $0^l,041$; la pression de l'oxygène devient-elle $15^c,8$, le volume de gaz dissous est encore $0^l,041$, mais ce gaz possède seulement une force élastique de $15^c,8$; sous la pression d'un seul centimètre, ce volume serait $0^l,041 \times 15,8$, et sous la pression de 76 centimètres $\dfrac{0^l,041 \times 15,8}{76} = 0^l,0085$.

Tel est le volume de gaz laissé à 0° et ramené à la pression de 76_c que dissout 1 litre d'eau en contact avec une atmosphère d'oxygène dont la pression est $15^c,8$.

Loi de la dissolution d'un mélange de gaz. — *Chacun des gaz se dissout comme s'il était seul avec la pression qu'il possède dans le mélange.* Nous appliquerons cette loi à l'étude de la dissolution de l'air dans l'eau. L'air est formé sur 100 volumes de 20,8 d'oxygène et de 79,2 d'azote, ces volumes de gaz étant mesurés à la pression de 76^c. Mais les gaz sont intimement mélangés, et dans un litre d'air nous devons considérer que ces 20,8 volumes d'oxygène, qui sont à la pression de 76, occupent le volume entier 100 et possèdent une pression x telle que l'on a, en appliquant la loi de Mariotte :

$$20,8 \times 76 = 100 \times x, \text{ d'où } x = \frac{20,8 \times 76}{100} = 15^c,8.$$

Pour l'azote : 79,2 d'azote à la pression de 76^c occupent le volume entier 100, et leur pression est alors y :

$$79,2 \times 76 = 100 \times y, \ y = 60^c,19.$$

Nous venons de voir qu'un litre d'eau en présence avec de l'oxygène, dont la pression est $15^c,8$, dissout $0^l,0085$ de ce gaz ramené à la pression de 76^c. Le coefficient de solubilité de l'azote est 0,020 ; un litre d'eau en présence du gaz azote, dont la pression est $60^c,19$, en dissout $\dfrac{0,020 \times 60,19}{76} = 0^l,0158$ sous la pression de 76.

Un litre d'eau dissout donc à 0° : $0^l,0085 + 0^l,0158 = 0^l,0243$ d'un mélange d'oxygène et d'azote, ce qui fait environ $\dfrac{1}{41}$ de son volume.

Mais cherchons la composition de ce gaz en centièmes : 243 volumes du mélange contiennent 85 volumes d'oxygène; 100 volumes renfermeront 35 volumes d'oxygène, et par suite 65 volumes d'azote. Ce sont justement les nombres que l'on trouve lorsqu'on agite de l'air avec de l'eau à 0°, qu'on chasse les gaz dissous, par l'ébullition, et qu'on analyse le mélange ; ainsi on fait une démonstration indirecte de la loi.

L'air dissous dans l'eau, plus riche en oxygène que l'air atmosphérique, est, on le sait, indispensable à la respiration des poissons.

Détermination des coefficients de solubilité. — M. Bunsen a mesuré un grand nombre de coefficients de solubilité par un procédé très-simple. Dans une éprouvette graduée remplie de mercure, on fait passer successivement un volume de gaz que l'on mesure, puis un certain volume d'eau bien privée d'air par une longue ébullition, que l'on mesure aussi (fig. 159). On ferme l'ouverture inférieure de la cloche, et on l'agite vivement dans un vase plein d'eau pour que la température reste constante ; on agite jusqu'à ce que le mercure ne monte plus dans la cloche quand on l'ouvre. On obtient le volume de gaz absorbé en mesurant le volume qui reste et sa pression finale. M. Bunsen a obtenu ainsi les coefficients de solubilité, et il a trouvé que le volume de gaz dissous à une même température par le même volume de liquide est constant, ce qui vérifie la loi de Dalton; que le volume d'un même gaz ramené à 0° et sous la pression de 76, dissous par le même volume de liquide, est proportionnel à la pression finale, ce qui est une autre manière d'exprimer la loi de Dalton.

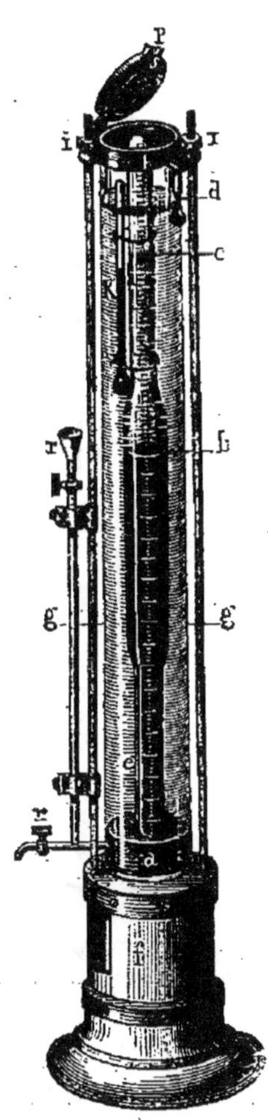

FIG. 159.

Appareil de M. Bunsen pour absorber les gaz par les liquides.

Recherches de M. Fernet. — M. Fernet a étudié l'absorption des gaz contenus dans le sang par des dissolutions des sels qu'il renferme, puis par le sérum du sang et par le sang défibriné, et les résultats qu'il a obtenus sont très-importants et servent à établir une partie de la théorie de la respiration.

Appareil de M. Fernet. — Un cylindre de verre V (fig. 160), de

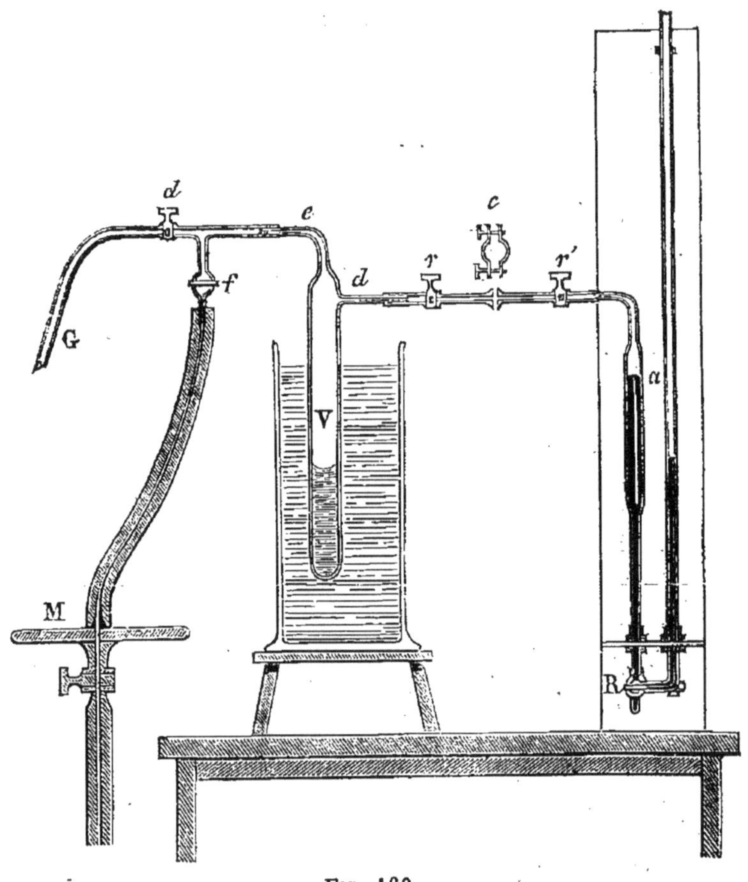

Fig. 160.

Appareil de M. Fernet pour étudier l'absorption des gaz par les dissolutions salines.

volume connu, peut être mis en rapport à sa partie supérieure en *e*, avec une machine pneumatique ou avec un appareil à gaz, pur et sec, à la partie latérale *d*, avec un manomètre à air libre plein de mercure identique avec celui que M. Regnault a employé pour mesurer la dilatation des gaz et que nous avons décrit plus haut.

La branche du manomètre, que l'on peut faire communiquer avec le cylindre, est jaugée en parties d'égal volume.

Voici une idée de la manœuvre : On fait arriver dans le cylindre détaché et vide d'air le gaz que l'on veut absorber, puis on le réunit au manomètre complétement plein de mercure; les deux robinets r et r' sont ouverts, on mesure le volume occupé par le gaz, et la pression qui est inférieure à la pression atmosphérique, se détermine avec le cathétomètre. On fait passer dans le cylindre qui l'aspire un volume connu de liquide bien privé de gaz. Les robinets r et r' sont fermés, le cylindre est détaché, on l'agite; puis on rétablit la communication avec le manomètre, et ainsi plusieurs fois jusqu'à ce que le niveau du mercure ne change plus; il ne reste plus alors qu'à mesurer le volume du gaz qui n'a pas été absorbé et sa pression, pression finale qu'il faut inscrire avec soin. Il est facile de calculer le volume de gaz à 0° et sous la pression de 76 centimètres, qui a été absorbé par l'unité de volume du liquide employé.

Résultats. — M. Fernet a étudié la solubilité des trois gaz que l'on trouve dans le sang, l'acide carbonique, l'oxygène et l'azote, dans des solutions de carbonate de soude, de phosphate de soude et de chlorure de sodium, et enfin dans le sérum du sang, qui contient une certaine quantité de ces trois sels.

Acide carbonique. — Les volumes d'acide carbonique absorbés par une dissolution de carbonate de soude n'obéissent pas à la loi de Dalton, ils ne sont pas proportionnels aux pressions. Cela tient à ce qu'une partie du gaz se combine tout d'abord avec la soude et forme du bicarbonate de soude; l'autre partie se dissout simplement avec un coefficient de solubilité un peu moindre que celui de l'eau. Mais la somme des volumes de gaz, l'un combiné, l'autre dissous, est plus grande que le volume d'acide carbonique dissous par l'eau pure.

Le phosphate de soude a exactement donné les mêmes résultats.

L'acide carbonique absorbé par une solution de sel marin obéit à la loi de Dalton; le coefficient de solubilité est moindre que celui de l'eau pure.

Dans un volume de sérum du sang, la portion d'acide carbonique absorbée indépendamment de la pression, et retenue par une affinité chimique, est 0,47; le coefficient de solubilité propre est 0,99 à 15°. Ainsi le sérum se comporte comme une solution de carbonate et de phosphate de soude, et absorbe plus de gaz que l'eau pure à la même température.

Oxygène. — Pour l'oxygène, une solution de carbonate ou de phosphate de soude absorbe une petite quantité du gaz qui est retenu par affinité chimique, et une autre partie est dissoute simplement.

Le sel marin dissout simplement l'oxygène avec un coefficient moindre que celui de l'eau pure.

Le sérum du sang s'écarte beaucoup moins de la loi de Dalton pour l'absorption de l'oxygène que pour celle de l'acide carbonique ; il dissout un peu plus d'oxygène que le même volume d'eau pure.

Azote. — Quant à l'azote, les solutions salines et le sérum du sang le dissolvent à peu près comme l'eau pure.

Solubilité des trois gaz dans le sang. — En opérant avec le sang et tous ses globules (le liquide ayant été d'abord privé de gaz), M. Fernet a reconnu que le volume d'acide carbonique absorbé était à peu près égal à celui qu'avait absorbé le sérum ; le sang se conduit donc pour l'acide carbonique comme une solution des sels minéraux que contient le sérum.

Mais pour l'oxygène, le coefficient de solubilité propre est 0,0287, et ne diffère pas beaucoup de celui de l'eau pure, qui est 0,0295 (M. Bunsen) à 15°, et de celui du sérum, tandis que le volume d'oxygène combiné est 0,0954, nombre trois fois plus grand. Ainsi c'est aux globules du sang qu'appartient le rôle principal dans l'absorption de l'oxygène, et le rapport du volume combiné au volume simplement dissous est d'autant plus grand que l'oxygène dans l'air possède seulement une pression égale à un cinquième d'atmosphère : un litre de sang ne peut dissoudre que $\dfrac{0^l,0287}{5} = 0^l,00574$ d'oxygène ramené à la pression de 76 centimètres, tandis qu'il peut retenir par affinité chimique $0^l,0954$, nombre 16,6 fois plus grand.

CHAPITRE VIII.

DÉGAGEMENT DES GAZ DISSOUS PAR LES LIQUIDES.

Pour chasser d'un liquide les gaz qu'il tient en dissolution, nous possédons plusieurs moyens, qui sont : 1° la diminution de la pression au-dessus du liquide ; 2° le passage d'un gaz étranger ; 3° l'élévation de la température ; 4° l'ébullition.

Action du vide. — Lorsqu'on fait le vide au-dessus d'un liquide, ou qu'on diminue la pression au-dessus de lui, le volume des gaz dissous reste le même, mais leur pression devient égale à celle de l'atmosphère raréfiée.

Exemple : Ouvrons une bouteille d'eau de Seltz chargée d'acide carbonique, qui possède au-dessus du liquide une force élastique de 4 atmosphères. Enlever le bouchon, c'est faire sur le liquide un vide relatif, car la pression est réduite au quart de ce qu'elle était; on voit alors le gaz s'échapper en bulles nombreuses.

M. Magnus, qui a le premier extrait les gaz du sang, introduisait ce liquide dans une cloche retournée sur le mercure, puis on faisait le vide au-dessus de la cuvette. A mesure que la pression diminuait, les gaz se rassemblaient à la partie supérieure de la cloche et déprimaient le mercure. L'expérience fit reconnaître plus tard que l'on ne peut obtenir ainsi tous les gaz dissous dans le sang.

Présence ou passage d'un gaz étranger. — Laisse-t-on une solution gazeuse en présence d'une atmosphère qui ne contient pas le gaz dissous, peu à peu celui-ci s'échappe dans l'atmosphère; c'est ce qui arrive quand on abandonne à l'air une solution d'acide carbonique ou une solution d'ammoniaque. Le passage d'un gaz étranger rend le phénomène beaucoup plus rapide : si l'on fait traverser du sang maintenu à 40° environ par un courant d'hydrogène, l'expérience montre que ce gaz chasse complétement l'acide carbonique, l'oxygène et l'azote dissous. Ce moyen produit le même résultat que l'action du vide, car il place le liquide en contact avec une atmosphère qui ne contient pas trace des gaz dissous.

Élévation de la température. — Nous savons qu'elle diminue le coefficient de solubilité et par suite la quantité de gaz dissous.

Ébullition. — Faire bouillir le liquide, c'est un procédé très-efficace pour chasser les gaz dissous. Si c'est de l'eau, l'ébullition sous la pression ordinaire élève d'abord la température à 100°; puis le noyau de la formation des bulles de vapeur est, comme nous le savons, une petite bulle de gaz; enfin, ces bulles de vapeur naissant au sein du liquide sont tout à fait comparables à un courant de gaz étranger qui entraîne avec lui les gaz retenus entre les espaces intermoléculaires du liquide.

Extraction de l'air de l'eau. — C'est l'ébullition qu'on emploie pour extraire les gaz dissous dans l'eau. Un grand ballon de verre est rempli d'eau; un bouchon qui ferme très-bien est traversé par un long tube de verre deux fois recourbé que l'on remplit d'eau (fig. 161); le bouchon est introduit dans le col du ballon de manière à le laisser, ainsi que le tube, complétement plein d'eau. Le ballon est placé sur un fourneau, l'extrémité du tube sous une cloche remplie de mercure, sur la cuve. On chauffe, le liquide se dilate; bientôt des bulles de gaz se rendent dans le col du ballon, qui augmentent de nombre et de grandeur quand on approche de la température d'ébullition. On peut remplacer la cloche qui reçoit d'abord de l'eau provenant de la dilatation et du déplacement· de l'eau du tube par les premières bulles de gaz, par une autre cloche destinée à

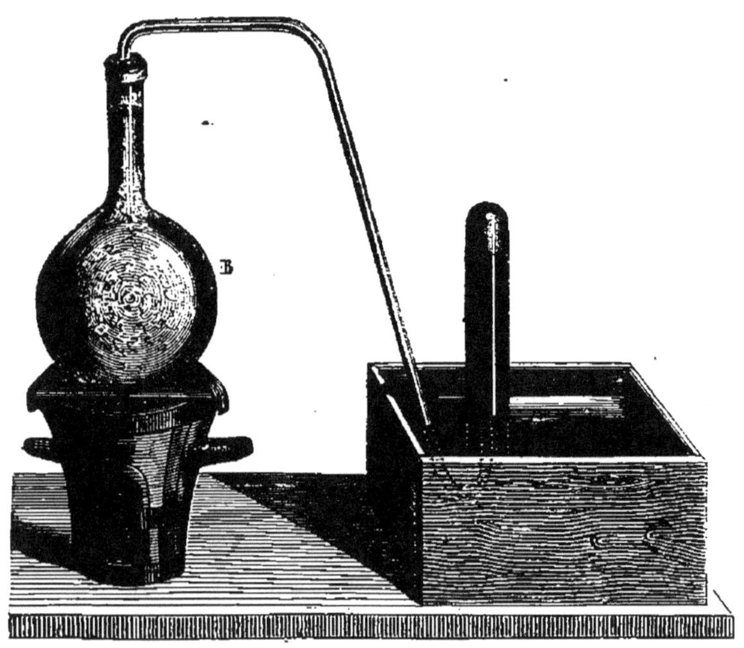

Fig. 161.

Extraction de l'air de l'eau par l'ébullition.

contenir les gaz et du liquide entraîné; on maintient l'ébullition pendant quelques minutes; puis, cessant de chauffer, on produit le phénomène de l'absorption, en plongeant l'extrémité du tube dans un vase plein d'eau, et l'on reconnaît que l'ébullition a duré assez longtemps quand le liquide poussé par la pression atmosphérique remplit le col du ballon. Les gaz sont ensuite mesurés, leur volume est comparé à celui du liquide, et on les analyse.

Extraction des gaz du sang. — Il n'est pas possible de faire bouillir le sang sous la pression de 76 centimètres, car au-dessous de 100°, ce liquide se coagule et forme une masse presque entièrement solide qui emprisonne les gaz ; mais par l'élévation de la température jusqu'à 40° environ, et par l'action du vide et du vide renouvelé, on extrait bien les gaz du sang.

M. F. Hoppe, le premier, a employé le vide barométrique pour cet objet ; mais ce sont surtout M. Ludwig et MM. Setschenow et Schöffer, ses élèves, qui ont employé la machine pneumatique à mercure pour extraire complétement les gaz du sang. Leur appareil a été ensuite perfectionné par MM. Helmholtz et Pflüger, et voici sa composition :

1° La machine pneumatique que nous avons décrite, dans laquelle on fait le vide en élevant et abaissant le mercure ; 2° un vaste récipient destiné à recevoir la mousse abondante donnée par le sang lorsqu'il arrive dans le vide ; 3° comme intermédiaire, un tube de verre contenant de la pierre ponce imbibée d'acide sulfurique pour retenir la vapeur d'eau.

Dans ces parties réunies ensemble par des verres rodés et des robinets de verre, on fait d'abord le vide aussi bien que possible ; puis on le renouvelle après l'entrée du sang, pour entraîner les gaz aussitôt qu'ils se sont dégagés.

Appareil pour l'extraction des gaz du sang. — Pour extraire les gaz du sang, j'ai disposé un appareil fondé sur les mêmes principes, qui remplit bien les diverses conditions et qui offre plusieurs avantages : on supprime le grand récipient, ce qui permet de faire le vide plus facilement et avec une petite machine dont la chambre barométrique ne contient pas une grande quantité de mercure ; on peut maintenir longtemps le sang à l'ébullition, ce qui est favorable au dégagement complet des gaz. Cet appareil ne diffère de celui qui a été décrit plus haut pour la distillation des liquides dans le vide que par de légères modifications. Le récipient est un tube de verre t de 3 centimètres de diamètre environ (fig. 162), courbé à angle obtus, présentant deux longues branches dont l'une, tenue verticalement, graduée en parties d'égal volume, peut être fermée à sa partie inférieure par un bouchon de caoutchouc percé et contenant un tube de plomb que l'on peut recourber à volonté sans craindre de le casser ; l'extrémité de ce tube métallique est unie par un tube de caoutchouc avec un robinet de verre soudé à un tube qui s'élève verticalement et se termine par une partie recourbée horizontalement. La seconde branche du récipient, qui est inclinée sur l'horizon, est légèrement effilée et unie par un tube de caoutchouc avec un long tube de verre qui doit avoir plus de 1 centimètre de diamètre, près de 1 mètre de long, et qui est attaché par l'extrémité supérieure au tube à parois épaisses de la pompe à mercure. Ce tube réfrigérant est enveloppé d'un manchon fixé par des assemblages de caoutchouc A, d'une part au récipient, de l'autre au tube épais; de sorte que les deux points d'union avec le tube central seront complétement immergés dans de l'eau froide, fermeture hydraulique tout à fait sûre et telle que l'air extérieur ne peut entrer.

Le récipient est plongé dans un bain d'eau que l'on chauffe et que l'on maintient à 40° à l'aide du régulateur décrit plus

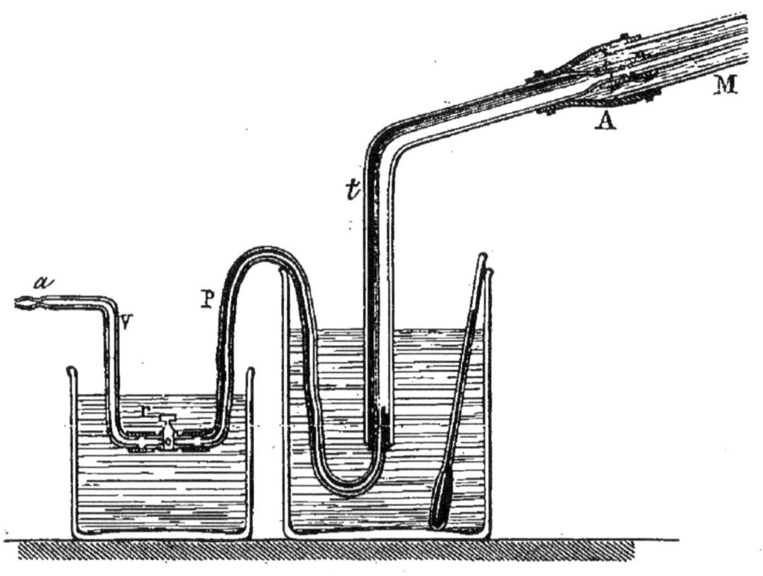

Fig. 162.

Appareil pour l'extraction des gaz du sang. — t, tube gradué. — P, tube de plomb. — r, robinet de verre. — V, tube de verre avec un ajutage A. — M, manchon de verre. — A, assemblage de caoutchouc.

haut. Le tube de plomb est recourbé et le robinet de verre est maintenu dans un vase plein d'eau froide.

Marche de l'expérience. — On remplit le manchon d'eau froide, ou mieux de morceaux de glace; on met en communication avec une machine pneumatique ordinaire le tube qui surmonte le robinet de la machine à mercure, et l'on fait un vide partiel dans l'appareil. L'extrémité du tube est plongée dans une cloche graduée contenant de l'eau que l'on a fait bouillir et dont la surface est recouverte d'huile ; en ouvrant le robinet de verre, on fait pénétrer dans l'appareil 2 centimètres cubes d'eau environ, un volume que l'on mesure et qui doit dans le récipient s'élever au-dessus du bouchon en un point que l'on note. Puis on fait le vide avec la machine pneumatique ordinaire aussi bien que possible ; on interrompt la communication avec cette machine, et à l'aide de la pompe à mercure on extrait complétement les gaz : on est aidé par cette petite quantité d'eau qui entre en ébullition et dont la vapeur chasse les gaz.

Lorsque le vide absolu est obtenu, on réunit par un caoutchouc l'extrémité du tube d'entrée avec une canule introduite dans une artère ou dans une veine ; on délie une ligature d'attente qui a été posée, puis ouvrant le robinet de verre avec précaution, on ait arriver le sang dans le récipient ; quand on croit avoir un volume suffisant de liquide, on ferme le robinet. Le récipient est mis en communication avec la chambre barométrique vide ; aussitôt du gaz remplit cet espace, on le recueille dans une cloche pleine de mercure placée dans l'entonnoir à mercure au-dessus du robinet. On fait le vide à plusieurs reprises, le sang entre en ébullition rapide, la mousse arrive dans le long tube ; mais là les bulles de vapeur, rencontrant des parois froides, crèvent aussitôt, et le liquide retombe dans le récipient : il se fait une distillation continue. De temps en temps on recueille les gaz, et les manœuvres sont continuées tant que le mercure remplissant la chambre barométrique laisse voir une bulle de gaz ; cela dure quelques minutes.

Lorsque l'on a obtenu tous les gaz dissous simplement dans le sang, il reste encore dans ce liquide de l'acide carbonique combiné avec le carbonate ou le phosphate de soude ; si l'on veut obtenir ce gaz combiné, on fait passer un acide dans le récipient, et l'on n'obtient dès lors, en faisant le vide à plusieurs reprises, que du gaz acide carbonique.

On mesure ensuite, après avoir fait rentrer l'air dans l'appareil par le robinet à trois voies tourné convenablement, le volume du liquide dans le récipient, et l'on retranche le volume d'eau et d'acide que l'on a introduits.

L'analyse des gaz extraits ne présente aucune difficulté. Un morceau de potasse humide agité avec les gaz absorbe l'acide carbonique ; l'acide pyrogallique introduit en solution, à l'aide d'une pipette, agité plusieurs fois avec les gaz, absorbe en présence de la potasse tout l'oxygène ; ce qui reste est de l'azote.

Composition des gaz extraits du sang. — Je donnerai ici quelques résultats extraits des recherches de M. Schöffer, qui montrent quelle est la grande différence de composition entre les gaz du sang artériel et ceux du sang veineux ; les expériences ont été faites sur le sang de chien. M. Setschenow produisit l'asphyxie chez un animal, et reconnut, comme l'indique le tableau, que le sang noir après l'asphyxie ne contient plus que des traces d'oxygène.

100 volumes de liquide ont donné en volumes de gaz ramenés à 0° et sous la pression de 76 centimètres :

	AZOTE.	OXYGÈNE.	ACIDE CARBONIQUE obtenu par le vide.	ACIDE CARBONIQUE combiné.	ACIDE carbonique total.
Sang artériel.	1,61	20,05	34,8	traces	34,8
	2,3	22,2	35,3	0,88	36,18
Sang veineux.	1,32	12,1	43,5	4	47,5
	1,64	11,6	42,8	4	46,8
Sang de l'asphyxie.	1,84	traces	36,9	4,4	41,2
	1,45	traces	50,2	5,3	55,5

Application à la théorie de la respiration. — L'étude que nous avons faite de l'absorption des gaz par les liquides et du dégagement de ces gaz, et les résultats exposés ci-dessus, nous permettent de nous rendre compte des échanges de gaz dont les poumons sont le siége. Le sang veineux qui remplit les capillaires de ces organes est séparé de l'air atmosphérique introduit par les mouvements respiratoires, par des capillaires dont les parois sont si minces, que nous pouvons considérer les phénomènes qui se passent comme si le sang veineux était mis en rapport immédiat avec un courant d'air pur. L'air contenu dans les poumons contient 4 pour 100 environ d'acide carbonique, tandis que le sang veineux renferme 47 pour 100 de ce gaz ; une partie de l'acide carbonique se dégage, et au contraire de l'oxygène se dissout ; une partie plus importante de ce gaz se combine aux globules, et le sang artériel revient au cœur gauche, après avoir perdu de l'acide carbonique, après avoir gagné de l'oxygène qui est consommé dans le sang et dans les tissus (puisque le sang veineux contient environ moitié moins d'oxygène que le sang artériel), qui est consommé complétement s'il y a un obstacle à la pénétration de l'air dans les poumons.

CHAPITRE IX.

NOTIONS SUR LES MACHINES A VAPEUR.

' La tension ou force élastique croissante de la vapeur, produite dans un vase fermé contenant de l'eau que l'on chauffe, est utilisée dans les machines à vapeur. Nous savons que l'eau chauffée en vase clos à une température de plus en plus élevée

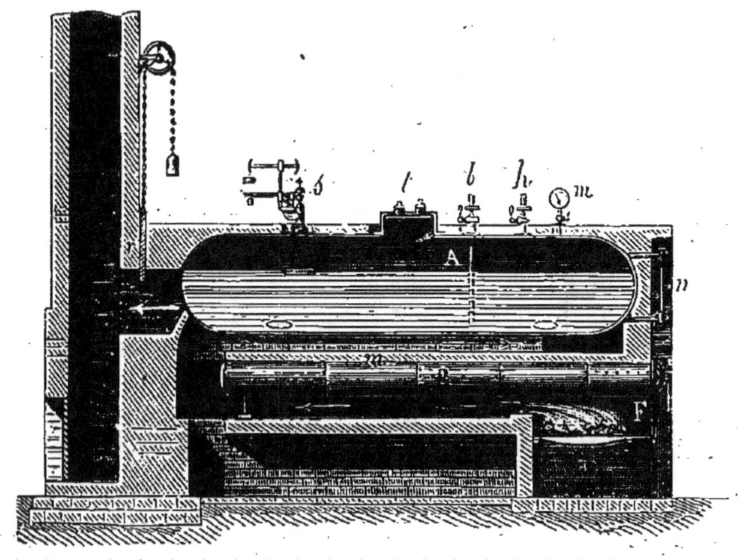

Fig. 163.

Chaudière à vapeur de machine fixe.

exerce sur les parois du vase une pression si grande, qu'elle le fait toujours éclater. Il ne reste qu'à régler cette formation de vapeur pour éviter tout danger.

Chaudière à vapeur. — Une chaudière, ou réservoir plus ou moins vaste, à parois métalliques, contient de l'eau dont le niveau est indiqué à l'extérieur par un tube de verre *n* com-

muniquant avec la partie supérieure et avec la partie inférieure (fig. 163).

La paroi supérieure présente un tuyau h qui peut conduire la
vapeur à la machine destinée à l'employer, un tuyau plus petit
qui se rend au manomètre indiquant à chaque instant la pression,
enfin une soupape de sûreté. La paroi est percée d'une ouverture
cylindrique dans laquelle pénètre avec facilité un bouchon
métallique s dont la tête présente une saillie plane reposant sur
le bord aplani de l'ouverture (fig. 164). Un levier mobile autour

d'un axe C appuie sur la
soupape au point c, et la
pression est produite par
un poids mobile placé en
M ; si la distance Cc est dix
fois moindre que la distance
CM, un poids d'un kilo-
gramme placé en M exer-
cera en c sur la soupape
une pression de 10 kilo-
grammes. Supposons que
la surface de l'ouverture

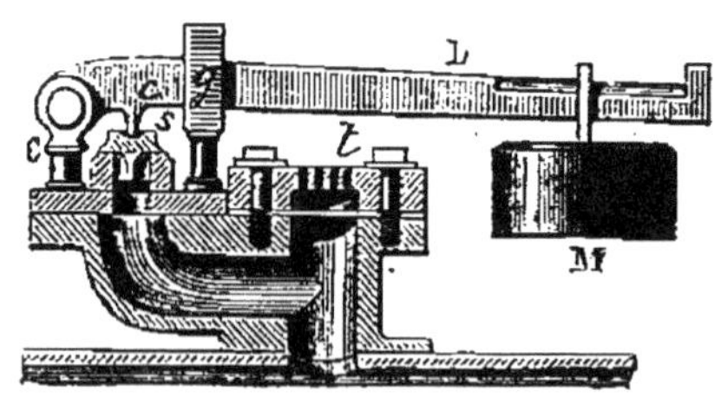

FIG. 164.

Soupape de sûreté.

soit égale à 2 centimètres carrés ; la pression atmosphérique
sur chaque centimètre carré vaut $1^k,03$, il faudra ajouter $2^k,06$
à 10 kilogrammes, et $12^k,06$ nous représenteront la pression
totale qui maintient la soupape fermée.

Dans notre exemple, si la vapeur atteint une pression de 6 atmosphères, c'est-à-dire si elle maintient à 5×76 ou $3^m,80$ le
mercure dans le manomètre à air libre (il ne faut pas oublier
la pression atmosphérique qui pèse sur le sommet de la colonne), la pression intérieure sera $6 \times 2^k,06 = 12^k,36$, et la vapeur sera capable de soulever la soupape et de s'échapper au
dehors.

En pratique, lorsqu'on veut que la vapeur ne dépasse pas une
certaine pression, on chauffe l'eau jusqu'à ce que cette pression
soit indiquée par le manomètre, puis on rapproche le poids de
l'axe C ; et lorsque la vapeur s'échappe, on le maintient fixé
dans la position qu'il occupe en traçant sur la tige un trait assez
profond pour que le poids ne puisse pas être déplacé acciden-
tellement.

L'essai d'une chaudière consiste à la remplir d'eau avec une
pompe et à fouler le liquide jusqu'à ce que le manomètre adapté
à la machine indique une pression double de celle que la vapeur
doit atteindre : c'est un essai qu'il faut faire avec de l'eau ; les

parois qui ne résistent pas à cette épreuve se déchirent, l'eau s'échappe, et il n'y a pas d'explosion.

Une cause fréquente d'explosion des chaudières à vapeur résulte d'un échauffement à une température élevée des parois qui ne sont plus en contact avec l'eau, soit parce que le niveau du liquide est trop bas, l'eau se trouvant à l'état de caléfaction, soit parce qu'il s'est formé une incrustation calcaire. Si tout d'un coup le liquide vient à baigner les parois fortement chauf-fées, il se produit une grande quantité de vapeur, la tension augmente si brusquement, que l'enveloppe ne peut pas résister, les parois sont projetées par une violente explosion.

Il faut que le chauffeur conserve un niveau constant du liquide par l'introduction de l'eau après l'examen du tube de verre communiquant avec la chaudière; un flotteur d'alarme qui s'abaisse avec le niveau et fait vibrer un sifflet lorsque le niveau est trop abaissé, avertit du danger. De plus, il faut de

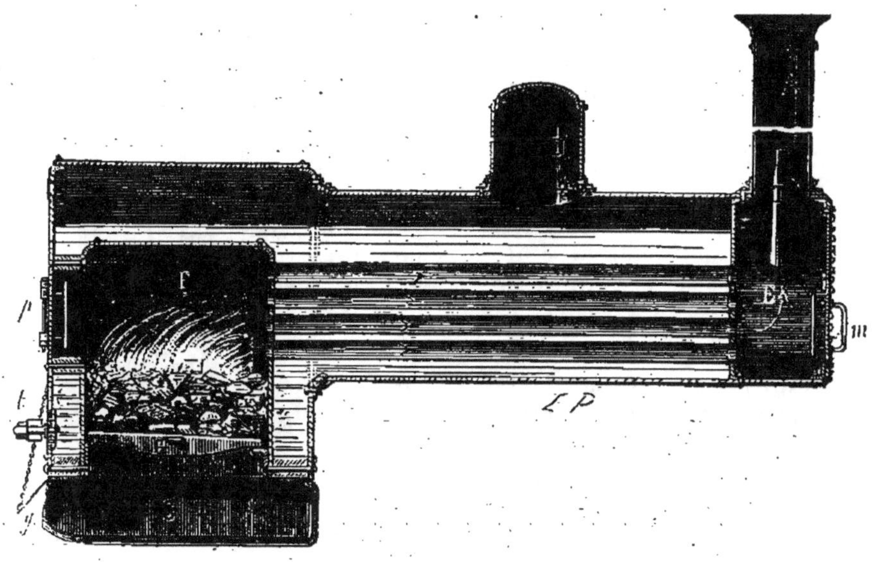

FIG. 165.

Chaudière tubulaire de locomotive.

temps en temps détacher les incrustations. Le foyer, placé au-dessous de la chaudière, la chauffe par le fond.

Lorsqu'on a besoin d'une grande quantité de vapeur en un temps donné, il faut chauffer l'eau sur une grande surface : pour cela, on emploie un grand nombre de tubes qui s'ouvrent d'un côté dans le foyer, de l'autre dans la cheminée, et qui sont traversés par la flamme et les gaz chauds (fig. 165) : les chaudières tubulaires offrent une vaste surface de chauffe qui atteint dans les locomotives jusqu'à 100 mètres carrés, la production de la vapeur est alors très-rapide.

Machine à vapeur. — Un corps de pompe AB contient un piston dont la tige traverse la paroi supérieure et passe dans une boîte remplie d'étoupes qui pressent la tige en la laissant glisser (fig. 166). A la base supérieure et à la base inférieure du cylindre creux, plaçons deux ouvertures fermées par des robinets : deux d'entre elles, R et R', peuvent communiquer avec le tuyau qui conduit la vapeur de la chaudière ; les deux autres, r et r', peuvent communiquer avec l'air. Supposons le piston à la partie inférieure, ouvrons les robinets R et r ; la vapeur pénètre sous le piston, presse la face inférieure plus que l'atmosphère qui presse la face supérieure, et si la tension de la vapeur dans la chaudière est 4 atmosphères, une pression égale à 3 atmosphères fait monter le piston. Lorsqu'il est arrivé en haut, fermons les deux robinets et ouvrons R' et r'; la vapeur qui se trouve au-dessous du piston s'échappe dans l'atmosphère par le robinet r', la vapeur de la chaudière introduite par le robinet R' presse sur le piston et le fait descendre. Par ces mouvements alternatifs des robinets toujours ouverts et fermés en diagonale, nous obtiendrons un mouvement de va-et-vient du piston que l'on transforme ensuite.

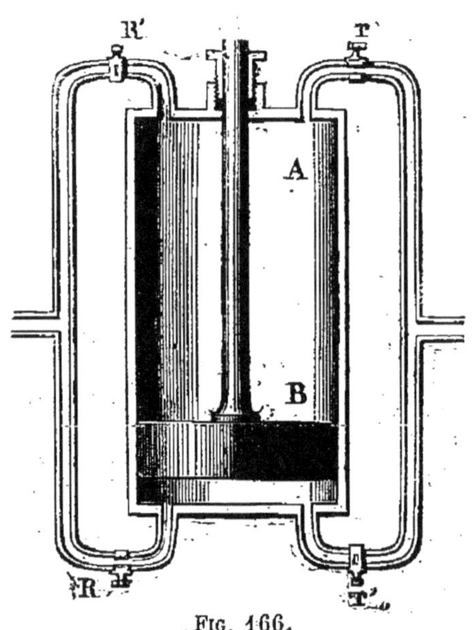

FIG. 166.

Figure théorique de la machine à vapeur. — AB, corps de pompe ; — R, R', robinets pouvant communiquer avec la chaudière à vapeur; — r, r', robinets pouvant communiquer avec l'atmosphère.

A l'extrémité de la tige du piston, on articule une bielle qui est unie par articulation à une manivelle qui fait corps avec l'axe d'une grande roue de fonte nommée le volant dans les machines fixes, ou dans les machines mobiles avec l'axe d'une

roue à palettes ou d'une hélice dans les bateaux à vapeur, ou
avec celui d'une roue motrice dans les locomotives. Dans beaucoup de machines fixes, le mouvement de la tige du piston se
transmet à l'extrémité du grand levier horizontal appelé balancier,
l'autre extrémité de ce levier est articulée à la bielle (fig. 167).
Calculons le travail de la machine. Supposons que la vapeur dans
la chaudière possède une pression constante de 4 atmosphères, que
la section du piston soit 2000 centimètres carrés (diamètre 0ᵐ,50
environ) ; que la marche du piston ou son déplacement soit égal

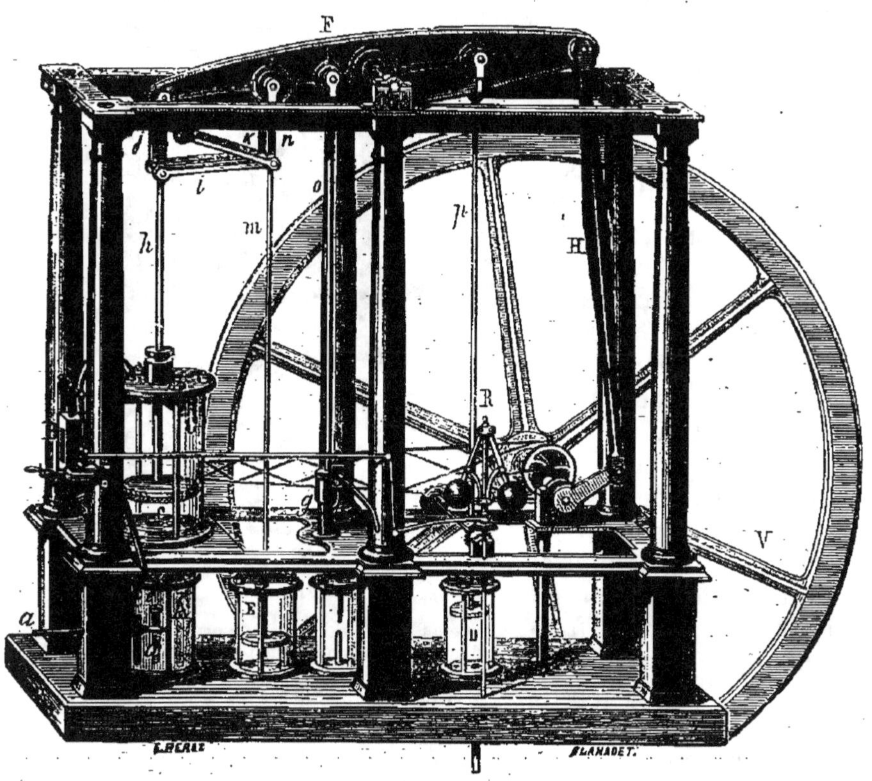

FIG. 167.

Machine fixe à balancier. — C, corps de pompe ; — h, tige du piston ; — F, balancier;
H, bielle ; — V, volant ; — R, régulateur à force centrifuge.

à un mètre, et que le piston accomplisse ce mouvement en une
seconde. La pression exercée par une atmosphère ou par une
colonne de mercure de 76 centimètres de hauteur est 1ᵏ,033 sur
chaque centimètre carré, par 3 atmosphères elle sera 3ᵏ,099, et
sur 2000 centimètres carrés, 6198 kilogrammes. Puisque ce

poids considérable éprouve un déplacement d'un mètre en une seconde, le travail produit par la machine sera 6198 kilogram-mètres en une seconde, ou $\dfrac{6198}{75} = 82,6$. Nous disons qu'il est égal à 82 chevaux-vapeur.

Tiroir. — La distribution de la vapeur dans le cylindre, telle que je l'ai indiquée, est impraticable ; aussi on l'obtient à l'aide de la machine elle-même. Une boîte de métal dont la section verticale est un rectangle est fixée parallèlement au corps de pompe (fig. 168) ; deux tuyaux a et b établissent une communication entre la cavité de cette boîte et la partie supérieure ou la partie inférieure du corps de pompe ; un troisième tuyau dont l'ouverture O se trouve entre les ouvertures a et b, et sur une même ligne verticale que celles-ci, communique directement avec l'air. Sur la face opposée aux orifices, vient déboucher le tuyau qui amène la vapeur de la chaudière. Un tiroir tenu par une tige t qui traverse à frottement dur la paroi MN reçoit de la machine un mouvement de va-et-vient. Or, le tiroir satisfait à plusieurs conditions : sa cavité recouvre toujours l'ouverture O et communique constamment avec l'atmosphère ; les orifices a et b sont alternativement recouverts par le tiroir, c'est-à-dire qu'ils communiquent alternativement avec l'atmosphère ou avec la chaudière. Si le piston est en bas du corps de pompe, le tiroir recouvre les ouvertures a et o, et la vapeur pénètre par l'orifice b au-dessous du piston et le soulève ; l'air du corps de pompe est chassé dans la cavité du tiroir et dans l'atmosphère. Quand le piston est en haut, le tiroir descend, couvre b et O ; la vapeur passe par le tuyau a au-dessus du piston, la vapeur du corps de

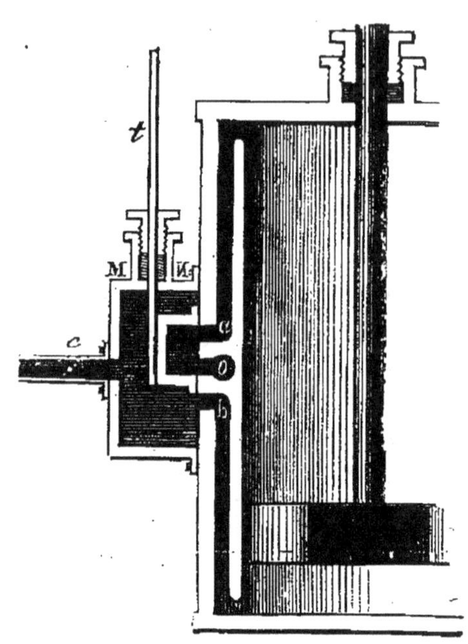

Fig. 168.

Coupe du tiroir et du corps de pompe. — O, orifice d'un tuyau communiquant avec l'atmosphère. — a, b, tuyaux qui se tendent à la partie supérieure et à la partie inférieure du corps de pompe. — c, clef de poêle servant à régler l'introduction de la vapeur.

pompe s'échappe par la cavité du tiroir dans l'atmosphère.

C'est Watt qui le premier imagina de faire agir successivement la vapeur sur les deux faces du piston, et obtint ainsi le double effet de va-et-vient du piston par l'action seule de la vapeur. Watt découvrit aussi l'avantage de l'emploi du condenseur.

Condenseur. — Lorsque la vapeur agit sur l'une des faces du piston, l'autre est pressée par l'atmosphère ; faisons communiquer la cavité du tiroir avec un vase dans lequel une pompe mue par la machine injecte de l'eau froide : c'est dans ce vase fermé, appelé condenseur, que la vapeur se rend, et, d'après le principe de Watt, elle ne conserve dans le corps de pompe que la force élastique maximum correspondant à la température de l'eau du condenseur. Ainsi cette température est-elle 50°, la tension maximum de la vapeur est alors 9^{cc},2 seulement ; la pression de la vapeur de la chaudière qui pousse le piston devient plus grande, puisqu'elle est diminuée d'une quantité bien moindre que la pression atmosphérique. Par l'emploi de cette disposition, on peut faire marcher une machine avec de la vapeur qui ne possède qu'une force élastique égale ou légèrement supérieure à la pression atmosphérique, qu'on appelle machine à basse pression.

Dans les locomotives, qui sont des machines à haute pression, la vapeur atteint souvent une force élastique supérieure à 6 atmosphères ; on ne peut disposer d'une assez grande quantité d'eau froide ; de plus, le mouvement des pistons étant très-rapide, on n'emploie pas la condensation, et la vapeur se dégage dans l'atmosphère par la cheminée, après avoir poussé le piston.

Détente. — Lorsque la vapeur a rempli le corps de pompe, elle possède une pression égale à celle qui est indiquée par le manomètre ; supposons-la de 4 atmosphères. Que l'on fasse communiquer le corps de pompe avec le condenseur ou avec l'air, cette pression pourrait être encore utile et on la perd ; aussi dans un grand nombre de machines, on introduit la vapeur pendant une partie seulement de la course du piston, supposons pendant la moitié ; alors la vapeur continue à pousser le piston ; augmentant de volume, elle agit par détente, de telle sorte que le piston ayant achevé sa course, elle occupe un volume double et ne possède plus qu'une pression égale à 2 atmosphères.

On peut régler l'introduction de la vapeur à l'aide d'un tiroir convenable pour que la vapeur, à la fin de sa détente, ne possède qu'une force élastique voisine d'une atmosphère. Les machines à condensation et à détente sont les plus économiques, elles produisent pour une même quantité de charbon brûlé beaucoup plus de travail que les machines privées de ces perfectionnements. L'expérience a montré qu'une machine à haute pression, sans détente ni condensation, ne produit que 21 000 kilogrammètres par kilogramme de charbon brûlé, tandis que la même machine avec détente et condensation produit 90 000 kilogrammètres, travail plus de quatre fois plus grand.

CHAPITRE X.

HYGROMÉTRIE.

Mélange des gaz et des vapeurs. — La force élastique d'un mélange de gaz et de vapeur est égale à la somme des forces élastiques du gaz et de la vapeur prises isolément.

Un appareil imaginé par Gay-Lussac sert à démontrer cette loi. Il se compose d'un tube large T, gradué en parties d'égal volume (fig. 169), fermé à sa partie supérieure, mastiqué à la partie inférieure dans une garniture de fer munie d'un robinet ; vers le bas on a soudé un tube plus étroit T', présentant d'abord une partie courbe, puis une longue branche ouverte parallèle à l'axe du premier tube.

Commençons par remplir cet appareil de mercure ; nous dévissons le robinet de fer, et en inclinant le tube, nous versons du mercure par l'ouverture. Mais il reste encore de l'air ; nous replaçons le robinet et tenons les tubes verticaux, du mercure est versé par le tube T' ; en retournant l'appareil, on fait passer l'air par ce tube latéral et le mercure prend sa place. Le métal remplit tout l'appareil ; on adapte en d un tube en U rempli de pierre ponce imbibée d'acide sulfurique ; on ouvre le robinet r, le mercure s'écoule dans un vase placé au-dessous ; mais la colonne qui remplit le tube gradué reste soutenue par la pression atmosphérique, parce qu'elle est moins élevée que la hauteur barométrique, tandis que le métal baisse dans le tube T' ; il est remplacé par de l'air sec, qui arrive en T, pénètre bulle à bulle dans le tube et s'élève à la partie supérieure. Lorsque l'on a fait entrer une certaine quantité de gaz, le robinet est fermé ; on verse du mercure par l'orifice d jusqu'à ce que le niveau soit le même dans les deux tubes, alors le volume occupé par l'air est, par exemple, 10 centimètres cubes, et sa pression est celle de l'atmosphère donnée par le baromètre, soit 760 millimètres au moment de l'expérience.

Il s'agit d'ajouter à l'air une vapeur ; on emploie habituellement celle d'un liquide volatil : une couche d'éther, par exemple, est versée au-dessus du mercure dans le tube ouvert ; le robinet r est tourné, du mercure s'écoule. Le niveau baisse dans les deux tubes, mais beaucoup plus rapidement dans celui qui est ouvert, et par lequel s'exerce la pression atmosphérique ; il baisse aussi dans le tube gradué, mais l'air augmente de volume, sa force élastique diminue, et s'ajoutant à la nouvelle colonne de mercure, fait équilibre à la pression de l'air qui s'exerce à l'orifice du robinet. Bientôt le liquide arrive au coude, puis pénètre dans le tube voisin. Une quantité de liquide suffisante est introduite, le robinet r est fermé.

On voit aussitôt le mercure monter dans le tube latéral, mais peu à peu, et ce n'est qu'au bout d'un temps assez long, d'une heure, par exemple, que le niveau cesse de monter. Ce qui nous montre que la vaporisation des liquides dans l'air ou dans les gaz se fait lentement, tandis qu'elle a lieu presque instantanément dans le vide.

Le niveau du liquide est devenu invariable dans la branche T' ; on verse du mercure en d jusqu'à ce que le volume occupé par le mélange de gaz et de vapeur soit exactement

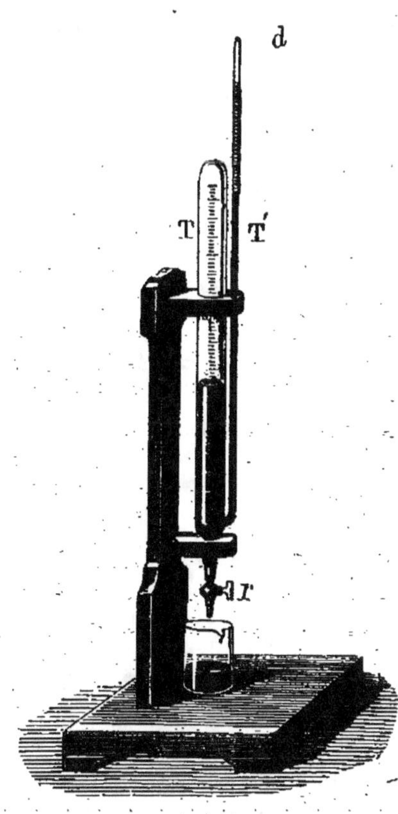

Fig. 169.

Appareil de Gay-Lussac pour démontrer la loi du mélange des gaz et des vapeurs.

égal à celui que le gaz occupait seul, ou à 10 centimètres cubes ; alors le niveau du mercure est plus élevé dans la branche T', au-dessus de son niveau dans la branche T, d'une hauteur égale à la force élastique maxima de la vapeur d'éther dans le vide à la même température, qui se mesure par la dépression que produit une goutte d'éther introduite dans la chambre d'un baromètre.

Application. — En admettant que la tension maximum de la vapeur d'éther soit 400 millimètres à la température de l'expérience, on demande quel serait le volume occupé par le mélange de gaz et de vapeur, si, dans la seconde partie de l'expérience, on ramenait le niveau du mercure à être le même dans les deux branches ?

L'air occupait seul un volume égal à 10 centimètres cubes sous la pression de 760 millimètres ; la force élastique du mélange d'air et de vapeur est devenue 760 + 400 = 1160 millimètres. Supposons maintenant que l'on fasse écouler du mercure par le robinet de manière à ramener l'égalité de niveau dans les deux tubes ; la pression du mélange sera 760 millimètres. Or la vapeur exerce seule une pression de 400 millimètres, la force élastique de l'air supposé sec sera donc 760 — 400 = 360 millimètres ; nous n'avons qu'à chercher ce que devient le volume 10 centimètres cubes d'air, en passant de la pression 760 millimètres à la pression de 360 millimètres. L'application de la loi de Mariotte donne :

$$10^{cc} \times 760 = x \times 360, \quad \text{d'où } x = \frac{10 \times 760}{360} = 21^{cc},11.$$

Tel sera le volume pris par le mélange d'air et de vapeur dans les conditions exprimées.

Présence de l'eau dans l'atmosphère. — Il y a toujours de la vapeur d'eau dans l'air, des observations et des expériences simples le démontrent.

Sur les parois extérieures d'une carafe fermée, remplie d'eau froide, se dépose une couche abondante de rosée. Si la température de l'atmosphère est basse, ce dépôt peut manquer ; introduisons dans un flacon un mélange réfrigérant de glace et de sel, et nous l'observerons.

Il y a des corps qui sont capables d'attirer la vapeur d'eau de l'atmosphère. Plaçons dans une soucoupe quelques morceaux de chlorure de calcium sec, sur le plateau d'une balance ; établissons l'équilibre horizontal, après quelques instants le fléau s'incline du côté du chlorure qui se recouvre d'une couche d'humidité bientôt visible.

Il ne suffit pas de constater la présence de l'eau dans l'atmosphère, il faut en déterminer la quantité, qui est très-variable : c'est l'objet de l'hygrométrie.

On dit que l'air est saturé de vapeur d'eau quand il contient tout ce qu'il peut dissoudre ; en d'autres termes, quand la force élastique de la vapeur d'eau mélangée à l'air est égale à sa tension maximum dans le vide à la même température. Cet état de l'atmosphère est rare.

État hygrométrique. — On appelle état hygrométrique de l'air le rapport entre le poids de vapeur d'eau existant dans un certain volume d'air et le poids de vapeur que contiendrait le même

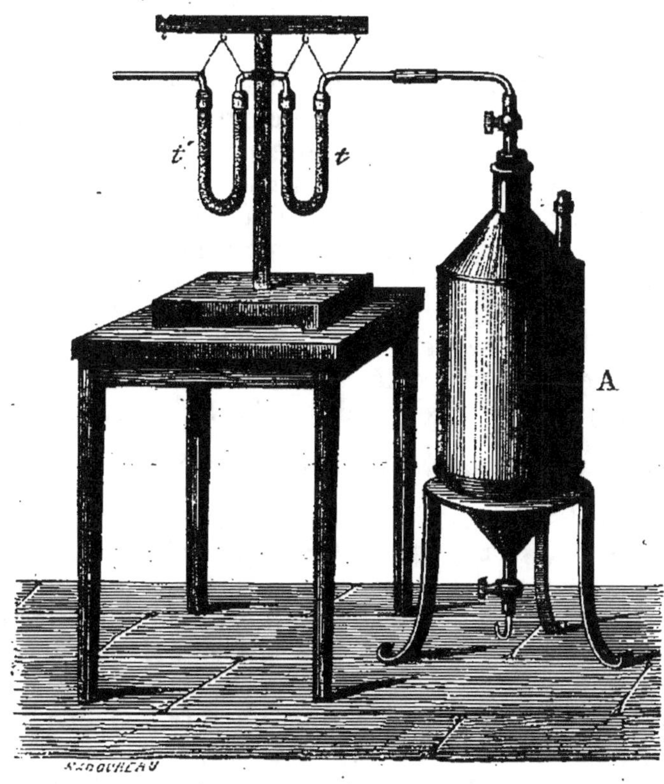

FIG. 170.

Procédé chimique pour déterminer l'état hygrométrique de l'air. — A, aspirateur plein d'eau. — *t*, *t'*, tubes en U desséchants.

volume s'il était saturé. Au rapport des poids on peut substituer le rapport des forces élastiques qui lui est égal ; car, de même que pour les gaz, les poids de deux volumes égaux de vapeur considérés à la même température sont entre eux comme leurs pressions.

Soit, par exemple, 3 millimètres la force élastique de la va-

peur d'eau existant dans l'air à 10°; la force élastique maximum
de la vapeur à la même température est 9 millimètres, l'état
hygrométrique de l'air est $\frac{3}{9}$ ou $\frac{1}{3}$; si la quantité de vapeur restant la même, l'air s'échauffe à une température telle que la
tension maximum devienne 15 millimètres, l'état hygrométri-
que deviendra $\frac{3}{15}$ ou $\frac{1}{5}$. L'air sera plus sec, il pourra dissoudre
une plus grande quantité de vapeur d'eau avant d'être saturé.
y a trois procédés principaux pour déterminer l'état hygrométrique de l'air, ce sont : 1° le procédé chimique, 2° l'hygromètre
à cheveu de Saussure, 3° l'hygromètre à condensation.

Procédé chimique. — On fait passer à travers des tubes en U
(fig. 170) remplis de pierre ponce imbibée d'acide sulfurique, pesés
à l'avance, à l'aide d'un aspirateur A, un volume d'air connu V;
après l'expérience, l'excès de poids p des tubes indique le poids
de vapeur d'eau absorbé. On cherche dans la table des forces
élastiques de la vapeur d'eau la tension maximum à la température à laquelle on opère ; le calcul donne facilement le poids
P de vapeur que le volume V d'air contiendrait s'il était saturé ; '
le rapport $\frac{p}{P}$ est l'état hygrométrique cherché.

Cette méthode offre de l'exactitude si l'état hygrométrique et
la température ne changent pas pendant la durée de l'expérience.

Hygromètre à cheveu de Saussure. — Certaines substances,
les cheveux en particulier, s'allongent dans l'air humide et se
raccourcissent dans l'air sec; c'est sur cette propriété qu'est
fondé l'instrument imaginé par de Saussure.

Le cheveu qui a été dégraissé dans une lessive faible de carbonate de soude ou dans l'éther, puis lavé à grande eau et séché
à l'air, est fixé par une pince P (fig. 171), à l'une de ses extrémités,
au bord supérieur d'un cadre rectangulaire; l'autre bout vient
s'attacher invariablement en un point de l'une des gorges d'une
poulie double très-mobile dont l'axe est horizontal; sur l'autre
gorge est enroulé dans le même sens que le cheveu un fil qui
supporte un poids de 0^{gr},2 environ, destiné à tendre le cheveu.

Une aiguille légère, équilibrée par un contre-poids, fixée à
l'axe de la poulie, se meut devant un cadran divisé.

Dans l'air sec, le cheveu se raccourcit, l'extrémité B de l'aiguille descend; dans l'air humide, il s'allonge, et l'aiguille
monte.

Graduation. — On détermine souvent deux points fixes : 1° le point d'humidité extrême ou point 100, et 2° le point de sécheresse extrême, ou point zéro.

Le premier point s'obtient en suspendant l'hygromètre dans une large éprouvette à pied dont le fond et les parois sont recouvertes d'eau distillée; la partie supérieure est fermée par une plaque de verre enduite d'un corps gras. L'aiguille s'élève rapidement; au bout de quelques heures elle atteint un point qui demeure fixe, quand même on laisse l'instrument dans ces conditions pendant plusieurs jours : c'est le point d'humidité extrême ou centième degré. L'hygromètre est retiré, l'eau est vidée, l'éprouvette desséchée avec soin ; on verse sur les parois de l'acide sulfurique monohydraté pur, qui ne donne aucune vapeur, de manière qu'une couche de liquide de quelques centimètres recouvre le fond de l'éprouvette. L'hygromètre est placé de nouveau dans ce milieu, qui peu à peu perd sa vapeur d'eau absorbée et retenue par l'acide sulfurique. Au bout d'un temps fort long, qui peut durer plus de quinze jours, l'aiguille devient stationnaire ; on marque l'endroit où elle s'arrête : c'est le point fixe inférieur, ou zéro.

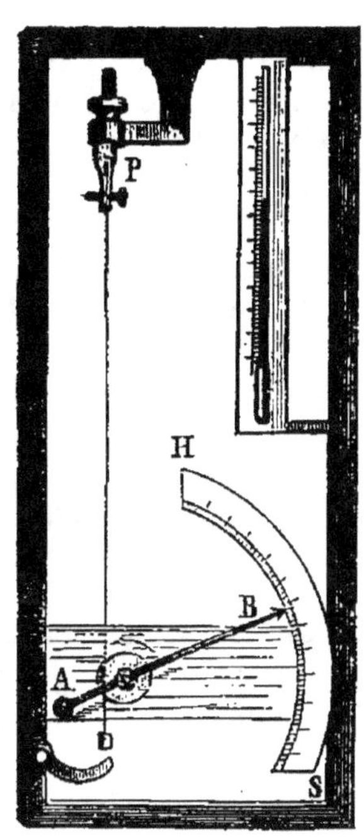

Fig. 171.

Hygromètre à cheveu de Saussure. (La flèche indique le sens de l'enroulement du cheveu et du fil qui soutient le poids.)

Divisons l'intervalle compris entre les points d'humidité et de sécheresse extrêmes en cent parties égales, et nous aurons les degrés de l'hygromètre.

Tables de Gay-Lussac. — Cette graduation ne peut nullement indiquer les états hygrométriques, qui ne sont pas proportionnels aux degrés de l'instrument, de telle sorte que si l'aiguille s'arrête au degré 50, il serait tout à fait inexact de croire que l'air est à demi saturé.

Gay-Lussac a indiqué une méthode de graduation facile à comprendre. La tension maximum de la vapeur d'eau pure dans le vide ou dans l'air étant connue à une température déterminée, si l'on ajoute à l'eau une certaine quantité de sel, la tension de la dissolution prise dans le vide est d'autant plus petite à cette même température, que la proportion de sel est plus grande. Prenons une de ces dissolutions dont la tension est connue et désignée par f, et plaçons-la dans notre éprouvette avec l'hygromètre ; au point où s'arrête l'aiguille, correspond l'état hygrométrique $\dfrac{f}{F}$, si F est la tension maximum de la vapeur d'eau pure à la même température. Cette température est donnée par un thermomètre fixé en permanence au cadre de l'instrument. On emploiera ainsi plusieurs solutions salines dont les tensions seront déterminées dans le vide, et l'on obtiendra un certain nombre d'états hygrométriques.

Tables de M. Regnault. — M. Regnault a simplifié beaucoup ce procédé de graduation en dressant des tables qui donnent, pour des mélanges d'acide sulfurique et d'eau pris dans des proportions bien déterminées, les états hygrométriques de l'air mis en contact de ces liquides, à des températures variant de degré en degré entre 5° et 35°. Voici un extrait de ces tables, qui sont indispensables pour établir une bonne graduation de l'hygromètre.

Tempér.	Eau pure. Tensions maximum.	SO^34HO État hygr.	SO^35HO État hygr.	SO^36HO	SO^38HO	SO^310HO	SO^312HO	SO^318HO
10°	9,165	0,1309	0,2507	0,3305	0,4873	0,6303	0,7005	0,8414
15°	12,699	0,1298	0,2106	0,3319	0,4877	0,6268	0,8083	8,8379
20°	17,391	0,1288	0,2145	0,3329	0,4882	0,6227	0,7082	0,8327

On commence par préparer ces mélanges d'acide sulfurique avec de l'acide sulfurique monohydraté pur du commerce, qui doit marquer 66° à l'aréomètre de Baumé ; en ajoutant à SO^3HO (49 en équivalents) 3HO ou (27), on obtient SO^34HO.

On prendra, par exemple, $4^k,9$ d'acide monohydraté et $2^k,7$ d'eau distillée. Une fois que l'acide à 4 équivalents d'eau sera obtenu et vérifié, on ajoutera les quantités d'eau HO, 2HO, 4HO, etc., pour préparer les autres hydrates.

Détails de construction. — De Saussure conseillait de faire bouillir les cheveux dans un linge, avec un litre d'eau et 10 grammes de carbonate de soude, pendant une demi-heure ;

puis de les faire bouillir dans de l'eau pure, de les laver à grande eau, et de les faire sécher.

On fixe le cheveu à la pince et à la poulie, et pour lui donner la longueur convenable pour une certaine position de l'aiguille, la pince tout entière peut à l'aide d'un pas de vis être élevée ou abaissée.

Il est inutile de diviser le cadran en cent parties égales, il vaut mieux y faire tracer une division arbitraire en parties égales, car l'état hygrométrique seul est une valeur importante, on n'a pas besoin du zéro, et M. Regnault conseille de ne point le déterminer ; ainsi la division centésimale de l'instrument est abandonnée. Il faut dresser la table qui correspond aux différents états hygrométriques.

L'hygromètre est placé dans l'éprouvette avec de l'eau distillée ; on inscrit le point où s'arrête l'aiguille, en face on inscrit l'état hygrométrique 1 ou $\frac{100}{100}$. L'eau distillée est remplacée par l'hydrate $SO^3 18HO$; quand l'aiguille est stationnaire, on inscrit la division où elle s'arrête, et l'état hygrométrique est $\frac{84}{100}$ donné par la table de M. Regnault, si la température est $10°$; et ainsi de suite avec les autres hydrates.

Mais, si l'aiguille s'arrête en un autre point qu'un de ceux obtenus par la graduation, quelle est la fraction de saturation, ou l'état hygrométrique ? Pour le savoir, il faut construire une courbe avec les données de l'expérience.

Une droite horizontale indéfinie est divisée en un nombre de parties égales qui soit le même que celui des divisions de l'échelle arbitraire du cadran et qui leur correspondent. Au point a qui correspond à la position de l'aiguille dans l'humidité extrême (fig. 172), on élève une perpendiculaire que l'on prend égale à 100 millimètres, par exemple ; au point b, où l'aiguille s'arrête dans l'air confiné en présence de l'hydrate $SO^3 18HO$, on porte sur une nouvelle perpendiculaire 84 millimètres ; au point c qui correspond à la position de l'aiguille, lorsqu'on emploie l'hydrate $SO^3 12HO$, on porte sur une perpendiculaire 70 millimètres, et ainsi de suite ; on réunit les points ainsi obtenus par une courbe. Veut-on maintenant connaître l'état hygrométrique correspondant à la position d de l'aiguille, on mesure la distance de ce point à la courbe comptée sur la perpendiculaire au point d ; est-elle 62 millimètres, l'état hygrométrique est $\frac{62}{100}$.

Valeur de l'hygromètre à cheveu. — M. Regnault a étudié la marche comparative de plusieurs hygromètres construits avec des cheveux différents et préparés de diverses manières, et il a reconnu qu'ils peuvent présenter des différences très-grandes dans leurs indications, lors même qu'ils s'accordent aux points fixes.

Mais il résulte d'autres expériences du savant physicien « que » les hygromètres construits avec des cheveux de même espèce, » dégraissés dans la même opération, ne marchent pas rigou- » reusement d'accord ; mais que, cependant, ils ne s'éloignent » pas assez pour que, dans la plupart des observations, on ne » puisse les regarder comme comparables. »

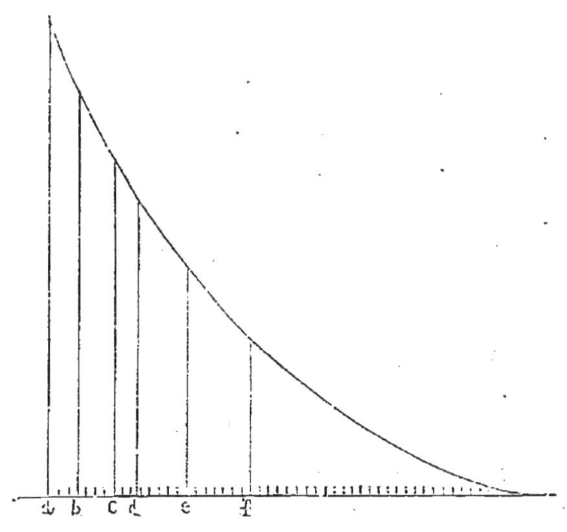

Fig. 172.

Courbe représentant les états hygrométriques de l'air correspondant aux divisions arbitraires du cadran de l'hygromètre à cheveu.

On construira avec un cheveu un instrument très-commode, ui se met rapidement en équilibre avec le milieu environnant, t qui indique à chaque instant, au premier coup d'œil, l'état ygrométrique de l'air, lorsqu'il a été une fois bien gradué. Si e cheveu vient à se rompre, il suffira de le remplacer par un heveu de la même espèce, dégraissé dans la même opération, e déterminer le point d'humidité extrême, et deux ou trois utres points à l'aide des hydrates d'acide sulfurique que l'on a onservés. Il sera facile de reconnaître que, pour un même hangement dans l'état hygrométrique, la marche de l'aiguille reste égale ou proportionnelle à celle qu'on avait observée lors de la première graduation.

Hygromètre à condensation. — C'est un médecin, Leroy, qui a découvert, vers le milieu du siècle dernier, un autre moyen de déterminer la quantité de vapeur d'eau qui existe dans l'air. Soit un cube creux de fer-blanc, dont les parois sont bien polies ; remplissons-le d'eau que nous refroidissons peu à peu par l'addition de morceaux de glace ; la couche d'air voisine partage, avec la paroi métallique mince, la température de l'eau ; la force élastique de la vapeur d'eau dans l'air reste constante ; mais, à une température déterminée, la vapeur sature l'air, et, pour peu que cette couche d'air se refroidisse encore, une partie de la vapeur se condense sur la paroi métallique, il se forme un dépôt de rosée.

Un thermomètre indique la température de l'eau dans le cube, lorsque le dépôt apparaît, et lorsqu'il disparaît ; la moyenne des deux observations est la température du point de rosée. On cherche dans les tables la tension maximum de la vapeur correspondante, c'est la tension de la vapeur qui existe dans l'air ; on la divise par la tension maximum à la température de l'atmosphère donnée par un autre thermomètre : le quotient est l'état hygrométrique.

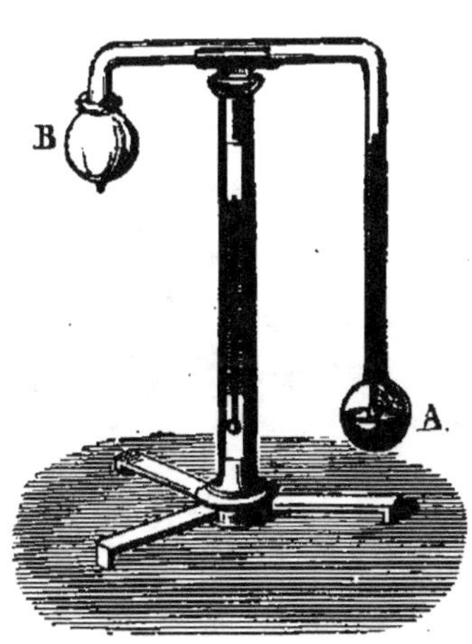

FIG. 173.

Hygromètre de Daniell.

Hygromètre de Daniell. — Cet instrument est formé d'un tube de verre recourbé deux fois à angle droit et terminé à chaque extrémité par une boule mince (fig. 173). L'une des branches est plus longue que l'autre, afin que les boules soient éloignées. La boule A est recouverte à sa surface d'un anneau métallique brillant, une couche d'or très-mince ; elle contient de l'éther, liquide très-volatil, et le réser-voir d'un thermomètre fin e sensible. La boule B est terminée par une pointe fine ouverte d'abord. Pour construire l'instrument, on plonge la boule A dans de l'eau tiède à 40° environ ; l'éther bout, et sa vapeur chasse complétement l'air ; on ferme la pointe à la lampe. La surface de la boule B est recouverte d'une couche de gaze. Pou déterminer l'état hygrométrique de l'air, on verse de l'éther goutte à goutte sur ce tissu léger ; le liquide s'évapore et refroidit la boule. En vertu du principe de Watt, l'éther de la boule A s'évapore et se refroidit aussi peu à peu ; il se fait une distillation de la boule A vers la boule B ; on voit descendre le thermomètre, on note sa température au moment où la surface métallique se recouvre d'une couche d'eau qui la ternit, puis la température au moment où la rosée disparaît : la moyenne des observations est la température du point de rosée.

Un second thermomètre fixé sur le support du tube donne la température de l'air.

Hygromètre de M. Regnault. — M. Regnault a perfectionné l'hygromètre de Daniell de la manière suivante : Deux tubes de verre sont fermés à la partie inférieure par un dé d'argent

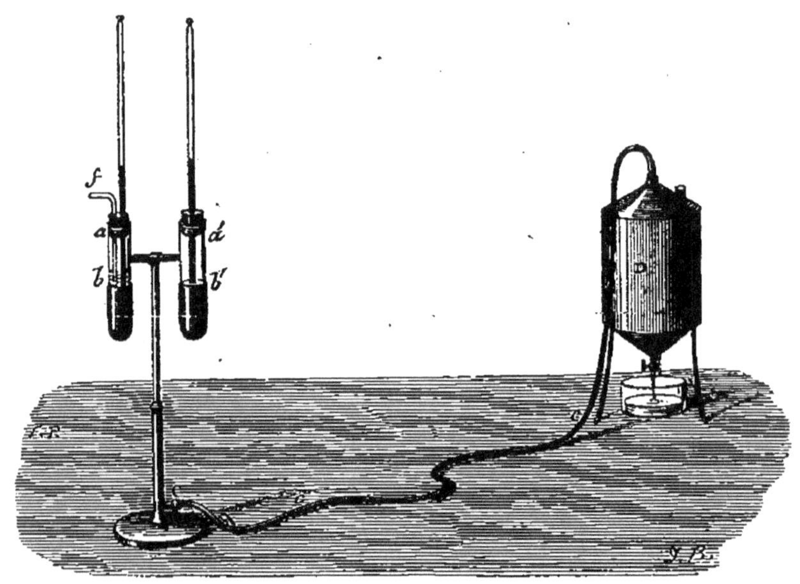

Fig. 174.

Hygromètre de M. Regnault. — La communication du tube *b* contenant de l'éther avec l'aspirateur se fait par l'intermédiaire du support, qui est formé de tubes creux.

très-mince et très-poli (fig. 174). Chacun d'eux contient un thermomètre très-sensible. Le premier renferme de l'éther, et présente deux tubes : l'un qui s'ouvre dans l'air et pénètre jusque dans le liquide ; l'autre ne touche pas l'éther et communique avec un aspirateur plein d'eau. Le second tube ne contient que de

l'air et le thermomètre qui donne sa température ; sa surface d'argent restera toujours brillante et permettra de juger si la surface semblable du tube voisin se recouvre ou non de rosée. On ouvre le robinet de l'aspirateur ; l'air pénètre bulle à bulle dans l'éther, active l'évaporation, qui refroidit le liquide ; on observe de loin le thermomètre avec une lunette. « Quand, dit M. Regnault, le dépôt est abondant, j'observe le thermomètre ;
» soit 12° la température, j'arrête le passage de l'air, la rosée
» disparaît, Je thermomètre remonte, soit à 13°, température
» supérieure au point de rosée. J'ouvre très-peu le robinet, je
» fais descendre le thermomètre à 12°,9, en fermant le robinet
» doucement. On maintient par le passage de l'air 12°,9 ; si le
» dépôt n'apparaît pas au bout de quelques instants, 12°,9 est
» supérieur au point de rosée. Je descends à 12°,8 ; si la surface
» se ternit au bout de quelques instants, 12°,8 est plus bas,
» 12°,9 est plus haut que la température à laquelle correspond
» la saturation ; 12°,85 est la température cherchée. »

État hygrométrique de l'air expiré.—J'ai employé le principe

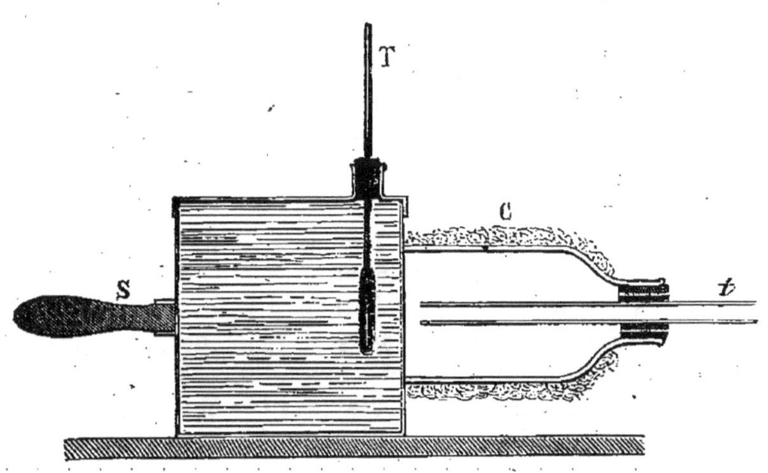

Fig. 175.

Appareil pour déterminer l'état hygrométrique de l'air expiré.

de Leroy pour déterminer l'état hygrométrique de l'air expiré. Soit un cube de Leslie plein d'eau chaude (fig. 175), offrant une face argentée et contenant un thermomètre voisin de la paroi brillante ; on agite l'eau du cube qui se refroidit peu à peu, on souffle obliquement sur la face argentée ; il arrive un moment où un dépôt de rosée se forme. On lit sur le thermomètre 38°, et l'on se croit en droit de conclure que l'air expiré est saturé de vapeur d'eau à la température de 38° : cette conclusion est erronée. L'air expiré possède seulement la température de 35°,3, lorsque la température de l'air ambiant est 23°, et ne peut être saturé à 38°. Voici ce qui arrive : l'air que l'on souffle, qui est à une température plus basse que la paroi du cube, refroidit la surface brillante, et, sur cette surface, se produit un dépôt de rosée qui est très-léger, et qui disparaît aussitôt que l'expiration cesse et que le métal se réchauffe.

Il fallait modifier le procédé pour obtenir un dépôt de rosée persistant. L'expiration se fait au moyen d'un tube fixé au centre d'une petite cloche qui repose sur la face argentée du cube ; ce tube central, maintenu par un bouchon percé de trous, se termine à 2 centimètres de la face brillante ; la cloche est recouverte d'ouate. Par cette disposition, lorsqu'on inspire par le nez, qu'on expire par le tube, le courant d'air expiré va se répandre sur toute la face du cube et se réfléchit entre le tube et la cloche, pour s'échapper à l'extérieur par le bouchon. Alors le milieu environnant ne peut refroidir la face du cube.

Si le courant d'air expiré refroidit un peu cette surface, le nuage produit sera fugace et disparaîtra aussitôt l'expiration finie ; si la température de l'eau du cube est légèrement inférieure à celle qui correspond à la saturation de l'air expiré par la vapeur d'eau, un nuage se déposera, un nuage persistant. Pour voir ce dépôt de rosée, il n'est pas nécessaire de retirer la cloche qui est bien appliquée sur le cube, il suffit de regarder l image de l'œil dans le miroir métallique qui est au fond d'une petite chambre noire : l'image est-elle brillante, point de dépôt ; l'image est terne ou n'apparaît pas, un dépôt de rosée plus ou moin abondant est formé.

Pour faire l'expérience, on verse dans le cube de l'eau à 38° environ, on introduit le thermomètre ; le cube est placé à la hauteur de la bouche, sur un support que l'on agite légèrement. La cloche recouverte d'ouate et d'un papier noir est placée sur la face du cube ; on dispose l'appareil contre une fenêtre pour que l'œil soit bien éclairé. On inspire par le nez, la langue ferme l'entrée du tube ; on expire par le tube ; de temps en temps l'œil regarde son image.

La température extérieure étant 22°, à la température de 35°,3, il ne se forme pas de nuage ; mais à 35°,1, un nuage faible apparaît, qui devient abondant à 35°. La température de l'air expiré est 35°,3.

On peut donc dire que l'air expiré est sensiblement saturé de vapeur d'eau à la température qu'il possède.

Application. — Le poids de vapeur d'eau exhalé par la peau de l'homme en vingt-quatre heures est environ 1 kilogramme, et le poids exhalé par les poumons dans le même temps est à peu près $0^k,5$.

On demande quel est le nombre de mètres cubes d'air à 15° dont l'état hygrométrique est $1/2$, qui sera porté à l'état de saturation, en supposant qu'il reçoive pendant une heure les produits de l'exhalation aqueuse cutanée et pulmonaire. La tension maxima de la vapeur d'eau à 15° est $12^{mm},7$. En une heure, le poids d'eau exhalé est $\dfrac{1^k,5}{24}$ $= 0^k,0625$.

Soit x le nombre de mètres cubes d'air demandé, cherchons le poids de vapeur d'eau qu'il contient déjà. Nous savons que la vapeur possède une force élastique égale à $1/2$ de $13^{mm},7$ ou $6^{mm},35$; le poids d'un mètre cube d'air dans les mêmes conditions de température et de pression que la vapeur est $\dfrac{1^k,293 \times 6,35}{760\,(1+15\,\alpha)}$; le poids de la vapeur est celui-ci multiplié par la densité de la vapeur $\frac{5}{8}$, et le poids de la vapeur renfermé dans x mètres cubes est $\dfrac{x \times 1^k,293 \times 6,35 \times 5}{760\,(1+15\,\alpha)\,8}$. Ajoutons le poids $0^k,065$ de l'eau exhalée, et nous devons obtenir x mètres cubes d'air saturé à 15° et dont nous écrivons le poids comme ci-dessus, en prenant pour force élastique $12,7$; nous aurons ainsi :

$$\frac{x \times 1^k,293 \times 6,35 \times 5}{760\,(1+15\,\alpha)\,8} + 0^k,0625 = \frac{x \times 1^k,293 \times 12,7 \times 5}{760\,(1+15\,\alpha)\,8}.$$

En résolvant l'équation, on trouve $x = 9^{mc},77$, ou près de 10 mètres cubes d'air en une heure.

Ce résultat explique l'augmentation de l'état hygrométrique de l'air confiné dans une salle, lorsque des hommes s'y réunissent en grand nombre; l'air se charge rapidement d'humidité, et des expériences d'électricité qui réussissent facilement lorsque l'air est sec peuvent manquer, parce que l'air humide conduit l'électricité et décharge les conducteurs.

CHAPITRE XI.

CALORIMÉTRIE.

Cette partie de la physique a pour objet la mesure des quantités de chaleur qui entrent en jeu dans l'échauffement ou le refroidissement de poids déterminés des différents corps, et aussi la mesure de celles qui sont nécessaires pour produire des changements d'état. Avant de choisir l'unité de chaleur, il faut exposer deux principes auxiliaires.

Le premier est évident : la quantité de chaleur que gagne un poids P d'un corps, lorsque la température s'élève d'un certain nombre de degrés, est égale à celle qu'il perd ensuite lorsque sa température s'abaisse tout autant.

Le second se démontre expérimentalement : la quantité de chaleur nécessaire pour élever d'un nombre égal de degrés la température d'un corps dont le poids est constant, ne dépend pas de sa température initiale.

Prenons 1 kilogramme d'eau à 20° et 1 kilogramme d'eau à 30°, mélangeons-les, et nous trouvons qu'un thermomètre plongé dans le liquide marque exactement 25°. Le premier kilogramme s'est échauffé de 20° à 25° aux dépens de la chaleur qui a été perdue par le second kilogramme qui s'est refroidi de 30° à 25°. Mais nous avons admis qu'un kilogramme d'eau, en se refroidissant ainsi, perd autant de chaleur qu'il en gagne en s'élevant de 25° à 30° ; nous concluons donc qu'il faut autant de chaleur pour échauffer 1 kilogramme d'eau de 20° à 25° que pour l'échauffer de 25° à 30°.

Définition de l'unité de chaleur. — On appelle unité de chaleur ou calorie, la quantité de chaleur nécessaire pour échauffer de 1 degré la température de 1 kilogramme d'eau. Nous pouvons facilement établir la quantité de chaleur ou le nombre de calories nécessaire pour échauffer un poids d'eau de 100 kilogrammes, par exemple, de 15° à 35°. Pour échauffer de 1 degré 1 kilogramme d'eau, il faut une calorie, de 15° à 35°, c'est-à-dire de 20°, il faut 20 calories, et 100 kilogrammes d'eau exigeront cent fois plus de chaleur ou $100 \times 20 = 2000$ calories. Généralisons : pour produire l'échauffement du poids P d'eau de t à T°, il faut $P(T - t)$ calories.

Définition de la chaleur spécifique. — Une expérience très simple fait voir que pour échauffer de 1 degré 1 kilogramme d'un corps quelconque, il faut une quantité de chaleur toute différente d'une calorie. Prenons 1 kilogramme de mercure à zéro : pour cela nous environnons de glace fondante un matras contenant ce poids de métal ; d'autre part, nous chauffons 1 kilogramme d'eau à 33° ; versons le mercure dans l'eau et agitons le mélange avec un thermomètre : nous voyons que la température finale est 32°. Ainsi l'eau a perdu une calorie qui a suffi pour échauffer 1 kilogramme de mercure de 0° à 32° ; nous en concluons que pour échauffer de 1° ce poids de métal, il faut une quantité de chaleur 32 fois plus petite ou $\frac{1}{32} = 0^c,03$.

Ce nombre s'appelle la chaleur spécifique du mercure.

Ainsi, la chaleur spécifique d'un corps est la quantité de chaleur nécessaire pour échauffer de 1° la température de 1 kilogramme de ce corps ; nous la désignerons souvent par la lettre c.

Déterminons la quantité de chaleur nécessaire pour échauffer, par exemple, 10 kilogrammes de mercure de 15° à 25°. Pour élever de 1° 1 kilogramme de mercure, il faut $0_c,03$; pour 10 kilogrammes, il faut $10 \times 0,03$; et pour élever la température de 15° à 25°, le nombre de calories nécessaires est $10 \times 0,03 (25-15)$.

Remplaçons ces nombres par des lettres. Soient P le poids du corps à échauffer, c sa chaleur spécifique ; pour produire l'élévation de température de t^o à T^o, la quantité de chaleur exigée est $Pc (T - t)$.

Méthode des mélanges. — La méthode des mélanges, qui est très-employée pour déterminer la chaleur spécifique des corps solides, liquides et gazeux, est très-facile à comprendre. Chauffons un poids P d'un corps à une température T, et plongeons-le dans un poids d'eau M dont la température est t ; agitons avec un thermomètre, le corps se refroidit, l'eau s'échauffe jusqu'à θ^o. *La chaleur perdue par le corps est égale à celle gagnée par l'eau.* D'où résulte une équation qui se retrouve dans la plupart des questions de chaleur spécifique. Soit x la chaleur spécifique du corps, il s'est refroidi de T à θ, et a perdu une quantité de chaleur $Px (T - \theta)$.

Le poids d'eau M s'est échauffé de t à θ et a gagné un nombre de calories $M(\theta - t)$; nous écrirons l'équation :

$$Px (T - \theta) = M(\theta - t), \text{ d'où } x = \frac{M(\theta - t)}{P(T - \theta)}.$$

Corrections. — Le poids d'eau destiné à recevoir le corps est contenu dans un vase qui partage sa température, qui s'échauffe en même temps que l'eau, et ainsi absorbe une partie de la chaleur abandonnée par le corps. Soient p le poids du vase, c la chaleur spécifique du métal dont il est formé, la quantité de chaleur absorbée par le vase est pc ($\theta - t$). Le thermomètre lui-même, qui est plongé dans le vase au mélange, absorbe aussi de la chaleur : soient p' le poids du mercure et c' sa chaleur spécifique, p'' le poids du verre et c'' sa chaleur spécifique, le thermomètre absorbe un nombre de calories $p'c'$ ($\theta - t$) $+ p''c''$ ($\theta - t$).

Ajoutons donc, pour former le second membre de l'équation, les quantités de chaleur absorbées, et nous aurons :

$$P x (T - \theta) = M (\theta - t) + pc (\theta - t) + p'c' (\theta - t) + p''c'' (\theta - t),$$

$$\text{d'où } x = \frac{(M + pc + p'c' + p''c'') (\theta - t)}{P (T - \theta)}.$$

On donne souvent au produit pc, ou poids d'un corps multiplié par sa chaleur spécifique, le nom de valeur en eau de ce corps ; en effet, pour échauffer un poids d'eau égal à pc de $\theta - t$ degrés, il faut une quantité de chaleur pc ($\theta - t$), précisément égale à celle qu'absorbe le corps lui-même.

Passons maintenant à la pratique. Une difficulté se présente d'abord : comment chauffer un corps solide à une température bien déterminée ? comment être sûr que la température est la même dans toutes ses parties, et comment la mesurer ?

M. Regnault a donné un appareil qui permet d'atteindre facilement ce résultat, et qui rend faciles toutes les opérations nécessaires pour déterminer une chaleur spécifique.

Appareil de M. Regnault. — Une étuve de laiton F (fig. 176) est formée de trois enveloppes cylindriques concentriques : dans le cylindre creux intérieur, le corps sera chauffé ; dans l'espace qui l'entoure, on fait arriver un courant rapide de vapeur fourni par un alambic, par la tubulure a. La vapeur s'échappe ensuite par un long tube adapté en f dans l'atmosphère. Enfin, une troisième enveloppe cylindrique, remplie d'air, empêche le refroidissement de la vapeur.

Le cylindre creux intérieur peut être fermé en haut par un bouchon métallique à double paroi, percé d'une ouverture par laquelle est fixé un thermomètre destiné à donner la température du milieu échauffé. Un tiroir à double paroi permet d'ouvrir ou de fermer l'ouverture inférieure.

L'étuve est portée sur un vase écran, rempli d'eau froide, composé de deux parties : l'une horizontale, l'autre verticale, limitant un espace abrité contre le rayonnement de l'alambic et du cylindre à vapeur.

Pour chauffer le corps, on le réduit en petits fragments, on le pèse ; on le place dans une petite corbeille de fil de laiton très-légère (fig. 177), et dont le poids est connu, qui est maintenue par des fils. Vers la partie moyenne de l'étuve à air chaud, le réservoir du thermomètre pénètre dans la corbeille, le courant de vapeur échauffe progressivement l'étuve et les corps qu'elle

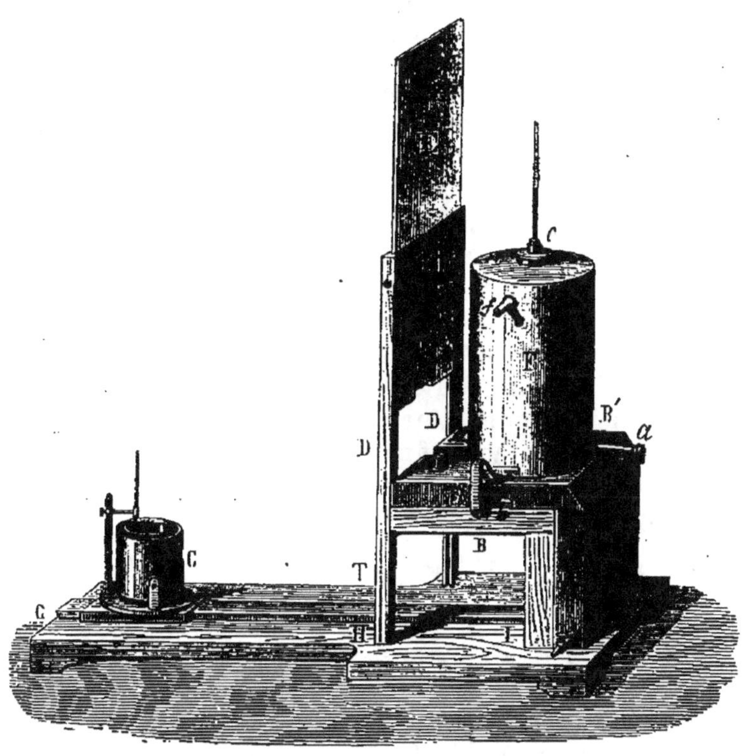

Fig. 176.

Appareil de M. Regnault pour mesurer les chaleurs spécifiques des corps solides et liquides.

contient ; au bout d'un certain temps, le thermomètre indique une température tout à fait fixe, qui est celle du corps.

Occupons-nous du vase au mélange. Il est formé d'un cylindre de laiton mince, supporté sur des fils de soie croisés, qui sont fixés vers le fond d'un cylindre plus large, et ainsi on évitera l'action refroidissante des courants d'air, et, autant que possible, la perte de chaleur par le support du vase. Le tout est porté par un chariot mobile sur une coulisse fixée à la planche qui supporte tout l'appareil.

On pèse le vase au mélange, on y verse de l'eau que l'on pèse aussi ; puis un thermomètre est plongé dans l'eau pour déterminer exactement sa température.

Cela fait, si le corps a pris une température fixe, on soulève un écran de bois E qui sépare le vase au mélange de l'espace situé au-dessous de l'étuve ; on fait glisser le chariot au-dessous du cylindre ; le tiroir enlevé, on fait tomber la corbeille dans le vase ; on fait glisser de nouveau le chariot, et, après l'agitation avec le thermo-mètre, on note exactement la température maxi-ma : tous ces mouvements sont exécutés plus vite qu'ils ne sont décrits.

Alors tous les membres de l'équation sont connus, seulement il faut ajouter à la chaleur perdue par le corps celle qui est cédée par la corbeille de laiton : c'est donc un nouveau terme qu'il faut ajouter au premier membre de l'équa-tion. Soient π le poids de la corbeille, c sa chaleur spécifique, T la température du corps et de la corbeille, θ la température finale du mélange, ce terme est $\pi c (T - \theta)$.

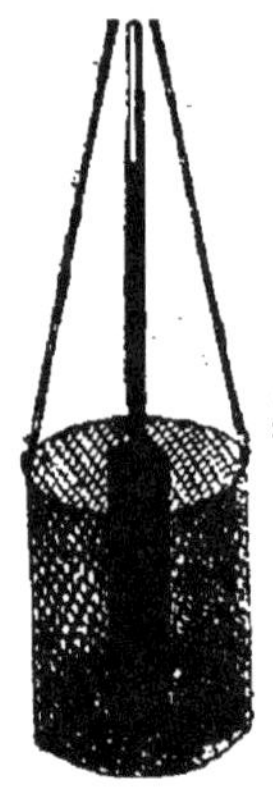

Fig. 177.

Corbeille de lai-ton destinée à contenir le corps dont on veut détermi-ner la chaleur spécifique.

Notre équation devient :

$$Px (T - \theta) + \pi c (T - \theta) = M (\theta - t) + pc (\theta - t) + p'c' (\theta - t) + p''c'' (\theta - t) ;$$

d'où

$$x = \frac{M (\theta - t) + pc (\theta - t) + p'c' (\theta - t) + p''c'' (\theta - t) - \pi c (T - \theta)}{P (T - \theta)}$$

Influence du milieu ambiant. — Si nous supposons que l'eau et le vase ont d'abord la température de l'air ambiant, pendant l'échauffement du calorimètre, ou vase au mélange, le milieu ambiant le refroidit. Rumford a eu l'idée d'établir une com-pensation pour diminuer cette cause d'erreur. On détermine, par une première expérience quel est à peu près l'échauffe-ment de l'eau, soit $4°$; alors on s'arrange de manière, qu'avant l'expérience, l'eau du calorimètre soit de $2°$ inférieure à la tem-pérature du milieu ambiant, et elle devient à la fin de $2°$ su-périeure à celle-ci. Dans la première partie de l'expérience, le milieu donne de la chaleur, et il en prend autant dans la deuxième partie.

Mais cette méthode n'est pas rigoureuse, parce que l'eau s'échauffe rapidement d'abord au-dessus du milieu ambiant, puis atteint plus lentement le maximum.

Lorsque l'on veut déterminer la chaleur spécifique de corps solides solubles dans l'eau, et qui peuvent dégager ou absorber de la chaleur en se dissolvant, ou de corps liquides, il faut nécessairement les renfermer dans des tubes de verre minces, dont le poids et la chaleur spécifique sont connus : ces tubes sont placés dans la corbeille, et il faut ajouter les chaleurs perdues par le corps, par la corbeille et par les tubes.

Chaleur spécifique des gaz. — On peut déterminer la chaleur spécifique des gaz par la méthode des mélanges. Dans un calorimètre on plonge un long serpentin métallique dont les extrémités sortent du liquide ; on le fait traverser par un courant du gaz chauffé à une température déterminée, et dont on peut calculer le poids par le volume ; l'augmentation de température de l'eau permet d'écrire la quantité de chaleur gagnée par l'eau ; on l'égale à la quantité de chaleur perdue par le gaz, en prenant pour inconnue la quantité de chaleur perdue par un kilogramme de gaz, lorsque sa température s'abaisse d'un degré : ce qui est le même nombre que sa chaleur spécifique. Il faut que la température de l'eau dans le calorimètre soit d'abord autant abaissée au-dessous de celle du milieu ambiant qu'elle est élevée au-dessus à la fin de la détermination.

L'expérience a montré que la chaleur spécifique de l'air à volume constant, c'est-à-dire de l'air renfermé dans un espace clos de manière qu'il ne puisse pas se dilater, est 0,1686, c'est-à-dire que pour échauffer un kilogramme d'air d'un degré, sous volume constant, il faut cette fraction de calorie. La chaleur spécifique de l'air sous pression constante, c'est-à-dire quand l'air peut se dilater, est plus grande et a été trouvée égale à 0,2374 : nous verrons le parti qu'on a tiré de la différence de ces deux chaleurs spécifiques.

Tableau des chaleurs spécifiques, d'après M. Regnault.

Argent	0,05077	Mercure	0,03332
Charbon de bois	0,24150	Or	0,03244
Cuivre	0,09515	Phosphore	0,18870
Diamant	0,14680	Platine	0,03243
Eau	1	Soufre	0,20259
Fer	0,11379	Verre	0,19768
Laiton	0,09391	Zinc	0,09555

Gaz sous pression constante :

Acide carbonique.	0,20245	Chlore............	0,12099
Air...............	0,23741	Hydrogène	3,409
Azote............	0,24380	Oxygène	0,21751

Loi de Dulong et Petit. — Le produit de la chaleur spécifique d'un corps simple solide ou liquide par son équivalent est un nombre constant ; en d'autres termes, il faut toujours la même quantité de chaleur pour échauffer de $1°$ un équivalent d'un corps simple.

Voici quelques exemples :

	Équivalents.	Chaleurs spécifiques.	Produits.
Soufre............	16	0,2026	3,24
Fer..............	27	0,11379	3,07
Cuivre...........	32	0,09515	3,04
Mercure.........	101	0,03332	3,36

Mesure de la chaleur latente de fusion de la glace. — On appelle chaleur latente de fusion la quantité de chaleur qu'absorbe 1 kilogramme d'un corps en passant de l'état solide à l'état liquide.

MM. de la Provostaye et P. Desains ont donné une méthode simple et rigoureuse pour déterminer la chaleur latente de fusion de la glace : c'est une extension de la méthode des mélanges. On verse dans le calorimètre (fig. 178) de l'eau à une température supérieure de $10°$, par exemple, à celle du milieu ambiant, qui est $15°$; on prend le poids de l'eau. Des morceaux de glace bien propres, lavés dans l'eau, sont essuyés dans plusieurs doubles de papier à filtre, et on les fait glisser dans l'eau dès que leur surface ne mouille plus le papier ; on agite avec un thermomètre, la glace fond et refroidit le liquide. On ajoute peu à peu la glace, jusqu'à ce que l'eau du calorimètre descende à $5°$ environ, c'est-à-dire à une température inférieure de $10°$ à celle de l'air ; on note la température, puis le vase au mélange est porté

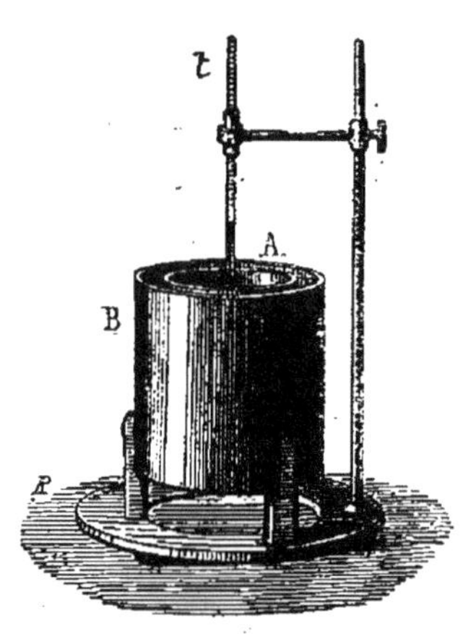

Fig. 178.

Calorimètre à eau employé pour mesurer la chaleur latente de fusion de la glace.

sur la balance : l'augmentation de poids est égale au poids P de glace qui a été fondu. Soient M le poids d'eau du calorimètre, t sa température primitive, θ sa température finale, p le poids du calorimètre, c sa chaleur spécifique.

Appelons x la chaleur latente de fusion de la glace ; un poids P de glace absorbe pour fondre $P \times x$ calories ; l'eau à 0°, provenant de la fusion, s'élève à θ et absorbe $P\theta$ calories. Écrivons que la chaleur gagnée par la glace et par l'eau provenant de sa fusion est égale à celle qui a été perdue par l'eau et par le calorimètre :

$$P x + P\theta = (M + pc)(t - \theta)$$

$$\text{d'où} \quad x = \frac{(M + pc)(t - \theta) - P\theta}{P}.$$

MM. de la Provostaye et Desains ont trouvé $x = 79{,}25$. Il est facile de répéter la même détermination, et, avec du soin, on trouve toujours le même nombre, à peu près.

Application. — On emploie la glace dans le traitement de certaines maladies. On l'applique alors contenue dans des vessies ordinaires, ou mieux de caoutchouc, pour retenir l'eau provenant de la fusion ; à cause de la grande chaleur latente de fusion de la glace, on peut ainsi maintenir longtemps la surface de la peau à une température voisine de 0°. En été, on emploie beaucoup de glace pour rafraîchir les boissons. L'hygiène recommande de ne pas produire un abaissement de température inférieur à 10°. Proposons-nous de rechercher le poids de glace nécessaire pour refroidir 1 litre d'eau de 25° à 10°. Soit x le poids de glace en kilogrammes, il exigera, pour fondre, $x \times 79{,}2$; puis, on aura un poids d'eau résultant de la fusion x, qui sera échauffé à 10°, et exigera $x \times 10$ calories. La quantité de chaleur perdue par l'eau est 1 kilogramme $(25 - 10)$; on aura donc

$$x \times 79{,}2 + x \times 10 = 25 - 10,$$
$$x \times 89{,}2 = 15 ; \quad x = 0^{k}{,}168.$$

Mesure de la chaleur latente de vaporisation de l'eau. — On détermine cette chaleur latente en faisant condenser dans un poids d'eau froide connu un certain poids de vapeur d'eau, et en mesurant l'échauffement.

On emploie généralement dans les cours un appareil distillatoire composé d'une cornue à moitié pleine d'eau, au col incliné de laquelle est fixé par un bouchon un tube plus étroit, qui pénètre assez profondément dans la cornue (fig. 179). Ce tube peut être réuni à un long serpentin métallique qui se termine

par un réservoir élargi, dont le fond peut communiquer avec
l'extérieur par un tube muni d'un robinet. Le serpentin et le
réservoir sont plongés dans un vase de métal rempli d'eau.

Pour faire l'expérience, on fait bouillir l'eau dans la cornue ;
on fait échapper la vapeur dans l'air. Le calorimètre contient
un poids d'eau connu ; un thermomètre fait connaître la température qui doit être inférieure à celle du milieu ambiant, de
10°, par exemple. Lorsque la vapeur se dégage dans l'air depuis

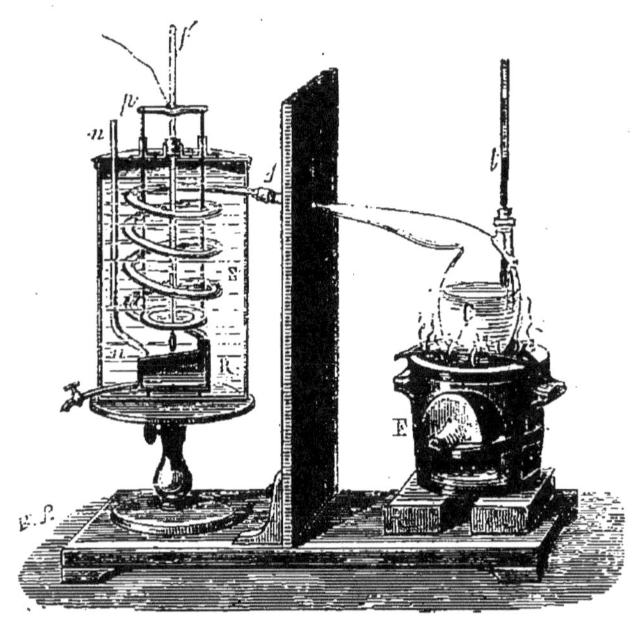

Fig. 179.

Appareil employé pour mesurer la chaleur latente de vaporisation de l'eau.

quelque temps, que les parties de la cornue exposées à l'air sont
échauffées, et que le tube de prise de vapeur est bien enveloppé
par ce fluide, on fait passer dans le serpentin la vapeur, qui s'y
liquéfie et va se réunir à l'état liquide dans le réservoir inférieur. L'eau du calorimètre est agitée constamment ; lorsque sa
température dépasse de 10° celle de l'atmosphère, on arrête
l'expérience en faisant dégager de nouveau la vapeur dans l'air.

On recueille et l'on pèse l'eau condensée.

Il suffit maintenant d'écrire que la chaleur perdue par la vapeur est égale à celle gagnée par le calorimètre. Soit p le poids
de vapeur condensée ; appelons x la chaleur latente de vaporisa-

tion, P le poids du calorimètre vide, y compris le serpentin, c sa chaleur spécifique, M le poids d'eau, t sa température primitive, θ sa température finale; on écrira :

$$px + p(100 - \theta) = (M + Pc)(\theta - t),$$

$$\text{d'où } x = \frac{(M + Pc)(\theta - t) - p(100 - \theta)}{p}.$$

Nous avons supposé que l'on opérait à 100°. Remarquons que l'appareil est clos; pour que l'ébullition se fasse à 100°, il faut qu'elle ait lieu sous la pression de 76°; il faut donc que la partie supérieure du récipient puisse communiquer avec l'atmosphère par un tube qui lui est fixé, qui s'élève jusqu'au-dessus du niveau de l'eau, et porte un robinet que l'on ouvrira.

Si l'on veut produire l'ébullition à une température différente de 100°, on changera la pression; on fera communiquer ce tube avec un récipient qui contient de l'air raréfié par la machine pneumatique, ou comprimé par la machine à compression ; un manomètre communiquant avec le réservoir indiquera la pression, et si elle se maintient la même, la température à laquelle a eu lieu l'ébullition.

Despretz a trouvé, au moyen de l'appareil précédent, que la quantité de chaleur qu'il faut donner à 1 kilogramme d'eau à 100° pour le faire passer à l'état de vapeur est égale à 540 calories.

Chaleur latente de vaporisation à différentes températures. — M. Regnault a déterminé par une méthode semblable, à l'aide d'un appareil plus parfait, la chaleur latente de vaporisation,

il a trouvé qu'elle est égale, à 100°, à 537, nombre peu différent de celui de Despretz. M. Regnault a déterminé la chaleur latente de vaporisation de l'eau à des températures très-diverses, depuis 0° jusqu'à 230°, la pression variant de 4 millimètres à 27,5 atmosphères. Les résultats sont donnés par la formule empirique $l = 606,5 + 0,305\,t$, dans laquelle l désigne la chaleur totale de la vapeur, c'est-à-dire la quantité de chaleur qu'il faut donner à 1 kilogramme d'eau à 0°, pour le porter à $t°$, puis pour le convertir en 1 kilogramme de vapeur à $t°$. Appliquons cette formule à deux exemples particuliers.

1° Combien faut-il de chaleur totale pour transformer 1 kilogramme d'eau à 0° en 1 kilogramme de vapeur à 35° ?

$$x = 606,5 + 0,305 \times 35 = 617,2.$$

Retranchons 35 calories que l'eau a exigées, et nous aurons, pour la chaleur latente de la vapeur d'eau à 35°, 582,2.

2° Combien faut-il de chaleur totale pour transformer 1 kilogramme d'eau à 0° en 1 kilogramme de vapeur à 160° (tension $= 6^{atm.},12$) ?

$$x' = 606,5 + 0,305 \times 160 = 655,3.$$

Retranchons 160 calories que l'eau a prises, il reste, pour la chaleur latente, 495,3. La chaleur latente de la vapeur d'eau à 0° étant 606,5, à 100° 537, on voit que cette quantité diminue avec la température.

Application. — 1° Combien faut-il d'eau à 100° pour porter 150 litres d'eau de la température de 11° à celle de 33° ?

Soit x le poids d'eau nécessaire : en s'abaissant, de 100° à 33°, il perd $x\,(100 - 33)$ calories ; le poids d'eau 150 kilogrammes, en s'élevant de 11° à 33°, gagne 150 $(33 - 11)$ calories. Écrivons que dans le mélange la chaleur perdue d'un côté est égale à la chaleur gagnée de l'autre :

$$x\,(100 - 33) = 150\,(33 - 11), \text{ d'où } x = \frac{150\,(33 - 11)}{100 - 33} = 49^{k},25,$$

et l'on aura environ 200 litres d'eau à 33° (température des bains).

2° Combien faut-il de vapeur d'eau à 100° pour produire le même effet ?

Soit x le poids de vapeur d'eau : en se liquéfiant, il abandonne d'abord $x \times 537^{c}$; puis le poids d'eau x à 100°, en s'abaissant à 33°, perd ensuite $x\,(100 - 33)^{c}$; d'un autre côté, le poids d'eau 150^{k} gagne toujours 150 $(33 - 11)$.

$$x \times 537 + x\,(100 - 33) = 150\,(33 - 11) ;$$

$$x\,(537 + 67) = 150 \times 22, \quad x = \frac{150 \times 22}{537 + 67} = 5^{k},46.$$

CHAPITRE XII.

CHALEUR DÉGAGÉE DANS LES COMBUSTIONS.

Lavoisier a le premier mesuré la chaleur dégagée par les combustions ; cette recherche a été faite ensuite par Rumford, Despretz et Dulong. Le principe des appareils employés par ces physiciens était toujours le même : dans une caisse de métal on faisait brûler le combustible au milieu d'un courant d'oxygène, les produits traversaient un serpentin métallique, et tout était plongé dans un calorimètre plein d'eau.

MM. Favre et Silbermann ont déterminé aussi les chaleurs de combustion par la méthode des mélanges et avec un appareil semblable, mais plus parfait, et ils sont arrivés à des résultats très-exacts.

Voici la marche de leurs expériences : Faire brûler un poids connu de substance combustible dans un appareil métallique plongé au milieu de l'eau d'un calorimètre; faire passer les produits de la combustion dans un long serpentin plongé aussi

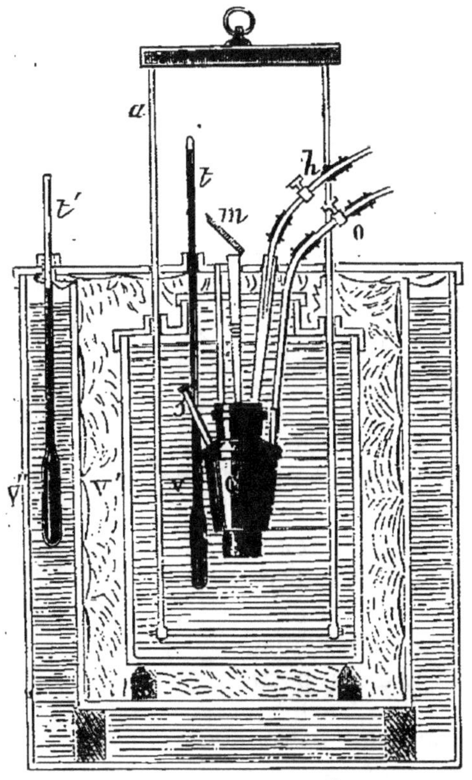

FIG. 180.

Appareil de MM. Favre et Silbermann pour mesurer la chaleur de combustion. La figure représente une coupe du calorimètre. — V, vase intérieur, argenté sur sa surface extérieure. — V', vase moyen. — V'', vase extérieur. — C, chambre de combustion vue de face. — t, thermomètre. — a, agitateur.

dans l'eau ; mesurer l'échauffement de l'eau, dont le poids est connu ; s'assurer, par l'étude des produits de la combustion, que celle-ci a été complète.

Calorimètre. — Il se compose de trois vases cylindriques de métal placés l'un dans l'autre (fig. 180). Le plus intérieur V est argenté à sa surface extérieure, ce qui rend petit son pouvoir émissif ; il contient 2 kilogrammes d'eau environ, et porte un couvercle percé de trous pour laisser passer l'appareil C, connu sous le nom de chambre à combustion, les tiges de l'agitateur a et un thermomètre t. Ce vase, qui est le calorimètre, repose par des bouchons de liége taillés en biseau sur le fond d'un vase V' plus large, qui l'enveloppe ; l'intervalle entre les enveloppes cylindriques est rempli par une peau de cygne dont le duvet est très-mauvais conducteur de la chaleur. Enfin, un troisième vase V'', plus large encore, est rempli d'eau, dont la température reste à peu près fixe, malgré les variations de température du milieu ambiant.

Chambre à combustion. — C'est un vase de cuivre mince C (fig. 180), que l'on peut fixer au couvercle du calorimètre, et qui porte trois tubulures : l'une, au centre, plus large, T (fig. 181), peut être fermée par un bouchon de métal. Les deux autres sont latérales : l'une, t, sert à faire arriver l'oxygène ; l'autre, t', peut être mise en communication avec un long serpentin S, quand on doit recueillir les produits de la combustion ; l'extrémité de ce serpentin se trouve au dehors. Enfin, le bouchon de métal porte aussi deux tubes : l'un, vertical, qui est fermé par une vitre V, composée d'un disque de quartz, d'un disque d'alun et d'un dis-

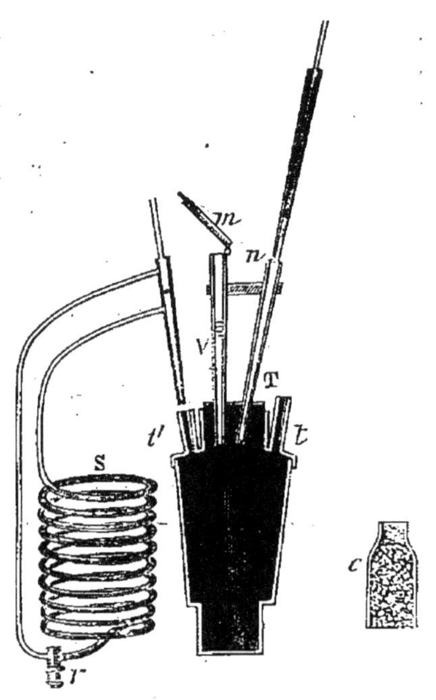

FIG. 181.

Détails de la chambre à combustion.

que de verre, système qui ne laisse pas passer la chaleur rayonnante ; et au-dessus de l'ouverture extérieure de ce tube se trouve un petit miroir incliné m, qui permet de voir dans la chambre à combustion ; l'autre tube n, légèrement incliné, est destiné à faire arriver l'hydrogène, si l'on veut faire brûler ce gaz.

Détermination de la chaleur de combustion de l'hydrogène. — On n'a pas besoin de serpentin. On fait arriver dans la chambre C (fig. 180) de l'oxygène pur et sec par le tube o ; lorsqu'elle est pleine de ce gaz, on enflamme l'hydrogène pur et sec à l'extrémité d'un tube métallique h que l'on plonge jusque dans la chambre ; ce gaz brûle et donne de l'eau qui se condense dans la chambre et tombe au fond. On suit la marche du thermomètre plongé dans l'eau, qui est constamment agitée.

Soient M le poids d'eau du calorimètre et M' le poids transformé en eau de toutes les pièces métalliques qui sont en contact avec l'eau, valeur en eau obtenue en multipliant leur poids par leur chaleur spécifique.

Soient t la température primitive de l'eau, θ sa température finale, la chaleur absorbée par l'eau est $(M + M') (\theta - t)$. On pèse l'eau résultant de la combustion, et, comme on sait que l'eau est formée de 1 d'hydrogène pour 8 d'oxygène en poids, en divisant le poids d'eau par 9, on a le poids de l'hydrogène que je désigne par p. Appelons x la quantité de chaleur que le gramme d'hydrogène dégage en brûlant dans l'oxygène pour former de l'eau, ou la chaleur de combustion ; la chaleur produite par le poids p est px, et l'on a :

$$px = (M + M') (\theta - t);$$

$$\text{d'où } x = \frac{(M + M') (\theta - t)}{p}.$$

MM. Favre et Silbermann ont trouvé pour ce nombre 34 462.

Mesure de la chaleur de combustion totale du carbone. — On fixe au bouchon qui ferme la chambre à combustion une cartouche de platine c (fig. 181), contenant un poids déterminé de carbone pur ; on fait tomber un très-petit morceau de charbon en combustion dans la cartouche, et l'on fait arriver par la tubulure un courant d'oxygène pur : les gaz provenant de la combustion traversent le serpentin et sont formés d'acide carbonique, d'oxyde de carbone qui se forme toujours en certaine quantité, et d'oxygène en excès.

Quand les gaz se sont refroidis par le long parcours du serpentin entouré d'eau, il faut absolument peser l'acide carbonique et l'oxyde de carbone formés ; à cet effet, on fait passer les gaz à travers des tubes à potasse qui retiennent l'acide carbonique, et puis sur de l'oxyde de cuivre chauffé au rouge dans un tube de verre qui brûle complétement l'oxyde de carbone, le convertit en acide carbonique, que l'on retient par une second série de tubes absorbants. La pesée des tubes avant et après l'expérience fait connaître le poids d'acide carbonique fixé.

On sait que 6 grammes de carbone, en se combinant à 8 grammes d'oxygène, donnent 14 grammes d'oxyde de carbone ; en se combinant à 16 grammes d'oxygène, donnent 22 grammes d'acide carbonique. Soit P le poids total de charbon brûlé, qu'on obtient en multipliant par $\dfrac{6}{22}$ le poids total d'acide carbonique recueilli ; soit x la chaleur de combustion du charbon brûlé complétement et ne donnant que de l'acide carbonique, la chaleur cédée au calorimètre sera Px ; elle est égale à la chaleur prise par le poids d'eau M, et les parties métalliques du calorimètre qui, tranformées en eau, sont désignées par M'. Cette chaleur est $(M + M')(\theta - t)$, si t et θ sont les températures initiale et finale ; mais il faut ajouter à cette chaleur absorbée celle que l'oxyde de carbone, produit incomplet de combustion, aurait donnée en passant à l'état d'acide carbonique. Soit p le poids d'acide carbonique recueilli par la seconde série de tubes, c'est-à-dire après le tube à oxyde de cuivre, 22 d'acide carbonique sont formés de 14 d'oxyde de carbone et de 8 d'oxygène : ainsi p correspond à un poids d'oxyde de carbone égal à $p \times \dfrac{14}{22}$.

La chaleur de combustion de l'oxyde de carbone déterminée par un procédé tout semblable à celui qu'on a employé pour mesurer celle de l'hydrogène, mais en pesant l'acide carbonique, est 2403. Ainsi, la chaleur que l'oxyde de carbone, en brûlant, aurait donnée au calorimètre, est $p \times \dfrac{14}{22} \times 2\,403$; écrivons alors notre équation :

$$Px = (M + M')(\theta - t) + p\,\dfrac{14}{22} \times 2403.$$

MM. Favre et Silbermann ont trouvé $x = 8080$ pour la chaleur de combustion du charbon de bois.

La chaleur de combustion du soufre est 2258,6.

Chaleur de combustion des corps composés. — Si l'on pouvait, comme on l'a cru d'abord, déduire par le calcul la chaleur produite par la combustion d'un corps composé, de la connaissance des chaleurs de combustion des éléments, rien ne serait plus simple. Prenons pour exemple le protocarbure d'hydrogène. C^2H^4 $(C = 6, H = 1)$ est formé

de 12 de carbone qui doivent donner $12 \times 8080 = 96960^{c\cdot}$
de 4 d'hydrogène . . . . $4 \times 34462 = \underline{137848^{c\cdot}}$

La chaleur totale dégagée doit être. . . . . $234808^{c\cdot}$

Pour 1 gramme de protocarbure........ $\dfrac{234808}{16} = 14675^{c.}$

Or, l'expérience a donné seulement............. $13063^{c.}$

Pour l'alcool, $C^4H^6O^2$, corps oxygéné, on supposait que l'oxygène était combiné à ce qu'il faut d'hydrogène pour former de l'eau, et que cette partie ne dégageant pas de chaleur, le charbon et l'hydrogène qui restaient étaient seuls brûlés.

$$C^4 = 24 \text{ donnent}............ 24 \times 8080 = 32320^{c.}$$
$$H^4 = 4 .... 4 \times 34462 = 137848^{c.}$$
$$\overline{ 170168^{c.}}$$

$C^4H^6O^2 = 46$, 1 gramme d'alcool... $\dfrac{170168}{46} = 7212^{c.}$

L'expérience a donné le nombre très-voisin........ $7184^{c.}$

Prenons un corps plus complexe, l'urée $C^2H^4Az^2O^2 = 60$; supposons que l'oxygène reste uni à l'hydrogène pour former de l'eau, que l'azote se dégage en liberté sans production de chaleur, et que C^2H^2 qui restent soient brûlés :

$$C^2 = 12 \text{ donnent}............ 12 \times 8080 = 96960^{c.}$$
$$H^2 = 2 \text{ donnent}........... 2 \times 34462 = 68924^{c.}$$
$$\text{Chaleur totale}............... \overline{165884^{c.}}$$

Un gramme d'urée donnerait......... $\dfrac{165884}{60} = 2751^{c.}$

L'expérience a donné le nombre plus petit...... $2206^{c.}$

Nous concluons qu'il faut déterminer expérimentalement les chaleurs de combustion des corps composés, et que l'on ne peut pas se borner à faire un calcul qui donne des résultats incertains.

La combustion est accompagnée de phénomènes complexes dont les uns produisent de la chaleur et les autres en absorbent. Dans la combustion d'un corps composé, les molécules réunies par une certaine affinité sont séparées, ce qui en général absorbe une certaine quantité de chaleur ; il y a cependant des exceptions : certains corps, en se décomposant, fournissent de la chaleur. Un des exemples les plus remarquables, qui a été étudié par MM. Favre et Silbermann, est fourni par la décomposition du protoxyde d'azote. 1 gramme de charbon, en brûlant dans un courant de protoxyde d'azote, dégage 11158^{c}, au lieu de 8080 comme dans l'oxygène ; la différence 3078 représente la quantité de chaleur dégagée par la décomposition de ce gaz dont l'oxygène a brûlé le charbon.

Détermination de la chaleur de combustion de corps composés. — M. Frankland a déterminé la chaleur produite par la combustion de plusieurs aliments et aussi de plusieurs produits d'oxydation rejetés par l'organisme, tels que l'urée, l'acide urique. Le procédé employé consistait à faire brûler un mélange de ces corps et de chlorate de potasse dans un tube métallique plongé au milieu d'un calorimètre plein d'eau ; il fallait retrancher de la chaleur totale mesurée, la chaleur que le chlorate de potasse abandonne en se décomposant, qui avait été déterminée une fois pour toutes. Voici quelques résultats importants au point de vue physiologique.

Chaleur dégagée par la combustion de 1 gramme du corps séché à 100° :

Muscle de bœuf lavé à l'éther............... 5103 calories.
Albumine purifiée........................ 4998
Graisse de bœuf......................... 9069
Sucre blanc............................ 3348
Acide hippurique. 5383
Acide urique........................... 2615
Urée.................................. 2206

Constance de la chaleur de combustion des corps. — Lorsqu'on brûle un corps, la quantité de chaleur dégagée est la même si l'on atteint le même degré d'oxydation, directement ou en passant par des degrés intermédiaires. Exemple : le charbon brûlé complétement donne de l'acide carbonique ; mais on peut obtenir de l'oxyde de carbone, puis brûler ce gaz afin de le convertir en acide carbonique. Dans les deux cas l'expérience a montré que la chaleur dégagée est la même.

Considérons un corps composé très-complexe, un corps albuminoïde composé de charbon, d'oxygène, d'hydrogène et d'azote : 1 gramme d'albumine pure, par exemple. Ce corps oxydé complétement donne de l'acide carbonique, de l'eau, de l'azote, et produit une quantité de chaleur égale à 4998 calories ; mais cette combustion, en grande partie du moins, est incomplète dans l'organisme, qui excrète l'urée, degré élevé d'oxydation des matières albuminoïdes. Si l'on admet que l'albumine donne un tiers de son poids d'urée, ce produit excrété peut encore donner $\frac{2206}{3} = 735^c,3$. Appelons q la quantité de chaleur dégagée par

1 gramme d'albumine qui se convertit en urée, nous aurons : $4998 = q + 735^c,3$; d'où, par une mple différence, $q = 4998 - 735,3 = 4262,7$, nombre qui nous intéresse particulièrement : c'est la quantité de chaleur que produit 1 gramme d'albumine pure quand elle est transformée en urée, quels que soient les degrés d'oxydation intermédiaires.

CHAPITRE XIII.

ÉQUIVALENT MÉCANIQUE DE LA CHALEUR.

Le mouvement peut se convertir en chaleur et la chaleur en mouvement ; nous reconnaîtrons facilement ces transformations.

Expérience de Rumford. — Rumford fit, à la fin du siècle dernier, une expérience remarquable pour démontrer la chaleur produite par le frottement. Il environna un cylindre de bronze d'une caisse de bois contenant de l'eau à 15°, et fit forer le cylindre avec une tarière d'acier mise en mouvement par deux chevaux. L'eau s'échauffa peu à peu, et au bout de deux heures et demie plus de 10 kilogrammes d'eau furent portés à l'ébullition. Rumford conclut de ses expériences que la quantité de chaleur produite ici par le frottement est plus grande que celle qui serait produite par neuf bougies de cire brûlant ensemble ; il dit aussi : « De la chaleur peut être engendrée par » la force d'un seul cheval, et elle pourrait en cas de nécessité » servir à la cuisson des aliments ; mais cette manière de repro- » duire de la chaleur est désavantageuse, car la simple com- » bustion du fourrage nécessaire à la nourriture du cheval don » nerait plus de chaleur que son travail en ferait naître. »

Expériences diverses. — Des expériences très-simples démontrent que le choc, le frottement, et en général les actions mécaniques, dégagent de la chaleur. Martelons un morceau de plomb sur une enclume, et nous le trouvons échauffé ; scions du bois, l'instrument et le bois deviennent chauds ; limons un métal, et de même nous verrons que la température de l'instrument s'élève.

M. Tyndall, dans ses belles leçons sur la chaleur, a démontré d'une manière brillante la chaleur développée par le frottement, à l'aide d'une pile thermo-électrique dont les extrémités communiquaient avec un galvanomètre, appareil que nous décrirons plus loin. Le moindre échauffement, ou le moindre refroidissement de l'une des faces de la pile fait dévier l'aiguille du galvanomètre à droite ou à gauche. Il suffit de frotter légèrement la face de la pile avec un morceau de bois pour que l'aiguille se meuve de 90° et indique la production de chaleur. On frotte une tige de cuivre contre un morceau de bois, le métal s'échauffe.

Enfin, voici une expérience très-délicate : On prend deux verres enveloppés de plusieurs couches de flanelle, pour qu'en les tenant à la main on ne les échauffe pas. On emploie du mercure dans lequel la face de la pile plongée montre que le métal est froid. On verse le métal d'un verre dans l'autre plusieurs

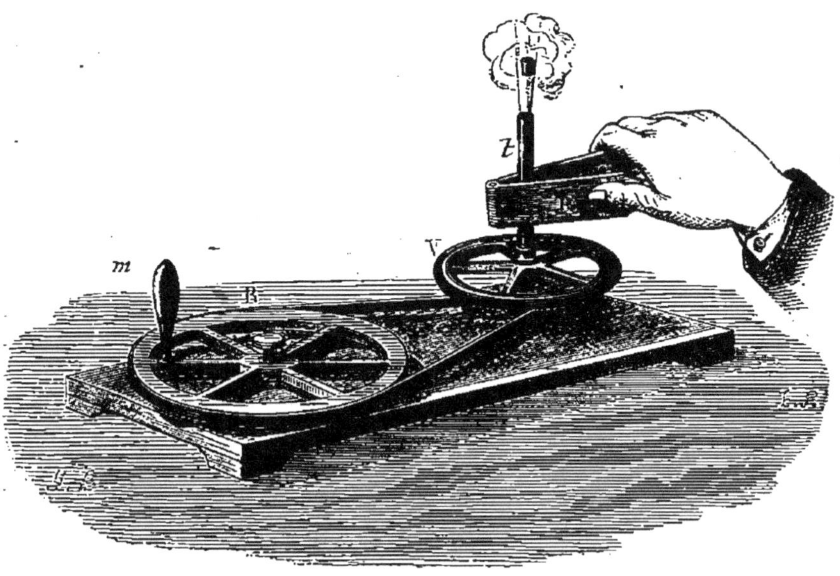

Fig. 182.

Expérience de M. Tyndall qui sert à démontrer que le frottement développe
de la chaleur.

fois ; il tombe avec une certaine vitesse capable de produire un travail mécanique qui est détruit ; mais de la chaleur se développe, et la pile plongée dans le mercure après quinze transvasements indique un échauffement par le sens de la déviation de l'aiguille.

M. Tyndall a fait une autre expérience, que l'on répète dans les cours, pour démontrer la chaleur engendrée par le frottement. Un tube de cuivre mobile sur un axe vertical qui porte une poulie peut recevoir, à l'aide d'une roue mue à la main et d'une corde sans fin, un mouvement de rotation rapide (fig. 182); on verse de l'eau dans le tube et on le ferme avec un bouchon. Si, avec deux planches de bois reliées par une charnière, on presse sur le tube, au bout de quelques instants le bouchon est lancé par la pression de la vapeur d'eau qui se forme à plus de 100°. Si l'on comprime du bois avec la presse hydraulique, on l'échauffe.

Comprimons vivement de l'air dans le briquet, et un mor-

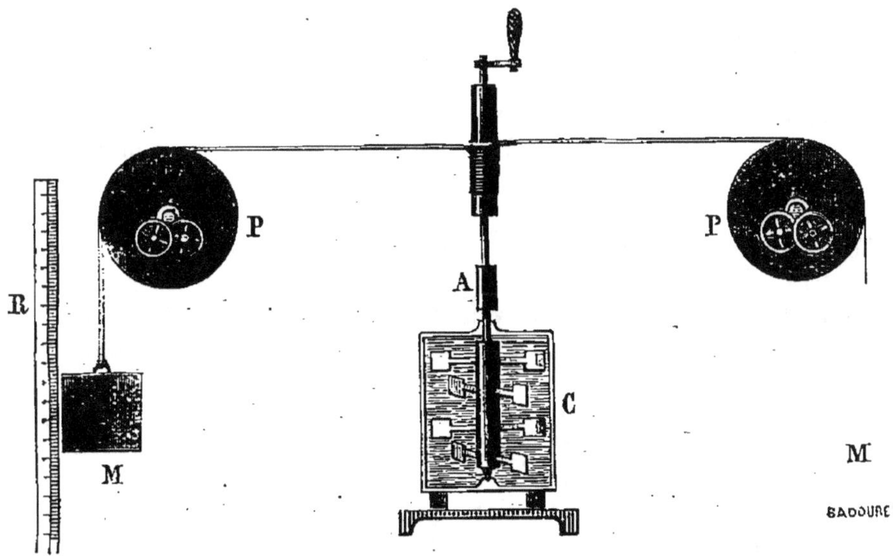

Fig. 183.

Appareil de M. Joule pour mesurer l'équivalent mécanique de la chaleur. — C, calorimètre contenant une roue à palettes. — A, axe. — P, P, poulies dont les axes reposent sur les circonférences de quatre poulies plus petites, disposition qui diminue le frottement. — M, M, poids attachés aux extrémités des cordons. — R, règle graduée pour mesurer le chemin parcouru par les poids.

ceau d'amadou placé au fond s'enflamme; au contraire, les gaz, en se dilatant, se refroidissent.

Équivalent mécanique de la chaleur. — M. Joule (de Manchester) a déterminé expérimentalement le travail mécanique qu'il faut dépenser pour produire une quantité de chaleur égale à une calorie.

L'appareil employé se compose d'un calorimètre C plein d'eau contenant un axe muni de palettes (fig. 183). Sur le même axe qui se prolonge au-dessus du vase, deux cordons sont enroulés, qui passent sur deux poulies et se terminent par deux poids M,M ; le chemin parcouru par ces moteurs se mesure sur deux règles verticales, et le travail s'obtient en multipliant les poids par le chemin parcouru. L'agitation du liquide produit un échauffement que M. Joule apprécie avec le thermomètre, et la quantité de chaleur dégagée s'obtient en multipliant le poids du liquide et la valeur en eau des parties métalliques par l'échauffement. En opérant ainsi, M. Joule trouva que 424 kilogrammètres produisent une calorie, c'est-à-dire que le travail nécessaire pour élever 1 kilogramme à 424 mètres de hauteur est dépensé pour échauffer de 1° un kilogramme d'eau.

La même expérience fut répétée en remplaçant l'eau par l'huile de baleine, puis par le mercure ; d'autres travaux mécaniques furent employés, et toujours M. Joule reconnut que le rapport entre le travail dépensé et la quantité de chaleur produite est constant.

Parmi les recherches de M. Joule, il en est qui intéressent beaucoup le physiologiste : ce sont celles dans lesquelles on a déterminé la production de chaleur par les résistances de frottement que les liquides éprouvent en circulant dans les tubes ; le travail effectué se mesure en multipliant le poids du liquide qui circule en un temps donné dans les tubes par l'excès de la pression évaluée en colonne du même liquide au commencement du tube, sur la pression à la fin : ce travail est converti en chaleur. C'est ainsi que dans l'organisme le travail accompli par le cœur est employé à vaincre les résistances offertes au cours du sang, et ce travail est tout entier transformé en chaleur, et il nous est facile de calculer approximativement quelle est la quantité de chaleur produite dans le système circulatoire par cette cause. En effet, nous avons évalué approximativement le travail du cœur chez l'homme à 43 800 kilogrammètres en vingt-quatre heures ; ce travail donnera un nombre de calories égal à $\dfrac{43\,800}{424} = 103$, nous pouvons dire, à peu près 100 calories.

Détermination de M. Mayer. — Le problème inverse de celui qui a été résolu par M. Joule, c'est-à-dire la détermination de la quantité de travail qui correspond à la dépense d'une calorie, présente des difficultés.

Nous n'avons aucune machine assez parfaite pour convertir complétement en travail la chaleur employée pour la mettre en mouvement.

Toutefois un médecin, M. Mayer, a pu le premier évaluer l'équivalent mécanique de la chaleur par des considérations théoriques, en utilisant la différence entre la chaleur spécifique dè l'air à volume constant, et la chaleur spécifique de l'air à volume variable, c'est-à-dire de l'air pouvant augmenter de volume et opérer le travail mécanique nécessaire pour déplacer l'atmosphère.

Supposons 1 mètre cube d'air à 0° et sous la pression de 760 millimètres, contenu dans un vase à parois non extensibles ; pour élever de 1° sa température, il faut lui donner une quantité de chaleur égale à $1^k,293 \times 0,1686 = 0^c,21799$, puisque 0,1686 est la chaleur spécifique de l'air à volume constant. La force élastique de l'air s'est accrue, mais elle n'est pas employée, puisque le vase est inextensible.

Considérons, en second lieu, un mètre cube d'air à 0° et sous la pression de 760 millimètres, mais contenu dans un vase cylindrique comme un corps de pompe de machine à vapeur, présentant une paroi mobile, soit un piston, que nous pouvons théoriquement considérer comme ayant un poids négligeable et jouissant d'une mobilité parfaite. Échauffons l'air de 1°, il faudra lui donner une quantité de chaleur égale à $1^k,293 \times 0,2374 = 0^c,30696$, puisque 0,2374 est la chaleur spécifique de l'air à pression constante ; par l'échauffement, l'air se dilate, le piston est soulevé. De combien? Le coefficient de dilatation cubique de l'air est $\dfrac{1}{273}$, c'est-à-dire que pour 1°, le volume du mètre cube devient $1^{mc} + \dfrac{1^{mc}}{273}$.

Nous supposons un cylindre ayant 1 mètre carré de base et 1 mètre de hauteur, le piston sera élevé d'une hauteur égale à $\dfrac{1^m}{273}$; mais ce piston supporte la pression de l'atmosphère, qui égale sur sa surface 10 330 kilogrammes ; le travail mécanique effectué pour le soulever est $\dfrac{10330^k \times 1^m}{273} = 37^{km},83$. Ce travail aura employé une quantité de chaleur égale à $0^c,30696 - 0^c,21799 = 0^c,08897$. Quel sera le travail correspondant à une calorie? Ce sera $\dfrac{37^{km},83}{0,08897} = 425^{km}$. Ce nombre est presque identique avec celui que M. Joule a déduit d'un grand nombre de recherches expérimentales (424^{km}).

Quantité de chaleur utilisée par une machine à vapeur. — La machine à vapeur nous offre un exemple de la transformation de la chaleur en travail mécanique.

La vapeur arrive dans le corps de pompe avec une pression

de 4 atmosphères, je suppose ; elle pousse le piston, produit un travail mécanique et sort avec une pression égale à une atmosphère (nous supposons une détente complète : la vapeur est introduite en quantité telle que, lorsque le piston a parcouru le corps de pompe, la vapeur n'a plus qu'une pression égale à celle de l'atmosphère). Mais la vapeur, en produisant le travail, s'est refroidie, de combien ? C'est à 144° que la vapeur d'eau possède une force élastique de 4 atmosphères ; pour vaporiser 1 kilogramme d'eau à 0° et le transformer complétement en 1 kilogramme de vapeur à 144°, il faut 649,2 calories (voy. *Chaleur latente de vaporisation*). Pour transformer 1 kilogramme d'eau à 0° en 1 kilogramme de vapeur à 100°, il faut 637 calories. Ainsi, après avoir poussé le piston, en exerçant une pression variable, 1 kilogramme de vapeur a perdu $649,2 - 637 = 12^c,2$ seulement, ce qui correspond à un travail mécanique de $12,2 \times 424^{km} = 5172^{km},8$. La vapeur qui sort du corps de pompe emporte donc avec elle 637 calories qui lui ont été fournies par la combustion du charbon, et qui deviennent inutiles, dans les conditions que nous avons supposées. Ainsi la machine à vapeur n'utilise que $12^c,2$ sur $649^c,2$, ou $\dfrac{1}{53}$ de la chaleur dépensée : elle est donc peu économique.

Hypothèse sur la nature de la chaleur. — On se représente la chaleur comme un mouvement des molécules d'éther, fluide impondérable répandu dans tout l'espace et dans tous les corps, mouvement qui peut se communiquer aux molécules matérielles enveloppées d'éther : cette hypothèse très-vraisemblable explique parfaitement la transformation du travail mécanique en chaleur, c'est un mouvement qui se transforme en un autre. Un corps solide lancé en l'air tombe et vient frapper le sol ; il est arrêté, et tous les atomes sont agités d'un mouvement que nous appelons chaleur.

Chaleur produite par l'arrêt d'un corps en mouvement. — Lorsqu'un corps, un projectile, par exemple, est animé d'une certaine vitesse, et qu'on l'arrête, tout le travail mécanique qui est détruit se transforme en chaleur : ainsi, une balle de plomb lancée par une arme à feu et frappant une plaque de fer, peut s'échauffer au point de fondre.

On fait tourner rapidement un cube de cuivre au-dessus des deux branches d'un électro-aimant puissant qui n'est pas mis en action ; on ferme le courant, le cube s'arrête aussitôt, mais il s'échauffe.

Calcul de la chaleur produite par l'arrêt d'un corps en mouvement. — Un corps qui tombe d'un point situé à une hauteur h, évaluée en mètres, au-dessus du sol, emploie un temps t pour parcourir cette longueur, et l'on a $h = \dfrac{gt^2}{2}$ (1). Il acquiert en arrivant au sol une vitesse $v = gt$; on a $t = \dfrac{v}{g}$ et $t^2 = \dfrac{v^2}{g^2}$. Remplaçons t^2 dans l'équation (1) par sa valeur, et nous aurons $h = \dfrac{gv^2}{2g^2} = \dfrac{v^2}{2g}$; on tire de là $v = \sqrt{2\,gh}$. Telle est la vitesse d'un corps qui tombe de la hauteur h ; c'est aussi, comme nous l'avons vu, la vitesse des molécules liquides qui s'écoulent par un orifice en mince paroi (loi de Torricelli). Appelons p le poids du corps en kilogrammes ; le travail qu'il faut faire pour l'élever à la hauteur h est ph ; c'est aussi le travail que peut produire le corps en tombant de la hauteur h. Remplaçons h par sa valeur $\dfrac{v^2}{2g}$, et nous avons $\dfrac{pv^2}{2g}$; $\dfrac{p}{g}$, le rapport du poids à l'accélération, se définit la masse du corps et se représente par la lettre m. Le travail que le corps arrivant au sol avec la vitesse v peut accomplir est donc $\dfrac{mv^2}{2}$, on l'appelle sa *force vive* ; détruit par le choc sur le sol, il se convertit en chaleur et donne lieu à un nombre de calories égal à $\dfrac{mv^2}{2 \times 424}$, 424 étant le nombre de kilogrammètres qui correspond à une calorie.

Que ce soit la pesanteur qui communique au corps dont le poids est p une certaine vitesse v, ou que ce soit une autre force, comme par exemple la pression considérable du gaz produit par la combustion de la poudre, peu importe, le travail que peut accomplir un corps animé de cette vitesse est toujours le même : $\dfrac{mv^2}{2}$ ou $\dfrac{pv^2}{2g}$.

Soit un boulet de canon de plomb pesant un kilogramme et se mouvant avec une vitesse de 500 mètres par seconde, quelle est sa force vive, ou le travail qu'il est capable de produire ? $\dfrac{1^k \times 500^2}{2 \times 9{,}8088} = 12\,743$ kilogrammètres ; la quantité de chaleur qui se dégagera par le choc du boulet est $\dfrac{12\,743^{km}}{424} = 30$ calories. Supposons que toute cette chaleur soit concentrée dans le boulet ; en fait, il la partage avec le corps frappé. La chaleur spécifique du plomb est 0,0314 ; soit x l'élévation de température du boulet en degrés, on a : $x \times 1^k \times 0{,}0314 = 30$, d'où

$x = 955°$, température de beaucoup supérieure au point de fusion du métal.

Si la terre était arrêtée brusquement, sa température s'éleverait tant, qu'elle fondrait et serait même réduite en vapeur presque complétement.

Hypothèse sur la cause de la chaleur solaire. — M. Mayer propose une hypothèse pour expliquer la grande quantité de chaleur produite par le soleil. Il suppose que cette chaleur est entretenue par la chute d'une grande quantité de météores solides animés d'une grande vitesse par l'attraction solaire, et dont le mouvement, arrêté par le choc, se convertit en chaleur.

Hypothèse sur l'origine de la chaleur de combustion. — Plusieurs physiciens considèrent la chaleur produite par la combustion comme résultant du choc des molécules du corps comburant poussées par l'affinité contre celles du corps brûlé. La chaleur développée par la combustion est telle qu'elle correspond à la destruction d'un grand travail mécanique, et l'on est forcé d'admettre dans cette hypothèse que les effets de l'affinité, qui ne s'exercent qu'à des distances insensibles, et qui ne peuvent pas donner lieu à de grandes vitesses, engendrent cependant un travail mécanique considérable. Cherchons, par exemple, le travail que peut produire la combustion de 1 kilogramme de charbon. Ce corps, en brûlant complétement dans l'oxygène, dégage 8080 calories, ce qui représente 8080×424^{km} $= 3\,425\,920^{km}$. Si ce travail intérieur se produit, la force avec laquelle s'attirent les molécules des corps pendant la combinaison est extrêmement grande, et dépasse de beaucoup en intensité la force d'attraction qui s'exerce à distance entre le soleil et les planètes (attraction universelle), ou entre la terre et les corps placés à la surface du sol (pesanteur).

SECTION II.

CHALEUR ANIMALE.

Division du sujet. — Tous les animaux produisent de la chaleur :
pour les animaux supérieurs, qui présentent en général une température
fixe supérieure à celle du milieu ambiant, cela est évident ; pour les
animaux dits à sang froid, il faut souvent des moyens délicats et des
précautions particulières pour reconnaître cette production de chaleur.
Occupons-nous d'abord de la température des animaux ; puis, recherchant
les causes du développement de la chaleur, nous parlerons de la respiration, des phénomènes chimiques et physiques qui caractérisent cette
fonction ; nous dirons ensuite quelques mots des causes de refroidissement auxquelles l'organisme est soumis, et nous terminerons cette seconde
partie par quelques notions sur le chauffage, la ventilation des édifices,
et sur la météorologie.

CHAPITRE PREMIER.

TEMPÉRATURE DES ANIMAUX.

Température des animaux supérieurs. — Pour déterminer
la température des animaux supérieurs, on emploie un thermomètre à mercure qui marque seulement des températures comprises entre 0° et 45°, ce qui permet de donner aux degrés une
assez grande longueur pour que l'on puisse apprécier un
cinquième et même un dixième de degré. Dans ce thermomètre
à échelle centigrade ou à échelle arbitraire, le point zéro a été
obtenu directement ; la graduation se fait ensuite par comparaison avec un bon thermomètre étalon sur lequel les deux
points fixes ont été déterminés. Il est avantageux de prendre
un thermomètre à petit réservoir, afin que l'instrument soit
sensible et refroidisse peu les parties qu'il doit toucher.

Le lieu d'application du thermomètre varie ; il faut se garder
surtout de laisser exposée à l'air une partie du réservoir. On
peut, chez l'homme, placer le réservoir dans la bouche, sous la

langue, et respirer par le nez, ou bien l'introduire dans l'aisselle, puis appliquer le bras contre le tronc.

Veut-on déterminer la température de la peau, le réservoir et la tige du thermomètre sont mis en contact avec la surface cutanée et recouverts d'une couche épaisse d'ouate et d'une bande non serrée.

Chez les animaux, on prend souvent la température dans le rectum.

Résultats. — Un grand nombre d'expériences ont été faites pour déterminer la température de l'homme et des animaux.

La température de l'homme bien portant, prise dans l'aisselle, est comprise entre 36°,5 et 37°,5.

Dans les fièvres et les inflammations, la température du corps peut s'élever jusqu'à 39°, 40°, quelquefois 42°.

Dans d'autres maladies, au contraire, il y a un abaissement de température qui, dans la période algide du choléra, par exemple, peut être de 5° ou 6°.

Chez les oiseaux, dans le rectum, la température varie de 40° à 43°, suivant les espèces ; chez les mammifères, dans le rectum, de 37° à 40°, suivant les espèces.

Constance de la température chez les animaux supérieurs. — La température chez ces animaux, comme chez l'homme, est à peu près indépendante des variations de température du milieu ambiant. Le capitaine Parry, dans son voyage au pôle nord, a trouvé sur le renard arctique une température variant entre 37° et 41°, tandis que la température de l'atmosphère oscillait entre — 20° et — 35°.

La température du nègre qui habite la zone torride est presque égale à celle de l'Esquimau qui habite la zone glaciale.

Température de diverses parties du corps. — Le thermomètre à mercure, qui est commode pour déterminer la température du corps à sa surface et dans les ouvertures naturelles, et qui satisfait ainsi aux usages ordinaires, ne permet pas chez l'homme d'étudier la température des parties profondes, des muscles, par exemple.

Pour résoudre cette question, M. Becquerel a employé deux aiguilles thermo-électriques, formées de cuivre et de fer soudés en leur milieu : instruments que l'on peut enfoncer dans les tissus, qui prennent rapidement la température des parties, et qui permettent d'évaluer avec beaucoup d'exactitude les moindres différences de température entre deux soudures. Nous parlerons plus tard de la disposition et de la graduation de ces aiguilles ; il suffit de dire ici que, si l'une des soudures est plus chaude que l'autre de 1°, l'aiguille d'un galvanomètre peut dévier de 20°.

Pour mesurer la température des muscles de l'avant-bras, par exemple, on enfonce une aiguille thermo-électrique (fig. 184), de manière que la soudure soit au milieu d'un muscle ; la seconde aiguille est reliée à la première par un fil de fer qui unit les extrémités fer, et sa soudure est placée sous la langue avec le réservoir d'un petit thermomètre qui mesure

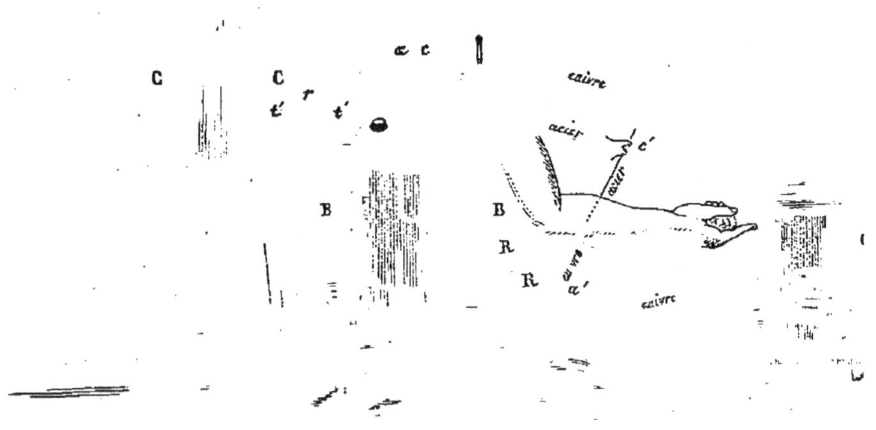

Fig. 184.

Emploi des aiguilles thermo-électriques pour mesurer la température des muscles de l'avant-bras. (Figure empruntée au Traité de M. Béclard.)

la température constante de la région sublinguale et de la soudure. La déviation de l'aiguille du galvanomètre, qui est fixé par ses deux fils aux extrémités cuivre, indique la différence entre la température du muscle et celle du thermomètre.

Quelquefois la seconde soudure est placée dans un bain d'eau à température fixe, c'est ce qu'indique la figure 184. M. Becquerel a trouvé que la température du muscle dépasse celle du tissu cellulaire ambiant : pour le biceps brachial, la différence s'élève à 1°,57.

Distribution de la température dans l'appareil circulatoire. — M. Claude Bernard a étudié avec M. Walferdin la distribution de la température dans l'appareil circulatoire, à l'aide de thermomètres assez sensibles pour qu'on puisse mesurer un vingtième de degré. Les résultats de ces recherches sont très-importants.

Température du sang dans les vaisseaux. — Le sang, dans les veines des membres, est à une température moindre que dans les artères au même niveau, et cela est vrai aussi pour les veines jugulaires comparées à la carotide, pour la veine cave supérieure comparée à la crosse de l'aorte, pour la veine cave inférieure et l'aorte au-dessous des vaisseaux qui vont aux reins.

Mais le sang de la veine rénale est plus chaud que celui de l'artère rénale ; il résulte de là que le sang qui revient des reins échauffe par son mélange le sang qui revient des membres inférieurs, et dans la veine cave ascendante, entre les veines rénales et les veines sus-hépatiques, la température est plus élevée que dans l'aorte comprise entre les mêmes limites.

De même le sang des veines sus-hépatiques est plus chaud que celui de la veine porte (excès égal à 0°,8 dans un cas) et de l'artère hépatique, et le sang qui revient du foie, source de chaleur, augmente l'excès de la température du sang de la veine cave sur celle de l'aorte ; de telle sorte que le lieu le plus chaud de l'économie est au confluent des veines sus-hépatiques et de la veine cave.

Température du sang dans le cœur. — Dans le cœur droit se fait le mélange du sang qui arrive de toutes les parties du corps ; la température du sang de la veine cave inférieure est abaissée par le mélange avec le sang plus froid de la veine cave supérieure.

M. Bernard a pris la température du sang dans les deux cœurs ; il a introduit successivement un même thermomètre dans le ventricule droit par la veine jugulaire externe, chez le mouton, puis par le tronc brachio-céphalique dans le ventricule gauche : toujours le sang du ventricule droit a été trouvé plus chaud que celui du ventricule gauche, et la différence a varié entre 0°,1 et 0°,29.

Voici les conclusions que M. Bernard tire de ses expériences :

« 1° La circulation à travers l'appareil pulmonaire est une » cause de refroidissement pour ce liquide.

» 2° On ne peut pas dès lors considérer les poumons comme » un foyer de la chaleur animale.

» 3° La transformation du sang veineux en sang artériel chez » l'animal vivant ne coïncide pas avec une augmentation de » chaleur dans ce liquide, mais au contraire avec un abaisse-» ment de température. »

Lorsqu'on détermine la température du sang dans les deux cœurs aussitôt après la mort d'un animal, on trouve toujours que la température du cœur droit est la plus élevée ; mais si l'on opère lentement, le cœur droit, dont les parois sont plus minces, se refroidit plus vite que le cœur gauche, et l'on trouve un résultat inverse. M. Claude Bernard met ce fait en évidence par l'expérience suivante : On introduit dans chaque ventricule du cœur détaché un thermomètre ou une aiguille thermo-électrique à soudure terminale ; le cœur est plongé dans de l'eau tiède maintenue à 40°, par exemple ; au bout d'un certain temps, les deux thermomètres ou les deux soudures sont à la même température. On soulève alors le cœur hors de l'eau, et l'on voit bientôt que le ventricule droit se refroidit plus vite que le gauche.

La différence la plus grande entre les températures du sang dans l'appareil circulatoire ne s'élève pas beaucoup au-dessus de 1° ou 2° ; c'est ce liquide constamment mis en mouvement qui distribue dans l'organisme la chaleur qui se développe en lui et dans les tissus qu'il parcourt.

Température des animaux dits à sang froid. — On comprend sous ce nom les reptiles, les poissons et les invertébrés. Les instruments les plus exacts et les plus sensibles pour déterminer la température de ces animaux, surtout lorsqu'ils sont petits, ce sont les aiguilles thermo-électriques, auxquelles on donne une forme convenable ; c'est l'excès de la température de ces animaux sur celle du milieu ambiant qu'il s'agit de mesurer. On introduit une aiguille à soudure terminale, c'est-à-dire formée de deux fils fer et cuivre parallèles, soudés à leurs extrémités, dans le corps de l'animal, et l'autre aiguille dans le milieu, air ou eau, dans lequel il est plongé.

Dutrochet, dans ses expériences sur la température des

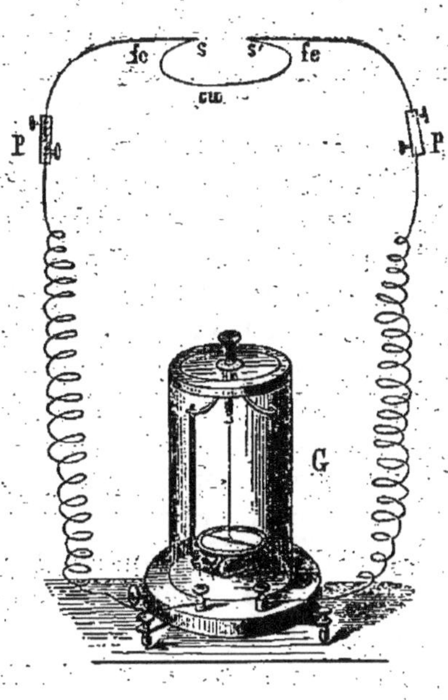

Fig. 185.

Aiguille à soudures terminales de Dutrochet. — cu, cuivre. — fe, fer. — s, s', soudures. — pp, pinces. — G, galvanomètre.

insectes, se servait d'aiguilles formées d'un fil de cuivre recourbé, soudé à chaque extrémité avec un fil de fer communiquant avec le galvanomètre (fig. 185). Il enfonçait l'une des soudures dans le corps d'un insecte vivant et l'autre dans le corps d'un insecte récemment tué. La comparaison était faite ainsi dans de bonnes conditions.

Dans ces mesures, il y a une précaution très-importante à prendre. Il faut se garder : 1° des variations de température du milieu ; 2° des causes de refroidissement, parmi lesquelles la plus puissante est l'évaporation à la surface du corps de l'animal. On se place dans de bonnes conditions en opérant dans une cave dont la température reste fixe, et en disposant les animaux sous une cloche imbibée d'eau, c'est-à-dire dans de l'air saturé d'humidité. Alors on trouve que la température des animaux dits à sang froid est constamment supérieure à celle du milieu ambiant : cette expression d'animaux à sang froid est donc inexacte ; tous les animaux produisent de la chaleur, et cette proposition est une conséquence de celle-ci : tous les animaux respirent.

Il est arrivé cependant que des animaux inférieurs ont montré aux expérimentateurs une température égale ou inférieure à celle du milieu ambiant ; cela s'explique : on opérait à l'air libre, souvent dans l'air agité, et l'évaporation enlevait plus de chaleur que l'animal n'en produisait.

Représentation graphique des températures observées dans diverses classes d'animaux. — Pour donner un exemple d'un mode de représentation fréquemment employé, et qui offre le grand avantage de mettre sous les yeux les résultats d'un grand nombre de recherches qu'il serait difficile de graver dans la mémoire, représentons par une ligne l'excès de la température des animaux de diverses classes sur la température du milieu ambiant que nous supposons égale à 10°. Sur une ligne horizontale ab (fig. 186) (ligne des abscisses), qui correspond à cette température constante, prenons des longueurs égales, la première pour la classe des oiseaux, la seconde pour celle des mammifères. Aux extrémités de chacune des lignes, élevons des perpendiculaires (ordonnées), et portons des longueurs proportionnelles au nombre maximum et au nombre minimum qui représente l'excès observé de la température des animaux de la classe sur celle du milieu environnant (10°). Ainsi pour les oiseaux on a observé, pour température la plus grande 43°, pour température la plus petite 40° ; portons sur les deux ordonnées, d'un côté 33 millimètres, de l'autre 30 millimètres. Nous convenons qu'une hauteur égale à 1 millimètre au-dessus de la ligne des abscisses représente un degré. Faisons de même pour toutes les classes, et joignons par des lignes les extrémités des ordonnées; nous formons une ligne brisée qui représente la température des animaux. Si dans chaque classe on subdivisait la longueur comptée horizontalement en un grand nombre de petites lignes égales représentant les espèces; si l'on représentait de même les résultats de l'observation, on formerait une ligne brisée compo-

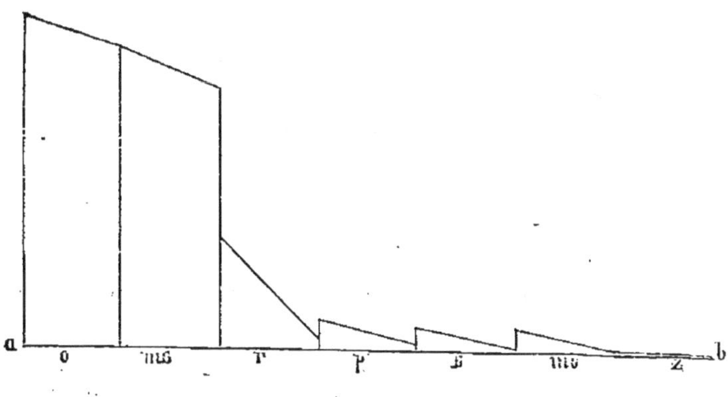

Fig. 186.

Représentation graphique par une ligne brisée des températures observées dans diverses classes d'animaux. — *ab*, ligne des abscisses représentant une température égale à 10 degrés. — *o*, oiseaux. — *m*, mammifères. — *r*, reptiles. — *p*, poissons. — *a*, articulés. — *m*, mollusques. — *z*, zoophytes.

sée d'un grand nombre de petites droites qui se rapprocheraient beaucoup d'une courbe continue.

La seule inspection de la figure montre le grand abaissement de la température quand on passe des mammifères aux reptiles; mais il faut observer de plus que la température des mammifères et des oiseaux reste constante, tandis que les animaux des autres classes qui produisent moins de chaleur sont bien plus soumis aux influences des causes de refroidissement et présentent une température variable.

CHAPITRE II.

SOURCES DE LA CHALEUR ANIMALE.

Il ne suffit pas de mesurer la température propre des êtres vivants, il faut encore trouver la cause de l'excès de leur température sur celle de leur milieu ambiant, et aussi la quantité totale de chaleur qui est développée.

Recherches de Lavoisier. — Lavoisier a démontré le premier que la respiration est une combustion : « La respiration, dit ce » grand homme, n'est qu'une combustion lente de carbone et » d'hydrogène, qui est semblable en tout à celle qui s'opère » dans une lampe ou dans une bougie allumée, et, sous ce » point de vue, les animaux qui respirent sont de véritables » corps combustibles qui brûlent et se consument. »

Une expérience très-simple démontre cette production d'acide carbonique par l'organisme. Prenons deux verres remplis d'eau

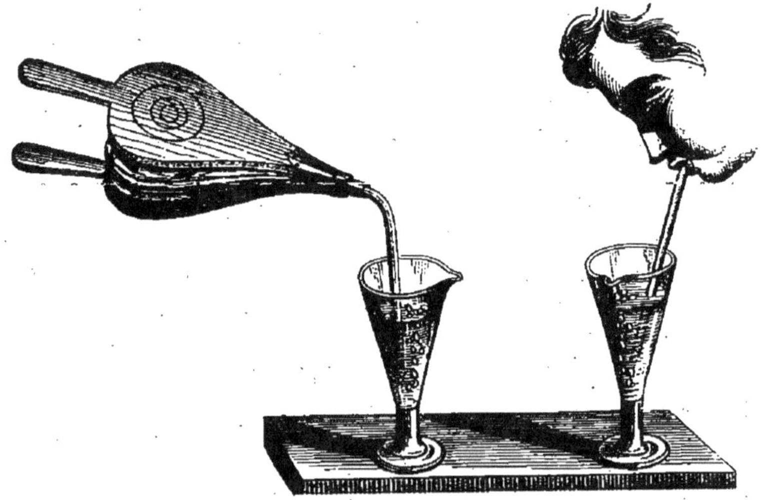

Fig. 187.

Expérience comparative qui montre que l'air expiré contient beaucoup plus d'acide carbonique que l'air atmosphérique.

de chaux : dans l'un, à l'aide d'un soufflet, nous envoyons des bulles d'air ; dans l'autre, nous soufflons de l'air expiré à l'aide d'un tube (fig. 187) ; on voit se former rapidement un trouble abondant de carbonate de chaux, bien avant que le trouble apparaisse dans l'autre verre par le passage de l'air atmosphérique qui ne contient que 4 à 6 dix-millièmes d'acide carbonique.

Lavoisier se proposa de déterminer le poids de l'acide carbonique produit par la respiration d'un animal pendant un certain temps, puis la quantité de chaleur que cet animal perdait pendant le même temps dans un vase enveloppé de glace, et qu'il appréciait par la quantité de glace fondue. Il trouva que la chaleur produite par la combustion du charbon est les 96 centièmes de celle que l'animal perd dans le même temps : ce résultat est très-remarquable.

Plus tard, Lavoisier reconnut que l'acide carbonique exhalé ne contient pas tout le volume d'oxygène absorbé ; sur 100 parties d'oxygène absorbé, 81 parties sont expirées sous forme d'acide carbonique (on sait qu'un volume d'acide carbonique contient un volume d'oxygène égal au sien), et 19 parties ne se retrouvant pas, doivent, pensait Lavoisier, être employées à brûler de l'hydrogène pour former de l'eau. Ainsi il y a dans la respiration une double combustion : l'oxygène se partage entre le carbone et l'hydrogène du sang.

Lavoisier fit de plus respirer des animaux dans des cloches fermées, en absorbant l'acide carbonique au fur et à mesure dans l'air, dont il renouvelait l'oxygène, ou dans des gaz composant une atmosphère artificielle. Il reconnut qu'il n'y a pas absorption ni exhalation d'azote pendant la respiration ; que la respiration dans l'oxygène pur se fait comme dans l'air ; dans une atmosphère composée d'oxygène et d'hydrogène, dans laquelle ce dernier gaz remplace l'azote, les animaux peuvent vivre longtemps ; de plus, l'hydrogène n'éprouve aucune diminution de volume et ne sert pas à la respiration.

Les travaux de Lavoisier et Seguin sur la respiration de l'homme ont fourni des résultats importants que l'on peut résumer ainsi :

Lorsque la température de l'atmosphère diminue, la consommation de l'oxygène augmente.

Pendant la digestion, on consomme plus d'oxygène que lorsqu'on est à jeun. L'homme qui se meut, qui prend de l'exercice, qui se livre au travail manuel, absorbe une plus grande quantité d'oxygène que s'il reste au repos.

Siége de la combustion respiratoire. — Lavoisier avait dit que l'oxygène contenu dans l'air était converti en acide carbonique dans le poumon, ou bien qu'il se faisait dans cet organe un échange ; que l'oxygène était absorbé et l'acide carbonique exhalé par le poumon en volume presque égal. Lagrange émit l'hypothèse que les phénomènes ont leur siége dans les capillaires, et que, dans le poumon, a lieu seulement l'échange des gaz indiqué par Lavoisier.

Cette hypothèse fut confirmée un peu plus tard par Spallanzani. Parmi ses nombreuses expériences, la suivante ne laisse aucun doute : Dans un tube de verre ne renfermant pas d'oxygène, mais de l'azote ou de l'hydrogène, il enferma des limaçons, et reconnut après quelque temps que ces animaux avaient exhalé de l'acide carbonique. Ainsi, ce gaz ne se forme pas dans le poumon par l'action directe de l'oxygène, mais arrive tout formé dans cet organe avec le sang veineux.

William Edwards répéta l'expérience en introduisant une grenouille dans une cloche pleine d'hydrogène placée sur le mercure. Les poumons avaient été privés de gaz par la compression sous le mercure ; l'animal fit longtemps des mouvements respiratoires, et l'on reconnut par l'analyse qu'un volume d'acide carbonique plus grand que celui du corps avait été exhalé.

Enfin, voici une démonstration expérimentale du siége des combustions que l'on peut répéter facilement chez les animaux supérieurs. On extrait les gaz du sang de la veine fémorale, puis du sang de l'artère fémorale. L'analyse des gaz montre que le sang veineux contient plus d'acide carbonique et moins d'oxygène que le sang artériel (voyez plus haut les résultats de l'extraction des gaz du sang). Il est bien évident que cette consommation d'oxygène et cette production d'acide carbonique ont lieu entre l'artère et la veine dans l'étendue des capillaires situés entre les deux troncs.

La respiration et la production de chaleur animale ont été étudiées par plusieurs savants : nous devons donner ici un résumé de leurs travaux.

Expériences de Dulong et Despretz. — Ces deux physiciens ont comparé, à la même époque et par une méthode semblable, la chaleur développée par un animal en un certain temps, recueillie dans un calorimètre, à la quantité de chaleur que l'oxygène absorbé pendant le même temps dégage pour former de l'acide carbonique et de l'eau.

Dans l'appareil de Dulong (fig. 188), un animal est enfermé dans une boîte de métal mince, contenue dans une boîte plus grande, pleine d'eau ; deux tubes soudés à la première sont en communication, l'un avec un gazomètre plein d'air, l'autre avec un gazomètre plein d'eau. Le poids de l'eau, celui du calorimètre et la chaleur spécifique du métal sont connus. On prend

la température initiale de l'eau, qui est constamment agitée;
à l'aide d'un courant d'eau, on déplace l'air du premier gazomètre, qui pénètre dans la boîte intérieure, entraîne les produits de l'expiration. Les gaz, échauffés par le contact de la peau
et des poumons, abandonnent la chaleur qu'ils ont prise, en
traversant un serpentin plongé dans l'eau, et se rendent dans
le second gazomètre, que l'on soulève à l'aide d'un poids.

On a pris soin de refroidir de quelques degrés l'eau du calorimètre au-dessous de la température de l'air, et l'on arrête l'ex-

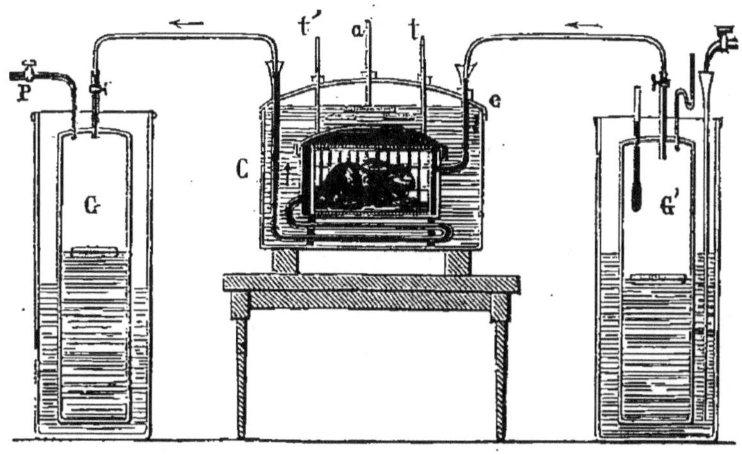

Fig. 188.

Appareil de Dulong pour l'étude de la chaleur animale. — C, calorimètre. — G', gazomètre dont l'air, déplacé par un courant d'eau, se rend dans la boîte où il sert à la
respiration. — G, gazomètre qui reçoit les gaz expirés après qu'ils ont traversé un
serpentin. — t', t, thermomètres. — a, agitateur.

périence lorsque la température de l'eau dépasse celle-ci de la
même quantité.

L'analyse des gaz fait connaître le volume d'oxygène absorbé
et celui de l'acide carbonique produit; le premier est toujours
plus grand que le second.

On sait qu'un volume d'acide carbonique contient un volume
d'oxygène; retranchons donc du volume total d'oxygène absorbé
un volume égal à celui de l'acide carbonique, et nous aurons
le volume d'oxygène qui a brûlé un volume double d'hydrogène; il ne reste plus qu'à transformer les volumes gazeux en
poids, et qu'à employer les chaleurs de combustion du carbone
et de l'hydrogène pour calculer la chaleur produite par l'animal.

Dulong et Despretz ont trouvé que, pour 100 calories cédées

par l'animal au calorimètre, de 75 à 80 calories environ sont produites par la respiration dans les conditions admises. Mais les chaleurs de combustion déterminées par ces expérimentateurs étaient inférieures à celles qui ont été trouvées par MM. Favre et Silbermann, de sorte qu'il faut corriger leurs résultats par l'emploi de ces nouvelles valeurs plus exactes. M. Gavarret a fait cette substitution, et a trouvé que sur 100 calories cédées par l'animal, la combustion respiratoire dégage 90,6 calories, selon Dulong; 92,3, selon Despretz.

Remarque.— Ces résultats montrent qu'il y a presque égalité entre la chaleur dégagée par un animal et celle que l'on a calculée par les produits de la respiration. Toutefois il faut remarquer que la question de la chaleur animale n'est pas aussi simple que nous l'avons considérée jusqu'ici. Ce ne sont pas du carbone et de l'hydrogène libres qui brûlent, mais bien ces éléments combinés à l'état de principes immédiats ternaires ou quaternaires. D'après les expériences de MM. Favre et Silbermann, les éléments combinés ne donnent pas toujours la même chaleur de combustion que s'ils étaient libres ; de plus, il y a dans l'organisme des substances qui sont des produits d'oxydation incomplets, tels que la créatine, la créatinine, etc., parmi lesquelles la plus importante est l'urée. Il n'est donc pas exact de dire que la partie de l'oxygène absorbé qui n'est pas employée à former de l'acide carbonique, brûle l'hydrogène seulement, puisqu'elle donne plusieurs produits d'oxydation autres que l'acide carbonique et l'eau.

Recherches de MM. Regnault et Reiset. — Ces expérimentateurs ont étudié la respiration des animaux avec une grande précision. La quantité d'oxygène consommé et la quantité d'acide carbonique exhalé pendant un certain temps ont été déterminées avec beaucoup d'exactitude.

L'appareil employé (fig. 189) consiste en une grande cloche de verre A dans laquelle on introduit un animal par la partie inférieure, que l'on ferme ensuite; cette cloche, environnée d'un manchon plein d'eau, peut communiquer d'un côté avec une série de ballons remplis d'oxygène pur, que l'on ouvre successivement, et de l'autre avec un appareil formé de deux pipettes contenant une dissolution de potasse.

On fait arriver de l'oxygène dans la cloche en déplaçant le gaz qui remplit les ballons, à l'aide d'une solution saturée de chlorure de calcium qui absorbe une très-petite quantité d'oxygène. A cet effet, chaque ballon porte deux tubulures munies de robinets : l'une, supérieure, communique par un long tube

14.

de caoutchouc avec l'intérieur de la cloche ; l'autre, inférieure, est unie par un tube avec un réservoir supérieur rempli de la

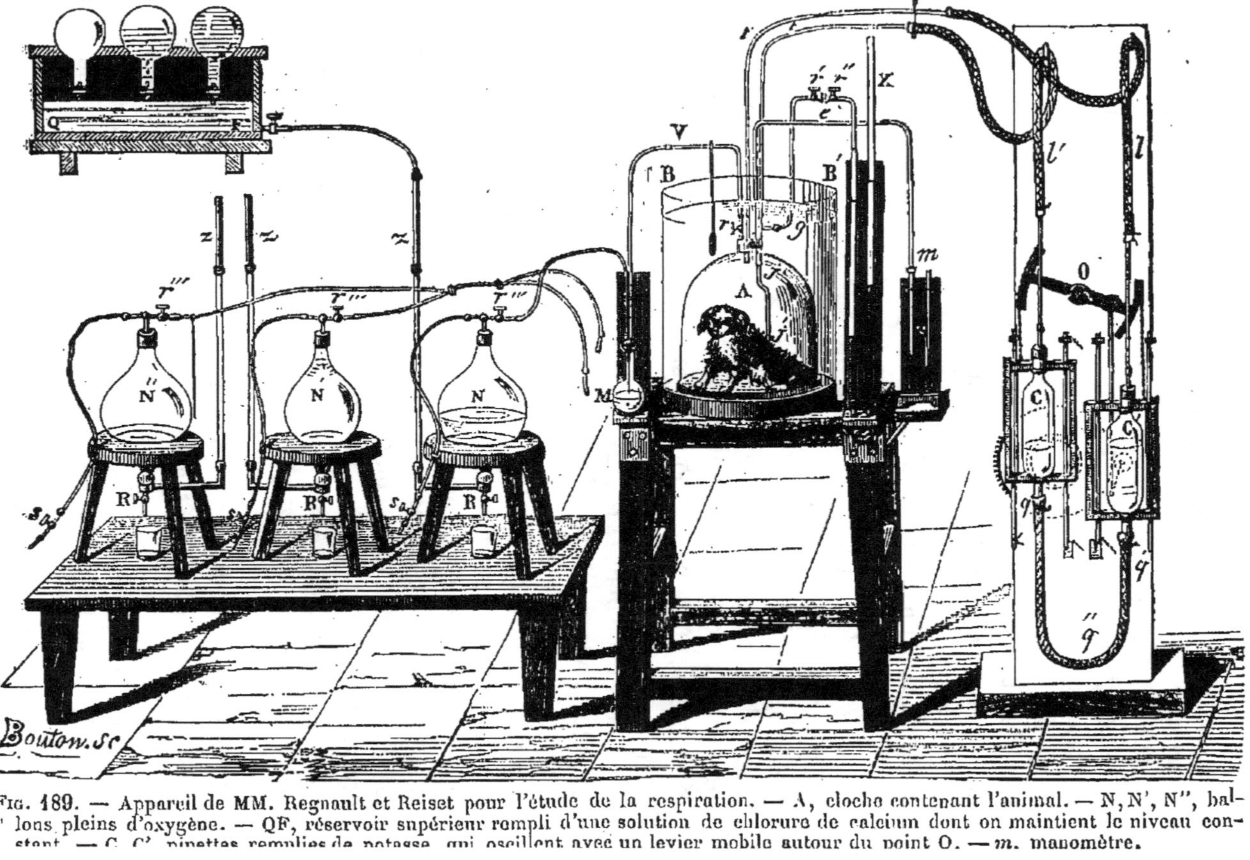

FIG. 189. — Appareil de MM. Regnault et Reiset pour l'étude de la respiration. — A, cloche contenant l'animal. — N, N', N'', ballons pleins d'oxygène. — QF, réservoir supérieur rempli d'une solution de chlorure de calcium dont on maintient le niveau constant. — C, C', pinettes remplies de potasse, qui oscillent avec un levier mobile autour du point O. — m, manomètre.

solution. Le volume de chaque ballon entre deux traits de re-

père est connu, et, par suite, le volume d'oxygène qu'il contient
et qu'on déplace.

Il s'agit d'absorber l'acide carbonique exhalé par les poumons
et par la peau ; deux grandes pipettes cylindriques C, C' sont
réunies à leur partie inférieure par un tube de caoutchouc, et,
à leur partie supérieure, communiquent par deux tubes de
caoutchouc avec la cloche. Ces deux vases remplis d'une solution
de potasse dont la composition est connue sont maintenus dans
des montures métalliques fixées aux extrémités d'un balancier
mis en mouvement par un poids. Le balancier oscille, il soulève
l'une des pipettes, le liquide s'abaisse et passe dans l'autre ;
mais il est remplacé par de l'air de la cloche, qui se dépouille
d'acide carbonique, tandis que le niveau monte dans la seconde
pipette et renvoie dans la cloche du gaz privé d'acide carbonique.

A la fin de l'expérience, on détermine le volume d'acide carbonique absorbé, par l'analyse de la solution de potasse, et le
volume d'oxygène fourni à l'animal. On recueille une partie
des gaz de la cloche après l'expérience ; l'analyse fait connaître
l'acide carbonique qu'ils contiennent et que l'on ajoute à celui
qui a été absorbé par la potasse. Si ces gaz renferment moins
d'oxygène que l'air atmosphérique qui remplissait la cloche au
début de l'expérience, il faut ajouter la différence au volume
d'oxygène consommé par l'animal.

Quelques résultats. — 1° Tous les animaux, sans exception,
absorbent de l'oxygène, qui s'unit aux éléments du sang ; mais
la quantité absorbée par les divers animaux varie, et, pour un
même animal, elle change avec les conditions physiologiques
dans lesquelles il est placé.

2° Tous les animaux exhalent de l'acide carbonique ; en général, la quantité d'oxygène que contient ce gaz est moindre que
la quantité consommée. Le rapport entre l'oxygène que contient
l'acide carbonique et l'oxygène absorbé change avec l'espèce et
avec le régime.

3° Dans les conditions normales de santé et d'alimentation,
les animaux supérieurs exhalent de l'azote, mais en très-petite
quantité.

4° Les expériences de M. Regnault montrent encore que les
petits animaux, proportionnellement à leur poids, brûlent beaucoup plus de carbone, et, par conséquent, produisent plus de
chaleur que les grands animaux.

Recherches de MM. Andral et Gavarret. — MM. Andral et
Gavarret ont recherché la quantité d'acide carbonique exhalé

par les poumons chez l'homme : c'est une question très-importante pour le médecin.

Il s'agissait de recueillir les gaz expirés sans altérer le rhythme
des mouvements respiratoires. L'appareil employé consiste en
un masque de cuir dont le bord, recouvert de caoutchouc,
peut s'appliquer exactement sur la face (fig. 190). Deux tubes
placés de chaque côté des lèvres font pénétrer l'air extérieur;
des sphères de moelle de sureau servent de soupapes pour em-

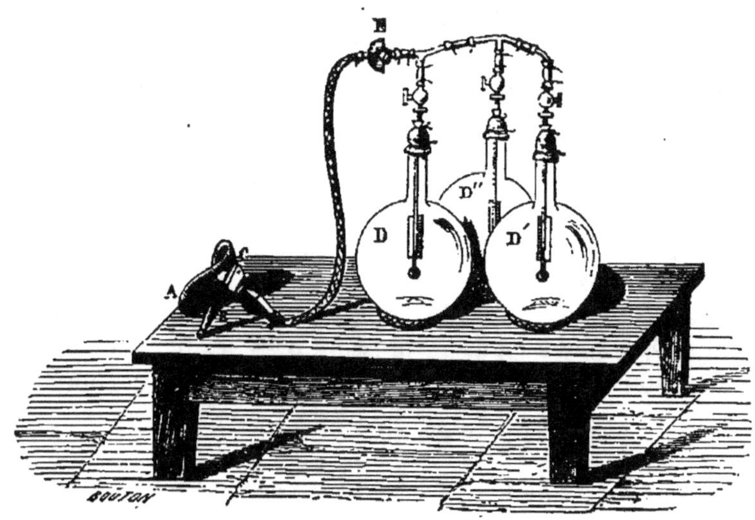

FIG. 190.

Appareil de MM. Andral et Gavarret. — A, masque de cuir. — D, D', D'', ballons daus
lesquels on a fait le vide. — E, robinet gradué.

pêcher que l'air expiré ne passe par ces tubes; en face de la
bouche, une ouverture, munie d'un tube de caoutchouc, communique avec trois grands ballons dans lesquels on a fait le
vide, et dont le volume de 140 litres environ, sera rempli par
l'air expiré.

On adapte le masque sur la figure d'un homme, et l'on ouvre
un robinet gradué E, par lequel se fait l'aspiration. Les gaz expirés sont entraînés dans les ballons avec un courant d'air. Les
mouvements respiratoires duraient de huit à treize minutes.
Les gaz recueillis, le robinet E est fermé; le système des ballons
est mis en communication avec la partie supérieure d'un tube
barométrique: on attend que le ballon et les gaz qu'ils contiennent aient pris la température de l'air extérieur, ce que l'on

reconnaît à l'aide de thermomètres qui ont été placés d'abord dans les ballons collecteurs. On prend la tempéraière et la pression p des gaz, dont le volume V est connu. Il s'agit ensuite de peser l'acide carbonique recueilli.

On dispose des tubes à pierre ponce imbibée d'acide sulfurique pour retenir l'eau ; un tube à boules et un tube à ponce, remplis de potasse pour absorber l'acide carbonique, et enfin un tube destiné à retenir la vapeur d'eau enlevée aux liqueurs alcalines. Ce dernier tube est mis en rapport avec un système de ballons tout semblables à ceux qui ont servi à l'expérience, dans lesquels on a fait le vide et qui vont servir d'aspirateurs, tandis que l'autre extrémité de la série des tubes est unie aux ballons collecteurs. En ouvrant les robinets, on fait passer peu à peu une partie des gaz recueillis à travers les tubes ; lorsque l'aspiration cesse, on mesure la pression p' du gaz qui reste dans les ballons collecteurs : $p - p'$ est la pression du gaz qui a traversé les tubes absorbants, et dont le volume est V ; l'augmentation de poids des tubes à potasse et du tube desséchant qui les suit fait connaître le poids d'acide carbonique absorbé contenu dans un volume égal à V et sous la pression $p - p'$. Dans le même volume, et sous la pression p, le poids total d'acide carbonique exhalé sera $\dfrac{p}{p - p'}$ fois plus grand.

On sait que 22 d'acide carbonique contiennent 6 de carbone ; en multipliant le résultat obtenu par $\dfrac{6}{22}$, on aura le poids de carbone, et, en tenant compte de la durée de l'expérience, on calculera le poids de carbone brûlé en une heure.

Résultats. — *Sexe masculin.* — Un enfant de huit ans, de bonne constitution et de système musculaire moyennement développé, brûlait 5 grammes de carbone par heure ; un enfant de quinze ans, dans les mêmes conditions, en brûlait $8^{gr},7$.

Au moment de la puberté, il y a une augmentation subite de la combustion respiratoire : ainsi, un jeune homme de seize ans et demi brûlait $10^{gr},2$ de carbone par heure ; puis, le poids de carbone brûlé augmente lentement jusqu'à trente ans, avec le développement organique : ainsi, à vingt-huit ans, un homme bien constitué brûlait $12^{gr},4$ de carbone.

A partir de trente jusqu'à cinquante ans, l'activité de la respiration diminue peu à peu ; à cinquante ans, on a trouvé $10^{gr},7$, et cependant, en général, le poids du corps a augmenté. Après cet âge, le poids d'acide carbonique exhalé baisse : chez des

hommes bien constitués et bien portants, on a trouvé 10 grammes à cinquante-neuf ans, et 9^{gr},6 à soixante-huit ans, pour le
poids de carbone consommé en une heure.

Les hommes de constitution athlétique, à système musculaire
très-développé, offrent des nombres plus grands. Voici les résultats fournis par cinq de ces personnes :

Age.	Poids de carbone brûlé par heure.
	gr.
12 ans....................	8,3
26 ans....................	14,1
60 ans....................	13,6
63 ans....................	12,4
92 ans....................	8,8

Ainsi, à la limite extrême de la vie, à quatre-vingt-douze ans,
l'activité respiratoire, chez un homme à muscles très-déve-
loppés, est presque aussi grande que chez les hommes de
constitution moyenne dans la force de l'âge.

Sexe féminin. — Voici un tableau de résultats obtenus par
MM. Andral et Gavarret :

Age.	Poids de carbone brûlé par heure.
	gr.
De 10 à 15 ans.	6,4
De 15 à 30 ans	6,4
45 ans...................	6,2
49 ans...................	8,4

Ainsi, l'activité de la combustion respiratoire reste à peu près
constante de dix à quarante-cinq ans, ce qui mérite d'être
remarqué ; puis elle augmente et diminue ensuite peu à peu
avec les progrès de l'âge.

Idée de la méthode indirecte. — M. Boussingault a imaginé
une méthode ingénieuse et savante pour déterminer la quantité
d'oxygène absorbé et la quantité de carbone brûlé par un animal et même pour analyser les effets de l'alimentation. Supposons un animal soumis à la ration d'entretien, c'est-à-dire pris
d'un âge tel et soumis à un régime alimentaire tel que son poids
reste tout à fait stationnaire ; il est évident que cet animal perd
en vingt-quatre heures tout ce qu'il a ingéré dans le même temps.

Prenons et desséchons un poids du même aliment égal à
celui qui a été ingéré. Nous obtenons le poids d'eau toute for-

mée que renfermait l'aliment ; desséchons de même les excré-
ents, nous trouvons un autre poids d'eau qui, retranché du
premier, donne la quantité d'eau exhalée en nature.

Déterminons et pesons par l'analyse élémentaire tout ce que
contiennent les aliments ingérés secs, pesons de même tout ce
que les excréments secs renferment. L'excès de poids du carbone
qui se trouve dans les aliments sur le poids de ce corps, qui
reste dans les excréments, c'est le poids de charbon brûlé exhalé
par les poumons et la peau sous forme d'acide carbonique ;
l'excès d'hydrogène contenu dans les aliments sur celui de ce
gaz que renferment les excréments a été éliminé sous forme
d'eau, l'excès d'azote a été éliminé à l'état de liberté.

M. Boussingault a expérimenté sur une tourterelle nourrie
avec du millet et de l'eau, qui pesait $187^{gr},9$ au début de l'expérience, à la fin, cinq jours après, $186^{gr},27$; elle avait donc perdu
$1^{gr},63$ ou $0^{gr},32$ en vingt-quatre heures, elle était donc à très-
peu près à la ration d'entretien.

Voici le tableau de ce qui a été ingéré et de ce qui a été
excrété en vingt-quatre heures :

	ALIMENTS.	EXCRÉMENTS.	PARTIE EXHALÉE par les poumons et par la peau.
	gr.	gr.	gr.
Eau toute formée......	8,627	5,007	3,620
Matières organiques séchés. (Carbone....	6,365	1,294	5,071
Hydrogène..	0,869	0,163	0,706
Oxygène ...	5,769	1,109	4,660
Azote......	0,455	0,296	0,159
Matières salines... ...	0,356	0,361	

On voit d'abord que la quantité de sels éliminés par les excréments est égale à celle qui a été ingérée, puisque la différence
est seulement 5 milligrammes : voilà déjà un résultat important.

Exhalation de l'eau. — Considérons la partie excrétée par les
poumons et par la peau. D'abord $3^{gr},620$ d'eau sont éliminés en
nature. L'hydrogène est brûlé et transformé en eau : combien
$0^{gr},706$ de ce gaz exigent-ils d'oxygène pour leur combustion ?

Il faut 8 grammes d'oxygène pour brûler 1 gramme d'hydrogène ; pour 0^{gr},706 il faut $0,706 \times 8 = 5^{gr},648$ d'oxygène, et l'on obtient $5^{gr},648 + 0^{gr},706 = 6^{gr},354$ d'eau qui s'ajoutent à l'eau en nature ; ce qui fait en totalité $3^{gr},620 + 6^{gr},354 = 9^{gr},974$ d'eau exhalée par les poumons et par la peau. Les aliments n'ont pu fournir à l'hydrogène que $4^{gr},660$ d'oxygène, quantité insuffisante pour le brûler, puisqu'il a fallu $5^{gr},648$ du gaz comburant ; ainsi, $5^{gr},648 - 4,660 = 0^{gr},988$ d'oxygène ont été empruntés à l'atmosphère pour compléter cette combustion.

Exhalation de l'acide carbonique. — 6 grammes de carbone, pour être brûlés et transformés en acide carbonique, exigent 16 grammes d'oxygène ; $5^{gr},071$ de carbone exigeront $5,071 \times \dfrac{16}{6} = 13^{gr},522$ d'oxygène pris nécessairement à l'atmosphère, et donnent $18^{gr},593$ d'acide carbonique : il nous a fallu précédemment $0,988$ d'oxygène. Ainsi en vingt-quatre heures les mouvements respiratoires ont introduit dans le sang $14^{gr},510$ d'oxygène.

Exhalation de l'azote. — Ce corps est éliminé à l'état gazeux ; $0^{gr},159$ d'azote sont exhalés en vingt-quatre heures.

Vérification. — M. Boussingault a soumis sa méthode à une vérification qui en démontre toute l'exactitude. Il fit respirer la même tourterelle dans une cloche, en renouvelant l'air d'une manière continue. L'analyse a montré que l'animal brûlait en une heure $0^{gr},209$ de carbone ; si l'on divise le poids de carbone brûlé en vingt-quatre heures, $5^{gr},071$ par 24, on trouve $0^{gr},211$: ces nombres sont presque identiques.

Application à l'homme de la méthode indirecte. — M. Barral a fait sur l'homme l'application de la méthode de M. Boussingault. Un homme de vingt-neuf ans, pesant $47^{k},5$, la température de l'atmosphère étant — $0°,54$, a donné en une heure pour l'exhalation pulmonaire et cutanée :

gr.	gr.	gr.
13,988 carbone +	37,300 oxygène =	51,288 acide carbonique.
0,866 hydrog. +	6,929 oxygène =	7,795 eau produite.
0,596 azote libre.		

Poids total d'oxygène
pris à l'atmosphère. $\overline{44,229}$

Le même homme, la température de l'atmosphère étant $20°,8$, a donné en une heure :

gr.   gr.   gr.
10,095 carbone + 26,922 oxygène = 37,017 acide carbonique.
 0,607 hydrog. + 4,860 oxygène = 5,467 eau produite.
 0,421 azote.

Poids total d'oxygène
  exhalé pris à l'atmo-
  sphère 31,782

La comparaison de ces deux tableaux montre l'influence de
la température extérieure sur l'activité des combustions respiratoires; si la température s'abaisse, nous brûlons plus de carbone et d'hydrogène.

La quantité de carbone brûlée en une heure est peu supérieure à celle que MM. Andral et Gavarret ont trouvée en déterminant l'acide carbonique exhalé par le poumon, ce qui démontre le peu d'activité de l'exhalation cutanée de l'acide
carbonique chez l'homme; l'application faite successivement
sur la même personne de la méthode indirecte et de la méthode
directe permettrait de mesurer exactement le poids d'acide carbonique exhalé par la peau.

Dégagement de chaleur dans les muscles. — Nous avons vu,
en comparant la composition des gaz extraits du sang artériel et
du sang veineux, que la combustion respiratoire se fait dans les
tissus; des expériences directes démontrent que dans le muscle
qui se contracte la température s'élève; déjà MM. Becquerel et
Breschet avaient observé dans le biceps que l'on contractait une
élévation de température comprise entre $0°,5$ et $1°$.

M. Helmholtz, sur des muscles séparés du corps de la grenouille, reconnut avec des appareils thermo-électriques, que,
lors de la contraction musculaire, de la chaleur est produite.

Recherches de M. Béclard. — M. Béclard s'est demandé s'il y
avait une relation entre ce développement de chaleur et le travail mécanique produit; il fit d'abord sur la grenouille une expérience simple et concluante : l'animal était fixé de manière
que l'une des jambes ne pouvait se mouvoir, tandis que l'autre
était tendue par un poids qu'elle pouvait soulever lors de la contraction musculaire (fig. 191); deux crochets thermo-électriques
à soudure terminale en forme d'hameçons étaient enfoncés dans
les muscles gastrocnémiens; dès que l'on excita la moelle, les
muscles des deux côtés entrèrent en contraction, et l'expérience
comparative montra que les muscles qui produisent un travail
mécanique s'échauffent moins que ceux qui, fixés à leurs extrémités, ne peuvent produire de travail.

GRÉHANT.   15

M. Béclard fit sur l'homme des expériences analogues : un thermomètre sensible était fixé sur la peau du bras par une couche de coton et une bande de flanelle et donnait la température de la peau ; les changements de température dans les muscles de la région antérieure du bras faisaient marcher, comme les expériences l'ont montré, la colonne de mercure du thermomètre.

M. Béclard établit une distinction importante entre la contraction statique, c'est-à-dire celle des muscles qui soutiennent un fardeau sans le déplacer et ne produisent pas de travail mécanique, et la contraction dynamique dans laquelle ces organes

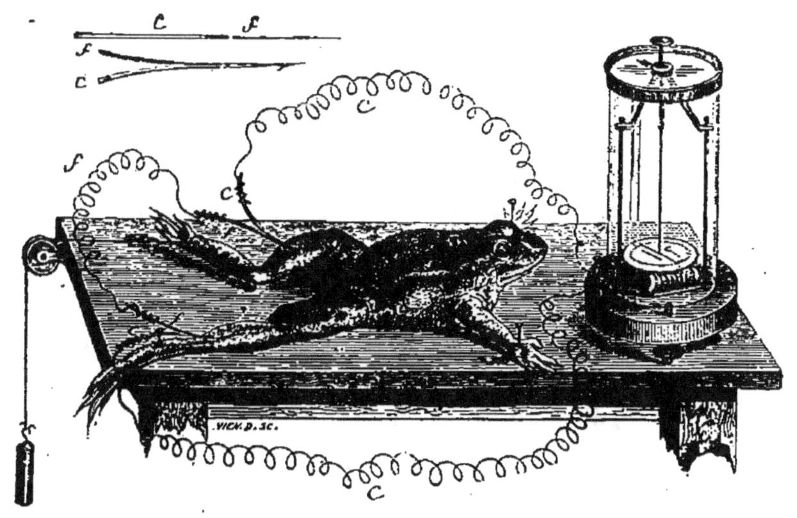

FIG. 191

Expérience de M. Béclard qui sert à démontrer que si deux muscles se contractent, celui qui produit un travail mécanique s'échauffe moins que celui qui ne produit pas de travail. Les aiguilles thermo-électriques sont représentées à part.

soulèvent le fardeau et produisent un travail qu'il est facile d'évaluer.

Voici les résultats de deux expériences comparatives faites sur les muscles du bras :

Expérience dynamique. — Durée, 5 minutes ; poids soulevé, 5 kilogrammes ; hauteur de soulèvement, 16 centimètres ; nombre des mouvements actifs, 150 ; température extérieure, 22°,2 ; température des muscles au début, 34° ; à la fin, 34°,94.

Lorsque le poids était arrivé au niveau supérieur, un aide le prenait et le ramenait au niveau inférieur, de sorte que la contraction musculaire s'exerçait seulement pour soulever le fardeau, et non pour lutter ensuite contre sa chute.

Expérience d'équilibre. — Dans l'expérience d'équilibre, le poids était maintenu d'une manière intermittente, c'est-à-dire 150 fois aussi en 5 minutes, et 150 fois supporté par un aide; avec un métronome il est facile de faire cette expérience; ici le fardeau n'était point déplacé.

Durée, 5 minutes; poids maintenu, 5 kilogrammes; température extérieure, 22°,3; température du muscle au début, 34°,02; à la fin, 35°,14.

Comparons les résultats : dans cette dernière expérience l'élévation de la température est 1°,12; dans la contraction dynamique qui a produit un travail de $0^m,16 \times 5 \times 150 = 120$ kilogrammètres, l'élévation de la température est seulement 0°,94. La différence est 0°,18.

Ainsi, le muscle qui se contracte sans produire de travail mécanique s'échauffe plus que celui qui soulève un fardeau.

Comment doit-on comprendre les phénomènes de combustion qui se passent dans le muscle? De même que dans une machine à vapeur la combustion du charbon, par l'intermédiaire de la vapeur, produit du travail mécanique et de la chaleur, de même dans l'organisme animal, les combustions des aliments ou des tissus qu'ils forment permettent l'exécution d'un travail mécanique et la production de chaleur, et il est bien probable que, toutes choses égales d'ailleurs, dans un muscle en contraction, le travail en kilogrammètres produit répond à la quantité de chaleur qui apparaîtrait si le muscle en se contractant ne produisait pas de travail, de sorte que 424 kilogrammètres correspondraient à une calorie.

Chaleur produite dans le sang. — Nous avons déjà vu que le travail du cœur, détruit par les résistances qui s'opposent au cours du sang, se convertit en chaleur, et nous avons dit que la quantité de chaleur ainsi produite est égale environ à 100 calories chez l'homme adulte; mais il est certain que le sang est aussi le siége de combustions, car le sang artériel après sa sortie des vaisseaux devient assez rapidement noir, et contient alors moins d'oxygène et plus d'acide carbonique; en un mot, il devient sang veineux. Il faut donc admettre que dans les tissus et dans le sang se passent les phénomènes qui engendrent la chaleur.

Aliments servant à la combustion. — On s'est beaucoup occupé, dans ces dernières années, de rechercher quels sont les aliments qui servent plus spécialement à ce développement de chaleur et de force mécanique.

Une expérience célèbre faite par MM. Fick et Wislicenus a établi que les aliments ternaires suffisent à la production d'un travail mécanique considérable.

Ces deux expérimentateurs ont gravi le Faulhorn, en Suisse, et ont évalué par le produit du poids du corps et de la hauteur de la montagne le travail effectué en kilogrammètres ; ils ont évalué aussi approximativement le travail effectué par le cœur et par les muscles de la respiration ; or s'étant soumis à un régime complétement exempt d'azote, ils ont reconnu que la quantité d'urée qui ne pouvait provenir que des éléments azotés des tissus n'était pas augmentée pendant et après l'ascension, que le poids de muscle consumé ayant fourni cette urée ne pouvait pas donner en brûlant une quantité de chaleur répondant au travail mécanique accompli ; on était forcé d'attribuer à la combustion des éléments ternaires la plus grande partie du travail produit.

Sommeil hibernal. — Nous déduisons de tout ce qui précède que la température du corps dépend principalement de la combustion respiratoire ; le sommeil hibernal auquel certains animaux sont condamnés démontre encore d'une manière évidente cette relation. MM. Regnault et Reiset, dans leurs belles recherches, ont reconnu que la quantité d'oxygène absorbée par les marmottes engourdies est trente fois moindre que celle qui est absorbée par ces animaux dans l'état de veille, mais alors la température de ces animaux dépasse seulement de quelques degrés celle de l'air ambiant, tandis que dans l'état de veille elle atteint 37°.

CHAPITRE III.

MÉCANISME DE LA RESPIRATION.

Puisque la chaleur animale résulte de l'action de l'oxygène sur les éléments des tissus et du sang, examinons comment l'air pénètre dans les poumons en nous attachant non point à l'étude des agents mécaniques, des muscles qui assurent la fonction de respiration, mais aux effets mêmes de leurs mouvements. Et d'abord, pour apprendre comment l'air se renouvelle dans les poumons, je me suis proposé de mesurer le volume des bronches et de toutes leurs ramifications, ce qui est un des éléments de la question.

Mesure du volume d'air contenu dans les poumons. — Les recherches de MM. Regnault et Reiset établissent que le gaz hydrogène est peu absorbé par les poumons et qu'un animal doit respirer pendant plusieurs heures un mélange d'oxygène et d'hydrogène pour que celui-ci diminue d'une manière sensible. Ainsi, l'hydrogène se conduit dans la respiration comme l'azote ; de plus, il ne se trouve jamais à l'état de liberté dans l'arbre aérien, et si on l'introduit artificiellement par une inspiration, il est facile de le reconnaître et de le doser dans les produits de l'expiration.

On fait passer dans une cloche de 3 ou 4 litres, munie d'un robinet à trois voies larges et pleine d'eau sur la cuve (fig. 192), un demi-litre d'hydrogène pur ; la personne soumise à l'expérience ferme les fosses nasales en appuyant sur les narines, introduit dans la bouche un tube de verre fixé au robinet et applique les lèvres sur l'embout E.

Dans la première position du robinet, l'inspiration et l'expiration se font dans l'air, à travers une toile métallique qui permet de reconnaître ces deux mouvements par les bruits qui les accompagnent. Juste à la fin d'une expiration, on tourne le robinet d'un quart de cercle, de manière à établir une communication entre la bouche et l'intérieur de la cloche ; l'inspiration de l'hydrogène a lieu aussitôt, plusieurs mouvements respiratoires se succèdent dans la cloche ; après la cinquième ou la sixième expiration, on ferme le robinet. (Pendant l'expérience, ou après, il faut se garder d'approcher la bouche d'un corps allumé, car les poumons contiennent un mélange détonant.)

Un mélange homogène des gaz hydrogène, oxygène, azote et acide carbonique, se trouve dans la cloche ; on l'analyse en introduisant dans l'eudiomètre à eau 100 volumes du mélange et 100 volumes d'air ; on fait passer une étincelle électrique, les deux tiers du volume disparu représentent le volume d'hydrogène.

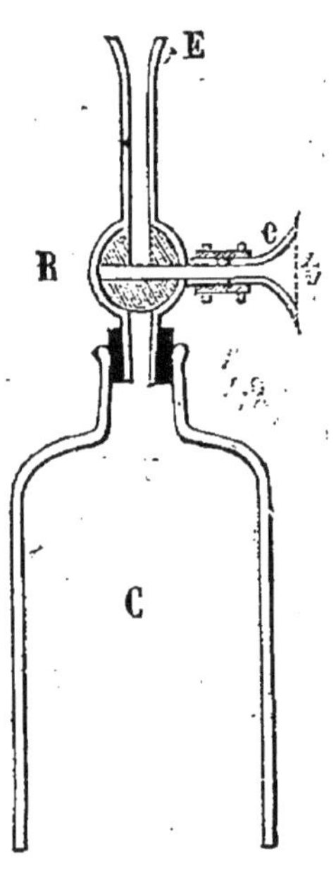

FIG. 192.

Cloche servant à mesurer le volume d'air contenu dans les poumons.— R, robinet à trois voies.— e, entonnoir garni d'une toile métallique. — E, embout.

Chez un homme fortement constitué, de l'âge de vingt-neuf ans, cette expérience faite montra que le gaz recueilli après la cinquième expiration contient 14,6 d'hydrogène pour 100. On dit alors : si $14^{cc},6$ d'hydrogène sont contenus dans 100 centimètres cubes du mélange, un seul centimètre cube d'hydrogène sera contenu dans $\dfrac{100}{14,6}$ et 500 centimètres cubes d'hydrogène qui furent inspirés seront renfermés dans un volume 500 fois plus grand, ou $\dfrac{100 \times 500}{14,6} = 3^l,43$. Ainsi l'air qui remplit les poumons, après une inspiration de un demi-litre, occupe un volume de $3^l,43$; si l'expiration est aussi égale à un demi-litre, le volume de l'air qui reste dans les poumons, après ce second mouvement, est $2^l,93$.

Homogénéité du mélange. — L'exactitude de ce procédé repose sur cette hypothèse, que l'hydrogène après cinq expirations faites dans la cloche est distribué uniformément dans les poumons et dans cette cloche ; j'ai reconnu que cela est vrai et qué le mélange des gaz est parfaitement homogène. Il a suffi de répéter l'expérience précédente sur la même personne à de longs intervalles de temps ; mais dans une première mesure, le gaz de la deuxième expiration fut recueilli et analysé ; dans une seconde, le gaz de la troisième expiration, et ainsi de suite. A partir de la quatrième expiration on trouve pour le gaz contenu dans la cloche la même composition en hydrogène.

Volume absolu des poumons. — La mesure réelle du volume de l'air contenu dans les poumons ne se fait qu'à la condition que l'eau de la cuve et l'atmosphère soient à la même température que les gaz renfermés dans les poumons, c'est-à-dire à $35°,5$ environ ; on pourrait se placer artificiellement dans un milieu pareil en opérant dans une serre chaude dont l'air saturé d'humidité serait maintenu à la température de $35°,5$. Mais l'eau de la cuve est ordinairement plus froide et il est nécessaire de faire une correction, de ramener le volume gazeux trouvé à la température de l'eau de la cuve et saturé de vapeur d'eau dans les mêmes conditions physiques qu'il présente en réalité. Un volume égal à $2^l,93$ trouvé à $15°$ saturé de vapeur d'eau dont la tension maximum est f, devient à la température de $35°,5$, le gaz étant encore saturé, la tension maximum étant F, la pression barométrique H et le coefficient de dilatation des gaz, α, $\dfrac{2,93\,(1 + 35,5\,\alpha)\,(H - f)}{(1 + 15\,\alpha)\,(H - F)}$, en supposant $H = 760$ millimètres; on obtient $2^l,93 \times 1,116 = 3^l,27$, on voit que cette correction est importante.

Renouvellement de l'air dans les poumons. — Le volume d'air pur qui pénètre dans les bronches par l'inspiration est en partie rejeté par l'expiration qui suit, avec de l'air vicié contenant moins d'oxygène et plus d'acide carbonique ; l'autre partie reste et distribue de l'oxygène dans les poumons. Pour étudier cette division essentielle de l'air pur, il faut séparer dans les produits de l'expiration l'air pur provenant de l'inspiration précédente, de l'air vicié, et c'est avec l'hydrogène que cette séparation devient facile ; ce gaz remplace l'air atmosphérique.

On introduit dans la cloche, qui a déjà servi, un demi-litre d'hydrogène ; après une expiration ordinaire, on fait inspirer le gaz et l'on reçoit un volume expiré égal. Or ce gaz expiré contient, l'analyse le montre, 34 volumes d'hydrogène sur 100 volumes, en tout 170 centimètres cubes ; ainsi 170 centimètres cubes d'hydrogène ont été rejetés par l'expiration, mélangés à l'air vicié, et 330 centimètres cubes d'hydrogène sont restés dans les poumons.

Appliquons ces résultats à la respiration dans l'air. Lorsque l'on fait une inspiration d'un demi-litre d'air, 170 centimètres cubes sont rejetés par une expiration égale, mélangés à 330 centimètres cubes d'air vicié, et 330 centimètres cubes d'air pur sont distribués dans les poumons. Un tiers environ de l'air inspiré est rendu à l'atmosphère, deux tiers pénètrent et renouvellent par leur mélange les gaz altérés au contact de la muqueuse pulmonaire. (On a démontré que l'air se conduit exactement comme l'hydrogène.)

Distribution de l'air dans les poumons. — Occupons-nous de cette distribution qui joue le rôle essentiel dans le mécanisme de la respiration, puisque l'air inspiré qui contient 20,8 pour 100 d'oxygène, et un demi-millième environ d'acide carbonique remplace un gaz vicié qui deviendrait rapidement impropre à l'hématose.

Nous pouvons nous demander d'abord si après une inspiration d'un demi-litre d'hydrogène, un effort d'expiration énergique capable de déplacer 2 litres de gaz chassera tout l'hydrogène inspiré.

L'expérience répond que jamais il n'est possible d'atteindre ce but ; en effet, une inspiration d'un demi-litre d'hydrogène, suivie d'une expiration de 1^l,975, rejette 334 centimètres cubes d'hydrogène seulement, et 166 centimètres cubes restent encore dans les poumons.

Il est certain que le mouvement d'expiration ne peut faire pénétrer à une plus grande profondeur dans l'arbre aérien le gaz que l'inspiration précédente a introduit; c'est donc le mouvement d'inspiration qui conduit l'air de telle manière que l'expiration, quelque forte qu'elle soit, ne peut le rejeter tout entier.

La comparaison de cette expérience et de la précédente, va éclairer la question de la distribution de l'air. Le volume des poumons de l'homme soumis à ces recherches est $2^l,93$; c'est le volume d'air qui contient 330 centimètres cubes d'hydrogène lorsqu'une inspiration d'un demi-litre d'hydrogène est suivie d'une expiration égale. Supposons que l'hydrogène soit réparti uniformément dans le volume $2^l,93$, l'unité de volume du mélange aura reçu $\dfrac{330}{2930} = 0^{cc},113$ de ce gaz. Dans le second cas, l'expiration a rejeté dans l'air $1^l,975$ de gaz et 334 centimètres cubes d'hydrogène; le volume d'air qui est resté dans les poumons est $1^l,455$, et ce volume contient 166 centimètres cubes d'hydrogène, l'unité de volume du mélange aura reçu $\dfrac{166}{1455} = 0^{cc},114$.

Dans cette expérience, l'expiration a dépassé l'expiration ordinaire (un demi-litre) de $1^l,43$; le volume d'hydrogène qui a été rejeté avec ce volume fut $330^{cc} - 166^{cc} = 164$ centimètres cubes, l'unité de volume du mélange expiré contenait $\dfrac{164^{cc}}{1430} = 0^{cc},111$.

Ces trois nombres ainsi déterminés, 0,113, 0,114, 0,111, qui sont très-voisins, nous permettent de tirer cette conclusion très-importante : après deux mouvements, l'un d'inspiration, l'autre d'expiration égaux à un demi-litre, l'air introduit dans les poumons se trouve distribué d'une manière uniforme; dans les petites bronches, dans les vésicules pulmonaires, partout, la même quantité d'oxygène est arrivée; partout, chaque volume reçoit un peu plus d'un dixième d'air nouveau, d'air pur.

Ces nombres 0,113, 0,114, qui donnent le mode et la mesure de la distribution de l'air dans les poumons, nous les appelons *coefficients de ventilation*. Le renouvellement de l'air dans la cavité des poumons a beaucoup d'analogie avec celui que l'on produit dans les salles dont l'air est vicié par la respiration et par la combustion de nos sources artificielles de lumière, que l'on appelle ventilation, c'est ce qui justifie notre dénomination.

Variations du Coefficient de ventilation.

1° *Avec le volume des poumons.* — Chez un homme, la capacité pulmonaire est $2^l,34$; après une inspiration d'un demi-litre d'hydrogène, une expiration de 475 centimètres cubes rejette 180 centimètres cubes de ce gaz ; 320 centimètres cubes sont distribués dans un volume égal à $2^l,365$; le coefficient de ventilation est $\dfrac{320}{2365} = 0,135$, nombre plus grand que 0,113.

Ainsi quand le volume des poumons est plus petit, pour une inspiration égale, la quantité d'oxygène distribuée dans l'arbre aérien est plus grande.

2° *Avec le volume de l'inspiration.* — La cause la plus puissante des variations du nombre que nous cherchons, c'est le changement de grandeur de l'inspiration. Voici un tableau de quatre expériences qui le montrent.

VOLUME de l'inspiration.	VOLUME de l'expiration.	VOLUME d'hydrogène expiré.	VOLUME d'hydrogène conservé.	VOLUME DES POUMONS après l'expiration.	Coefficients de ventilation.
cc.	cc.	cc.	cc.	l.	
300	345	161,5	138,5	2,295	0,060
500	475	180	320	2,365	0,135
600	625	231,2	368,8	2,315	0,159
1000	1300	464,1	535,9	2,04	0,263

Que l'on fasse varier l'inspiration depuis 300 centimètres cubes jusqu'à 1 litre, la distribution de l'air se fait uniformément par l'inspiration et l'air pénètre dans toute l'étendue des poumons. Mais plus l'inspiration est grande, plus le coefficient de ventilation est grand.

Pour une inspiration de 300 centimètres cubes, le coefficient est 0,06, pour une inspiration de 500 centimètres cubes, il devient 0,135, plus du double ; on voit que les coefficients de ventilation ne sont pas proportionnels aux volumes inspirés.

Pénétration des gaz ou des vapeurs dans les poumons. —

D'après ce que nous avons vu précédemment, un gaz mélangé à l'air ou une vapeur pénétrera dans les poumons comme l'air lui-même, et, dès la première inspiration, sera conduit au con-

15.

tact de la surface étendue des bronches, qui jouit d'un grand pouvoir absorbant.

Dès la première inspiration de vapeur du chloroforme, par exemple, on peut être sûr que l'agent anesthésique est absorbé.

Ainsi, nous expliquerons par cette pénétration immédiate des gaz délétères qui sont mélangés à l'air, ces accidents si subits qui surviennent lorsque l'homme respire des gaz vénéneux, tels que l'hydrogène sulfuré ; dès la première inspiration le gaz est absorbé et porté par le sang artériel dans tout l'organisme. L'emploi des vapeurs médicamenteuses est donc très-rationnel ; si l'on veut obtenir une absorption rapide, il faut s'adresser à la muqueuse pulmonaire.

———

CHAPITRE IV.

CAUSES DE REFROIDISSEMENT DU CORPS.

La température du corps de l'homme bien portant offre de très-petites variations : une différence de 40° dans la température du milieu ambiant n'a donné qu'une différence de 1° dans la température du corps de l'homme.

Une bonne alimentation, l'exercice, des vêtements convenables et des moyens de chauffage nous permettent de vivre en conservant notre température dans les pays les plus froids.

Comment la combustion incessante de carbone et d'hydrogène qui produit la chaleur n'élève-t-elle point notre température ? C'est qu'il y a plusieurs causes puissantes de refroidissement qui nous font perdre d'une manière continue autant de chaleur que nous en produisons ; ces causes sont : 1° l'évaporation de l'eau ; 2° le contact du milieu ambiant ; 3° le rayonnement de chaleur qui se fait à la surface du corps.

Évaporation. — La peau et la muqueuse pulmonaire sont le siége d'une formation incessante de vapeur d'eau qui exige une grande quantité de chaleur.

L'air introduit dans les poumons par l'inspiration sort par l'expiration saturé de vapeur d'eau à la température de 35°, lorsque la température du milieu ambiant est voisine de 20° ; mais, si la température de l'air inspiré et la quantité d'eau qu'il contient changent, le poids d'eau enlevé aux poumons varie aussi et peut être déterminé dans chaque cas particulier ;

on l'obtient en retranchant du poids d'eau que contiennent les produits de l'expiration le poids de l'eau qui entre avec l'air inspiré.

Pour donner une idée approximative de la perte de chaleur due à l'évaporation cutanée et pulmonaire, admettons, avec Lavoisier et Seguin, que la surface entière du corps perd en vingt-quatre heures 1 kilogramme d'eau, tandis que celle des poumons perd $0^k,5$ environ ; admettons, de plus, que ce poids d'eau soit transformé par la chaleur du corps en vapeur d'eau à 35°, il absorbera $1^k,5 \times 582, 2 = 873$ calories (582 est la chaleur latente de vaporisation de l'eau à 35°).

Il faut remarquer ici que la question de la perte de chaleur par cette vaporisation d'eau incessante est plus complexe qu'elle nous paraît d'abord. Une partie de l'eau est excrétée à l'état de sueur qui mouille les vêtements, qui sont ensuite séchés au contact de l'air, en partie aux dépens de la chaleur de l'atmosphère. En hiver, les vêtements épais dont on se couvre, et, par suite, la difficulté avec laquelle l'air extérieur vient au contact du corps, diminuent l'évaporation cutanée qui, au contraire, est très-active en été et s'oppose à l'élévation de notre température.

Contact du milieu ambiant. — L'air environnant nous refroidit par son contact, et d'autant plus que sa température est plus basse. Cette perte de chaleur augmente beaucoup lorsque l'air est en mouvement, c'est que les couches d'air qui se sont échauffées sont chassées et remplacées par des couches froides qui prennent à leur tour de la chaleur. Ajoutons que l'évaporation à la surface de la peau est activée par le mouvement de l'air.

Tout le monde sait que le froid est bien plus difficile à supporter lorsqu'il y a du vent que si l'air est calme. Les voyageurs qui se sont rapprochés des pôles ont parlé de cette différence.

L'air que nous respirons, et dont le volume est un demi-litre environ à chaque inspiration, s'échauffe aussi dans les poumons qu'il refroidit.

Rayonnement. — Le corps se trouve, en général, à une température plus élevée que les corps et l'espace qui l'entourent, leur envoie plus de chaleur qu'il n'en reçoit, et tend à se refroidir. Ce rayonnement se démontre simplement : présentons la main à une petite distance de l'une des faces d'une pile thermo-électrique unie à un galvanomètre, et nous voyons immédiatement l'aiguille aimantée se mettre en mouvement et indiquer que ce côté de la pile s'est échauffé.

La perte de chaleur qui se fait par toute la surface du corps et par l'intermédiaire des vêtements qui le couvrent est très-intense lorsque le ciel est pur et pendant la nuit; il faut bien se garder de dormir dehors sans abri, il y a là un grand danger qui a été signalé par beaucoup d'observateurs. Dans les pays chauds, en particulier, on peut contracter des maladies très-graves, lorsqu'on s'expose à la perte de chaleur produite par le rayonnement nocturne.

Usage des vêtements. — Les différentes causes de refroidissement que nous avons énumérées, qui varient d'intensité avec les saisons et les conditions physiques de l'atmosphère, rendent nécessaire l'usage des vêtements qui ont, d'après M. Martins, trois effets physiques principaux : « 1° les vêtements emprisonnent la couche d'air échauffée par la surface cutanée ; 2° ils s'opposent à une évaporation trop active, ralentissent et atténuent l'influence de l'air ambiant sur la peau ; 3° ils diminuent le rayonnement. Conserver autour du corps cette couche d'air échauffé, sans empêcher l'eau évaporée par la transpiration de s'échapper au dehors, tel est l'usage des vêtements. »

Les vêtements superposés sont séparés par des couches d'air échauffées et protégent mieux contre le froid environnant.

Ces moyens de protection doivent aussi être employés contre les chaleurs excessives de l'été. Ainsi, dans les contrées équatoriales, on emploie des habits de laine ou de coton, qui arrêtent en partie les rayons de chaleur envoyés par le soleil, par le sol et par les corps qui sont fortement échauffés.

Il ne suffit pas de se couvrir de vêtements, il est souvent nécessaire, dans nos climats, de développer artificiellement de la chaleur par la combustion. Les moyens de chauffage le plus souvent employés, qui sont aussi en général des moyens de ventilation, doivent nous occuper maintenant.

CHAPITRE V.

NOTIONS SUR LE CHAUFFAGE ET LA VENTILATION.

Les appareils de chauffage varient beaucoup de forme ; mais tous présentent une disposition telle que l'air extérieur est appelé pour produire la combustion, et que les gaz et la fumée qui en résultent s'échappent dans l'atmosphère en dehors des appartements.

Tirage des cheminées. — Ce mouvement de l'air s'obtient d'une manière simple ; au-dessous de l'appareil dans lequel se fait la combustion, un tuyau s'élève verticalement ou obliquement, de manière que l'extrémité supérieure soit plus élevée que l'inférieure. L'extrémité supérieure du tuyau se trouve dans une couche horizontale qui est également pressée en tous ses points par l'atmosphère ; quand l'air renfermé dans le tuyau est échauffé, la colonne extérieure d'air froid et la colonne intérieure d'air chaud ne peuvent plus se faire équilibre, et la différence de leurs pressions à l'ouverture inférieure détermine l'ascension de l'air chaud et son remplacement par l'air froid.

Supposons, pour fixer les idées, que l'air chaud dans le tuyau T d'une cheminée (fig. 193) possède en moyenne une température de 100°, que la hauteur verticale du tuyau soit 10 mètres, que la température de l'air extérieur soit 0° et sa pression 760 millimètres, soit P la pression en grammes exercée par l'atmosphère sur un décimètre carré d'une surface horizontale menée à la partie supérieure du tuyau; sur un décimètre carré de surface considérée en AB à la partie inférieure du tuyau, la pression exercée par la colonne d'air chaud sera le poids de

$$100 \text{ litres d'air à } 100°, \text{ ou } \frac{100 \times 1^{gr},293}{1 + 100\,\alpha} = 94^{gr},6, \text{ et la pression}$$

totale sera $P + 94^{gr},6$. La pression exercée par l'air froid et transmise sur la même surface sera $P + 129^{gr},3$. La différence, $34^{gr},7$, représente l'excès de la pression de l'air extérieur sur celle de l'air intérieur sur chaque décimètre carré de la couche d'air qui est à l'entrée du tuyau, ce qui produit l'ascension de l'air dans le tuyau ou ce qu'on appelle le tirage. Le tirage sera d'autant plus énergique que la hauteur du tuyau sera plus grande et que la température des gaz qu'il renferme sera plus élevée.

En pratique, l'air chaud qui remplit le tuyau est mélangé de vapeur d'eau et d'acide carbonique ; il contient plus d'azote et moins d'oxygène que l'air extérieur, et le poids d'un litre de ces gaz mélangés est ou plus petit ou plus grand que le poids d'un litre d'air sec à la même température ; ainsi notre calcul n'est qu'approximatif.

Le chauffage direct de l'air par la combustion dans les appartements est mauvais, surtout lorsqu'il se dégage de l'oxyde de carbone, gaz si vénéneux que l'air qui contient un centième de ce gaz est délétère ; ainsi l'usage des braseros, foyers mobiles que l'on allume au dehors, puis qu'on apporte dans les appartements, doit être proscrit d'une manière absolue.

Cheminées. — Les grandes cheminées que l'on construisait autrefois offrent de grands inconvénients ; l'air froid extérieur arrive en grande quantité ; les grandes dimensions de la cheminée et du tuyau font que la colonne d'air s'échauffe peu, le tirage n'est pas énergique ; le vent quand il souffle au dehors fait sentir facilement son influence, la fumée rebrousse chemin et se répand dans l'appartement.

Rumford a diminué de beaucoup la profondeur et la largeur du foyer qu'il fit fermer latéralement par des parois inclinées à 45°, et Lhomond ajouta devant la cheminée un tablier mobile qui offre un grand avantage ; lorsque le combustible est allumé et qu'on baisse le tablier incomplétement, l'air qui s'introduit au-dessous en quantité suffisante pour entretenir la combustion s'échauffe beaucoup, la température élevée qu'il reçoit dans le tuyau qui a aussi de petites dimensions rend le tirage très-énergique et active beaucoup la combustion.

Le chauffage par les cheminées permet de voir le feu, ce qui est agréable, mais il utilise une faible partie de la chaleur produite, les gaz provenant de la combustion qui sont fortement échauffés et l'air en excès qui passe et ne sert pas, entraînent une grande quantité de chaleur ; mais les cheminées établissent une ventilation très-énergique ; suivant Péclet, pour 1 kilogramme de bois brûlé en une heure, dans une cheminée ordinaire, le volume d'air appelé dans le même temps a été de 375 mètres cubes, volume considérable. La ventilation est diminuée par la résistance que l'air éprouve à passer par les fissures, qui se traduit par un courant d'air assez vif que l'on sent lorsqu'on se trouve auprès des portes et des fenêtres, et qui est désagréable et quelquefois dangereux ; ainsi les cheminées échauffent peu et ventilent trop.

Les bourrelets adaptés aux portes et aux fenêtres diminuent

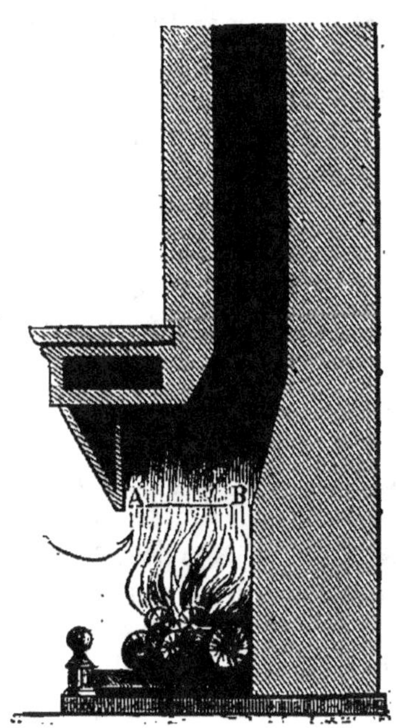

FIG. 193.

Explication du tirage des cheminées. — AB, coupe d'une surface horizontale à la partie inférieure du tuyau.

ces courants d'air froid, et l'on peut mieux utiliser la chaleur produite en disposant, au fond du foyer et sur les côtés, des tuyaux de métal, qui par leur partie supérieure s'ouvrent dans l'appartement que l'on veut chauffer; l'air que ces tuyaux renferme est porté à une température assez élevée, et l'air extérieur est appelé par le tirage qui s'établit. Ainsi on renouvelle l'air de l'appartement au moyen d'air extérieur que l'on a chauffé, et ce sont les gaz viciés par la respiration ou par l'usage des lumières artificielles qui entretiennent la combustion.

La cheminée est un appareil hygiénique; le combustible échauffe par rayonnement le corps que l'on présente devant le foyer, et la température de l'air dans l'appartement ne s'élève pas beaucoup au-dessus de la température moyenne de l'atmosphère extérieure; il en résulte que les poumons reçoivent, pour la respiration, de l'air dont la température est peu différente de celle-ci, et l'on supporte mieux le froid extérieur lorsqu'on vient à sortir.

Poêles. — Les poêles sont des appareils fermés qui présentent un foyer muni à la partie inférieure d'une grille chargée de combustible; à la partie supérieure, d'un tuyau qui se rend à l'extérieur.

L'air extérieur, qui est appelé au-dessous de la grille, entretient la combustion et s'échappe échauffé et mêlé aux produits gazeux par le tuyau.

Cet appareil est bien plus économique que la cheminée; si l'on donne au tuyau une longueur suffisante, la température des produits de la combustion et de l'air en excès n'est pas élevée lors du dégagement dans l'atmosphère. Le tuyau abandonne constamment de la chaleur par rayonnement et par contact; la chaleur utilisée est une grande partie de la chaleur totale produite.

Les parois des poêles de faïence s'échauffent lentement parce qu'elles conduisent mal la chaleur, mais elles restent échauffées longtemps, même quand la combustion a cessé; on doit préférer généralement ces appareils dont l'enveloppe n'atteint jamais une température élevée. Il faut avoir soin, quand le combustible est épuisé, de fermer le tuyau par un disque mobile appelé clef de poêle pour que l'air extérieur appelé par le tirage ne vienne pas inutilement refroidir le poêle et les tuyaux.

Les parois des poêles métalliques s'échauffent facilement à une température très-élevée, même au rouge; alors la quantité de chaleur rayonnée est trop grande; les particules organiques en suspension dans l'air sont brûlées, une mauvaise odeur se répand; en même temps, l'air fortement chauffé peut prendre une grande quantité de vapeur d'eau, dessèche la bouche ou les fosses nasales; on conseille de placer sur le poêle un vase plein d'eau qui abandonne à l'air de la vapeur; le poêle de fonte est un appareil tout à fait contraire à l'hygiène.

Calorifères. — Il y a un grand avantage à placer autour des poêles métalliques une enveloppe cylindrique qui s'ouvre à la partie supérieure dans la chambre que l'on veut chauffer, et à la partie inférieure communique par un tuyau large muni d'une clef avec l'atmosphère en dehors des murs; il s'établit alors autour des parois métalliques du foyer un courant d'air continu qui s'échauffe, empêche ces parois de rougir et s'échappe vers la partie supérieure; ces appareils de chauffage portent le nom de calorifères; ils sont économiques et bons sous le rapport de l'hygiène, car l'air échauffé est de l'air pur venu de l'extérieur, et l'air qui entretient la combustion est l'air vicié de l'appartement qui pénètre sous la grille.

Certains calorifères sont disposés de manière que la combustion continue toute la journée quand l'appareil a été disposé le matin. Dans le calorifère de M. Martin, au-dessus de la grille et du foyer, s'ouvre la base la plus large d'un tronc de cône qui s'élève en se rétrécissant jusqu'à la partie supérieure de l'appareil. Ce volume est rempli de coke après que le foyer a été allumé, et le combustible descend au fur et à mesure qu'il est nécessaire. Les produits gazeux s'échappent par un intervalle annulaire compris entre le contour intérieur du foyer et les parois extérieures du tronc de cône, puis dans un tuyau; une double enveloppe permet de chauffer l'air extérieur par le contact.

Chauffage et ventilation des grands édifices. — Le chauffage et la ventilation des grands édifices se fait, soit avec des appareils à circulation d'eau chaude ou de vapeur, soit avec des calorifères à air chaud. Je ne puis entrer dans le détail des nombreux systèmes mis en usage, cependant je dirai quelques mots de deux systèmes employés à l'hôpital Lariboisière; l'un, à circulation d'eau chaude, dans lequel l'air extérieur est appelé par le tirage pour la ventilation; l'autre, à circulation de vapeur dans lequel l'air extérieur est chassé dans les salles par un ventilateur.

Appareil à circulation d'eau chaude. — Une chaudière pleine d'eau, placée dans les caves au-dessus d'un foyer, communique par des tuyaux métalliques avec un réservoir fermé situé sous les combles à la base d'une cheminée d'appel; l'eau chauffée monte à cause de sa plus petite pesanteur spécifique jusque dans ce réservoir, échauffe la masse d'air environnante qui communique par un système de tuyaux larges avec l'air contenu dans chaque salle ; de là, un tirage assez énergique appelle dans la cheminée l'air vicié par la respiration et les émanations diverses, qui est remplacé par l'air extérieur pénétrant par les fissures des portes et des fenêtres ; ainsi, la ventilation est assurée.

Pour le chauffage, des poêles de grande dimension, qui sont des réservoirs d'eau, sont placés dans les salles ; des tuyaux mettent la capacité de chacun d'eux en rapport avec le réservoir supérieur ; l'eau chaude dans les poêles échauffe les salles par le rayonnement, et l'air par le contact, et retourne à la chaudière pour recevoir une nouvelle quantité de chaleur et circuler encore.

Appareil à circulation de vapeur. — Un autre système appliqué aussi à l'hôpital Lariboisière établit la ventilation au moyen d'un appareil qui lance l'air extérieur dans les salles : c'est un ventilateur à force centrifuge formé d'aubes en spirale mû par une machine à vapeur. La prise d'air se fait à une grande hauteur dans le clocher de la chapelle, où l'air est pur et où il offre en été ce grand avantage qu'il est plus froid de quelques degrés que l'air situé au voisinage du sol. L'air insufflé dans un large conduit se distribue dans chacune des salles ; le conduit passe au-dessous de plaques de fonte qui remplacent dans le milieu et dans une petite étendue en largeur le plancher et s'étendent dans toute sa longueur. De distance en distance, des poêles remplis d'eau sont placés au-dessus de ces plaques et reçoivent un embranchement du conduit qui amène l'air et se divise en plusieurs tuyaux entourés d'eau avant de s'ouvrir dans l'atmosphère ; l'air qui afflue déplace l'air vicié qui s'échappe par des ouvertures convenables pratiquées dans les murs.

En hiver, il faut chauffer les salles, c'est par la vapeur qu'on y arrive ; la vapeur qui a fait marcher le piston de la machine qui met en mouvement le ventilateur est conduite avec une certaine quantité de vapeur qui vient des générateurs dans des tuyaux qui suivent exactement le même trajet que ceux qui conduisent l'air, échauffent par le rayonnement ceux-ci et les plaques de fonte qui forment une partie du sol ; puis, le socle de chaque poêle rempli d'eau reçoit un tuyau de vapeur qui se condense en échauffant le liquide. L'eau provenant de la condensation retourne, par un troisième tuyau parallèle aux précédents, dans un réservoir qui contient de l'eau tiède utilisée pour l'alimentation des chaudières. Ce système présente de grands avantages : il envoie dans chaque salle 90 mètres cubes d'air par malade et par heure. En été, l'air arrive frais ; en hiver, il arrive échauffé par le contact des tuyaux de vapeur et par le contact de l'eau chaude dans chaque poêle. (Pour plus de détails, consulter le *Traité de la chaleur* de Péclet.)

Des combustibles. — Péclet a déterminé approximativement les quantités de chaleur rayonnées par différents combustibles ; il reconnut que la quantité de chaleur rayonnée par le charbon de bois est 0,5, par le bois 0,25, par une flamme d'huile 0,18 : la quantité totale de chaleur produite étant représentée par 1. Péclet conclut de ces nombres que la quantité de chaleur rayonnée par le charbon incandescent est très-grande par rapport à celle que rayonnent les flammes, résultat très-important pour le chauffage.

Les combustibles que l'on emploie le plus sont : le bois, la houille, le coke.

Bois. — Le bois est formé de carbone, d'hydrogène et d'oxygène, dans les proportions convenables pour former de l'eau, d'hydrogène libre et de cendres.

Pour le chauffage, le bois sec est bien préférable au bois humide : d'abord, il brûle mieux ; puis, la chaleur qu'il faut donner à l'eau pour l'échauffer et pour la vaporiser est presque entièrement perdue. L'hydrogène et l'oxygène, qui sont dans les proportions convenables pour former de l'eau, ne peuvent produire aucun effet calorifique ; la chaleur est dégagée par la combustion du charbon qui est abondant, et de l'hydrogène libre qui existe en petite quantité dans le bois.

Rumford a trouvé, par expérience, que un kilogramme de bois sec ordinaire, en brûlant, dégage environ 3 000 unités de chaleur.

Houille. — La houille renferme sur 100 parties : 82 de charbon, 4 d'hydrogène libre, 12 d'oxygène et d'hydrogène, dans les proportions convenables pour former de l'eau, et 2 parties de cendres. C'est un excellent combustible qui dégage en brûlant 8 000 calories par kilogramme ; une partie de cette chaleur est employée à échauffer et à vaporiser l'eau qui entre dans la composition de la houille ; une grande quantité de chaleur est rayonnée.

Coke. — Obtenu par la distillation de la houille dans la fabrication du gaz d'éclairage, ce combustible est formé de charbon et de cendres plus ou moins abondantes.

La quantité de chaleur donnée par un kilogramme de coke est voisine de 7000 calories. Le coke, en brûlant, ne dégage point de gaz combustibles, et, comme la flamme est produite par un gaz chauffé au point d'être incandescent, le coke brûle sans flamme, et, lorsqu'il est bien allumé, il émet une grande quantité de chaleur rayonnante.

A Paris, la houille coûte un peu moins que le coke; mais, comme elle brûle en donnant des gaz qui rayonnent peu de chaleur, dans la cheminée, le coke est au moins aussi avantageux; ce combustible doit être allumé avec du bois, et, lorsqu'il menace de s'éteindre, ce qui arrive souvent d'une manière assez brusque, un morceau de bois ajouté au foyer, au-dessous du coke, ranime la combustion; ajoutons encore que la houille répand quelquefois une mauvaise odeur, ce qui n'arrive jamais avec le coke.

CHAPITRE VI.

NOTIONS DE MÉTÉOROLOGIE.

Température de l'air. — La température de l'air s'obtient à l'aide d'un thermomètre, placé au nord, à une certaine distance d'un édifice, en un endroit que le soleil ne vient jamais frapper. Un petit toit protége l'instrument contre la pluie. Un thermomètre à mercure cylindrique suit mieux les variations de la température qu'un thermomètre à alcool; le mercure conduit la chaleur beaucoup mieux que l'alcool. Ce thermomètre observé indique que la température de l'air change souvent, et l'on remarque que les variations sont plus grandes lorsque le ciel est pur.

La cause la plus puissante des changements de la température de l'air c'est l'influence du soleil; cet astre envoie d'autant plus de chaleur qu'il s'élève davantage au-dessus de l'horizon; en été, lorsque sa hauteur est grande, la terre absorbe plus de rayons de chaleur qu'en hiver. La proportion de lumière ou de chaleur réfléchie est d'autant plus grande que l'angle d'incidence des rayons est plus grand, et tout ce que la terre réfléchit est perdu pour l'absorption. Ajoutons que le soleil reste en hiver moins longtemps qu'en été au-dessus de l'horizon, lorsqu'on s'éloigne de l'équateur. Lorsque le ciel est couvert, les nuages forment un écran qui arrête la chaleur solaire.

Plusieurs physiciens se sont astreints à la pénible tâche d'observer le thermomètre d'heure en heure; en ajoutant les températures observées, et divisant par le nombre des heures, on obtient la température moyenne du jour; mais on a bientôt reconnu qu'il suffit, pour déterminer cette moyenne, de faire trois lectures par jour : la première, au lever du soleil; la deuxième, vers deux heures de l'après-midi; la troisième, au coucher du soleil.

Suivons la marche du thermomètre pendant le jour et la nuit : nous voyons que la température est la plus basse un peu avant le lever du soleil; elle croît jusqu'à deux heures de l'après-midi, présente alors un maximum, puis, elle décroît peu à peu jusqu'au minimum. La somme des températures moyennes des jours qui composent chaque mois, divisée par le nombre de jours, donne la température moyenne du mois.

La température moyenne de l'année est la moyenne des températures des mois, et celle d'un lieu, d'une ville, est la moyenne des températures de plusieurs années.

Voici un tableau emprunté à M. Kaemtz, qui indique les températures moyennes de l'année, des saisons, du mois le plus froid et du mois le plus chaud, dans différentes localités comprises entre 74° 47′ de latitude nord (île de Melville) et 13°,5 de latitude nord (Madras).

	Année.	Hiver.	Printemps.	Été.	Automne.	MOIS le plus froid.	MOIS le plus chaud.
Ile Melville...	—18,7	—33,5	—19 5	2,8	—18	—35,8 (février).	5,8 (juillet.)
St-Pétersbourg.	3,5	— 8,4	1,7	15,7	.7	—10,3 (janvier)	16,9 (*id.*)
Londres	10,4	4,2	9,5	17.1	10.7	3 (*id.*)	17,8 (*id.*)
Paris	10,8	3,3	10,3	18,1	11,2	1,8 (*id.*)	18,9 (*id.*)
Nice......	15,6	9,3	13,3	22,5	17,2	8,3 (*id.*)	23,6 août.
Alger......	17,8	12,4	17,2	23,6	21,4	14,5 (mars).	24,7 (*id.*)
Funchal (île Madère)...	18,7	16,3	17,5	21,1	19 8	15,7 (janvier)	22,3 (*id.*)
La Havane...	25	22,6	24,6	27,4	25,5	21,9 (*id.*)	27,5 (*id.*)
Madras.....	27,8	24,8	28,6	30,2	27,5	24,1 (*id.*)	31,3 juin.

Lignes isothermes. — Ce sont des lignes que l'on peut tracer sur une sphère terrestre ou sur une carte, par tous les points qui possèdent la même température moyenne. M. de Humboldt a indiqué le premier cette construction importante.

La figure 194 représente les lignes isothermes de l'hémisphère

boréal qui passent par les points dont la température moyenne
est 25°, 20°, 15°, etc., jusqu'à — 15°. On voit que ces lignes ne
sont pas parallèles à l'équateur ; on a trouvé, par exemple, que
la ligne isotherme de Paris (10°8) traverse en Asie et en Amé-

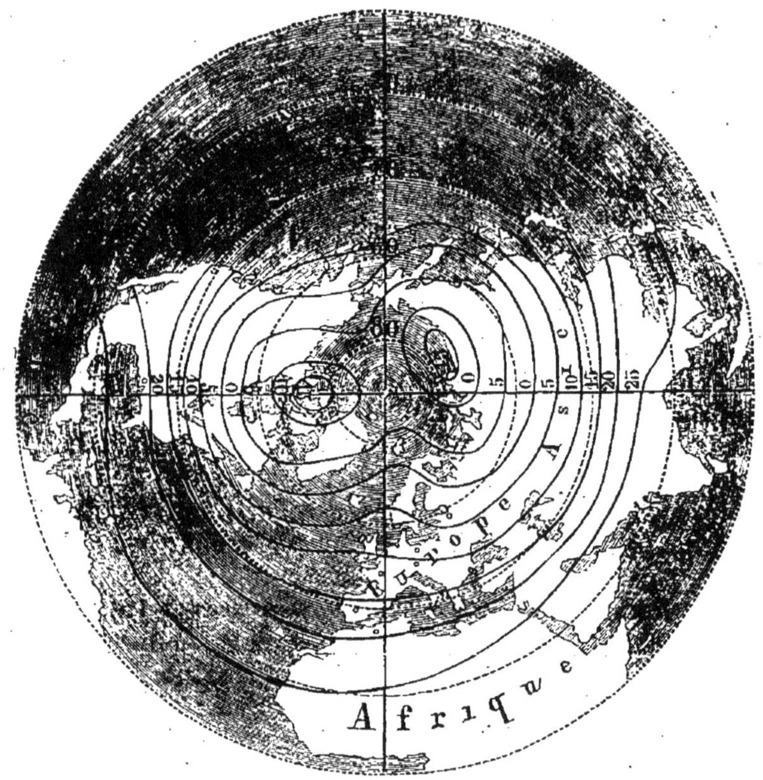

Fig. 194.

Projection de l'hémisphère boréal avec plusieurs lignes isothermes. — Les chiffres placés
en ligne verticale indiquent des degrés de latitude. Les chiffres placés en ligne horizontale indiquent les lignes isothermes de 0 à 25° en allant vers l'équateur de 0 à
— 15° en allant vers le pôle.

rique des points plus rapprochés de l'équateur : la position de
cette ville est donc privilégiée sous ce rapport. Les régions les
plus froides, ou les pôles du froid, ne sont pas au pôle même,
mais à une certaine distance de ce point.

Climats. — Il ne suffit pas de connaître la température
moyenne des différents pays, il y a une autre question bien importante pour le médecin, c'est la comparaison des variations
de température qui ont lieu pendant l'année et qui caractérisent ce que nous appelons le climat. Comparons la tempéra-

ture moyenne du mois le plus chaud et du mois le plus froid, consultons le tableau précédent, nous pourrons distinguer trois sortes de climats : 1° les *climats constants*, dans lesquels la différence de température entre ces mois ne dépasse pas 7° : tels sont les climats des îles de Madère, de la Havane et de Madras ; 2° les *climats variables*, dans lesquels cette différence atteint environ 16°, par exemple, le climat de Paris ; 3° les *climats excessifs*, qui offrent une différence voisine de 25°, ou plus grande : tels sont ceux de Saint-Pétersbourg et de l'île Melville. On observe presque tous les degrés intermédiaires.

En général, le climat des îles et du littoral est constant : c'est le voisinage de la mer, dont l'énorme masse mobile s'échauffe et se refroidit lentement, qui établit la constance de la température.

Les climats variables et les climats excessifs s'observent en général sur le continent, à une certaine distance des côtes.

La distribution des animaux et des végétaux sur la terre dépend du climat ; certaines plantes, comme le camélia et le fuchsia, passent l'hiver en pleine terre aux environs de Londres, tandis que leurs fruits ne mûrissent pas pendant l'été ; les mêmes plantes gèleraient pendant l'hiver à Paris. La culture de la vigne en pleine terre n'est plus possible dans le nord de la France, parce que le raisin ne mûrit pas.

Variations de la température moyenne avec l'altitude. — En un même lieu, la température s'abaisse à mesure qu'on s'élève ; on l'a reconnu, soit dans les ascensions sur les montagnes, soit dans les ascensions aérostatiques ; on a trouvé, en moyenne, que la température s'abaisse de un degré lorsqu'on s'élève de 170 mètres. Un autre fait lié à celui-ci, c'est que le sommet des hautes montagnes est recouvert de neiges perpétuelles. La limite inférieure des neiges s'élève avec la température moyenne de la plaine, c'est-à-dire quand, du pôle, on se rapproche de l'équateur : ainsi, en Norwége, on la trouve à 1 000 mètres, tandis que, dans les Pyrénées, il faut s'élever jusqu'à 2 700 mètres, et, au Mexique, jusqu'à 4 500 mètres, pour l'atteindre.

Si, au lieu de gravir les montagnes, nous descendons dans la terre, un phénomène très-remarquable nous frappe ; à une certaine profondeur, les variations si nombreuses de la température de l'air ne se font plus sentir, la température reste constante pendant toute l'année et un peu plus élevée que la température moyenne au niveau du sol ; ainsi, dans les caves de l'Observatoire de Paris, un thermomètre placé à 28 mètres auessous du sol indique invariablement la température de 11°,7 ; 'eau du puits de Grenelle vient d'une profondeur de 548 mètres ; lle offre lorsqu'elle jaillit à la surface du sol, une température onstante de 27°,7 ; quand on descend dans le sol à une profon- eur de $548^m - 28^m = 520^m$, la température s'accroît de 16° ; our obtenir un accroissement de température de 1°, il faudra donc descendre à une profondeur 16 fois plus petite, ou à

$$\frac{520}{16} = 32^m5.$$

Cet accroissement de température conduit à l'hypothèse de l'incandescence des parties centrales du globe terrestre, hypothèse vé- rifiée par la production des éruptions volca- niques.

Des vents. — Une cause puissante de chan- gements dans la température de l'atmo- sphère qu'il faut considérer après l'influence du soleil, c'est l'existence des vents qui sont des mouvements de l'air plus ou moins rapi- des, produisant son renouvellement.

Direction du vent. — La direction du vent, qu'il est important de déterminer, est indiquée par la girouette : c'est une lame de métal légère, très-mobile, autour d'un axe vertical fixé au sommet d'un édifice, dont le plan se place toujours du côté où se dirige le vent ; si cette surface se présente obliquement au courant gazeux, immédiatement elle est pous- sée jusqu'à ce qu'elle soit parallèle à sa di- rection. On donne souvent à la girouette la forme de flèches dont les extrémités élargies, situées du même côté, obéissent à l'impul- sion du vent, tandis que les pointes, beau- coup moins larges, indiquent d'où vient le vent (fig. 195). On fixe habituellement à l'axe

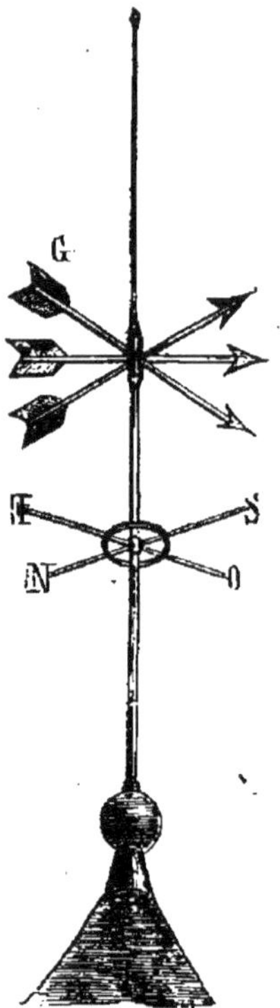

FIG. 195.

Girouette.

deux tiges perpendiculaires situées dans un plan horizontal, dont l'une indique la direction du nord au sud, et l'autre celle de l'est à l'ouest.

Le mouvement des nuages permet de reconnaître la direction du vent dans les hautes régions de l'atmosphère.

Le vent du nord, à Paris, amène habituellement de l'air froid, le vent du sud de l'air chaud parce qu'il a passé sur des régions dont la température moyenne est plus élevée ; les vents de l'ouest sont assez chauds et généralement humides, parce qu'ils se sont chargés de vapeur d'eau à la surface de l'Océan, ce sont eux qui poussent les nuages et donnent de la pluie. Le vent de l'est est ordinairement sec.

Vitesse du vent. — La vitesse du vent est très-variable; un vent faible parcourt de 1 à 5 mètres par seconde, un vent fort de 5 mètres à 15 mètres, un vent violent de 15 mètres à 30 mètres; au-dessus, entre 30 mètres et 50 mètres, c'est un ouragan qui renverse tout ce qu'il rencontre, les arbres et les édifices.

Lorsqu'on voyage en chemin de fer, et que le train parcourt dix lieues à l'heure, la main placée en dehors du wagon perpendiculairement au sens du mouvement, frappe l'air qu'elle déplace avec une vitesse de 11 mètres par seconde; la main éprouve la même sensation que si, étant en repos, elle recevait un vent possédant la même vitesse; lorsque le train fait vingt-cinq lieues à l'heure, la vitesse devient presque 28 mètres par seconde, et c'est un vent violent.

On mesure la vitesse du vent à l'aide d'instruments appelés anémomètres composés d'un axe horizontal qui porte quatre petites ailes ressemblant à celles du moulin à vent; sur l'axe, une vis sans fin met en mouvement les roues dentées d'un compteur des tours. Pour graduer l'instrument, il faut, lorsque l'air est calme, le fixer à une voiture ou au-dessus d'un wagon de chemin de fer, de manière que l'axe soit dirigé dans le sens du mouvement, voir combien les ailes font de tours en un certain temps, et mesurer le chemin parcouru pendant le même temps; on a soin de produire un mouvement uniforme; on déduit facilement de l'expérience le nombre de tours qui correspond à la vitesse de ce mouvement; le nombre de tours sera le même si l'instrument est fixé au sol et s'il est frappé par un vent possédant la même vitesse. Plusieurs expériences analogues permettront de dresser une table de graduation.

Cause des vents. — La différence de température entre des contrées voisines est la cause la plus ordinaire de la production des vents. Considérons deux surfaces voisines représentées par leurs sections (fig. 196) : AB est le sol, BC est la mer; représentons par AD et CF la hauteur égale des colonnes d'air lorsque leur température est la même; si AB s'échauffe seul, la température de l'air, en contact avec le sol, s'élève, l'air chauffé monte, la colonne ABDE se dilate et arrive jusqu'en GH, la partie supérieure HE, qui vers la droite n'est point pressée, se déverse au-dessus de EF; il se produit un vent dans le sens de l'écoulement; mais alors la colonne EFBC devient plus lourde, sa pression au niveau de la mer devient plus grande que la pression en AB qui est diminuée; et si nous considérons une surface BM, elle sera plus pressée à droite qu'à gauche et sera mise en mouvement, il se produira un vent de la partie froide vers la partie chaude à la surface de la terre.

Cette explication ressemble beaucoup à celle que nous avons donnée du tirage des cheminées; on considère dans les deux

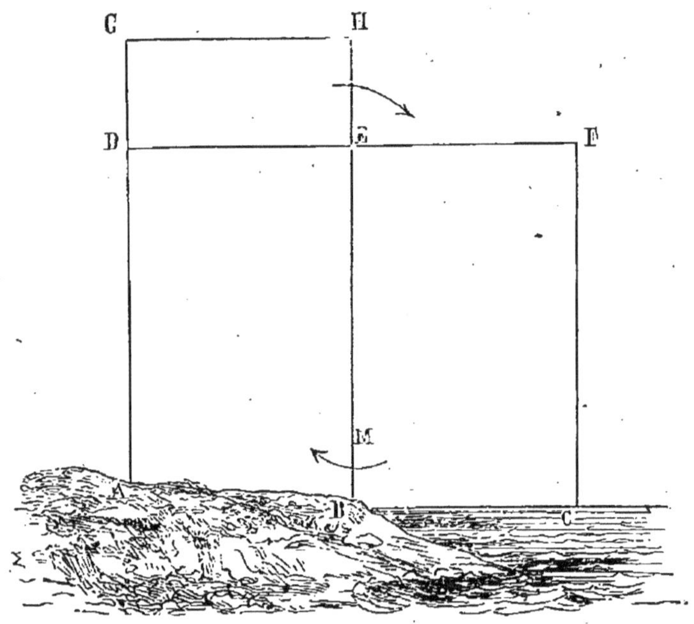

Fig. 196.

Figure théorique servant à l'explication des vents.

cas deux colonnes voisines de densité différente et qui ne peuvent plus se faire équilibre.

Une expérience très-simple imaginée par Franklin montre bien ce qui se produit dans l'atmosphère : faites communiquer en hiver une chambre chaude avec une chambre froide, par la porte légèrement ouverte ; une flamme de bougie à la partie supérieure de la porte s'incline vers la chambre froide, tandis que vers la partie inférieure elle prend une direction opposée ou de l'extérieur vers l'intérieur.

Brise de mer. — *Brise de terre.* — Toutes les fois, donc, que deux régions de la terre seront inégalement chaudes, il existera un courant supérieur de la région qui est plus chaude vers celle qui l'est moins, et un courant inverse de la partie la plus froide vers la plus chaude à la surface du sol.

Ces phénomènes se produisent chaque jour sur les côtes lorsque le ciel est pur et calme; à neuf heures du matin environ, la température de l'eau de la mer est à peu près égale à celle de la terre, mais le soleil échauffant le sol terrestre plus que l'eau de la mer, on observe un vent inférieur de la mer vers la terre, c'est la *brise de mer*, tandis que dans les hautes régions de l'atmosphère il se produit un courant inverse.

Dans la soirée, la terre se refroidit, et pendant la nuit, elle se refroidit plus que l'eau, d'où résulte un vent inverse de la terre vers la mer, ou *brise de terre*.

Vents alizés. — Dans les régions équatoriales, la température est toujours beaucoup plus élevée que dans les régions polaires; il en résulte que l'air doit se mouvoir du nord au sud à la partie inférieure, de l'équateur au pôle à la partie supérieure de l'atmosphère; le vent aurait bien cette direction si la terre était immobile, mais le globe se meut de l'ouest à l'est entraînant avec lui l'atmosphère tout entière; la vitesse de rotation d'un point de l'atmosphère, ou l'espace parcouru en une seconde, s'accroît à mesure qu'on se rapproche de l'équateur; l'air qui vient du nord et qui en même temps tourne avec la terre, possède une vitesse moindre que celle des couches qu'il rencontre, il oppose donc une résistance à leur mouvement et produit le même effet qu'un vent du nord-est. Dans l'hémisphère austral, le vent alizé vient du sud-est; ces deux courants produisent à l'équateur un vent résultant qui vient de l'est.

Fréquence des vents. — Le vent le plus fréquent à Paris est celui du sud-ouest; toutefois, on peut observer toutes les autres directions dans ce mouvement de l'air qui est la cause des variations brusques de la température de l'atmosphère. Pendant l'hiver, après la gelée et la chute de la neige, si le vent vient tout à coup du sud, le dégel commence, la température de l'air s'élevant au-dessus de zéro.

Variations du baromètre. — La hauteur du baromètre, ramenée toujours à 0°, varie chaque jour, et c'est à neuf heures du matin qu'elle est la plus grande, à trois heures de l'après-midi qu'elle est la plus petite; cette oscillation diurne est de 1/2 millimètre environ, à Paris. Il y a d'autres variations du baromètre qui sont bien plus grandes et qui sont dues, comme les oscillations diurnes, aux différences qui se présentent dans la température de l'air, et aussi à celles que l'on constate dans la quantité de vapeur d'eau qu'il contient.

Lorsque nous avons expliqué la production du vent, nous avons considéré deux colonnes atmosphériques, l'une froide, l'autre chaude ; de la partie supérieure de celle-ci l'air se déverse sur la colonne froide qui alors devient plus lourde, tandis que la colonne chaude devient plus légère, ce qui se traduit par une hauteur moins grande du baromètre ; on comprend alors que le minimum de hauteur du mercure soit observé après le maximum de température du jour.

Le vent qui change la température de l'air plus rapidement que ne peut le faire la surface échauffée ou refroidie du sol, fera baisser la colonne mercurielle s'il amène de l'air chaud ; ainsi une dépression de cette colonne coïncide habituellement avec le souffle d'un vent du sud-ouest qui est chaud ; mais une autre cause, l'humidité de ce courant d'air, qui vient de l'océan, accroît la dépression ; on sait que l'air chargé de vapeur d'eau est plus léger que l'air sec dans les mêmes conditions de température et de pression (la densité de la vapeur d'eau est les $\frac{5}{8}$ de celle de l'air) ; ce vent humide apporte souvent la pluie que précède et accompagne l'abaissement de hauteur du baromètre. L'ascension de la colonne barométrique dans un pays indique qu'il est plus froid que les pays voisins où le baromètre est plus bas, on observe alors un vent dirigé du pays le plus froid vers le plus chaud. Voici une application importante pour la pratique : les communications télégraphiques permettent de connaître au même moment la valeur de la pression atmosphérique dans tous les pays européens. Si la pression se maintient plus élevée en Allemagne qu'en France, il est bien certain que le vent soufflera de l'est, si au contraire la pression est plus élevée sur les bords de l'Océan que dans le centre de la France, le vent soufflera de l'ouest.

Par la comparaison entre la marche du baromètre et celle du thermomètre, on voit, en général, que le premier monte quand le second baisse ; il y a antagonisme, et cette loi établie par M. Kaemtz, vérifiée par un grand nombre d'observations, confirme la théorie de la production des vents.

Le baromètre présente quelquefois des oscillations brusques qui annoncent infailliblement une tempête. Lorsque la colonne baisse rapidement, sur certaines côtes garnies de rochers, on tire le canon pour avertir les vaisseaux de gagner le large où ils ne sont pas exposés à être brisés contre les récifs. Ces grands mouvements de l'air, ces ouragans qui détruisent et renversent tout, sont expliqués par de grandes variations dans la température.

Rosée. — On voit le matin sur l'herbe et sur le sol des gouttelettes d'eau qui se sont déposées pendant la nuit et qui ont le grand avantage d'arroser les plantes et d'empêcher qu'elles ne soient desséchées par la chaleur solaire. L'explication de ce phénomène a été donnée par Wells : pendant la nuit, lorsque le ciel est pur et sans nuages, l'air peu agité, tous les corps placés à la surface du sol envoient de la chaleur vers l'espace, en reçoivent moins et se refroidissent. Or, l'air contient toujours de la vapeur d'eau qui possède une certaine tension. Lorsque la température des corps exposés au rayonnement devient telle que la tension de la vapeur d'eau dans l'air qui les touche atteint sa valeur maximum, si la température s'abaisse encore, la vapeur se dépose en partie à l'état liquide et forme la rosée.

La rosée se dépose de préférence sur les corps qui ont un grand pouvoir émissif, c'est-à-dire qui envoient une plus grande quantité de chaleur vers l'espace, et qui se refroidissent davantage ; ainsi, les végétaux se recouvrent d'une plus grande quantité de rosée que les métaux.

Deux thermomètres sont placés l'un dans l'herbe, l'autre dans l'air, à une certaine hauteur au-dessus du sol ; le premier indique une température plus basse, ce qui est bien d'accord avec l'explication précédente.

La gelée blanche est de la rosée qui passe à l'état solide lorsque les corps sont assez refroidis par le rayonnement pour que leur température devienne inférieure à zéro.

Pour empêcher la formation de la rosée, ou ce qui est plus important, de la gelée blanche, il suffit de placer un écran au-dessus des plantes que l'on veut protéger ; on emploie souvent des paillassons ; par ce moyen, on s'oppose au rayonnement. Les nuages agissent de même ; lorsque le ciel est couvert, ces phénomènes deviennent beaucoup moindres. Dans certains pays, on produit des nuages artificiels en brûlant de la paille humide ; on parvient ainsi quelquefois à préserver la vigne de la gelée.

Nuages. — L'air contient toujours de la vapeur d'eau ; lorsque la température d'une couche atmosphérique devient assez basse pour que la tension de la vapeur soit plus grande que la tension maximum, la vapeur se condense en partie, il se forme un nuage qu'on appelle *brouillard* lorsqu'il se produit à la surface du sol.

La vapeur condensée qui constitue les nuages se présente sous une forme spéciale, celle de bulles très-petites, de vésicules dont l'enveloppe est liquide, dont la cavité est remplie d'air saturé d'humidité ; ces vésicules ont, d'après M. Kaemtz, $0^{mm},02$ de diamètre et l'épaisseur des parois est $0^{mm},06$; elles sont très-légères comme des bulles de savon, et le moindre vent les met en mouvement. Il est certain cependant que les bulles sont plus lourdes que l'air ; Gay-Lussac expliquait leur suspension par le mouvement ascensionnel de l'air échauffé par le sol que les rayons du soleil vont frapper.

Les nuages obéissent à l'impulsion des vents et marquent leur direction ; ils changent continuellement de forme, tombent, arrivent dans une couche plus chaude et se réduisent en vapeur ; l'air qui monte se refroidit et sa vapeur se condense de nouveau sous forme vésiculaire. Ainsi on voit que les nuages sont le siége de transformations continuelles. La formation des nuages et des brouillards par des vésicules explique bien qu'ils affaiblissent la lumière du soleil ; supposons une série de vésicules en ligne droite, frappées par un rayon solaire ; en traversant une vésicule, ce rayon rencontre quatre surfaces, deux extérieures, deux intérieures, sur lesquelles il se réfléchit en partie ; il éprouve par suite une diminution d'intensité. Une seconde vésicule affaiblira encore le même rayon et ainsi de suite, de sorte que le nuage nous paraîtra noir, lorsque formé d'une grande épaisseur de vésicules ces réflexions multiples auront beaucoup diminué l'intensité des rayons solaires. On distingue plusieurs formes de nuages :

1° Les cirrus sont des filaments déliés en lignes plus ou moins parallèles.

2° Les cumulus offrent des parties arrondies, des demi-sphères souvent entassées les unes sur les autres ; les petits nuages arrondis qui font dire que le ciel est pommelé ont reçu le nom de cirro-cumulus.

3° Le stratus est un nuage disposé en bandes horizontales que l'on voit souvent au coucher du soleil.

4° Le nimbus est un nuage gris homogène qui s'étend à l'horizon et donne de la pluie.

Ces formes principales de nuages sont représentées fig. 197.

Pluie. — La pluie résulte de la réunion des vésicules qui forment les nuages ; elle est produite souvent par la rencontre de masses d'air saturées de vapeur d'eau ou voisines du point de saturation, dont la température est différente ; mélange qui produit toujours la condensation d'une certaine quantité d'eau.

Un mètre cube d'air saturé de vapeur d'eau à 20° contient $18^{gr},77$ d'eau ; un mètre cube d'air saturé à 10° contient

16.

10^{gr},57; le mélange de ces volumes donne 2 mètres cubes à 15° qui ne peuvent contenir 18,77 + 10,57 = 29^{gr},34 d'eau; car 1 mètre cube d'air saturé à 15° renferme 14^{gr},17 d'eau, 2 mètres cubes renfermeront 28^{gr},34; 29^{gr},34 — 28^{gr},34 ou 1 gramme d'eau sera précipité. La pluie tombe plus ou moins abondamment et il est très-important de rechercher quelle est

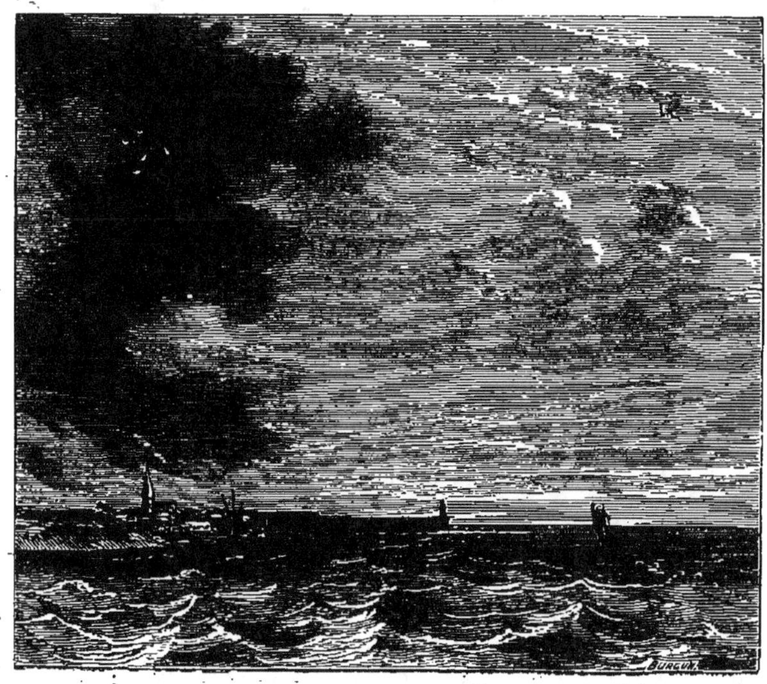

Fig. 197.

Formes principales de nuages.

la quantité qui tombe en une année sur la surface du sol ; c'est par le pluviomètre qu'on obtient cette mesure.

Pluviomètre. — Un entonnoir fixé à demeure au sommet d'un édifice ou au niveau du sol par un support convenable (fig. 198), présente une ouverture circulaire horizontale ; le tube de l'entonnoir est soudé à un réservoir de fer-blanc fermé à sa partie inférieure par un robinet. Après la pluie, on ouvre le robinet, le volume de l'eau est mesuré à l'aide d'une éprouvette graduée en centimètres cubes. On fait la somme des volumes d'eau recueillis dans l'espace d'une année et l'on obtient la hauteur de la colonne d'eau qui a pour base la section de l'entonnoir, en divisant par cette section le volume total; cette hauteur représente la quantité d'eau qui tombe en un an et que le sol retiendrait s'il était imperméable et s'il n'y avait pas d'évaporation.

La quantité de pluie qui tombe en un an varie d'un pays à un autre, mais reste à peu près la même dans chaque pays; ainsi, à Paris il tombe par an 56 centimètres d'eau environ. En été, la quantité d'eau de pluie est souvent plus grande qu'en hiver.

A mesure qu'on s'élève, cette quantité diminue; sur la terrasse de l'Observatoire, à 28 mètres au-dessus du sol, on recueille annuellement 50 centimètres d'eau au lieu de 56 qui tombent sur le sol; c'est que les gouttes de pluie sont froides et augmentent de poids en tombant, par la condensation à leur surface de la vapeur d'eau que l'air renferme.

La pluie reçue sur le sol pénètre par infiltration et s'évapore peu à peu dans l'air; la première partie qui est en général la plus abondante forme dans les couches terrestres une ou plusieurs nappes d'eau qui alimentent les sources, les rivières, les fleuves, et retourne à la mer. C'est ensuite de la mer,

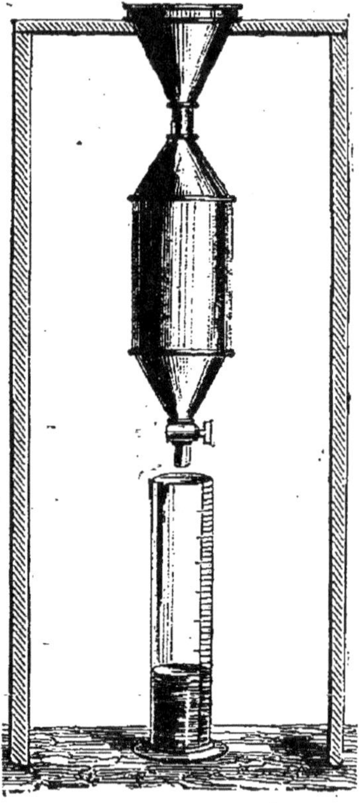

FIG. 198.

Pluviomètre.

dont la surface immense est le siége d'une évaporation incessante, que les vents amènent de l'air humide qui abandonne sur le continent la vapeur d'eau sous forme de pluie. Une hauteur d'eau de 56 centimètres répandue sur toute l'étendue du bassin d'un fleuve représente un volume d'eau énorme que le fleuve conduit à la mer dans l'espace d'une année.

Serein. — C'est une pluie fine que l'on observe en été surtout après le coucher du soleil; l'air qui a été fortement échauffé pendant le jour peut se refroidir assez pour qu'il ne puisse plus contenir toute la vapeur d'eau qu'il renfermait, dont une partie se condense.

Verglas. — C'est une couche mince de glace qui se forme quand une pluie fine tombe sur le sol dont la température est inférieure à 0°.

Neige. — La neige est de l'eau à l'état solide qui vient des régions de l'atmosphère où la température est plus basse que 0°.

La neige présente des formes cristallines, régulières, que l'on observe facilement lorsqu'on la reçoit sur un morceau de

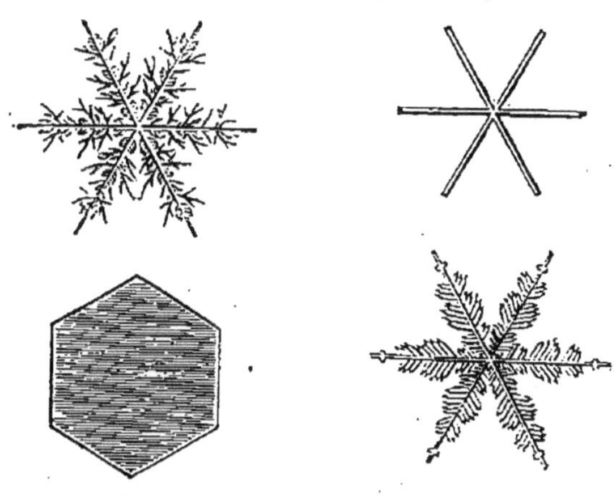

FIG. 199.

Différentes formes de neige.

drap noir; tantôt elle offre des étoiles à six branches faisant entre elles des angles de 60°, tantôt des hexagones réguliers ou d'autres figures plus compliquées dérivant de celles-ci (fig. 199).

Nous avons déjà dit que sur les montagnes élevées, à une certaine hauteur qui dépend de la distance à l'équateur, on trouve les neiges perpétuelles.

La fonte des neiges qui, en hiver, recouvrent les montagnes et les plaines au-dessous de ce niveau, peut, quand elle se fait rapidement, amener souvent des inondations terribles; mais si la fusion est lente, le niveau des rivières et des fleuves s'élève, le courant plus rapide suffit à donner écoulement à l'eau provenant de la fusion.

Grêle. — L'eau solide au lieu de tomber sous forme de neige, c'est-à-dire en parties très-ténues qui éprouvent dans leur chute une grande résistance et ne peuvent prendre beaucoup de vitesse, offre quelquefois la forme de sphères pleines dont le

diamètre peut varier beaucoup. Les grêlons, composés en général
de couches de neige et de glace, peuvent peser depuis quelques
milligrammes jusqu'à 100 grammes et plus ; les plus petits forment le grésil et ne causent pas plus de dégâts que la neige ;
les gros grêlons, au contraire, dans leur chute, frappent le sol
avec tant de violence, qu'ils brisent les tiges des herbes, les
branches des arbres, peuvent tuer les animaux et détruire les
récoltes.

La grêle tombe habituellement pendant le jour et le plus
souvent au milieu des orages.

LIVRE IV.

PHÉNOMÈNES MOLÉCULAIRES ET ACOUSTIQUE.

La capillarité, dans laquelle on étudie l'action de tubes étroits sur les liquides qui les mouillent ou qui ne les mouillent pas, l'endosmose et la diffusion que l'on observe en séparant des liquides ou des gaz différents par des cloisons poreuses, comprennent un grand nombre de phénomènes ; nous rangerons dans notre première section, sous le nom de *phénomènes moléculaires*, ceux qui nous paraissent les plus importants.

L'acoustique ou l'étude du son, de sa cause, de ses qualités, du mode et de la vitesse de sa propagation fournira des principes qui nous serviront à expliquer les principaux phénomènes de la voix et de l'ouïe ; puis nous terminerons par un chapitre consacré à l'auscultation, cette partie qui formera la deuxième section du livre.

SECTION PREMIÈRE.

PHÉNOMÈNES MOLÉCULAIRES.

—

CHAPITRE PREMIER.

CAPILLARITÉ.

Attraction des molécules à de petites distances. — Prenons deux balles de plomb et avec un couteau enlevons à chacune un segment de sphère, nous obtenons deux surfaces planes brillantes ; appliquons-les l'une contre l'autre par une légère pression, une adhérence a lieu, et pour séparer les balles il faut exercer un effort plus grand que 1 kilogramme (fig. 200); ainsi les molécules du métal d'abord séparées sont maintenues en contact par une forte attraction.

On répète souvent la même expérience avec deux disques de glace bien polis enchâssés dans des montures métalliques munies de crochets ; on fait glisser l'une contre l'autre les sur-

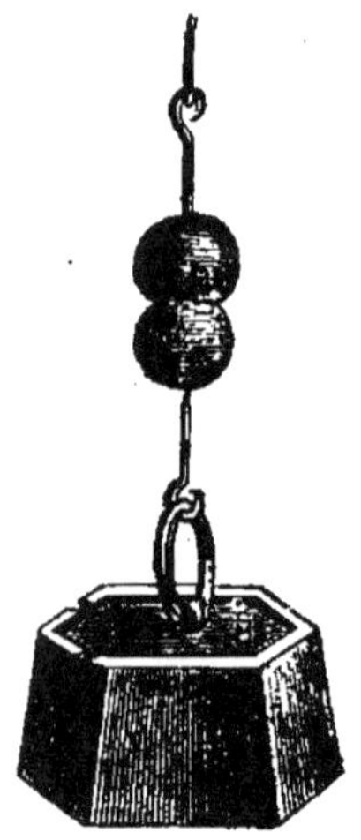

FIG. 200.

Adhérence entre les surfaces de plomb.

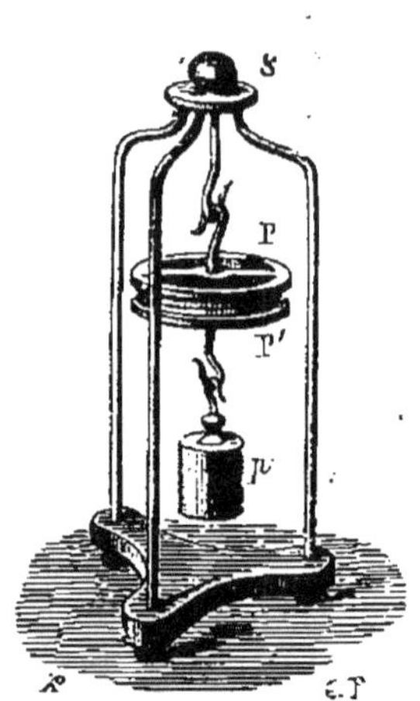

FIG. 201.

Adhérence entre deux disques de glace P P'.

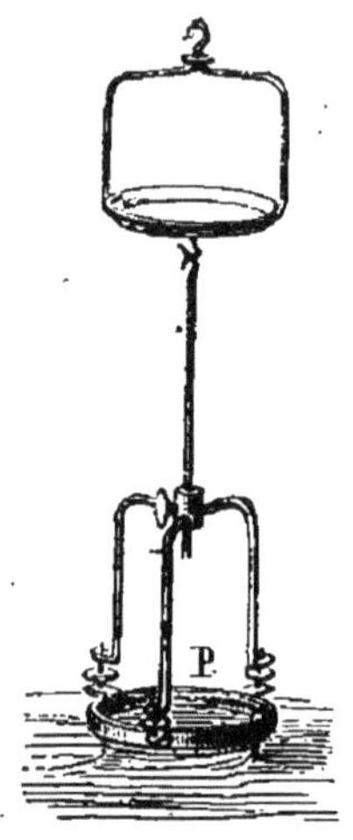

FIG. 202.

Attraction entre deux couches de liquide.

faces planes, elles adhèrent et peuvent supporter un poids sans se séparer (fig. 201). La même expérience réussit sous une cloche, dans le vide ; ce n'est donc pas la pression atmosphérique qui maintient les disques rapprochés.

Un disque plan de verre est suspendu à l'aide d'une monture convenable et d'une tige terminée par un crochet à l'un des plateaux d'une balance hydrostatique (fig. 202); on lui fait équilibre avec des poids, puis approchant au-dessous un vase large plein d'eau, on abaisse le disque de verre jusqu'à ce qu'il s'applique sur la surface du liquide ; un certain poids peut être placé sur le plateau opposé de la balance sans que le disque soit soulevé, et il faut un poids de 35^{gr},5 si le disque a un décimètre carré de surface pour que le verre se sépare du liquide. Remarquons que par cette expérience, ce n'est pas l'attraction du verre pour le liquide que nous mesurons, puisque le disque reste mouillé ; la séparation a lieu au milieu du liquide, nous évaluons donc l'attraction de deux couches de liquide l'une pour l'autre ; l'attraction qui existe entre le verre et l'eau est plus grande.

Ascension capillaire. — Lorsqu'on plonge un tube de verre étroit dans un vase plein d'eau, on voit le liquide monter dans le tube et s'y maintenir à une certaine hauteur ; la surface du liquide dans le tube capillaire est courbe à concavité tournée en haut, on dit qu'elle forme un ménisque concave.

Loi. — *Les hauteurs des liquides soulevés dans des tubes capillaires sont en raison inverse des diamètres des tubes.*

Cette loi a été vérifiée expérimentalement par Gay-Lussac ; dans un vase large plein d'eau sont plongés plusieurs tubes bien nettoyés dont les diamètres sont déterminés par la pesée du mercure qui remplit une certaine longueur ; les tubes ayant été immergés dans l'eau distillée, on les soulève et on les soutient verticalement ; le liquide reste maintenu dans chacun d'eux (fig. 203) ; on mesure à l'aide du cathétomètre, instrument composé d'une lunette horizontale se mouvant sur une règle verticale, la hauteur du liquide dans chaque tube au-dessus du niveau de l'eau dans le vase. On trouve que deux hauteurs sont exactement dans le rapport inverse des diamètres des tubes.

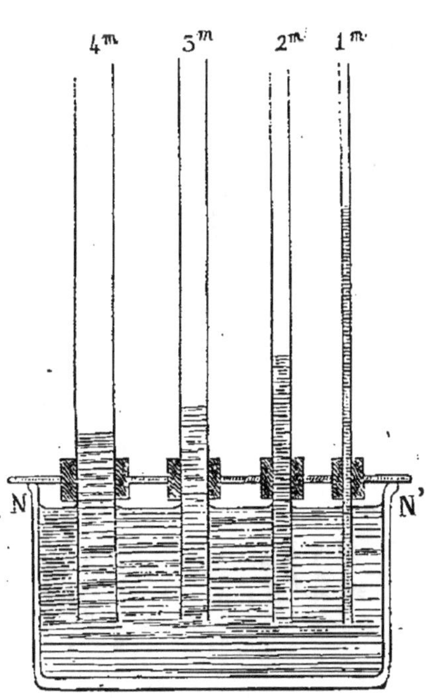

Fig. 203.

Hauteur de l'eau soulevée dans des tubes dont les diamètres sont 1ᵐᵐ, 2ᵐᵐ, 3ᵐᵐ, 4ᵐᵐ (grandeur naturelle).

Dans un tube de verre de 1 millimètre de diamètre, l'eau pure s'élève à 30^{mm},7 ; dans un tube dont le diamètre est cent fois plus petit ou 0^{mm},01, elle s'élèvera cent fois plus haut ou à 3^{m},07.

C'est sur l'action attractive exercée par les parois d'un tube de verre étroit sur les molécules liquides qui les mouillent et sur l'attraction des molécules de liquide entre elles qu'est basée la théorie mathématique qui explique complétement tous les phénomènes capillaires.

Loi. — *L'attraction capillaire ne peut produire d'écoulement.* — Lorsque les vaisseaux des plantes, qui sont des tubes très-étroits, sont plongés dans l'eau par leur partie inférieure, on peut expliquer par la capillarité l'ascension du liquide dans leur intérieur, mais on ne peut expliquer, par cette cause, un écoulement de liquide par l'extrémité supérieure des vaisseaux ; une expérience simple va le montrer :

Une éprouvette à pied cylindrique est munie d'une tubulure à sa partie inférieure dans laquelle on fixe par un bouchon un tube étroit AB recourbé, qui s'élève verticalement à une hauteur moindre que l'éprouvette (fig. 204). On verse de l'eau dans celle-ci jusqu'à ce que le ménisque dans le tube étroit se trouve un peu au-dessous de l'extrémité B, puis ajoutant peu à peu du liquide dans l'éprouvette, on voit monter le ménisque concave, il atteint l'extrémité supérieure du tube, la concavité du ménisque diminue ; bientôt cette surface devient plane en B', et se trouve alors exactement au même niveau horizontal que l'eau de l'éprouvette.

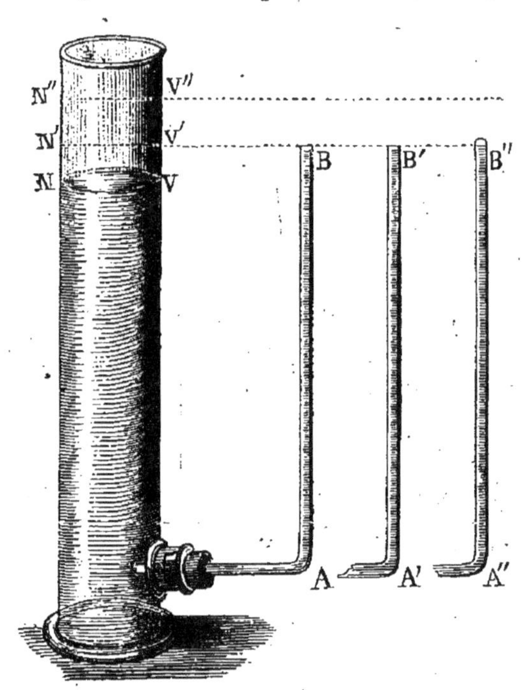

Fig. 204.

B, B', B″, formes des ménisques. NV, N'V', N″V″, hauteurs de liquide correspondantes.

Continuons à verser du liquide, nous voyons la surface se courber, devenir convexe en B″ et rester inférieure au niveau du liquide de l'éprouvette, le liquide devient de plus en plus convexe et puis l'écoulement a lieu. Ainsi, plongeons un tube étroit dans un liquide, jamais la capillarité ne fera jaillir le liquide à l'extrémité supérieure, mais ce qui pourra arriver si le tube est de dimensions convenables, c'est que le ménisque concave soit porté jusqu'à l'extrémité supérieure du tube et qu'une évaporation lente ait lieu sur cette surface étroite.

Dépression capillaire. — Les liquides qui ne mouillent pas le verre ou les tubes que l'on emploie se comportent d'une manière spéciale. Dans deux tubes communiquants dont l'un est étroit, versons du mercure, ce liquide se trouve à un niveau plus bas dans celui-ci et offre un ménisque convexe (fig. 205). On a reconnu que cette dépression qui est négligeable pour des tubes ayant 2 centimètres de diamètre ne l'est plus pour les tubes barométriques, et que sa valeur dépend du diamètre du tube et de la flèche du ménisque ou distance du sommet de cette surface courbe au plan horizontal passant par son intersection avec le tube.

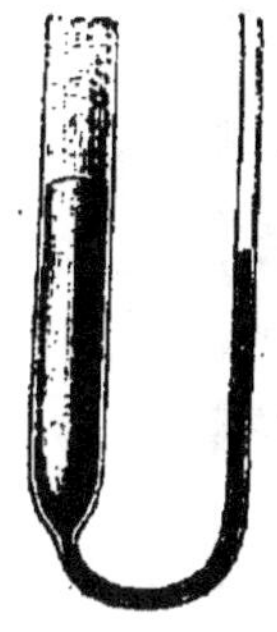

Fig. 205.

Dépression capillaire observée avec le mercure.

On a dressé une table qui indique la correction à faire, c'est-à-dire le nombre de millimètres qu'il faut ajouter à la hauteur d'une colonne barométrique, quand on connaît le diamètre du tube et la flèche du ménisque mesurée au cathétomètre, pour obtenir la véritable pression barométrique : voici un extrait abrégé de cette table :

Table des dépressions capillaires dans les tubes barométriques.

Hauteur de la flèche DU MÉNISQUE en millimètres.	DIAMÈTRE DU TUBE EN MILLIMÈTRES.					
	4ᵐᵐ	6	· 8	10	12	- 14
mm	mm	mm	mm	mm	mm	mm
0,2	0,60	0,24	0,12	0,07	0,04	0,02
0,4	1,16	0,48	0,24	0,13	0,07	0,04
0,6	1,65	0,70	0,35	0,19	0,11	0,07
0,8	2,05	0,90	0,46	0,25	0,14	0,09
1,0	2,35	1,07	0,55	0,31	0,18	0,11
1,2	»	1,21	0,64	0,35	0,21	0,12
1,4	»	1,32	9,71	0,40	0,23	0,14
1,6	»	»	0,77	0,44	0,25	0,15

Prenons un exemple : supposons que le tube d'un baromètre ait un diamètre égal à 6 millimètres, et que la flèche du ménisque (que l'on peut mesurer facilement par le déplacement du curseur, en faisant affleurer successivement son bord inférieur avec le sommet du ménisque, et avec la circonférence d'intersection du ménisque et de la paroi du tube) soit 1 millimètre (fig. 206), nous voyons dans la table qu'il faut ajouter à la hauteur de la colonne mercurielle ramenée à zéro, $1^{mm},07$ pour avoir la véritable pression de l'atmosphère.

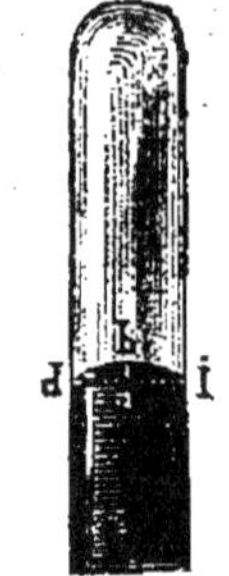

FIG. 206.
Ménisque d'un baromètre; *di*, diamètre du tube, *ab* flèche du ménisque.

CHAPITRE II.

IMBIBITION.

Certains corps placés dans l'eau se laissent pénétrer par le liquide : plongeons la partie inférieure d'un morceau de sucre dans l'eau, nous voyons le liquide s'élever jusqu'à la partie supérieure ; de même, une éponge immergée se remplit d'eau ; un vase poreux d'argile laisse suinter à travers ses parois le liquide qu'il contient ; ces phénomènes sont dus à la capillarité. La substance des corps dont nous parlons est formée de canaux plus ou moins réguliers, plus ou moins étroits, très-évidents dans l'éponge ; dans tous les cas l'air qui remplit les cavités est déplacé par le liquide qui prend sa place ; il se fait une imbibition.

D'autres substances placées dans l'eau jouissent de la propriété d'absorber beaucoup de liquide et de se gonfler ; ce n'est pas une simple imbibition, un simple effet de capillarité, mais il y a une action chimique, une affinité spéciale du corps pour l'eau qui pénètre entre les molécules et qui les maintient plus écartées. Par exemple, la gélatine, les matières albuminoïdes, les éléments des tissus animaux, lorsqu'ils sont secs, se gonflent dans l'eau en absorbant beaucoup de liquide.

D'après M. Liebig, 100 grammes de vessie sèche de bœuf absorbent 310 grammes d'eau distillée ; une solution de sel marin est absorbée en d'autant moins grande quantité qu'elle contient plus de sel; ainsi, 100 grammes de la même substance ont absorbé 288 grammes d'une solution contenant 9 pour 100 de sel et 219 grammes seulement d'une solution renfermant 18 pour 100 de sel.

CHAPITRE III.

FILTRATION.

Il arrive très-souvent qu'on a besoin de séparer un liquide des parties solides qu'il contient; on le verse alors sur un tissu poreux ou mieux sur du papier non collé qui peut être considéré comme formé d'une foule de petits tubes capillaires très-courts, très-étroits, enchevêtrés, qui ne laissent point passer des solides qui ne sont pas en poudre très-ténue, et se laissent, au contraire, traverser facilement par le liquide; cette opération s'appelle filtration (fig. 207). Lorsqu'on doit filtrer un précipité en suspension dans un liquide et qu'on l'a versé sur un filtre maintenu dans un entonnoir, le papier s'imbibe aussitôt; par la pression que le contenu du filtre exerce, chaque filet liquide est poussé sur la surface extérieure où il se réunit avec les filets voisins et forme des gouttes de liquide; lorsque le précipité est abondant, l'entrée des tubes capillaires du papier peut être obstruée en partie et la filtration devient lente.

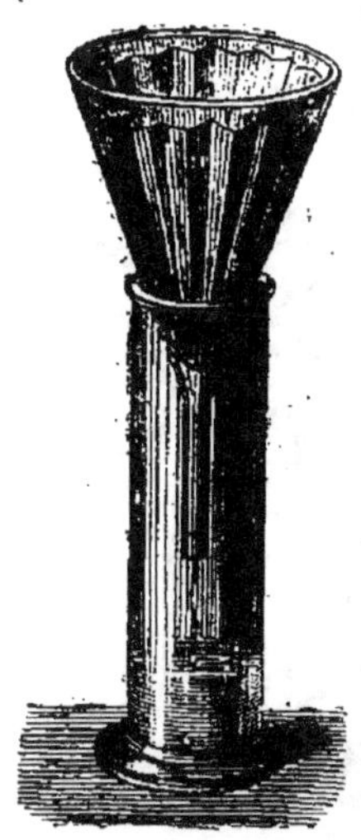

Fig. 207.

Filtration ordinaire.

Filtration des substances cristalloïdes et des substances colloïdes. — La nature des substances dissoutes dans l'eau influe beaucoup sur la durée de la filtration ; les solutions salines ou les solutions de substances qui peuvent cristalliser, telles que l'urée, la créatine, etc., que M. Graham appelle substances *cristalloïdes*, filtrent beaucoup plus vite, toutes choses égales d'ailleurs, que les solutions des matières qui ne sont pas cristallisables et qui offrent de la viscosité, comme les solutions de gomme, de gélatine, d'albumine; ces substances ont été appelées par M. Graham substances *colloïdes*. M. W. Schmidt a étudié la filtration de ces diverses substances à travers une membrane animale, le péricarde du bœuf, et en comparant les quantités de matière contenues dans le liquide employé et dans le liquide filtré, il a obtenu les résultats suivants :

La partie filtrée contient moins d'une substance colloïde que le liquide versé sur le filtre ; ainsi, le nombre que l'on obtient en divisant le poids de cette substance contenu dans un volume de liquide filtré par le poids que renferme un égal volume du liquide primitif, est une fraction.

Cette fraction diminue lorsqu'on filtre un liquide contenant moins de substance colloïde et lorsqu'on élève la température ; au contraire, elle augmente lorsqu'on exerce sur le liquide une pression plus grande.

Si l'on soumet à la filtration un mélange de substance colloïde et de substance cristalloïde, la partie filtrée contient encore moins de substance colloïde que si cette substance existait seule, mais elle est plus riche en substance cristalloïde. Enfin lorsqu'on filtre une solution de substance cristalloïde, la concentration de la partie filtrée est la même que celle de la solution.

Procédé de filtration rapide. — Il arrive souvent que la filtration d'un liquide contenant un précipité dure plusieurs heures ; on abrége beaucoup la durée de cette opération en augmentant la pression exercée sur le liquide, ce qui peut se faire de la manière suivante : autour du col d'un flacon on attache quatre longues cordes aux extrémités de deux diamètres perpendiculaires ; on place dans le flacon un entonnoir,

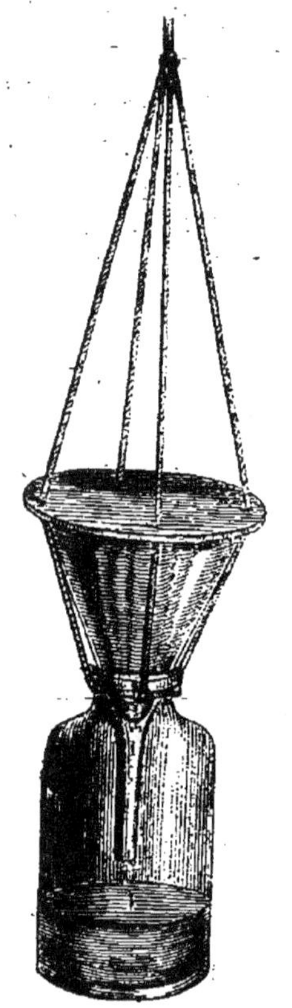

FIG. 208.

Appareil de filtration rapide.

puis sur un carré de toile on étend un morceau de papier à filtre de même dimension, on plie ensemble le papier et la toile pour faire le filtre ; on verse le liquide sur le filtre placé dans l'entonnoir, celui-ci est recouvert d'une planche circulaire qui forme couvercle et offre quatre trous par lesquels on fait passer les cordes (fig. 208); leurs extrémités étant réunies, on fait tourner rapidement l'appareil comme une fronde, en ayant soin de ne point donner de choc; dans ces conditions, la filtration a lieu rapidement, le papier à filtre maintenu par la résistance de la toile sur laquelle il se moule ne se rompt pas.

___

CHAPITRE IV.

ENDOSMOSE ET DIALYSE.

Endosmose. — L'endosmose fut découverte par Dutrochet en 1826 ; lorsque deux liquides différents A et B sont séparés l'un de l'autre par une membrane poreuse, il s'établit un double courant ; une partie du liquide A traverse la membrane et se mélange au liquide B, une partie du liquide B fait de même et

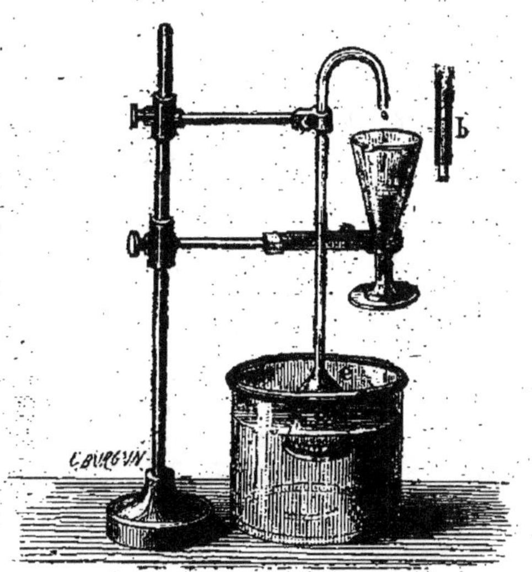

FIG. 209.

Expérience d'endosmose. — *e*, entonnoir ; — *g*, solution de gomme ; — *b*, bouchon de verre ; — V, vase plein d'eau distillée.

se mélange au liquide A ; en général, ces deux courants sont inégaux, l'un des liquides passe en plus grande quantité que l'autre.

Expérience d'endosmose. — Prenons un entonnoir de verre *e* (fig. 209), auquel on a soudé un tube de verre étroit terminé par une partie courbe ; fermons provisoirement l'extrémité du tube à l'aide d'un tube de caoutchouc contenant un bouchon de verre, et remplissons l'entonnoir et le tube d'une solution de gomme arabique dans l'eau ; puis, appliquons sur l'ouverture de l'entonnoir un morceau de vessie ou de baudruche et fixons fortement la membrane animale par un ruban de caoutchouc, retournons l'appareil et maintenons le plongé dans un vase plein d'eau ; le bouchon étant enlevé, on voit peu à peu le niveau du liquide s'élever dans le tube ; au bout d'un certain temps, il atteint l'extrémité supérieure et le liquide s'écoule dans un vase que l'on place au-dessous de la partie courbe. L'analyse montre qu'une certaine quantité de la solution gommeuse a traversé la membrane et s'est répandue dans le liquide extérieur, mais la quantité d'eau qui a pénétré dans l'endosmomètre est beaucoup plus grande.

L'expérience réussit de même si l'on remplace la gomme par une solution d'albumine.

Il n'y a pas de relation entre le sens du courant prédominant et le poids spécifique des liquides ; si l'on remplace les solutions de gomme et d'albumine qui sont plus denses que l'eau par de l'alcool qui est moins dense que ce liquide, on reconnaît qu'il entre plus d'eau qu'il ne sort d'alcool, c'est-à-dire que le courant qui a lieu de l'eau vers l'alcool ou courant d'endosmose est plus abondant que le courant inverse de l'alcool vers l'eau ou courant d'exosmose. Mais on reconnaît qu'il y a une relation entre ces phénomènes et les phénomènes capillaires ; pour qu'un liquide placé à l'extérieur monte dans l'endosmomètre, il faut que dans un même tube capillaire, ce liquide s'élève à une hauteur plus grande que le liquide intérieur. L'eau est-elle placée au-dessus de la membrane, et la solution de gomme ou d'alcool dans le vase extérieur, le niveau du liquide baisse dans le tube.

Ascension de la séve dans les plantes. — C'est par l'endosmose que Dutrochet a expliqué le mouvement de la séve qui devient si abondant au printemps, quand les bourgeons se développent ; si à cette époque de l'année on coupe en travers un cep de vigne, on voit s'écouler un liquide aqueux qui est la séve ; l'eau qui baigne les racines de la plante, pénètre dans les cellules en grande quantité, tandis que le contenu des cellules passe à travers les parois en très-petite quantité ; ces phénomènes se produisent dans une foule de cellules et dans les vaisseaux qui sont aussi limités par des membranes et déterminent l'ascension du liquide dans ceux-ci.

Endosmose à travers des substances inorganiques. — Des recherches sur l'endosmose à travers des substances sans structure, telles que une paroi d'argile ou une couche solide de collodion, ont été faites dans ces dernières années. M. Fick a étudié les échanges qui se font entre des solutions de sel marin et l'eau pure à travers des parois d'argile. L'intensité du courant du sel vers l'eau s'est montrée exactement proportionnelle à la concentration de la solution saline employée ; ainsi, toutes choses égales d'ailleurs, si l'on emploie une solution saline 2, 3 fois plus concentrée, la paroi laisse passer 2, 3 fois plus de sel.

Pour le courant inverse de l'eau vers le sel, qui est le plus intense, il n'est pas proportionnel à la concentration ; mais pour des solutions très-étendues de sel, il est plus intense que pour des solutions un peu plus concentrées ; il est minimum quand la solution saline contient 3 pour 100 de sel, et si l'on augmente la quantité de sel, ce courant d'eau augmente et devient à peu près proportionnel à la concentration de la solution saline, lorsqu'elle est concentrée.

Dialyse. — M. Graham a reconnu que les substances appelées par lui colloïdes, telles que la gomme arabique, l'albumine, sont à peine capables de traverser certaines membranes que les substances cristalloïdes et l'eau traversent facilement. Pour le démontrer, on prend un petit tambour à parois solides dont le fond est une membrane de parchemin végétal, papier sans colle que l'on a trempé dans l'acide sulfurique et séché et qui ne se putréfie pas. Cet appareil flotte sur l'eau distillée (fig. 210); versons sur la membrane un mélange de deux dissolutions, l'une contenant un corps cristalloïde, l'urée, et l'autre un corps colloïde, l'albumine, le premier corps passe à travers la membrane dans l'eau, et l'autre reste ; l'appareil a reçu le nom de *dialyseur*, et l'opération celui de *dialyse*. Pour arriver à une séparation aussi complète que possible, il faut renouveler l'eau distillée de temps en temps et faire évaporer ensuite l'eau qui a reçu peu à peu la plus grande partie de la substance cristalline. Certaines conditions favorisent la dialyse ; il faut donner à la surface de la membrane une grande dimension, placer le liquide

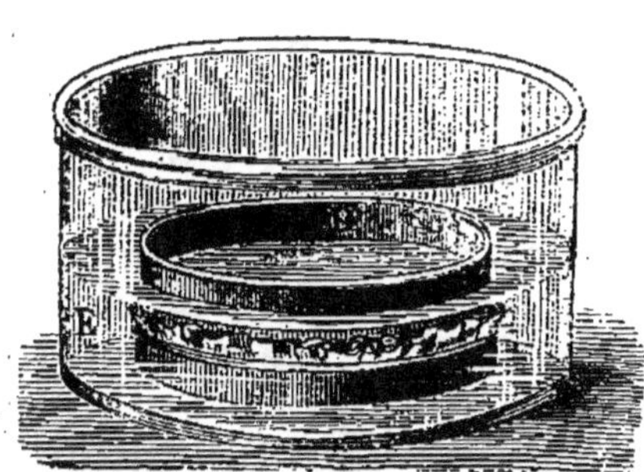

FIG. 210.

D, dialyseur. — E, eau distillée.

dont le poids spécifique est le plus grand au-dessus de la membrane, et suspendre le tambour de manière qu'il ne soit pas plus pressé par dessous qu'au-dessus. On a reconnu aussi que l'élévation de la température et l'agitation fréquente du dialyseur accélèrent l'opération.

CHAPITRE V.

DIFFUSION DES GAZ.

Expérience de Berthollet.—Berthollet prit deux ballons A et B, de volume égal, munis chacun d'un robinet (fig. 211); il remplit le ballon B d'hydrogène et le ballon A d'acide carbonique; les robinets furent fermés, les ballons furent descendus dans les caves de l'Observatoire où la température est constante; le ballon B contenant l'hydrogène fut vissé au-dessus de l'autre; au bout de quelques jours, quand les gaz eurent bien pris la même température on ouvrit les robinets; plusieurs jours après, on ferma de nouveau les robinets, et l'analyse des gaz montra que dans chaque ballon, des volumes égaux d'hydrogène et d'acide carbonique étaient mélangés; si l'on introduisait, par exemple, dans un tube gradué 100 centimètres cubes du gaz, un morceau de potasse humide absorbait 50 centimètres cubes d'acide carbonique et il restait 50 centimètres cubes d'hydrogène.

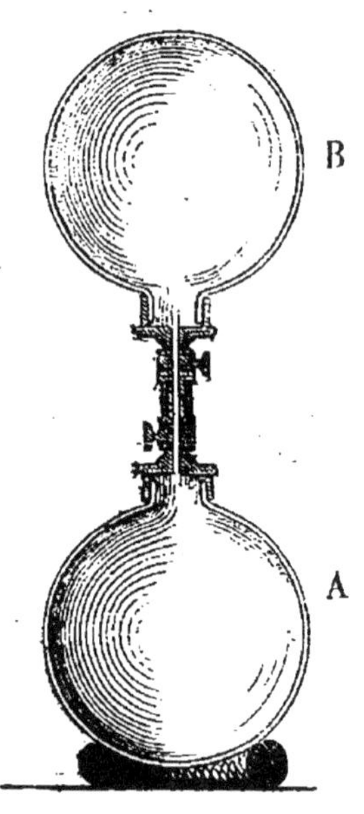

Fig. 211.

Expérience de Berthollet.

Cette expérience montre que malgré la différence des poids spécifiques, quoiqu'on ait évité tout changement dans la température capable de mettre les gaz en mouvement, les deux gaz se mélangent à la longue comme si on les agitait; on dit qu'il y a diffusion de l'hydrogène dans l'acide carbonique et diffusion de l'acide carbonique dans l'hydrogène.

Recherches de M. Graham. — M. Graham qui a fait de nombreuses recherches sur la diffusion des gaz à travers les substances poreuses, a employé le graphite comprimé; on taille une

17.

lame de ce corps d'un millimètre d'épaisseur environ que l'on mastique à l'extrémité d'un tube de verre (fig. 212). On remplit ce tube d'un gaz sur la cuve à mercure et l'on fixe autour de la partie supérieure et de la cloison une cloche à robinet dans laquelle on peut faire le vide ou dans laquelle on peut faire pénétrer un gaz. La pression dans le tube peut être maintenue constante par l'immersion dans le mercure.

M. Graham a déterminé d'abord avec quelle vitesse des volumes égaux de différents gaz traversent la paroi poreuse pour passer dans le vide que l'on fait autour du tube ; l'expérience a fait reconnaître une loi très-simple : *Les temps employés par des volumes égaux de différents gaz pour traverser la paroi sont entre eux comme les racines carrées des poids spécifiques de ces gaz* ; ainsi, le poids spécifique de l'air étant 1, celui de l'hydrogène est 0,0692. Le rapport des racines carrées est

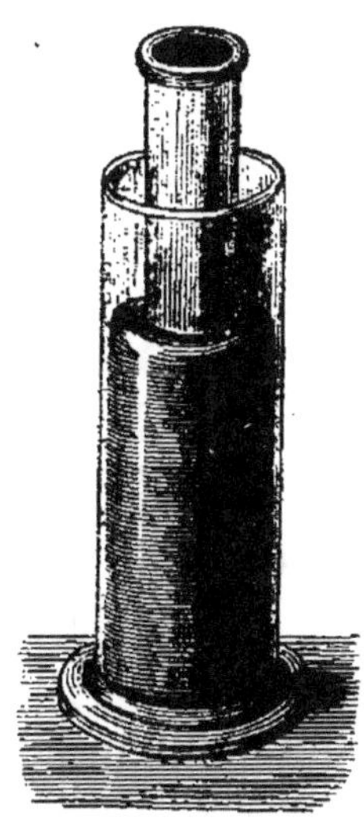

Appareil de M. Graham pour la diffusion des gaz à travers le graphite.

$$\frac{\sqrt{1}}{\sqrt{0,0692}} = \frac{1}{0,263}$$; l'expérience a montré que si un certain volume d'air met 10 secondes pour passer dans le vide à travers la paroi de graphite, le même volume d'hydrogène, toutes choses égales d'ailleurs, met $2^s,63$. Il en résulte que l'hydrogène traverse près de quatre fois plus vite que l'air, puis que le rapport des temps est $\frac{1}{0,263}$ ou 3,8. Examinons le cas plus complexe où un gaz se diffuse dans un espace occupé par un autre gaz ; chacun des gaz se comporte comme s'il passait dans le vide ; ainsi, remplissons le tube d'hydrogène et plaçons-le dans un volume d'air indéfini, le volume d'hydrogène qui sort par la paroi poreuse est près de quatre fois égal à celui de l'air qui entre ; par suite, la pression doit diminuer dans l'intérieur du tube, s'il est maintenu fixe ; si, au contraire, on enfonce peu à peu le tube, il contiendra à la fin de l'air seulement, dont le volume sera le quart de celui qu'occupait primitivement l'hydrogène.

Expérience de M. Jamin. — Une expérience très-simple que l'on doit à M. Jamin sert à démontrer dans les cours ce phénomène de diffusion des gaz. On prend un vase poreux de porcelaine

(fig. 213) (semblable aux vases qui sont employés dans les piles),
que l'on recouvre avec un pinceau d'une couche de collodion
sur toute sa surface extérieure; un bouchon percé de deux
trous, l'un par lequel entre un long tube droit, l'autre par le-

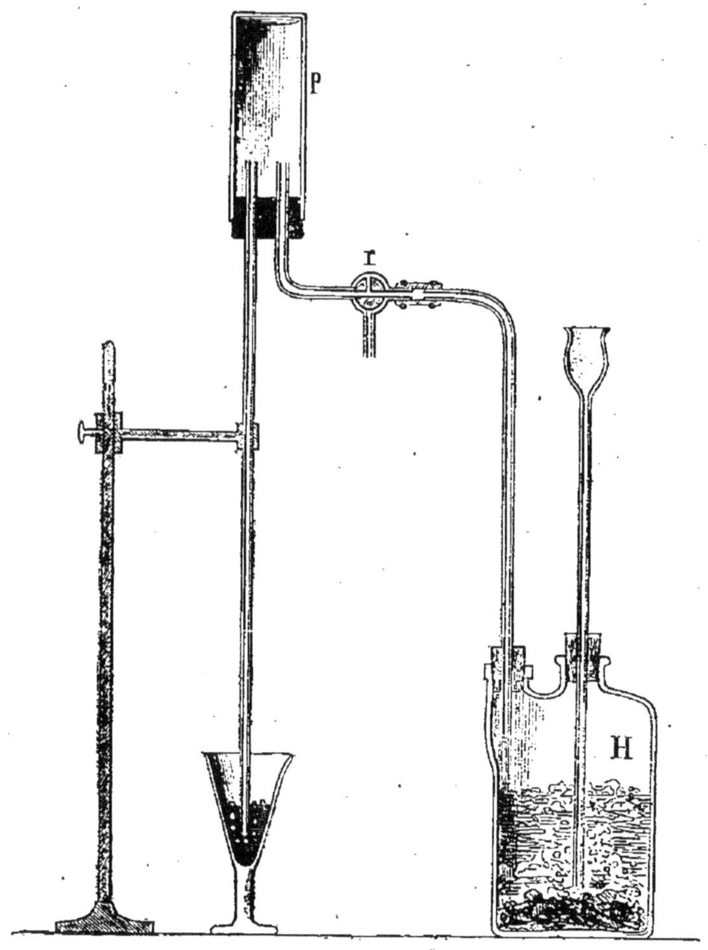

Fig. 213.

Expérience de M. Jamin pour démontrer la diffusion de l'hydrogène dans l'air.
p, vase poreux de porcelaine. — H, appareil à hydrogène. — r, robinet de verre
à trois voies.

quel pénètre un tube courbé, sert à fermer l'ouverture du vase;
on met en communication le tube courbé avec un appareil qui
produit un dégagement rapide d'hydrogène à l'aide d'un tube
de caoutchouc muni d'un robinet de verre à trois voies, r; l'ex-

trémité du long tube plonge dans un vase plein d'eau colorée, le courant d'hydrogène établi chasse l'air contenu dans l'appareil et bientôt du gaz pur s'échappe à travers le liquide par le tube. A un moment donné, on tourne le robinet r de manière à intercepter le passage du gaz que l'on fait dégager dans l'air et à fermer le tube fixé au vase poreux ; aussitôt on voit le liquide coloré monter dans le long tube jusqu'à une hauteur de plusieurs décimètres ; il y a donc dans le vase poreux une diminution de pression qui montre que l'hydrogène traverse plus vite les pores que l'air qui entre ; peu à peu, l'eau retombe et indique la rentrée de l'air à travers les pores.

SECTION II.

ACOUSTIQUE.

—

CHAPITRE PREMIER.

DU SON EN GÉNÉRAL.

Tout corps qui fait éprouver à l'oreille cette sensation spéciale que l'on appelle *son* est le siége de mouvements qui se succèdent avec une grande régularité et qui sont communiqués à l'air.

Vibrations. — Ces mouvements sont tout à fait analogues à ceux d'un pendule, mais ils sont en général beaucoup plus rapides et reçoivent le nom de vibrations ; rendons-les manifestes par quelques expériences.

Une corde tendue à ses extrémités est-elle écartée de sa position d'équilibre et abandonnée, nous entendons un son, mais

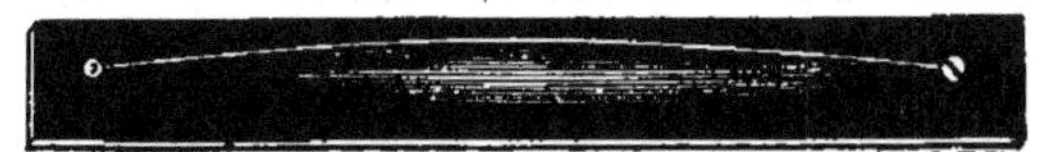

FIG. 214.

Apparence d'une corde tendue qui vibre.

la corde nous paraît renflée vers le milieu (fig. 214) ; c'est que la persistance des impressions lumineuses sur la rétine nous fait voir la corde à la fois dans toutes les positions qu'elle occupe successivement dans son mouvement rapide.

Prenons une cloche de verre et fixons sur la paroi interne, avec de la cire, un fil qui soutient une petite balle de sureau ; avec un archet frottons le bord de la cloche (fig. 215), nous voyons la petite balle chassée chaque fois qu'elle rencontre le verre, qui produit un son.

Faisons mieux ; inscrivons les mouvements vibratoires. Un diapason est une lame d'acier recourbée, formée de deux branches presque parallèles qui produisent un son lorsqu'on les

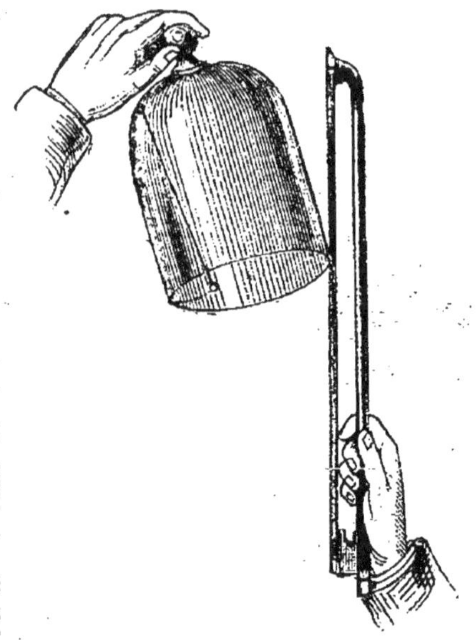

FIG. 215.

Vibrations d'une cloche de verre manifestées
par un pendule léger.

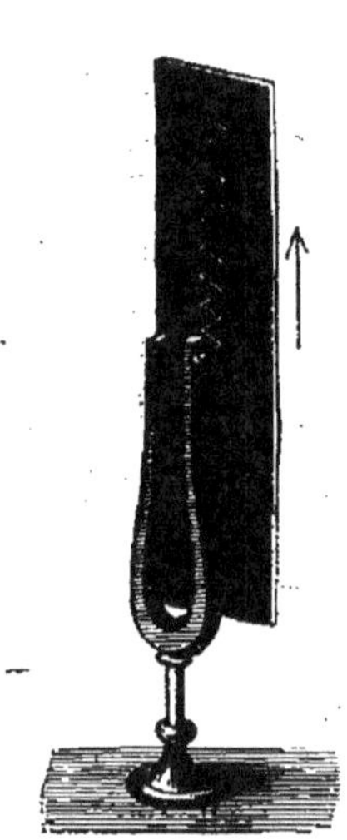

FIG. 216.

Inscription des vibrations d'un
diapason sur une plaque couverte de noir de fumée.

écarte ; fixons à l'une des branches une pointe métallique dirigée perpendiculairement au plan dans lequel se font les vibrations ; frottons le diapason avec un archet, et faisons passer rapidement et de bas en haut devant la pointe une plaque de verre couverte de noir de fumée (fig. 216), nous obtenons une ligne sinueuse très-régulière qui représente les mouvements du corps sonore.

Chaque dent est formée par deux lignes qui dessinent le mouvement de gauche à droite et le mouvement de droite à gauche de la partie vibrante, c'est-à-dire une *vibration double*, tout à fait comparable à l'oscillation double d'un pendule ; une *vibration simple*, c'est le mouvement isolé représenté par une seule ligne. Dans tout ce qui suit, nous considérerons le plus souvent des vibrations simples.

On montre aussi, d'une manière très-nette, qu'une plaque qui rend un son est le siége de mouvements vibratoires. Sur une plaque métallique carrée, soutenue horizontalement, on étend une couche mince de sable ; puis, appuyant le doigt sur un des points du bord, on frotte avec l'archet à côté de ce point ; un son est produit le sable se dispose en lignes très régulières que l'on appelle *ligne. nodales* (fig. 217); elles indiquent qu tous les autres points de la plaque étaient en mouvement et lançaien le sable qui n'a pu se mainteni que sur les points laissés en repos une des lignes nodales passe par l

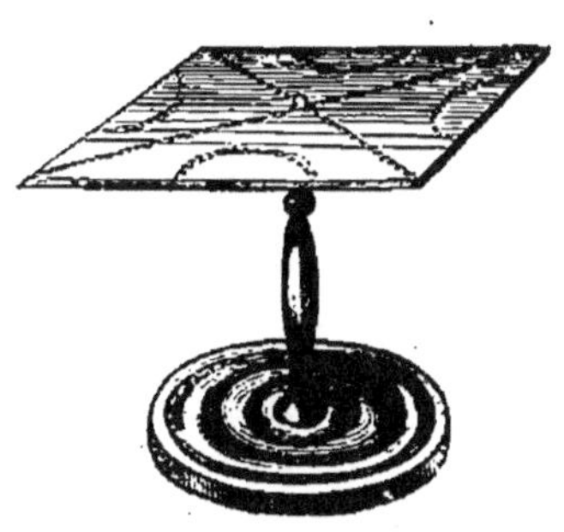

FIG. 217.

Plaque vibrante. Lignes nodales dessinées par le sable.

point que l'on a fixé sur le contour de la plaque. Il est éviden que deux portions de la plaque situées de part et d'autre d'un ligne nodale se meuvent en sens contraire, comme cela s présente dans la balance : la ligne de suspension est fixe, l'u des bras de levier monte tandis que l'autre descend.

Le son ne se propage pas dans le vide. — Un ballon d verre muni d'un robinet comme celui qu sert pour démontrer que l'air est pesan contient une clochette suspendue à la gar niture métallique par un faisceau de fils de soie (fig. 218); on fait le vide dans l ballon aussi parfaitement que possible ; o l'agite ensuite, mais on n'entend pas le so de la clochette. Aussitôt qu'on fait rentrei l'air, le son arrive à l'oreille. Ainsi, le soi ne se propage pas dans le vide.

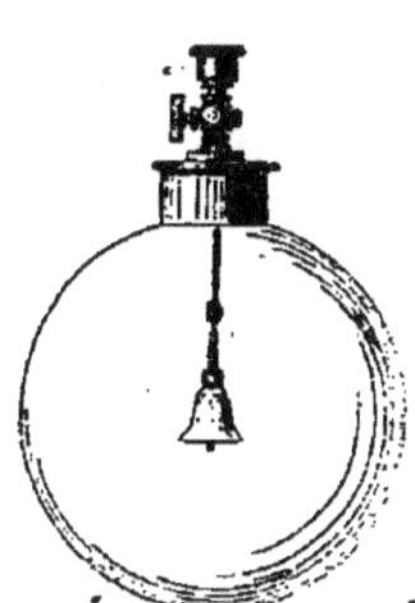

FIG. 218.

Ballon et clochette servant à démontrer que le son ne se propage pas dans le vide.

Qualités du son. — On distingue dans le son trois qualités principales : l'*intensité*, la *hauteur* et le *timbre*.

Intensité du son. — Frappons fortemen une cloche, nous entendons un son qui d'abord intense s'affaiblit peu à peu et cesse au bout d'un certain temps. Écartons violemment une corde tendue de sa position d'équilibre, abandonnons-la, elle vibre et fait entendre un son qui de même va en s'affaiblissant peu à peu.

Cette qualité dépend simplement de l'étendue des mouvements du corps sonore ; plus la vibration a d'amplitude, plus le son est intense. Un diapason qui rend un son fort trace sur une lame de verre noircie de larges dentelures ; s'il rend un son faible, les dentelures deviennent étroites.

Hauteur du son. — La hauteur du son est caractérisée par le nombre de vibrations exécutées dans l'unité de temps ; plus le nombre est grand, plus le son est aigu.

Lorsqu'on produit deux sons, l'oreille reconnaît facilement si l'un est plus grave ou plus aigu que l'autre, elle est très-habile surtout à reconnaître que deux sons ont la même hauteur ; dans ce cas, on dit qu'il y a unisson, et chaque son est produit par le même nombre de vibrations.

Timbre du son. — Deux sons de même intensité et de même hauteur diffèrent encore par une troisième qualité, le timbre, qui fait dire aussitôt quel est l'instrument qui les produit ; on distingue facilement les sons du violon de ceux de la flûte ; nous reconnaissons, à la voix, des personnes que nous ne voyons pas. Nous verrons plus loin que les sons de la voix et de la plupart des instruments ne sont pas simples, mais formés d'un son fondamental et de sons plus élevés appelés *harmoniques.* M. Helmholtz a démontré, par de savantes recherches, que le timbre ou la couleur du son dépend du nombre et du degré d'intensité des harmoniques.

La hauteur et le timbre sont les deux qualités du son qui nous occuperont le plus, et pour commencer l'étude de la première nous apprendrons à mesurer le nombre de vibrations.

CHAPITRE II.

MESURE DU NOMBRE DE VIBRATIONS.

Parmi les procédés qui sont employés pour mesurer le nombre des vibrations correspondant à un son donné, les meilleurs sont ceux qui reposent sur l'emploi de la sirène et de la méthode graphique.

Sirène. — Imaginé par Cagniard de Latour, cet appareil se

compose d'une caisse cylindrique dans laquelle on peut souf-
fler de l'air (fig. 219), caisse fermée à sa partie supérieure par
un plateau fixe percé de dix trous équidistants rangés sur une
circonférence de cercle. Un second plateau circulaire, traversé
en son centre par un axe vertical A terminé en pivot à chaque
extrémité et très-mobile autour de cet axe, porte aussi dix trous

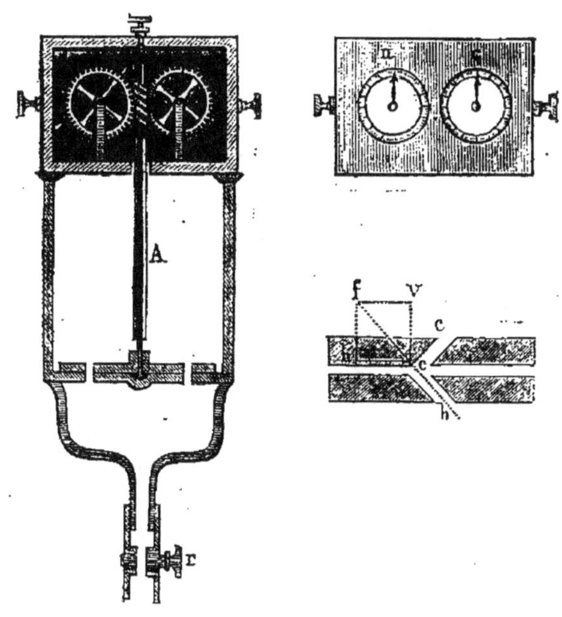

Fig. 219.

Sirène de Cagniard de Latour. — b, c, coupe des trous par un plan qui montre
leur obliquité.

percés sur une circonférence de même rayon ; la surface inférieure du plateau mobile est très-voisine de la surface supérieure du plateau fixe ; les trous ne sont pas percés perpendiculairement à ces surfaces, mais obliquement ; pour bien
comprendre leur direction, supposons que les trous des disques
soient l'un vis-à-vis l'autre, et menons un plan vertical parallèle
à l'axe de rotation qui, en coupant les plateaux, passe par les
centres des trous b et c (fig. 219); dans ce plan nous voyons que
l'axe du trou inférieur forme un angle droit avec l'axe du trou
supérieur, de sorte que l'air insufflé dans la caisse sort avec
une certaine vitesse par le trou b, vient choquer la paroi
oblique du trou c et imprime au plateau supérieur un mouve-

ment de rotation (si l'on représente par la ligne *ef* la force avec laquelle la paroi est choquée, cette force se décompose en deux autres forces égales entre elles, l'une horizontale *eh*, produisant la rotation, l'autre verticale *ev*, soulevant le plateau et diminuant le frottement du pivot inférieur).

Comme il y a dix trous à chaque plateau, l'impulsion produite par l'air est répétée dix fois et le plateau supérieur prend une vitesse qui croît avec la pression de l'air envoyé par la soufflerie ; pendant le mouvement, on entend d'abord une suite de bruits intermittents produits quand les trous du disque supérieur passent devant ceux du plateau fixe ; bientôt on entend un son grave qui devient de plus en plus aigu à mesure que la vitesse de rotation augmente. Comment le son est-il produit? Chaque fois qu'un trou du plateau mobile passe devant un trou du plateau fixe, l'air extérieur reçoit une impulsion qui se transmet jusqu'à la membrane du tympan, celle-ci est poussée vers l'oreille interne, puis par son élasticité elle revient à sa première position et accomplit ainsi une vibration double que perçoivent les nerfs auditifs ; ainsi, à chaque tour du plateau mobile, vingt vibrations simples sont perçues par l'oreille.

Pour compter les tours, l'axe vertical A porte une vis sans fin qui engrène avec les dents d'une roue *r*, de sorte que chaque tour du plateau fait avancer une dent, et une aiguille fixée à l'axe de la roue se meut sur un cadran extérieur et marque une division. La roue dentée *r* porte cent dents ; une tige assez longue fixée en un point de sa circonférence vient rencontrer à chaque tour les dents d'une seconde roue *r'* munie aussi d'une aiguille qui marque les centaines de tours ; les axes des roues sont fixés sur une plaque de métal que l'on peut mouvoir latéralement de manière à faire engrener le compteur avec la vis sans fin et à désengrener au moment voulu.

Expérience de mesure. — On produit le son dont on veut mesurer le nombre de vibrations ; on place la sirène sur une soufflerie qui porte un tube à robinet que l'on ouvre convenablement jusqu'à ce que l'instrument produise un son identique avec celui qui est donné, quant à la hauteur ; on maintient l'unisson ; par deux mouvements simultanés, on fait marcher le compteur de la sirène et l'on arrête l'une des aiguilles d'un compteur à secondes (instrument offrant deux cadrans dont les aiguilles marquent les secondes, et se meuvent parallèlement l'une à l'autre et peuvent être arrêtées successivement). Au bout d'un certain temps, on désengrène le compteur de la sirène dont la roue dentée *r* rencontre aussitôt un obstacle qui la rend immobile ; on arrête en même temps la seconde aiguille du compteur à secondes ; supposons que l'on trouve 10 centaines de tours et 44 tours, qui ont duré 40 secondes, quel est le nombre de vibrations du son donné ?

1044 tours du plateau font $1044 \times 20 = 20880$ vibrations simples ; en une seconde, le nombre de ces vibrations est 40 fois moindre, ou $\dfrac{20880}{40} = 522$ (ut^3).

Sirène double de M. Helmholtz. — M. Helmholtz a fait construire une sirène plus compliquée, qui permet de comparer entre eux un certain nombre de sons musicaux ; nous parlerons plus tard des usages de cet instrument dont voici la description : c'est une sirène double composée de deux caisses a_0 et a_1 (fig. 220), dans lesquelles on fait arriver le vent par les tubes g_0 et g_1; devant les couvercles ou plateaux fixes des deux porte-vent, sont deux disques fixés perpendiculairement à l'axe mobile sur les pivots qui le terminent. Chacun des disques, fixe et mobile, porte quatre séries de trous situés sur quatre circonférences ayant pour centre commun le milieu de l'axe de rotation, trous percés obliquement comme ceux de la sirène de Cagniard de Latour ; les disques inférieurs offrent des séries de 8, 10, 12, 18 trous ; les disques supérieurs des séries de 9, 12, 15, 16 trous.

Au-dessous de chaque série fixe, un anneau percé de trous est disposé dans la caisse à air de telle sorte que si l'on enfonce les quatre boutons i, i, i, i, on empêche le passage de l'air dans les trous des séries ; si l'on enlève un ou plusieurs boutons, on fait passer l'air dans les séries correspondantes ; on peut ainsi produire des sons isolés ou simultanés dont les rapports de nombre de vibrations sont 8, 10, 12, 18 pour la sirène inférieure, et 9, 12, 15, 16, pour la sirène supérieure. Il est facile de comparer entre eux les sons des deux sirènes, et même par une disposition particulière, à l'aide de la manivelle d et de roues dentées, la caisse à air supérieure peut être tournée dans le sens du mouvement du plateau mobile, ou en sens inverse ; si les trous du porte-vent vont en sens contraire de ceux du disque mobile, le nombre de vibrations exécutées dans l'unité de temps augmente, le son devient plus aigu ; si, au contraire, les trous du porte-vent vont dans le même sens, le son devient plus grave, on retarde le moment où se produit la vibration ; il n'y aurait plus de son si les trous du porte-vent alternaient avec ceux du plateau mobile et se mouvaient aussi vite.

Méthode graphique. — M. Duhamel a imaginé, pour mesurer le nombre de vibrations qui correspondent à un son donné, la méthode graphique qui consiste à faire inscrire par le corps

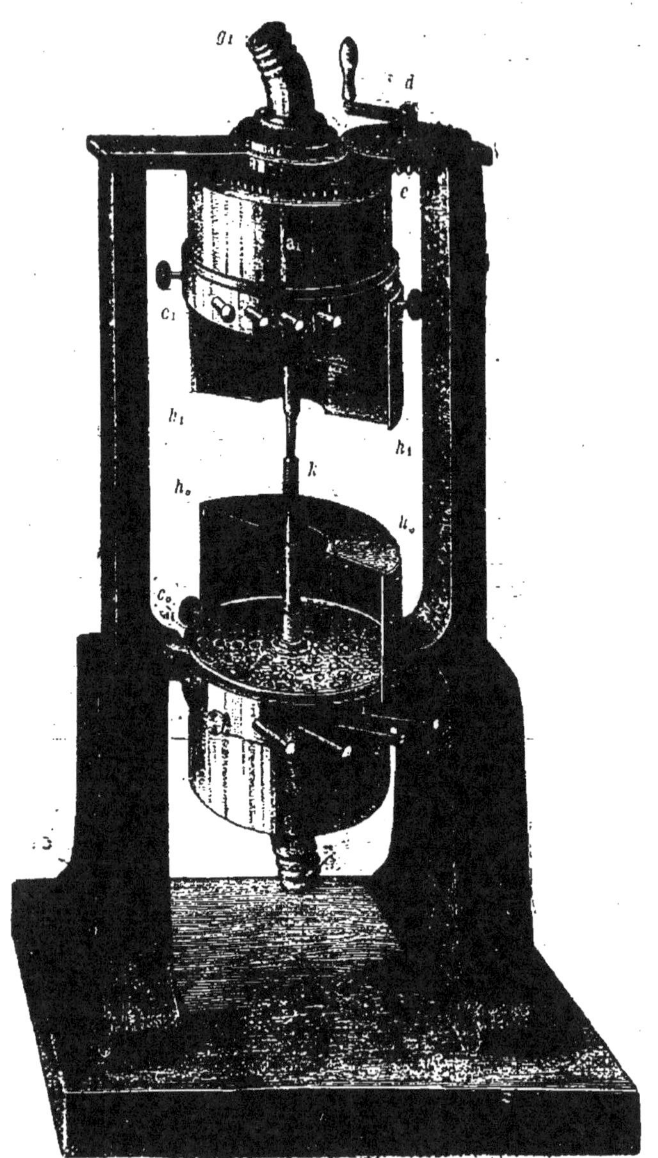

FIG. 220.

Sirène double de M. Helmholtz.

sonore lui-même les vibrations qu'il exécute ; pour appliquer
cette méthode, il suffit d'armer le corps sonore d'une pointe

métallique qui trace les mouvements vibratoires sur un cylindre tournant d'un mouvement uniforme.

M. Foucault a fait construire un mouvement d'horlogerie qui est réglé par des ailettes à écartement variable, d'une manière si parfaite, que si l'on vient à changer les frottements d'un axe de rotation, la vitesse reste la même ; cet appareil présente plusieurs axes saillants dont chacun possède une vitesse parti-

Fig. 221.

Mouvement d'horlogerie avec régulateur de M. Foucault produisant des mouvements uniformes.

culière ; il en est un qui fait un tour par seconde ; sur celui-ci, on fixe un cylindre de métal creux soutenu horizontalement par des supports convenables (fig. 221); la surface du cylindre est recouverte d'une feuille de papier que l'on noircit en promenant au-dessous du cylindre mis en mouvement, la flamme d'une chandelle.

Du cylindre noirci et en mouvement on approche un diapason muni d'une pointe, de manière que les branches soient perpendiculaires aux génératrices du cylindre, on fait rendre le son ; la pointe inscrit sur le noir de fumée une ligne dentelée ; il suffit de compter combien il y a de lignes formant les dents dans la longueur d'une circonférence pour connaître le nombre de vibrations exécutées en une seconde.

Si l'on veut inscrire les vibrations pendant plusieurs tours
u cylindre, il faut mouvoir le diapason, soit avec la main, soit
n l'assujettissant sur un support, parallèlement à l'axe de
otation.

Cette expérience permet de contrôler la marche du cylindre,
et de dire si son mouvement a été uniforme; dix dents ou vingt
vibrations simples doivent occuper partout la même longueur
sur le papier déroulé; on prend avec un compas cette longueur
et l'on reconnaît s'il en est ainsi dans les différentes portions de
la ligne sinueuse. Le diapason permet même de compter les
temps d'une très-petite durée, avec un cylindre dont le mouvement n'est pas rigoureusement uniforme; il suffit de faire
inscrire sur ce cylindre les mouvements d'un diapason qui
exécute, par exemple, 200 vibrations par seconde; si l'on mène
deux génératrices passant par les sommets de deux dents voisines, d'un même côté de la courbe, la distance comprise entre
elles représente deux vibrations simples et un temps égal à un
centième de seconde.

On emploie, en physiologie, le diapason pour mesurer ainsi
des temps très-courts; nous pouvons en donner un exemple.

Mesure de la vitesse du courant nerveux. — M. Helmholtz a
mesuré la vitesse de l'ordre qu'un nerf moteur envoie au
muscle qui lui obéit; voici une idée de l'expérience : considérons un muscle isolé de grenouille, par exemple un muscle
gastrocnémien fixé à ses insertions supérieures à l'aide d'une
pince (fig. 222), et par son tendon près de l'axe o d'un levier ol
dont l'extrémité terminée en pointe inscrit sur un cylindre
tournant une ligne circulaire, dans un plan perpendiculaire
à l'axe du cylindre (cette disposition est tout à fait analogue à
celle que nous avons décrite sous le nom de *myographion*);
aussitôt que l'on fait contracter le muscle, la ligne tracée par
le style s'écarte et commence une dentelure.

Le nerf sciatique a été isolé, il repose en deux points voisins
du muscle sur deux fils de platine isolés qui communiquent
avec les extrémités d'une bobine d'induction b'; sur le trajet
du courant de la pile on a disposé un second levier $o'l'$ tout
à fait semblable à celui que nous décrirons plus loin sous le
nom de clef du télégraphe de Morse, levier métallique qui présente une saillie d, maintenue par un ressort en contact avec
la partie métallique c; on met en communication ce levier
avec le pôle positif d'une pile constante, le courant passe de d
en c; puis est conduit par une bobine b qui communique avec
le pôle négatif de la pile; le courant qui passe n'excite pas

le nerf, mais aussitôt que l'on appuie sur le bouton b, les deux pièces c et d se séparent, le courant est interrompu, un courant induit naît dans la bobine b', le nerf excité fait contracter le muscle ; l'extrémité du levier $o'\,l'$ est munie d'un style que l'on

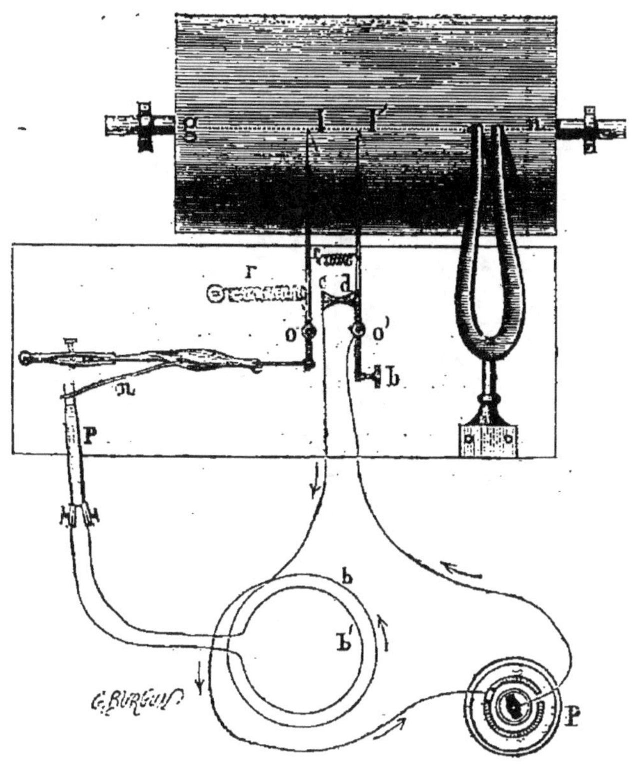

Fig. 222.

Mesure de la vitesse du courant nerveux. — n, nerf sciatique se rendant à un muscle gastrocnémien de grenouille. — ol, levier enregistreur des contractions musculaires. — $o'l'$, levier interrupteur du courant de la pile P. — cd, bornes entre lesquelles se fait l'interruption quand on appuie sur le bouton b. — b, bobine inductrice. — b', bobine induite. — p, pince électrique.

dispose à côté de celui du levier ol, de sorte que si sur le cylindre en repos on fait marcher les deux leviers, ils tracent une même génératrice gn.

Faisons l'expérience : le cylindre reçoit un mouvement assez rapide; interrompons le courant, aussitôt l'extrémité l' inscrit un trait qui s'écarte de la ligne qu'elle traçait ; le muscle se contracte et inscrit un autre trait. Pour évaluer le temps mis par le cylindre pour parcourir la distance qui sépare le trait marqué par le muscle, de celui qui indique le moment de l'excitation du nerf, un diapason qui fait 200 vibrations par seconde a inscrit ses mouvements sur le cylindre pendant l'expérience. Ce temps est celui qu'il faut pour que l'agent nerveux suive le nerf et pour que le muscle obéisse à l'ordre qu'il

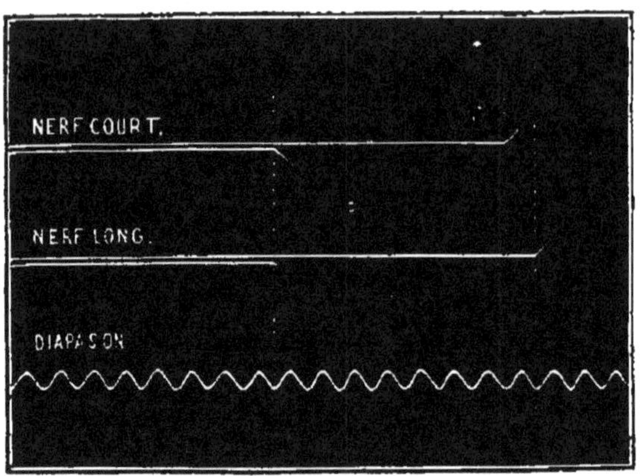

FIG. 223.

Tracés obtenus quand on excite le nerf dans un point voisin ou dans un point éloigné du muscle.

reçu ; il est égal dans la figure 223, empruntée à M. Marey, à a durée de 14 vibrations simples ou à $\frac{7}{100}$ de seconde.

Dans une seconde expérience, on excite le nerf sciatique le lus loin possible du muscle ; on voit alors que le signal de la ontraction du muscle est plus éloigné du moment de l'excitaion, la nouvelle longueur correspond à $\frac{8}{100}$ de seconde ; la ifférence des temps est $\frac{1}{100}$ de seconde, c'est le temps employé ar l'agent nerveux pour parcourir la longueur du nerf comrise entre les deux points excités successivement et dont on esure la distance ; en une seconde, le chemin parcouru serait ent fois plus grand. M. Helmholtz a trouvé que ce chemin, ou a vitesse de l'agent nerveux, est 24^m,04. M. Marey, dans certains as, a trouvé seulement 12 à 14 mètres par seconde.

CHAPITRE III.

PROPAGATION DU SON.

Nécessité d'un milieu entre le corps sonore et l'oreille. — Nous avons déjà vu que le son ne se propage pas dans le vide ; pour que l'oreille perçoive un son, il faut que le mouvement vibratoire soit transmis au travers d'un milieu solide, liquide ou gazeux.

On démontre par une expérience simple, la transmission du son à travers les solides : à l'une des extrémités d'un tronc d'arbre couché sur le sol, on applique l'oreille ; à l'autre extrémité, un aide frotte légèrement le bois avec une épingle, le son produit transmis par le corps solide est entendu parfaitement, et même il conserve beaucoup plus d'intensité que si la propagation se fait par l'air.

Lorsqu'on plonge la tête dans l'eau d'une rivière, on entend les bruits qui sont produits sur le rivage ; une observation qui a été faite souvent, c'est que les liquides transmettent mieux le son que l'air ; lorsqu'on tire le canon sur le bord d'une rivière, le son se propage beaucoup plus loin aux lieux voisins du rivage que s'il était transmis par l'air seul.

Dans l'air raréfié que l'on respire sur le sommet des montagnes élevées, les sons ont beaucoup moins d'intensité que dans la vallée ; la voix est plus faible, un coup de pistolet tiré à ces grandes hauteurs ne fait pas plus de bruit qu'un pétard tiré dans la plaine. Dans les ascensions aérostatiques, lorsqu'on s'élève à 8000 mètres, on trouve encore une diminution plus grande de l'intensité des sons.

Vitesse du son. — La vitesse du son dans les différents milieux a été déterminée par des expériences directes.

Mesure de la vitesse du son dans l'air. — Les membres de l'Académie des sciences firent en 1738 les premières expériences exactes ; quatre stations furent choisies : Montmartre, l'Observatoire, Fontenay-aux-Roses et Montlhéry. Toutes les dix minutes, aux stations extrêmes, et en alternant, on tirait un coup de canon, et comme on opérait pendant la nuit, les observateurs de chaque station apercevaient la lumière, c'était le moment précis de la production du son (la lumière se meut avec une si grande vitesse que le temps qu'elle emploie pour aller de Montmartre à Montlhéry est tout à fait négligeable), il était

marqué sur un chronomètre ; quelque temps après on entendait
le son et l'on marquait le temps ; les distances entre les stations
avaient été mesurées avec soin, en les divisant par le nombre
de secondes écoulées entre le moment de la production et celui
de l'audition du son, on obtint les résultats suivants : la vitesse
obtenue entre deux stations voisines a été trouvée égale à celle,
obtenue entre les stations extrêmes, ainsi le son se propage
uniformément. La vitesse du son à 0° est 333 mètres par seconde. La vitesse du son ne dépend pas de la pression et de
l'état hygrométrique de l'air.

Lorsque le vent souffle dans le sens de la propagation du son,
la vitesse du vent s'ajoute à celle du son, elle se retranche
quand le vent souffle en sens inverse. La vitesse du son augmente avec l'élévation de la température ; une formule simple
représente la vitesse v à la température $t : v = 333^m \sqrt{1 + \alpha t}$,
c'est-à-dire qu'il faut multiplier la vitesse à 0° par la racine
carrée du binôme de dilatation de l'air pour avoir la vitesse du
son à $t°$.

Tous les sens, quelles que soient leur intensité et leur hauteur, se propagent avec la même vitesse.

Vitesse du son dans les liquides. — Colladon et Sturm ont déterminé la vitesse du son dans l'eau ; l'expérience fut faite entre

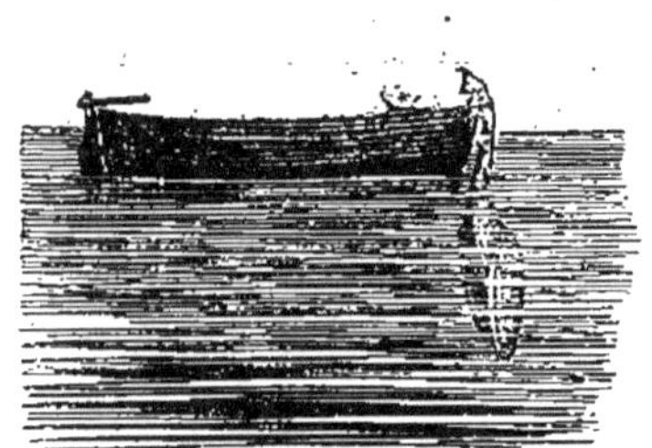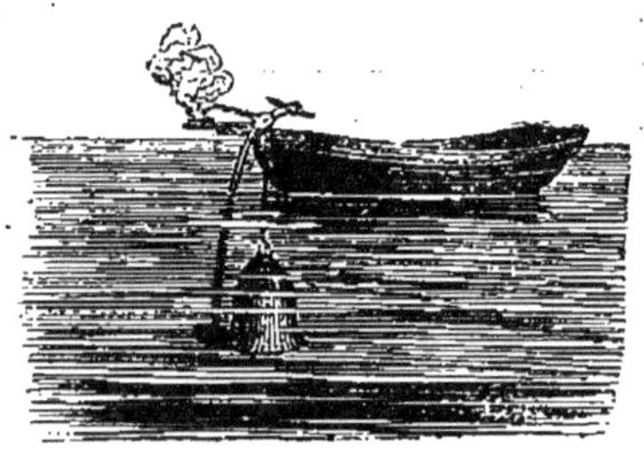

FIG. 224.

Appareil pour mesurer la vitesse du son dans l'eau.

deux bateaux maintenus sur le lac de Genève à une distance déterminée (fig. 224). L'un d'eux portait une cloche complétement
immergée dans l'eau ; un levier coudé mobile autour d'un axe
fixé au bord du bateau servait par l'extrémité inférieure à
frapper la cloche, par l'extrémité supérieure, il portait une
mèche allumée qui enflammait un tas de poudre au moment où
le son était produit. Le second bateau présentait un grand cornet
acoustique plongé dans l'eau, dont le pavillon était tourné du

côté de la cloche et l'extrémité était engagée dans l'oreille d'un observateur. On pouvait compter le temps écoulé entre l'instant de la production du son annoncé par la flamme et celui de la perception du son transmis par l'eau. Les expérimentateurs ont trouvé que la vitesse du son dans l'eau est 1435 mètres à 8°, ou plus de quatre fois la vitesse du son dans l'air.

‹ *Vitesse du son dans les solides.* — Biot, pour mesurer cette vitesse, s'est servi d'un tuyau de fonte long de 951^m,25 qui avait été posé pour servir à la conduite de l'eau. En faisant frapper par un marteau à l'une des extrémités de ce tuyau, l'observateur placé à l'autre extrémité entendit deux sons : l'un transmis par le métal, l'autre transmis par l'air. Le premier arrivait 2^s,5 avant le second ; ce résultat nous permet de déterminer la vitesse du son dans le métal. Le tuyau avait 951^m,25 de long, et la vitesse du son dans l'air est 340 mètres à la température de l'expérience (11° environ); le temps employé par le son pour parcourir la longueur du tuyau dans l'air était $\dfrac{951,25}{340} = 2^s,797$;

le son par le métal est arrivé 2^s,5 avant le son transmis par l'air, il a donc employé 2^s,797 — 2^s,5 = 0^s,297 pour parcourir une longueur de métal égale à 951^m,25 ; quelle distance x aurait-il parcouru en une seconde ? $\dfrac{951,25}{0,297} = \dfrac{x}{1}$, $x = 3202$ mètres ;

telle est la vitesse du son dans la fonte de fer : elle est presque égale à dix fois la vitesse dans l'air.

Mode de propagation du son. — Nous avons une image du mode de propagation du son dans le mouvement qui se produit lorsqu'on jette une pierre à la surface de l'eau tranquille ; on voit du centre d'ébranlement partir des ondes circulaires qui grandissent de plus en plus et se meuvent en restant toujours circulaires ; ce mouvement n'est pas produit par un déplacement des molécules d'eau suivant le rayon des ondes, car un petit morceau de bois qui flotte sur l'eau est soulevé et abaissé, mais reste à peu près au même point ; ainsi, les particules d'eau s'élèvent et s'abaissent, forment des montagnes et des vallées, et ce changement de forme de la surface se propage avec une certaine vitesse.

Une autre expérience permet aussi de se rendre compte du mécanisme de la propagation du son. Plusieurs billes d'ivoire (fig. 225) sont suspendues à des fils comme des pendules, de telle sorte que les centres des sphères soient sur une même ligne horizontale. Écartons de la verticale la première boule, et abandonnons-la : elle choque la seconde sans la déplacer, le mouvement se propage, et la dernière boule seule est chassée et s'élève à une hauteur presque égale à celle dont la première boule est tombée ; une quelconque des boules intermédiaires s'est comprimée à un certain moment, par le choc, puis est revenue à sa forme primitive en réagissant sur les boules voisines, et c'est ainsi que le mouvement s'est propagé.

Si l'on écarte et si on laisse tomber à la fois deux boules, à l'extrémité opposée, deux boules s'élèvent ensemble. Le mou-

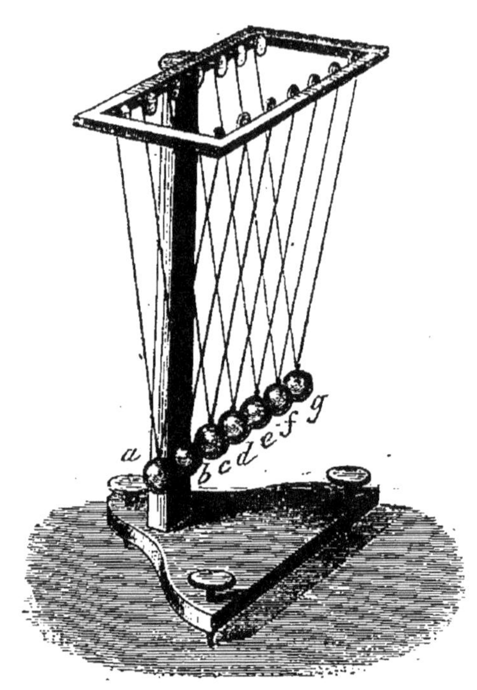

FIG. 225.

Appareil à sept billes d'ivoire employé pour donner une image du mode
de propagation du son.

vement communiqué d'un côté se transmet de l'autre côté en conservant à peu près la même intensité.

Après avoir placé la dernière boule contre un mur, si l'on fait tomber la première, le mouvement se réfléchit contre cet obstacle, et la première boule, après une allée et une venue, s'élève de nouveau.

Propagation du son dans un tube cylindrique. — Soit un tube cylin-

drique AB (fig. 226), d'une longueur indéfinie, contenant de l'air ;
imaginons à l'entrée A une paroi *ab*, et supposons que cette paroi
s'est déplacée de *ab* en *cd* ; l'air, fluide élastique, sera comprimé
vers la droite ; la tranche *ef*, qui est mobile, sera déplacée par
l'élasticité de l'air et se mouvra de *ef* en *gh*, d'une longueur *eg*
égale à *ac* ; cette deuxième tranche produira le même effet, et
le mouvement se transmettra ainsi de proche en proche dans
toute la longueur du tube AB, comme se transmet le mouvement

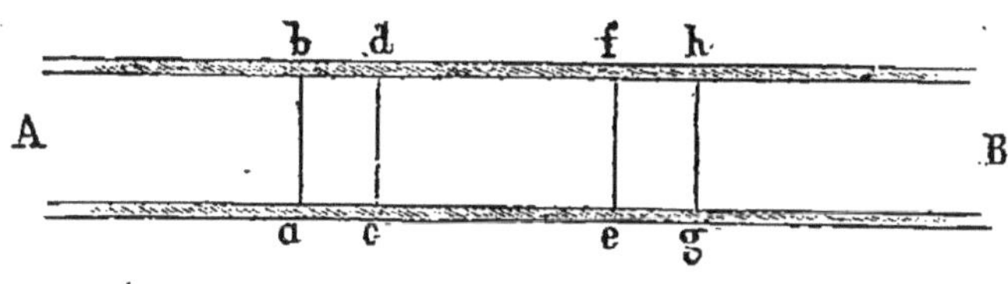

FIG. 226.

Figure servant à expliquer la propagation du son dans un tube cylindrique.

dans une série de billes élastiques ; si nous plaçons la membrane
du tympan à l'extrémité B, cette membrane sera poussée vers
l'oreille interne à un certain moment par la compression de la
couche d'air qui l'avoisine dans le conduit auditif. Produisons
maintenant le mouvement inverse, ramenons la paroi de *cd* en
ab, c'est une dilatation qui va se produire dans la colonne d'air
voisine, et chaque tranche considérée dans le tuyau se mouvra
de la droite vers la gauche, pour remplir le vide partiel qui se
produit.

Propagation du son d'un diapason dans un tube cylindrique. —
Lorsque la branche d'un diapason accomplit une vibration, c'est
comme un pendule qui oscille ; la vitesse du mouvement, nulle
d'abord, augmente progressivement pour devenir maximum au
milieu de l'amplitude et décroître ensuite ; on peut se représenter la décomposition de ce mouvement en un certain nombre de
mouvements élémentaires analogues à celui que nous venons
de considérer et qui se répètent dans les tranches d'air qui
vibrent successivement.

Supposons qu'une vibration simple d'un diapason dure un
centième de seconde, grossissons le chemin parcouru par
la branche *mn* (fig. 227), qui est la distance comprise entre
mn et *pq* ; c'est au milieu *or* que la vitesse de la vibration est la
plus grande ; *mn* commence à se déplacer et communique aussitôt le mouvement à la tranche d'air voisine, qui vibre avec une

faible vitesse ; où se trouvera cette tranche ébranlée la première, lorsque mn sera arrivé en pq, c'est-à-dire après un centième de seconde ? Nous avons vu que le son se propage avec une vitesse de 333 mètres par seconde à 0°, vitesse constante, quelles que soient l'intensité et la hauteur du son ; au bout d'un centième de seconde, le mouvement vibratoire sera transmis à une distance cent fois plus petite ou à $3^m,33$; c'est donc à cette distance que la tranche comprimée la première sera parvenue après un centième de seconde ; la branche mn se mouvant, arrive en or où la vitesse de son mouvement est maximum ; ici, l'air qui reçoit le mouvement vibre avec la vitesse la plus grande et

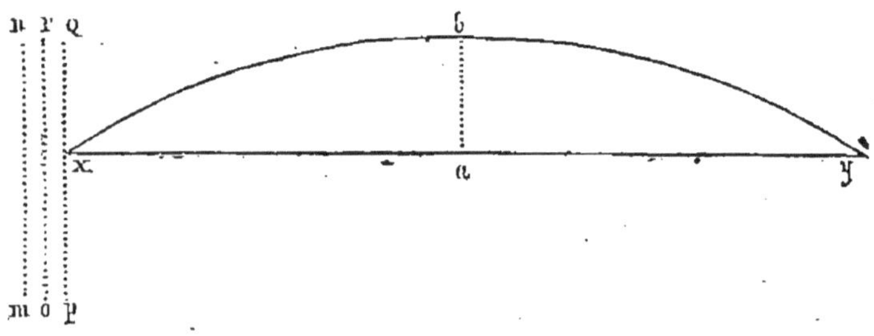

FIG. 227.

$m\,n$, $p\,q$, positions extrèmes occupées par la branche d'un diapason qui vibre. — $x\,y$, longueur d'onde.

où se trouve la couche d'air ébranlée ainsi un centième de seconde après l'origine de la vibration ; pour passer de or en pq, le diapason met un deux-centième de seconde ; en ce temps, le mouvement de propagation dans l'air aura atteint la moitié de $3^m,33$ ou $1^m,66$; c'est donc à cette distance, à la fin de la vibration, que l'air sera en mouvement avec la plus grande vitesse. En passant de or en pq, les tranches d'air ébranlées successivement recevront des vitesses de moins en moins grandes. Ainsi, les vitesses de l'air, quand la vibration sera achevée, peuvent se représenter par une courbe dont l'abscisse xy égale $3^m,33$, dont l'ordonnée maximum ab est au milieu de xy ; de chaque côté de cette ligne les ordonnées sont plus petites et disposées symétriquement.

La branche revenant de pq en mn produira une série de mouvements des tranches d'air dans la même longueur, mais dont les vitesses dirigées en sens contraire se représenteront par une courbe semblable avec les ordonnées placées au-dessous de la ligne des abscisses ; pendant que cette onde dilatée se forme,

18.

l'onde condensée se propage et son extrémité, quand pq est revenu en mn, est à une distance égale à $3^m,33 \times 2 = 6^m,66$.

Longueur d'onde. — La longueur $3^m,33$ de la colonne d'air ébranlée pendant une vibration simple du corps sonore s'appelle la longueur d'onde de son donné. Il suffit pour l'obtenir de multiplier le nombre qui mesure la vitesse du son par la durée d'une vibration simple. Supposons qu'un corps exécute n vibrations en une seconde, soit V la vitesse du son, le corps faisant n vibrations en une seconde, la durée d'une vibration est $\frac{1}{n}$; la longueur d'onde est-elle représentée par λ, on aura : $\lambda = \dfrac{V}{n}$.

Cette formule est générale; pour avoir la longueur d'onde d'un son, il faut diviser la vitesse du son dans le corps où il se propage par le nombre de vibrations exécutées en une seconde par le corps sonore. Il résulte de là que la longueur d'onde est proportionnelle à la vitesse du son; dans les solides, la vitesse de propagation du son étant dix fois plus grande que dans l'air, pendant une vibration simple, la longueur ébranlée du corps solide est dix fois plus grande.

Application. — Quelle est la longueur d'onde d'un son qui accomplit 870 vibrations par seconde (la_3)? Soit λ la longueur d'onde cherchée, 340 mètres la vitesse du son, on a :

$$\lambda = \frac{340^m}{870} = 0^m,39.$$

Lorsqu'un corps vibre au milieu de l'air, c'est dans tous les sens que se propagent les ondes qu'il envoie, c'est suivant tous les rayons d'une sphère; l'intensité diminue à mesure qu'on s'éloigne du centre d'ébranlement; on démontre qu'elle varie en raison inverse du carré de la distance.

Réflexion du son. — Les ondes sonores qui viennent rencontrer un obstacle se réfléchissent; de même que les ondes liquides qui sont faites à la surface de l'eau vont se réfléchir sur la rive. Cette réflexion du son est la cause du phénomène de l'écho.

Lorsqu'on se trouve à une certaine distance d'un mur vertical et qu'on produit un son bref, un instant après le même son est renvoyé avec une intensité moindre. La condition nécessaire pour que le son de retour soit complétement distingué du son primitif, c'est que le temps employé par le mouvement vibratoire pour aller frapper la paroi réfléchissante et pour revenir, soit au moins un dixième de seconde, durée de l'impression du son sur les fibres du nerf auditif; mais, en ce temps, le son parcourt 34 mètres, il faut donc que le mur se trouve au moins à une distance de 17 mètres.

Lorsque la distance est moindre, la dernière syllabe des mots est prolongée; lorsqu'on parle dans un édifice, le son de la voix est renforcé par les réflexions multipliées, et l'exercice de la parole est moins fatigant qu'en plein air.

Entre deux parois opposées on peut entendre des échos multiples.

Certaines dispositions montrent bien le phénomène de la réflexion du son; il existe au Conservatoire des Arts et Métiers une salle dont la voûte a la forme d'un ellipsoïde (obtenu en faisant tourner une ellipse autour de son grand axe); lorsqu'on parle à voix basse à l'un des foyers, le son est entendu à l'autre foyer mieux que partout ailleurs.

Applications physiologiques de la propagation du son. — On se sert de la propagation facile des mouvements vibratoires dans un volume d'air déterminé, pour transmettre et enregistrer des mouvements que l'on observe dans l'étude des phénomènes de la vie; c'est M. Bouisson qui eut le premier l'idée de cette application.

Cardiographe. — Une ampoule de caoutchouc D pleine d'air est

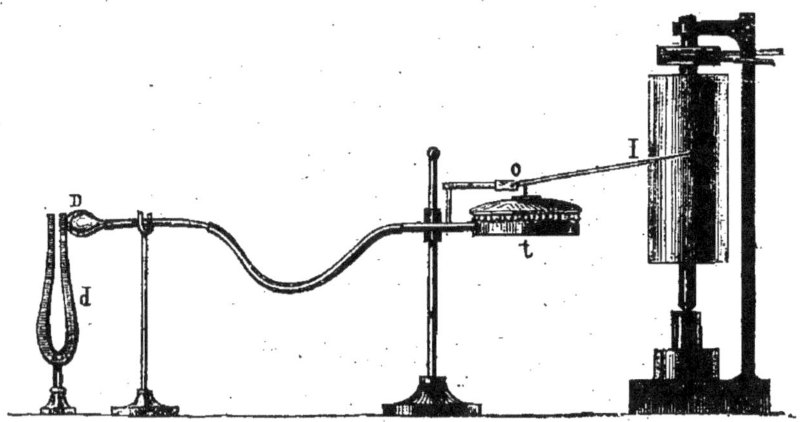

Fig. 228.

Cardiographe. — D, ampoule de caoutchouc. — *t*, tambour métallique. — *o l*, levier dont la pointe *l* se meut sur un cylindre noirci. — *d*, diapason.

fixée à l'une des extrémités d'une sonde (fig. 228); l'autre extrémité est unie par un tube de caoutchouc plus ou moins long à un tambour métallique aplati *t*, fermé à sa partie supérieure par

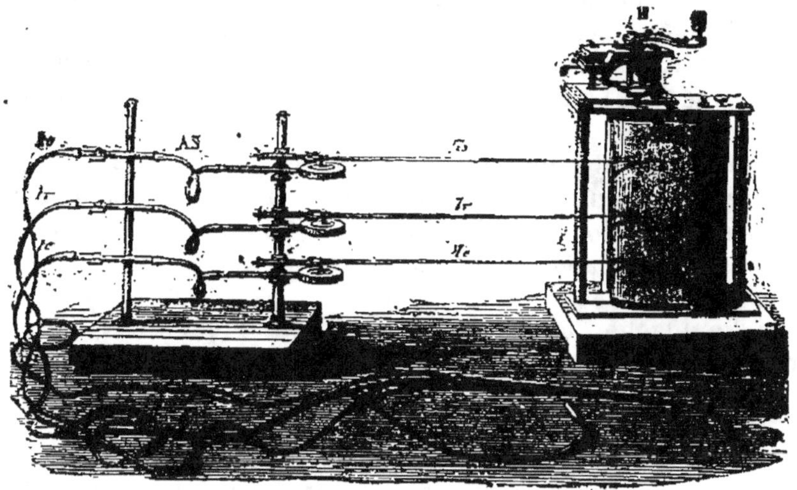

FIG. 229.

Cardiographe employé par MM. Chauveau et Marey pour déterminer l'ordre
de succession des mouvements du cœur.

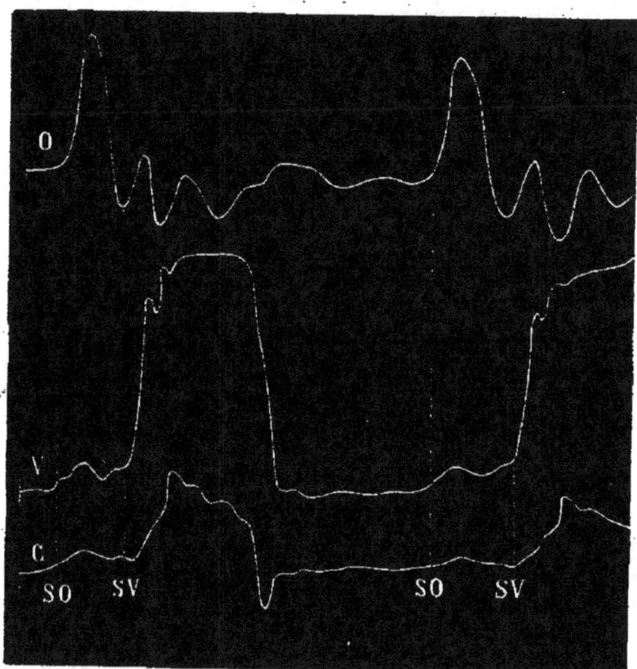

FIG. 230.

Courbes fournies par l'instrument précédent. — O, courbe correspondant aux mouvements de l'oreillette. — V, courbe qui correspond à la systole du ventricule. —
C, courbe fournie par le choc du cœur.

ne membrane de caoutchouc au centre de laquelle on a collé
ne plaque mince de métal. L'air de l'ampoule communique
vec la cavité du tambour, mais il est séparé de l'air extérieur;
comprime-t-on l'ampoule, la membrane du tambour est soulevée aussitôt, elle s'abaisse dès qu'on cesse la compression. Ces
mouvements sont amplifiés par un long levier *ol*; une petite tige
verticale fixée au centre de la plaque vient rencontrer près de
son axe de rotation ce levier dont l'extrémité inscrit les mouvements sur une bande de papier noirci mû par un mouvement
d'horlogerie.

Si l'on touche l'ampoule avec un diapason qui vibre, l'extrémité du levier inscrit les vibrations, même quand on donne au
tube de caoutchouc une grande longueur.

MM. Chauveau et Marey ont introduit dans le cœur droit d'un
animal une sonde à deux ampoules, l'une pour l'oreillette,
l'autre pour le ventricule, communiquant par deux tubes isolés
avec deux tambours munis de leviers ; l'ampoule d'une deuxième
sonde fut placée dans un espace intercostal, à l'endroit où l'on
sent le battement du cœur; les leviers des trois tambours furent
disposés l'un au-dessus de l'autre, de manière que leurs extrémités étaient sur une ligne verticale (fig. 229). Les expérimentateurs démontrèrent ce que l'on reconnaît à la première vue des
courbes (fig. 230), que la contraction de l'oreillette précède la
systole du ventricule, et que celle-ci coïncide avec le choc du
cœur.

CHAPITRE IV.

INTERVALLES MUSICAUX.

Son et bruit. — Un corps qui vibre pendant un certain temps
produit un son; si les vibrations durent très-peu de temps, c'est
un bruit. Exemple : une corde rend un son qui plaît à l'oreille,
son produit par des mouvements qui ont de la durée; lorsqu'une
voiture chargée roule sur le pavé, ce que l'on entend c'est du
bruit ; il y a bien des vibrations qui se communiquent à l'air et
même aux objets placés sur le sol, mais les vibrations cessent
rapidement.

Limite des sons perceptibles. — Le son le plus grave que l'on
puisse entendre correspond à 32 vibrations par seconde, le plus

aigu à 73 000 vibrations par seconde ; celui-ci a été obtenu pa
Desprez à l'aide de très-petits diapasons; le son le plus grav
est produit par un tuyau d'orgue long de $10^m,7$.

Entre ces limites si éloignées qui varient chez les différente.
personnes, on peut concevoir un nombre considérable de son
caractérisés chacun par un nombre de vibrations différent. Oi
n'emploie qu'exceptionnellement en musique les sons plus aigu.
que celui qui fait 5520 vibrations par seconde (mi_6).

Gamme. — Une série de sept sons agréables à l'oreille a été
adoptée par les musiciens comme base de leur art; c'est 1
gamme.

Pour une vibration de la note la plus grave dont le nom es
ut, les notes suivantes, plus aiguës, exécutent un nombre d
vibrations représenté par les nombres fractionnaires sui
vants :

ut	*ré*	*mi*	*fa*	*sol*	*la*	*si*	*ut*₂
1	$\dfrac{9}{8}$	$\dfrac{5}{4}$	$\dfrac{4}{3}$	$\dfrac{3}{2}$	$\dfrac{5}{3}$	$\dfrac{15}{8}$	2

La série des sept notes suivie d'une note qui correspond à un
nombre de vibrations double de celui du premier son, forme ce
qu'on appelle une octave.

Accord. — Lorsque deux ou plusieurs sons produits successi
vement ou simultanément font éprouver à l'oreille une sensation
agréable, on dit qu'ils forment un accord consonnant; si, au
contraire, la succession ou la superposition des sons est dés
agréable pour l'oreille, il y a dissonance.

L'expérience a démontré que plus le rapport des nombres d
vibrations des sons que l'on fait entendre est simple, plus l'oreill
est satisfaite.

Ce rapport, qui caractérise pour le physicien l'intervalle mu
sical entre les sons, est-il représenté par une fraction dont les
termes sont des nombres élevés, par exemple par la fraction
$\dfrac{29}{30}$, les deux sons produisent une dissonance très-désagréable.

Valeurs des intervalles. — Les intervalles entre les différente:
notes de la gamme et l'*ut* qui la commence, qui sont donnés par
les rapports écrits au-dessous des notes, ont reçu des noms particuliers :

L'intervalle de *ré* à *ut* ou $\dfrac{9}{8}$ s'appelle une *seconde*,

—   de *mi* à *ut* ou $\dfrac{5}{4}$ —   une *tierce*,

—   de *fa* à *ut* ou $\dfrac{4}{3}$ —   une *quarte*,

—   de *sol* à *ut* ou $\dfrac{3}{2}$ —   une *quinte*,

—   de *la* à *ut* ou $\dfrac{5}{3}$ —   une *sixième*,

—   de *si* à *ut* ou $\dfrac{15}{8}$ —   une *septième*

—   de *ut₂* à *ut* ou 2 —   une *octave*.

Quels sont les intervalles représentés par les nombres les plus simples? Ce sont les intervalles de *tierce*, de *quinte* et d'*octave ;* les nombres de vibrations des quatre notes *ut, mi, sol, ut₂*, sont entre eux comme $1, \dfrac{5}{4}, \dfrac{3}{2}$ et 2, ou en réduisant au même dénominateur, comme les nombres entiers 4, 5, 6, 8 ; entendues successivement ou simultanément, ces notes forment un accord très-agréable qu'on appelle l'accord parfait *majeur*.

Intervalles entre les notes successives de la gamme. — L'intervalle entre *ré* et *ut* est $\dfrac{9}{8}$, entre *mi* et *ré* $\dfrac{\frac{5}{4}}{\frac{9}{8}} = \dfrac{10}{9}$, entre *fa* et *mi* $\dfrac{\frac{4}{3}}{\frac{5}{4}} =$

$\dfrac{16}{15}$; voici le tableau des intervalles entre les notes successives de la gamme :

ut	*ré*	*mi*	*fa*	*sol*	*la*	*si*	*ut₂.*
$\dfrac{9}{8}$	$\dfrac{10}{9}$	$\dfrac{16}{15}$	$\dfrac{9}{8}$	$\dfrac{10}{9}$	$\dfrac{9}{8}$	$\dfrac{16}{15}$	
ton	ton	demi-ton	ton	ton	ton	demi-ton.	

Nous voyons que sur sept intervalles, trois sont égaux à $\dfrac{9}{8}$, deux à $\dfrac{10}{9}$ et deux égaux à $\dfrac{16}{15}$; comparons entre eux ces trois nom-

bres fractionnaires; pour cela, réduisons-les au même dénominateur, on obtient :

$$\frac{9}{8} \qquad \frac{10}{9} \qquad \frac{16}{15}$$

$$\frac{405}{360} \qquad \frac{400}{360} \qquad \frac{384}{360}$$

Les deux premiers intervalles $\frac{405}{360}$ et $\frac{400}{360}$ sont voisins, la différence est seulement $\frac{5}{360} = \frac{1}{72}$, quantité très-petite et négligeable; chacun d'eux a reçu un nom, celui de *ton*, le plus grand
celui de *ton majeur* $\left(\frac{9}{8}\right)$, le plus petit celui de *ton mineur* $\left(\frac{10}{9}\right)$.
L'intervalle $\frac{384}{360}$ est plus petit que le ton et se nomme *demi-ton*
majeur $\left(\frac{16}{15}\right)$.

Il résulte de ces définitions, que la gamme est formée de deux
tons suivis d'un demi-ton, et de trois tons suivis d'un demi-ton.
Toutes les fois qu'on veut faire entendre une gamme, il faut
que cette succession d'intervalles soit respectée.

Dièse et bémol. — Par quel nombre x faut-il multiplier l'in-
tervalle d'un demi-ton pour obtenir un ton? $\frac{16}{15} \times x = \frac{10}{9}$; d'où
$x = \frac{10 \times 15}{9 \times 16} = \frac{25}{24}$, par conséquent si l'intervalle entre deux
notes est un demi-ton, il deviendra un ton, si l'on multiplie par
$\frac{25}{24}$ le nombre des vibrations de la note la plus aiguë, ce qui
s'appelle diéser cette note; si l'intervalle entre deux notes est
un ton, en diésant la note la plus grave, l'intervalle deviendra
égal à un demi-ton.

Si l'intervalle entre deux notes est un ton et qu'on multiplie
la plus aiguë par $\frac{24}{25}$, ce qui s'appelle bémoliser la note, l'intervalle devient un demi-ton; si, au contraire, entre deux notes
existe un demi-ton et qu'on bémolise la plus grave, l'intervalle
devient un ton.

Les *dièses* que l'on représente par le signe ♮, les *bémols* par e signe ♭, augmentent l'étendue de l'échelle musicale et permettent la transposition des airs.

Gammes adoptées par les musiciens. — On peut établir entre les sons extrêmes que l'on emploie en musique une foule de gammes différentes. Ainsi, supposons que l'on prenne pour *ut* un son faisant 56 vibrations par seconde, on fera entendre une gamme, c'est-à-dire la succession des notes dont nous avons défini les intervalles : ainsi, dans cette gamme, *ré* fera $56 \times \dfrac{9}{8}$ = 63 vibrations par seconde ; *mi*, $56 \times \dfrac{3}{2} = 84$ vibrations, et ainsi de suite. Si nous prenions pour *ut* un son plus aigu, faisant 64 vibrations par seconde, nous aurions une gamme plus aiguë avec les mêmes intervalles entre les notes successives. Il était

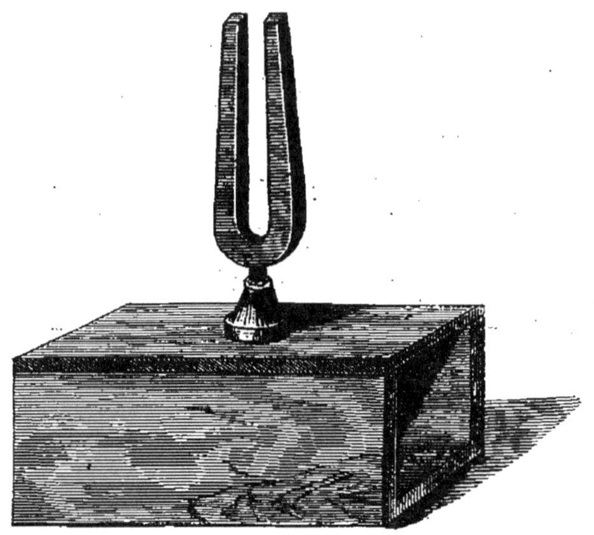

FIG. 231.

Diapason normal.

essentiel, pour qu'il y ait accord entre les sons de la voix humaine exercée par l'étude de la musique et les sons des instruments, de fixer par convention une gamme servant de point de départ pour d'autres gammes plus graves ou plus aiguës, et telles que deux musiciens faisant entendre la même note produisent des sons exactement à l'unisson. On y est arrivé en fixant la hauteur d'une note à l'aide d'un diapason donnant le son *la*, et vibrant 870 fois par seconde (fig. 231). Cette note ainsi déterminée, on obtient facilement toutes les autres notes.

L'*ut* de la gamme à laquelle appartient *la*, exécute un nombre de vibrations tel que l'on a $\dfrac{x}{870} = \dfrac{1}{\frac{5,}{3}}$ d'où $x = 870 \times \dfrac{3}{5} = 522$ vibrations; *sol*, fera un nombre y de vibrations que l'on détermine par la proportion $\dfrac{y}{870} = \dfrac{\frac{3}{2}}{\frac{5}{3}}$; $y = 870 \times \dfrac{9}{10} = 783$ vibrations. On calcule ainsi le tableau suivant :

ut,	*ré*,	*mi*,	*fa*,	*sol*,	*la*,	*si*,	*ut*,
522ᵛ	587,25	652,5	696	783	870	978,75	1044

La gamme qui précède celle-ci est formée de notes dont chacune exécute moitié moins de vibrations que la note de même nom inscrite ci-dessus; elle commence par ut_2, qui exécute 261 vibrations; ut_1 en produit 130,5. On se sert en musique de notes plus graves encore, appartenant à des gammes qui commencent par ut_{-1} qui correspond à 65ᵛ,25, et par ut_{-2}, qui fait 32ᵛ,6 par seconde : c'est le son le plus grave des tuyaux d'orgue. Nous avons dit qu'il est produit par un tuyau long de 10ᵐ,7.

Au-dessus de ut_4, il y a de même des gammes plus aiguës; ut_5 fait 2088 vibrations; ut_6, 4176 vibrations.

Application. — Quel est le nombre de vibrations exécutées en une seconde par si_{-2} et mi_6?

1° Soit x le nombre de vibrations de si_{-2}. Si_{-1} est l'octave aiguë et fait un nombre de vibrations égal à $x \times 2$; si fait $x \times 2 \times 2$; si_2, $x \times 2 \times 2 \times 2$, et si_3, $x \times 2 \times 2 \times 2 \times 2$ ou $x \times 2^4$. On a donc, en consultant le tableau précédent :

$$978,75 = x \times 2^4, \text{ d'où } x = \frac{978,75}{2^4} = 61,2 \text{ vibrations.}$$

Pour avoir le nombre de vibrations correspondant à si_{-2}, il faut donc diviser le nombre de vibrations exécutées par si_3 par le nombre 2 élevé à une puissance marquée par le nombre des octaves qui précèdent.

2° On démontre d'une manière analogue que pour passer de mi_3 à mi_6, comme il y a trois octaves, il faut multiplier mi_3 ou

52v,5 par 2 élevé au cube, ce qui fait $652,5 \times 2^3 = 5220$ vibra-
ions.

Transposition d'un air. — Un air de musique composé d'un
ertain nombre de notes bien définies par ce qui précède, peut
tre transposé, c'est-à-dire qu'on peut abaisser ou élever toutes
les notes d'un nombre égal de tons. On peut convenir, par
exemple, que la gamme, au lieu de commencer par ut_3, com-
mencera par sol_3; mais il faut alors que les sept notes qui suivent le *sol* offrent la succession des intervalles que présente
la gamme, pour que l'air ne soit pas changé ; il faudra que la
gamme nouvelle soit formée aussi de deux tons suivis d'un demi-
ton et de trois tons suivis d'un demi-ton : or, cela n'arrive pas.
En effet, voici les intervalles d'une gamme commençant par
sol :

sol_3		la_3		si_3		ut_4		$ré_4$		mi_4		fa_4		sol_4
	ton		ton		1/2 ton		ton		ton		1/2 ton		ton	

L'usage des dièses ou des bémols permet d'obtenir très-facilement la succession voulue des intervalles. Il suffit de diéser la
note fa_4; alors l'intervalle de fa_4 à mi_4 devient un ton, et celui
de sol_4 à fa_4 devient un demi-ton : avec fa_4 #, on a donc la succession des tons de la gamme ordinaire, mais chaque note est élevée d'une quinte.

Son simple, son composé, sons harmoniques. — Les sons
fournis par certains instruments sont simples : par exemple, un
diapason donne habituellement un seul son correspondant à un
certain nombre de vibrations par seconde; mais indépendamment du son le plus grave qu'un instrument fait entendre et que
l'on appelle *son fondamental*, le plus souvent, un corps sonore
fait entendre en même temps une série de sons aigus que l'on
appelle les *sons harmoniques* du premier, et qui exécutent un
nombre de vibrations 2, 3, 4, 5, 6, 7, 8, 9, 10 fois plus grand que
le son fondamental.

Ces sons harmoniques jouent un rôle très-important; leur
existence est fréquente. Presque tous les sons que nous entendons sont composés, et résultent du mélange de plusieurs sons
simples de hauteur différente, qui produisent des ondes composées dont la forme s'éloigne plus ou moins de celle de l'onde
simple donnée par le son simple d'un diapason.

Noms des harmoniques. — Apprenons à nommer les harmoniques d'un son, par exemple de la note ut_3. Le son qui fait deux
fois autant de vibrations est ut_4, c'est le premier harmonique ;

celui qui fait trois fois autant de vibrations exécute $522 \times 3 = 1566$ vibrations ; comme ut_5 fait $522 \times 2^2 = 2088$, le second harmonique que nous cherchons à nommer est compris dans la gamme qui commence par ut_4 ; la moitié de 1566 est l'octave grave du son cherché, c'est 783 ou sol_5 : donc le second harmonique est sol_4. Quel est le troisième? Il correspond à 522×4 ou à ut_5 ; le quatrième fait $522 \times 5 = 2610$ vibrations. Ce nombre, divisé par 4, nous donne 652,5, qui est mi_3, note qui est la double octave grave du son cherché ; celui-ci est donc mi_5. Continuons, et nous obtiendrons le tableau suivant :

Sons harmoniques des notes UT₃ et LA₁.

	NOMBRE de VIBRATIONS.	NOM de LA NOTE.	NOMBRE de VIBRATIONS.	NOM de LA NOTE.
Son fondamental.	522	Ut_5	217,5	La_1
1	1044	Ut_4	435	La_2
2	1566	Sol_4	652,5	Mi_3
3	2088	Ut_5	870	La_5
4	2610	Mi_5	1087,5	$Ut\sharp_4$
5	3132	Sol_5	1305	Mi_4
6	3654	Entre $la\sharp_5$ et si_5	1522,5	Entre $fa\sharp_4$ et sol_4
7	4176	Ut_6	1740	La_4
8	4698	$Ré_6$	1957,5	Si_4
9	5220	Mi_6	2175	$Ut\sharp_5$
10	»	»	2392,5	Entre $ré_5$ et $ré\sharp_5$
11	»	»	2610	Mi_5
12	»	»	2827,5	Un peu au-dessus de fa_5

(Colonne de gauche : SONS HARMONIQUES DES NOTES ut_5 ET la_1.)

Production d'intervalles musicaux par la sirène de M. Helmholtz. — La sirène double permet de produire plusieurs intervalles musicaux. Si l'on fait rendre les sons des séries de 16 et de 8 trous, on obtient l'accord d'octave. Fait-on parler ensemble les trous 15 et 10, dont le rapport est $\frac{3}{2}$, on perçoit l'intervalle de quinte ; les trous 15 et 12 donnent la tierce. Lorsqu'on fait entendre simultanément les séries de 8, 10, 12 trous du disque inférieur et les 16 trous du disque supérieur, on obtient l'accord parfait. La mise en mouvement du porte-vent supérieur change l'intervalle entre deux sons que l'on produit : par exemple, entre les

ons 8 et 16 (intervalle d'octave), le rapport des nombres de
'brations devient compliqué, et l'oreille reconnaît aussitôt une
issonance.

CHAPITRE V.

VIBRATIONS DES CORDES.

Une corde tendue à ses extrémités, écartée de sa position
d'équilibre, vibre et produit un son dont la hauteur dépend de
la longueur, du diamètre de la corde, du poids qui la tend, et
de la substance qui la forme.

Sonomètre. — Pour étudier les vibrations des cordes, on
emploie un instrument qui a reçu le nom de *sonomètre* (fig. 232);
il est formé d'une caisse de bois creuse, sur laquelle plusieurs
cordes sont tendues; pour cela, chacune d'elles est fixée par une
extrémité qui a la forme d'un anneau à une fiche de fer enfoncée
dans la table, tandis que l'autre extrémité est attachée à une

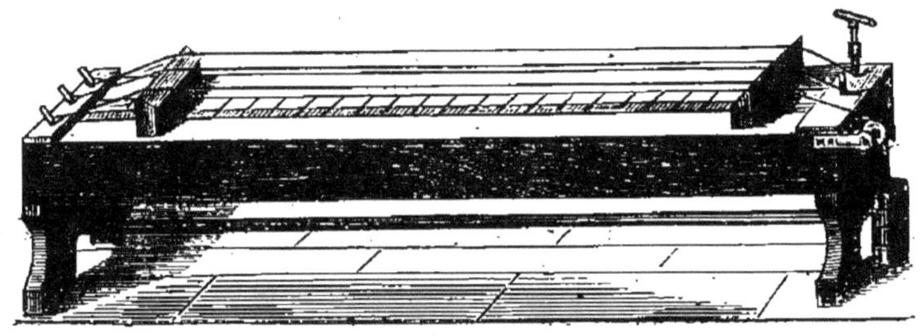

Fig. 232.

Sonomètre, appareil servant à démontrer les lois des vibrations des cordes.

vis de métal que l'on peut faire tourner et qui sert à tendre ou
à détendre la corde; on peut aussi faire passer ce bout de la
corde sur une poulie, et le terminer par un poids, pour mesurer
la tension.

La partie vibrante des cordes est limitée par deux chevalets
fixes, dont la distance est habituellement un mètre; une règle
divisée en centimètres est appliquée sur la table; en outre, un
chevalet mobile peut être placé au-dessous de la corde et sert
à changer à volonté sa longueur.

Si l'on écarte une corde de sa position d'équilibre, avec les doigts ou avec un archet, ou en la frappant à l'aide d'un marteau, elle rend un son caractérisé par sa hauteur, c'est-à-dire par le nombre de vibrations auquel il correspond; on peut démontrer avec le sonomètre quatre lois de vibration des cordes.

PREMIÈRE LOI. — *Le nombre des vibrations d'une corde est en raison inverse de sa longueur.* — On fait vibrer une corde dans toute sa longueur, elle rend un son; appelons-le *ut*. Plaçons le chevalet aux $\frac{8}{9}$ de la longueur de la corde, nous obtenons le son *ré*, qui répond à $\frac{9}{8}$ de vibration, si *ut* en fait une. Poussons le chevalet, faisons entrer en vibration les $\frac{4}{5}$ de la longueur de la corde, nous obtenons *mi*. Nous voyons ainsi que les nombres de vibrations sont en raison inverse des longueurs.

Longueurs de la corde.	1	$\frac{8}{9}$	$\frac{4}{5}$	$\frac{3}{4}$	$\frac{2}{3}$	$\frac{3}{5}$	$\frac{8}{15}$	$\frac{1}{2}$
Notes................	*ut*	*ré*	*mi*	*fa*	*sol*	*la*	*si*	*ut*₂
Nombres de vibrations.	1	$\frac{9}{8}$	$\frac{5}{4}$	$\frac{4}{3}$	$\frac{3}{2}$	$\frac{5}{3}$	$\frac{15}{8}$	2

DEUXIÈME LOI. — *Les nombres des vibrations de deux cordes sont en raison inverse de leurs rayons.* — Prenons deux cordes de la même substance, tendues chacune par un poids égal, mais dont les rayons soient entre eux comme 1 et 2. La seconde corde, dont le rayon est double, rend un son qui est l'octave grave du son de la première, c'est-à-dire qui correspond à moitié moins de vibrations; le rapport des rayons est donc égal au rapport inverse des nombres de vibrations.

TROISIÈME LOI. — *Le nombre des vibrations d'une corde est proportionnel à la racine carrée du poids qui la tend.* — Attachons à une même corde un poids d'un kilogramme, nous obtenons un son, par exemple *ut*₃; attachons un poids de 4 kilogrammes, nous entendons *ut*₄; un poids de 9 kilogrammes, nous avons *sol*₄. Les nombres de vibrations de ces trois notes sont entre eux comme 1, 2 et 3, et ces trois nombres sont les racines carrées des poids 1, 4, 9 kilogrammes.

QUATRIÈME LOI. — *Les nombres de vibrations de deux cordes sont en raison inverse de la racine carrée de leurs densités.* — Prenons deux cordes de substance différente, mais de même rayon, tenües par des poids égaux, l'une de laiton, par exemple, et l'autre de boyau ; les poids spécifiques des deux substances sont, je suppose, 7,8 et 1,2. Si j'appelle n le nombre de vibrations de la corde métallique, et n' celui de la corde de boyau, on doit avoir, d'après

la loi : $\dfrac{n}{n'} = \sqrt{\dfrac{1,2}{7,8}} = 0,39$; d'où $n = n' \times \dfrac{39}{100}$ $n' = n \times \dfrac{100}{39}$;

et il suit de là que le nombre des vibrations de la corde métallique doit être à peu près les $\dfrac{39}{100}$ de celui de la corde à boyau : la première rendra donc un son beaucoup plus grave. Comment constater ce résultat, et par suite comment vérifier la loi? A l'aide d'un chevalet placé convenablement, faisons vibrer les $\dfrac{39}{100}$ de la longueur de la corde métallique, nous produirons un son dont le nombre de vibrations doit être $n \times \dfrac{100}{39}$, ou doit être égal à n'. Ainsi, le son de la corde de métal doit être alors le même que celui de la corde de boyau ; l'expérience confirme la loi en montrant que les cordes sont à l'unisson.

Formule. — Les quatre lois de vibration des cordes sont comprises dans une formule qui a été établie par le calcul. Soient n le nombre des vibrations d'une corde, r son rayon, l sa longueur, d son poids spécifique, et P le poids qui la tend ; on a :

$$n = \frac{1}{rl} \sqrt{\frac{P}{d} \times \frac{g}{\pi}}.$$

g est l'accélération due à la pesanteur ou $9^m,8088$; π est le rapport de la circonférence au diamètre, ou $3,14159$.

Harmoniques des cordes. — Lorsqu'une corde tendue rend un son, on peut distinguer, en écoutant avec attention, outre le son fondamental qui est le plus grave, un certain nombre de sons plus aigus faisant 2, 3 fois autant de vibrations, c'est-à-dire les sons harmoniques. Pour reconnaître le premier harmonique, ou l'octave aiguë du son fondamental, plaçons un chevalet au tiers de la longueur d'une corde de sonomètre, et faisons vibrer les $\dfrac{2}{3}$ et le $\dfrac{1}{3}$ successivement ; on reconnaît facilement que l'octave aiguë donnée par le tiers de la corde est contenue dans le son produit par les deux tiers de la même corde.

La facile subdivision des cordes vibrantes en parties égales, d'où résulte la production des harmoniques, se montre par l'expérience suivante :

Plaçons un chevalet au quart d'une corde tendue (fig. 233); divisons la partie la plus longue en trois parties égales ; sur chacun des points de division mettons un petit cavalier de papier coloré, et au milieu de chaque division un petit cavalier de papier blanc. Frottons légèrement avec l'archet au milieu du quart isolé, aussitôt nous voyons tomber les trois cavaliers blancs et rester les deux colorés. Ainsi la grande portion de la corde s'est divisée

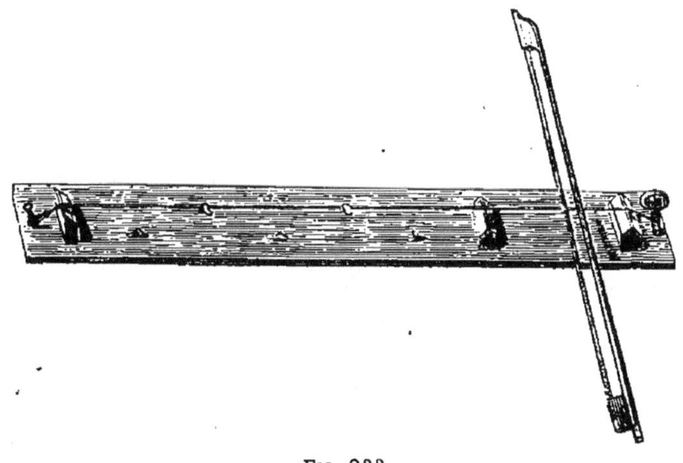

Fig. 233.

On fait vibrer le quart d'une corde tendue, le reste de la corde se divise en trois
parties qui vibrent à l'unisson.

en trois parties vibrant à l'unisson du quart de la corde, et offrant chacune un ventre de vibration où les parties sont le plus agitées, et les ventres sont séparés par des nœuds où la corde est en repos. Réciproquement, si l'on fait vibrer les $\frac{3}{4}$ de la corde, un petit cavalier placé au milieu du quart restant est chassé, et cette partie de la corde, qui est le tiers en longueur de la partie la plus longue, fait entendre un son qui produit trois fois plus de vibrations que le son de celle-ci : c'est son second harmonique.

La forme d'une corde qui vibre en produisant des harmoniques est complexe, et résulte de la composition du mouvement vibratoire de totalité avec les mouvements partiels correspondant à chacun des harmoniques.

Applications des lois de vibration des cordes. — La loi de vibration des cordes relative à la longueur permet de mesurer facilement le nombre des vibrations d'un son ; il suffit pour cela 'employer un diapason dont le nombre de vibrations est connu, soit le la_3 normal (870ᵛ), et un sonomètre. Le son donné est-il plus grave que la_3, on tend une corde jusqu'à ce qu'elle vibre à l'unisson du premier son. Soit 1ᵐ,05 la longueur de la corde, appelons x le nombre des vibrations cherché ; puis, promenant un chevalet au-dessous de la corde, on détache une partie de celle-ci qui vibre à l'unisson du la normal, soit 0ᵐ,708 sa longueur. Les rapports des nombres de vibrations sont en raison inverse des longueurs ; on a donc :

$$\frac{x}{870} = \frac{0,708}{1,05}; \text{ d'où } x = \frac{0,708 \times 870}{1,05} = 587 \text{ vibrations } (ré_3).$$

Le son dont il faut mesurer le nombre de vibrations est-il plus aigu que la_3, on fait rendre cette dernière note à la corde entière ; puis on cherche quelle est la fraction de la longueur de la corde qui rend le même son que celui qui est donné, ensuite on raisonne comme ci-dessus.

Les lois de vibration des cordes trouvent leur application immédiate dans les instruments de musique. Dans le piano, les sons graves sont donnés par des cordes longues et de rayon assez grand ; pour les sons aigus, on emploie des cordes courtes et de petit rayon. Dans le violon, les cordes peuvent être tendues plus ou moins à l'aide de chevilles ; on règle la tension de la corde qui doit donner la_3 jusqu'à ce qu'elle vibre à l'unisson du diapason normal ; dans le jeu de l'instrument, les doigts changent la longueur de la partie vibrante des cordes, pour produire des notes variées.

CHAPITRE VI.

TUYAUX SONORES.

Lorsqu'on met en vibration l'air contenu dans un tuyau à parois solides prismatiques ou cylindriques, on entend un son intense dont la hauteur dépend de la longueur du tuyau.

Embouchure de flûte. — Pour faire vibrer l'air d'un tuyau, on emploie souvent l'embouchure de flûte (fig. 234) ; une caisse de bois qui reçoit par un tube le vent d'une soufflerie est percée à sa partie supérieure d'une fente étroite ; une lame terminée en biseau, qui fait partie d'une paroi du tuyau, reçoit le courant

19.

gazeux qui s'échappe de la fente et le brise ; le jet de l'air devient intermittent et met en vibration la colonne d'air qui remplit le tuyau : un son est produit.

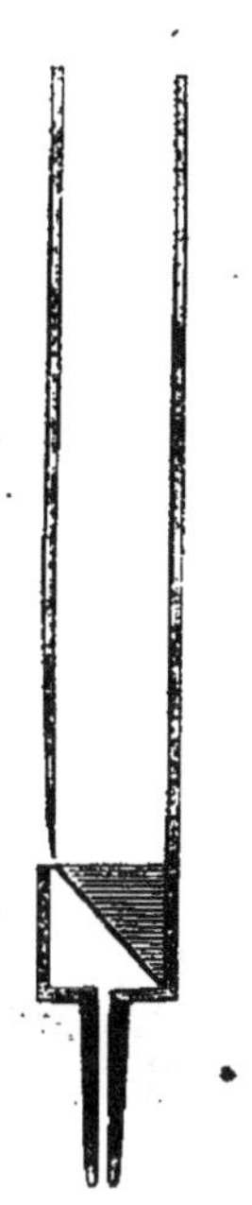

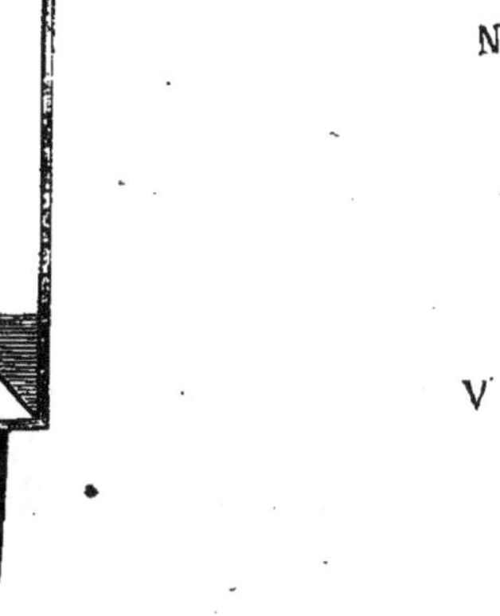

FIG. 234.

Coupe d'un tuyau à embouchure de flûte.

FIG. 235.

Membrane de baudruche introduite dans un tuyau dont une paroi est de verre et servant à reconnaître les nœuds et les ventres.

L'air vibre dans le tuyau. — Prenons une membrane de baudruche collée sur un cercle de carton tenu par plusieurs fils ; faisons descendre peu à peu cette membrane dans l'intérieur d'un tuyau ouvert qui vibre (fig. 235). Nous entendons d'abord le son de la membrane qui s'ajoute à celui du tuyau ; vers le milieu de la longueur, la membrane cesse de vibrer, puis elle reprend ses mouvements quand on l'enfonce davantage : donc, dans un tuyau ouvert, il y a un ventre à chaque extrémité et un nœud au milieu. La distance entre les deux ventres, ou la longueur du tuyau, est égale à la longueur d'onde du son produit.

Aux ventres, la pression de l'air est nulle, tandis qu'au nœud la pression de l'air augmente et diminue périodiquement ; il en résulte qu'on ne change pas le son d'un tuyau lorsqu'on l'ouvre au niveau d'un ventre, tandis que le son est modifié aussitôt qu'on pratique une ouverture à l'endroit d'un nœud.

Loi de Bernouilli. — *Les nombres de vibrations des sons donnés par des tuyaux ouverts sont en raison inverse de leurs longueurs.* — Pour démontrer cette loi due à D. Bernouilli, on emploie deux tuyaux ouverts dont l'un est le double de l'autre en hauteur (fig. 236); en les faisant parler, on reconnaît que le second rend un son qui est l'octave aiguë du son donné

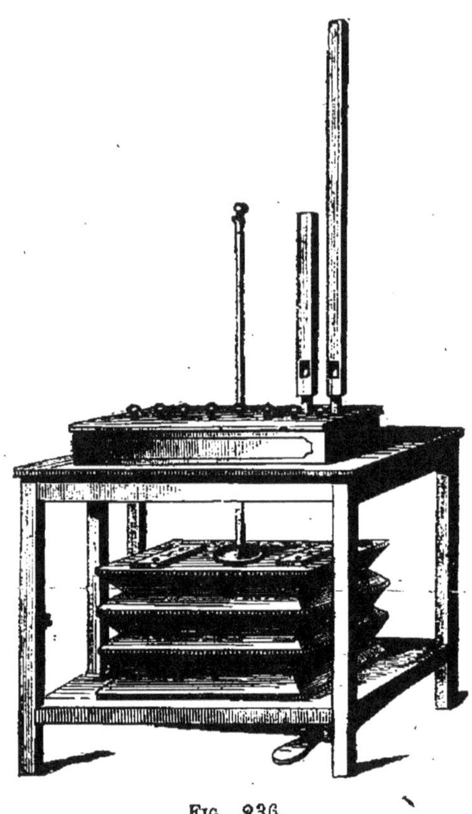

Fig. 236.

Deux tuyaux dont les hauteurs sont 1 et 2, disposés sur une soufflerie.

par le premier. Il sera donc facile de construire une série de tuyaux produisant une gamme ; il suffira de choisir convenablement les longueurs qui doivent être égales aux longueurs d'ondes des différentes notes.

L'expérience montre que la loi relative à la longueur se vérifie bien lorsque le diamètre des tuyaux est petit par rapport à leur longueur; si cette condition n'est pas satisfaite, la loi cesse d'être exacte.

Sons harmoniques d'un tuyau ouvert. — On emploie souvent dans les cours un tube de verre étroit, long d'un mètre environ, qui est muni d'une embouchure de flûte (fig. 237). Ce tuyau est placé sur un robinet fixé à la table d'une soufflerie ; en faisant arriver l'air avec lenteur, on obtient d'abord un son assez grave dont la longueur d'onde est 1 mètre, et par suite le nombre de vibrations est 340 ; $\lambda = \dfrac{V}{n}$, d'où $n = \dfrac{340^{m}}{1^{mm}}$. On souffle plus fort, aussitôt l'octave aiguë du son fondamental se fait entendre, c'est le premier harmonique ; puis le second harmonique, qui correspond à un nombre de vibrations triple se produit, et enfin on obtient une série d'harmoniques de plus en plus élevés. Quel est le mode de distribution des nœuds et des ventres dans ce tuyau ouvert ? Il est très-simple. Pour le

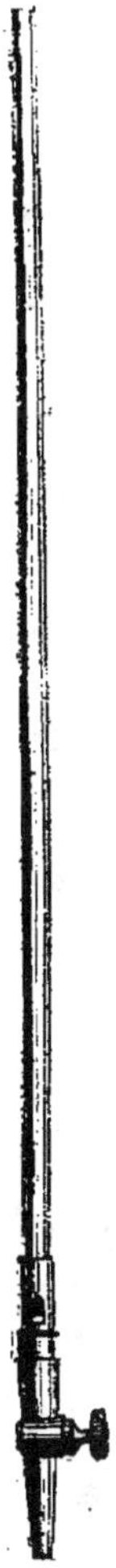

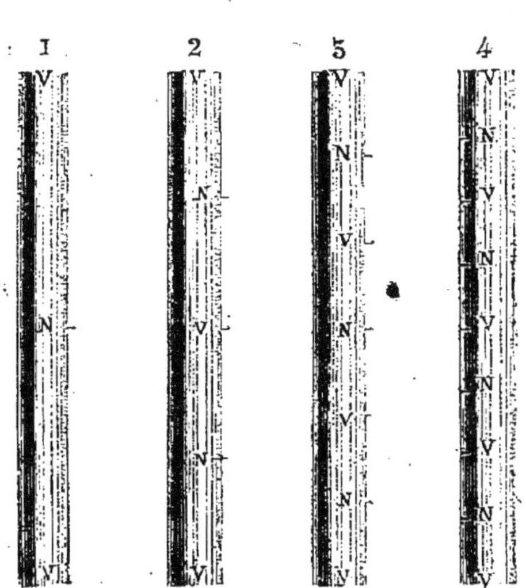

Fig. 237.

Long tube de verre
pour la production
des harmoniques.

Fig. 238.

Distribution des ventres et des nœuds dans un tuyau,
suivant qu'il rend le son fondamental ou un son
harmonique.

son fondamental, le plus grave, il y a un ventre à chaque extrémité et un nœud au centre du tuyau.

Pour le premier harmonique, un ventre se produit au milieu et un nœud entre ce point et chacun des ventres extrêmes ;

n a donc deux tuyaux de longueur moitié qui sont superposés et
ui vibrent à l'unisson : il n'est pas étonnant que le son rendu soit
l'octave aiguë du son fondamental. Pour le second harmonique,
le tuyau se subdivise en trois tuyaux
égaux chacun au tiers de la longueur ; en
chaque tiers il y a un ventre de vibration, entre deux ventres un nœud, et par
suite on trouve trois nœuds (fig. 238). On
se représente d'une manière analogue le
mode de division pour les harmoniques
plus élevés.

**Détermination des nœuds et des
ventres par les flammes vibrantes.** —
Lorsqu'on ouvre en son milieu un tuyau
ouvert rendant le son fondamental, immédiatement le son passe à l'octave aiguë ;
c'est que la pression de l'air au niveau du
nœud est successivement plus grande et
plus petite que celle de l'air ambiant : il
y a en ce point succession de compressions
et de dilatations. Dès que l'on fait communiquer le nœud avec l'air extérieur, ces
alternatives ne peuvent plus exister ; il
s'établit un ventre où la pression reste
sensiblement égale à la pression atmosphérique ; entre deux ventres se produit
un nœud. Les changements de la pression
de l'air à l'endroit d'un nœud ont permis
à M. Kœnig de rendre manifeste l'état
vibratoire de l'air d'un tuyau, et même de
compter le nombre des vibrations, par le
nombre égal des compressions et dilatations successives. Au milieu d'un tuyau
ouvert, cet habile constructeur a percé
une ouverture circulaire qu'il a fermée
par une membrane de caoutchouc ; par-
dessus cette paroi mobile et en dehors, est
fixée une capsule métallique creuse qui
porte deux ouvertures, l'une qui reçoit
un tuyau à gaz d'éclairage, l'autre qui est munie d'un bec
étroit pour la combustion (fig. 239). La pression du gaz maintient la membrane de caoutchouc légèrement bombée vers
l'intérieur du tuyau. On allume le gaz. Si l'on appuie sur la

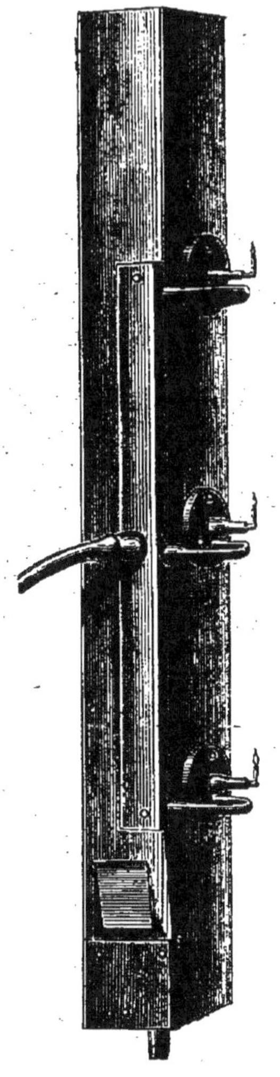

Fig. 239.

Tuyau ouvert à flammes
manométriques.

membrane, la flamme augmente ; si l'on exerce sur elle une diminution de pression, la flamme baisse ; une série de compressions et de dilatations produit des allongements et des raccourcissements de la flamme, que l'on rend manifestes en regardant l'image de la flamme dans un miroir plan tournant.

Rendons petite la flamme de la capsule du milieu, et faisons produire au tuyau ouvert le son fondamental ; aussitôt la flamme s'éteint : par suite d'une dilatation, le gaz a brusquement cessé de s'échapper par le bec. Rendons la flamme plus grande ; elle

Fig. 240.

Aspect des flammes dans un miroir tournant quand on fait entendre le son fondamental et le premier harmonique.

s'allonge et se rétrécit, et offre dans le miroir tournant l'aspect de la ligne supérieure de flammes de la figure 240. Les deux flammes des capsules extrêmes que présente aussi le tuyau restent immobiles. Augmentons la vitesse du vent : le tuyau fait entendre l'octave aiguë du son fondamental ; aussitôt la flamme du milieu devient fixe, mais les deux autres flammes vibrent et offrent l'aspect de la série inférieure de flammes : le nombre des allongements et des raccourcissements de la flamme, qui est égal à celui des vibrations du son produit, est devenu double.

Tuyaux fermés. — *Un tuyau fermé rend le même son qu'un tuyau ouvert de longueur double.*—Pour le démontrer, on emploie un tuyau ouvert traversé en son milieu par une coulisse (fig. 241) dont l'une des moitiés est pleine, et dont l'autre moitié est percée d'une ouverture ; on reconnaît, en faisant parler le tuyau, que le son reste le même, quant à la hauteur, si la coulisse ferme le tuyau, ou si elle le laisse ouvert; on peut donc prendre un tuyau ouvert et un tuyau fermé de longueur moitié, et les deux tuyaux vibreront à l'unisson.

A la cloison qui forme le fond il y a toujours un nœud, et vers l'embouchure il y a toujours un ventre.

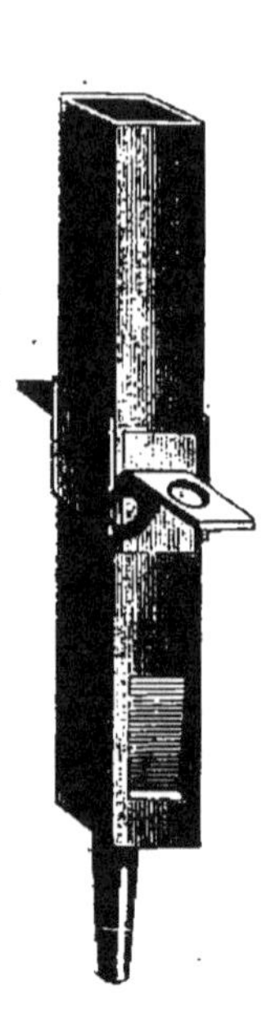

FIG. 241.

Tuyau à coulisse.

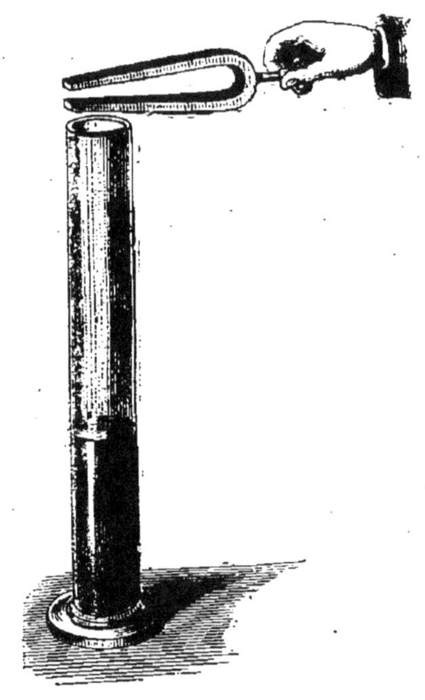

FIG. 242.

Expérience pour démontrer que la longueur d'un tuyau fermé est égale à une demi-longueur d'onde du son fondamental.

La longueur d'un tuyau fermé est égale à une demi-longueur d'onde du son fondamental. — On vérifie facilement ce fait par l'expérience suivante : On prend une éprouvette à pied, étroite, longue de $0^m,60$ environ. On approche de l'ouverture une des branches d'un diapason (fig. 242), par exemple de celui qui donne ut_3 (522 vibrations par seconde), dont la longueur d'onde est $0^m,65$: le diapason isolé, mis en vibration, produit un son que l'on entend à peine. On verse de l'eau peu à peu dans l'éprouvette, et l'on reconnaît que le son est le mieux renforcé par l'air de ce tuyau fermé, quand la distance de l'ouverture au niveau du liquide est $0^m,32$ environ, ce qui est la moitié de la longueur d'onde du son produit.

Cette expérience permet de mesurer approximativement la vitesse du son dans l'air, car elle nous fait connaître la demi-longueur d'onde d'un son dont nous avons déterminé le nombre de vibrations. Dans la formule $V = nl$ nous n'avons qu'à remplacer n par le nombre de vibrations, l par le double de la demi-longueur d'onde trouvée, pour calculer V, la vitesse du son.

Harmoniques d'un tuyau fermé. — En soufflant fortement de l'air dans un tuyau fermé, le son devient plus aigu, on produit une série d'harmoniques ; nous allons voir qu'on n'obtient que les harmoniques impairs.

Soit un tuyau fermé (fig. 243) ; lorsqu'il rend le son fondamental, il y a un nœud au fond du tuyau, un ventre à l'ouverture.

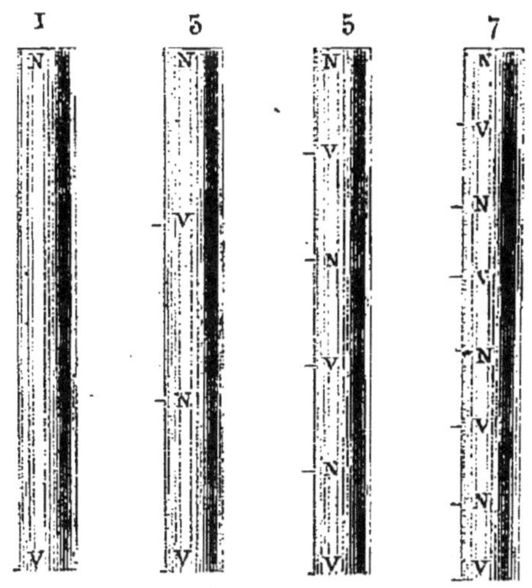

Fig. 243.

Distribution des ventres et des nœuds dans un tuyau fermé, lorsqu'il donne la série des harmoniques impairs.

Pour le premier harmonique, on a toujours un nœud au fond, un ventre se produit au tiers supérieur du tuyau et un nœud au tiers inférieur. On doit considérer ce mode de division comme formé par deux tuyaux, l'un fermé du ventre supérieur au nœud supérieur, l'autre ouvert entre les deux ventres. Ces deux tuyaux vibrent à l'unisson, puisqu'un tuyau ouvert rend le même son qu'un tuyau fermé de longueur moitié ; mais le tuyau ouvert, on le voit facilement, a le tiers de la longueur d'un tuyau ouvert rendant le même son fondamental que le tuyau fermé tout entier ; il répond donc à un son qui fait trois fois plus de vibrations dans le même temps.

L'harmonique plus aigu suivant est formé par deux tuyaux ouverts, égaux chacun à $\frac{1}{5}$ de notre grand tuyau ouvert, et par un tuyau fermé de longueur moitié, c'est un son qui produit cinq fois plus de vibrations.

Ainsi, le son fondamental et les harmoniques d'un tuyau fermé correspondent à des nombres de vibrations qui sont entre eux comme 1, 3, 5, 7, etc., ou comme la série des nombres impairs.

Tuyaux à anche. — Une anche est une lame élastique qui, dans l'état de repos, ferme presque complétement une ouverture ; un courant d'air envoyé par une soufflerie pousse cette lame, l'ouverture est agrandie, l'air peut sortir en assez grande quantité ; sa pression diminue, l'anche revient par son élasticité ; poussée de nouveau, elle accomplit ainsi des vibrations semblables à celles d'un diapason.

La disposition qu'on emploie souvent dans les tuyaux à anche est très-simple. On a un tuyau prismatique de bois, par exemple (fig. 244), qui peut être fermé à sa partie supérieure par un couvercle creux portant un prolongement en forme de boîte qui pénètre dans l'intérieur du tuyau ; sur la paroi de cette boîte on a pratiqué une ouverture qui a la forme d'un rectangle allongé ; une lame élastique de laiton, attachée à l'un des petits côtés de l'ouverture, la ferme presque complétement et ne laisse que des fentes très-étroites entre son contour et celui de l'ouverture. En soufflant de l'air dans le porte-vent, l'anche fait entendre un son qui est d'autant plus grave qu'elle est plus longue ; aussi, on peut rendre le son plus aigu, en diminuant la longueur de la partie vibrante à l'aide d'une tige de métal r qui traverse le couvercle du tuyau, et dont l'extrémité recourbée vient rencontrer l'anche à une certaine distance de l'extrémité libre.

Lorsque l'anche en mouvement vient rencontrer les parois d'une gouttière par laquelle on souffle l'air, le son est criard : on

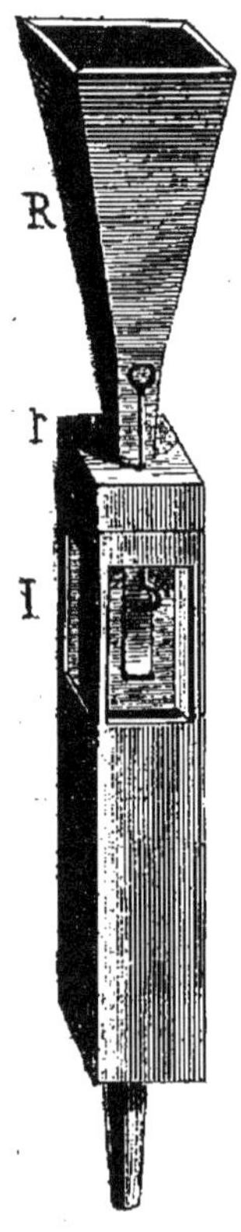

Fig. 244.

Tuyau à anche.— l, languette. — r, rasette. — R, tuyau de renforcement.

dit que l'anche est battante. On préfère beaucoup, dans les instruments de musique, les anches libres qui ne rencontrent pas les parois de l'ouverture, qu'elles ferment incomplétement, et qui produisent un son beaucoup plus pur.

Lorsqu'on ajoute à l'anche un tuyau R additionnel sur le trajet de l'air qui a mis en mouvement cette lame élastique, le son est renforcé, il augmente beaucoup d'intensité ; de plus, la hauteur du son peut être abaissée et même d'une octave entière.

Anches membraneuses. — Les anches membraneuses sont des lames élastiques qui présentent plus de souplesse et de flexibilité que les anches métalliques, et qui entrent très-facilement en vibration.

Parmi les substances qui se prêtent le mieux aux expériences, il faut citer en première ligne le caoutchouc, que l'on trouve facilement dans le commerce à l'état de feuilles simples présentant une épaisseur homogène.

Le mode de vibration des anches membraneuses ressemble beaucoup à celui des cordes ; des expériences simples vont démontrer cette analogie frappante. Au-dessus de la caisse de résonnance d'un instrument de musique, ou sur celle d'un sono-

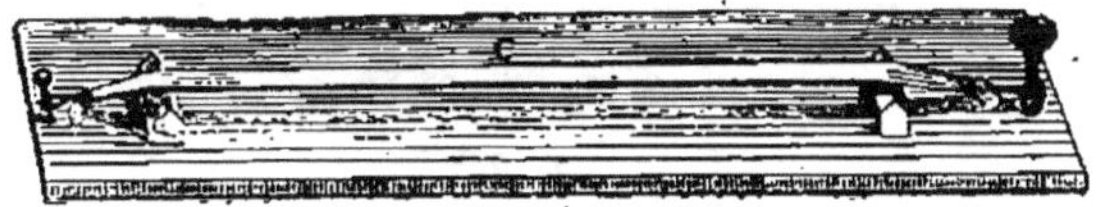

FIG. 245.

C, corde de caoutchouc.

mètre, tendons un ruban de caoutchouc taillé de manière qu'il ait partout la même largeur (fig. 245). Pour cela, nous attachons les deux bouts à l'aide de fils aux extrémités de la caisse ; à l'aide d'une cheville que l'on tourne, ou d'un poids, on exerce une certaine tension ; deux lignes de cette corde sont soutenues par des chevalets. Écartons avec les doigts le ruban de sa position d'équilibre, il vibre et produit un son qui est renforcé par la caisse de résonnance et que nous pouvons appeler *ut* ; promenons un troisième chevalet au-dessous de la corde en des points qui sont aux $\frac{8}{9}$, aux $\frac{4}{5}$, aux $\frac{3}{4}$ et à la moitié de la longueur de la corde membraneuse, et nous entendons les notes de la gamme *ré*, *mi fa*, *ut₂*. Ainsi la loi des longueurs d'une corde vibrante est satisfaite. Si l'on augmente la tension, le son produit devient plus aigu ; mais ici l'effet de cette tension plus grande est double, le ruban de caoutchouc s'allonge et son épaisseur diminue : or, nous savons que la diminution de diamètre d'une corde ordinaire et l'augmentation de la tension sont deux causes qui élèvent la hauteur du son.

Les cordes membraneuses qui ne vibrent pas longtemps, quand on les pince, produisent au contraire des vibrations énergiques et persistantes, lorsqu'on souffle un courant d'air contre leurs bords.

Mise en vibration d'une corde membraneuse par un courant d'air.—Il est très-facile de disposer une corde ou une anche membraneuse, de manière que l'air la mette en vibration. Sur une caisse de bois étroite, creuse, servant de porte-vent, et sur une face aplanie, pratiquons une ouverture rectangulaire (fig. 246); plaçons au-dessus une lame de caoutchouc qui recouvre l'ouverture et ses bords ; pour maintenir le caoutchouc c et pour limiter les parties qui doivent entrer en vibration, on taille un morceau de bois d, ayant la même longueur que le porte-vent, la largeur de

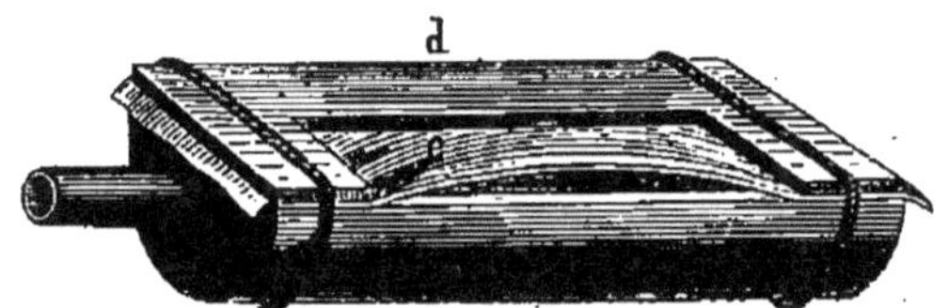

Fig. 246.

Appareil pour mettre en vibration une corde membraneuse par un courant d'air.

l'un des bords de l'ouverture, et qui se termine par des bouts taillés à angle droit qui rencontrent les extrémités de la fente ; on fixe au porte-vent, à l'aide de fils, le caoutchouc et cette pièce de bois surajoutée. Puis on produit un courant d'air, soit avec la bouche, soit à l'aide d'une soufflerie ; aussitôt la corde rend un son intense, elle vibre énergiquement et se montre renflée au milieu.

Cette anche membraneuse, ainsi fixée à ses extrémités et d'un côté de sa longueur, obéit encore aux lois générales de vibration des cordes ; car si l'on applique sur elle l'extrémité d'une planchette dont la largeur est juste égale à la moitié de la longueur de l'anche, on obtient, en faisant vibrer la moitié de la corde, un son qui est l'octave aiguë du son que rend la corde entière.

C'est avec des anches membraneuses de caoutchouc que J. Müller a construit des larynx artificiels.

CHAPITRE VII.

DE LA RÉSONNANCE.

Caisse de résonnance. — La plupart des instruments qui nous ont servi, les cordes, les diapasons, rendent des sons trop faibles pour que l'on puisse les employer ; il est nécessaire de les renforcer, c'est à quoi on arrive facilement en les disposant sur des caisses renfermant de l'air qui vibre à l'unisson des sons produits et les renforce considérablement. Pour le diapason, en particulier, les dimensions de la caisse qui renforce le son doivent être déterminées. Si l'on fait vibrer cet instrument en le tenant à la main, on entend un faible son ; si on le présente devant l'ouverture de la caisse de résonnance, le son augmente beaucoup d'intensité ; si l'on appuie sur la paroi de la caisse avec le manche, ou si, en intercalant entre le diapason et la caisse, des vases renfermant des liquides, on touche le liquide, la communication des vibrations se fait à l'air de la caisse, et le son est aussi renforcé. De même, si l'on touche avec le diapason une vitre de verre, elle vibre à l'unisson et produit un renforcement considérable du son.

Vibrations communiquées. — Des exemples nombreux montrent avec quelle facilité un corps sonore communique ses vibrations à tous les objets qui l'entourent. Lorsqu'on tire un coup de canon dans une ville, toutes les vitres des maisons voisines sont ébranlées et vibrent à l'unisson avec tant d'énergie, que souvent elles se brisent ; le corps de l'homme tout entier vibre aussi, et les sourds-muets eux-mêmes éprouvent la sensation du mouvement vibratoire qui se produit dans tous les tissus.

Mais si cette communication des vibrations est générale et manifeste pour les sons intenses, elle est beaucoup plus facile quand des corps sont disposés de manière à pouvoir vibrer à l'unisson des sons que l'on produit dans leur voisinage. Que l'on fixe, par exemple, un diapason sur sa caisse de résonnance, puis qu'on mette en vibration un second diapason qui rend exactement le même son que le premier et qui est tenu à la main, aussitôt le premier diapason résonne, et le son produit continue à se faire entendre même quand on arrête le second ; en chargeant le diapason résonnant d'un petit poids, par exemple d'un fragment de cire molle, il cesse d'être à l'unisson de l'autre et ne lui obéit plus.

Résonnance des cordes d'un piano. — Ouvrons un piano et soulevons tous les marteaux qui sont destinés à étouffer le son, pour que les cordes soient libres de vibrer ; parlons devant les cordes, les sons de la voix sont redits par les cordes qui entrent en vibration ; chantons une gamme, l'instrument la chante aussi. Tout son produit au voisinage de cette série de cordes fait vibrer par influence la corde, qui rend le même son. Ce phénomène remarquable est très-facile à constater.

Résonnateurs. — M. Helmholtz a imaginé des appareils qu'il a nommés *résonnateurs*, et qui sont très-utiles pour reconnaître les sons isolés au milieu d'un assemblage de sons. Une boule de verre ou de cuivre (fig. 247) offre deux ouvertures : l'une, plus large, est tournée du côté du corps qui vibre ; l'autre, plus

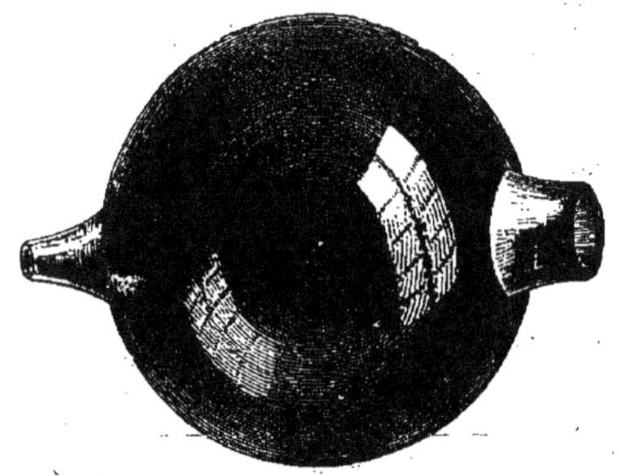

Fig. 247.

Résonnateur isolé de M. Helmholtz.

étroite, est introduite dans l'oreille. Si le son propre du résonnateur est produit devant la boule, l'air qu'elle contient vibre fortement à l'unisson, et l'oreille entend parfaitement ce son renforcé ; si, au contraire, on ne produit devant le résonnateur que des sons différents de celui pour lequel il est accordé, l'air renfermé n'entre pas en vibration.

M. Kœnig a construit une série de résonnateurs représentés par la figure 248, qui sont de forme et de grandeur choisies pour rendre la série des sons harmoniques de ut_2. Pour apprécier à la vue quel est le résonnateur qui vibre, lorsqu'on fait usage de l'appareil, M. Kœnig a fait communiquer la petite ouverture de chaque résonnateur avec une capsule manométrique ; de sorte que l'on a huit résonnateurs et huit petits becs de gaz qui com-

muniquent avec eux. Les flammes allumées sont disposées devant
un parallélipipède formé de faces qui sont des miroirs plans et

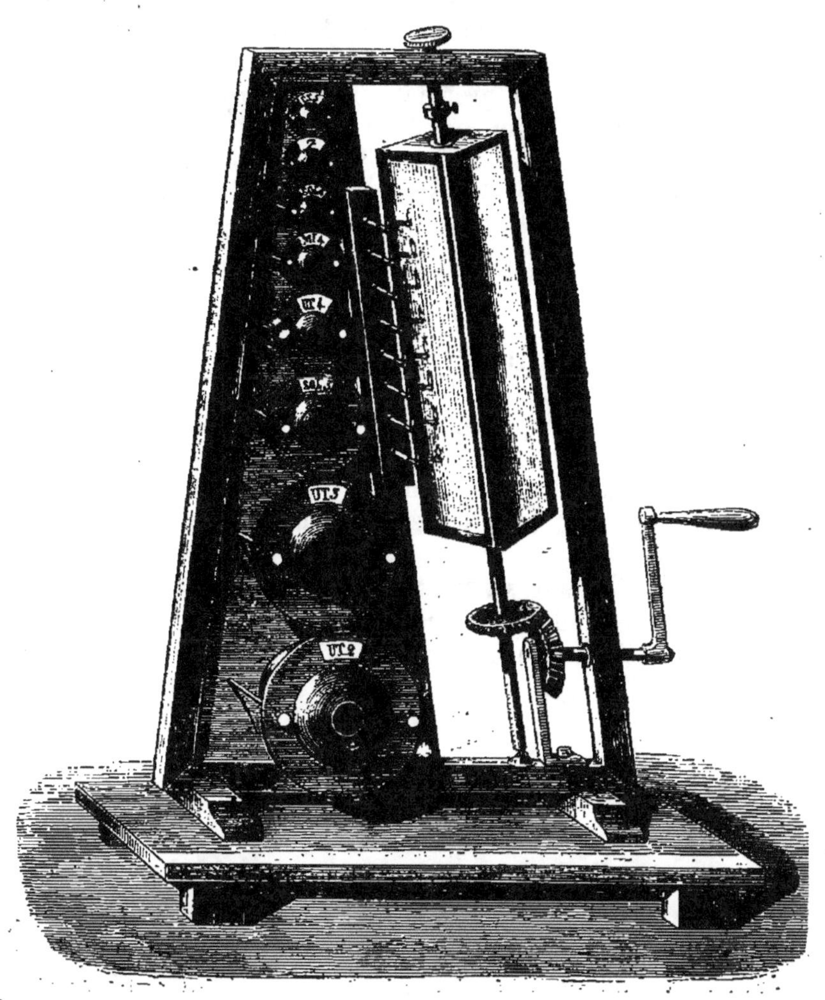

FIG. 248.

Série de résonnateurs vibrant à l'unisson de *ut₂* et de ses harmoniques. Chaque
résonnateur communique avec une capsule manométrique.

qui peut recevoir un mouvement de rotation ; si l'air d'un résonnateur vibre, la flamme correspondante, au lieu de présenter
dans le miroir tournant une bande lumineuse continue, offre
les intermittences dont nous avons parlé plus haut.

Résonnance des membranes. — Lorsqu'on produit des sons au
voisinage d'une membrane tendue sur un cadre de bois ou de

métal, elle vibre facilement à l'unisson. Un jouet d'enfant que tout le monde connaît montre bien cette résonnance : à l'extrémité d'un tube ouvert se trouve une membrane mince ; si l'on parle ou si l'on chante dans ce tube, la membrane résonne et ses vibrations se distinguent facilement.

Savart a démontré une propriété très-remarquable des membranes tendues : c'est que tous les sons, quels qu'ils soient, les font vibrer à l'unisson. Faisons vibrer un sifflet à une petite distance d'une membrane recouverte de sable, la poussière est agitée et se dispose suivant des lignes nodales régulières.

CHAPITRE VIII.

DU TIMBRE DES SONS.

Nous avons déjà dit que la plupart des sons ne sont pas simples, mais sont composés d'un son fondamental et de plusieurs harmoniques.

Un diapason fixé sur sa caisse donne ordinairement un son simple ; mais, quand on le frotte avec l'archet d'une certaine manière, on obtient un son composé qui se traduit, dans le tracé

FIG. 249.

Courbes composées, tracées par un diapason qui rendait, en même temps que le son fondamental, un ou plusieurs harmoniques.

des vibrations sur une plaque noircie, par une courbe complexe (fig. 249), dans laquelle on distingue de grandes vibrations correspondant au son fondamental, et des vibrations plus nombreuses répondant à un à ou plusieurs sons harmoniques.

Emploi des résonnateurs pour découvrir la composition d'un son. — Prenons un certain nombre d'instruments de musique et faisons-leur donner la même note, par exemple ut_3, devant la série des résonnateurs; faisons vibrer successivement une corde qui produise ce son, un tuyau d'orgue, et chantons cette note : nous verrons que non-seulement la flamme du résonnateur ut_3 entrera en vibration, mais que plusieurs notes harmoniques seront manifestées par les résonnateurs, en nombre différent et avec une intensité différente. C'est la cause pour laquelle nous distinguons les sons de la corde, du tuyau et de la voix. Le *timbre*, cette qualité importante du son, dépend donc du nombre des notes harmoniques qui accompagnent le son fondamental, et de leurs intensités relatives.

On peut faire la synthèse et l'analyse d'un son musical composé. Prenons quatre diapasons qui produisent les sons ut_4, mi_4, sol_4 et ut_5. Faisons vibrer le premier, nous entendons ut_4, et le résonnateur ut_4 se met en mouvement; faisons vibrer les quatre diapasons simultanément, nous distinguons encore ut_4, mais nous avons un son composé plus harmonieux, c'est l'accord parfait, les quatre résonnateurs correspondants vibrent ensemble.

Dans les sons des anches membraneuses et du larynx le son fondamental domine; mais on peut démontrer, à l'aide des résonnateurs, six ou huit sons harmoniques plus aigus.

CHAPITRE IX.

DE LA VOIX CHEZ L'HOMME.

Organe de la voix. — Le larynx, conduit cartilagineux qui fait suite à la trachée, présente deux lames élastiques qui ont reçu le nom de cordes vocales-inférieures (fig. 250). Attachées en avant à l'angle intérieur du cartilage thyroïde et fixées en arrière aux deux cartilages aryténoïdes, les cordes vocales sont séparées par une fente appelée *glotte*, dont la partie antérieure est plus spécialement destinée à la production de la voix, dont la partie postérieure sert surtout au passage de l'air nécessaire à la respiration.

Au-dessus des cordes vocales, deux cavités qui ont reçu le nom de *ventricules de Morgagni* servent à rendre libres les vibrations des anches membraneuses, lorsqu'elles se voûtent en

haut par suite d'un souffle intense. Le rôle des cordes vocales
supérieures ne paraît pas important dans le mécanisme de la
voix.

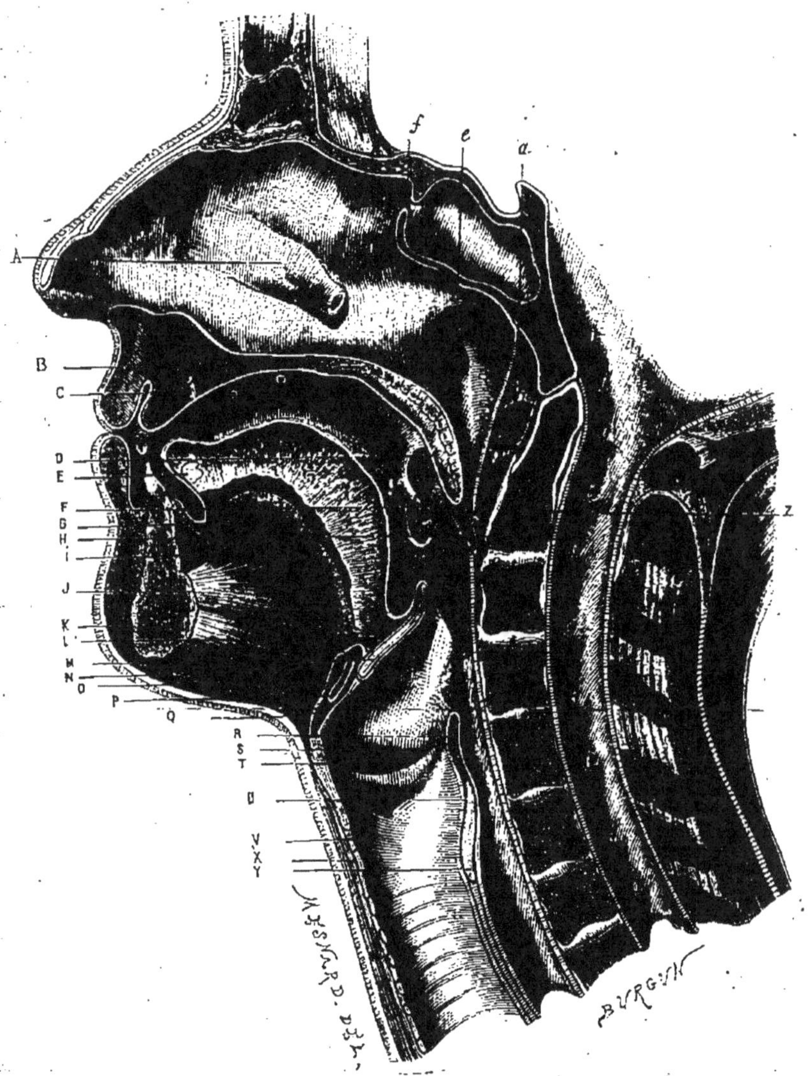

FIG. 250.

Coupe de la tête montrant la trachée, le larynx, les cordes vocales, la cavité de la bouche
et celle des fosses nasales.

L'épiglotte, qui peut s'abaisser et recouvrir l'ouverture du
larynx, empêche les corps étrangers de pénétrer dans les voies
aériennes.

Des muscles disposés par paires s'attachent aux cartilages du larynx, tendent, rapprochent, écartent et détendent les cordes vocales, et jouent un rôle essentiel dans le mécanisme de la voix.

Production de la voix. — Examen au laryngoscope. — Pour que la voix se fasse entendre, il faut que les cordes vocales soient tendues et que les muscles expirateurs produisent un courant d'air assez intense; pour cette dernière condition, une certaine étroitesse de la glotte est nécessaire. Si l'on introduit un miroir plan tenu par un manche au fond du pharynx, et si à l'aide de rayons lumineux on éclaire la glotte (laryngoscope), on peut voir facilement l'image des cordes vocales; si la personne soumise à l'examen chante ou parle à voix haute, on voit aussitôt les deux lames membraneuses entrer en vibration, elles se renflent en leur milieu, et prennent tout à fait l'apparence des anches membraneuses dont nous avons parlé plus haut.

Ferrein a dit avec raison, que la voix est produite par les lèvres de la glotte qui vibrent comme des cordes, et que l'air est l'archet qui les met en jeu.

Recherches de J. Müller. — J. Müller a développé cette théorie et l'a démontrée par des expériences nombreuses faites sur des larynx humains, et reproduites sur des larynx artificiels; les conséquences principales de ses travaux sont les suivantes :

1° Les ligaments inférieurs ou cordes vocales donnent, la glotte étant étroite, des sons pleins et purs lorsqu'on souffle par la trachée-artère.

2° Lorsqu'on enlève les parties qui surmontent le larynx, l'intensité des sons diminue.

3° Pour une même tension des cordes vocales, le son conserve la même hauteur, que la partie postérieure de la glotte soit ouverte ou fermée.

4° En variant la tension, les sons du larynx peuvent changer dans l'étendue d'à peu près deux octaves, ce qui est à peu près l'étendue ordinaire de la voix humaine.

5° A tension égale des cordes par un poids, la force plus grande du souffle élève le son, d'une quinte environ.

Les expériences de Müller sur des larynx humains, dans lesquelles les actions musculaires étaient remplacées par des fils enroulés sur des poulies et terminés par des poids, ont été répétées aussi par cet habile physiologiste sur des larynx artificiels construits avec des lames de caoutchouc disposées comme les cordes vocales et tendues aussi d'une manière convenable (fig. 251).

Construction simple d'un larynx artificiel.--On peut construire facilement un larynx artificiel qui fournit des résultats semblables à ceux que Müller a déduits de ses expériences (fig. 252): on taille une lame de caoutchouc mince en forme de rectangle ; deux bords rapprochés sont appliqués l'un contre l'autre par une pression constante que l'on exerce à l'aide de lames de métal

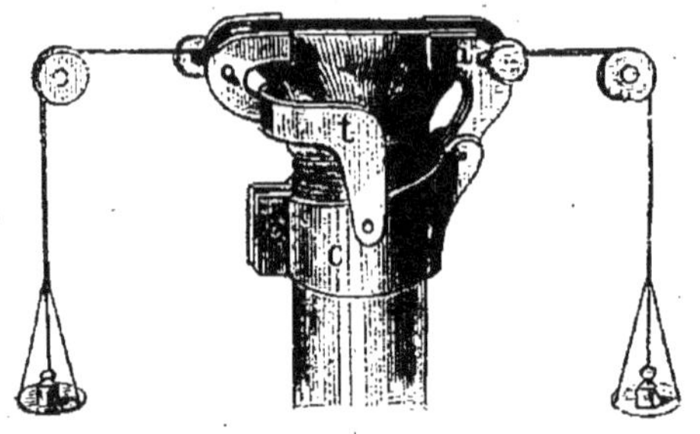

FIG. 251.

Larynx artificiel de Müller. — C, pièce remplaçant le cartilage cricoïde. — *t*, pince correspondant au cartilage thyroïde. —La tension des cordes est obtenue par des poids.

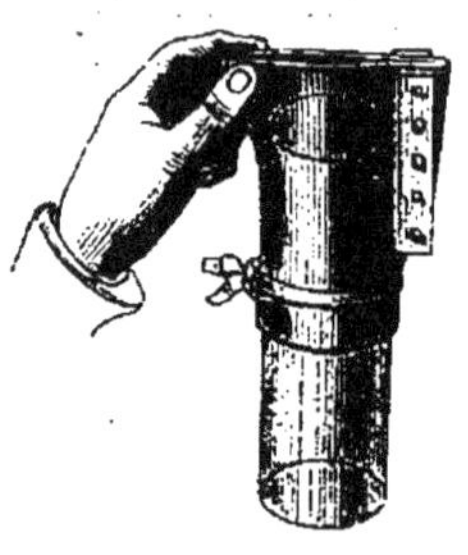

FIG. 252.

Larynx artificiel simple et d'une construction facile.

ou de bois maintenues par des vis. On forme ainsi un tube de caoutchouc dans lequel on introduit un tube de verre de même diamètre qui donne de la rigidité à la partie inférieure et laisse libre une bande de caoutchouc ; le tube élastique est lié sur le tube rigide.

Le côté du caoutchouc opposé aux bords fixes est pincé entre les doigts et maintenu écarté, on forme ainsi une fente (glotte) avec deux cordes membraneuses tendues ; dès que l'on souffle par le tube, un son continu et très-intense se fait entendre, les deux lèvres vibrent énergiquement ; fortement renflées en leur milieu, elles exécutent des vibrations d'autant plus étendues que le son est plus intense.

L deux cordes vibrent à l'unisson, lorsqu'elles ont la même   ur et la même tension ; mais si, en pinçant le caoutchouc,   d les longueurs des cordes et les tensions inégales, la pro- ction de deux sons différents cause, en général, une dissonance fort désagréable.

Au lieu de tendre avec les doigts, qui rapprochent les lèvres de la glotte artificielle, la tension des cordes est-elle produite à l'aide d'une tige introduite dans le tube, il y a écartement de ces lèvres, et cependant le son sort lorsqu'on souffle de l'air, quoique un peu plus difficilement, et, pour une tension égale, il conserve à peu près la même hauteur.

Pour les cordes de caoutchouc, la force plus grande du souffle augmente peu la hauteur du son ; il n'en est pas de même pour les cordes vocales, suivant Müller.

Lorsqu'on augmente la tension des lèvres de la glotte artificielle, le son devient plus aigu.

Prend-on, entre les doigts, une partie assez grande de la surface de caoutchouc, de manière à limiter une glotte plus courte et tendue, les sons deviennent aussitôt beaucoup plus aigus ; c'est donc à cause de leur moindre longueur que les cordes vocales de l'enfant rendent des sons plus aigus que celles de l'homme.

Nous pouvons conclure de ce qui précède, que les cordes vocales obéissent aux lois de vibration des cordes tendues à leurs extrémités, dont elles diffèrent seulement par les dimensions transversales plus grandes, et par la fixation de leurs bords aux parties latérales du larynx.

Voix de fausset. — Il est possible de produire des sons plus aigus que ceux qui sont donnés par le chant ordinaire. On a observé que dans le mode particulier de vibration qui produit la voix de fausset, la glotte est plus large ; les cordes vocales paraissent être tendues et vibrer seulement par leurs bords ; la diminution de largeur des parties vibrantes doit, en effet, rendre les sons plus aigus. La glotte étant plus large, le mouvement de l'air expiré est plus rapide, et les sons ne peuvent être maintenus aussi longtemps.

Résonnance de l'air contenu dans l'arbre aérien et dans la cavité buccale. — L'air contenu dans les poumons et dans la trachée ne change pas la hauteur du son des cordes vocales, mais il produit un renforcement, comme l'air d'un résonnateur ; les harmoniques contenus dans le son de la voix sont renforcés inégalement, par suite le timbre de la voix dépend des dimensions de l'arbre aérien. La voix ordinaire, lorsqu'elle est forte, met en vibration non-seulement l'air que renferment les poumons, mais les parois des bronches et même celles du thorax, et la main placée sur la poitrine perçoit alors un mouvement vibratoire, que l'on appelle frémissement pectoral ; on donne souvent à la voix ordinaire le nom de *voix de poitrine*. La voix de fausset fait résonner beaucoup moins toutes ces parties, mais elle fait entrer en vibration l'air contenu dans la bouche et dans les fosses nasales, ce qui lui fait donner le nom de *voix de tête*.

Étendue de la voix chez l'homme. — L'étendue de la voix de poitrine chez l'homme est environ deux octaves ; les voix de basse et de ténor, qui appartiennent aux hommes sont plus graves que celles de contralto et de soprano, qui sont, en général, des voix de femme. Voici approximativément l'étendue de ces différentes voix :

BASSE.	TÉNOR.	CONTRALTO.	SOPRANO.
163^r à 696	266^r à 1044	348^r à 1392	522^v à 2088
mi_1　　fa_3	ut_2　　ut_4	fa_2　　fa_4	ut_3　　ut_5

Production des voyelles. — Certains sons, éléments fondamentaux de la parole, ont reçu le nom de *voyelles*. Pour bien apprécier leur mode de formation, examinons d'abord le langage à voix basse. Lorsque nous prononçons à voix basse les voyelles a, e, i, o, u, il est certain que les lèvres de la glotte ne vibrent pas ; le son est produit par le souffle de l'air expiré à travers plusieurs ouvertures dans la cavité de la bouche, qui offre pour chaque voyelle une forme spéciale et qui fonctionne comme un véritable résonnateur. Voulons-nous faire entendre la voyelle a, par exemple, la bouche est assez largement ouverte ; inspirons ou expirons de l'air, nous entendons toujours la voyelle a. Si nous voulons maintenant dire à haute voix la même voyelle, les cordes vocales se mettent à vibrer ; dans le son produit, parmi les harmoniques, il y en a qui sont renforcés par la cavité buccale, et ce sont eux qui composent la voyelle a. Si nous chantons a, c'est la même chose, les cordes vocales vibrent plus longtemps, et ce sont toujours les mêmes sons qui, renforcés par le résonnateur buccal, font entendre la même voyelle.

Si nous prononçons e à voix basse, ou à voix haute, aussitôt la forme de la bouche change, elle devient celle d'un flacon sphérique avec un col étroit et long ; pour o et u, la cavité buccale ressemble à un globe présentant un col étroit.

Analyse des voyelles. — L'analyse des voyelles se fait facilement avec les résonnateurs de M. Helmholtz. Si l'on prononce la voyelle a, on reconnaît que le résonnateur qui vibre avec le plus d'intensité est $la_4\sharp$; approchons de la bouche disposée pour prononcer la voyelle a un diapason tenu à la main, qui vibre et produit $la_4\sharp$, aussitôt le son est renforcé ; donc la cavité buccale est un résonnateur accordé pour ce son musical.

Si l'on dispose la bouche pour prononcer o, le résonnateur buccal renforce le son $la_3\sharp$; ce qui caractérise la voyelle o, c'est donc la prédominance de ce son musical.

Cette analyse peut se faire aussi devant les cordes d'un piano.

Synthèse des voyelles. — Après avoir développé l'analyse du son des voyelles, M. Helmholtz en a fait la synthèse. Il prit pour cela douze diapasons donnant la série des notes harmoniques de $la_1\sharp$, qui étaient maintenus en vibration par des électro-aimants ; derrière chaque diapason se trouvait un résonnateur accordé sur le son fondamental ; on pouvait ouvrir ou fermer plus ou moins, à l'aide d'un clavier, les ouvertures des résonnateurs, et faire entendre ainsi à volonté tel ou tel harmonique. Ainsi, en faisant prédominer $la_4\sharp$, on entendit a ; en faisant prédominer $la_3\sharp$, on entendit o, et avec cet appareil ingénieux M. Helmholtz put produire les voyelles avec leur timbre, et même obtenir le timbre des sons de divers instruments.

Consonnes. — Les consonnes sont des bruits qui naissent par la vibration des parties mobiles que rencontre l'air expiré : les unes se forment à l'ouverture des lèvres, telles que P, B, ce sont les consonnes labiales ; d'autres sont produites entre la langue et le palais, ce sont les linguales T, D ; enfin il y a des consonnes gutturales qui se produisent surtout au fond de la bouche, telles que K et G.

Les consonnes sont plutôt des bruits que des sons musicaux ; on ne peut pas les chanter sur une note et leur donner ainsi la durée qui caractérise le son musical.

La production des consonnes a lieu, soit au moment d'une ouverture ou d'une fermeture subite de la bouche, soit dans des mouvements moins brusques ; pour les consonnes M et N, il y a une certaine résonnance de la cavité buccale, et, sous ce rapport, ces lettres se rapprochent des voyelles.

CHAPITRE X.

DE L'OUÏE.

Description succincte de l'organe de l'ouïe. — L'oreille est un organe qui présente des appareils destinés à transmettre les vibrations sonores de l'air au liquide qui baigne les terminaisons nerveuses du nerf auditif.

A l'extérieur, nous voyons la conque et le conduit auditif externe, qui conduisent les ondes sonores, ou directement, ou

ar réflexion, à une cloison membraneuse qu'elles doivent
ettre en vibration, et qui termine la partie qu'on appelle *oreille
externe*.

La membrane du tympan est circulaire et dirigée obliquement de haut en bas et de dehors en dedans; elle sépare le conduit auditif d'une caisse pleine d'air qui communique par un canal, la trompe d'Eustache, avec le pharynx; de sorte que, dans la caisse et à l'extérieur, existe la même pression,

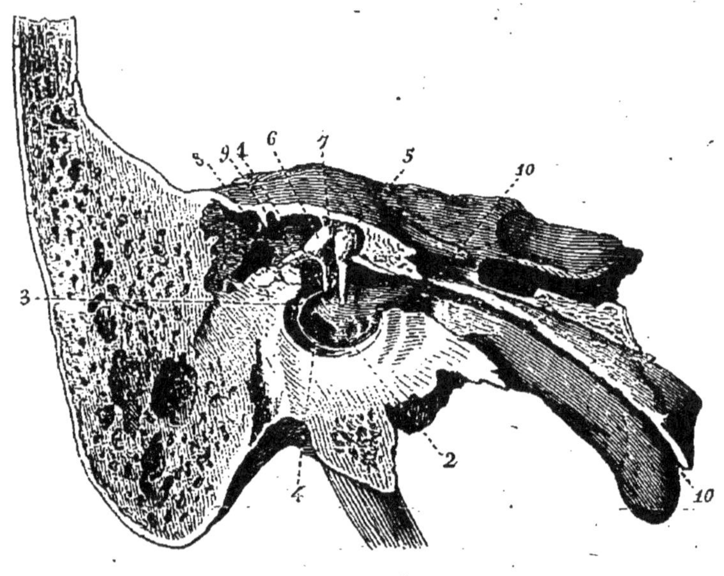

FIG. 253.

Paroi interne de la cavité du tympan ; osselets de l'oreille.

égale à la pression atmosphérique. Dans cette caisse du tympan qui forme *l'oreille moyenne* (fig. 253), plusieurs objets appellent notre attention : entre la membrane du tympan et la paroi qui limite le labyrinthe et l'oreille interne existe une chaîne de trois osselets, qui sont le marteau, l'enclume et l'étrier.

Le manche du marteau est long et intercalé dans les lamelles de la membrane du tympan, suivant la direction d'un rayon. La tête du marteau a la forme d'une sphère articulée avec la grosse extrémité de l'enclume; ce dernier osselet offre un long appendice qui se recourbe et se termine par un léger renflement ou une apophyse qui s'articule avec un osselet semblable à un étrier, dont la plaque terminale est dirigée vers la membrane de la fenêtre ovale : le manche du marteau et l'appendice de

l'enclume sont à peu près parallèles. Le marteau et l'enclume
sont deux leviers coudés à peu près rectangulaires, qui peuvent
se mouvoir légèrement l'un sur l'autre. Un petit muscle qui a
reçu le nom de tenseur du tympan s'attache par son tendon un
peu au-dessous de l'axe de rotation du marteau, tire le manche
en dedans, et tend la membrane du tympan à laquelle il donne
la forme d'un entonnoir à sommet dirigé vers la caisse.

L'*oreille interne* présente une structure très-complexe : elle
offre un vestibule, un limaçon, trois canaux demi-circulaires
(fig. 254); toutes ces parties sont creuses, sont remplies de liquide
et renferment les terminaisons des nerfs auditifs. Ce liquide,
l'eau du labyrinthe, est en communication avec la caisse du

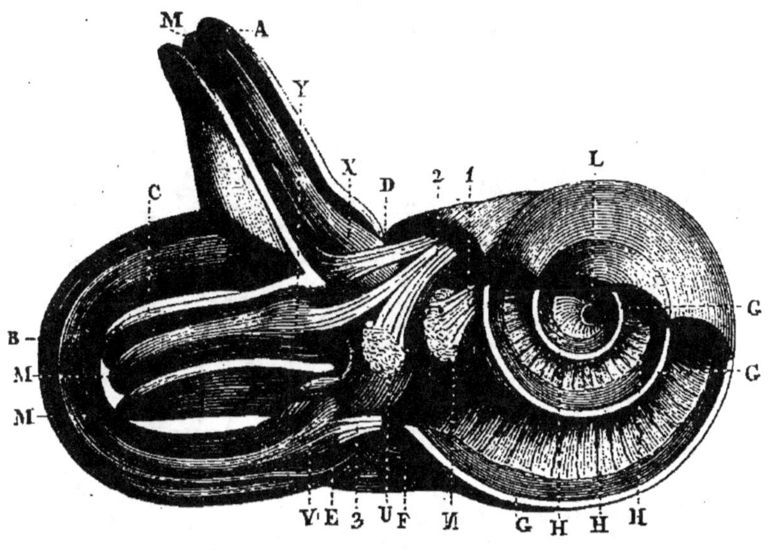

Fig. 254.

Oreille interne. — A, canal demi-circulaire supérieur ; — B, canal démi-circulaire
horizontal ; — C, canal demi-circulaire inférieur ; — L, limaçon.

tympan par deux membranes : celle de la fenêtre ovale, dans
laquelle est enchâssée la plaque ovale de l'étrier, et la membrane de la fenêtre ronde, qui est libre. Dans le vestibule, on
trouve des poches membraneuses qui offrent des fibres nerveuses
se terminant à la base d'appendices qui ont la forme de soies
roides; dans de petits sacs que présente aussi le vestibule, des
pierres très-petites, qui ont reçu le nom d'*otolithes*, flottent et
sont appliquées tout près des terminaisons nerveuses.

Tout l'intérieur du limaçon est divisé par deux membranes

oisines en trois compartiments (supérieur, moyen et inférieur).
Le compartiment moyen offre des organes très-remarquables disposés l'un à côté de l'autre avec beaucoup d'ordre, et qui ont
été découverts par M. de Corti, ce sont les fibres de Corti. La

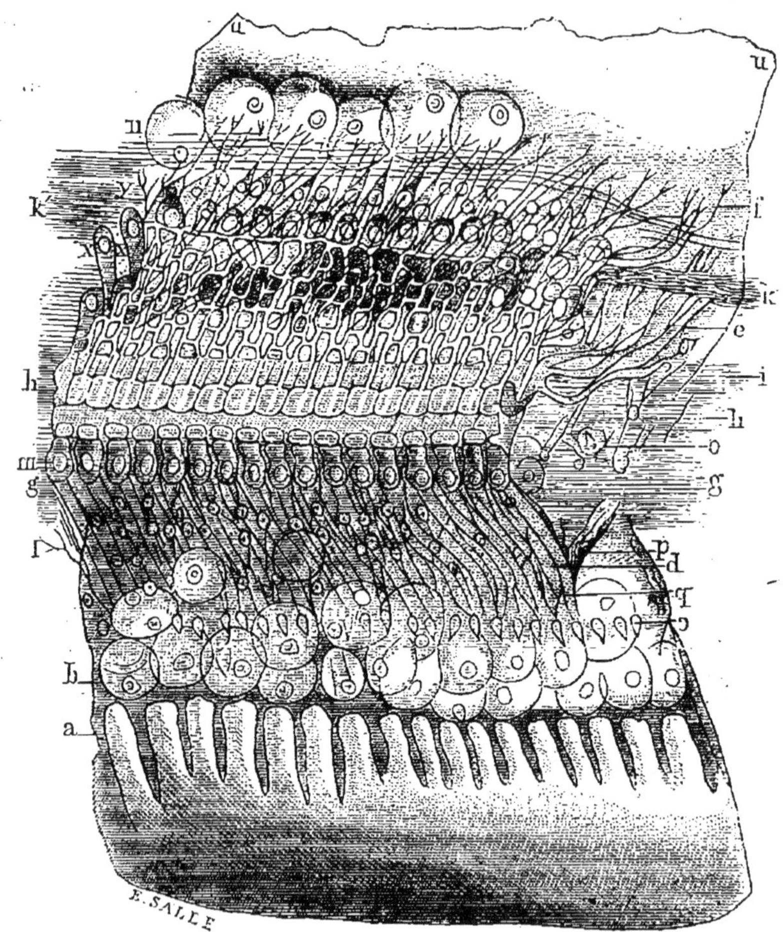

FIG. 255.

Fibres de Corti.

figure 255 représente leur disposition : des arcs qui vont du point
d de la membrane au point *e* s'élèvent à une certaine hauteur
et sont probablement capables de vibrer ; ces petites lames, au
nombre de deux ou trois mille, sont placées au-dessus de fibres
et de cellules nerveuses très-nombreuses, *g*, *h*, *i*, *k*, qu'elles sont
destinées à ébranler.

Transmission des ondes sonores dans l'oreille. — Les ondes sonores qui pénètrent dans le conduit auditif externe viennent rencontrer la membrane du tympan et la font vibrer à l'unisson; il est certain que cette petite membrane est capable de recevoir des modes de vibration extrêmement complexes; les ondes sonores compliquées, qui représentent un grand nombre de sons simples, communiquent même à la membrane du tympan des mouvements vibratoires qui, transmis aux nerfs, sont perçus et analysés ensuite avec une grande perfection. Toutefois on a remarqué que les sons graves sont entendus avec moins d'intensité que les sons aigus; c'est une preuve que la membrane vibre plus facilement à l'unisson de ces derniers.

Seebeck a émis l'opinion que l'attache de la membrane du tympan au manche du marteau et à la chaîne des osselets oppose une grande résistance à la production des vibrations propres de cette membrane; cette union doit, d'autre part, limiter beaucoup les mouvements de la membrane, et il faut alors, comme l'a dit M. Ludwig, que les terminaisons nerveuses soient très-sensibles. La tension du tympan est variable; lorsqu'elle augmente, la membrane vibre plus facilement à l'unisson des sons aigus, et lorsqu'elle diminue, à l'unisson des sons graves.

On peut entendre facilement les vibrations propres de la membrane du tympan; que l'on ferme avec les doigts les conduits auditifs, si l'on parle ou si l'on chante, on perçoit, indépendamment des sons du larynx qui sont transmis par les tissus et par les os du crâne jusqu'à l'oreille interne, les sons propres assez aigus de la membrane du tympan.

En faisant cette expérience, si l'on garde le silence, un bourdonnement sourd se fait entendre, mais il faut que les doigts ferment exactement les conduits auditifs; laisse-t-on le moindre passage à l'air extérieur, ce bruit que l'on a considéré comme un bruit musculaire cesse d'être entendu. Il est probable, comme plusieurs physiologistes le croient, que ce bourdonnement particulier tient à ce que la membrane du tympan est poussée vers l'oreille interne, et à ce qu'une légère pression est exercée sur les nerfs.

La chaîne des osselets transporte les vibrations de la membrane du tympan à la membrane de la fenêtre ovale, et par suite à l'eau du labyrinthe; cette communication est très-parfaite, et tous les mouvements du tympan transmis aux différents points du manche du marteau se répètent sur la base de l'étrier et se propagent dans l'eau du labyrinthe; les ondes sonores se divisent, pénètrent dans les canaux demi-circulaires t dans le limaçon, et reviennent jusqu'à la membrane de la fenêtre ovale, qui peut vibrer librement.

Excitation des nerfs auditifs.— Hypothèse de M. Helmholtz. — Il est vraisemblable que les petites soies roides dont nous avons parlé et la poussière solide qui forme les otolithes sont des corps intermédiaires qui, mis en vibration par les ondes sonores, ébranlent les fibres nerveuses voisines. M. Helmholtz compare chacune des fibres de Corti à une corde de piano capable de vibrer seulement pour un son déterminé; s'il en est ainsi, chacun des appendices ne résonnera, et par suite la fibre nerveuse ne transmettra une sensation que si dans la réunion des ondes sonores qui parcourent le liquide, se trouve l'onde sonore correspondant au son pour lequel cet appendice est accordé. Il se ferait ainsi dans l'oreille une décomposition du son; chaque son simple ne ferait vibrer qu'une fibre de Corti déterminée, et trois mille fibres environ seraient capables de faire percevoir autant de sons simples, différents quant à la hauteur. Cette hypothèse très-ingénieuse rend bien compte de la faculté admirable de l'oreille, qui distingue une foule de sons différents, successifs ou simultanés.

CHAPITRE XI.

NOTIONS D'AUSCULTATION.

Certains bruits qui accompagnent les mouvements respiratoires, et d'autres qui se produisent dans le cœur ou dans les vaisseaux, offrent beaucoup d'importance pour le médecin. On ne peut entrer ici dans le détail des modifications que ces bruits peuvent présenter dans différentes maladies, ce qui fait l'objet de traités spéciaux; mais voici quelques notions sur les bruits physiologiques et sur les moyens de les observer.

Avant de se livrer à la pratique de l'auscultation des malades, il est essentiel d'apprendre à connaître parfaitement les bruits normaux que présente l'homme bien portant.

Bruits respiratoires. — Murmure vésiculaire. — Lorsqu'on applique l'oreille sur la poitrine d'un homme qui respire, on entend un murmure léger dans toute la hauteur des poumons, en avant, en arrière et sur les côtés, bruit qui augmente d'intensité si l'on fait exécuter des inspirations plus grandes. D'après ce que nous avons dit en étudiant le mode de distribu-

tion de l'air dans les poumons, l'air introduit par l'inspiration
pénètre dans toutes les bronches et dans toutes les vésicules ; il
est probable que c'est le frottement des gaz contre les parois
des ramifications bronchiques et contre les saillies offertes par
les points de bifurcation, qui est la cause du murmure vésiculaire.

Au niveau de la trachée-artère et du larynx, on entend un
souffle particulier qui se distingue facilement du murmure vésiculaire.

Quand on applique l'oreille sur la poitrine, il faut bien se
garder de fermer le conduit auditif externe ; on entendrait alors
le bourdonnement que nous avons signalé et qui empêcherait
de distinguer les bruits de la respiration.

Bruits du cœur. — Lorsqu'on ausculte la poitrine au niveau
du cœur, on entend deux bruits successifs, qui se répètent
autant de fois par minute que le pouls donne de battements.
Le premier bruit est plus sourd, paraît se produire plus profondément ; il coïncide exactement avec le choc du cœur, et s'entend le mieux entre la quatrième et la cinquième côte gauche,
3 centimètres au-dessus du point choqué par la pointe du
cœur : il est produit par l'occlusion des valvules auriculo-ven-
triculaires qui a lieu dès que les ventricules se contractent, et
qui a pour effet d'empêcher le sang de refluer dans les oreil-
lettes. Le second bruit, plus clair, plus superficiel et plus bref,
suit le pouls artériel ; il s'entend le mieux au-dessus de la troisième côte, à gauche du sternum ; il coïncide avec la fermeture
des valvules sigmoïdes de l'aorte et de l'artère pulmonaire, qui
a lieu par le reflux des ondées sanguines qui ont distendu les
artères.

Le rhythme des bruits du cœur est important à connaître : si
l'on divise en trois le temps qui s'écoule entre deux systoles
ventriculaires consécutives, on reconnaît que le premier bruit
dure un peu moins que le premier tiers ; puis suivent un silence
égal à un sixième du temps et le second bruit qui dure aussi un
sixième ; enfin un grand silence dure un peu plus d'un tiers.

Les causes des bruits du cœur ont été très-longuement dis-
cutées, une foule d'opinions ont été émises, qu'il est inutile de
connaître ; ce qui est bien établi maintenant par de nombreuses
expériences, c'est que les mouvements des valvules sont les
causes les plus importantes des bruits du cœur, à quoi s'ajoutent
pour le premier bruit le choc de la paroi thoracique comme
cause secondaire, et la résonnance du thorax comme cause de
renforcement de tous les sons.

Lorsqu'on fait manœuvrer une pompe, l'oreille, appliquée au niveau d'une soupape qui se ferme, entend un claquement.

Dans le schéma de la circulation de M. Marey, quand les valvules artificielles fonctionnent, on entend des bruits comparables à ceux du cœur.

Stéthoscope. — Il est souvent utile, pour bien limiter les bruits, et pour ausculter des parties où l'oreille ne s'applique pas facilement, d'employer un tube de bois auquel on donne la forme d'un cylindre creux, large d'un centimètre environ, terminé à sa partie inférieure par un entonnoir large de 3 ou 4 centimètres et à sa partie supérieure par une plaque de bois percée en son centre ; on applique l'extrémité évasée sur les parties que l'on veut ausculter et l'oreille au centre de la plaque. Une petite modification proposée par M. L. Fick mérite d'être signalée : il est bon de supprimer la plaque, et d'introduire directement dans le conduit auditif l'extrémité du tube légèrement effilée : ainsi les ondes sonores propagées par le tuyau solide et par l'air qu'il contient, arrivent plus sûrement à la membrane du tympan.

Stéthoscope de M. Kœnig. — Un instrument construit par M. Kœnig remplace avantageusement le stéthoscope ordinaire, et permet de pratiquer l'auscultation avec une grande commo-

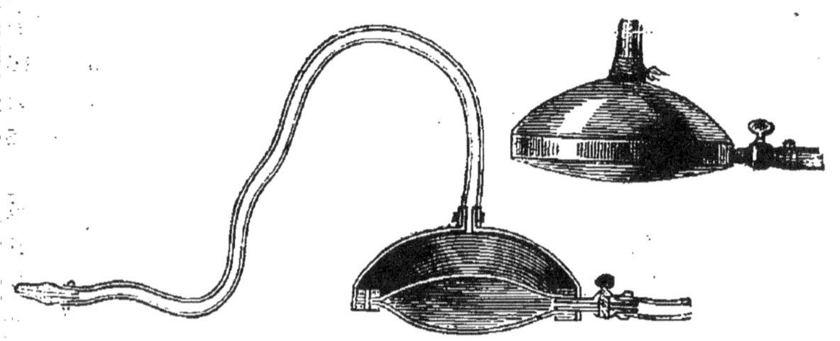

Fig. 256.

Stéthoscope de Kœnig.

dité, en se tenant à une certaine distance du malade que l'on peut ne pas découvrir ; ainsi il est possible de prolonger l'exploration sans fatiguer le malade (fig. 256).

Deux lames de caoutchouc fixées au bord circulaire d'un hémisphère creux de métal peuvent être insufflées à l'aide d'un tube à robinet, et prendre alors la forme d'une lentille biconvexe ; un tuyau de caoutchouc terminé par un embout d'ivoire est fixé sur un ajutage que présente l'hémisphère ; on applique la lentille pleine d'air sur la région précordiale, ou sur la poitrine, et l'on introduit l'embout dans l'oreille : on entend alors parfaitement les bruits de la circulation ou de la respiration, qui se communiquent de la masse d'air contenue dans la lentille à celle qui remplit l'hémisphère, le tube et le conduit auditif.

Percussion. — Lorsqu'avec la main droite on frappe plus ou moins légèrement sur le doigt médius de la main gauche appliquée sur une région du corps, le son peut être clair, sonore, par exemple, sur la poitrine ; d'autres parties percutées, comme les muscles de la cuisse, rendent un son mat étouffé. C'est l'air qui, dans le premier cas, entre facilement en vibration, et résonne ; plus est mince la couche des solides ou des liquides qui le séparent de l'extérieur, plus le son est clair ; si au contraire, au-dessous de l'endroit qu'on percute, il ne se trouve pas d'air, mais s'il y a seulement des solides ou des liquides qui entrent plus difficilement en vibration, le son reste mat : c'est ce qui arrive, par exemple, lorsqu'on percute la poitrine au-dessus de la cavité des plèvres renfermant un liquide épanché.

La percussion de l'abdomen distendu par la présence de gaz dans l'intestin rend un son très-clair, un son de tambour (*tympanique*) ; si la cavité péritonéale contient un liquide (ascite), le son devient mat. On emploie journellement la percussion, en médecine, pour reconnaître certaines lésions des organes ; il faut toujours comparer entre eux les sons donnés par les deux côtés symétriques.

Pour la percussion, comme pour l'auscultation, il est indispensable de s'exercer sur l'homme en bonne santé.

LIVRE V.

ÉLECTRICITÉ.

Les moyens les plus employés pour développer de l'électricité sont : le frottement, les actions chimiques et la chaleur. Nous étudierons dans une première section :

La production de l'électricité par le frottement ; l'électrisation par influence, qui nous permettra d'expliquer la plupart des phénomènes que présente l'électricité de frottement, le jeu des machines électriques, et même les effets de l'électricité atmosphérique. Nous ajouterons ensuite un chapitre sur les aimants, dont nous ferons plus loin un grand usage.

La deuxième section comprendra le développement de l'électricité par les actions chimiques, l'étude des piles et de leurs effets, celle des actions des courants sur les courants et sur les aimants, l'exposé des principaux phénomènes et appareils d'induction ; puis un chapitre sera consacré au développement des courants électriques par la chaleur.

Enfin, la troisième section de ce livre renfermera l'exposé des principales applications de l'électricité à la physiologie et à la médecine qui n'auront point trouvé place dans les sections précédentes.

SECTION PREMIÈRE.

ÉLECTRICITÉ DE FROTTEMENT ET MAGNÉTISME.

CHAPITRE PREMIER.

PREMIERS PHÉNOMÈNES.

Le verre frotté avec du drap, la résine frottée avec une peau de chat, attirent les corps légers, tels que le papier, les plumes, les feuilles d'or. Ce phénomène qui fut observé pour la première fois avec l'ambre (ἤλεκτρον), est produit par une cause qui a reçu le nom d'électricité.

Corps mauvais conducteurs et corps bons conducteurs. — Le verre frotté en un point attire les corps légers par cet endroit seul, et non par les parties voisines. Le verre frotté sur toute sa surface cesse d'attirer les corps par les points que l'on a touchés avec la main, mais les autres points exercent leur action.

Le métal tenu à la main et frotté n'attire pas les corps légers; mais s'il est supporté par du verre ou de la résine, il devient capable d'exercer l'attraction, et par toute sa surface; si on le touche en un point, il cesse d'attirer en tous ses points.

On touche un bâton de résine suspendu par des fils avec un morceau de verre électrisé, la partie de la résine qui a été touchée attire seule les corps légers; avec le même verre électrisé on touche une longue tige de métal soutenue par des supports de verre ou par des fils de soie, toutes les parties du métal attirent les corps légers.

Ces phénomènes bien différents se résument en disant que l'électricité se répand facilement sur les métaux, qu'on appelle pour cela bons conducteurs, tandis qu'elle ne se propage pas sur le verre et la résine, qu'on appelle mauvais conducteurs. Quand nous frottons un morceau de métal tenu à la main, l'électricité se répand sur le métal, la main, et dans le sol, et il n'en reste pas; tandis que si nous tenons le métal frotté avec un manche de verre, nous l'isolons du sol, car l'électricité ne se propage pas sur le verre.

Corps bons conducteurs :	*Corps mauvais conducteurs :*
Métaux,	Verre,
Corps de l'homme,	Résine,
Air humide,	Soufre,
Fil de lin.	Caoutchouc,
	Air sec,
	Fil de soie.

Pendules électriques. — Il est plus facile d'écarter de la verticale un corps léger suspendu par un fil que de le soulever; il faut pour cela une force moindre, aussi on a construit bientôt des pendules électriques (fig. 257) : l'un, *non isolé,* est formé d'une balle de sureau dorée suspendue par un fil métallique et un support de métal; l'autre, le *pendule isolé,* se compose d'une balle de sureau dorée soutenue par un fil de soie, et une tige de verre recourbée.

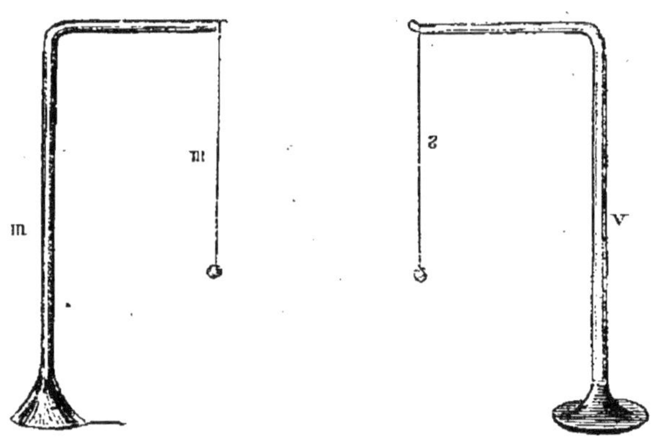

Fig. 257.

Pendules électriques, l'un non isolé, l'autre isolé. — *m*, métal ; *s*, soie ; *v*, verre.

Il y a deux espèces d'électricités. — Présentons au pendule isolé un bâton de verre frotté avec de la flanelle, la balle est attirée, puis repoussée ; approchons de cette petite sphère une feuille d'or très-légère, elle est attirée, puis repoussée : ainsi la petite balle est chargée d'électricité comme le verre. La même expérience réussit lorsqu'on emploie la résine frottée avec une peau de chat, la balle de sureau est attirée, puis repoussée ; mais présentons à la balle repoussée par le verre la résine frottée, nous observons une vive attraction ; la boule qui a partagé l'électricité du verre est donc repoussée par le verre et attirée par la résine.

Nous concluons de là qu'il y a deux espèces d'électricités : l'électricité positive, ou celle du verre, que l'on représente par le signe $+$; l'électricité négative, ou celle de la résine, que l'on représente par le signe $-$; les électricités de même nom se repoussent, les électricités de nom contraire s'attirent.

Effet du frottement. — Le frottement sépare à la fois les deux électricités : deux disques, l'un de verre, l'autre de bois recouvert de flanelle, sont tenus par des manches isolants et frottés l'un contre l'autre (fig. 258) ; le verre présenté au pendule isolé attire la balle, puis la repousse après le contact ; la flanelle attire la balle repoussée par le verre : ainsi le frottement a dégagé l'électricité positive sur le verre, la négative sur la flanelle.

Si les deux disques frottés sont maintenus en contact, et présentés par leur tranche au pendule non isolé, aucune attraction n'est observée, mais le corps léger est attiré aussitôt que l'on enlève l'un on l'autre disque. Ainsi le frottement sépare les électricités en quantités telles que leur action sur un corps léger se neutralise.

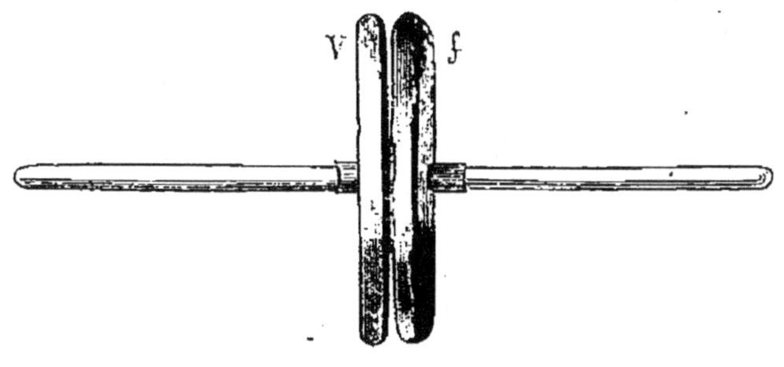

FIG. 258.

V, plateau de verre. — *f*, plateau recouvert de flanelle. — Appareil employé pour démontrer que le frottement sépare les deux électricités.

Toutes les fois qu'un corps est frotté, les électricités sont séparées : faisons monter un homme sur un tabouret isolé du sol par des pieds de verre ; plaçons-nous sur un autre tabouret isolant, frappons notre voisin avec une peau de chat, et présentons chacun le doigt à la sphère du pendule isolé préalablement touchée avec le verre électrisé ; nous voyons que l'homme frappé repousse le pendule, et que celui qui tient la peau de chat l'attire : ainsi le premier est chargé d'électricité positive, le second d'électricité négative.

On admet que les deux électricités sont contenues dans tous les corps en quantités égales qui se neutralisent, et cette combinaison a reçu le nom d'électricité neutre.

CHAPITRE II.

LOIS DES ATTRACTIONS ET DES RÉPULSIONS ÉLECTRIQUES.

Énoncé des lois. — Coulomb a mesuré à l'aide d'un appareil très-ingénieux, la balance de torsion qui porte son nom, avec quelle force s'attirent deux corps chargés d'électricité de nom contraire, avec quelle force se repoussent deux corps chargés d'électricité de même nom ; ce grand physicien a établi expérimentalement deux lois : 1° la force attractive ou la force répulsive varie en raison inverse du carré de la distance ; 2° ces forces sont proportionnelles aux produits des quantités d'électricité dont les deux corps sont chargés.

Balance de Coulomb. — La balance de Coulomb se compose essentiellement d'un fil de métal fin et long, fixé à l'extrémité supérieure par une pince, portant à l'extrémité inférieure une aiguille horizontale de gomme laque terminée par une balle de sureau dorée A (fig. 259) ; la pince qui supporte le fil fait partie d'un tambour circulaire T, dont le contour porte une division en degrés et qui peut tourner sur la garniture métallique d'une colonne cylindrique de verre, dont l'axe vertical se confond avec la direction du fil. La colonne est fixée au couvercle d'un cylindre creux ou cage, qui porte dans un plan horizontal une division en degrés. Un repère gravé sur la garniture fixe qui supporte le tambour indique la position de celui-ci.

Le plan horizontal qui contient la division de la cage renferme l'aiguille et le centre de la sphère qui la termine ; le couvercle offre une ouverture par laquelle on introduit et l'on fixe une balle de sureau isolée B, que l'on peut électriser et qui peut toucher la petite balle mobile A.

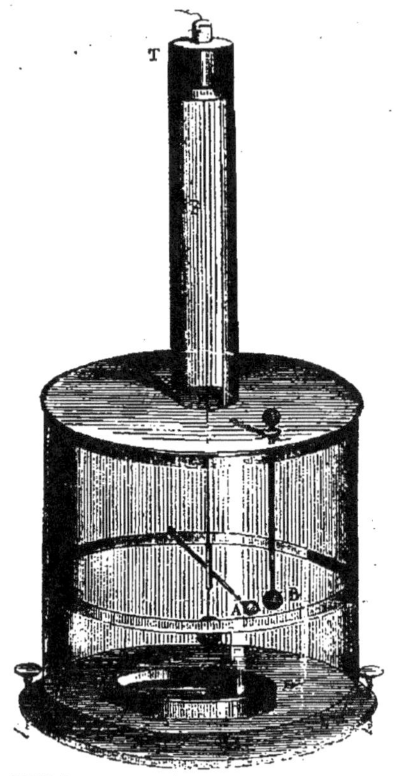

Fig. 259.

Balance de Coulomb. — A, boule mobile. — B, boule fixe. — T, tambour cylindrique auquel le fil F est attaché. — V, vase contenant de l'acide sulfurique pour dessécher l'air.

Le principe de la balance de torsion est celui-ci : lorsque le fil est abandonné à lui-même, il prend une certaine position, et l'on peut s'arranger, en tournant le tambour, de manière que la balle A vienne au point où sera introduite la balle B, au zéro de la graduation; alors le fil n'est pas tordu. Coulomb a mesuré la force nécessaire pour tordre le fil d'un degré en agissant sur la boule mobile, perpendiculairement à sa direction et dans le plan horizontal qui la contient ; il a reconnu que pour tordre le fil de 20°, de 50°, de 100°, il faut employer une force exactement 20, 50 et 100 fois plus grande. Ce qu'on exprime en disant que l'angle de torsion est proportionnel à la grandeur de la force qui le produit.

Ainsi, nous pouvons comparer les forces, et une force quadruple d'une autre tordra le fil quatre fois plus que celle-ci.

Vérification des lois. — Voulons-nous vérifier, comme le faisait Coulomb, la loi des répulsions électriques? Plaçons-nous devant la balance ; la balle A étant au zéro de la graduation, le tambour au repère, la torsion nulle, introduisons la balle B électrisée. La première, attirée, électrisée par le contact, est repoussée aussitôt, le fil est tordu, et l'équilibre s'établit à une certaine distance : si la sphère A se maintient, par exemple, à 30° vers la gauche, l'angle de torsion est aussi égal à 30°. Tournons le tambour de manière à ramener la boule A à 15 degrés seulement de la sphère fixe; nous voyons qu'il faut pour cela le tourner de 105° vers la droite à partir du repère, et en ajoutant à cet angle celui de 15° vers la gauche que fait l'aiguille avec sa position primitive, nous avons un angle total de torsion égal à 120° ; cet angle est quatre fois plus grand que l'angle de 30° : ainsi, la force répulsive à une distance moitié est quatre fois plus grande.

Vient-on à toucher la boule fixe avec une boule exactement semblable et isolée, l'électricité se répand sur les deux corps conducteurs et se partage également, la boule fixe ne contient plus que la moitié de l'électricité dont elle était d'abord chargée ; aussi, pour maintenir la répulsion à 15°, on voit qu'une torsion moitié suffit : on trouve que l'angle total de torsion est alors 15 + 45 = 60. La seconde loi est donc démontrée : pour une quantité moitié d'électricité sur l'une des boules, la force répulsive est moitié.

Pour vérifier la loi des attractions électriques, on charge l'une des boules d'électricité positive, et l'autre d'électricité négative, mais il faut par un fil de soie, tendu verticalement, empêcher la boule mobile de venir rencontrer la boule fixe, et il faut opposer les forces de torsion aux forces attractives pour mesurer celles-ci.

Pour que les expériences faites avec la balance de torsion réussissent bien, il est essentiel de bien dessécher l'air contenu dans la cage; on y arrive facilement en plaçant dans l'intérieur de la balance un vase de verre V large, contenant de l'acide sulfurique monohydraté.

CHAPITRE III.

DISTRIBUTION DE L'ÉLECTRICITÉ.

L'électricité se porte à la surface des corps. — Une sphère creuse de métal, portée sur un pied de verre, présente une ouverture O par laquelle on peut introduire une petite sphère de métal *b*, tenue par une baguette de verre (fig. 260). On électrise le métal isolé en le touchant avec un bâton de verre frotté; on met en contact la boule d'épreuve avec la surface extérieure, puis on l'approche d'un pendule non isolé qu'elle attire, tandis que, touchée avec la main, appliquée contre la surface intérieure et présentée au pendule électrique, la boule *b* ne l'attire pas.

On peut électriser la sphère à l'intérieur au moyen d'une chaîne communiquant avec une machine électrique, introduite par l'ouverture O, et l'expérience donne les mêmes résultats.

Recouvrons une sphère de métal isolée et électrisée avec deux hémisphères creux métalliques, tenus par des manches de verre (fig. 261); séparons-les ensemble: chacun d'eux attire le pendule et la sphère ne l'attire plus.

Dans les appareils construits pour l'étude de l'électricité, les parties métalliques sont creuses; pour faire un disque métallique, on se contente souvent de

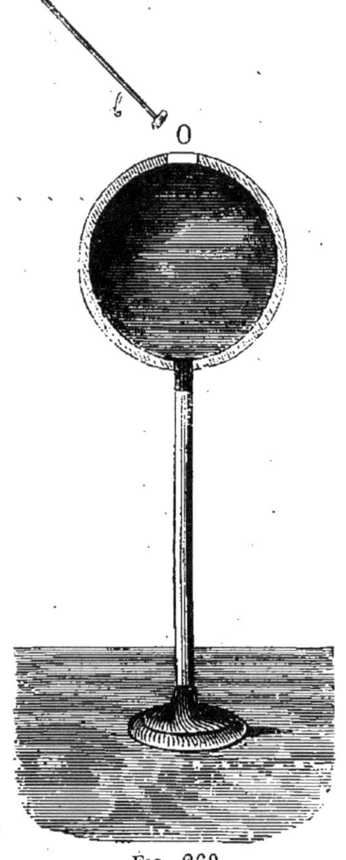

FIG. 260.

Sphère creuse isolée. — *b*, boule d'épreuve.

coller une feuille d'étain sur un plateau de bois, cela suffit, puisque l'électricité se porte sur la surface des corps.

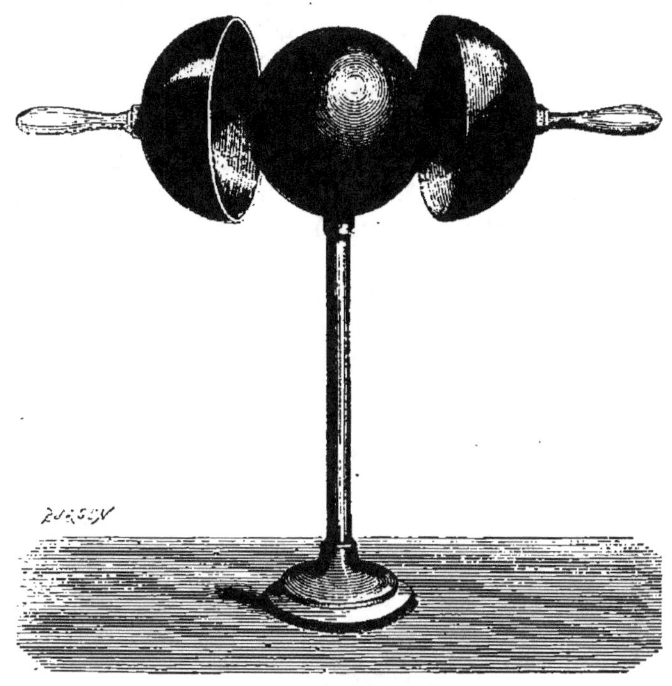

Fig. 261.

Sphère de métal et hémisphères creux, pour démontrer que l'électricité se porte à la surface des corps.

Distribution de l'électricité sur une sphère. — L'électricité est distribuée sur une sphère de manière qu'il y en a autant en chaque point de la surface, cela résulte de la forme régulière du volume. Une petite surface plane de clinquant, tenue par une tige mince de verre, qu'on appelle plan d'épreuve, peut être appliquée successivement sur les différents points d'une sphère électrisée, partage avec ces points l'électricité, et chaque fois on reconnaît que le plan d'épreuve attire à la même distance la boule d'un pendule non isolé.

L'emploi de la balance de Coulomb est très-avantageux pour étudier la distribution de l'électricité ; si la boule mobile est chargée d'électricité de même nom que celle du corps étudié, le plan d'épreuve introduit dans la balance au lieu de la boule fixe, et chargé d'électricité qu'il a prise au contact d'un corps électrisé, repoussera la boule mobile, et si l'on répète l'expérience en maintenant chaque fois la distance égale entre la sphère

mobile et le plan, l'angle de torsion du fil est proportionnel à la
charge du plan d'épreuve. Nous disons que ce plan est chargé
d'une quantité d'électricité double, si pour maintenir l'équilibre, il faut tordre le fil d'un angle double. Ce principe sur
lequel repose dans ce cas l'emploi de la balance de torsion est
vérifié expérimentalement. Prenons deux sphères de même dimension isolées ; électrisons l'une, touchons un point de sa
surface avec le plan d'épreuve que nous portons ensuite dans la
balance : la boule mobile chargée d'abord d'électricité de même
nom est repoussée et maintenue à une certaine distance, à 20°,
par exemple, par une torsion de 80° ; touchons la première
sphère avec la seconde, l'électricité se divise en deux parties ;
les deux sphères sont touchées successivement avec le même
plan d'épreuve, et l'on reconnaît que la boule mobile est chaque
fois maintenue à la même distance du plan d'épreuve par une
torsion moitié ou de 40° : ainsi les deux sphères se sont partagé
également l'électricité. Nous nous sommes déjà appuyé sur ce
résultat pour démontrer la seconde loi de Coulomb, relative
aux quantités d'électricité.

Distribution de l'électricité sur un cône. — Coulomb a étudié
la distribution de l'électricité sur des volumes différents. Pre-

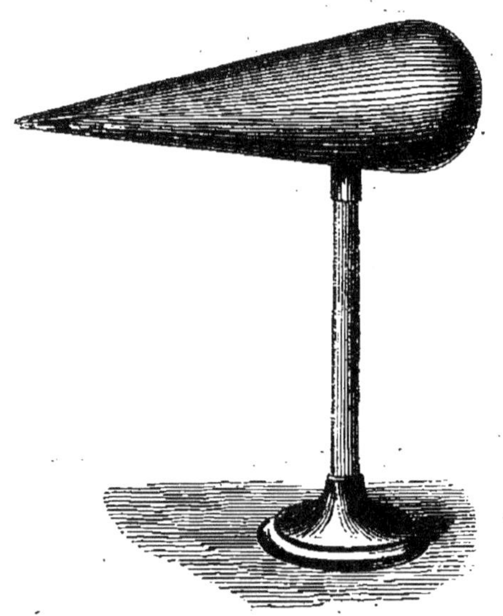

Fig. 262.

Corps conducteur terminé en cône, porté sur un pied de verre.

nons un volume en forme de cône, dont la base est arrondie
par une portion de sphère et dont la pointe est mousse (fig. 262).

Ce conducteur isolé par un pied de verre est électrisé. Le plan d'épreuve placé sur la partie large prend peu d'électricité, la torsion est petite dans la balance de Coulomb ; ou bien un pendule est attiré à une petite distance, tandis que le plan appliqué près de la pointe prend une quantité d'électricité proportionnellement beaucoup plus grande, qui dans la balance repousse la boule mobile avec une force telle, que pour maintenir à la même distance le plan et la boule, il faut une torsion bien plus grande : ainsi l'électricité se porte en plus grande quantité sur les pointes que sur les parties arrondies. Dans les conditions exposées, les quantités d'électricité sur les différents points de la surface sont entre elles comme les angles de torsion que l'on trouve.

L'expérience démontre que si la pointe est très-aiguë, l'électricité s'y porte en telle quantité, qu'elle abandonne complétement la surface métallique et s'échappe dans l'atmosphère par la pointe, de sorte que le corps ne peut conserver l'électricité qu'on lui donne.

La pression atmosphérique maintient l'électricité à la surface des corps. — Si l'on introduit sous la cloche d'une machine pneumatique une sphère métallique électrisée, isolée du sol, et si on fait le vide, on reconnaît, après avoir rendu l'air, que la sphère ne contient presque plus d'électricité ; c'est à peine si elle attire encore les corps légers : c'est donc la présence de l'air qui maintient l'électricité à la surface des corps et s'oppose à l'effort qu'elle fait pour s'échapper, qui est d'autant plus grand que la quantité d'électricité est plus grande sur l'unité de surface. On emploie souvent l'expression de *tension électrique* pour désigner cet effort ; nous pouvons comparer entre elles les tensions électriques, dont le rapport est égal à celui des quantités d'électricité que nous savons mesurer avec la balance de Coulomb. Plus la tension électrique augmente sur une surface donnée, plus sont énergiques les phénomènes d'attraction et de répulsion que l'on constate en faisant agir cette surface électrisée sur les corps voisins.

CHAPITRE IV.

ÉLECTRISATION PAR INFLUENCE.

Un corps électrisé agit à distance sur tous les corps qui l'entourent, attire l'électricité de nom contraire dans les parties

voisines, et repousse l'électricité de même nom dans les parties
éloignées, dans le sol, si les corps communiquent avec la
terre.

Expérience d'électricité par influence. — Cette électrisation
par influence joue un rôle capital dans un grand nombre de
phénomènes électriques, qu'elle sert à expliquer clairement;
elle se démontre à l'aide d'un cylindre AB, isolé (fig. 263), à
chaque extrémité duquel on a fixé un pendule non isolé formé

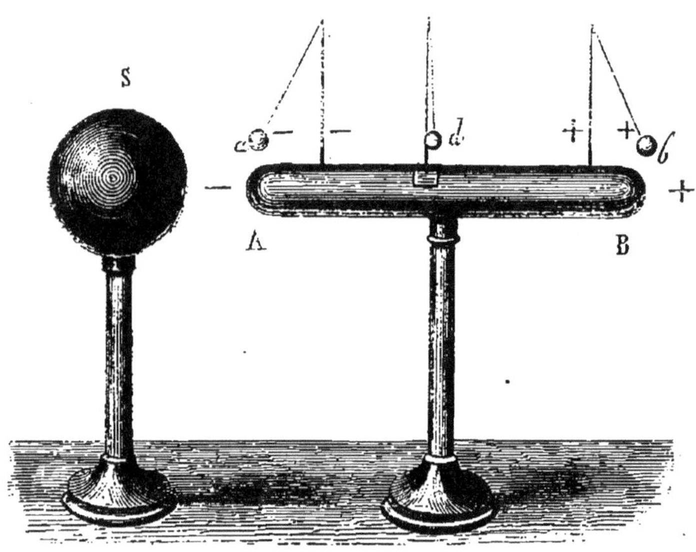

Fig. 263.

Expérience d'électrisation par influence. — S, corps isolé chargé d'électricité positive.

d'une tige métallique et d'un fil de lin terminé par une balle
de sureau dorée. Les extrémités A et B sont arrondies.

L'extrémité A est tournée vers un corps S chargé d'électricité
positive, par exemple; aussitôt les pendules divergent : le premier, a, d'électricité négative, ce que l'on reconnaît en approchant un bâton de résine frotté qui repousse la balle de sureau ;
le second, b, chargé d'électricité positive, car le phénomène de
répulsion est produit par le verre frotté avec la flanelle.

Entre A et B, il y a des points de la surface situés vers le milieu du cylindre, qui ne contiennent pas d'électricité; on le
démontre en plaçant sur le cylindre un pendule mobile non
isolé d, qui ne diverge point lorsqu'on répète l'expérience; en
promenant ce pendule à partir de cette ligne neutre vers A, on

voit qu'il dévie de plus en plus, chargé d'électricité négative, vers B, que la déviation qui augmente peu à peu est produite par l'électricité positive.

Le cylindre mis en expérience est-il soustrait à l'influence du corps électrisé S, soit parce qu'on touche celui-ci, soit parce qu'on éloigne le cylindre, les deux pendules retombent aussitôt, les électricités séparées se sont réunies.

Pendant que le cylindre est soumis à l'influence, touchons-le en B, aussitôt le pendule *b* retombe, le pendule *a* diverge davantage ; le cylindre reste chargé en A d'électricité négative, quoiqu'il y ait communication avec le sol.

Le cylindre peut être touché en tout autre point, même en A, les mêmes phénomènes se passent ; le pendule *b* retombe toujours, le pendule *a* diverge davantage. Retirons le doigt, puis la source ; les deux pendules divergent alors, chargés tous deux d'électricité négative.

Nous pouvons donc, par influence, charger un corps isolé d'électricité de nom contraire à celle de la source que nous présentons.

L'électrisation par influence va nous permettre d'expliquer beaucoup de phénomènes.

Attraction des corps légers. — Soit un corps léger reposant sur le sol, présentons au-dessus un bâton de verre frotté (fig. 264): l'électricité positive décompose par influence l'électricité neutre du corps léger, attire la négative et repousse dans le sol la

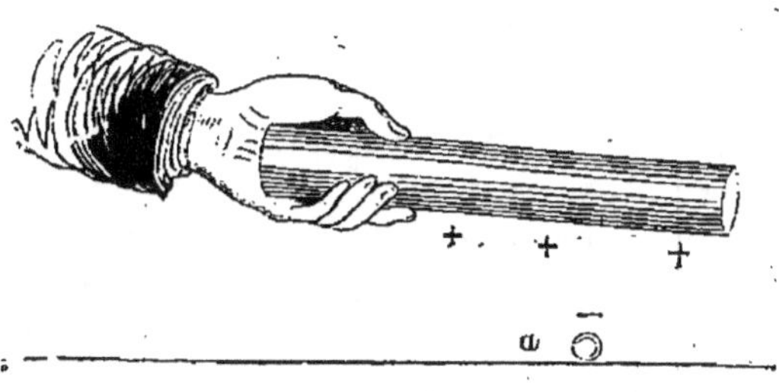

FIG. 264.

Explication de l'attraction d'un corps léger.

positive ; les deux électricités s'attirent avec une force plus grande que le poids du corps léger qui vient toucher le bâton de verre. Au moment du contact, l'électricité négative se combine à une partie de l'électricité positive du verre, pour donner de l'électricité neutre ; le corps léger reçoit aussitôt de l'électri-

ité positive par communication directe, est aussitôt repoussé,
r deux corps chargés de la même électricité se repoussent.

Attraction des pendules électriques. — Disposons dans le
ême plan deux pendules, l'un isolé et l'autre non isolé. Plaçons à égale distance des balles de sureau un bâton de résine
frotté (fig. 265); nous voyons le second attiré vivement, tandis que
le premier qui est isolé est à peine dévié. Cela se comprend facilement : le corps léger qui communique avec le sol est chargé par

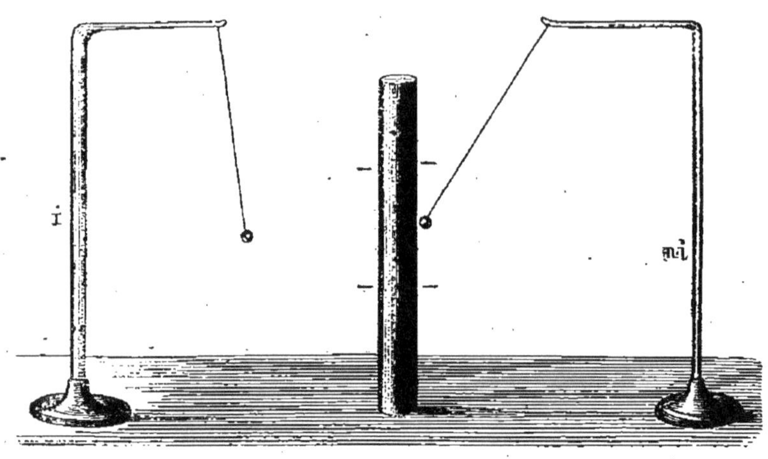

Fig. 265.

Le pendule non isolé ni est plus sensible que le pendule isolé i.

influence d'électricité positive, l'électricité négative est repoussée
dans le sol, l'attraction des électricités de nom contraire se manifeste ; sur le corps léger isolé du sol, les deux électricités restent séparées, la positive en avant, la négative en arrière ; la
répulsion de l'électricité négative de la résine s'exerce sur celle-
ci, l'attraction sur la positive l'emporte à cause de la différence
des distances, mais il n'y a qu'une différence d'action, et l'attraction ne se manifeste pas ; mais si l'on vient à toucher la balle
isolée, l'électricité de même nom est repoussée dans le sol et
l'attraction se reconnaît aussitôt par une grande déviation.

Le pendule non isolé est donc plus sensible que le pendule
isolé ; lors du contact de celui-ci avec le corps électrisé qui l'attire, les électricités de nom contraire se combinent et les électricités de même nom qui restent se repoussent vivement.

Électroscope à lames d'or. — Une tige métallique terminée
d'un côté par deux lames d'or très-minces, de l'autre par une

sphère de métal, est fixée verticalement dans la tubulure d'une cloche de verre (fig. 266). Les feuilles d'or parallèles sont, par la cloche, mises à l'abri des agitations de l'air.

Approchons du bouton A un corps électrisé *a* : l'électricité de nom contraire est attirée dans la boule ; l'électricité de même

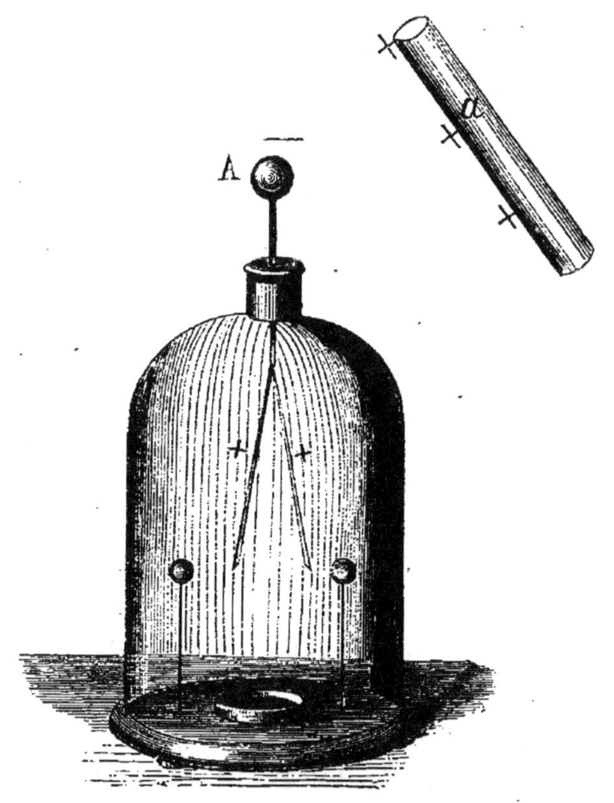

FIG. 266.

Électroscope à lames d'or.

nom, repoussée dans les lames, les fait diverger, car deux corps chargés de la même électricité se repoussent. Touchons alors le bouton, l'électricité de même nom passe dans le sol, les lames se rapprochent ; retirons le doigt, puis le corps *a*, les lames divergent chargées de l'électricité de nom contraire à celle de ce corps.

Approchons peu à peu du bouton un morceau de verre frotté avec la flanelle. Si l'électroscope est chargé d'électricité négative, celle-ci, attirée dans la boule, quittera les lames qui se rapprocheront. Si, au contraire, l'instrument est chargé positivement, l'électricité, repoussée dans les lames, augmentera leur divergence. Dans l'un ou l'autre cas, le corps étudié est chargé d'électricité positive ou négative.

Une précaution est nécessaire: il faut approcher de loin et lentement le bâton de verre ou le bâton de résine électrisé; par un mouvement brusque, on fait toujours diverger les lames, et le mouvement de rapprochement peut échapper.

Deux petites colonnes métalliques communiquant avec le sol et disposées de manière à être rencontrées par les feuilles d'or, les empêchent de diverger trop et de se déchirer; par un phénomène d'influence, elles tendent aussi à augmenter la divergence.

Étincelle électrique. — L'étincelle électrique, trait lumineux accompagné de bruit, se produit toutes les fois que les deux électricités se réunissent pour former de l'électricité neutre : il suffit d'approcher dans l'obscurité le doigt d'un bâton de verre frotté pour apercevoir une petite étincelle accompagnée d'un léger petillement. Les corps chargés d'électricité qui possèdent une forte tension, tels que les conducteurs des machines électriques, donnent des étincelles beaucoup plus longues, souvent sinueuses comme les éclairs, accompagnées d'un bruit plus intense. Le doigt approché de ces conducteurs électrisés est soumis à leur influence, l'électricité de nom contraire est attirée sur le doigt, celle de même nom repoussée dans le sol; à une certaine distance, les quantités d'électricité qui s'attirent deviennent assez grandes pour que l'air soit impuissant à les retenir sur les surfaces, elles se réunissent vivement, et cette réunion est manifestée par l'étincelle, source de lumière et de chaleur qui, déplaçant brusquement les couches d'air, produit un bruit. L'étincelle qui dans l'air est linéaire, s'élargit et offre un large faisceau violacé quand elle se produit dans un espace vide d'air. L'expérience se fait à l'aide du long tube qui sert à démontrer que les corps tombent tous avec la même vitesse dans le vide ; muni aux extrémités de garnitures métalliques, ce tube dont on a enlevé l'air est mis d'un côté en communication métallique avec un conducteur de la machine électrique, de l'autre avec le sol; dès que la roue est tournée, un flux d'électricité, de couleur violacée, remplit tout le tube d'une lueur visible dans l'obscurité ; on reconnaît en même temps que la machine est constamment déchargée. Dès que l'on fait rentrer l'air, on ne peut plus tirer d'étincelles, et la machine se charge comme si le tube n'était point placé. Cette expérience démontre de nouveau que c'est la pression de l'air qui maintient l'électricité sur les corps électrisés, puisqu'elle n'y peut plus rester quand on annule la pression sur une portion de leur étendue.

L'électricité ne se propage pas dans le vide absolu. — Dans l'expérience précédente, on n'a fait dans le tube qu'un vide imparfait ; l'air, qui a conservé une pression égale à celle de 2 ou 3 millimètres de mercure, joue un rôle important dans le phénomène, il sert de conducteur à l'électricité. M. Gassiot a reconnu le premier que dans un tube de verre où l'on a fait un vide aussi parfait que possible, l'électricité ne passe plus qu'avec difficulté. Récemment, M. Alvergniat a employé la machine pneumatique à mercure qu'il construit pour faire le vide dans un tube de verre muni de fils de platine, maintenu à une température rouge, et il a obtenu à coup sûr, un vide

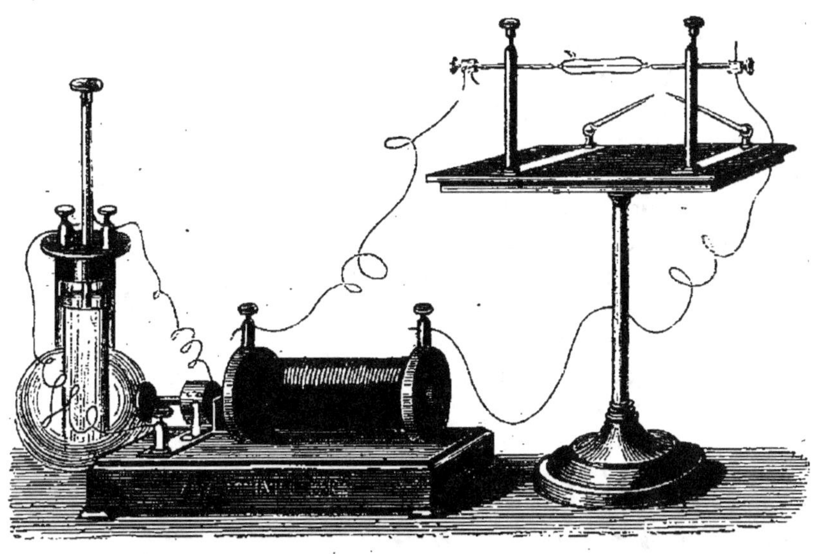

Fig. 267.

Appareil qui sert à démontrer que l'électricité traverse l'air plutôt qu'un tube où l'on a fait le vide absolu.

aussi parfait que possible, un vide presque absolu. Dans un tube pareil, quoique les extrémités des fils de platine soient très-voisines, si on les unit à une machine électrique, ou comme le montre la figure 267, aux deux pôles d'une bobine d'induction, le flux d'électricité n'a point lieu dans le tube, tandis qu'il se produit de préférence dans l'air entre deux tiges métalliques istantes d'un ou plusieurs centimètres, qui communiquent vec le même appareil producteur d'électricité. Il est donc pro- able que l'électricité ne peut ullement traverser le vide absolu, et qu'il faut une cer- taine quantité de matière pondérable pour sa trans- ssion.

Effets de l'étincelle élec- trique. — *Effets calorifiques.* — L'étincelle électrique est souvent employée pour en- flammer des mélanges de gaz combustibles ; elle agit alors par la chaleur qui se déve- loppe sur son passage, comme ferait un corps allumé.

Le pistolet de Volta est un vase de métal à parois épaisses que l'on remplit d'un mélange d'hydrogène et d'oxy- gène, et que l'on ferme par un bouchon (fig. 268) ; on fait traverser les gaz par une étin- celle : aussitôt une vive détona- tion se produit, le bouchon est lancé à distance.

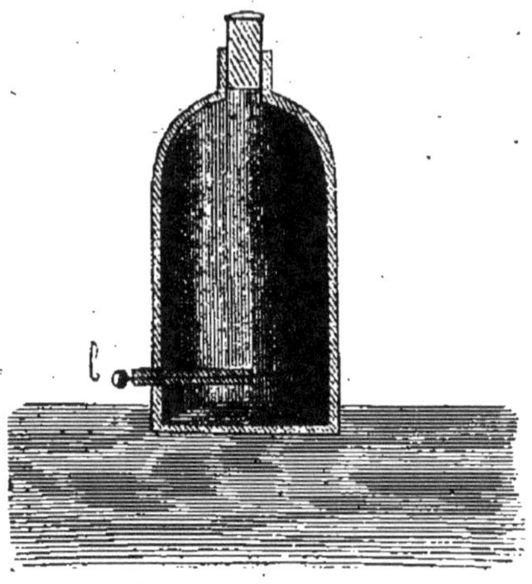

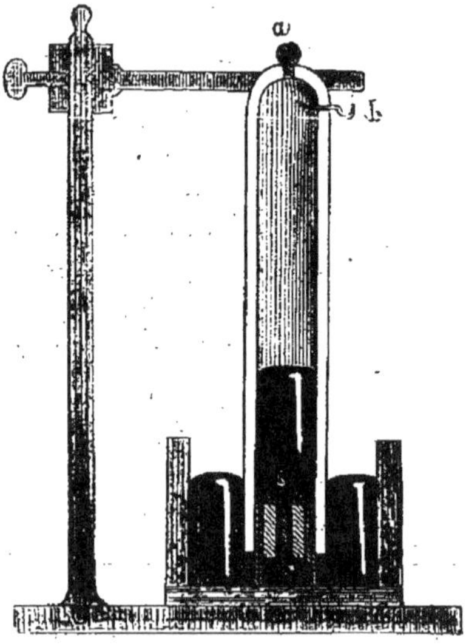

FIG. 268.

Pistolet de Volta.

On appelle eudiomètres des appareils clos dans lesquels on produit par l'étincelle électrique la combustion de certains mé- langes gazeux, afin de déter- miner leur composition.

Eudiomètre à mercure. — C'est un tube à parois très-épaisses, dont le fond et une partie de la paroi ont été percés d'ouver- tures dans lesquelles on a mas- tiqué deux tiges de fer a et b, qui, à l'intérieur, se trouvent à une petite distance (fig. 269). Faisons passer dans la cloche pleine de mercure un volume

FIG. 269.

Eudiomètre à mercure.

d'oxygène et deux volumes d'hydrogène, et fermons-la avec un bouchon muni d'une soupape s qui peut s'ouvrir de dehors en dedans; mettons la tige *b* en communication avec le sol et approchons de la tige *a* un corps électrisé. Aussitôt une étincelle jaillit, le mélange est enflammé, un faible dépôt de rosée se montre sur les parois intérieures, et, par la soupape qui s'ouvre, le mercure monte jusqu'en haut. (Synthèse de l'eau.)

Eudiomètre à eau. — Cet appareil se compose d'un tube cylindrique de verre, mastiqué à chaque extrémité dans une garniture métallique munie d'un robinet et d'un entonnoir (fig. 270); la garniture supérieure est percée d'une ouverture latérale que traverse un tube de verre contenant une tige métallique se terminant en dehors par un bouton métallique, en dedans, à une petite distance de la paroi métallique dont elle est isolée ; ces parties sont mastiquées avec soin. On peut visser dans l'entonnoir supérieur un tube de verre gradué en parties d'égal volume, habituellement en 200 parties.

Pour faire usage de l'instrument, après avoir ouvert les deux robinets, on le plonge entièrement dans l'eau, qui le remplit complétement ; le robinet supérieur est fermé, ce qui permet de soulever l'eudiomètre plein sur la planche de la cuve à eau. Le tube gradué plein d'eau, tenu verticalement, reçoit, par exemple, 100 volumes d'air, puis 100 volumes d'hydrogène ; on ferme avec le pouce l'entrée du tube, on le retourne complétement dans la cuve, de manière que l'ouverture soit au-dessous de l'entonnoir inférieur ; on laisse monter dans l'eudiomètre le mélange gazeux. Après avoir fermé le robinet inférieur, on fait passer une étincelle électrique au milieu des gaz, à l'aide d'un corps électrisé qu'on approche du bouton ; une flamme apparaît, le robinet inférieur est ouvert, l'eau monte, par suite d'une diminution de volume ; on ouvre le robinet supérieur et le gaz qui reste passe dans le tube gradué, vissé dans l'entonnoir. On

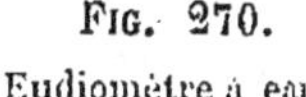

ne trouve plus que 137 volumes : ainsi 63 volumes de gaz ont disparu, qui contenaient de l'hydrogène et de l'oxygène dans les proportions convenables pour former de l'eau ; le tiers, ou 21 volumes, représente

'oxygène que 100 volumes d'air contiennent et qui se trouve
ors mélangé à 79 volumes d'azote. (Analyse de l'air.) Toutes les
ois qu'il s'agit d'analyser des gaz combustibles insolubles ou
eu solubles dans l'eau, on peut employer l'eudiomètre à eau.

Effets chimiques. — Lorsqu'on fait passer un grand nombre
'étincelles électriques au milieu d'un tube contenant de l'air,
l se produit peu à peu des vapeurs rutilantes d'acide hypoazo-
ique; les étincelles déterminent la combinaison de l'azote avec
l'oxygène de l'air.

Un grand nombre d'étincelles électriques que l'on fait passer
ans un eudiomètre à mercure renfermant du gaz ammoniac,
décompose ce gaz composé en azote et en hydrogène; cet effet
est peut-être dû à l'élévation de la température produite sur le
trajet de l'étincelle.

Une décomposition chimique qui a été indiquée par M. Fara-

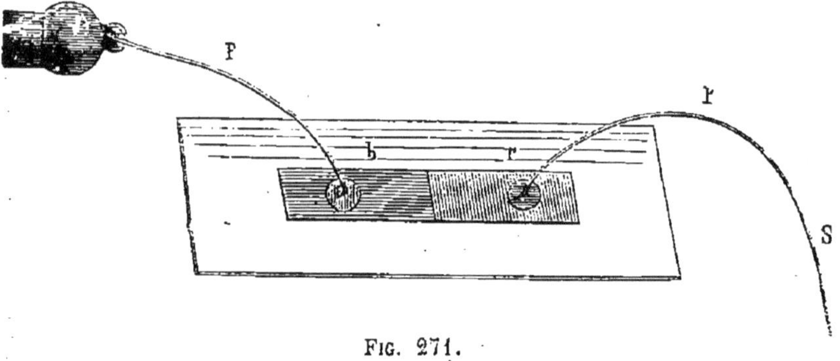

FIG. 271.

Expérience de M. Faraday qui montre une décomposition chimique produite
par l'électricité de frottement.

day et que l'on obtient par un mouvement d'électricité donné
ar une machine électrique offre un grand intérêt. Deux papiers
e tournesol bleu et rouge, trempés dans une dissolution de
ulfate de potasse pur conservent leurs colorations; on les dis-
ose l'un à la suite de l'autre sur une lame de verre (fig. 271);
on met un point du papier bleu en communication avec une
achine électrique par un fil de platine, et un point du papier
ouge en communication avec le sol par un autre fil de platine. La roue de la machine est mise en mouvement; après
uelques instants, le papier bleu est rougi et le papier rouge
leui aux points touchés par les fils : ainsi l'acide s'est porté au
oint par lequel entrait l'électricité positive, la base au point
par lequel elle sortait pour se rendre dans le sol. Ainsi un

courant continu d'électricité de la machine électrique décompose le sulfate de potasse.

La même expérience réussit lorsque les fils de platine sont maintenus à une petite distance des papiers humectés, et l'on observe alors une série d'étincelles entre chaque fil et le papier voisin. La décomposition saline ainsi obtenue est tout à fait semblable, nous le verrons plus loin, à celle que produit la pile.

Pouvoir des pointes. — Lorsqu'on place une pointe sur un corps électrisé, il se décharge rapidement, et l'on voit dans l'obscurité une aigrette lumineuse qui s'échappe par la pointe dans l'air; ainsi l'électricité qui, comme nous l'avons vu, s'accumule en grande quantité sur la pointe, ne peut y être maintenue par l'air et s'échappe facilement.

Si l'on approche une pointe d'une machine électrisée, on la décharge; l'électricité positive de la machine attire par influence l'électricité négative sur la pointe; une aigrette lumineuse partant de la pointe et se rendant à la machine manifeste la recomposition des deux électricités à travers l'air.

CHAPITRE V.

MACHINES ÉLECTRIQUES.

Machine électrique ordinaire. — Une grande roue de verre V mobile autour d'un axe horizontal frotte contre deux paires de coussins F, une paire supérieure, une paire inférieure (fig. 272). A distance égale des parties qui frottent, et de chaque côté, la roue traverse un arc métallique *m* garni de pointes, appelé mâchoire, fixé à l'extrémité d'un conducteur métallique C soutenu par des colonnes de verre, pieds isolants.

Le verre frotté se charge d'électricité positive qui décompose par influence l'électricité neutre des conducteurs; l'électricité négative, attirée sur les pointes, se combine à travers l'air avec l'électricité positive de la roue. On observe dans l'obscurité une série continue d'étincelles; les conducteurs restent chargés d'électricité positive repoussée.

Un pendule non isolé placé sur une barre de métal, qui réunit les deux conducteurs parallèles, indique la présence et jusqu'à un certain point la quantité de l'électricité; plus le pendule diverge, plus il y a d'électricité sur les conducteurs.

Pour que la machine fonctionne bien, on couvre les coussins

e cuir d'un amalgame de zinc ou d'or mussif (bisulfure d'é-
tain), et on les fait communiquer avec le sol, où se rend l'électricité négative que les coussins prennent par le frottement.

L'électricité de la machine attire fortement les corps légers,
fait diverger beaucoup les pendules, donne de longues étincelles à l'approche d'un corps bon conducteur ; en un mot, elle

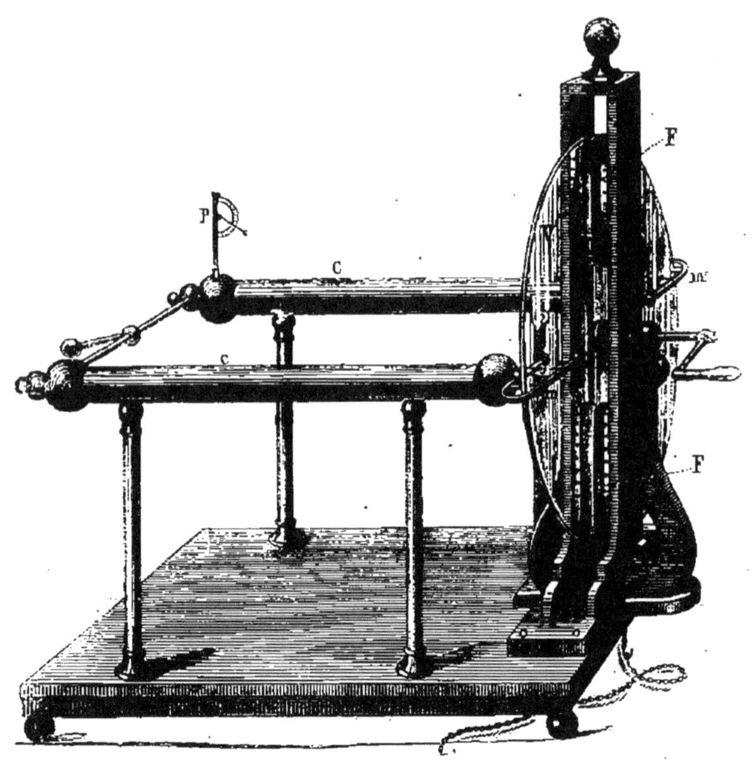

Fig. 272.

Machine électrique ordinaire.

possède une grande tension. Quand on cesse de tourner la roue
l'électricité s'échappe par l'air, par les supports et par les
pointes.

La déperdition de l'électricité est d'autant plus rapide, que
l'air est plus humide; aussi les phénomènes électriques se manifestent difficilement dans un amphithéâtre, quand des hommes
ont abandonné depuis quelque temps par la transpiration cutanée et pulmonaire de la vapeur d'eau qui élève l'état hygro-
étrique de l'atmosphère confinée, et rend l'air bon conduc-

teur de l'électricité. Pour que la machine fonctionne convenablement, il faut alors placer sur la table qui la supporte un fourneau allumé qui fait vaporiser l'eau déposée sur la roue et sur les supports, échauffe l'air environnant, et diminue son état hygrométrique.

Électrophore. — L'électrophore se compose d'un gâteau de résine contenu dans une forme de bois ou de métal, et d'un plateau métallique que l'on peut soulever par un manche de verre (fig. 273).

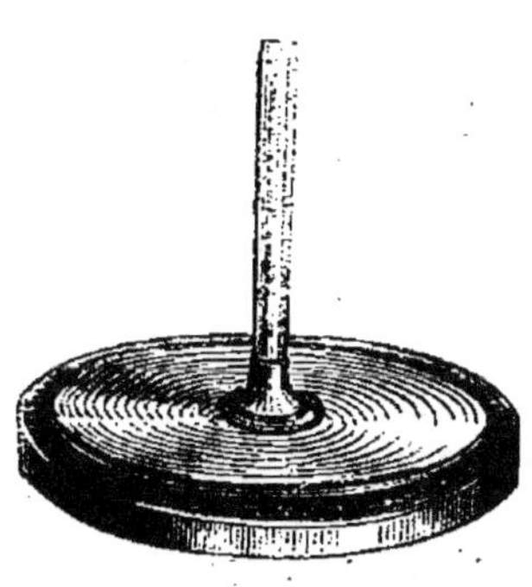

FIG. 273.

Électrophore.

Battons la résine avec une peau de chat, et recouvrons-la du plateau. La résine, chargée d'électricité négative, attire sur la surface métallique voisine de l'électricité positive et repousse sur la face opposée de l'électricité négative; touchons le plateau un instant, celle-ci passe dans le sol; soulevons par le manche de verre le disque métallique, et nous le trouvons chargé d'électricité positive; approchons le doigt, nous observons une étincelle.

Cet appareil peut fonctionner longtemps, pendant des mois entiers, après qu'on a battu la résine. Il est souvent employé pour faire passer une étincelle électrique dans un eudiomètre.

Machine électrique de M. Holtz. — Cette nouvelle machine électrique peut être regardée comme un électrophore de rotation. Deux disques de verre mince verticaux, l'un fixe, l'autre mobile, sont disposés à une très-petite distance, de 3 millimètres environ; le premier a un diamètre de 45 centimètres environ, le second un diamètre de 40 centimètres (fig. 274).

Le disque fixe présente deux échancrures pratiquées suivant deux rayons verticaux, qui ont environ 10 centimètres de hauteur et autant de large. L'un des bords de chaque échancrure est recouvert d'un morceau de papier collé qui présente deux pointes de carton saillantes et qui reçoit le nom d'armure.

L'axe du disque mobile traverse le centre du disque fixe, et peut recevoir à l'aide d'un système de poulies un mouvement de rotation rapide, et faire 15 tours par seconde. Deux conducteurs isolés par des pieds de verre, situés derrière le disque mobile, présentent une série de pointes devant chaque armure.

Pour faire manœuvrer la machine, on commence par élec-
riser une armure. Pour cela, on emploie une plaque de caout-
houc durcie que l'on frotte avec une peau de chat, on réunit
es deux conducteurs ; le caoutchouc est laissé en contact avec
'armure pendant quelques instants, et l'on fait tourner le disque
mobile : bientôt la machine est amorcée, on peut enlever le

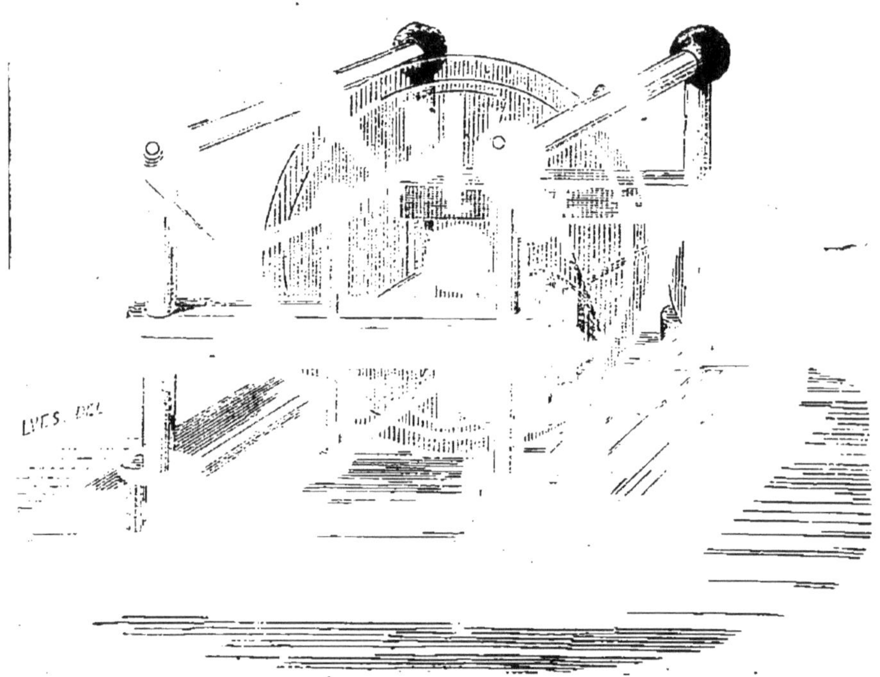

Fig. 274.

Machine de M. Holtz.

aoutchouc, écarter les deux conducteurs, et l'on voit jaillir
ntre eux un flot continu d'étincelles électriques.

L'armure chargée, je suppose, d'électricité positive, agit par
nfluence sur la portion du disque mobile qui passe devant l'é-
hancrure, attire sur la surface voisine de l'électricité négative
t repousse sur la surface opposée de l'électricité positive ;
elle-ci agit sur les pointes des conducteurs, attire l'électricité
égative, qui la neutralise, et repousse sur le métal isolé l'élec-
ricité positive. Les mêmes phénomènes se produisent sur toutes
es portions du disque mobile qui se présentent successivement.
e disque en mouvement reste chargé seulement d'électricité

négative qui, sur la paroi voisine du disque fixe, attire de la
positive, maintenant la première à son tour; cette électricité
négative, passant devant la seconde armure, attire par influence

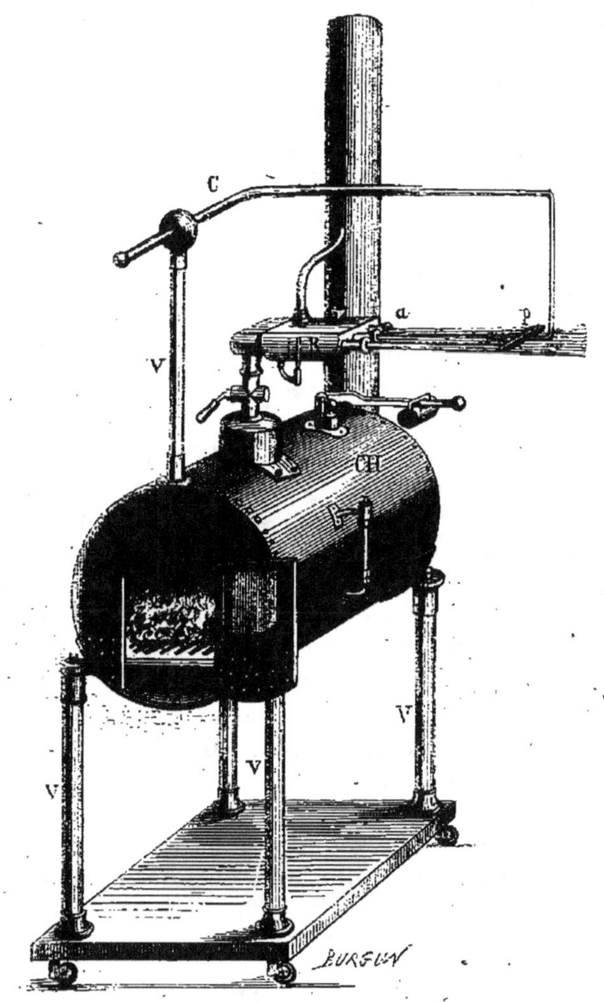

FIG. 275.

Machine d'Armstrong. — **CH,** chaudière munie d'une soupape de sûreté. — B, boîte
servant de réfrigérant. — *a*, ajutages. — C, conducteur métallique isolé portant un
peigne *p*. — V,V, pieds de verre.

de l'électricité positive qui la neutralise, tandis que l'armure reste chargée d'électricité négative; celle-ci décompose
l'électricité neutre du disque mobile, attire de son côté de l'électricité positive, repousse du côté opposé de la négative, et par suite
aussi de l'électricité négative sur le conducteur voisin. Les deux

conducteurs sont donc chargés d'électricités de nom contraire, qui se réunissent en donnant des étincelles lorsqu'on les approche l'un de l'autre.

Cette machine, qui donne beaucoup d'électricité, est beaucoup plus facile à tourner que la machine ordinaire.

Lorsqu'on enveloppe de tubes de verre des fils de platine très-fins que l'on réunit aux deux conducteurs, et qu'on plonge dans l'eau les pointes de métal, le liquide est décomposé par le passage du courant électrique; on voit s'élever de petites bulles de gaz : le volume de l'hydrogène est le double de celui de l'oxygène.

Machine d'Armstrong. — Une chaudière à vapeur portée sur des pieds de verre isolants (fig. 275), contient de l'eau distillée que l'on chauffe jusqu'à ce que la vapeur atteigne une pression de 8 atmosphères; la vapeur peut être conduite à l'aide d'un robinet dans trois tuyaux disposés horizontalement, enveloppés d'étoupe et plongés dans une boîte B pleine d'eau froide ; chaque tuyau se termine par un ajutage métallique *a* formé d'un conduit contourné creusé dans le métal, suivi d'un cylindre creux de buis; devant les ajutages, on place un peigne de métal *p*, garni de pointes, fixé à un conducteur isolé C.

Lorsqu'on ouvre le robinet de la chaudière, la vapeur s'échappe par les tuyaux, se condense en partie dans la boîte ; les gouttelettes d'eau, chassées vivement par la vapeur, frottent contre la surface intérieure du buis, et ce frottement sépare les deux électricités; l'eau et la vapeur se chargent d'électricité positive qui se communique aux pointes, les parois de l'ajutage et la chaudière se chargent de négative.

Si l'on réunit par un arc de métal (excitateur) le conducteur avec la chaudière, on observe un flot continu d'étincelles, auxquelles on peut donner plusieurs décimètres de longueur.

CHAPITRE VI.

CONDENSATEURS.

Découverte de la bouteille de Leyde. — Cunæus et Musschenbroeck, physiciens qui vivaient à Leyde vers la fin du siècle dernier, électrisaient de l'eau dans un flacon de verre tenu à la main ; pour cela, une tige métallique fixée au conducteur d'une machine électrique plongeait dans le liquide; l'observateur, ayant touché par hasard la machine avec l'autre main, reçut une commotion violente.

Le condensateur, qui fut ainsi découvert, est toujours formé par deux lames ou deux plateaux métalliques séparés par un corps mauvais conducteur.

Le carreau de Leyde (fig. 276) est une lame de verre, sur les deux faces de laquelle on a collé une feuille d'étain. La bouteille

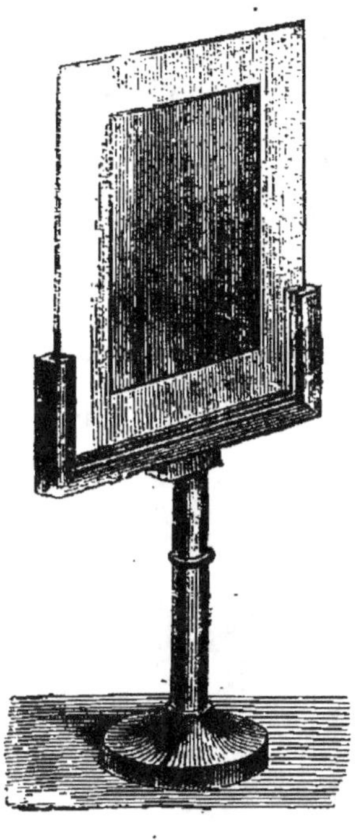

Fig. 276.

Carreau de Leyde.

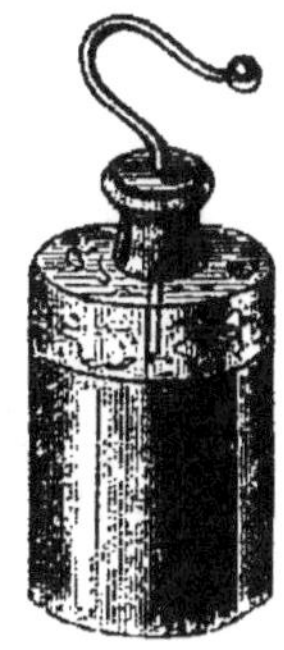

Fig. 277.

Bouteille de Leyde.

de Leyde (fig. 277) est un flacon de verre dont la surface extérieure est recouverte d'étain, dont l'intérieur est rempli de feuilles métalliques, au milieu desquelles pénètre une tige de métal recourbée en crochet, terminée en dehors par un bouton et fixée au goulot. On appelle armure intérieure cet ensemble métallique intérieur et extérieur, et armure extérieure la surface métallique collée en dehors sur le verre.

Pour charger un condensateur, on fait communiquer l'une des armures, ordinairement l'intérieure, avec une machine qui fournit constamment de l'électricité, et l'autre armure avec le sol.

Expérience qui démontre la condensation de l'électricité. — Une expérience très-simple démontre que dans cet appareil une grande quantité d'électricité est accumulée ; d'où le nom de condensateur. Lorsqu'on fait tourner la machine électrique munie d'un pendule qui se meut sur un cadran divisé en degrés, on voit qu'il faut, par exemple, un demi-tour de la roue pour élever la boule du pendule jusqu'au degré 45. Déchargeons la machine en la touchant, et suspendons à l'un des conducteurs une bouteille de Leyde, par son crochet ; nous voyons qu'il faut encore à peu près un demi-tour pour porter le pendule du zéro au même degré ; mais faisons toucher par une personne l'armure extérieure, de manière à la mettre en communication avec le sol, tournons la roue, et comptons le nombre des tours : il faut 30 tours et demi pour élever de nouveau le pendule au degré 45 ; que conclure de là ? C'est que toute l'électricité qui s'est produite pendant les trente tours a été accumulée ou condensée dans la bouteille de Leyde.

Notions sur la théorie du condensateur. — Un appareil em-

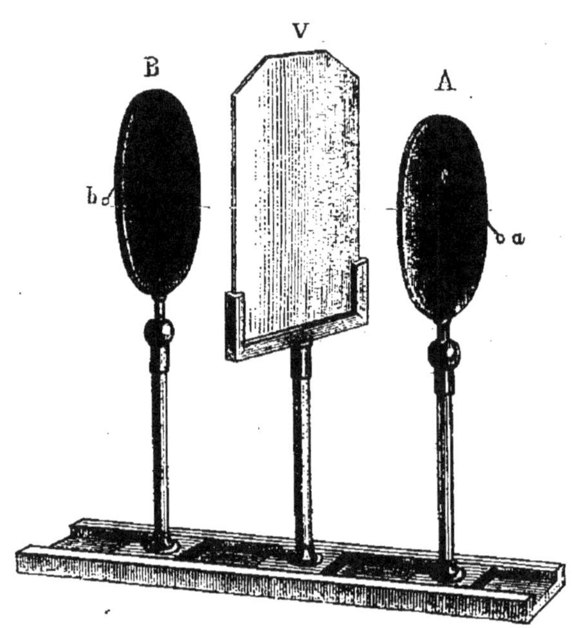

Fig. 278.

Appareil d'Œpinus. — A, B, plateaux métalliques isolés. — V, lame isolante de verre.

ployé pour étudier la théorie du condensateur est dû à Œpinus. Deux plateaux métalliques A et B (fig. 278), verticaux, supportés par des pieds de verre, peuvent être éloignés ou rapprochés d'une lame de verre V tenue verticalement. La face extérieure de chaque plateau porte un pendule non isolé.

Le plateau A est approché du verre isolant, le plateau B éloigné ; faisons communiquer le premier avec une machine électrique, il se charge d'électricité, le pendule a diverge beaucoup. Séparons le plateau de la source d'électricité, le pendule a reste divergent ; mais si nous approchons le plateau B en touchant le métal avec la main, peu à peu le pendule a s'abaisse et reste peu divergent ; le pendule b ne s'élève pas du tout, lorsque le second plateau touche le verre. Si nous écartons les deux plateaux en les tenant par leurs pieds isolants, les deux pendules divergent beaucoup ; le pendule a, chargé d'électricité positive, le pendule b d'électricité négative ; on le vérifie en approchant la résine frottée qui de loin attire le pendule a et repousse le pendule b. Que s'est-il passé avant l'écartement des armures ? L'électricité positive du premier plateau A a décomposé par influence l'électricité neutre du second B ; l'électricité négative fut attirée vers la face de verre, l'électricité de même nom repoussée dans le sol ; à son tour, l'électricité négative a retenu en grande partie, par son attraction, l'électricité positive du plateau A sur la face métallique la plus voisine, et le pendule a s'est abaissé beaucoup. Vient-on à faire communiquer de nouveau le plateau A avec la machine, les deux plateaux étant voisins, et le plateau B touché avec le doigt, une nouvelle quantité d'électricité positive se répandra sur le plateau A qui attirera une quantité un peu moindre d'électricité de nom contraire sur le plateau B ; celle-ci, réagissant, fixera une grande partie de la première sur la face la plus voisine de l'armure A en laissera une petite partie libre, et ainsi de suite.

Au lieu d'établir et d'interrompre alternativement la communication du plateau collecteur A avec la machine, on peut l'établir en permanence ; alors les phénomènes précédents se produisent d'une manière continue, jusqu'à ce que l'électricité libre en A ait la même tension que sur la machine.

Force condensante. — On appelle *force condensante* le rapport entre la quantité d'électricité qui existe sur le plateau A et la face voisine du verre, quand le condensateur est chargé, et celle que le plateau contiendrait s'il n'y avait pas de condensation, le pendule de la machine s'élevant dans les deux cas jusqu'au même degré.

La force condensante est d'autant plus grande que la distance des plateaux ou l'épaisseur de la couche isolante est plus petite ; mais on ne peut pas donner au verre de la bouteille de

Leyde une grande minceur, parce qu'il pourrait être percé par les deux électricités accumulées sur ses faces, en quantités qui s'attirent énergiquement.

Décharges successives. — Touchons le plateau A de l'appareil d'Œpinus chargé, l'électricité libre qu'il contient se combine avec l'électricité négative du doigt qu'on approche, et reforme de l'électricité neutre, le pendule *a* s'abaisse ; une certaine quantité d'électricité négative qui était retenue en B par cette électricité libre de A devient libre à son tour, le pendule *b* diverge ; il s'abaisse dès qu'on touche le plateau B, et le pendule *a* remonte. On peut ainsi, par une longue série de contacts successifs, décharger le condensateur ; chaque fois on observe une étincelle.

De la même manière, on décharge une bouteille de Leyde ; mais il faut avoir soin de la placer sur un gâteau de résine

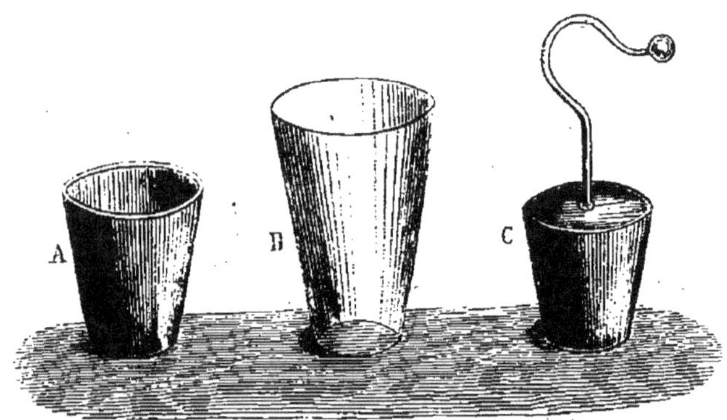

Fig. 279.

Bouteille à armures mobiles. — A, armure externe. — C, armure interne. — B, vase
de verre isolant.

afin de l'isoler ; autrement, le sol et le corps de l'homme conduisant l'électricité de l'armure extérieure, lorsqu'on vient à toucher le bouton ou l'armure intérieure, la décharge se ferait à travers le corps, on éprouverait une commotion.

Décharge instantanée. — Pour décharger instantanément un condensateur, on met en communication par un arc métallique tenu par un manche de verre, ou excitateur, l'armure extérieure avec l'armure intérieure ; une étincelle très-brillante, accompagnée d'un bruit sec, part entre le bouton et cet excitateur ; après cette première étincelle, on peut en tirer une seconde et une troisième beaucoup plus faibles.

Les électricités se portent sur les faces du verre. — Pour le démontrer, on emploie une bouteille de Leyde, dont les armures sont mobiles (fig. 279) ; l'armure interne est un tronc de cône qui

peut entrer dans un vase de verre, celui-ci dans un vase de métal
un peu plus large, formant l'armure externe. Lorsqu'on a chargé
ce condensateur, on le place sur un gâteau de résine, on enlève
l'armure intérieure et on la touche; l'armure extérieure séparée
du vase est mise aussi en communication avec le sol ; la bouteille recomposée donne encore une forte étincelle lorsqu'on
la décharge: ainsi les deux électricités se trouvaient sur le verre.
L'expérience recommencée, touchons deux points opposés du
verre isolant, avec les deux branches d'un excitateur à charnière, nous déchargeons ces deux petites surfaces seulement,
parce que le verre est mauvais conducteur de l'électricité ; si
l'on recompose la bouteille, elle donne de nouveau une forte
étincelle. Les armures permettent de réunir en même temps

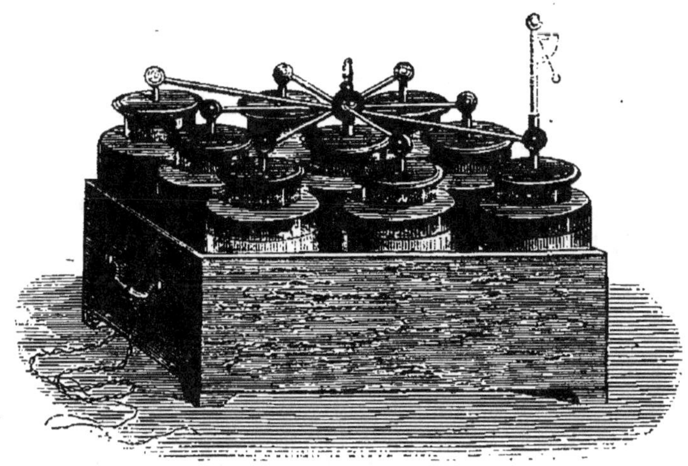

Fig. 280.

Batterie électrique.

les électricités répandues sur les faces entières du verre ; mais
la première décharge est incomplète, on est forcé d'admettre
que les deux électricités pénètrent dans l'intérieur du corps
isolant, ce qui a été vérifié par l'expérience.

Batterie électrique. — La batterie électrique est un assemblage
de bouteilles de Leyde de grande dimension, placées dans une
caisse dont le fond métallique touche leurs armures extérieures,
tandis que les armures intérieures sont réunies par des tiges
métalliques fixées aux boutons (fig. 280). Pour charger la batterie,
on met en communication avec la machine électrique les armures
internes, avec le sol le fond de la caisse ; après un nombre de

tours de la roue assez considérable, la batterie est chargée. On obtient une très-vive étincelle accompagnée d'un bruit intense, en réunissant par un exci- tateur à manche de verre (fig. 281) l'une des armures extérieures avec l'une des armures intérieures.

Effets des bouteilles de Leyde et des batteries. — *Effets physiologiques.* — Lorsqu'on approche le doigt d'une machine électrique qui fonctionne, on tire des étincelles qui produisent une sensation particulière de picotement assez dés- agréable. Lorsqu'on tient d'une main l'armure ex- terne d'un condensateur,

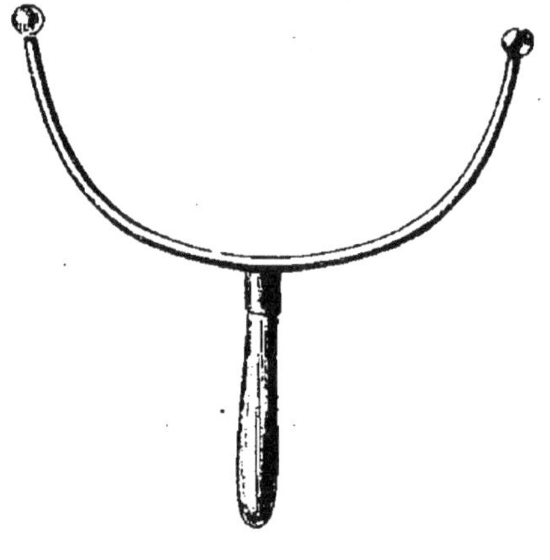

Fig. 281.

Excitateur métallique à manche de verre.

et qu'on approche l'autre main du bouton, on éprouve une vive commotion qui se fait sentir dans les avant-bras, les bras, quel- quefois jusque dans les côtés de la poitrine.

Cette secousse peut être donnée à la fois à plusieurs per- sonnes qui, en se tenant les mains, forment une chaîne ; il suffit que les personnes qui sont aux extrémités touchent à la fois les deux armures.

La commotion donnée au moyen d'une batterie de neuf jarres serait dangereuse pour l'homme ; elle tue les petits animaux.

Effets physiques. — La décharge d'une batterie que l'on fait

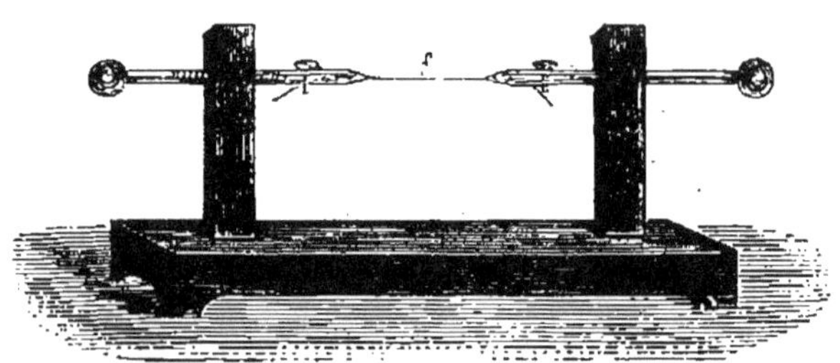

Fig. 282.

Appareil employé pour faire passer la décharge d'une batterie à travers un fil de fer *f*.

passer à travers un fil de fer fin tenu entre deux pinces de métal peu écartées, le fait rougir, fondre et brûler (fig. 282).

La même décharge peut volatiliser l'or, ce que l'on montre par l'expérience du portrait de Franklin. On recouvre un ruban de soie d'une découpure qui représente Franklin et qui porte cette inscription : *Franklin peint par la foudre.* Au-dessus de la découpure on place une feuille d'or très-mince, puis une feuille de carton ; on soumet cet appareil placé dans un jeu de cartes à l'action d'une presse (fig. 283). Deux petites feuilles d'étain A qui touchent la feuille d'or sont saillantes au dehors ; l'une est mise en communication avec l'armure extérieure d'une batterie ; dès qu'on touche, avec un excitateur, l'autre feuille et un bouton de l'armure intérieure, une étincelle part, l'or se volatilise, se dépose au travers de la découpure à l'état d'une poudre solide et dessine le portrait sur la soie.

On peut ranger parmi les effets physiques l'inflammation que produit l'étincelle d'une bouteille de Leyde dans un mélange gazeux explosif, que l'on obtient aussi avec l'étincelle ordinaire.

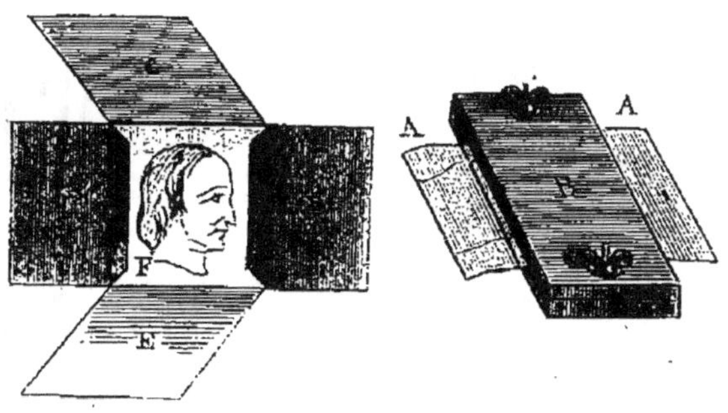

Fig. 283.

Découpure et presse qui servent pour l'expérience du portrait de Franklin.

Les effets chimiques sont les mêmes que ceux qui ont été exposés; on ne les produit pas habituellement avec la bouteille de Leyde, car ils exigent un courant continu d'électricité, et les condensateurs ne peuvent être chargés et déchargés que d'une manière intermittente.

Effets mécaniques. — Perce-verre ou perce-cartes. — L'appareil que l'on emploie pour percer le verre ou les cartes présente deux tiges métalliques terminées en pointe et soutenues par des supports qui les isolent (fig. 284). Entre les extrémités, on place un morceau de verre mince ou quelques cartes; on fait communiquer par une chaîne métallique la tige inférieure avec l'armure externe d'une bouteille de Leyde chargée, la tige supérieure avec le bouton ; l'étincelle traverse les corps mauvais conducteurs en

écartant leurs parties. Les cartes offrent un trou fin qui présente
un bourrelet de chaque côté. Quand on perce une carte avec
une aiguille, on n'observe de bourrelet que du côté où sort la
pointe ; ici, le phénomène ne peut être expliqué qu'en admet-

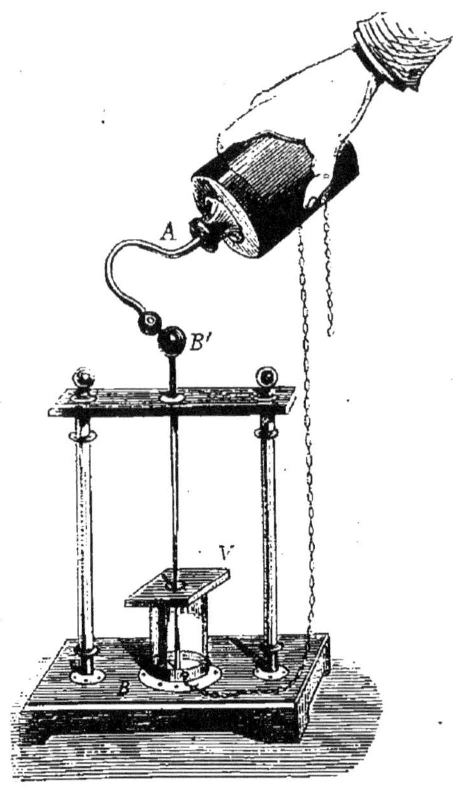

FIG. 284.

Perce-verre. — V, lame de verre placée
entre les tiges B et B'.

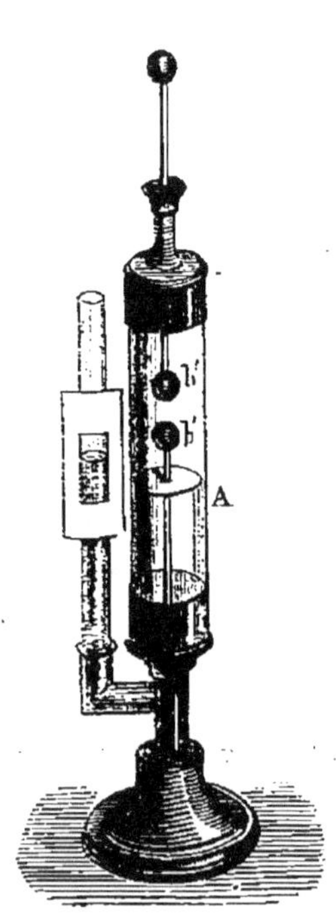

FIG. 285.

Thermomètre de Kinnersley.

tant qu'une sorte d'explosion s'est produite dans l'intérieur du
carton, qui a écarté brusquement les parties.

Thermomètre de Kinnersley. — C'est un petit appareil formé
d'un cylindre de verre et d'un tube étroit disposés parallèlement
et communiquant par la partie inférieure (fig. 285) ; on verse un
liquide coloré qui se met à peu près au même niveau dans les
deux vases ; deux tiges métalliques isolées terminées par des
boutons sont disposées dans l'air, au-dessus du liquide et à une
petite distance. L'appareil étant clos, dès qu'on fait passer la
décharge d'une bouteille de Leyde entre les boutons, le liquide

est projeté dans le tube étroit, et retombe aussitôt. Ce n'est pas
la dilatation du gaz par la chaleur qui produit cet effet brusque,
car le liquide retombe brusquement, au lieu de tomber lentement comme il arriverait, si le gaz avait été échauffé.

Électroscope condensateur. — Cet instrument, imaginé par
Volta, fait reconnaître les sources faibles d'électricité qui, par
leur continuité, peuvent prendre une grande importance.

C'est un électroscope à lames d'or dont le bouton est remplacé
par un plateau métallique horizontal, au-dessus duquel se place
un plateau semblable tenu par un manche de verre; les deux
surfaces métalliques qui sont en contact ont été recouvertes

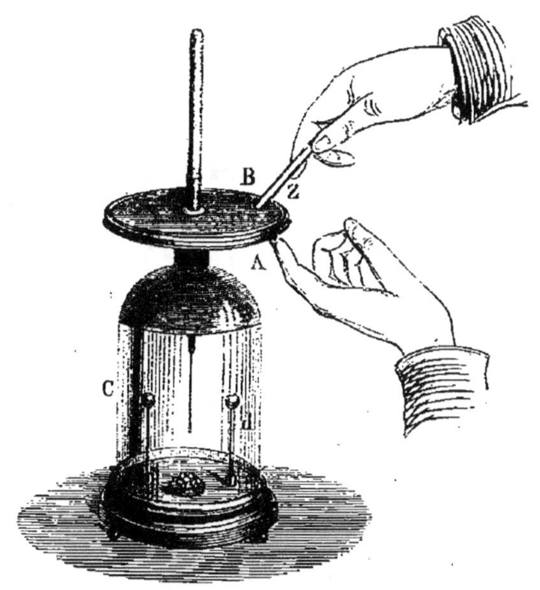

FIG. 286.

Emploi de l'électroscope condensateur pour démontrer que le zinc z tenu à la main
s'électrise négativement.

d'une couche très-mince de vernis isolant. La force condensante
est grande parce que la distance des plateaux est très-petite.

Voulons-nous reconnaître l'existence d'une source électrique,
faisons communiquer le corps donné avec le plateau supérieur,
le plateau inférieur avec le sol; enlevons le doigt, soulevons le
plateau supérieur. Les lames divergent, chargées d'électricité de
nom contraire à celle de la source. Approchons de loin un bâton
de verre électrisé positivement; si les lames se rapprochent, elles
étaient chargées d'électricité négative, et la source de positive.

On étudie avec cet électroscope condensateur des sources
d'électricité que l'électroscope ordinaire ne permettrait pas de reconnaître. Sur le plateau supérieur de l'électroscope, appliquons
l'extrémité d'une lame de zinc bien propre, tenue à la main;
touchons avec le doigt le plateau inférieur (fig. 286); retirons le
doigt, puis le plateau supérieur, les lames divergent; un bâton
de verre frotté augmente la divergence. Ainsi les lames sont
chargées d'électricité positive, et le zinc a fourni au plateau
supérieur de l'électricité négative.

Nous reviendrons, en parlant de la pile, sur des sources analogues d'électricité.

CHAPITRE VII.

ÉLECTRICITÉ ATMOSPHÉRIQUE.

Expérience de Franklin. — La forme des étincelles électriques fut comparée à celle des éclairs; les effets de l'électricité
furent comparés à ceux de la foudre. Franklin, qui reconnut
dans ces phénomènes de nombreuses analogies, rechercha par
l'expérience si la foudre est attirée par les pointes comme l'électricité de nos machines. Un cerf-volant muni d'une pointe métallique, tenu par une corde de chanvre, fut lancé au milieu
d'un nuage orageux. L'illustre observateur ne vit rien d'abord,
mais une pluie fine mouilla la corde, et il tira de nombreuses
étincelles de ce corps devenu bon conducteur; ainsi fut démontrée l'identité de la foudre et de l'électricité.

Sur les indications de Franklin, Dalibard avait, quelques mois
avant l'expérience du cerf-volant, élevé à Marly une longue
barre de fer terminée par une pointe. Des nuages orageux
passèrent au-dessus de cet appareil, et l'on put tirer des étincelles.

De Romas lança un cerf-volant tenu par une corde métallique dans des nuages orageux; il obtint des étincelles longues de
3 mètres, qui faisaient autant de bruit que des coups de pistolet.

Présence de l'électricité dans l'atmosphère. — On remplace
le bouton d'un électroscope à lames d'or par une longue tige
terminée en pointe, à la partie inférieure de laquelle un chapeau métallique sert à préserver la cloche de la pluie, si elle
venait à tomber (fig. 287).

Cet appareil, placé à une petite hauteur, loin des arbres et des maisons, indique presque toujours que l'atmosphère est chargée d'électricité positive, lorsque le ciel est pur.

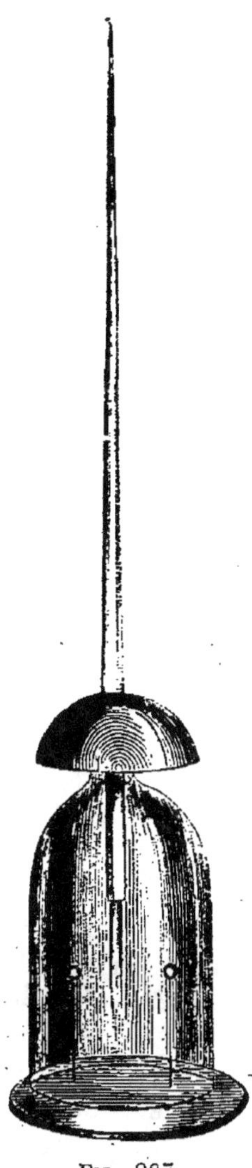

Fig. 287.

Électroscope à lames d'or muni d'une longue tige terminée en pointe, pour étudier l'électricité atmosphérique.

L'électricité de l'air agit par influence sur la tige métallique de l'électroscope, attire l'électricité de nom contraire, qui s'échappe dans l'air par la pointe, et repousse l'électricité de même nom dans les lames qui divergent.

De Saussure reconnut avec cet instrument que la quantité d'électricité augmente à mesure qu'on s'élève.

Puisque l'air est habituellement chargé d'électricité positive, le sol et les objets qui le couvrent sont par influence chargés d'électricité négative.

Lorsqu'on répète l'expérience du cerf-volant, on voit que les nuages sont chargés tantôt d'électricité positive, tantôt de négative. Les nuages, produits par la condensation de la vapeur, qui sont formés d'un amas de vésicules liquides, sont des corps bons conducteurs qui prennent à l'air son électricité positive; mais comment se fait-il qu'il y ait des nuages négatifs? On comprend leur formation par un phénomène d'influence. Supposons un nuage chargé d'électricité positive, et au-dessous un second nuage soumis à l'influence du premier; l'électricité négative est attirée, la positive repoussée; que ce nuage inférieur rencontre une montagne, l'électricité repoussée s'écoule dans le sol, et si le vent chasse ensuite le nuage, il reste chargé de négative.

Appareil pour l'observation de l'électricité atmosphérique. — On fixe quelquefois dans les observatoires une longue tige de métal dont l'extrémité supérieure terminée en pointe s'élève à une certaine hauteur au-dessus du toit, tandis que l'extrémité inférieure pénètre dans une chambre d'observation. Il est nécessaire de placer près de la tige isolée une tige mé-

tallique qui communique parfaitement avec un sol humide;
cette précaution ne fut pas prise par un physicien de Saint-
Pétersbourg, nommé Richmann, qui fut frappé par une étincelle partie de la tige isolée, et mourut foudroyé.

Carillon électrique. — Pour avertir l'observateur qu'une tige
est chargée d'électricité, Franklin imagina de la mettre en com-

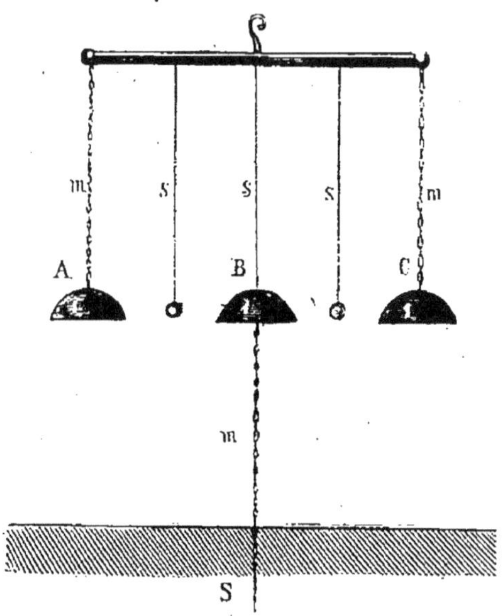

FIG. 288.

Carillon électrique. — A, C, timbres fixés par des chaînes de métal. — B, timbre
tenu par un fil de soie communiquant par un métal avec le sol.

munication avec un carillon qui sonne aussitôt qu'on l'électrise.
Trois timbres A, B, C (fig. 288), sont suspendus à une traverse horizontale de métal, les timbres extrêmes A et C par des chaînes
métalliques, le timbre moyen B par un fil de soie ; mais celui-ci
communique avec le sol par une chaîne ; deux petites balles de
métal soutenues à la même barre par des fils de soie sont atti-
rées par les timbres A et C lorsqu'ils sont électrisés; repoussées
ensuite, elles vont se décharger sur le timbre du milieu ; les
chocs sont accompagnés de sons.

Les causes de l'électricité atmosphérique sont encore peu
connues.

De l'éclair. — L'éclair est une étincelle électrique qui se produit entre deux nuages chargés d'électricité de nom contraire,
ou entre un nuage et un objet placé à la surface du sol.

Certains éclairs sont bien limités et suivent une ligne brisée ; cette forme en zigzag appartient aussi aux longues étincelles que donnent nos machines. D'autres éclairs sont larges, présentent de vastes surfaces lumineuses, souvent de couleur rouge. Ceux qu'on appelle éclairs de chaleur ne sont pas accompagnés de bruit ; les uns sont dus à des éclairs ordinaires produits au loin au-dessous de l'horizon, qui se réfléchissent sur les couches d'air ; les autres sont des étincelles qui, partant dans les couches élevées de l'atmosphère, où la pression est faible, prennent la forme de larges nappes lumineuses, et non celle de sillons linéaires.

D'après les recherches de M. Wheatstone, l'éclair dure moins qu'un millième de seconde.

Longueur des éclairs. — Tube étincelant. — Les éclairs ont souvent une longueur qui peut atteindre 3 ou 4 lieues ; on s'explique difficilement une aussi grande longueur, quand nos plus fortes machines donnent des étincelles de quelques décimètres seulement.

L'expérience du tube étincelant nous permet de comprendre ces longs éclairs. Sur la surface intérieure d'un tube cylindrique

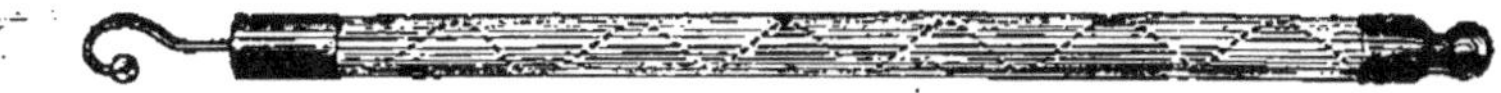

FIG. 289.

Tube étincelant.

de verre, de petits losanges de métal sont collés en spirale et peu espacés (fig. 289); aux extrémités du tube sont deux garnitures métalliques, dont l'une est mise en communication avec le sol, l'autre est placée à une petite distance d'une machine électrique que l'on tourne ; on voit alors une longue étincelle qui résulte d'une foule d'étincelles partielles.

Une disposition analogue est offerte par les nuages orageux. Imaginons une série de nuages soumis à l'influence d'un nuage orageux chargé d'électricité positive ; tous les nuages s'électrisent par influence, et si l'étincelle ou la réunion des électricités de nom contraire se produit entre les deux premiers, elle a lieu simultanément entre tous les autres, d'où résulte une longue étincelle. Telle est aussi l'explication que l'on donne de la propagation de l'électricité dans les corps bons conducteurs, par une série de décompositions et de recompositions d'électricité neutre.

Tonnerre. — De même que les étincelles électriques pro-

duites par nos machines sont accompagnées de bruit, de même
un bruit accompagne souvent les éclairs : c'est le tonnerre.

Le tonnerre est beaucoup plus intense quand l'orage est voisin
de nous, il diminue de plus en plus à mesure que les nuages
orageux s'éloignent. Ce bruit se fait entendre un certain temps
après le passage de l'éclair, temps qui est d'autant plus petit
que la distance du lieu d'où l'éclair jaillit est moindre. Lorsqu'un arbre, un édifice ou un homme est frappé de la foudre,
les effets redoutables de l'électricité sont produits avant que
l'on entende le bruit, de sorte que l'audition du bruit du tonnerre doit tranquilliser complétement les personnes qui n'ont
pas de sécurité.

Le bruit du tonnerre varie beaucoup d'intensité, il présente
souvent des roulements et des éclats bruyants ; la forme, la po-

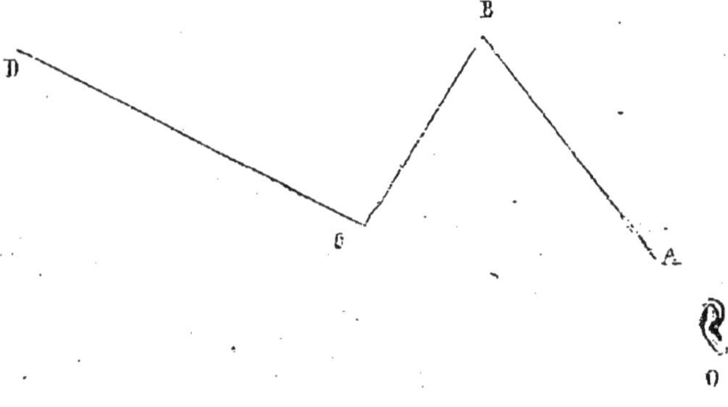

Fig. 290.

Figure servant à l'explication des renforcements du bruit du tonnerre.

sition des éclairs et la situation de l'observateur expliquent bien
ces changements. Supposons un éclair en zigzag ABCD (fig. 290),
dirigé vers un observateur. La durée de l'éclair est négligeable,
l'ébranlement de l'air qui cause le bruit se fait sur tous les points
à la fois, mais le son produit à l'extrémité A est le premier qui
arrive à l'oreille, et si la distance de l'observateur à ce point est
égale à 340 mètres, le son viendra frapper l'oreille une seconde
après le moment de sa production. Les sons produits de A en B
seront perçus successivement ; mais tous les sons qui viennent
de la partie BC arriveront en même temps à l'oreille, et la sensation sera beaucoup plus vive. Des points plus éloignés de
l'éclair le son viendra plus affaibli, parce qu'il aura parcouru
une plus grande distance. Autant il y a de fois 340 mètres dans
la différence des distances de l'observateur aux points A et D,

autant le bruit durera de secondes. Il faut remarquer cependant que le tonnerre est souvent renforcé et prolongé par les échos ou les réflexions du son sur les nuages et sur les montagnes.

Effets de la foudre. — Les effets de la foudre ressemblent tout à fait à ceux de l'électricité que nous avons énumérés, mais ils sont beaucoup plus intenses.

Effets physiologiques. — La foudre tue le plus souvent les hommes ou les animaux qu'elle frappe ; outre les effets terribles du choc direct, on a constaté quelquefois des accidents moins graves, produits par ce qu'on appelle le *choc en retour*. Lorsqu'un nuage fortement électrisé passe au-dessus du sol, les hommes et les objets qui sont placés au-dessous sont électrisés par influence, tous chargés d'électricité négative, si le nuage est positif. Que l'étincelle jaillisse entre le nuage orageux et un point du sol, il y a neutralisation subite de l'électricité du nuage, et tous les objets voisins de l'endroit foudroyé cessent d'être soumis à l'influence ; l'électricité négative repasse brusquement dans le sol, et peut foudroyer les corps qu'elle traverse : on dit qu'il y a choc en retour.

On démontre dans les cours les effets du choc en retour par l'expérience suivante : On attache à un fil métallique communiquant avec le sol les pattes postérieures d'une grenouille. On dispose la préparation à une petite distance d'une machine électrique chargée. Le doigt approché des conducteurs les décharge, aussitôt les muscles de l'animal se contractent, l'électricité négative, attirée par influence, repasse brusquement dans le sol et produit cette commotion.

Effets chimiques. — On trouve dans les pluies d'orage une petite quantité d'azotate d'ammoniaque ; les étincelles de nos machines électriques peuvent, nous l'avons vu, déterminer la combinaison de l'azote avec l'oxygène de l'air, et donner de l'acide azotique. On sait de plus que l'air contient normalement de l'ammoniaque en petite proportion ; l'acide et la base se combinent.

Effets physiques. — Ces effets sont très-nombreux et très-importants. D'abord la foudre, en traversant les corps, élève leur température : elle a souvent enflammé des substances combustibles et causé des incendies ; des fils de métal ont été fondus et même volatilisés, mais jamais on n'a vu des barres de métal d'un diamètre d'un centimètre fondues complétement.

On trouve quelquefois dans le sable des tubes dont les parois sont formées par la réunion de grains fondus vitrifiés ; c'est sur le passage de la foudre qui a traversé le sol que se sont produits ces tubes que l'on appelle *fulgurites*.

Lorsque des vaisseaux sont foudroyés, on a remarqué souvent que les pôles des aiguilles aimantées sont renversés ou que l'acier a perdu l'aimantation.

Les effets mécaniques de la foudre sont quelquefois extraordinaires et vraiment difficiles à comprendre. Arago rapporte qu'un mur de briques pesant 2600 kilogrammes fut transporté par la foudre à 2 mètres de distance du lieu où il avait été bâti.

Paratonnerre. — Le paratonnerre, imaginé par Franklin, sert à préserver les édifices des ravages de la foudre ; il est formé d'une tige métallique terminée en pointe, fixée à la partie supérieure d'une construction, et d'un conducteur métallique qui le réunit avec une partie du sol conduisant bien l'électricité, par exemple avec la nappe d'eau souterraine.

Construction du paratonnerre. — J'emprunte à de récentes instructions de l'Académie des sciences sur les paratonnerres plusieurs détails de construction qu'il est important d'observer, si l'on veut que le paratonnerre offre toutes les garanties de sécurité.

La tige du paratonnerre est formée d'une barre de fer ronde qui a 2 centimètres de diamètre à la partie supérieure, et 4 centimètres de diamètre à la base (fig. 291). Cette tige, à laquelle on donne une longueur de 3 à 10 mètres, se termine en haut par un cylindre de cuivre rouge ayant un diamètre de 2 centimètres sur 20 ou 25 centimètres de longueur totale, dont le sommet est aminci pour former un cône de 4 centimètres de hauteur ; cette extrémité de cuivre est ajustée à vis sur la tige et brasée avec elle. A la base de la tige solidement fixée aux combles, on attache le conducteur par un assemblage boulonné recouvert de soudure à l'étain.

Le conducteur se compose de barres de fer carrées de 15 millimètres de côté, réunies entre elles par des soudures à l'étain ; les courbures le long des murs sont arrondies pour permettre les dilatations. Des supports de fer à fourchette permettent le glissement longitudinal du conducteur et empêchent tout ballottement latéral.

La nappe souterraine dans laquelle doit pénétrer la partie inférieure du conducteur, est celle des puits voisins. Le puits du paratonnerre est spécial (fig. 292) ; la portion du conducteur qui descend dans le puits doit être faite avec du fer ayant 2 centimètres de côté ; son extrémité inférieure doit porter quatre racines de métal ayant 60 centimètres de longueur, plongeant dans l'eau. Il faut reconnaître de temps en temps l'état du fer

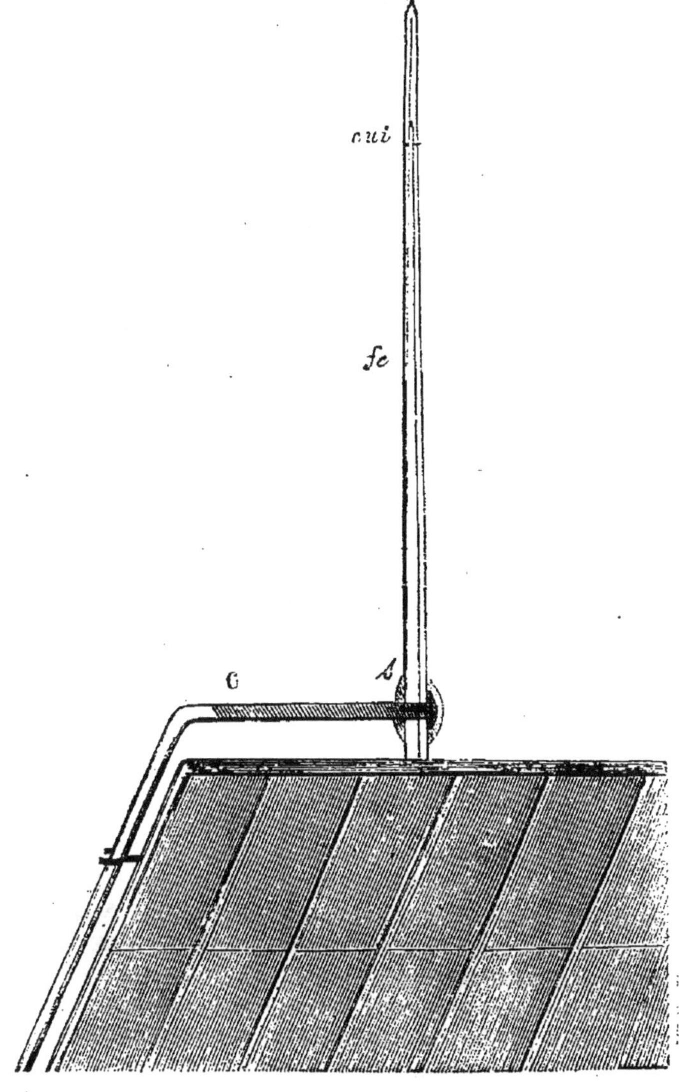

Fig. 291.

Tige d'un paratonnerre. — *c*, conducteur uni à la partie inférieure de la tige par un boulon et par une soudure *s*.

immergé et le changer quand il est corrodé. Le conducteur doit être suspendu à l'entrée du puits, pour que par son poids il ne s'enfonce pas dans la vase.

La tige et le conducteur doivent être unis à toutes les parties métalliques de l'édifice, aux toitures, aux gouttières, aux poutres de fer. Lorsqu'on peut, en terminant le conducteur

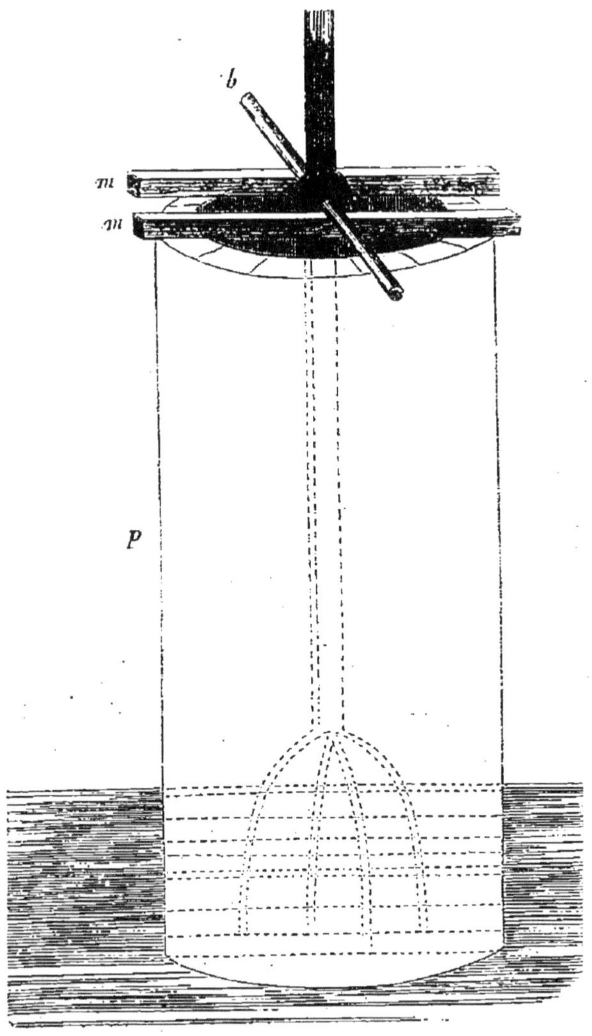

Fig. 292.

Puits d'un paratonnerre. — Une tige de métal b, qui repose sur deux madriers m, soutient la partie inférieure du conducteur.

dans le sol, le mettre en union avec des tuyaux métalliques qui conduisent l'eau, ou avec les rails d'un chemin de fer, on assure une excellente communication avec le sol.

Théorie du paratonnerre. — Supposons qu'un nuage orageux chargé d'électricité positive passe au-dessus d'un paratonnerre ; l'électricité négative est attirée sur la tige et le conducteur, aussi bien que sur toutes les parties métalliques de l'édifice, et l'électricité de même nom est repoussée dans le sol. Mais l'électricité négative, qui se porte en plus grande quantité sur la pointe, ne peut y rester, et se réunit à travers l'air avec l'électricité du nuage qui est neutralisée peu à peu ; une série nombreuse d'étincelles électriques en forme d'aigrettes lumineuses partent de la pointe et peuvent être vues dans l'obscurité. Ainsi le nuage orageux est déchargé.

Il peut arriver qu'un coup de foudre frappe le paratonnerre, mais le mouvement brusque de l'électricité se passe entièrement dans la tige et dans les conducteurs, s'ils communiquent bien avec le sol, et l'édifice est encore protégé.

Beccaria a démontré d'une manière simple que l'électricité traverse en abondance le conducteur d'un paratonnerre, pendant l'orage : la tige de cet appareil fut interrompue sur une petite longueur, et l'on vit des étincelles électriques nombreuses partir entre les parties voisines du conducteur, lorsque des nuées orageuses passèrent au-dessus du paratonnerre.

De nombreux faits rapportés par Arago prouvent de la manière la plus évidente que les édifices munis d'un paratonnerre bien construit sont toujours à l'abri de la foudre.

Gay-Lussac admet que l'étendue de la surface protégée est un cercle dont le rayon est double de la hauteur de la tige.

CHAPITRE VIII.

MAGNÉTISME.

Aimant naturel. — Pôles. — On trouve dans la nature un oxyde de fer brun dont la composition est FeO, Fe^2O^3, qui jouit de la propriété d'attirer le fer : c'est l'aimant naturel. Cette propriété peut être communiquée à des barreaux d'acier qui reçoivent alors le nom d'*aimants artificiels*.

Lorsqu'on jette de la limaille de fer sur un aimant, et qu'on le soulève, on voit que le métal attiré adhère surtout vers deux portions de surfaces voisines des extrémités, qu'on appelle *pôles*, qui attirent la limaille avec plus d'intensité que tous les autres points. Il y a donc deux pôles séparés par des parties qui exercent une moins grande attraction, et une ligne neutre située au milieu, où l'attraction est nulle.

Direction de l'aimant. — Lorsqu'on suspend un barreau aimanté, et le moyen le plus simple consiste à le placer sur un étrier de cuivre ou de carton tenu par un fil, on voit que le barreau prend une direction bien déterminée, toujours la même (fig. 293): c'est à peu près celle du sud au nord. L'un des

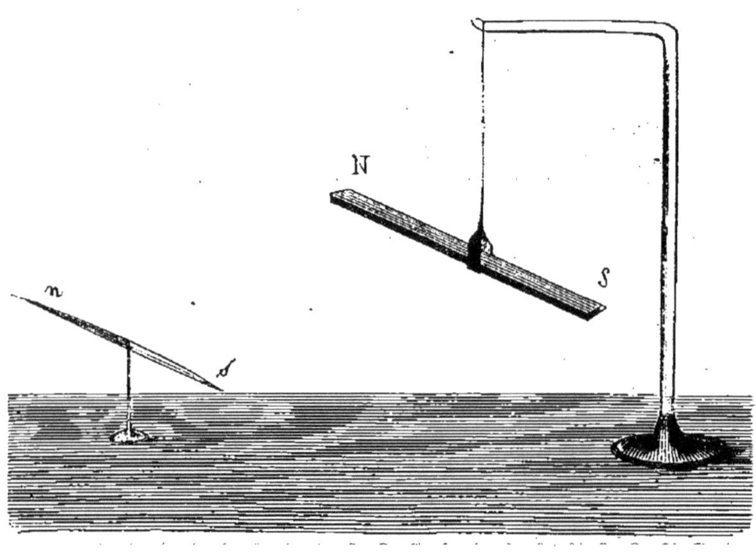

Fig. 293.

Un barreau aimanté et une aiguille aimantée librement suspendus se dirigent vers le nord de la terre, et restent parallèles.

pôles se dirige toujours vers le nord de la terre, c'est le pôle nord de l'aimant; l'autre pôle, dirigé vers le sud de la terre, est le pôle sud.

Une aiguille aimantée en forme de losange très-allongé présente en son centre un petit chapeau d'agate qui repose sur une pointe de métal; dans cette aiguille très-mobile, la ligne des pôles se confond à peu près avec la ligne des pointes, et se dirige comme un barreau aimanté. Deux aimants placés à une certaine distance sont parallèles (fig. 293).

Action réciproque des pôles. — Si l'on approche du pôle nord d'un aimant le pôle nord d'un autre aimant, on observe une répulsion ; de même, si l'on présente un pôle sud à un pôle sud; au contraire, le pôle nord attire le pôle sud. *Les pôles de même nom se repoussent, les pôles de nom contraire s'attirent.*

La terre est un aimant. — Pôle boréal, pôle austral. — Plaçons dans une boîte un fort aimant, et au-dessus une aiguille aimantée (fig. 294); nous voyons que celle-ci se dirige parallèlement au barreau, et lui reste parallèle, si l'on fait mouvoir la boîte. On reconnaît que le pôle sud de l'aiguille est tourné vers le pôle nord du barreau aimanté, et le pôle nord de l'aiguille

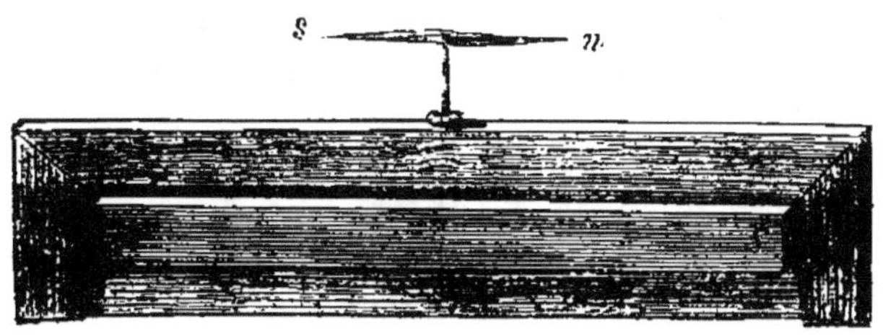

FIG. 294.

Barreau aimanté caché qui dirige une aiguille aimantée.

vers le pôle sud, car ce sont les pôles de nom contraire qui s'attirent.

On compare la terre à un gros aimant ayant deux pôles, dirigeant l'aiguille aimantée comme le faisait tout à l'heure l'aimant artificiel, et le pôle boréal de la terre attirant un pôle de nom contraire, le pôle nord de l'aiguille est de même nature que le pôle austral de la terre et doit porter le nom de pôle austral ; le pôle sud de l'aiguille est un pôle boréal.

Nous appelons donc pôle austral d'un aimant celui qui se dirige vers le nord.

Influence de l'aimant sur le fer et sur l'acier. — *1° Sur le fer.* — Lorsqu'on présente à l'un des pôles d'un aimant, au pôle austral A par exemple (fig. 295), un morceau de fer doux *f*, celui-ci devient aussitôt un aimant présentant deux pôles ; la partie voisine du barreau devient un pôle boréal *b*, la partie éloignée un pôle austral, *a*. Cette aimantation par influence persiste tant que le fer est voisin de l'aimant ; dès qu'on éloigne celui-ci, le fer cesse

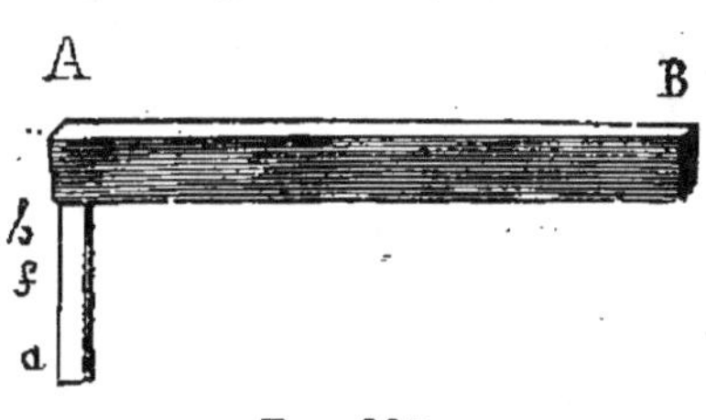

FIG. 295.

Aimantation d'un morceau de fer doux par l'influence d'un aimant.

d'être aimanté. Si en laissant le fer suspendu à l'aimant, on approche au-dessus du barreau le pôle boréal d'un autre aimant, le fer doux cesse d'être aimanté et tombe, les actions des deux pôles se détruisent.

La terre agit par influence sur le fer, comme un aimant. Prenons une barre de fer et tenons-la dans une position inclinée de 60° environ sur l'horizon, nous voyons que l'extrémité inférieure est un pôle austral, car elle repousse le pôle austral d'une aiguille aimantée ; l'extrémité supérieure de la barre qui attire le même pôle est un pôle boréal ; retournons complétement le fer, et la nouvelle extrémité inférieure devient aussitôt un pôle austral.

2° *Action de l'aimant sur l'acier.* — L'acier s'obtient en alliant le fer à une petite quantité de charbon : mis en contact d'un aimant, l'acier est moins fortement attiré que le fer ; mais détaché de l'aimant, il est devenu lui-même un aimant. On désigne sous le nom de *force coercitive*, cette propriété que possède l'acier de faire obstacle au développement du magnétisme, et de conserver ensuite l'aimantation.

Les outils d'acier deviennent souvent des aimants sous l'influence de la terre.

Déclinaison. — Lorsqu'on suspend une aiguille aimantée au centre d'un cercle horizontal gradué, divisé en degrés et fractions de degré, on construit une boussole (fig. 296). On oriente le cercle de manière que la ligne de 0° à 180° soit dirigée du nord au sud, ou dans le plan du méridien terrestre (plan qui passe par la ligne des pôles de la terre et le point de la surface du globe où l'on se trouve) ; on reconnaît que la ligne des pôles de l'aimant fait avec la méridienne un angle qui a reçu le nom de *déclinaison.*

La déclinaison change d'un pays à un autre ; elle est soumise à des variations séculaires, diurnes, accidentelles. Il y a des endroits de la terre où la déclinaison est nulle ; dans ces pays, l'aiguille aimantée est dirigée exactement du sud au nord.

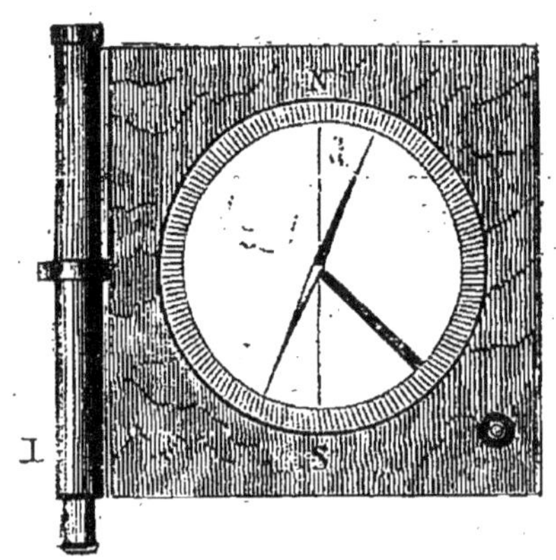

Fig. 296.

Boussole de déclinaison. — NS, ligne qui coïncide avec la ligne nord-sud de la terre, quand l'axe optique de la lunette L se ment dans le méridien.

On observe la déclinaison à Paris depuis l'année 1580. A cette époque, elle était orientale et de 11° 30'; en 1663, elle était nulle. Puis elle est devenue occidentale, et en 1814 elle a atteint un maximum, 22° 34'. Depuis, l'aiguille aimantée revient peu à peu vers le méridien terrestre, et en 1864, la déclinaison était égale à 18° 57' vers l'ouest.

La déclinaison change chaque jour de 8 à 15 minutes; c'est la variation diurne.

On observe quelquefois dans l'aiguille aimantée des mouvements irréguliers, causés surtout par les aurores boréales, quelquefois par les éruptions volcaniques : ce sont les variations accidentelles.

Un moyen simple de fixer la ligne méridienne, ou la ligne qui se rend du sud au nord, consiste à suspendre un poids à un long fil attaché d'une manière fixe ; lorsque le soleil brille, ce fil donne une ombre. A l'heure du midi vrai, c'est-à-dire au moment du passage de l'astre au méridien, qui est donné par des tables astronomiques, on fixe exactement sur le sol la position de l'ombre, c'est celle de la ligne méridienne. Pour mesurer la déclinaison, il faut ensuite faire coïncider avec cette ligne celle qui, sur le cercle gradué d'une boussole, est marquée par les points 0° et 180°.

Il arrive souvent que la ligne des pôles d'une aiguille aimantée ne se confond pas avec la ligne des pointes, mais fait un certain angle avec celle-ci; il faut mesurer l'angle que fait la ligne des pointes avec la méridienne, puis un second angle que l'on observe après avoir retourné l'aiguille: la moyenne des deux angles est l'angle que fait la ligne des pôles avec le méridien, ou la déclinaison.

Boussole marine. —La propriété que possède l'aiguille aimantée de prendre une direction déterminée, constante, l'a fait employer depuis longtemps dans la navigation. La boussole marine se compose d'une aiguille aimantée sur laquelle on a collé une feuille circulaire de carton mince et légère, dont la circonférence est divisée en degrés; la position occupée par l'aiguille est marquée sur le carton. L'aiguille est soutenue par un pivot fixé au centre d'une boîte carrée creuse, dont les bords offrent deux traits dirigés parallèlement à l'axe du bâtiment, déterminant une ligne qui a reçu le nom de *ligne de foi*. Veut-on que le vaisseau se dirige vers le nord; à l'aide du gouvernail, on s'arrange de manière que la ligne de foi fasse avec l'aiguille fixe un angle égal à la déclinaison ; veut-on aller à l'est, la ligne de foi doit passer par le point marqué Est sur le cadran divisé fixé à l'aiguille.

Inclinaison. — Pour étudier la déclinaison, on rend une

aiguille mobile dans un plan horizontal ; mais on peut permettre aussi à une aiguille de se mouvoir dans un plan vertical : il suffit de faire construire une aiguille d'acier en forme
de losange, et de faire passer par le centre de gravité un axe
perpendiculaire au plan de l'aiguille, reposant sur deux couteaux
fort durs (fig. 297). L'aiguille bien construite et non aimantée doit
rester en équilibre dans quelque position qu'on la fixe ; après

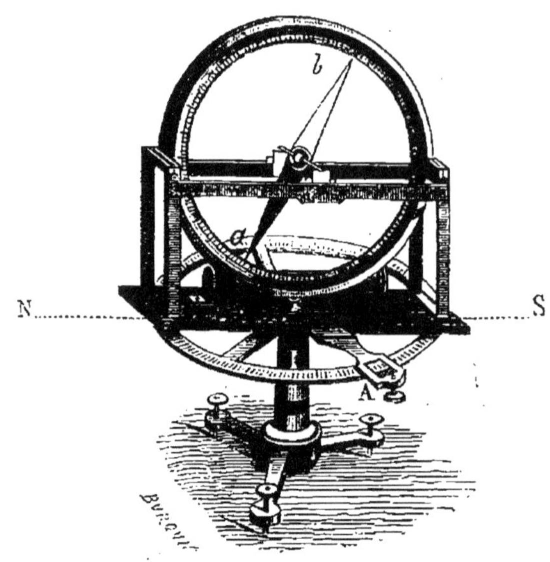

FIG. 297.

Boussole d'inclinaison. — L'aiguille aimantée *ab* se meut sur un cercle vertical gradué,
mobile autour d'un axe vertical ; le plan de ce cercle doit être parallèle à NS, direction du méridien magnétique.

l'aimantation, elle prend une position inclinée à l'horizon, à
laquelle elle revient toujours en oscillant : le pôle austral *a* de
l'aimant se dirige vers le nord et en bas, le pôle boréal *b* vers le
sud et en haut. On installe l'aiguille dans un cercle vertical gradué, de manière que l'axe passe par le centre ; on forme ainsi
une boussole d'inclinaison. On cherche dans le plan du méridien magnétique quel est l'angle formé par la ligne des pôles
de l'aiguille aimantée avec l'horizontale ; il était à Paris égal à
66° 18′ en 1864 : c'est l'inclinaison. L'inclinaison varie comme
la déclinaison ; elle éprouve des variations séculaires, diurnes
et accidentelles. En 1670, l'inclinaison était 75° à Paris ; depuis
cette époque, elle diminue constamment jusqu'à 66°. Une ligne
voisine de l'équateur terrestre, qui a reçu le nom d'équateur

magnétique, passe par tous les points de la terre où l'inclinaison est nulle, où l'aiguille est horizontale ; de l'équateur aux pôles, l'inclinaison va en augmentant jusqu'à 90°. Il y a des points voisins des pôles de rotation du globe où l'aiguille se tient verticale.

L'action de la terre est purement directrice. — Un barreau d'acier, avant et après l'aimantation, conserve toujours le même poids ; placé sur une plaque de liége et sur l'eau, une aiguille aimantée se dirige, mais n'éprouve aucun autre déplacement : ainsi la force avec laquelle la terre agit sur un aimant ne donne

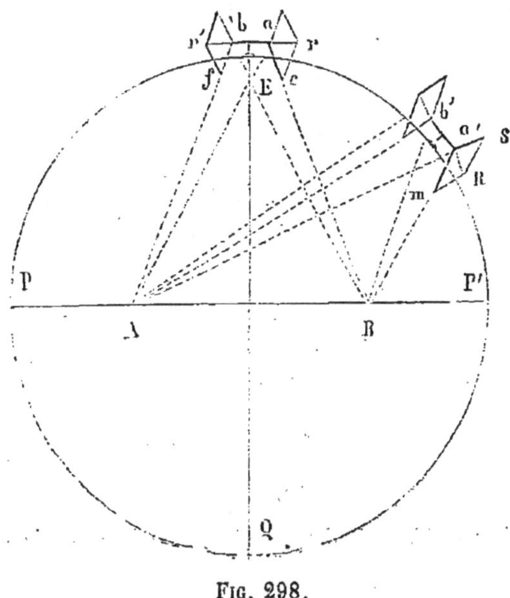

Fig. 298.

Plan du méridien magnétique. — B, A, pôles de l'aimant terrestre. — *ab*, aiguille aimantée placée à l'équateur magnétique EQ. — *a'*, *b'*, la même aiguille placée à peu près à la latitude de Paris.

pas de composante verticale ni horizontale, capable de soulever l'aimant ou de le rendre plus lourd, ou de le déplacer horizontalement. On ne peut expliquer l'action de la terre que par deux couples de forces égales parallèles et opposées, émanées des deux pôles magnétiques du globe et agissant sur les pôles de l'aimant pour le diriger. Afin de bien comprendre les effets de ces forces, représentons par un cercle le plan du méridien magnétique. B et A sont les pôles magnétiques de la terre (fig. 298) ; supposons un aimant *ab* placé à l'équateur. Le pôle boréal B de la terre attire le pôle austral *a* et repousse le pôle boréal *b* : ces deux forces sont égales, parallèles et opposées. Représentons-les par les lignes *ac* et *bd* : le pôle austral de la terre attire le pôle boréal et repousse le pôle austral de l'aimant ; ce sont encore deux forces égales, parallèles et opposées, *ac* et *bf*. Ces deux dernières sont égales aux deux premières au niveau de l'équateur, parce qu'il y a égalité entre les distances des pôles de l'aimant terrestre et de ceux de l'aimant artificiel. Les résultantes des forces agissant sur chaque pôle seront donc deux forces *ar* et *br'* horizontales ; ainsi l'aiguille d'inclinaison restera horizontale. A Paris, au contraire, les deux dernières forces émanées du pôle austral de la terre sont plus petites que les premières, à cause de la distance plus grande du pôle austral terrestre (les attractions et répulsions magnétiques sont, comme les forces électriques, en raison inverse des carrés des distances) ; il résulte de là que les deux forces agissant sur le pôle austral de l'aiguille aimantée supposée d'abord horizontale en *a'b'* sont inégales : la plus grande est la force attractive du pôle boréal de la terre, représentons-la par *a'm* ; la plus petite, la force répulsive du pôle A, est *a's*, et la résultante *a'*R des forces est inclinée sur l'horizon ; sa direction est précisément celle de l'aiguille d'inclinaison.

Procédés d'aimantation. — Nous avons déjà vu qu'il suffit de

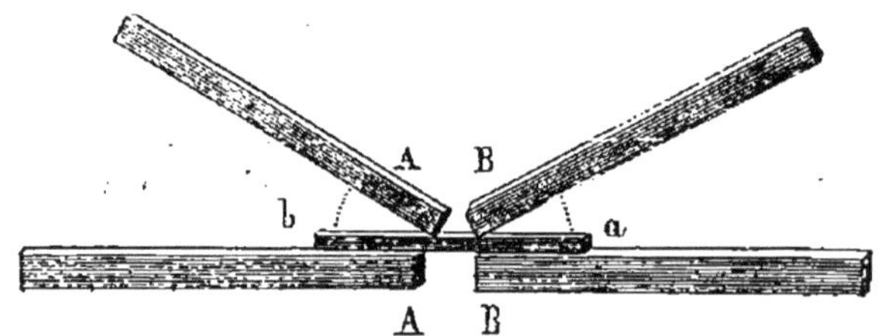

Fig. 299.

Aimantation de l'acier par double touche.

laisser un morceau d'acier au contact d'un aimant pour qu'il devienne lui-même un aimant.

Simple touche. — On peut aimanter une aiguille d'acier en la frottant contre l'un des pôles d'un fort aimant, et toujours dans le même sens ; l'extrémité qui abandonne en dernier lieu la partie frottée devient un pôle de nom contraire.

Double touche. — Duhamel a imaginé un procédé qui produit une aimantation plus énergique et plus régulière. On dispose deux barreaux aimantés en prolongement (fig. 299) ; les pôles de nom contraire sont tournés l'un vis-à-vis de l'autre et maintenus à une distance moindre que la longueur de l'aiguille d'acier ; celle-ci est placée sur les aimants ; puis deux barreaux aimantés dont les pôles de nom contraire correspondent à ceux des barreaux fixes sont placés en même temps au milieu de l'aiguille, et font avec elle des angles de 30° environ ; on les écarte simultanément jusqu'aux extrémités. Ces frictions répétées sur plusieurs faces aimantent l'acier, qui présente deux pôles ; le pôle austral est situé vis-à-vis du pôle boréal des aimants.

SECTION II.

ÉLECTRICITÉ DÉVELOPPÉE PAR ACTION CHIMIQUE, PAR INDUCTION ET PAR LA CHALEUR.

—

CHAPITRE PREMIER.

EXPÉRIENCE DE GALVANI. — PILE DE VOLTA.

Expérience de Galvani. — Galvani, professeur à Bologne, avait préparé des cuisses de grenouille pour l'expérience du choc en retour ; un crochet de cuivre passé au milieu des nerfs lombaires avait été attaché au balcon de fer de la fenêtre du laboratoire ; quand les muscles venaient rencontrer le métal, des contractions avaient lieu : ce phénomène, remarqué par Galvani, fut le point de départ d'une branche nouvelle de l'électricité.

L'illustre observateur expliquait ces contractions en admettant que les nerfs et les muscles sont chargés d'électricités de nom contraire, que le métal, bon conducteur, décharge comme un excitateur qui réunit les armures d'une bouteille de Leyde ; cette décharge, traversant les nerfs et les muscles, détermine une commotion.

Pour répéter l'expérience de Galvani, on coupe avec des ciseaux une grenouille par le milieu du thorax ; on enlève la peau, que l'on retourne comme un doigt de gant jusqu'aux extrémités des membres inférieurs ; les parties molles de l'abdomen sont excisées ; puis, en passant les ciseaux sous deux faisceaux nerveux, qui sont les nerfs lombaires, un peu au-dessous des points où ils sortent de la colonne vertébrale et un peu au-dessus des points où ils entrent dans les cuisses, on coupe, et l'on ne laisse qu'un tronçon de la colonne vertébrale et les membres inférieurs réunis par les nerfs (fig. 300).

Deux fils, l'un de cuivre, l'autre de zinc, sont réunis à un bout; on fait passer le fil de cuivre entre les filets nerveux pour soutenir la préparation; puis on touche avec le zinc un point des cuisses ou des jambes, aussitôt se produit une vive contraction de tous les muscles des membres inférieurs.

Volta, professeur à Pavie, remarqua que, dans l'expérience de Galvani, deux métaux différents sont réunis. Cette condition le frappa; il admit que l'électricité est développée entre les deux métaux et à leur contact, et que les deux électricités séparées se réunissant à travers le corps sont la cause du phénomène.

Galvani montra que les deux métaux ne sont pas nécessaires, que l'expérience peut réussir lorsqu'on met en communication par un seul métal les nerfs avec les muscles; et même il fit voir que si l'on détache le bout central d'un nerf sciatique et qu'on l'applique sur la cuisse, on obtient, chez les grenouilles très-vives, des contractions musculaires.

La longue discussion qui s'éleva entre Galvani et Volta se termina lorsque ce dernier fit la découverte admirable de la pile.

Pile de Volta. — Partant de l'idée théorique que le contact des

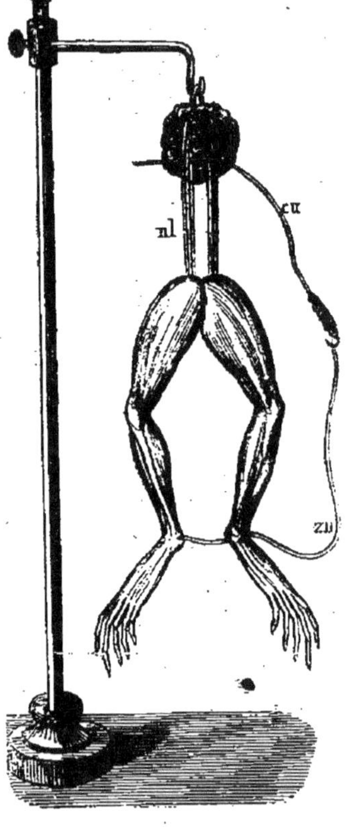

FIG. 300.

Grenouille préparée pour l'expérience de Galvani. — *nl*, nerfs lombaires. — *cu*, fil de cuivre. — *zn*, fil de zinc.

deux métaux engendre de l'électricité, idée qui plus tard a été combattue, Volta construisit sa pile de la manière suivante : On prend des disques de cuivre et de zinc soudés ensemble, que l'on dispose sur une table ; le cuivre est au-dessous, le zinc au-dessus ; sur chaque zinc on place une rondelle de drap mouillé avec une solution d'eau acidulée par l'acide sulfurique ou avec une solution de sel marin ; on superpose tous les disques l'un au-dessus de l'autre, dans le même ordre, et l'on forme une pile à colonne qui est maintenue verticale par trois tiges de verre fixées à leurs extrémités à des supports de bois (fig. 301). En allant de bas en haut, on trouve un disque de cuivre, le disque de zinc qui lui est soudé, un drap mouillé, puis un disque double de cuivre et de zinc; un drap mouillé, et ainsi de suite (fig. 302); un fil de cuivre est attaché à chacun des disques extrêmes.

Volta démontra d'abord, avec l'électroscope condensateur, que l'extrémité inférieure de la pile est chargée d'électricité négative, la supérieure d'électricité positive. On fait communiquer le fil inférieur avec le plateau inférieur du condensateur, le plateau supérieur avec le sol; on reconnaît que les lames divergent chargées d'électricité négative; le fil supérieur est chargé d'électricité positive. Les deux extrémités ont reçu le nom de pôles : l'inférieure est le *pôle négatif*, la supérieure est le *pôle positif*.

Courant de la pile. — Réunissons les deux fils; les électricités se propagent au travers du métal et vont du pôle positif au pôle négatif et du pôle négatif au pôle positif; le fil est parcouru par un courant continu d'électricité, car les deux électricités se reproduisent d'une manière continue dans la pile, et donnent lieu à un flux constant, à un courant continuel. On est convenu de considérer le *sens du courant* allant du pôle positif au pôle négatif, c'est le sens du mouvement de l'électricité positive ; mais

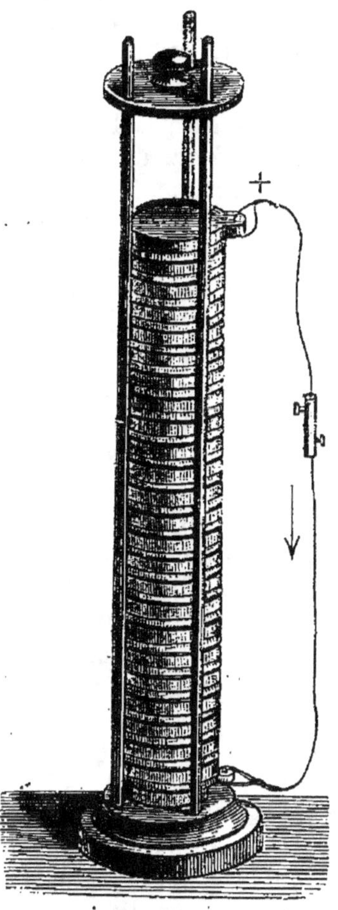

FIG. 301.

Pile de Volta. Les pôles sont réunis par un fil qui est traversé par un courant d'électricité.

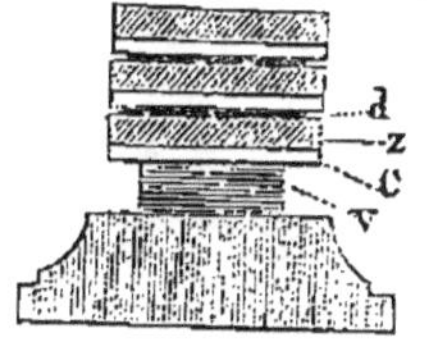

FIG. 302.

Coupe de la partie inférieure de la pile. — *v*, support de verre. — *c*, cuivre. — *z*, zinc. — *d*, drap mouillé.

il faut concevoir qu'il y a dans le fil qui réunit les pôles une série de décompositions et de recompositions électriques tout à fait analogues à celles qui nous ont servi à expliquer le tube étincelant et la formation des longues étincelles dans les nuages orageux.

Nous verrons que dans la pile de Volta, ce n'est pas le contact des métaux qui est la cause de la séparation des électricités, mais que c'est l'action chimique du liquide qui mouille le drap sur le zinc ; on peut donc sans inconvénient supprimer dans le disque inférieur le cuivre, et dans le disque supérieur le zinc qui ne touchent pas les draps mouillés, et alors on voit que le pôle négatif est le zinc inférieur, que le pôle positif est le cuivre supérieur. Si l'on considère aux extrémités de la pile les deux derniers draps mouillés, ils sont en contact avec deux métaux différents : le zinc, qui est attaqué par le liquide, est le pôle chargé d'électricité négative ; le cuivre, qui est non attaqué, est le pôle chargé d'électricité positive.

On appelle *élément* de la pile la réunion d'un zinc et d'un cuivre séparés par le liquide qui mouille le drap.

Lorsque les deux fils de la pile sont réunis et qu'on les sépare, on observe une étincelle. Les effets physiques et chimiques de la pile sont nombreux, nous les étudierons bientôt en détail ; nous appelons ici l'attention sur les effets physiologiques très-remarquables que l'on peut observer facilement sur l'homme.

Effets physiologiques de la pile de Volta. — On fait plonger les mains d'une personne dans deux terrines contenant de l'eau salée ; on introduit dans la première un des fils de la pile, soit le pôle négatif : aussitôt qu'on plonge l'autre fil dans le second vase, une commotion des muscles du bras se produit ; pendant le passage du courant, on éprouve une sensation de chaleur ; dès qu'on enlève le fil, une nouvelle commotion a lieu. Les effets, qui sont très-manifestes lorsqu'on emploie une pile de 80 à 100 éléments, se renouvellent autant de fois qu'on établit et qu'on interrompt le courant.

———

CHAPITRE II.

MODIFICATIONS DE LA PILE DE VOLTA.

La pile de Volta offre plusieurs inconvénients : la petite quantité de liquide qui mouille les rondelles de zinc a bientôt épuisé son action sur le métal ; pressés par le poids des disques, les draps mouillés sont exprimés, le liquide s'écoule sur les bords des disques et laisse passer en dehors des fils une certaine quantité de l'électricité produite ; de plus, cet appareil est long à monter. On a bientôt imaginé des modifications de la pile qui sont plus commodes.

Pile à auge. — Au lieu de disposer les éléments de la pile de Volta en colonne verticale, on les a placés dans une auge de bois en forme de prisme à base carrée ; les lames de zinc et de cuivre soudées ensemble reçoivent de plus grandes dimensions et forment des cloisons verticales dans l'auge ; entre deux lames voisines qui se regardent, l'une de cuivre, l'autre de zinc, il y a un intervalle que l'on remplit d'eau acidulée par l'acide sulfurique ; aux extrémités se trouvent d'un côté une lame de cuivre, c'est le pôle positif, de l'autre une lame de zinc, c'est le pôle négatif. Deux fils métalliques sont attachés aux pôles.

Pile à couronne. — Au lieu de laisser les deux métaux soudés ensemble, on peut les réunir par un arc métallique et les plonger

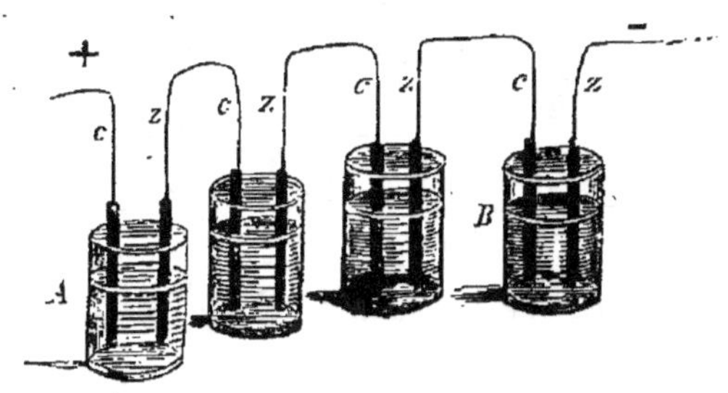

Fig. 303.

Commencement d'une pile à couronne.

dans des vases séparés. Supposons, par exemple, plusieurs vases de verre A et B (fig. 303). Nous plaçons dans le premier A une lame de cuivre isolée et une lame de zinc qui communique par un fil de cuivre avec le cuivre de l'élément suivant ; celui-ci contient le cuivre et une lame de zinc unie au cuivre de l'élément suivant, et ainsi de suite. On verse dans chaque vase de l'eau acidulée par l'acide sulfurique, qui remplace le liquide du drap mouillé. On dispose souvent en cercle les éléments, lorsqu'ils sont nombreux, afin que leur série occupe une moins grande longueur ; c'est de là que vient le nom de *pile à couronne*.

Pile de Wollaston. — Dans l'élément de Wollaston, autour du zinc qui a la forme d'un rectangle, le cuivre est replié de manière à envelopper le zinc (fig. 304); devant chacune des faces

du métal attaqué se trouve une lame de cuivre maintenue à une
petite distance par des morceaux de bois ; au-dessous est placé
un vase de verre contenant de l'eau avec un vingt-cinquième
d'acide sulfurique et un cinquantième d'acide azotique. Les
plaques de métal de plusieurs éléments sont suspendues à une
traverse de bois que l'on peut soulever ou abaisser facilement,

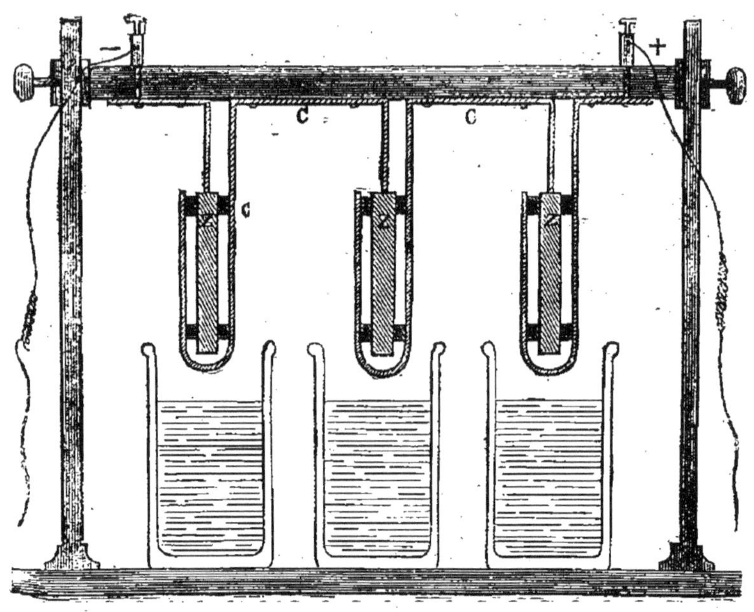

FIG. 304.

Pile de Wollaston. — z, zinc. — c, cuivre.

de telle sorte qu'à un moment donné, on peut plonger les métaux dans les vases de verre disposés au-dessous d'eux, et aussitôt qu'on n'a plus besoin du courant de la pile, on soulève la
traverse, aussitôt le zinc cesse d'être attaqué.

Le dernier zinc libre qui communique avec une borne de
cuivre fixée à la traverse et avec un fil est le pôle négatif de
la pile ; le cuivre de chaque élément est uni au zinc de l'élément suivant ; à l'autre extrémité, la dernière lame de cuivre
libre communique aussi avec une borne de cuivre et un fil :
c'est le pôle positif. Les effets de la pile de Wollaston et ceux des
autres modifications de la pile de Volta sont nombreux et variés ;
nous les distinguerons en effets physiques et en effets chimiques.

CHAPITRE III.

EFFETS DE LA PILE.

Effets physiques. — *Étincelle.* —Lorsqu'on approche l'un de l'autre les deux fils attachés aux pôles d'une pile de plusieurs éléments, on n'observe pas d'étincelle, quelle que petite que soit la distance qui les sépare. Cela tient à ce que les tensions des électricités aux pôles de la pile sont si petites, qu'elles ne peuvent franchir l'air qui sépare les fils ; à plus forte raison, ne tire-t-on jamais d'étincelle en approchant le doigt de l'un ou de l'autre pôle ; mais si, après avoir mis les deux fils au contact, on les sépare, une étincelle se produit.

Échauffement des fils métalliques fins.—Lorsque les deux pôles d'une pile de Wollaston sont réunis par un fil de fer fin, le métal s'échauffe, rougit, fond et brûle dans l'air. Si l'on prend un fil fin de platine, on peut lui donner une longueur telle que le courant le maintienne au rouge vif; pendant tout le temps que la pile fonctionne, le fil est porté à cette température élevée. Une pile de Wollaston de 10 éléments peut faire rougir un fil de platine fin de plusieurs décimètres de long. Comparons cet effet à celui qui est produit par une batterie électrique. Nous avons vu que cette association de bouteilles de Leyde est capable de porter au rouge et à l'état de fusion un fil de fer fin long de quelques centimètres, or cet effet ne dure qu'un instant et la batterie est déchargée ; pour le reproduire, il faut faire un grand nombre de tours de roue de la machine électrique. Cette simple comparaison montre que la pile donne d'une manière continue une bien plus grande quantité d'électricité que la machine électrique.

Action du courant sur l'aiguille aimantée. — Approchons d'une aiguille aimantée l'un des pôles d'une pile, nous n'observerons aucune action ; mais si les deux pôles sont réunis par un fil de métal, le courant qui s'établit approché d'une aiguille aimantée la dévie. Pour le montrer, présentons ce fil au-dessus de l'aimant, de manière que le courant aille du sud au nord de la terre et se trouve dans le plan du méridien magnétique, nous voyons aussitôt le pôle austral de l'aimant se diriger vers l'ouest(fig. 305); si, au contraire, le courant de l'électricité positive se rend du nord au sud, l'aiguille aimantée se dirige vers l'est. Nous reviendrons sur cette action remarquable découverte par Œrsted ; il nous suffit maintenant de savoir : 1° qu'un courant traversant un fil conducteur dévie une aiguille aimantée ; 2° que le sens de la déviation de l'aiguille dépend du sens dans lequel se meut le courant. Nous pourrons donc faire usage du galvanomètre, appareil qui repose sur cette action physique, et qui permet de reconnaître l'existence et le sens des courants.

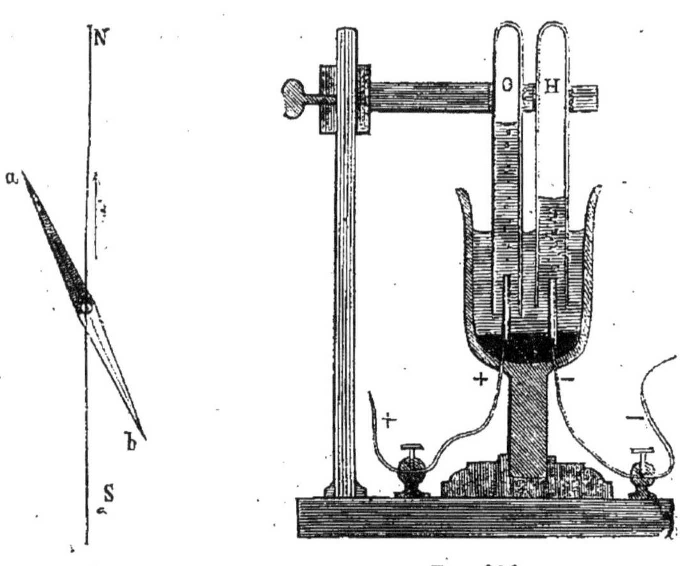

Fig. 305.

Fig. 306.

Déviation d'une aiguille aimantée.   Appareil servant à décomposer l'eau, ou voltamètre.

Effets chimiques. — Le courant de la pile décompose tous les corps composés qui se laissent traverser par lui, c'est-à-dire qui sont capables de conduire l'électricité ; la pile formée de plusieurs éléments est un de nos moyens les plus puissants de décomposition.

Décomposition de l'eau. — Pour décomposer l'eau, on emploie un appareil connu sous le nom de *voltamètre* (fig. 306). C'est un verre à pied dont le fond est traversé par deux lames de platine qui, à l'aide de fils métalliques, sont réunies à deux petites bornes de laiton munies de vis et fixées sur le socle de l'appareil ; on verse de l'eau dans le verre de manière à recouvrir les lames, puis deux petites cloches graduées pleines d'eau sont retournées et maintenues par un support convenable au-dessus des lames qui pénètrent d'une petite quantité dans leur ouverture inférieure. On ajoute à l'eau une petite quantité d'acide sulfurique qui la rend bonne conductrice de l'électricité, puis on met en communication par des fils les deux bornes avec les pôles d'une pile. Aussitôt on voit des bulles de gaz nombreuses se dégager sur chaque lame et monter dans les cloches ; on reconnaît que l'une des cloches, celle qui est au-dessus du pôle négatif, contient de l'hydrogène en volume double du volume de l'oxygène qui se trouve au-dessus de l'autre lame, ou du pôle positif. Le moyen de distinguer les gaz est très-simple : une allumette approchée de l'hydrogène l'enflamme, il brûle avec une flamme pâle que l'on voit dans l'obscurité ; une allumette presque éteinte se rallume dans l'oxygène. Cette expérience, qui établit la composition de l'eau, ne réussit pas lorsqu'on emploie de l'eau distillée parfaitement pure, qui ne conduit pas l'électricité.

M. Faraday, qui a étudié beaucoup les décompositions chimiques produites par la pile, a proposé d'appeler *électrodes* les lames ou fils par lesquels l'électricité de la pile pénètre dans les corps qui ont reçu le nom d'*électrolytes* ; on désigne par le mot *électrolyse* la décomposition elle-même.

Décomposition des oxydes. — Davy, par l'emploi d'une pile d'un grand nombre d'éléments, est parvenu à décomposer la potasse

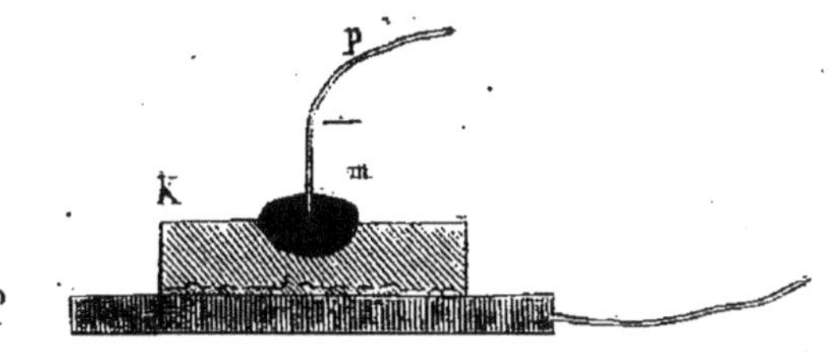

Fɪɢ. 307.

Décomposition de la potasse par la pile.

et la soude, et à montrer qu'ils sont formés de l'union d'un métal avec l'oxygène.

On place sur une lame de platine P (fig. 307) communiquant avec le pôle positif d'une pile, c'est l'électrode positive, un morceau de potasse humecté d'eau (il suffit de laisser quelque temps à l'air cette substance, qui est très-avide d'eau), dans lequel on a pratiqué d'abord avec un fer rouge une excavation ; dans la cavité remplie de mercure, on plonge un fil de platine, c'est l'électrode négative. Le courant passe : peu à peu le mercure change de consistance, devient pâteux, tandis qu'un gaz, l'oxygène, se dégage sur l'électrode positive ; le mercure pâteux est chauffé dans une cornue au milieu d'un courant d'hydrogène, le mercure distille, et il reste un globule de métal, le potassium. Ce métal s'était porté à l'électrode négative et s'était uni au mercure pour former un amalgame.

Une des propriétés les plus remarquables du potassium, c'est de décomposer l'eau à la température ordinaire ; l'amalgame de potassium jouit de la même propriété, et, placé dans l'eau, donne lieu à un dégagement de bulles d'hydrogène provenant de l'eau, dont l'oxygène s'est combiné au métal pour former un oxyde, la potasse.

Décomposition des sels. — *Décomposition du sulfate de cuivre.* — Dans un tube de verre en U (fig. 308) on verse une dissolution de sulfate de cuivre dans l'eau, liquide bleu ; on se sert comme

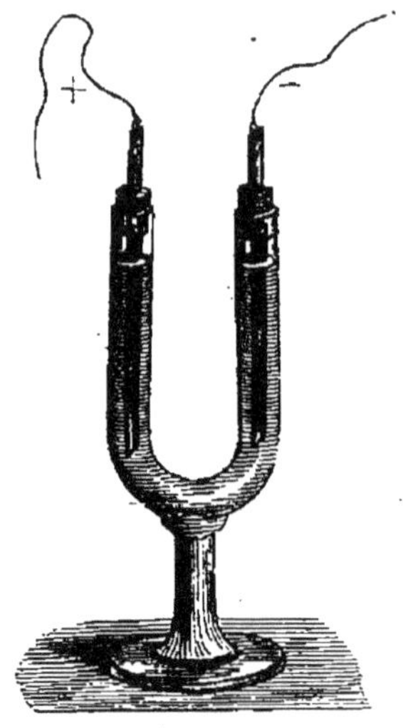

Fig. 308.

Tube en U pour la décomposition
des sels.

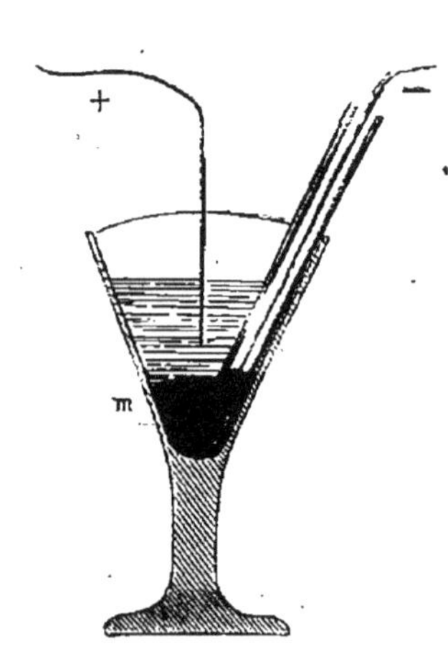

Fig. 309.

Décomposition du sulfate de potasse avec
une électrode négative de mercure
(expérience de M. Pouillet).

électrodes de lames de platine qui sont plongées dans les branches du tube en U : l'électrode négative se recouvre aussitôt d'un dépôt rouge de cuivre, l'électrode positive est le siége d'un dégagement de gaz oxygène. L'analyse chimique montre aussi qu'autour d'elle se trouve de l'acide sulfurique libre. Ainsi le sel est décomposé par le courant : le métal se rend au pôle négatif, l'oxygène et l'acide sulfurique au pôle positif.

Décomposition du sulfate de potasse. — On ajoute à une dissolution de sulfate de potasse neutre une certaine quantité de sirop de violette, puis on la verse dans un tube en U, dans les branches duquel on plonge les électrodes de platine. Au pôle positif se produit un dégagement de gaz oxygène, et une coloration rouge manifestant la présence de l'acide, qui rougit la teinture violette ; au pôle négatif on observe une coloration verte due à la potasse, qui, comme les alcalis, verdit la teinture violette : mais ce que ne présentait pas la décomposition du sulfate de cuivre sur l'électrode négative, il y a un dégagement de gaz qui est de l'hydrogène. Ainsi ce n'est pas le métal potassium qui apparaît comme le cuivre à l'électrode négative, mais de la potasse et de l'hydrogène. Ce fait s'explique bien facilement : le potassium décompose l'eau à la température ordinaire ; il ne peut subsister sur l'électrode négative plongée dans l'eau, et décompose ce liquide en donnant avec l'oxygène de la potasse et en laissant se dégager l'hydrogène ; il y a là une action électrolytique secondaire.

M. Pouillet a démontré par une expérience simple qu'il en est ainsi. Versons dans un verre une certaine quantité de mercure (fig. 309) ; plongeons dans ce métal un tube de verre contenant un fil de platine qui est l'électrode négative d'une pile ; puis versons au-dessus une solution de sulfate de potasse contenant l'électrode positive : la décomposition a lieu. Dès qu'on l'arrête, on voit que le mercure donne lieu à un dégagement d'hydrogène qui continue longtemps, il s'est formé au pôle négatif un amalgame de potassium qui peu à peu décompose l'eau.

Explication de Grotthus. — Pour expliquer la décomposition des corps composés, Grotthus a proposé une hypothèse qui rend bien compte des phénomènes, et que nous pouvons appliquer à la décomposition de l'eau par la pile. Supposons deux lames de platine plongées dans l'eau ; l'une est l'électrode positive P, l'autre la négative N (fig. 310). Considérons une série linéaire de molécules d'eau : le premier effet de l'électricité, c'est d'orienter les molécules d'oxygène et celles d'hydrogène ; les premières sont tournées vers l'électrode positive, les secondes vers l'électrode négative. Supposons avec Berzelius que les molécules d'oxygène soient chargées d'électricité négative, et celle d'hydrogène de positive : la molécule d'oxygène la plus voisine de l'électrode positive est attirée par elle, se porte sur le platine et devient libre ; la molécule d'hydrogène s'unit alors à l'oxygène de la molécule d'eau voisine, l'hydrogène de celle-ci à l'oxygène de la molécule d'eau suivante, et ainsi de suite ; de sorte qu'en même temps la dernière molécule d'hydrogène voisine de l'électrode négative devient libre et se porte sur celle-ci. On comprend de cette manière la décomposition du corps composé en ses éléments, sans qu'il y ait transport des éléments d'une électrode à l'autre, transport que du reste on n'a jamais constaté.

Pour un sel métallique, le sulfate de cuivre, par exemple, l'oxygène et l'acide sont tournés vers l'électrode positive et le métal vers la négative. Des phénomènes analogues de décompo-

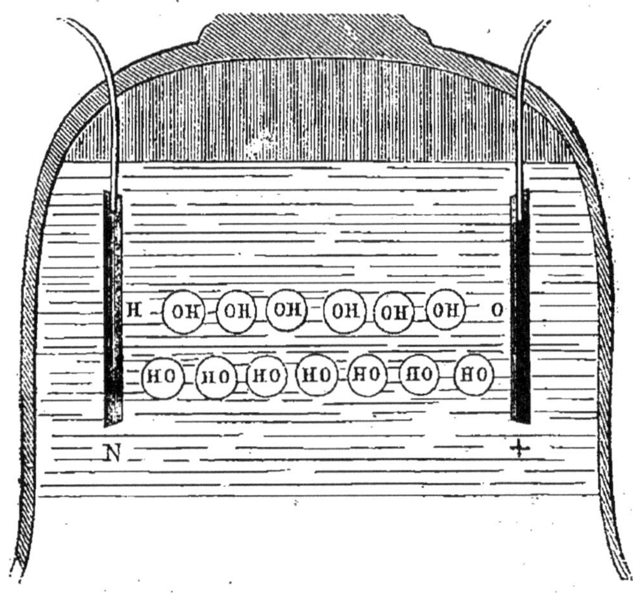

FIG. 310.

Partie inférieure grossie d'un voltamètre, employée pour l'explication de Grotthus.

sition et de recomposition se font pendant tout le temps que passe le courant.

On appelle corps électro-positif celui qui se rend au pôle négatif; corps électro-négatif, celui qui se porte au pôle positif. Ainsi l'oxygène, le chlore, l'iode, les acides, sont électro-négatifs, tandis que les métaux et l'hydrogène sont électro-positifs.

Loi des décompositions électro-chimiques de M. Faraday. — *Lorsqu'un même courant traverse à la fois plusieurs substances composées, les quantités des éléments séparés sont entre elles comme les équivalents chimiques de ces éléments.* — Cette loi se démontre expérimentalement. Prenons un voltamètre, appareil à décomposer l'eau, un tube en U contenant du sulfate de cuivre e deux électrodes de platine, et un tube renfermant du chlorure d'étain maintenu à l'état de fusion et deux fils de platine. Faisons pas-

24.

ser le même courant à travers ces trois appareils pendant un temps assez long. Nous recueillons un certain volume d'hydrogène. Le calcul nous donne le poids de ce gaz séparé de l'eau ; l'augmentation de poids de l'électrode négative qui s'est recouverte de cuivre fait connaître le poids de ce métal qui s'est déposé ; l'augmentation de poids du fil de platine, le poids de l'étain. On trouve que les poids de l'hydrogène, du cuivre et de l'étain sont entre eux comme 1, 32, 59, qui sont les équivalents de ces trois éléments.

Lorsqu'on emploie des électrolytes contenant, pour un même poids de métal, des poids différents d'un autre élément, par exemple lorsqu'on décompose des chlorures qui pour un même poids de métal contiennent des poids différents de chlore, quel est l'élément qui suit la loi de M. Faraday? M. Matteucci a montré que lorsqu'on décompose par le même courant les chlorures de cuivre Cu^2Cl et $CuCl$, on obtient des volumes et, par suite, des poids égaux de chlore, tandis que les poids de cuivre déposés sont entre eux comme Cu^2 et Cu ou comme 2 et 1. M. E. Becquerel a conclu d'un grand nombre de recherches faites sur des oxydes, des chlorures et des sels, que pour un équivalent d'hydrogène dégagé dans le voltamètre, on obtient toujours un équivalent du corps électro-négatif qui se sépare, oxygène, chlore ou acide.

Décompositions dans l'intérieur de la pile. — Tandis que le courant d'une pile produit en dehors des décompositions chimiques, il se passe dans l'intérieur de chaque élément des phénomènes chimiques qui, nous le verrons bientôt, sont les causes du développement de l'électricité. Daniell a montré par une expérience simple que la quantité d'hydrogène qui se dégage dans chaque élément d'une pile est égale à celle qu'on obtient dans un voltamètre placé dans le circuit. La pile employée par Daniell était disposée de manière que l'on pouvait recueillir l'hydrogène dégagé. Dans le col d'une cloche retournée (fig. 311), on fixe à l'aide d'un bouchon deux lames, l'une de zinc amalgamé, l'autre de platine (pile de Smée); on verse du mastic fondu dans l'intérieur pour que la cloche puisse contenir de l'eau acidulée par l'acide sulfurique ; deux éléments semblables sont disposés, et deux cloches graduées pleines d'eau sont retournées au-dessus du platine ; les pôles sont réunis avec un voltamètre. L'expérience montre que le volume d'hydrogène donné dans chaque couple est égal à celui qui est recueilli dans le voltamètre ; mais un équivalent d'hydrogène de l'eau décomposée par le zinc, sous l'action de l'acide sulfurique, exige la dissolution d'un équiva lent de zinc : il en résulte qu'un équivalent d'eau est décomposé par l'électrolyse lorsqu'un équivalent de zinc se dissout dans chaque élément.

On peut ajouter que si l'on décompose par le même cou-

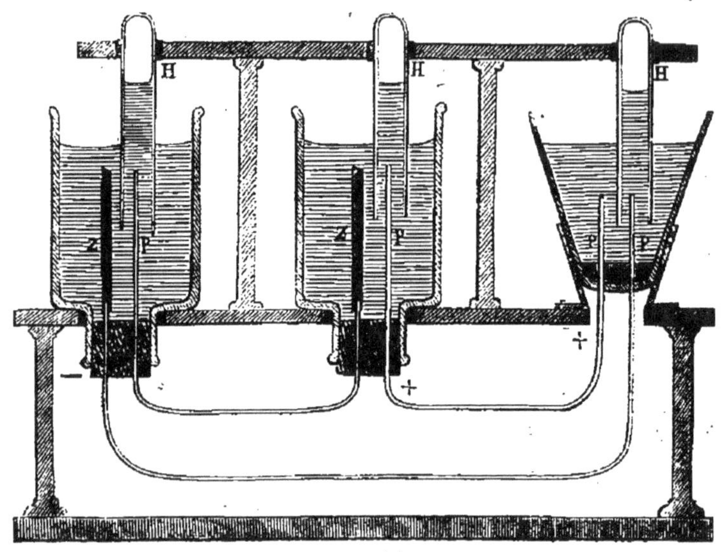

Fig. 311.

Expérience de Daniell qui sert à démontrer que le travail chimique
accompli par la pile à l'extérieur
est égal à celui qui se produit dans chaque élément.

rant plusieurs composés différents, chaque équivalent obtenu d'un corps électro-négatif correspond à un équivalent de zinc dissous dans chaque élément de la pile.

Polarisation des électrodes. — Lorsqu'on plonge dans l'eau des électrodes qui ont servi à la décomposition de l'eau ou d'un sel, et qu'on les unit avec les deux fils d'un galvanomètre, on reconnaît aussitôt une déviation de l'aiguille aimantée. Si les électrodes ont servi à décomposer l'eau, l'une, positive, e (fig. 312), s'est recouverte d'oxygène, et l'autre, négative, f, s'est couverte d'hydrogène ; le courant qui traversait le liquide allait de e en f. Lorsqu'on unit les électrodes avec le galvanomètre, le sens du courant qui dévie l'aiguille est précisément inverse de celui-ci et va de f en e. Ce phénomène, qui a été observé pour la première fois par M. de la Rive, s'explique par la condensation à la surface des électrodes des gaz oxygène et hydrogène produits de décomposition. Quand les deux électrodes sont placées dans l'eau pure, ou laissées dans l'électrolyte, l'hydrogène condensé à la surface de l'électrode négative joue le rôle du métal zinc dans la pile, et cette électrode, ainsi que le fil qui lui est attaché, reçoit de l'électricité négative, l'autre reçoit de la positive; et si l'on remplace la pile par un galvanomètre, cet instrument est traversé par un courant inverse de celui qui a produit la décomposition.

Electrolysons du sulfate de zinc avec deux électrodes de platine: l'électrode négative se recouvre de zinc, la positive d'oxygène et d'acide sulfurique. Si nous plongeons les électrodes dans l'eau ordinaire ou si nous les laissons dans le sulfate de

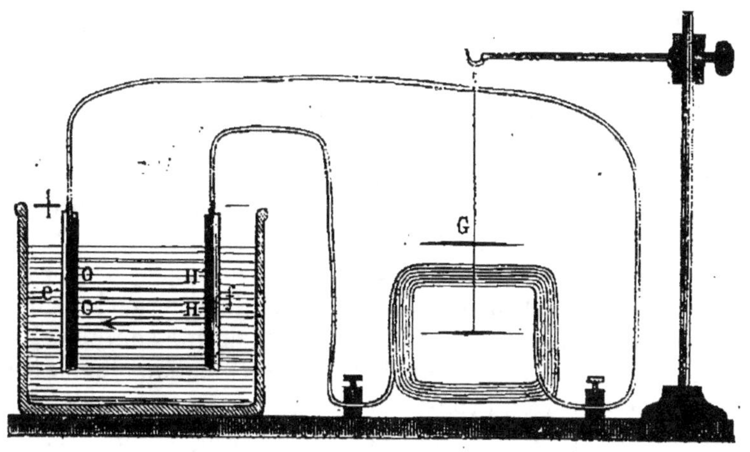

Fig. 312.

Expérience pour démontrer la polarisation des électrodes. La flèche indique le sens du courant produit par la polarisation.

zinc, nous avons d'un côté un métal, le zinc, de l'autre de l'oxygène et de l'acide sulfurique; nous sommes dans les conditions d'une pile ordinaire, le zinc attaqué fournira donc de l'électricité négative à l'électrode qu'il couvre.

Électrodes non polarisables. — Deux lames de platine communiquant avec les extrémités d'un galvanomètre sensible font dévier l'aiguille aimantée lorsqu'on les plonge dans de l'eau ordinaire et même dans de l'eau distillée. Dans les recherches d'électricité animale, il est très-utile d'employer des électrodes qui ne se polarisent pas; qui, lorsqu'elles ont été traversées par un courant, ne gardent pas la propriété d'agir encore sur l'aiguille aimantée, après la cessation du premier courant.

M. J. Regnault a indiqué des électrodes qui satisfont parfaitement à cette condition. Dans un vase à section carrée, versons une solution de sulfate de zinc pur, plongeons dans ce liquide deux lames de zinc amalgamé mises en communication avec les pôles d'une pile : le courant passe pendant un certain temps ; les deux plaques sont-elles unies avec les fils d'un galvanomètre, l'aiguille reste au zéro. Nous verrons plus tard quel est l'emploi de ces électrodes non polarisables.

CHAPITRE IV.

PRODUCTION DE L'ÉLECTRICITÉ PAR L'ACTION CHIMIQUE.

Volta avait pensé, nous l'avons dit, que le contact des métaux différents dans la pile était la cause du développement des deux électricités. Cette opinion fut admise d'abord ; mais une autre théorie a prévalu, qui assigne à l'action chimique exercée sur le métal le plus attaquable, le zinc, le rôle le plus important dans la production de l'électricité.

Expériences avec l'électroscope condensateur. — *Action d'un acide sur le zinc.* — Nous plaçons sur le plateau supérieur d'un électroscope condensateur un creuset de platine contenant de l'eau acidulée par l'acide sulfurique ; puis, touchant le plateau inférieur, nous introduisons une lame de zinc dans l'acide. Nous enlevons le plateau supérieur, et nous voyons diverger les lames : elles sont chargées d'électricité négative, par suite le plateau supérieur et le creuset de platine étaient chargés de positive.

Le zinc est recourbé et placé sur le plateau supérieur, puis on introduit ce métal dans le creuset de platine tenu à la main, et il est facile de reconnaître alors que le zinc est chargé d'électricité négative. La même expérience répétée avec une lame de cuivre et de l'acide azotique versé dans le creuset de platine montre que ce dernier métal non attaqué se charge d'électricité positive, tandis que le métal attaqué est chargé de négative.

On prend un élément de pile à couronne présentant deux fils attachés aux pôles ; la plaque de cuivre est mise en communication avec le plateau supérieur, tandis que le zinc est uni au sol : on reconnaît que le cuivre est chargé d'électricité positive. La même expérience faite avec le zinc montre qu'il est chargé de négative.

Une seule lame de zinc tenue à la main, mise en contact avec le plateau supérieur, se montre électrisée négativement, tandis que la main et le corps reçoivent de l'électricité positive ; la séparation des deux électricités a lieu par l'action chimique qu'exerce sur le métal la peau humectée de sueur acide (fig. 286, page 396).

Expérience de Peltier. — Une expérience due à Peltier démontre d'une façon directe que c'est l'action du liquide sur l'un des métaux qui développe l'électricité, et que ce n'est point le contact. On soude une lame de zinc et une lame de cuivre l'une au bout de l'autre, puis on plonge les extrémités recourbées dans deux vases A et B (fig. 313) contenant de l'eau acidulée par l'acide sulfurique. Dans le vase A qui contient le zinc est plongé

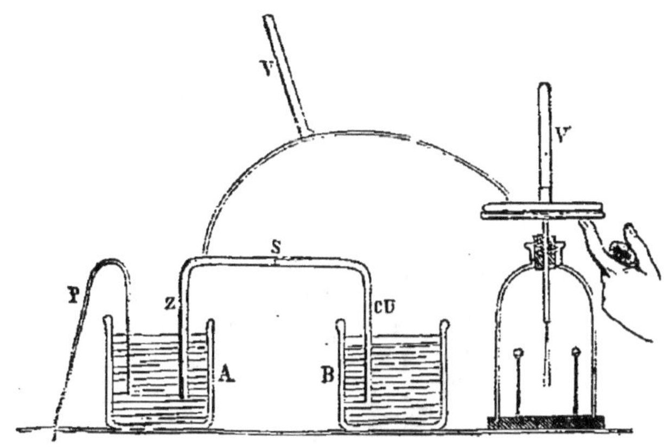

FIG. 313.

Expérience de Peltier.

un fil de platine qui communique avec le sol. Avec un excitateur formé d'un fil de platine soutenu par un manche de verre, on établit une communication entre un point du zinc et le plateau supérieur de l'électroscope condensateur ; le plateau inférieur est touché avec le doigt : on reconnaît ainsi que le zinc est chargé d'électricité négative. Il en est de même du cuivre, ce qui n'arriverait pas si les électricités étaient séparées en S au point de contact des deux métaux. Si l'on fait plonger l'une des branches de l'excitateur dans le liquide du vase B, on trouve aussi qu'il est électrisé négativement. La communication avec le sol du liquide B est-elle établie par un fil de platine, ce liquide, le cuivre et le zinc, se montrent non chargés d'électricité, et le liquide A isolé est électrisé positivement. Cette expérience montre que le lieu de la production des deux électricités est la surface de séparation du zinc et du liquide. En même temps que le métal se dissout, il reçoit de l'électricité négative et le

quide de la positive; il se développe donc en même temps que
phénomène chimique une *force électromotrice* séparant les
eux électricités.

Expériences de M. Faraday. — M. Faraday a démontré que
l'action chimique dégage l'électricité dans la pile, par des expériences très-concluantes faites à l'aide du galvanomètre.

Plongeons dans un vase contenant de l'eau acidulée une lame
de zinc et une lame de platine (fig. 314), et réunissons par deux
fils ces métaux aux extrémités d'un galvanomètre : l'aiguille
aimantée déviée indique que le courant va du platine au zinc
dans le circuit extérieur, et par suite du zinc au platine dans

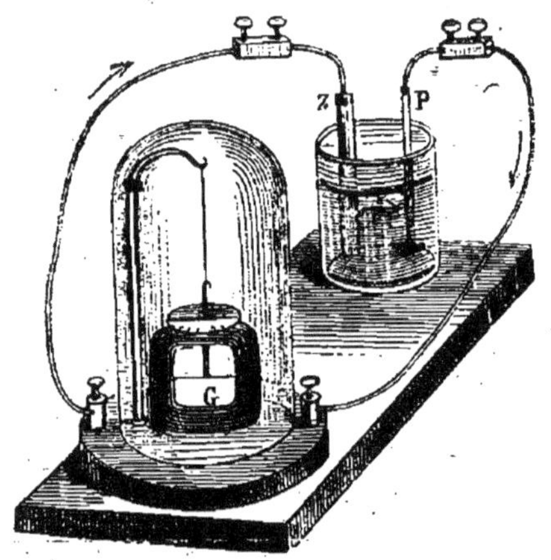

FIG. 314.

Élément formé de zinc et de platine uni aux extrémités du fil d'un galvanomètre.

le liquide de la pile. Le métal attaqué fournit de l'électricité
négative, le métal non attaqué de la positive au circuit extérieur qui contient le galvanomètre.

Remplace-t-on le platine par une lame de cuivre, la même
déviation de l'aiguille aimantée a lieu.

Si dans cet élément formé de zinc et de cuivre on verse une
dissolution de sulfure de potassium, immédiatement l'aiguille
aimantée dévie du côté opposé, et indique que le sens du courant
a changé ; le cuivre envoie maintenant de l'électricité négative
et le zinc de la positive. Examinons les métaux, nous voyons
que le cuivre est couvert d'une couche noire de sulfure de cuivre, tandis que le zinc n'a pas été attaqué. Ainsi le cuivre dans
le nouvel élément devient le métal attaqué, et aussitôt le courant change de sens.

Prenons deux vases dans lesquels nous versons du sulfure de potassium ; dans l'un d'eux plaçons deux lames de platine, l'une communiquant en *a* avec l'un des fils d'un galvanomètre, l'autre avec un fil de platine *p* (fig. 315). Dans l'autre vase, plongeons une lame de platine unie en *b* au second fil du galvanomètre et une lame de fer attachée à un fil de fer *f*. Touchons le fil de fer avec le fil de platine, l'aiguille du galvanomètre reste au zéro ; nous établissons cependant le contact de métaux différents. Ainsi le contact ne dégage pas d'électricité. Le sulfure de potassium n'agit chimiquement ni sur le platine, ni sur le fer. Mais si nous pla-

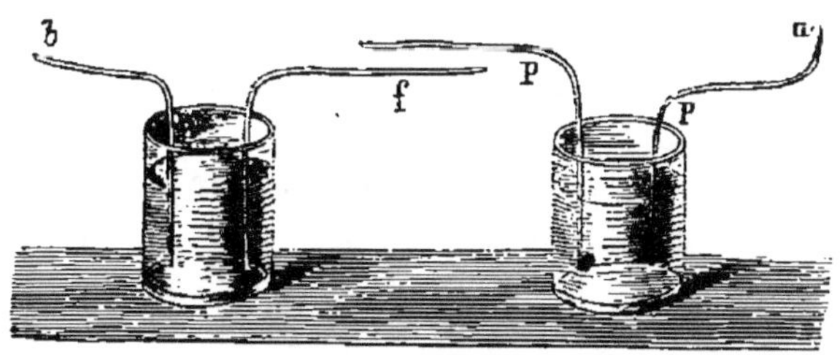

FIG. 315.

Appareil qui sert à démontrer que ce n'est pas le contact, mais l'action chimique qui produit l'électricité dans la pile.

çons entre les points de contact de ces deux métaux un morceau de papier à filtre imbibé d'acide sulfurique étendu, aussitôt l'aiguille du galvanomètre dévie, et indique que le fer envoie de l'électricité négative et le platine de la positive.

Contre la théorie du contact comme cause de production de l'électricité dans la pile, se pose encore cette objection tirée de l'étude des phénomènes naturels : c'est qu'il ne se produit point d'effet sans cause. Si le simple contact donnait de l'électricité, il serait possible de produire un travail mécanique ou un travail chimique avec un courant, sans faire aucune dépense.

CHAPITRE V.

PILES A COURANT CONSTANT.

Comment reconnaît-on qu'une pile est constante? — Un courant est constant lorsqu'il est capable du même effet, physique ou chimique, pendant un temps indéfini. Par exemple, le courant d'une pile traverse un voltamètre, le volume de gaz détonant, mélange des gaz hydrogène et oxygène recueilli dans une cloche qui couvre les deux électrodes, est-il égal à un centimètre cube de gaz par minute, la pile fournit un courant constant.

Le fil traversé par un courant est placé à une distance invariable d'une aiguille aimantée qui se meut au centre d'un cadran divisé (boussole), on observe, nous l'avons dit, une déviation de l'aiguille : l'angle dont elle s'écarte du méridien magnétique est-il toujours le même, le courant est constant ; ce procédé est certainement le plus commode. Employons-le pour examiner le courant d'une pile de Volta ou de l'une des modifications que nous avons indiquées, et nous reconnaissons que la déviation de l'aiguille aimantée diminue assez rapidement, c'est-à-dire que le courant n'est pas constant.

Causes qui font varier le courant d'une pile. — Les causes qui rendent une pile inconstante sont nombreuses ; parmi les plus importantes il faut citer : 1° La polarisation des métaux, qui se couvrent de gaz dont l'effet est de produire un courant inverse de celui qui résulte de l'action chimique. 2° L'altération de composition des liquides. L'action chimique du liquide de la pile étant la cause du développement de l'électricité, dans la pile de Volta, par exemple, l'acide sulfurique étendu qui attaque le zinc devient rapidement du sulfate de zinc, qui n'exerce plus sur le métal d'action chimique. 3° La décomposition des produits de l'action des acides. Lorsqu'il s'est formé dans un élément de pile à couronne, par exemple, une certaine quantité de sulfate de zinc, ce sel est décomposé par le courant intérieur de la pile, comme il le serait dans un tube en U ; le courant est dirigé dans l'intérieur de la pile du zinc au cuivre, or nous savons que l'oxygène et l'acide se portent au point par lequel le courant entre, donc sur le zinc, et que le métal se rend au point par lequel le courant sort, c'est-à-dire sur le cuivre ; le cuivre se recouvrira de zinc, nous aurons par suite du liquide entre deux lames de zinc, entre deux métaux attaquables, condition pour que deux courants contraires naissent et se neutralisent.

Les conditions qui sont nécessaires pour qu'une pile soit constante sont : que le dégagement des gaz soit évité ; qu'il n'y ait point, autant que possible, de changement chimique dans les liquides de l'élément ; que les surfaces métalliques ne soient point altérées par le dépôt de métaux nuisibles.

Zinc amalgamé. — Le zinc amalgamé, dont l'usage est général dans les piles à courant constant, s'obtient d'une manière très-simple : on plonge dans de l'eau fortement acidulée par l'acide sulfurique une lame ou un cylindre de zinc ordinaire ; le métal est vivement attaqué, sa surface devient nette, parce que l'oxyde de zinc est dissous ; du mercure versé sur le métal ainsi décapé s'étend sur toute la surface ; en frottant le zinc avec une brosse ou avec une éponge imprégnée de mercure, on produit en tous les points un amalgame brillant ; le mercure en excès s'égoutte.

Le zinc amalgamé jouit d'une propriété très-remarquable : plongé dans l'acide sulfurique étendu, il n'est pas attaqué, il ne se forme pas de sulfate de zinc, il se produit seulement de l'hydrogène en bulles qui restent adhérentes au métal et ne se dégagent pas ; si l'on plonge dans le liquide une lame de cuivre, il en est de même, mais si le cuivre recourbé touche le zinc,

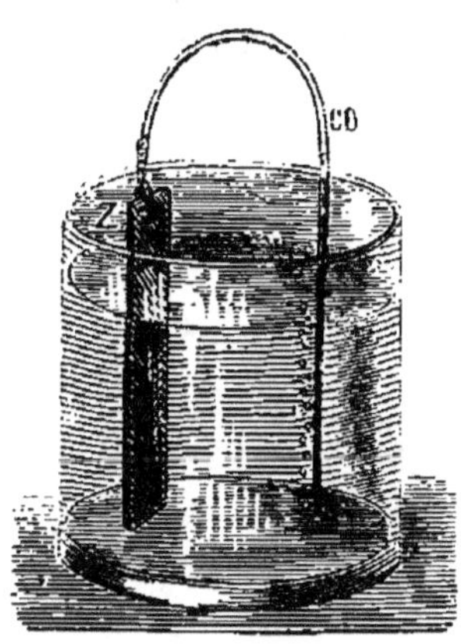

Fig. 316.
Démonstration des propriétés du zinc amalgamé.

aussitôt ce métal est attaqué et l'hydrogène se dégage sur le cuivre (fig. 316). Ainsi il faut fermer le circuit pour que l'élément fonctionne, et si le courant est interrompu, aussitôt le zinc cesse d'être attaqué.

Élément de Smée. — Un élément formé d'une lame de zinc amalgamé et d'une lame de platine plongées dans l'eau acidulée par l'acide sulfurique, constitue l'élément de Smée, dont nous avons déjà parlé, et qui est plus constant que l'élément de Wollaston ; lorsque le circuit est fermé, le zinc est attaqué et l'hydrogène se dégage sur le platine.

Élément de Daniell. — Cet élément est formé par deux métaux et deux liquides différents. Le cylindre de zinc amalgamé est plongé dans un vase cylindrique de grès contenant de l'acide sulfurique étendu (fig. 317) ; dans le zinc on introduit un cylindre de porcelaine poreuse renfermant une lame de cuivre plongée dans une solution saturée de sulfate de cuivre. Lorsqu'on réunit le cuivre au zinc, l'eau est décomposée par le zinc sous l'influence de l'acide sulfurique, l'oxygène s'unit au métal, donne de l'oxyde de zinc et du sulfate de zinc ; l'hydrogène se porte sur le cuivre et réduit l'oxyde de cuivre du sulfate, du cuivre se dépose sur le cuivre, l'hydrogène s'unit à l'oxygène et forme de l'eau qui reste combinée avec l'acide sulfurique. Pour maintenir constante la saturation du sulfate de cuivre, on adapte au cuivre une plaque horizontale formant dans le vase poreux un diaphragme percé de trous qui est rempli de cristaux du sel de cuivre, se dissolvant à mesure que la solution s'appauvrit.

Le cuivre est le pôle positif de l'élément, le zinc est le pôle négatif. Si l'on renouvelle l'acide sulfurique peu à peu par la partie supérieure, en donnant écoulement au liquide chargé de sulfate de zinc par un tube recourbé en siphon adapté à la partie inférieure du vase extérieur, la même composition des liquides est maintenue, et le courant donné par l'élément reste parfaitement constant; souvent même on se passe de cette addition, qui rend l'usage de l'élément incommode.

Théorie de l'élément. — Il est facile de se rendre compte des phénomènes chimiques qui se passent dans l'élément de Daniell en se reportant à l'explication de l'électrolyse donnée par Grotthus.

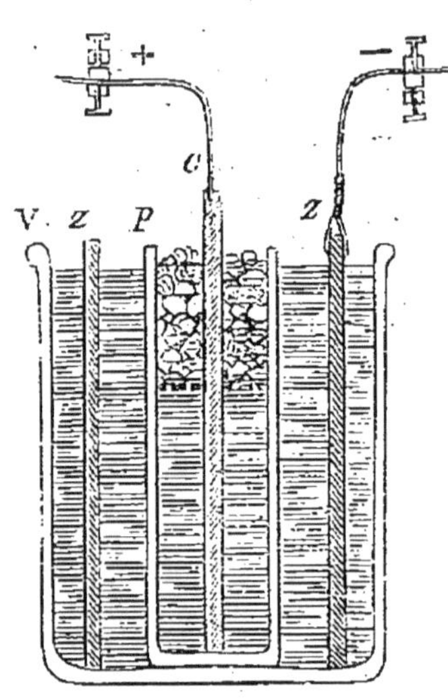

Fig. 317.

Coupe d'un élément de Daniell.

Considérons entre le zinc et le vase poreux une série de molécules d'acide sulfurique hydraté formées chacune d'une molécule d'hydrogène unie à l'oxygène et à l'acide sulfurique (l'hydrogène joue le rôle d'un métal, par exemple du zinc dans le sulfate de zinc). Entre le vase poreux et le cuivre, représentons plusieurs molécules de cuivre combiné avec $SO^3 + O$; le courant établi, $SO^3 + O$ de la première molécule se combine avec le zinc, H libre s'unit à $SO^3 + O$ de la molécule suivante, et ainsi de suite; H libre dans le vase poreux se combine avec $SO^3 + O$ de la molécule voisine de sulfate de cuivre, Cu devient libre et se combine avec $SO^3 + O$ de la molécule suivante, et enfin une molécule Cu libre se dépose sur le cuivre. Les mêmes phénomènes se produisent constamment, l'acide sulfurique libre et l'oxygène provenant de la décomposition du sulfate de cuivre se portent dans le vase extérieur.

La pile de Daniell fonctionne bien et conserve une grande constance quand l'acide sulfurique est remplacé par le sulfate de zinc, sel dont le métal se comporte alors comme l'hydrogène, et réduit le sulfate de cuivre au niveau du vase poreux.

Élément de Daniell modifié. — On a dans ces derniers temps indiqué une modification de l'élément de Daniell, qui le rend très-constant et qui, en permettant la suppression du vase poreux, permet d'obtenir un courant plus intense : Un vase de verre extérieur présente vers la moitié de sa hauteur un rebord sur lequel appuie un cylindre de zinc amalgamé Z (fig. 318) auquel est soudé un fil de cuivre. Sur le fond du vase repose un vase de verre plus étroit contenant jusqu'à un centimètre de la partie supérieure une solution saturée de sulfate de cuivre, dans laquelle plonge une lame de cuivre qui, par un fil recouvert de gutta-percha, communique avec l'extérieur. On achève de remplir le vase d'une solution de sulfate de zinc pur, que l'on verse doucement à l'aide d'un tube de verre à entonnoir. L'élément est recouvert d'un couvercle de verre qui empêche l'évaporation et qui présente deux petites ouvertures pour laisser passer les fils, et au centre une large ouverture circulaire supportant un vase de verre en forme de poire rempli de cristaux de sulfate de cuivre et d'une solution saturée du même sel ; le col rétréci incomplétement fermé par un bouchon percé de trous plonge au milieu de la dissolution qui baigne le cuivre. J'ai fait fonctionner pendant plusieurs semaines sans interruption, avec deux éléments ainsi construits, un appareil d'induction employé en médecine; au commencement et à la fin de l'expérience, la déviation produite par le courant sur une aiguille aimantée était à peu près la même.

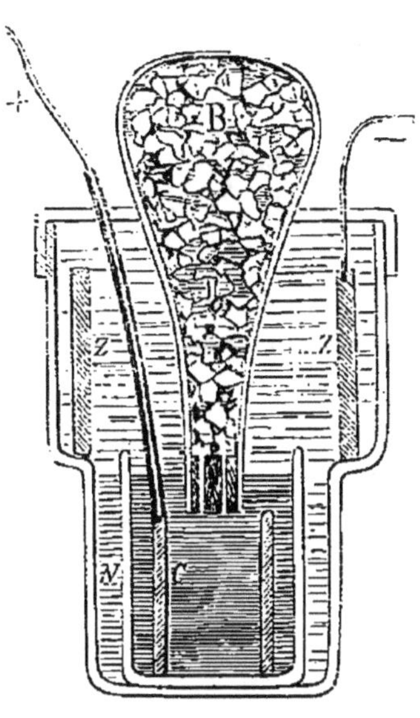

FIG. 318.

Coupe d'un élément de Daniell modifié. — C, cuivre. — Z, zinc. — B, flacon rempli de cristaux de sulfate de cuivre.

Pile de Grove. — Dans la pile de Grove, le cylindre de zinc amalgamé est environné d'acide sulfurique étendu, et contient un vase poreux plein d'acide azotique du commerce renfermant une lame de platine qui est le pôle positif de la pile. L'hydrogène qui se porte sur le platine réduit l'acide azotique, il se forme de l'eau et de l'acide hypoazotique qui se dissout dans un excès d'acide azotique.

Cet élément est plus énergique que l'élément de Daniell. Dans plusieurs applications physiologiques, il est utile d'employer de petits éléments de Grove ayant 3 ou 4 centimètres de hauteur, dont le prix est peu élevé à cause des petites dimensions du platine.

Pile de Bunsen. — M. Bunsen remplace le platine du couple de Grove par du charbon compacte qui se dépose dans les cornues à gaz d'éclairage ; ce charbon est bon conducteur de l'électricité et n'est pas attaqué par l'acide azotique (fig. 319). Pour réunir le zinc d'un élément avec le charbon du suivant,

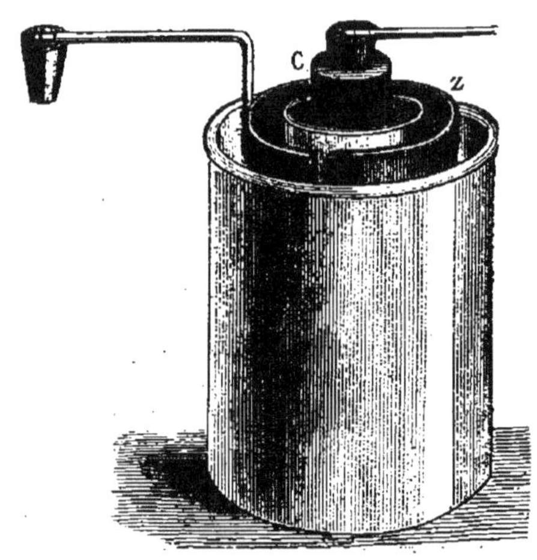

Fig. 319.

Élément de Bunsen.

un ruban de cuivre fixé au zinc se termine par un bouchon de métal que l'on introduit dans un trou conique creusé à la partie supérieure du charbon. Les piles de Bunsen donnent un courant assez constant, très-intense ; deux ou trois éléments permettent de faire un grand nombre de décompositions chimiques.

Lumière électrique. — Deux charbons de cornue taillés en pointe sont mis en communication avec les pôles d'une pile de cinquante éléments de Bunsen. Les électrodes réunis d'abord sont séparés, aussitôt une lumière très-vive se produit entre eux, c'est la lumière électrique. Les charbons brûlent et de plus des molécules de charbon sont transportées du pôle positif au pôle négatif. Il est nécessaire d'employer un appareil spécial qui maintienne les charbons à une distance convenable pour que la lumière jaillisse sans intermittences,

Pile de Grenet. — M. Grenet a indiqué une pile qui produit des effets énergiques, parce que la résistance intérieure de l'élément est faible, et qui ne donne pas de vapeurs nitreuses nuisibles comme les piles de Grove et de Bunsen.

Une lame de zinc amalgamé Z (fig. 320) soutenue par une tige de cuivre t' au couvercle d'un flacon à large col peut être élevée ou abaissée entre deux lames de charbon de cornue C ; des lames de gutta-percha fixées aux charbons empêchent qu'ils ne touchent le métal. Le flacon est rempli d'une dissolution de bichromate de potasse dans l'acide sulfurique et dans l'eau. On peut préparer une solution de 10 kilogrammes d'eau, 500 grammes de bichromate de potasse et 1 kilogramme d'acide sulfurique monohydraté, liquide qui sert à remplir la pile.

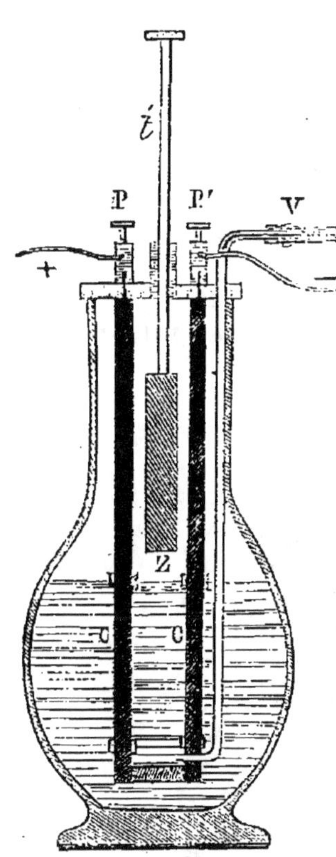

Fig. 320.

Coupe d'un élément de Grenet à bichromate de potasse et acide sulfurique.

Le zinc, dès qu'il est immergé et dès que les pôles sont réunis, décompose l'eau, il se produit du sulfate de zinc et l'hydrogène réduit le bichromate de potasse, sel dont l'acide très-oxygéné, l'acide chromique, est réduit à l'état d'oxyde de chrome, qui s'unit à l'acide sulfurique pour former du sulfate de chrome ; ce sel métallique se combine en outre avec le sulfate de potasse que contient la liqueur, il se forme de l'alun de chrome.

Un seul élément de Grenet suffit pour un grand nombre d'expériences, mais la constance n'est pas grande, parce que les liquides situés entre le charbon et le zinc qui sont très-rapprochés sont assez vite altérés, il faut les renouveler ; pour cela, à l'aide d'un tube V qui pénètre au-dessous du zinc, on insuffle de l'air qui s'échappe en bulles au travers du liquide qu'il déplace.

CHAPITRE VI.

DIVERSES APPLICATIONS DU COURANT DE LA PILE.

Galvanoplastie. — La décomposition chimique des sels métalliques par le courant de la pile a donné naissance à une industrie qui est maintenant très-répandue, la galvanoplastie, ou l'art de recouvrir des objets d'une couche mince de métal, de cuivre ordinairement, ou de reproduire en métal des objets d'art dont on prend d'abord le moule.

Veut-on, par exemple, obtenir en cuivre la reproduction d'une médaille, on en prend d'abord un moule en gutta-percha

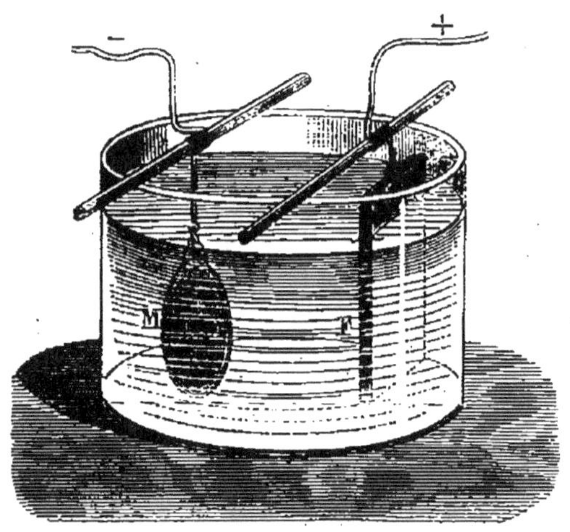

Fig. 321.

Reproduction d'une médaille par la galvanoplastie.

cette substance se ramollit dans l'eau chaude, et prend alors toutes les formes qu'on lui donne. On place sur la médaille une certaine quantité de gutta-percha ramollie appliquée fortement contre le métal, à l'aide d'une presse. Après le refroidissement, le moule en creux de l'objet est rendu bon conducteur de l'électricité : pour cela, on le couvre avec une brosse fine d'une couche mince de plombagine (graphite), qui conduit bien l'électricité. Autour du moule est enroulé un cercle de cuivre supporté par un fil. On plonge dans une dissolution de sulfate de cuivre le moule ainsi préparé (fig. 321), communiquant avec le pôle négatif d'une pile de deux éléments de Daniell ou de

Bunsen. L'électrode positif est une lame de cuivre. Dès que le courant passe, le sulfate de cuivre est décomposé, le métal se dépose sur le moule, l'oxygène et l'acide sulfurique attaquent le cuivre de l'électrode soluble et la dissolution reste toujours aussi riche : en laissant passer le courant pendant un certain temps, le dépôt métallique augmente et donne une reproduction identique à la médaille.

Toutes les fois qu'il s'agit de tirer une gravure sur bois à un grand nombre d'exemplaires, on en fait de même un moule de gutta-percha. Une reproduction en cuivre que l'on appelle cliché sert au tirage, de sorte que l'on n'employe pas le bois qui s'altérerait assez vite sous la presse.

On recouvre de cuivre beaucoup d'objets de fer pour les rendre moins altérables et leur donner une plus belle surface ; c'est ainsi que les statues de plusieurs monuments de Paris sont recouvertes de cuivre : alors il faut employer de grandes cuves à sulfate de cuivre.

Dorure. Argenture. — On est parvenu depuis un certain nombre d'années à recouvrir d'une couche adhérente d'or ou d'argent, du cuivre ou un autre métal plus altérable et de moins grande valeur. Par exemple, pour recouvrir d'argent un objet de cuivre, on le place dans une cuve contenant un sel particulier, le cyanure double de potassium et d'argent, qui s'obtient en dissolvant le cyanure d'argent dans un excès de cyanure de potassium. L'objet est placé comme électrode négatif d'une pile à courant constant, une lame d'argent forme l'électrode positive. L'argent se dépose sur le cuivre et le cyanogène attaque l'électrode soluble, de sorte que le bain conserve toujours le même état de concentration. Il suffit de peser l'électrode positive avant et après, pour connaître le poids d'argent qui s'est déposé sur l'objet. Après la sortie du bain, le cuivre argenté est frotté avec un corps dur ou est bruni, et l'argent mat devient poli.

La dorure se fait d'une manière analogue.

Recherche des métaux par la pile. — Lorsqu'on soupçonne qu'un liquide contient un métal en dissolution, on peut le rechercher en se servant du courant d'une pile de plusieurs éléments de Bunsen. Plongeons, par exemple, dans l'électrolyte une lame d'or mince servant d'électrode négatif, et une lame de platine, électrode positif. S'il y a un métal dissous, il se dépose sur l'électrode négatif qui change habituellement de couleur, et il ne reste plus qu'à examiner quelle est la nature de ce métal.

CHAPITRE VII.

ÉLECTRO-MAGNÉTISME.

Découverte d'Œrstedt. — Œrstedt découvrit en 1820 l'action directrice d'un courant sur l'aiguille aimantée. Un fil traversé par un courant, présenté au-dessus d'un aimant librement suspendu, produit une déviation dont le sens varie suivant les positions relatives du courant et des pôles magnétiques.

Énoncé d'Ampère. — Ampère a donné un énoncé très-simple qui permet de prévoir dans tous les cas le sens de la déviation.

Plaçons un petit spectateur le long du fil conducteur, de telle manière que le courant entre par les pieds et sorte par la tête, le pôle austral de l'aimant se dirige toujours à la gauche du spectateur qui regarde l'aiguille.

Multiplicateur ou galvanomètre. — Schweigger, pour rendre l'action d'un courant sur l'aiguille aimantée plus énergique, en-

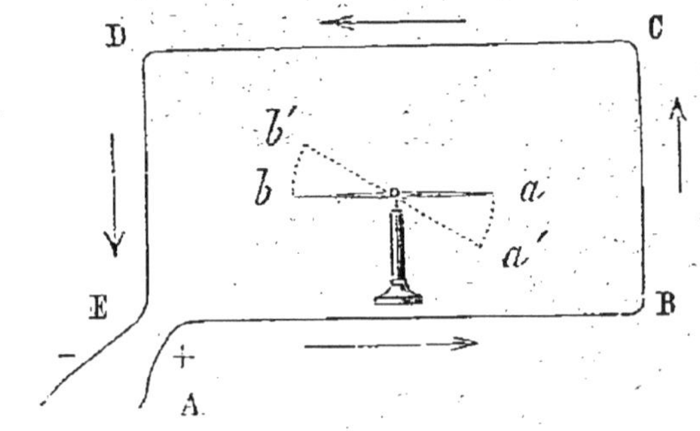

Fig. 322.

Action d'un courant rectangulaire sur une aiguille aimantée.

roula le fil conducteur sur un cadre rectangulaire ; il est facile de voir que l'action du circuit est multipliée.

Soit ABCDE (fig. 322), le fil plié en rectangle, *a* le pôle austral d'une aiguille aimantée. Figurons le sens du courant par des flèches, le petit spectateur dans les parties que nous lui faisons suivre se trouvera dans les mêmes positions qu'il occuperait dans l'espace, si, fixé par les mains à la barre d'un trapèze, il tournait d'une manière continue, sa gauche sera toujours du même côté et le pôle austral sera toujours poussé vers nous.

25.

On enroule le fil métallique couvert de soie un très-grand

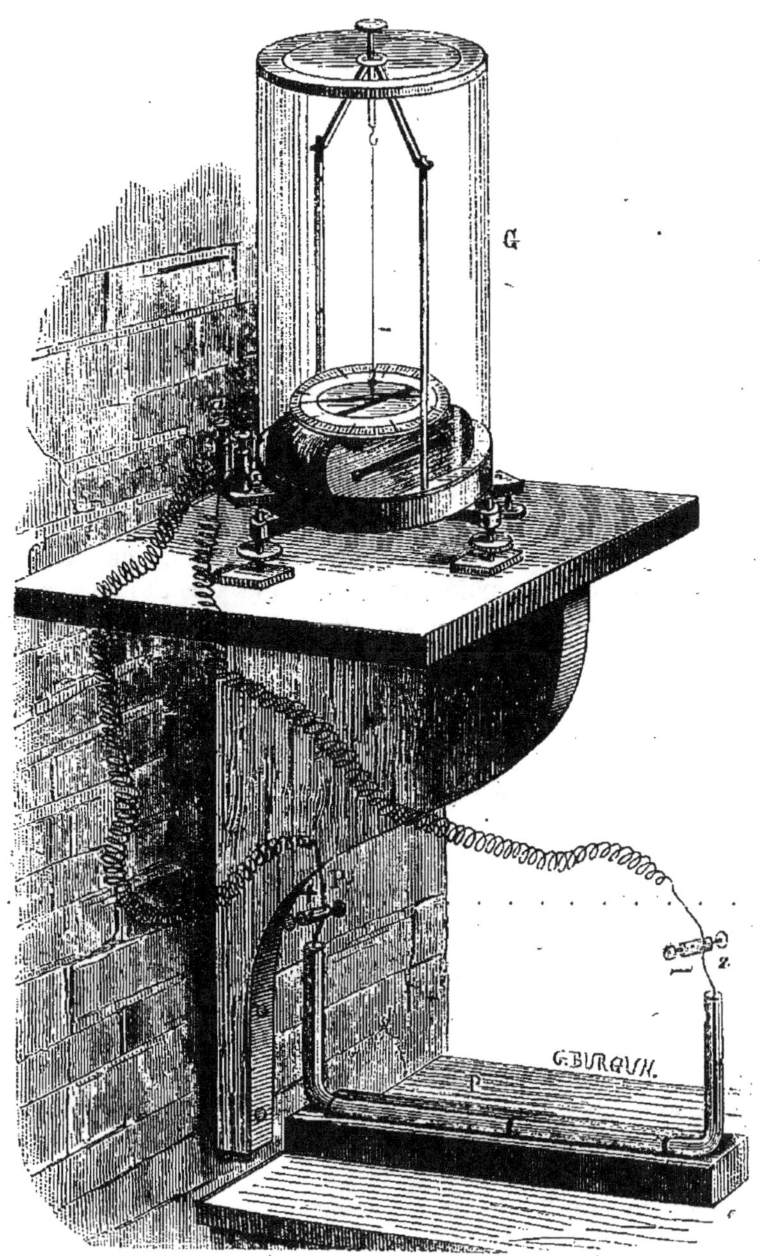

Fig. 323.

G, grand galvanomètre à aiguilles astatiques employé en électro-physiologie porté sur une console fixée au mur. — P, fil de platine et Z fil de zinc plongés dans l'eau distillée et constituant une pile extrèmement faible.

nombre de fois autour d'un cadre, l'aiguille est suspendue par un fil de soie sans torsion qui traverse une ouverture du cadre. On donne alors à l'aiguille une grande mobilité et l'action d'un courant qui n'aurait produit aucun effet sur l'aiguille aimantée ordinaire pourra produire dans ce multiplicateur ou galvanomètre une déviation considérable.

Perfectionnement de Nobili. — Cet appareil fut rendu plus sensible encore par Nobili. L'aiguille aimantée est maintenue dans le méridien magnétique par l'aimant terrestre ; pour qu'une déviation se produise, il faut que le courant qui tend à mettre l'aiguille en croix avec sa propre direction lutte contre l'action de la terre. Nobili disposa deux aiguilles aimantées fixées à une même tige, de manière que les pôles de nom contraire soient en regard ; ces aiguilles à peu près également aimantées n'obéissent plus à l'action de la terre, on les appelle astatiques.

Les aiguilles sont suspendues par un fil de soie dédoublé ; le cadre passe entre elles et environne l'aiguille inférieure ; le fil de cuivre isolé s'enroule un très-grand nombre de fois sur ce cadre. L'action des parties du fil les plus voisines de l'aiguille supérieure, lorsqu'un courant les traverse, est de même sens que l'action de toutes les parties sur l'aiguille inférieure, et la force directrice est accrue.

L'aiguille supérieure se meut sur un cadran divisé en degrés (fig. 323).

L'appareil est placé dans une cloche à l'abri de l'agitation de l'air.

Emploi du galvanomètre. — L'une des aiguilles doit être un peu plus aimantée que l'autre, pour que le système des aiguilles se dirige dans le méridien magnétique lorsque le fil n'est pas traversé par un courant. On juge que la différence d'aimantation est faible, comme il convient, lorsque les aiguilles suspendues sous une cloche en dehors du cadre oscillent avec une grande lenteur avant de s'arrêter dans cette direction fixe. Si l'oscillation a lieu rapidement, on frotte l'un des pôles de l'aiguille qui est la plus aimantée avec le pôle de même nom d'un aimant faible, jusqu'à ce qu'on arrive à observer une oscillation très-lente.

Lorsqu'on veut répéter des expériences d'électro-physiologie avec un galvanomètre très-sensible, dont le fil fait 24 000 tours, il est indispensable de placer l'instrument à l'abri des agitations du sol. Une planche solide est fixée solidement au moyen de vis de cuivre et de supports à la paroi verticale d'un mur épais,

Sur cette console, le galvanomètre est placé, les vis calantes sont tournées jusqu'à ce que la tige qui réunit les aiguilles passe au centre de l'ouverture du cadre qu'elle traverse.

On place l'aiguille à peu près au zéro, mais on ne s'attache pas à cela ; il suffit de noter à quel endroit s'arrête l'aiguille avant le passage d'un courant.

Pour savoir quel est le sens du courant qui fait dévier l'aiguille à droite où à gauche de l'observateur, on pourrait observer le sens de l'enroulement du fil, le nom du pôle de l'aiguille inférieure qui se dirige vers le nord et appliquer l'énoncé d'Ampère ; mais il est plus simple d'employer un moyen qui permet de juger en même temps de la sensibilité de l'appareil. Aux extrémités recourbées d'un long tube de verre rempli d'eau distillée (fig. 323), on fixe un fil de zinc et un fil de platine qui sont réunis aux fils a et b du galvanomètre, on voit dans quel sens dévie l'aiguille supérieure, lorsque le courant qui vient du platine entre par l'extrémité a. Le résultat de l'expérience est inscrit avec soin. Plus la déviation est grande, plus l'instrument est sensible.

Le galvanomètre employé pour observer les courants thermo-électriques diffère du précédent en un seul point : le fil est plus gros et beaucoup plus court, il offre aux courants une résistance moindre que le fil fin et long.

Action des courants sur les courants. — Deux courants parallèles et de même sens s'attirent.

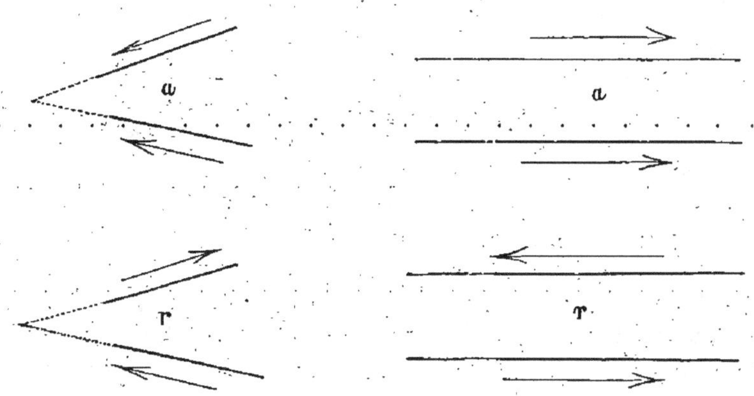

FIG. 324.

Indication de l'attraction a et de la répulsion r qui se manifeste entre des courants parallèles ou angulaires.

Deux courants parallèles et dirigés en sens contraire se repoussent.

Deux courants qui font un angle s'attirent s'ils sont dirigés vers le sommet de l'angle ou s'ils s'en écartent tous deux.

Deux courants qui font un angle se repoussent, si l'un s'approche et l'autre s'éloigne du sommet de l'angle.

Si les courants ne sont pas dans le même plan, il faut mener la perpendiculaire commune, et les courants s'attirent quand ils s'approchent ou s'éloignent ensemble du pied de la perpendiculaire, se repoussent quand l'un s'approche et l'autre s'éloigne de cette perpendiculaire.

Pour démontrer ces actions qui ont été découvertes par Ampère, et qui sont indiquées par la figure 324, il faut rendre un courant mobile.

Courant mobile. — Un fil de cuivre revêtu de soie est plié en rectangle dont on forme trois côtés; vers le milieu du quatrième

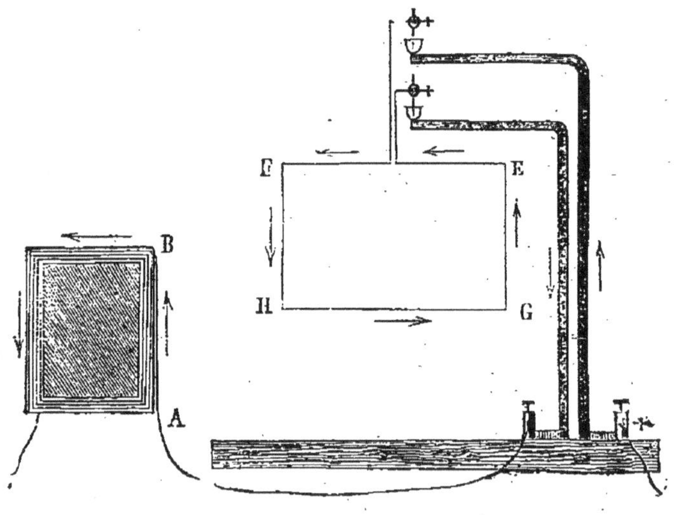

Fig. 325.

Circuit rectangulaire mobile autour d'un axe vertical.

côté les extrémités sont courbées, disposées parallèlement, puis se courbent de nouveau en formant deux crochets placés verticalement l'un au-dessous de l'autre ; le supérieur se termine par une pointe d'aiguille d'acier (fig. 325); deux petites coupes de métal dont le fond est bien plan et que l'on remplit de mercure sont portées par deux colonnes métalliques isolées qui communiquent avec les deux pôles d'une pile. La pointe d'acier repose sur le fond de la coupe supérieure ; le fil de cuivre du second crochet, plonge dans le mercure sans toucher le fond. Cet appareil est très-mobile, et l'axe de rotation est une ligne verticale qui, passant par la pointe, doit rencontrer en leurs milieux les côtés parallèles EF et GH du rectangle. Le courant passe par le fil suivant la direction indiquée par les flèches. Avant de faire communiquer l'une des colonnes avec le pôle négatif d'une pile, on fait traverser au courant le fil d'un multiplicateur rectangulaire qui offre ainsi sur chaque côté du cadre un grand nombre de courants parallèles et dirigés dans le sens de l'enroulement du fil.

Or, si l'on approche un des côtés du cadre dans lequel le courant est descendant, du côté FH, où il est de même direction, immédiatement on observe une attraction, le rectangle tourne et son plan oscille devant les courants parallèles qui l'attirent. Renversons le cadre (fig. 325), aussitôt nous observons une vive répulsion, les courants qui agissent sont parallèles et de sens contraire. Présentons le cadre tenu à la main de manière que les courants fassent un angle, et nous vérifierons les lois énoncées : si le courant fixé et le courant mobile sont dirigés tous deux vers le sommet de l'angle ou s'en écartent ensemble, on observe une attraction, une répulsion si l'un s'approche et l'autre s'éloigne du sommet de l'angle.

Les actions réciproques des courants vont nous permettre d'expliquer certains phénomènes qui sont d'une grande importance dans la belle théorie d'Ampère.

Action d'un courant horizontal indéfini sur un courant horizontal limité mobile autour d'un axe vertical. — Supposons un courant horizontal indéfini dirigé de E en O (fig. 326), et un courant horizontal limité allant de A en B et mobile autour du point A. Prolongeons AB jusqu'à la rencontre du fil EO en C. La partie CE du courant fixe attire le courant AB, car ces courants se rapprochent du sommet de l'angle ; au contraire, en CO, le courant s'éloigne du sommet tandis qu'en AB il s'en approche, il y aura répulsion exercée par la partie CO. Donc le courant mobile, attiré d'un côté, repoussé de l'autre, se met en mouvement et se place, par exemple, parallèlement à EO, en AB' ; alors, nous avons deux courants parallèles et dirigés en sens contraire qui se repoussent. Le courant mobile arrive, je suppose, dans une position telle que AB'' ; prolongeons B''A jusqu'en D, les courants ED et AB'' se repoussent ; les courants DO et AB'' s'attirent parce qu'ils s'éloignent tous deux du sommet D de l'angle, le mouvement de rotation continue.

Lorsqu'un courant horizontal mobile dirigé de l'axe à la périphérie est soumis à l'action d'un courant horizontal indéfini

placé au sud et dirigé de l'est à l'ouest, il tourne en sens inverse
des aiguilles d'une montre. Si, au contraire, le courant horizontal indéfini conservant la même direction était placé au nord,
en E′O′, on verrait le courant mobile tourner comme les aiguilles d'une montre, ou de l'ouest à l'est en passant par le nord.

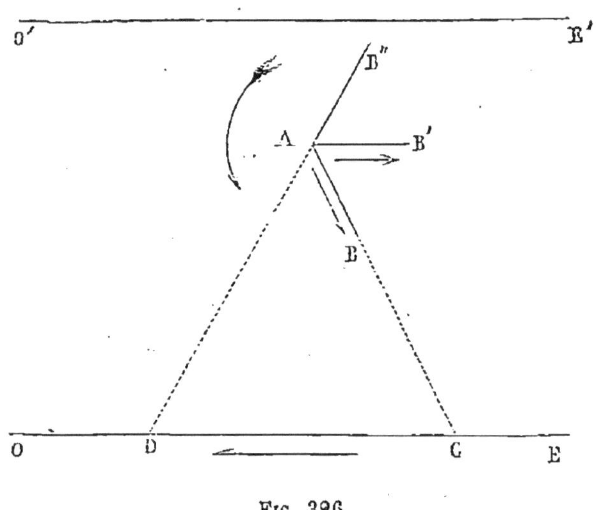

Fig. 326.

Action d'un courant horizontal indéfini sur un courant horizontal limité.

Vérification expérimentale. — Ampère a vérifié expérimentalement ces résultats qu'il a déduits de l'action réciproque des
courants. L'appareil employé par cet illustre physicien est formé
de couronnes cylindriques réunies par un fond (fig. 327); ce vase
métallique est supporté par des pieds. Un bouchon de bois, substance isolante, enfoncé dans l'ouverture centrale, est traversé
par une colonne de métal qui supporte une coupe dont le fond
est poli. Un fil métallique AB que l'on recourbe deux fois repose
par une de ses extrémités A, qui est une pointe d'aiguille, sur
le fond de la coupe, et par l'autre extrémité plonge dans le vase.
Pour équilibrer ce fil, on fixe en A un fil tout semblable AE, et
l'on réunit les extrémités C et D par une lame de cuivre circulaire. On peut interrompre le second fil par une petite lame
d'ivoire ou le laisser continu.

De l'eau acidulée est versée dans le grand vase ; on abaisse la
colonne centrale de manière que le cercle de métal plonge dans
le liquide. On verse du mercure dans la coupe métallique ; le
pôle positif d'une pile est fixé à la colonne centrale, le
courant suit la colonne, passe de A en B, puis dans le liquide

bon conducteur. Aux parois du vase on attache l'extrémité d'un fil recouvert de soie qui est enroulé un grand nombre de fois sur un cadre circulaire, et qui constitue un multiplicateur maintenu par les pieds de l'appareil; l'autre extrémité du fil communique avec le pôle négatif de la pile.

Dès que le courant passe, on voit le fil AB prendre un mouvement de rotation continu, dans le sens que la théorie permet facilement de prévoir. Si, comme dans la figure, le courant mobile est dirigé de A en B, et si dans la partie du cadre qui est

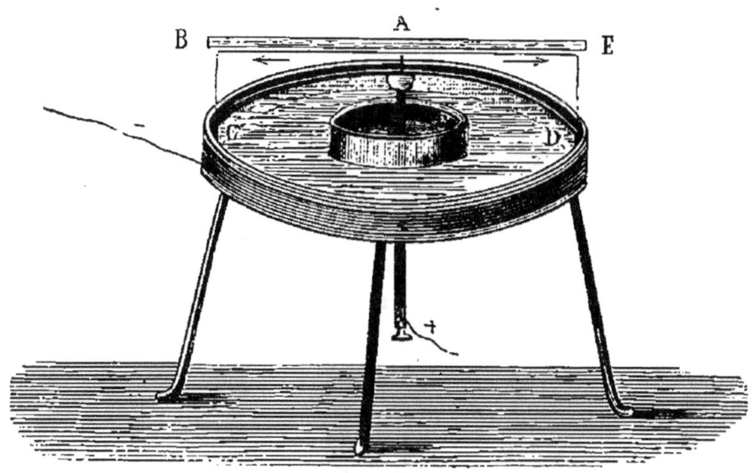

FIG. 327.

Appareil d'Ampère pour démontrer la rotation d'un courant horizontal mobile
par l'action d'un courant circulaire.

voisine de nous, le courant circulaire se meut de droite à gauche, le courant mobile doit tourner en sens inverse des aiguilles d'une montre, ce que l'expérience vérifie.

L'action du courant circulaire revient à celle d'une infinité de petits courants rectilignes, car la circonférence peut être regardée comme un polygone d'un nombre infini de côtés. Laisse-t-on le second fil AE continu, le courant de la colonne se divise en AB et en AE, et il est facile de voir que l'action du courant circulaire sur ces deux parties est concordante.

Action d'un courant horizontal indéfini sur un courant vertical mobile autour d'un axe vertical. — Soit un courant vertical descendant AB (fig. 328), mobile autour d'un axe vertical YZ auquel il est attaché. Étudions l'action d'un courant horizontal indéfini EO allant de E en O, sur ce courant limité.

Prolongeons la ligne AB jusqu'au plan horizontal passant par EO et menons la perpendiculaire commune PC aux lignes AB et EO. A partir du pied C de cette perpendiculaire, prenons à égale distance deux éléments égaux *m* et *n* du courant horizontal indéfini, étudions leur action sur un élément *e* du courant descendant. En *m* et en *e* les courants s'approchent de la perpendiculaire commune, il y a attraction ; en *e* et en *n* les courants se repoussent, car l'un d'eux s'approche de cette perpendiculaire et l'autre s'en éloigne. Ces deux forces, l'une attractive, l'autre répulsive, sont égales et peuvent se représenter en gran-

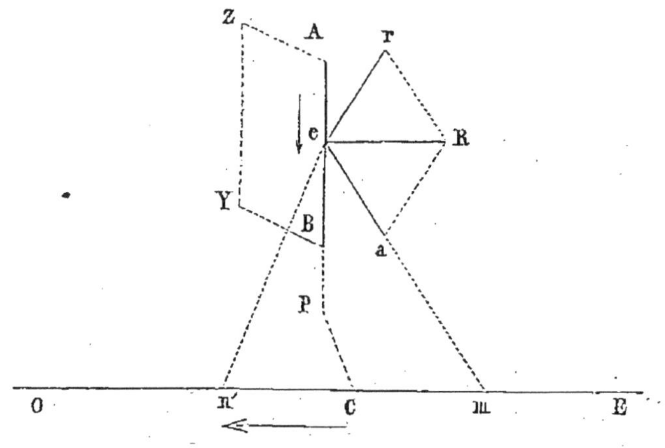

Fig. 328.

Action d'un courant horizontal indéfini EO sur un courant vertical mobile autour
d'un axe vertical.

deur et en direction par les lignes *er* et *ea*, dont la résultante *e*R, obtenue en construisant le parallélogramme des forces, est parallèle à la ligne EO. Or, on peut décomposer toutes les parties du courant EO en éléments également distants de C, étudier l'action de tous ces éléments sur ceux du courant AB, et l'on reconnaît de même que la résultante des actions est une force dirigée parallèlement à EO qui mettra en mouvement le courant AB jusqu'à ce que le plan AB YZ soit parallèle à EO. D'où il résulte que si nous faisons agir un courant allant de l'est à l'ouest placé au sud sur un courant descendant mobile autour d'un axe vertical, ce courant descendant se dirige vers l'est.

Un raisonnement analogue montre que si ce courant dirigé de l'est à l'ouest est placé au nord, le résultat de son action sera le même ; tandis que si le courant horizontal indéfini était dirigé de l'ouest à l'est, le courant descendant irait vers l'ouest.

Ces préliminaires posés, nous pouvons étudier l'action de la terre sur les courants mobiles.

Action de la terre sur les courants mobiles. — Lorsqu'on dispose le courant mobile rectangulaire qui nous a servi à étudier l'action des courants sur les courants (fig. 325), il est facile d'observer que le plan du circuit se place perpendiculairement à la direction de l'aiguille aimantée, après quelques oscillations qui se font de part et d'autre de sa position d'équilibre. C'est la partie descendante du courant qui se place vers l'est, la partie ascendante vers l'ouest ; ce résultat étonnant n'a pu être expliqué qu'en admettant qu'un courant terrestre circulant de l'est à l'ouest dirige les courants verticaux, comme l'expérience le prouve, le courant descendant à l'est, l'ascendant à l'ouest.

En effet, si nous faisons cette hypothèse, le courant existant à la surface de la terre, se trouvant à égale distance des courants horizontaux EF, GH, qui lui sont parallèles et dirigés en sens contraire, n'exercera aucune action sur eux, mais dirigera les parties verticales comme nous l'avons établi précédemment.

Mais où est placé le courant terrestre ? L'expérience suivante va nous le montrer. Disposons l'appareil qui a servi à démontrer l'action d'un courant circulaire sur un courant horizontal limité allant de l'axe à la périphérie (fig. 327), enlevons le courant circulaire, nous voyons que le courant horizontal se met à tourner sous l'influence seule de la terre, en sens inverse des aiguilles d'une montre, d'où nous concluons que le courant terrestre dirigé de l'est à l'ouest est situé au sud du lieu où nous faisons l'expérience.

Dans l'hémisphère austral, la même expérience répétée montre un mouvement de rotation inverse, ce qui prouve que le courant ou la résultante des courants terrestres se trouve au nord, c'est-à-dire vers l'équateur magnétique.

Solénoïdes. — Un courant circulaire se dirige sous l'action de la terre comme un courant rectangulaire, la partie descendante du courant est toujours dirigée vers l'est.

Prenons maintenant un appareil formé d'une série de courants circulaires ou presque circulaires : c'est un fil que l'on a enroulé en hélice sur un cylindre de carton ; les spires sont voisines et peuvent être considérées comme formées de cercles à peu près parallèles, les extrémités du fil se recourbent à angle droit et se terminent par deux crochets que l'on suspend comme ceux du circuit rectangulaire, à l'aide des coupes pleines de mercure (fig. 329). Aussitôt que l'on fait passer un courant dans cet appareil qui a reçu le nom de *solénoïde*, les parties descendantes du courant qui suit le fil se dirigent vers l'est magnétique, l'axe du cylindre est dirigé comme l'aiguille aimantée ; le solénoïde écarté de sa position d'équilibre oscille comme un aimant librement suspendu. Si l'on présente au pôle qui se dirige vers le nord d'un solénoïde, le pôle nord d'un autre solénoïde, on observe une répulsion ; si l'on présente le pôle sud de celui-ci, une vive attraction se manifeste. Ainsi les pôles des solénoïdes se comportent comme ceux des aimants. Mais, bien plus, approchons du pôle nord d'un solénoïde le pôle nord (austral) d'un aimant,

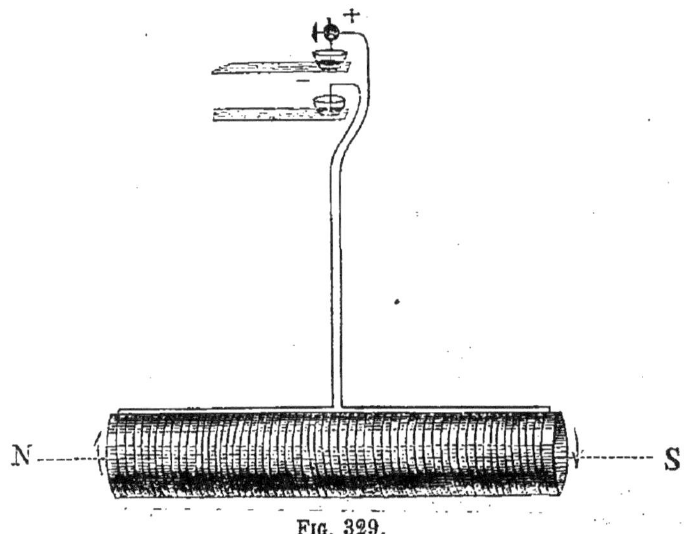

Fig. 329.

Solénoïde suspendu. — NS, direction du sud au nord magnétique.

nous voyons une vive répulsion. Présentons le pôle sud d'un aimant au même pôle nord, nous observons une attraction. Ces expériences démontrent l'identité des aimants et des solénoïdes : aussi Ampère assimile les premiers aux seconds, et pour lui, les aimants ne sont autre chose que des solénoïdes, c'est-à-dire qu'ils sont formés d'une série de courants parallèles ou à peu près parallèles qui circulent autour des particules du fer, courants groupés irrégulièrement dans le fer, mais qui prennent ces directions parallèles lors de l'aimantation.

Nous verrons bientôt cette hypothèse qui fait du magnétisme une branche de l'électricité, et qui est la conséquence des travaux admirables d'Ampère, confirmée par les découvertes de Faraday qui, par l'induction, apprit à développer des courants électriques par l'action des aimants.

Quand nous voudrons déterminer le sens du courant du solénoïde qui pourrait remplacer un aimant, nous placerons celui-ci par la pensée dans le méridien magnétique, le pôle austral tourné vers le nord, alors le courant descendant du solénoïde doit être tourné vers l'est. Le sens de ce courant s'accorde aussi avec la position du pôle austral de l'aimant qui se trouve toujours à la gauche de ce courant.

Action des courants sur le fer doux. — Un fil de cuivre revêtu de soie est enroulé un grand nombre de fois sur un morceau de fer doux ; aussitôt qu'on le fait traverser par le courant d'une pile, le fer doux devient un aimant puissant capable d'attirer le fer avec énergie. Cet *électro-aimant* présente deux pôles : l'un, le pôle austral, se trouve à la gauche du courant, l'autre, le pôle boréal, à la droite.

D'après le sens du courant dans le fil, nous marquons les pôles et nous les vérifions en les approchant à distance d'un barreau aimanté librement suspendu, dont le pôle austral est repoussé par l'une des extrémités le pôle boréal repoussé par l'autre.

Électro-aimant. — Lorsqu'on veut soulever des poids avec cet aimant, on le recourbe en fer à cheval, de manière que les extrémités soient voisines et puissent agir ensemble sur un morceau de fer, muni d'un crochet qui est le contact (fig. 330). Il est essentiel d'observer que le fil conducteur du courant, qui est enroulé sur l'une des branches dans un sens, s'enroule sur l'autre en sens contraire ; il présente un entrecroisement d'une branche à l'autre, passe de la face antérieure de l'une des branches à la face postérieure de l'autre ; ainsi les flèches, dans la figure, nous représentent le sens du courant, et l'on voit que l'on a d'un côté un pôle austral A, de l'autre un pôle boréal B, à la gauche et à la droite du courant.

Lorsque le courant passe, le contact est attiré vivement et peut supporter un poids considérable. M. Pouillet a fait con-

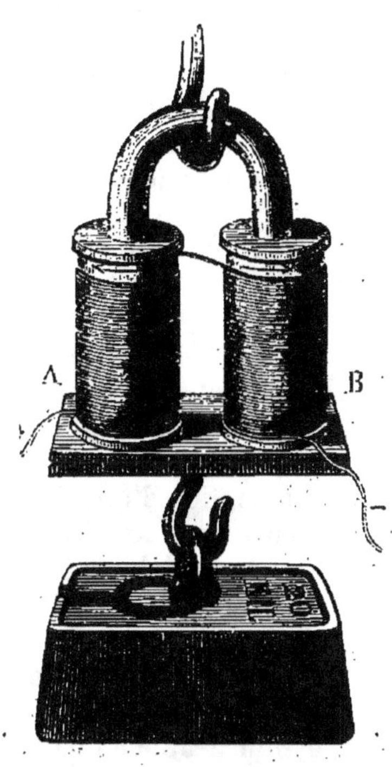

Fig. 330.

Électro-aimant supportant un poids.

truire un électro-aimant qui peut supporter plusieurs per-
nnes. Ce sont les électro-aimants qui sont employés comme
oteurs électriques. Aussitôt que le courant cesse, le contact
'est plus attiré, cependant s'il ne supporte pas de poids, il reste
ixé au fer doux pendant quelque temps; mais vient-on à le
éparer, on ne peut plus l'attacher de nouveau ; ce phénomène
e se produit plus, quand on interpose entre le contact et l'élec-
ro-aimant une feuille de papier, ou bien quand on empêche,
ar un obstacle quelconque, le contact de venir toucher le fer
ui s'aimante.

C'est sur le principe de l'aimantation du fer doux par le passage d'un courant et de la désaimantation lors de l'interruption
du courant qu'est fondé le télégraphe électrique.

Fait-on passer le courant autour d'un barreau d'acier, il se
roduit un aimant permanent qui présente deux pôles, si on
aisse constant le sens de l'enroulement du fil; on obtient un
lus grand nombre de pôles, si l'on change plusieurs fois le sens
e l'enroulement du fil.

Télégraphe électrique. — Je ne puis décrire ici plusieurs
ystèmes télégraphiques, je parlerai seulement du télégraphe
'crivant de Morse, qui, modifié par M. Digney, est très-employé
ctuellement.

Deux appareils servent à l'envoi et à la réception d'une dé-
êche : le premier est le manipulateur, le second est le récep-
eur (fig. 331). Placés en deux stations plus ou moins éloignées,
ls communiquent par deux fils qui peuvent former le circuit
'une pile.

Récepteur de Morse. — Au-dessus d'un électro-aimant fixé
verticalement, est suspendu un levier horizontal DO*f* mobile
utour d'un axe O, offrant un contact *f*, cylindre de fer doux.
)eux petites colonnes V, V′, soutenues par un support, limitent les
ouvements de l'extrémité du levier et empêchent le contact de
enir toucher l'électro-aimant; un ressort faible R fixé entre l'axe
et l'extrémité D maintient le levier appuyé sur la colonne supé-
ieure V et le point D abaissé. Un courant qui traverse l'électro-
aimant attire le contact, soulève l'extrémité D pendant tout le
temps que dure le passage de l'électricité. Une feuille de papier
sans fin enroulée sur une poulie très-mobile est saisie par deux
cylindres C et C′ qui sont mis en mouvement par un système
d'horlogerie et guidée par les poulies *r* et *r*′. Cette bande de
papier passant au-dessus, mais près de l'extrémité D, se meut
au-dessous d'une petite roue de fer dont le bord mince appuie
ontre un tampon constamment imbibé d'encre.

Chaque fois qu'on fait passer le courant, le papier est soulevé

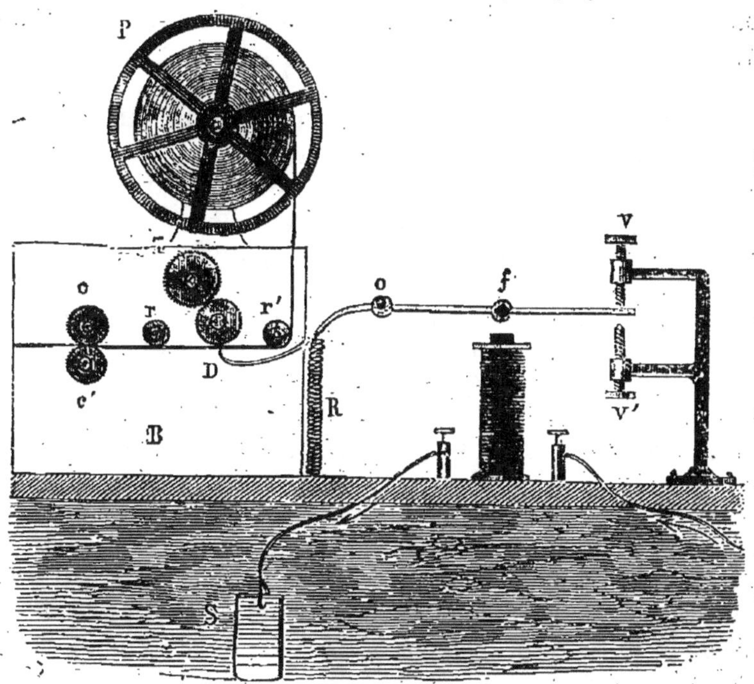

Fig. 331.

Récepteur de Morse.

par le levier et reçoit l'impression d'une ligne si le courant
a une certaine durée, d'un point si la durée du courant est
très-petite.

Manipulateur. — Ce manipulateur est très-simple. Un levier

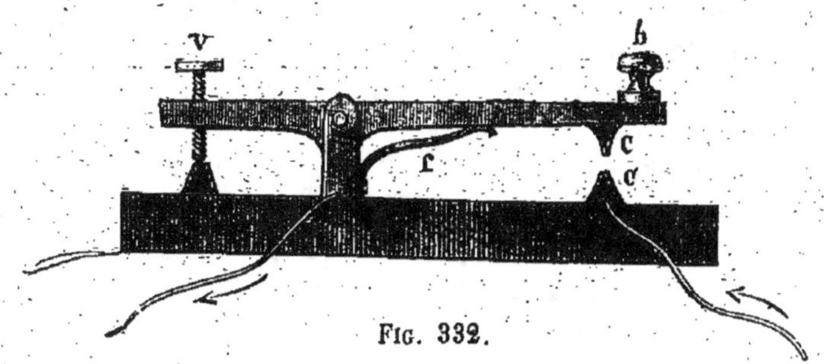

Fig. 332.

Manipulateur ou clef de Morse.

de métal mobile autour d'un axe horizontal (fig. 332), muni
d'un bouton *b* à son extrémité, est constamment écarté par un
ressort d'une pièce de métal C qu'on appelle l'enclume placée

u-dessous d'un prolongement du levier qui offre la même
orme. L'un des fils du circuit communique avec l'enclume,
'autre avec l'axe du levier.

Quand on appuie un instant très-court sur le bouton, le courant est fermé pendant cet instant et le récepteur trace un point ;
si l'on appuie un peu plus longtemps, le récepteur trace une
ligne. Chaque lettre de l'alphabet est formée, par convention,
d'un ou de plusieurs signes, de points et de lignes ; on a soin
ur la dépêche que chaque lettre soit séparée par un certain
intervalle.

Communication par un seul fil. — Un seul fil suffit pour établir
une communication télégraphique entre deux postes : unissons
l'un des pôles, le pôle négatif de la pile avec la terre, l'autre
pôle avec le manipulateur. Un fil isolé de la terre, qui passe dans
des crochets fixés à des vases de porcelaine renversés tenus par
des poteaux, se rend du manipulateur au récepteur, puis le fil
qui a traversé l'électro-aimant communique avec le sol S (fig. 331),
avec des tuyaux métalliques par exemple, ou avec les rails d'un
chemin de fer. Ainsi l'électricité positive traverse tout le fil et les
appareils télégraphiques, avant de se rendre dans le sol où elle
se répand comme l'électricité d'une machine électrique mise en
mouvement que l'on touche avec un bon conducteur non isolé.

CHAPITRE VIII.

INTENSITÉ DES COURANTS.

Nous avons vu qu'un courant est constant ou qu'il conserve la
même intensité, tant qu'il est capable de produire le même
effet physique ou chimique, et nous avons à notre disposition
des piles qui peuvent nous fournir un courant pareil.

Pour les courants très-faibles que le galvanomètre seul
permet de reconnaître, s'ils produisent une déviation invariable
de l'aiguille aimantée, nous jugeons qu'ils sont constants. Deux
courants égaux produiront la même déviation.

Pour les courants plus énergiques qui dévient de 90 degrés
l'aiguille d'un galvanomètre, on ne peut plus employer cet
instrument qui ne permettrait plus d'établir de comparaisons ;
alors il est nécessaire de diminuer la sensibilité du galvanomètre. On construit un instrument dont le cadre est plus ou
moins éloigné d'une aiguille aimantée unique, et sur lequel le

fil qui conduit le courant fait un petit nombre de tours, c'est une boussole des sinus ou des tangentes.

Boussole des sinus. — Cet appareil, imaginé par M. de la Rive, fut employé d'abord à l'étude des courants par M. Pouillet. Une aiguille aimantée horizontale ab (fig. 333) est portée sur un pivot au centre d'un cadre. Perpendiculairement à l'aimant, on fixe une aiguille légère de laiton qui doit toujours rester

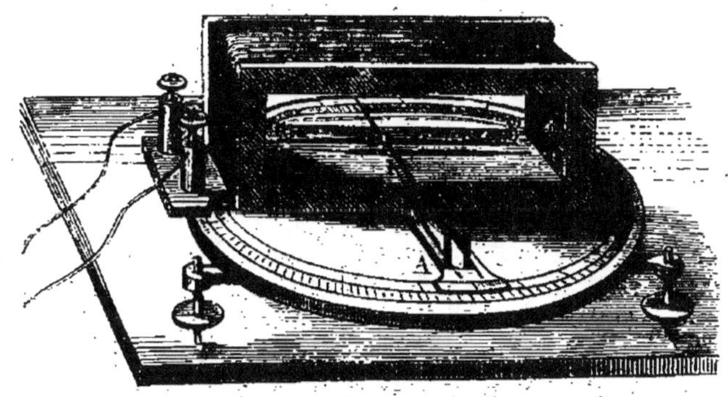

Fig. 333.

Boussole des sinus.

perpendiculaire à la direction de l'aiguille aimantée et à celle du cadre ; l'extrémité de cette aiguille qui est munie d'un style vient se placer au-dessus d'un point marqué sur une alidade A fixée perpendiculairement à la base du cadre, et pouvant tourner avec lui sur un cercle horizontal gradué en degrés et en fractions de degré ; cette alidade porte un vernier.

On rend le cercle de la boussole horizontale, puis on oriente le cadre de manière que l'index de laiton passe par son point de repère et soit dirigé suivant la ligne 0°-180° du cercle divisé, ligne qui est alors perpendiculaire à la direction de l'aiguille aimantée cachée dans le cadre.

On fait passer un courant par les extrémités du fil qui fait un petit nombre de tours sur le cadre ; aussitôt l'aiguille aimantée est déviée d'un certain angle, il faut alors faire tourner à l'aide d'un bouton le plan du cadre jusqu'à ce que l'aiguille aimantée soit dans son plan, ce que l'on reconnaît à ce que l'index est ramené au-dessus de sa ligne de repère sur l'alidade. L'angle dont on a tourné celle-ci est l'angle de déviation de l'aiguille aimantée. Si le courant est constant, cet angle ne change pas. Un autre courant traverse-t-il le fil, l'angle peut être différent ; on le mesure, mais il faut toujours, dans

outes les observations, que le plan de l'aiguille aimantée reste
ans le plan du cadre, condition nécessaire pour que la force
éctrice du courant sur l'aimant reste toujours perpendiculaire à la direction de l'aiguille.

Théorie de la boussole des sinus. — Appelons f la force directrice du courant qui lutte contre la force directrice de la terre
sur l'aimant. Soient α l'angle de déviation de l'aiguille ai-

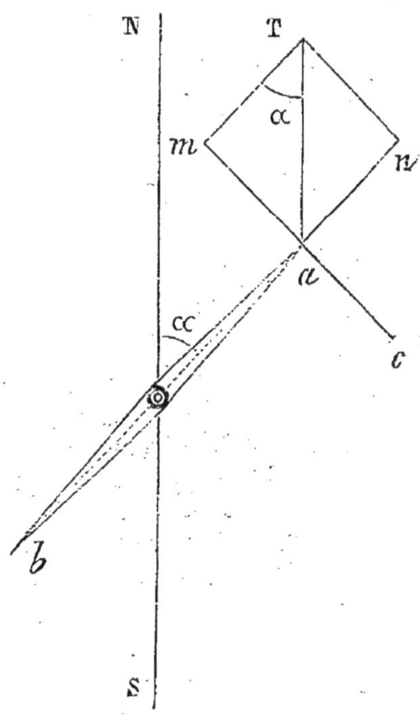

Fig. 334.

Figure servant à l'explication de la boussole des sinus.

mantée (fig. 334), N S la direction du méridien magnétique,
ab les pôles de l'aimant. La force f, qui est la résultante de
toutes les actions répulsives du courant sur le pôle austral a de
l'aimant, est dirigée perpendiculairement à ab; représentons-la
par la ligne ac, représentons la force attractive de la terre par
la ligne a T parallèle au plan du méridien magnétique; en construisant le parallélogramme des forces, cette force se décompose
en deux, l'une an dirigée suivant l'aiguille et ne produisant
pas d'effet, l'autre am dirigée perpendiculairement à l'aimant.
Pour que l'aiguille aimantée soit en équilibre, il faut que
les deux forces opposées am et ac soient égales. Les angles a T m

et α sont égaux comme ayant les côtés parallèles et dirigés en sens contraire. Dans tout triangle, les côtés sont entre eux comme les sinus des angles opposés ; on a donc : $\dfrac{am}{a\,\mathrm{T}} = \dfrac{\sin\alpha}{\sin 90°}$, et comme $\sin 90° = 1$, on a $am = a\,\mathrm{T} \times \sin\alpha$, ou puisque am doit être égal à f, $f = a\,\mathrm{T} \times \sin\alpha$.

Un autre courant produit-il une autre déviation α' de l'aiguille, on aura : $f' = a\,\mathrm{T} \times \sin\alpha'$, d'où $\dfrac{f}{f'} = \dfrac{\sin\alpha}{\sin\alpha'}$: les forces directrices de deux courants ou leurs intensités sont donc entre elles comme les sinus des angles de déviation.

Rhéostat. — C'est un appareil qui permet de changer la longueur d'un fil que l'on introduit dans le circuit d'une pile

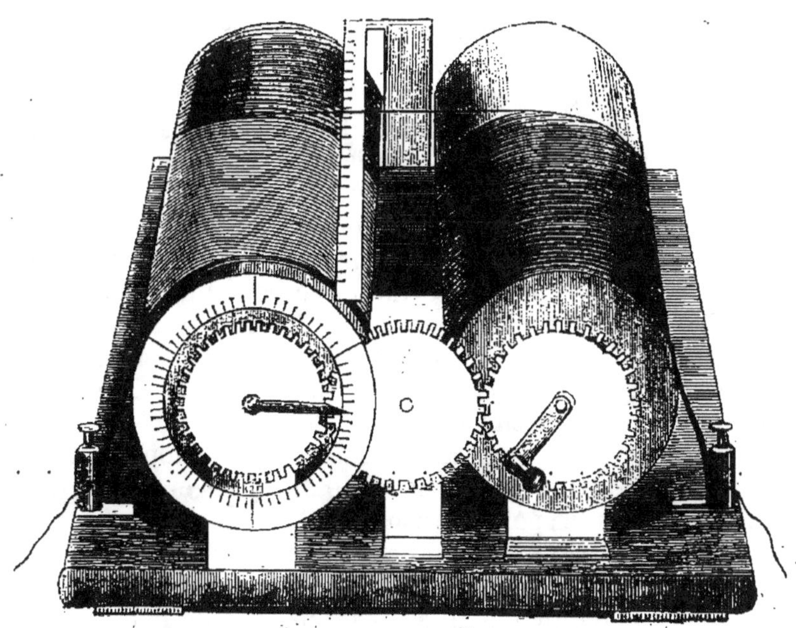

Fig. 335.

Rhéostat de M. Wheatstone.

constante fermé par une boussole ou un galvanomètre. Inventé par M. Wheatstone, cet instrument se compose de deux cylindres égaux (fig. 335), l'un de bois, l'autre de cuivre, disposés parallèlement, qui peuvent tourner autour des axes qui les traversent. La surface du cylindre de bois est creusée d'un sillon en hélice dont les spires sont très-rapprochées ; d'un côté, l'extrémité de ce cylindre formée d'un corps mauvais conducteur est engagée dans une garniture métallique à laquelle est fixé un fil de cuivre dont le diamètre est un millimètre, qui s'enroule sur toute la longueur du sillon, puis passe sur le cylindre de cuivre auquel il est fixé. Deux ressorts appuient sur les garnitures métalliques des cylindres et communiquent avec deux fils pour fermer le circuit. Un courant qui entre par l'un de ces ressorts, par exemple par celui qui presse la garniture du cylindre de bois, est obligé de suivre toute la longueur du fil fin, et sort par le cylindre de cuivre ; mais si l'on fait tourner celui-ci sur son axe, dans le sens convenable, le fil de cuivre s'enroule sur le métal et la longueur du fil que le courant doit traverser diminue. A chaque tour que fait le cylindre de cuivre, le fil de cuivre enroulé sur le bois diminue d'une longueur égale à la circonférence de base du cylindre. L'aiguille d'un compteur mise en mouvement par la manivelle inscrit la longueur du fil du rhéostat que le courant doit parcourir.

Pour mettre facilement en mouvement l'un ou l'autre cylindre, on emploie trois roues dentées de même diamètre possédant le même nombre de dents. L'axe de chaque cylindre porte une roue. Entre les deux circonférences est placée la troisième roue mue par une manivelle ; selon que l'on tourne celle-ci dans un sens ou dans l'autre, on enroule le fil métallique sur le cylindre de cuivre ou sur le cylindre de bois. Un ressort convenable fixé à l'un des axes maintient la tension du fil.

Résistance. — A l'aide du rhéostat on peut démontrer un premier point, c'est que l'intensité d'un courant diminue lorsque la longueur de son circuit est augmentée.

Une pile à courant constant de Daniell, par exemple, est mise en communication avec une boussole des sinus et un rhéostat à l'aide de fils fixés aux pôles. Le courant est obligé de traverser tout le circuit : je suppose d'abord que le fil du rhéostat soit complétement enroulé sur le cylindre de cuivre, on observe une certaine déviation de l'aiguille aimantée. Faisons tourner le cylindre de bois, aussitôt le courant traverse une certaine longueur du fil et la déviation diminue ; on en conclut que le courant éprouve une certaine résistance à traverser le fil. Plus on augmente la longueur du fil introduit dans le circuit, plus l'intensité du courant diminue, l'expérience le montre.

Comparaison des résistances. — Soit un fil de métal dont la longueur et le diamètre sont connus, il s'agit de chercher quelle est la longueur du fil du rhéostat qui oppose la même résistance que le premier fil.

La pile, le rhéostat et la boussole des sinus étant réunis par des fils (fig. 336), on plonge les extrémités d'un fil coupé dans deux godets pleins de mercure.

Un arc métallique A étant immergé dans le mercure, la déviation de l'aiguille aimantée reste invariable si la pile est constante. L'arc A est enlevé, on réunit les deux vases pleins de mercure c et d par le fil donné afb; aussitôt que le circuit est fermé, l'aiguille aimantée dévie moins que tout à l'heure, à cause de la résistance introduite; pour reproduire la même déviation, déroulons le fil du rhéostat du bois sur le cuivre, la longueur déroulée offre la même résistance que le fil donné.

Si nous prenons une longueur double du fil d'essai, il faudra enrouler, l'expérience le montre, une longueur double du fil

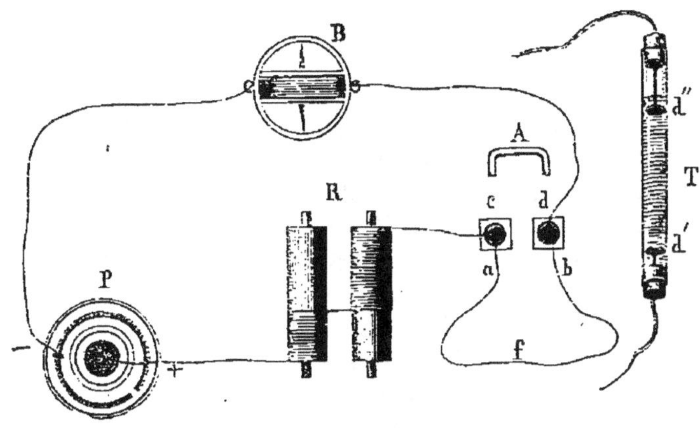

Fig. 336.

Comparaison et mesure des résistances.

du rhéostat. Si pour une même longueur de fil la section est double, la longueur du fil du rhéostat qui produira la même résistance sera la moitié de ce qu'elle était plus haut; ainsi la résistance offerte par un fil est proportionnelle à sa longueur et en raison inverse de sa section.

Exemple numérique. — Un fil de fer ayant $0^{mm},3$ de diamètre et long de $0^{m},304$ produit la même résistance que $25^{m},4$ du fil de cuivre du rhéostat, dont le diamètre est 1 millimètre; quelle est la résistance du fer comparée à celle du cuivre?

$0^{m},304$ de fil de fer offrent la même résistance que $25^{m},4$ du fil de cuivre du rhéostat; 1 millimètre offrira une résistance 304 fois plus petite, ou $\dfrac{25^{m},4}{304}$, un mètre ou 1000 millimètres une résistance mille fois plus grande, $\dfrac{25^{m},4 \times 1000}{304}$; telle est la résistance en fil du rhéostat d'un fil de fer dont la longueur est un mètre et le diamètre $0^{mm},3$. Quelle sera la résistance x si le diamètre du fer est 1 millimètre ? Le rapport des résistances est égal au rapport inverse des sections, ou au rapport inverse des carrés des diamètres :

$$\frac{\dfrac{25,4 \times 1000}{304}}{x} = \frac{1}{0,3^2} , \ x = 7^{m},5 ;$$

ainsi un mètre de fil de fer d'un diamètre de 1 millimètre offre la même résistance que $7^{m},5$ de fil de cuivre du même diamètre.

Résistance des liquides. — Une colonne de liquide, de sulfate de cuivre par exemple (fig. 336), est disposée dans un tube vertical T dont la partie inférieure offre un disque de cuivre d' qui communique par un fil de métal avec l'un des godets pleins de mercure. L'ouverture supérieure du tube est fermée à l'aide d'un bouchon dans lequel entre à frottement dur une tige de cuivre verticale qui supporte un disque du même métal d'' dont le diamètre est un peu moindre que celui du tube. Cette tige communique avec le second vase plein de mercure par un fil qui complète le circuit. On observe une certaine déviation de la boussole. Diminuons la longueur de la colonne de sulfate de cuivre, de un décimètre, par exemple ; aussitôt la déviation augmente, puis diminue lorsqu'on enroule le fil du rhéostat R sur le cylindre de bois, et bientôt on observe la même déviation que d'abord. La longueur du fil du rhéostat que l'on a enroulée mesure la résistance d'une colonne de sulfate de cuivre dont la section est celle du tube, et la longueur un décimètre.

Voici un tableau des résistances opposées par des substances dont la longueur est un mètre et le diamètre un millimètre, d'après M. E. Becquerel.

Cuivre.....................	1
Fer.......................	7,5
Platine....................	11,8
Mercure....................	50,7
Acide azotique.............	976 000
Eau saturée de sulfate de cuivre..	16 800 000
Eau distillée	6 700 000 000

D'après ce dernier nombre dû à M. Pouillet, une colonne

d'eau distillée qui aurait un mètre de longueur et un millimètre de diamètre opposerait à un courant électrique la même résistance qu'un fil de cuivre de même diamètre qui ferait 167 fois le tour de la terre.

Loi de Ohm. — *L'intensité du courant d'une pile est en raison inverse des résistances du circuit.* — La démonstration de cette loi peut se faire d'une manière très-simple. Prenons un élément de Smée formé de deux plaques, l'une de zinc amalgamé, l'autre de platine (fig. 337), plongées parallèlement dans une auge rectangulaire de grande dimension contenant de l'acide sulfurique étendu. Maintenons ces plaques à une certaine distance, égale

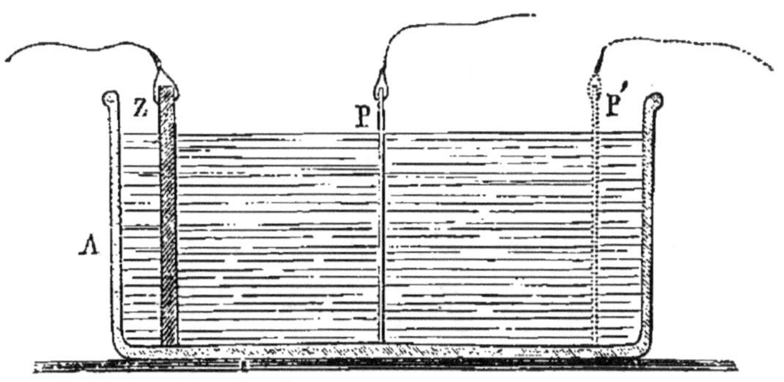

Fig. 337.

Élément de Smée. — Z, zinc amalgamé. — P, lame de platine dans la première
position. — P', lame de platine dans la deuxième position.

à un décimètre, par exemple, et fermons le circuit par une boussole des sinus, nous obtenons un certain angle de déviation. Éloignons les plaques de manière à rendre leur distance double, ou 2 décimètres, et nous observerons un nouvel angle de déviation ; si l'on prend à l'aide des tables trigonométriques le rapport des deux sinus qui est égal au rapport des intensités des courants, on trouve qu'il est égal à deux ; ainsi, la résistance intérieure de la pile est devenue double, et l'intensité du courant est devenue moitié. Dans cette expérience, la résistance du fil de la boussole est négligeable par rapport à celle des liquides.

Formule de Ohm. — Ohm a donné une formule qui établit une relation entre l'intensité d'un courant, la résistance intérieure de la pile, la résistance extérieure du circuit, et une quantité très-importante, qu'on appelle *force électro-motrice,* et qui dépend de la composition de l'élément : c'est la force qui au contact du zinc et de l'acide sépare les deux électricités et s'oppose à leur

réunion. Cette formule est $I = \dfrac{E}{R + r}$; I est l'intensité du courant, E la force électro-motrice, R la résistance intérieure de la
pile dans laquelle nous pouvons comprendre aussi la résistance
des fils de la boussole et des fils conjonctifs, r la résistance que
l'on ajoute, par exemple, à l'aide du rhéostat.

Vérifions cette formule : prenons un élément constant de
Daniell et fermons le circuit par une boussole des sinus et le
rhéostat. Introduisons une longueur de fil de rhéostat, dont la
résistance est r : nous observons une intensité égale à I; la résistance intérieure de la pile, celle des fils conjonctifs et celle des
fils de la boussole est R, résistance évaluée aussi en fil du
rhéostat ; répétons l'expérience en prenant une résistance r',
nous obtenons une autre intensité I', on a :

$$I = \frac{E}{R + r}, \quad I' = \frac{E}{R + r'};$$

de ces deux équations on déduit les inconnues E et R.

Si nous faisons une troisième expérience, nous trouverons
pour E exactement le même nombre. Remplace-t-on l'élément
de Daniell par un élément beaucoup plus petit, mais disposé
de même, on trouve que la force électro-motrice est exactement la même.

Comparaison des forces électro-motrices de deux éléments. —
Pour comparer les forces électro-motrices de deux éléments
différents, on fait deux mesures d'intensités sur chacun d'eux,
semblables à celles que nous venons d'indiquer, qui permettent
de calculer la force électro-motrice et la résistance intérieure
de chaque élément, et l'on a directement le rapport des forces
électro-motrices. Il suffit de prendre pour unité la force électro-motrice d'un élément particulier. On a trouvé que si la
force électro-motrice d'un couple de Daniell est représentée
par 1, celle d'un couple de Grove est 1,7.

Association des éléments. — Lorsqu'on réunit plusieurs éléments de même composition, de même force électro-motrice et
de même résistance intérieure l'un après l'autre, si l'on appelle
n le nombre des éléments, E la force électro-motrice, R la résistance intérieure de chaque élément, et r la résistance extérieure du circuit, l'intensité du courant est $I = \dfrac{nE}{nR + r}$. On
peut, au lieu de disposer les éléments ainsi, réunir ensemble
tous les pôles positifs et tous les pôles négatifs, former comme

un seul élément d'une surface métallique n fois plus grande, de sorte que la résistance intérieure des liquides sera n fois plus petite ; soit r' la résistance du circuit extérieur, on aura :

$$I' = \frac{E}{\dfrac{R}{n} + r'} \cdot$$

Dans quels cas faudra-t-il employer l'une ou l'autre disposition ?

Supposons que la résistance du circuit extérieur soit très-petite et négligeable, que le courant électrique doive traverser un fil de métal court et assez gros. Dans la première disposition, ou en une série, on a : $I = \dfrac{n\,E}{n\,R}$, l'intensité du courant si l'on emploie n éléments sera la même que si l'on emploie un seul élément, et l'on ne gagnera rien par l'emploi de plusieurs éléments ; au contraire, dans la seconde disposition, ou en batterie, on aura :

$$I' = \frac{E}{\dfrac{R}{n}} = \frac{n\,E}{R},$$

ou une intensité du courant n fois plus grande.

Supposons que la résistance du circuit extérieur soit grande et représentée par R' et que la résistance intérieure de la pile soit négligeable vis-à-vis de celle-ci, on aura en série : $I = \dfrac{n\,E}{R'}$, en batterie : $I' = \dfrac{E}{R'}$; en disposant la pile de n éléments en série, on obtiendra un courant n fois plus intense que si on la dispose en batterie.

Ainsi toutes les fois que le courant d'une pile devra traverser des corps mauvais conducteurs, des liquides ou des tissus imbibés de liquide, offrant de grandes résistances, il faut ranger les éléments en série ; toutes les fois que le circuit extérieur offre une faible résistance, il faut disposer les éléments en batterie.

La quantité d'électricité fournie par une pile est proportionnelle à l'intensité du courant. — M. Pouillet a démontré expérimentalement cette proposition : le contour d'une roue de bois offre un cercle continu de cuivre et des dents de cuivre également espacées et séparées par des intervalles de bois aussi larges que les dents (fig. 338). Deux ressorts métalliques appuient, l'un *r* sur le métal continu, l'autre *r'* tantôt sur les dents, tantôt sur leurs intervalles. On fait passer le courant d'une pile constante par les ressorts et par une boussole des sinus. Le courant est maintenu constamment fermé, la roue étant immobile, on trouve une certaine intensité. Fait-on tourner la roue, on trouve que l'intensité est moitié; mais la roue mise en mouvement n'a laissé passer l'électricité que pendant la moitié du temps, ou une quantité moitié d'électricité.

On peut donc représenter par l'intensité du courant donné par une même boussole des sinus la quantité de l'électricité fournie par un élément ou par une pile; cette quantité est évidemment proportionnelle au temps pendant lequel le courant

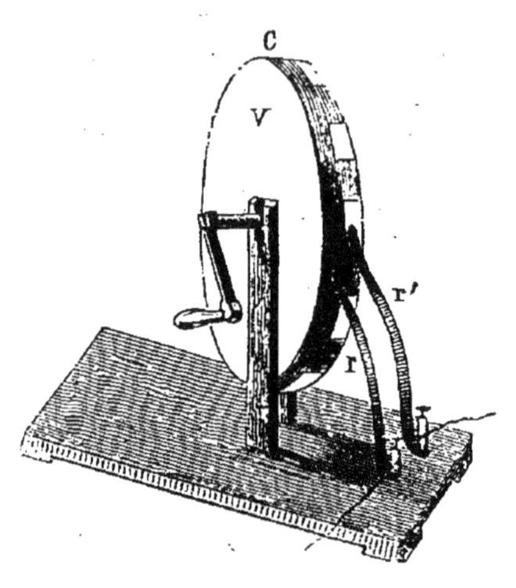

FIG. 338.

Roue d'interruption. — V, verre. — C, cuivre. — *r* et *r'*, ressorts.

est fermé. M. Pouillet a pu comparer les quantités d'électricité données par un courant en faisant le produit de l'intensité par le temps pendant lequel le courant passe. En décomposant l'eau rendue inégalement conductrice par l'acide sulfurique ajouté dans plusieurs expériences en quantités différentes, M. Pouillet a reconnu qu'il faut toujours la même quantité d'électricité donnée par ce produit, pour décomposer un gramme d'eau.

Comparaison entre la pile voltaïque et la machine électrique. — D'après M. Faraday, la quantité d'électricité qu'une machine électrique doit fournir pour opérer la décomposition d'un gramme d'eau est égale à celle qui serait condensée par une bouteille de Leyde chargée par trente tours de roue d'une forte machine et dont chaque armure aurait 22 000 000 mètres carrés de surface, ce qui est à peu près la surface d'un carré dont le côté est 4700 mètres.

La pile qui décompose l'eau rapidement fournit donc une bien plus grande quantité d'électricité qu'une machine électrique, mais cette électricité possède dans la pile une tension beaucoup plus faible que sur la machine électrique.

La tension électrique aux pôles est proportionnelle au nombre des éléments, et cependant M. Gassiot a dû employer 4000 couples de Grove rangés en série pour obtenir entre les deux pôles, avant le contact, une étincelle ayant un millimètre de longueur.

Courants dérivés. — Plongeons dans deux godets de mercure a et b (fig. 339) les deux pôles d'une pile à courant constant ; soit en a le pôle positif, en b le pôle négatif. Si nous réunissons a

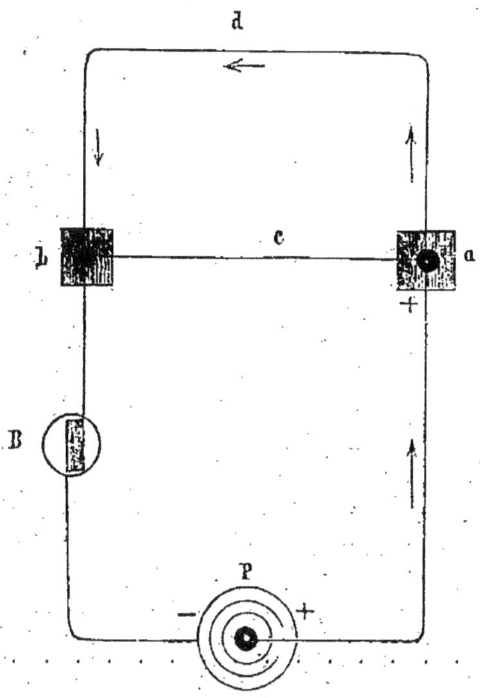

Fig. 339.

Figure qui sert à l'explication des courants dérivés.

et b par un fil de métal acb dont la résistance évaluée en longueur de fil de rhéostat est r, appelons I l'intensité du courant déterminée par une boussole des sinus B placée dans le circuit, et R la résistance intérieure de la pile, des fils de la boussole et des autres fils jusqu'en a et b, résistance évaluée en fil du rhéostat, on aura : $I = \dfrac{E}{R + r}$. Plongeons en a et en b les extrémités d'un autre fil adb de métal, dont la résistance en fil du rhéostat est r' : l'électricité en a suit deux chemins, acb et adb. Aussitôt, l'intensité du courant devient plus grande, car les deux fils offrent une voie plus large, une moins grande résistance : on voit l'aiguille de la boussole dévier davantage. Calculons ce que doit être la nouvelle intensité dans la portion aPb du circuit.

La résistance du fil adb, qui est égale à une longueur r' de fil du rhéostat dont le diamètre est 1 millimètre et la section est

$$s = \frac{\pi \times 1}{4},$$

peut être remplacée par un mètre du même fil, alors la résistance est rendue r' fois plus petite ; pour lui rendre sa valeur, il faut que la section de ce fil soit r' fois plus petite. Ainsi le fil ayant 1 mètre de longueur et offrant la même résis→ tance que la partie adb aura une section $\frac{s}{r'}$. De même, la partie acb peut être remplacée par un fil semblable à celui du rhéostat, mais ayant une longueur égale à 1 mètre et une section $\frac{s}{r}$.

On peut donc substituer aux deux fils adb et acb un seul fil dont la longueur est 1 mètre et dont la section est $\frac{s}{r'} + \frac{s}{r}$.

Appelons r'' la longueur du fil du rhéostat dont la section est s qui offrira la même résistance que ce fil unique ou que les deux fils plongés en a et en b, on aura :

$$\frac{s}{r''} = \frac{s}{r'} + \frac{s}{r} \quad \text{ou} \quad \frac{1}{r''} = \frac{1}{r'} + \frac{1}{r},$$

d'où

$$r'' = \frac{rr'}{r + r'} ;$$

ainsi la nouvelle intensité I' du courant sera :

$$I' = \frac{E}{R + r''} = \frac{E}{R + \dfrac{rr'}{r + r'}} ;$$

l'expérience montre que telle est cette nouvelle intensité du courant, donnée par la boussole des sinus.

Toute l'électricité qui se propage dans le circuit bPa, arrivée en a, se divise en deux parties qui sont entre elles comme les sections $\frac{s}{r'}$ et $\frac{s}{r}$, puisque nous avons remplacé les conducteurs adb et acd par deux fils équivalents ayant un mètre de longueur et ces deux sections. Ainsi les quantités d'électricité qui circulent dans les deux fils *adb* et *acb* sont entre elles dans le rapport $\dfrac{\frac{s}{r'}}{\frac{s}{r}} = \dfrac{r}{r'}$. C'est aussi le rapport des intensités des courants partiels dans ces deux parties. Si le fil *adb* offre une résistance r' dix fois plus grande que la résistance r du fil *acb*, l'intensité du courant dans le premier sera dix fois plus petite que l'intensité dans le second.

Application physiologique des courants dérivés. — Il est souvent

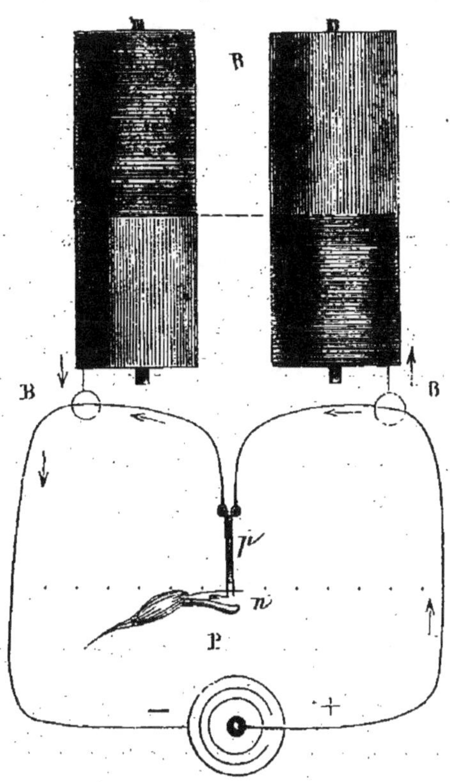

Fig. 340.

Emploi du rhéostat pour faire agir sur un nerf un courant dérivé dont on peut faire varier l'intensité.

nécessaire de changer à volonté l'intensité d'un courant que l'on fait agir sur un nerf ou sur un muscle ; pour y arriver, on peut employer la disposition suivante qui est très-simple : On attache aux deux bornes BB' (fig. 340) d'un rhéostat R à fil fin les deux fils d'une pile, auxquels on laisse deux extrémités libres qui se terminent par deux fils de platine placés sous un nerf n par exemple. Le courant arrivé en B suit deux chemins pour aller en B′ et retourner à la pile; il passe par le fil du rhéostat et par le fil Bp, le nerf et le fil pB′ : On sait que les nerfs et les tissus animaux offrent une grande résistance au cours de l'électricité ; si le fil du rhéostat est entièrement déroulé, cet appareil offre une résistance très-faible, la plus grande partie du courant le traverse, et un courant très-faible se rend au nerf; mais vient-on à enrouler le fil du rhéostat, plus on augmente sa longueur et par suite sa résistance, plus est grande la partie du courant qui se rend au nerf.

Application physique des courants dérivés. Pont de M. Wheatstone. — M. Wheatstone a imaginé un procédé très-ingénieux pour mesurer les résistances offertes au courant électrique, en les comparant à la résistance

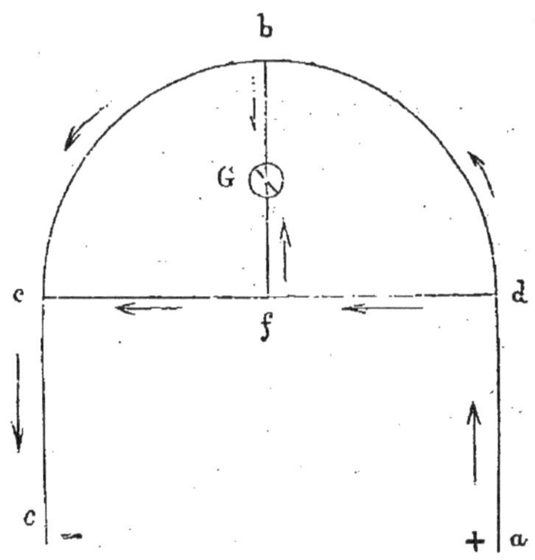

FIG. 341.

Pont de M. Wheatstone.

du fil du rhéostat, appareil que l'on doit aussi à cet habile physicien. On réunit les deux pôles d'une pile par un fil abc (fig. 341), et deux points de sa longueur par un fil de, enfin on réunit le point b au point f, pris sur le second fil par un troisième fil bf sur le trajet duquel on place un galvanomètre G. Le courant de la pile arrivé en d se bifurque, une partie de l'électricité suit le fil df, et l'autre le fil db, en f et en b nouvelle bifurcation; en b, une partie du courant suit le fil be, l'autre le fil bf; en f, une partie suit *fe* et l'autre *fb* ; on voit facilement que le pont *bf* est traversé par des courants opposés. Pour que l'aiguille du galvanomètre reste au zéro, il faut que ces deux courants soient égaux, or l'expérience montre qu'il en est ainsi, lorsque le rapport des résistances des fils *db* et *be* est égal à celui des résistances *df* et *fe*. Par exemple, si *de* est homogène et si le point *f* est au milieu de ce fil, il faut, pour que l'aiguille du galvanomètre soit au zéro, que la résistance de *db* soit égale à la résistance de *be*.

Appliquons à la mesure d'une résistance ce principe que nous pouvons vérifier par l'expérience ; remplaçons la portion *db* par le corps dont il faut mesurer la résistance, et la partie *be* par le fil du rhéostat, prenons pour *de* un fil de platine tendu sur une planche, au-dessous duquel on peut faire glisser un chevalet métallique, dont l'arête est le point *f* ; plaçons le chevalet au milieu de la longueur du fil, puis les points *b* et *f* étant réunis par un galvanomètre, tournons l'un des cylindres du rhéostat jusqu'à ce que l'aiguille aimantée déviée d'abord revienne au zéro, la résistance du fil du rhéostat est alors égale à celle du corps étudié.

Ce procédé ingénieux réussit bien avec une pile quelconque, la constance de la pile n'est nullement nécessaire.

Dérivations multiples. — Lorsqu'on met les extrémités *a* et *b* d'un fil conducteur cylindrique en communication avec les deux pôles d'une pile (fig. 342), toute l'électricité fournie traverse le conducteur, en tous les points de la section du cylindre passe la

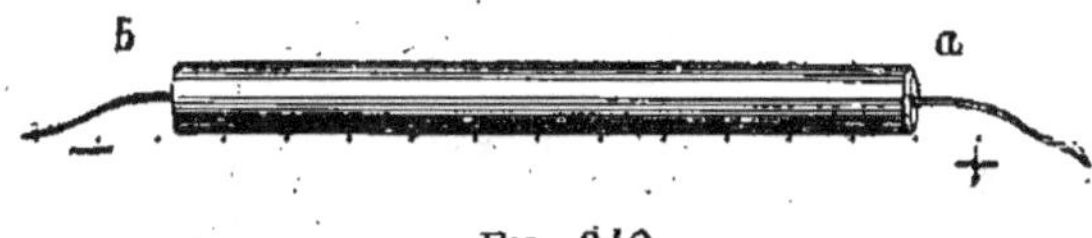

FIG. 342.

Conducteur cylindrique mis en communication avec les deux pôles d'une pile.

même quantité d'électricité. Si l'on réduit le fil à une section moitié, en maintenant la résistance du circuit constante, chaque point de la section laissera passer une quantité double d'électricité. Au lieu d'un cylindre prenons un conducteur ayant la forme d'une sphère (fig. 343), et plaçons les pôles aux extrémités d'un diamètre, le courant suivra le diamètre, et une série nombreuse de lignes courbes se terminant aux points d'application *a* et *b* ; toute section faite par un plan perpendiculaire au diamètre sera parcourue par toute l'électricité de la pile, de sorte que dans le plan passant par le centre, en chaque point il s'écoulera une quantité d'électricité moins grande que dans les plans plus rapprochés de *a* ou de *b*. Il arrivera toutefois, que suivant la ligne *ab*, qui est la plus courte, il passera plus d'électricité que suivant n'importe quelle ligne courbe terminée aux mêmes pôles.

Au lieu d'un conducteur sphérique, considérons un corps de

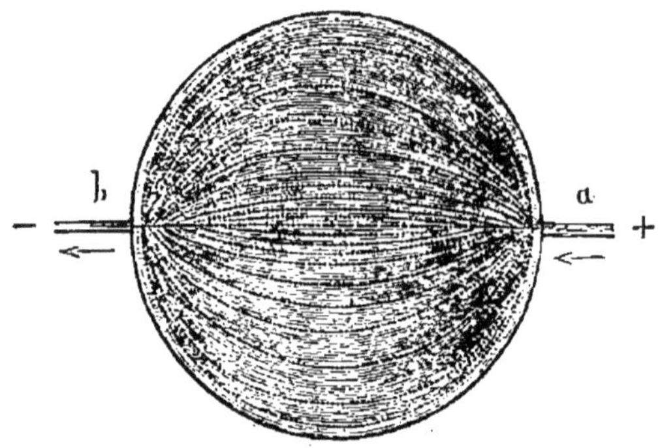

FIG. 343.

Conducteur sphérique ; — *a* et *b* points d'application des pôles d'une pile. Entre *a* et *b* on voit les courbes suivies par les courants.

forme quelconque, ayant la forme d'un rectangle par exemple (fig. 344). Appliquons les pôles sur deux portions de surface A et B de ce conducteur, l'électricité se meut entre ces par-

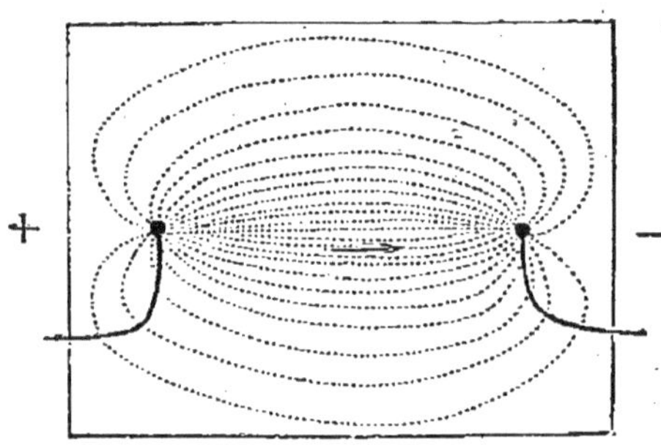

FIG. 344.

Conducteur de forme rectangulaire sur lequel sont appliqués les deux pôles d'une pile.

ties dans tous les sens sur la surface et dans la profondeur ; elle suit en plus grande quantité les lignes qui conduisent le mieux et qui sont les plus courtes; ainsi les lignes droites menées entre les points d'application sont parcourues par des courants plus intenses que les lignes courbes terminées aux mêmes points ; la dérivation est très-complexe, mais il est certain que par les surfaces de contact avec les pôles, toute l'électricité qui s'écoule ainsi par des chemins si différents passe à la fois ; c'est là que le mouvement électrique est capable de la plus grande action.

Ces principes nous suffiront pour expliquer différents phénomènes qui se produisent lorsqu'on applique le deux pôles d'une pile ou d'un appareil d'induction sur des points différents de la peau.

CHAPITRE IX.

INDUCTION EN GÉNÉRAL.

M. Faraday produisit en 1831 de l'électricité par les actions des courants et des aimants sur des circuits fermés. Cette nouvelle partie de la physique, qui a reçu le nom d'induction, vérifie encore l'assimilation faite par Ampère des aimants aux solénoïdes.

Phénomènes d'induction produits par des courants. — *Un courant qui commence fait naître dans un circuit fermé voisin un courant de sens contraire.*

Un courant qui finit fait naître dans un circuit fermé voisin un courant de même sens. — Soient deux fils rectilignes, l'un AB qui en A est uni à l'un des pôles d'une pile (fig. 345), qui en B peut être plongé dans un vase plein de mercure recevant l'autre pôle de la pile ; parallèlement à ce premier fil, un second CD est uni aux extrémités d'un galvanomètre G suffisamment éloigné de AB.

Ferme-t-on le courant dans le fil AB, aussitôt l'aiguille du galvanomètre dévie, et le sens de la déviation indique que le fil CD est traversé par un courant de sens contraire à celui qui vient de commencer. On ouvre le courant de la pile, la déviation de l'aiguille aimantée a lieu de l'autre côté et indique le passage d'un courant de même sens que celui qui vient de cesser.

Pendant la durée du passage du courant appelé courant inducteur, l'aiguille se tient au zéro, il n'y a pas de courant induit.

Un courant qui s'approche fait naître dans un circuit fermé voisin un courant de sens contraire.

Un courant qui s'éloigne induit dans un circuit voisin un courant de même sens. — Ces deux lois peuvent se vérifier en approchant puis en éloignant du fil CD le fil AB traversé par un courant.

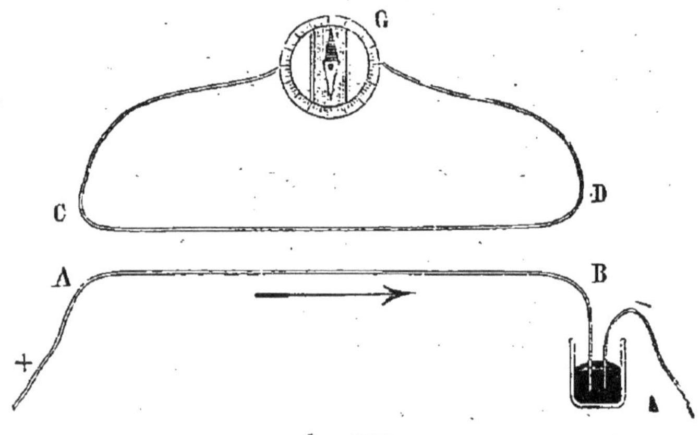

Fig. 345.

Figure schématique servant à définir l'induction d'un courant par un courant.

En pratique, pour manifester ces phénomènes, il faut employer une disposition un peu plus compliquée. Au lieu de

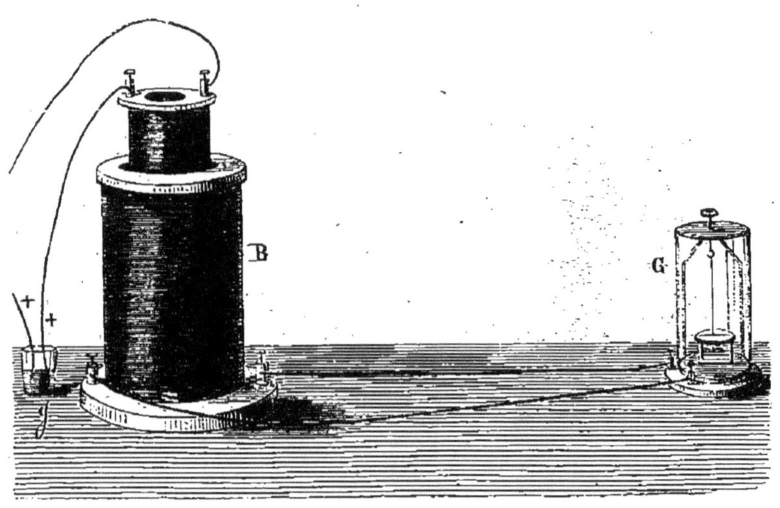

Fig. 346.

Induction d'un courant par un courant.

prendre des fils rectilignes, pour rendre les actions plus intenses, on se sert de fils métalliques isolés qui s'enroulent un grand nombre de fois sur des cylindres de carton, et forment des bobines. On construit deux bobines d'inégal diamètre qui peuvent entrer l'une dans l'autre ; le sens de l'enroulement des fils est connu ; on fait communiquer avec les fils d'un galvanomètre les extrémités de la bobine la plus large B (fig. 346), par exemple, on réunit les fils de l'autre bobine avec les pôles d'une pile. Les deux cylindres sont-ils voisins, la fermeture et l'ouverture du courant inducteur, à l'aide d'un godet plein de mercure, produit les courants induits que nous avons indiqués.

Pour reconnaître l'action d'un courant qui s'approche ou qui s'éloigne, on prend la bobine inductrice traversée par un courant continu, on rapproche les deux bobines, puis on les éloigne.

Induction des courants par les aimants. — *Un aimant approché d'un circuit fermé induit un courant de sens contraire à celui du solénoïde qui constitue l'aimant.*

Un aimant éloigné d'un circuit fermé voisin induit un courant de même sens que celui du solénoïde.

L'expérience qui sert à vérifier ces lois se fait avec une bobine

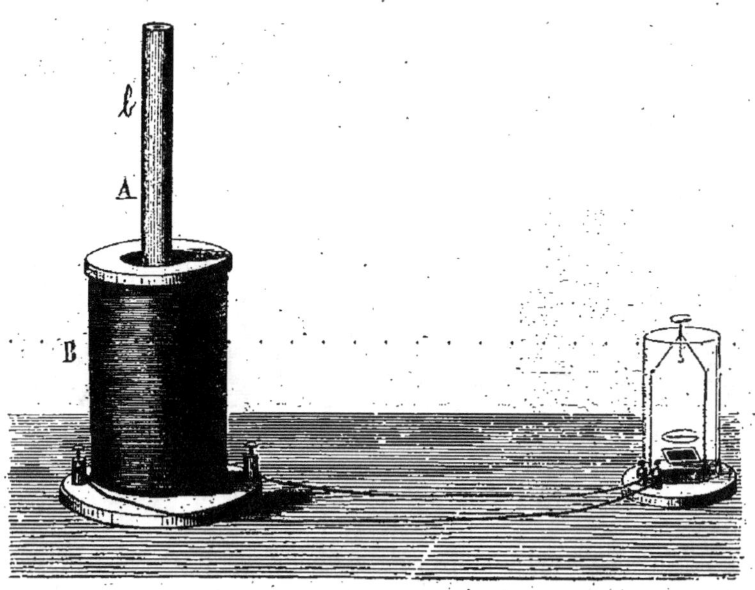

Fɪɢ. 347.

Induction d'un courant par un aimant.

B, dont le fil communique avec un galvanomètre assez éloigné pour que l'aimant n'agisse pas directement sur les aiguilles (fig. 347). Soit *a* le pôle austral, à la partie antérieure le sens du courant du solénoïde est tel que le pôle austral se trouve à la gauche de ce courant. Enfonçons l'aimant dans la bobine, aussitôt l'aiguille du galvanomètre dévie et le sens de la déviation indique que le courant induit dans le fil de la bobine est de sens contraire à celui de l'aimant. Éloignons le barreau aimanté, la déviation de l'aiguille est inverse, le courant induit est de même sens que celui de l'aimant.

Ici comme dans l'induction des courants, les courants induits ou une très-courte durée.

Un aimant qui commence fait naître dans un conducteur fermé un courant de sens contraire.

Un aimant qui cesse induit un courant de même sens.

Au milieu d'une bobine dont le fil est uni au galvanomètre, on

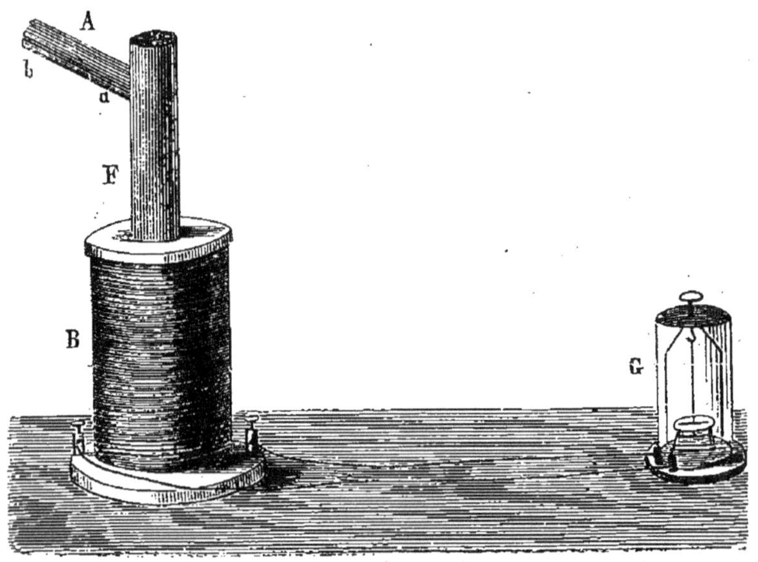

Fig. 348.

Induction par l'aimantation du fer doux.

place un faisceau cylindrique F de fils de fer dont la hauteur est double de celle de la bobine (fig. 348). Touchons l'extrémité supérieure avec le pôle austral d'un aimant A, nous ferons naître un pôle boréal, et à l'autre extrémité entourée par le fil de la bobine un pôle austral : donc, un pôle austral qui commence ; le sens de la déviation de l'aiguille du galvanomètre indique que le fil de la bobine est traversé par un courant inverse de celui qui correspond au pôle austral. On enlève l'aimant, le fer cesse d'être aimanté, l'aiguille du galvanomètre dévie du côté opposé ; ainsi, le pôle austral qui cesse induit un courant de même sens.

Induction d'un courant sur lui-même. — M. Faraday a montré que l'interruption d'un courant qui traverse un circuit fermé fait naître dans ce circuit un courant de même sens. Pour

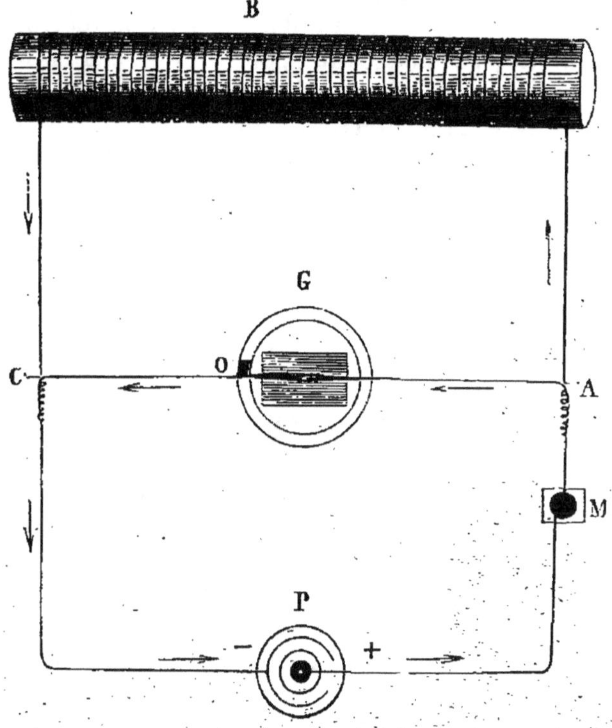

FIG. 349.

Disposition de l'expérience qui sert à démontrer l'induction d'un courant sur lui-même.

démontrer ce phénomène par l'expérience, on fait communiquer les extrémités du fil d'une longue bobine B (fig. 349) avec les deux pôles d'une pile ; en deux points A et C des fils conducteurs, on attache deux fils que l'on fixe aux bornes d'un galvanomètre G ; le courant du pôle positif arrive en A où il se divise, une partie traverse le galvanomètre et dévie l'aiguille d'un certain angle, puis en C retourne à la pile ; l'autre partie du courant parcourt la spirale du fil et se rend au pôle négatif.

L'aiguille déviée du galvanomètre est ramenée au zéro du cadran et maintenue par un obstacle O ; on interrompt le fil en M à l'aide d'un vase plein de mercure M ; aussitôt l'aiguille aimantée dévie du côté opposé et indique un courant dirigé de C en A, qui est de même sens que celui qui circulait dans la bobine. Ainsi, un courant qui finit dans un circuit fermé induit un courant de même sens, que l'on appelle souvent *extra-courant* et que l'on utilise quelquefois dans les applications de l'électricité à la thérapeutique. Lorsqu'on veut produire des contractions musculaires, par exemple, on remplace le galvanomètre par deux manettes de métal attachées aux points A et C ; dans la bobine de fil B, on introduit un cylindre de fer doux, ce qui constitue un électro-aimant, et l'on interrompt le courant en M à l'aide d'une roue de verre à contour métallique munie de dents, roue d'interruption que nous avons décrite plus haut. Chaque fois qu'on interrompt le courant de la pile, la personne qui tient les manettes reçoit une commotion due à l'extra-courant qui traverse les membres et le fil de la bobine.

CHAPITRE X.

APPAREILS ÉLECTRO-MAGNÉTIQUES.

Appareil de Pixii. — Peu de temps après les belles découvertes de M. Faraday, Pixii construisit un appareil dans lequel un aimant produit des courants d'induction qui se manifestent par des phénomènes semblables à ceux que présentent les courants ordinaires.

Un électro-aimant E, morceau de fer doux recourbé en fer à cheval, est supporté verticalement. Les extrémités du fil métallique qui recouvre les deux branches sont réunies pour fermer le circuit (fig. 350).

De l'extrémité M en fer doux approchons le pôle austral A d'un fort aimant en fer à cheval, puis éloignons-le ; quel sera l'effet de ces deux mouvements ? Le pôle austral qui s'approche fait naître dans le fer doux un pôle boréal ; un pôle boréal qui commence induit dans le fil fermé voisin un courant de sens contraire ; à la partie antérieure du pôle boréal, le courant circule de gauche à droite (pour que le pôle austral soit à la gauche du courant) ; le fil est donc traversé par un courant dirigé de droite à gauche (1) (fig. 351).

Éloignons l'aimant ; la branche M offre un pôle boréal qui cesse et qui induit dans le fil voisin un courant de même sens, c'est-à-dire dirigé de gauche à droite (2).

27.

Présentons de nouveau l'aimant après l'avoir retourné, approchons de l'extrémité M le pôle boréal B, nous faisons naître un pôle austral ; c'est un courant dirigé de droite à gauche qui naît dans le fer, et qui induit dans le fil voisin un courant de sens contraire allant de gauche à droite (3).

Éloignons l'aimant, le pôle austral qui cesse fait naître un courant de même sens ou de droite à gauche (4).

Les courants produits autour de la branche N par les pôles de l'aimant sont tout à fait analogues ; pour qu'ils s'accordent avec les courants précédents, il est nécessaire que le fil de l'électro-aimant

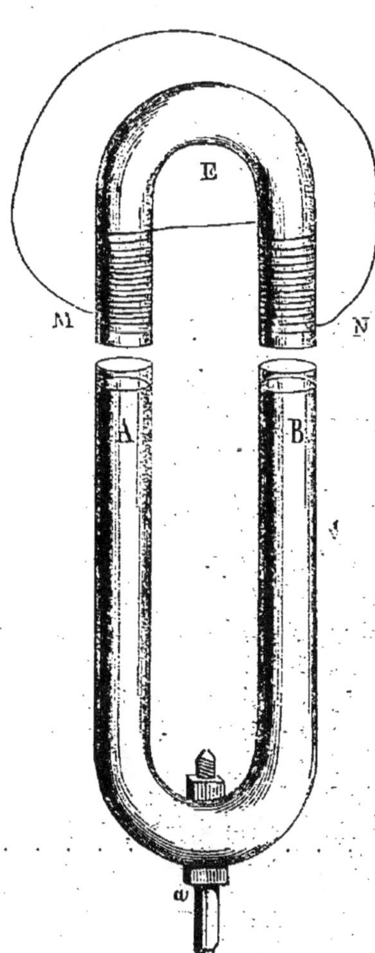

FIG. 350.

E électro-aimant, A et B pôles d'un aimant : parties essentielles de l'appareil de Pixii.

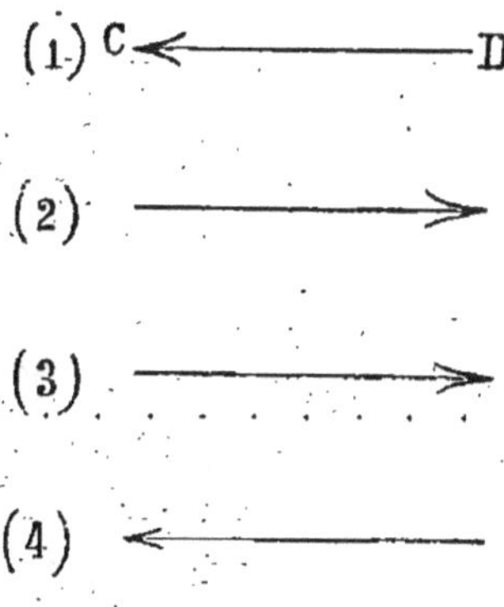

FIG. 351.

Indication du sens des courants induits.

s'enroule de la partie antérieure de la première branche sur la partie postérieure de la seconde.

Au lieu d'approcher et d'éloigner l'aimant, Pixii le fait tourner autour d'un axe vertical ; lorsque les deux branches de l'aimant sont dans un plan perpendiculaire à celles de l'électro-aimant, il n'y a pas d'action, c'est comme si l'aimant était

éloigné. Faisons tourner : le pôle austral, par exemple, s'approche de M, s'éloigne de N ; il agit avec plus d'intensité sur la
partie la plus voisine et fait naître en M un pôle boréal tandis
que le second pôle de l'aimant fait naître en N un pôle austral ; de là deux courants induits de sens contraire dans les deux
spires du fil, qui s'ajoutent à cause de l'entrecroisement sur
lequel nous avons insisté.

Un système de roues dentées met l'aimant en mouvement ; à
chaque demi-rotation, le courant change de sens dans le circuit
fermé.

Appareil de Clarke. — Clarke a modifié la disposition de

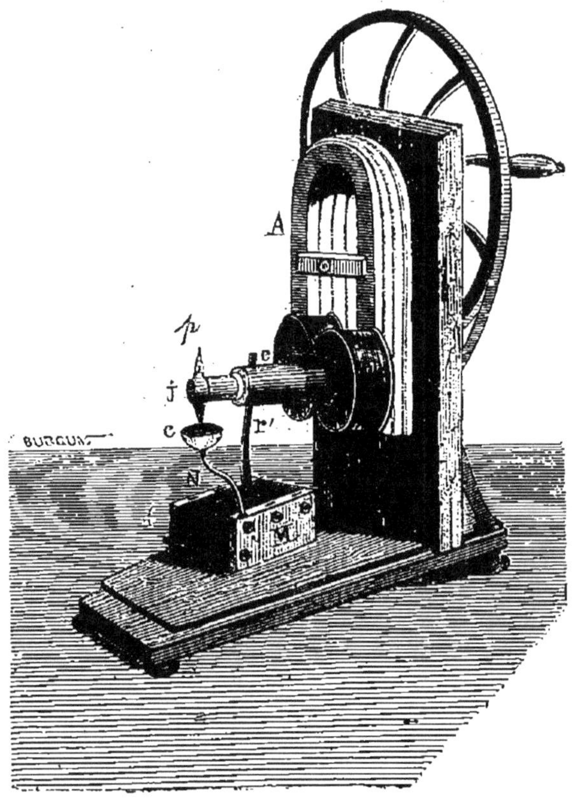

Fig. 352.

Appareil de Clarke disposé pour montrer les étincelles électriques.

l'appareil de Pixii ; c'est l'électro-aimant, moins lourd que l'aimant, qui est rendu mobile autour d'un axe horizontal, et les
extrémités du fer doux sont voisines des pôles de l'aimant A
(fig. 352), centres d'action qui se trouvent un peu au-dessus de

chaque extrémité. Ainsi, l'intensité des courants d'induction est plus grande, et les dimensions verticales de l'appareil sont réduites.

La théorie de la production des courants est exactement la même que celle de l'appareil précédent.

Pôles de l'appareil. — Des extrémités du fil de l'électro-aimant, l'une est soudée au prolongement de l'axe de rotation i, l'autre à une virole e de métal isolée de l'axe par une rondelle d'ivoire. Un cube de bois fixé sur le support de l'appareil présente deux garnitures métalliques isolées M et N qui portent des lames élastiques r et r'; le ressort r appuie par son extrémité libre sur l'axe intérieur, le ressort r' sur la virole extérieure (ces deux ressorts se voient sur la figure 355). Si l'on réunit les deux plaques M et N, qui sont les pôles, par des fils et un voltamètre, l'eau est décomposée quand on fait tourner la machine, mais on trouve dans chaque cloche un volume égal de mélange détonant d'oxygène et d'hydrogène, parce que les courants induits dans le fil de l'électro-aimant changent de sens à chaque demi-rotation.

Commutateur. — Pour que le fil qui réunit les deux pôles de

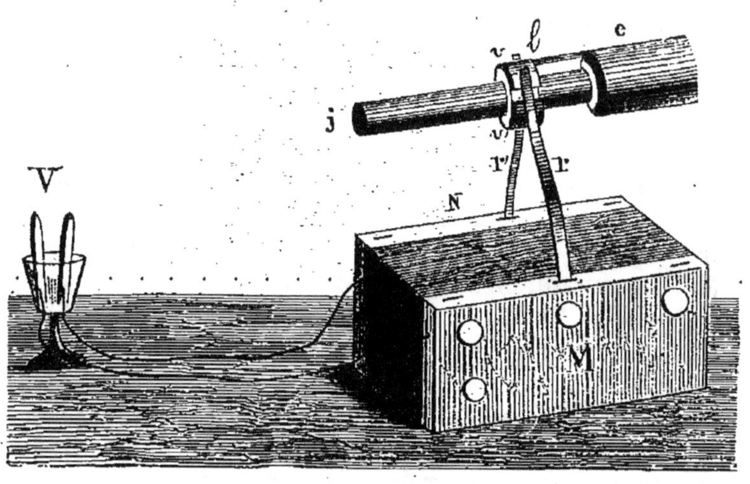

Fig. 353.

Commutateur de l'appareil de Clarke vu en perspective.

l'appareil de Clarke soit traversé par un courant dirigé constamment dans le même sens, il faut employer un commutateur. L'axe i est recouvert d'un anneau d'ivoire sur lequel on adapte deux demi-viroles (fig. 353). L'une V communique par une vis qui traverse l'ivoire avec l'axe *i*, ou avec l'un des bouts du fil de l'électro-aimant ; l'autre *v*, par un prolongement de métal *l*, est fixée à la virole extérieure *e*, ou à l'autre bout du fil. Les ressorts appuient sur les demi-viroles (fig. 354); pendant une demi-rotation, le ressort *r* reçoit de la demi-virole qu'il touche de l'électricité positive ; pendant la demi-rotation suivante, il touche la seconde demi-virole, qui, à son tour, reçoit de l'électricité positive, puisque le courant change de sens. Ainsi, chaque ressort et par suite chacun des pôles M ou N est chargé toujours de la même espèce d'électricité.

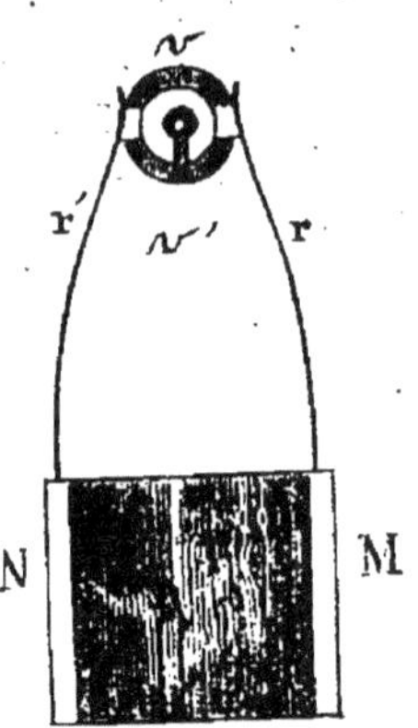

FIG. 354.

Commutateur vu en coupe.
— *v*, *v'*, demi-viroles,
r, *r'*, ressorts.

Par l'emploi du commutateur, la décomposition de l'eau se fait comme lorsqu'on se sert d'une pile. L'oxygène se rend au pôle positif, l'hydrogène au pôle négatif.

Effets physiques. — Pour obtenir des étincelles avec la machine de Clarke, on emploie un vase de métal *c* (fig. 352) contenant du mercure qui communique par l'arc de métal *l* et le ressort *r'* avec la virole *e*. Un anneau métallique muni de pointes opposées *p*, est adapté à l'extrémité de l'axe *i* ; les pointes plongent dans le mercure ; on s'arrange de manière qu'elles sortent du métal lorsque le plan des branches de l'électro-aimant est vertical. De vives étincelles se montrent alors dès qu'on tourne la roue.

Pour produire avec les courants induits l'aimantation d'un petit électro-aimant, on se sert du commutateur.

Effets physiologiques. — Parmi les effets de l'appareil de Clarke, ceux qui nous intéressent le plus ont les effets physiologiques. Ils exigent, comme les effets chimiques, l'emploi de bobines à long fil, tandis que les effets physiques réussissent mieux avec des bobines à fil gros et court. Un courant induit dans le fil de l'électro-aimant est-il interrompu, si l'on ferme le circuit par le corps de l'homme, un courant induit sur lui-même prend naissance et produit une vive commotion : pour réaliser l'expérience, on fixe sur l'axe *i* (fig. 355) un anneau de métal *a* formé de deux demi-excentriques, que l'on appelle *interrupteur* ; un ressort *r* fixé à la garniture M communique par un arc métallique avec la garniture N et le ressort *r'* qui appuie constamment sur la virole extérieure *e*. Lorsque l'arc *r* presse l'anneau, les courants induits par la rotation circulent dans le circuit fermé qui réunit les deux axes ou les deux fils de l'électro-aimant. Dès que l'arc cesse d'appuyer sur le métal, il y a une interruption. On s'arrange de manière qu'elle ait lieu lorsque le plan des branches de l'électro-aimant est vertical : il faut alors que le circuit soit fermé par le corps. Deux manettes cylindriques de métal tenues par les mains sont fixées l'une à la pièce N et au ressort r', l'autre à une borne métallique isolée et portant un ressort r'' qui appuie sur l'extrémité de l'axe intérieur. L'interruption

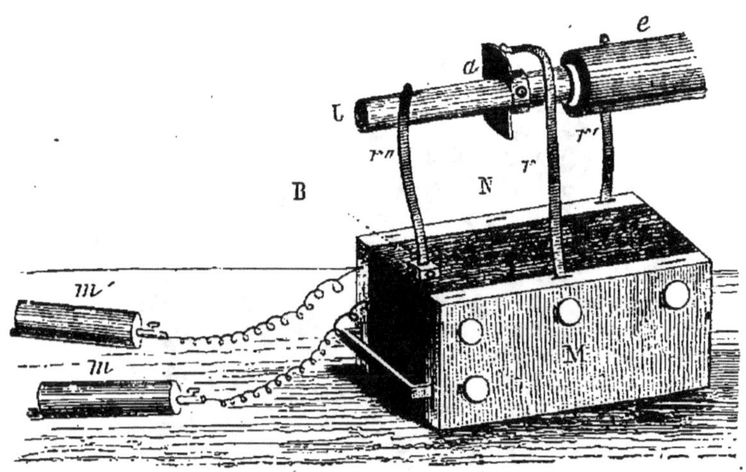

Fig. 355

Disposition employée pour obtenir des commotions : — a, interrupteur, r', r'', ressorts isolés qui appuient sur les extrémités e, i du fil de la bobine, r, ressort qui tantôt touche l'interrupteur a, tantôt cesse le toucher. — m, m', manettes qui communiquent toujours avec les extrémités du fil de la bobine.

fait naître dans le fil des bobines, qui se trouve fermé par le corps, un extra-courant dont l'effet physiologique est énergique : des interruptions fréquentes sont difficiles à supporter et causent des contractions tétaniques.

Appareil de Breton. — Dans la machine de Clarke, pour conserver au faisceau d'aimants en fer à cheval une aimantation énergique, on emploie une armature de fer doux que l'on applique contre les pôles ; quand on veut employer l'appareil, on enlève l'armature ; si par mégarde on la laisse, les courants induits que l'on obtient sont beaucoup plus faibles : puisque en éloignant et en rapprochant ce contact, on augmente et l'on affaiblit l'aimantation, on peut par ces mouvements produire dans le fil d'une longue bobine enroulée autour des branches de l'aimant des courants d'induction. Un aimant qui s'affaiblit détermine un courant de même sens que celui du solénoïde qui le constitue. Un aimant dont l'intensité augmente induit dans le fil fermé de la bobine un courant de sens contraire : tel est le principe dû à M. Page que MM. Breton ont appliqué dans leur appareil.

Les branches d'un aimant A en fer à cheval (fig. 356) sont environnées de bobines B et B' à fil fin et long dont les extrémités aboutissent aux points G et G' ; une armature de fer doux P placée

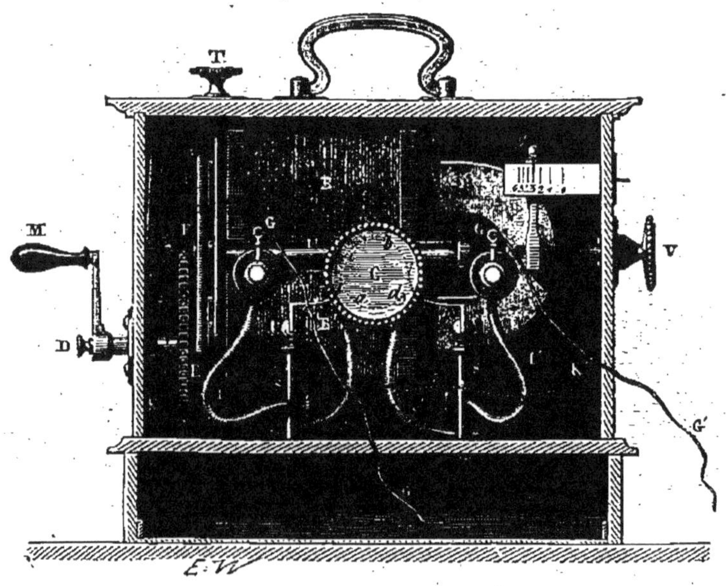

FIG. 356.

Appareil de Breton.

tout près des extrémités de l'aimant reçoit, à l'aide de roues dentées et d'une chaîne sans fin, un mouvement de rotation plus ou moins rapide quand on tourne la manivelle M. L'armature P est-elle verticale ? elle s'aimante par l'influence de l'aimant dont le magnétisme diminue. L'armature est-elle horizontale ? l'aimant n'agit plus sur elle et reprend toute son énergie.

Lorsqu'on veut se servir de l'appareil, on enlève une tige de fer doux T qui se place au contact des pôles de l'aimant.

La graduation de l'intensité des courants induits se fait simplement à l'aide d'une vis de rappel V qui éloigne ou rapproche l'aimant de l'armature mobile P, et affaiblit ou augmente l'action de celle-ci.

Appareil de Ruhmkorff. — Nous devons à notre habile constructeur M. Ruhmkorff un puissant appareil d'induction dont les effets sont très-remarquables. Un faisceau de fils de fer isolés par la couche d'oxyde qui les couvre forme un cylindre terminé à ses extrémités par deux garnitures de fer (fig. 357). Autour du cylindre, que l'on recouvre de vernis, est enroulé un gros fil

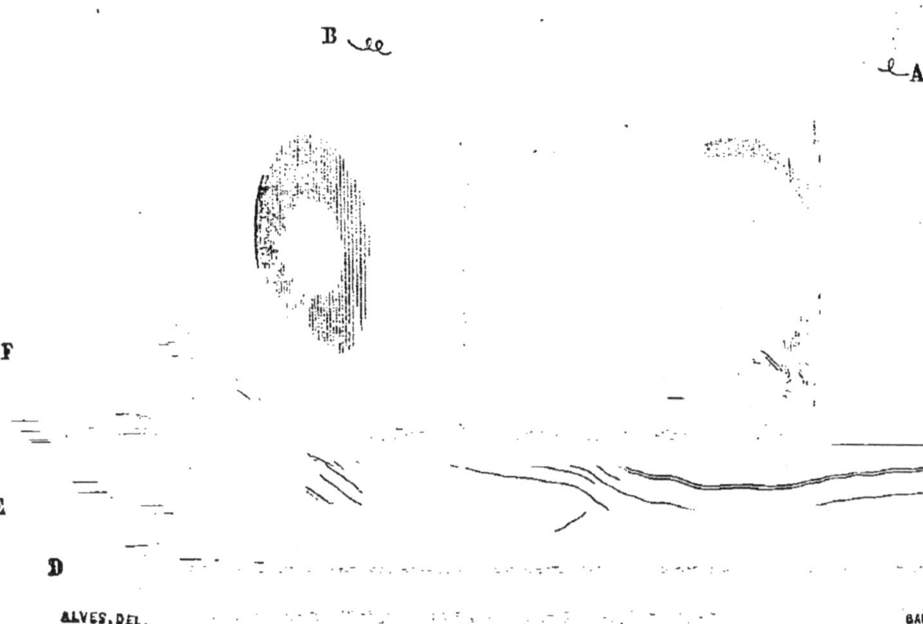

FIG. 357.

Grande bobine de Ruhmkorff.

de cuivre dont les tours sont isolés, qui se termine par deux extrémités et qui complète l'appareil inducteur.

Une seconde bobine, formée d'un fil de cuivre fin ayant dix kilomètres de longueur et plus, présente des tours isolés avec soin par des couches de gomme laque. Les extrémités du fil de cette bobine induite sont supportées par des colonnes de verre. Les deux bobines sont séparées par un cylindre de verre.

Pour faire fonctionner l'appareil, il faut établir dans le fil inducteur le courant d'une pile et l'interrompre ; à cet effet, on emploie un appareil connu sous le nom de trembleur, que l'on doit à MM. Neef et de la Rive, et qui a été modifié par M. Foucault.

Interrupteur de M. Foucault. — Une lame de laiton mince

verticale R (fig. 358), fixée à sa partie inférieure, porte à la partie supérieure un levier horizontal *ad*. En *a* est soudée une petite masse de fer qu'on appelle marteau et qui se trouve au-dessus de l'extrémité de la garniture du cylindre de fer ; en *d* est fixée une tige verticale de fer qui pénètre dans un vase contenant du mercure. On s'arrange de manière que la pointe vienne affleurer le niveau du mercure, en soulevant ou en abaissant le vase, dont le fond métallique est porté par une vis.

Au-dessus du mercure, on verse de l'alcool qui conduit mal l'électricité.

L'une des extrémités de la spirale inductrice est unie, je sup-

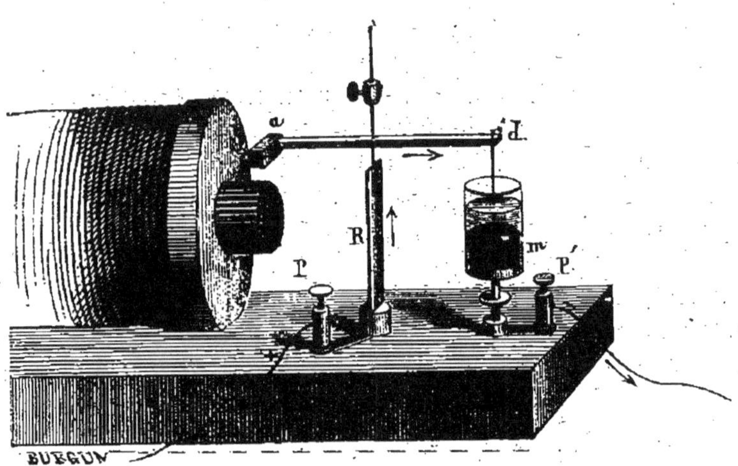

Fig. 358.

Interrupteur de M. Foucault

pose, avec le pôle positif d'une pile de six éléments de Bunsen à large surface. Le courant suit toute la longueur du gros fil, une lame de cuivre le conduit à la base du trembleur, puis, par le mercure et le vase de métal qui le contient, à une borne d'où il retourne au pôle négatif de la pile. Aussitôt que le courant passe, le marteau *a* est attiré par le fer doux qui devient un aimant, le courant est interrompu en *m*, l'aimant très-puissant et le courant qui cessent induisent dans le fil de la bobine, en tous les points de sa longueur, des courants de sens contraire. L'élasticité du métal R plonge de nouveau la pointe dans le mercure. Le courant inducteur est rétabli, le fer doux s'aimante, un mouvement électrique de même sens tend à se produire dans le fil de la bobine extérieure.

Condensateur de M. Fizeau. — M. Fizeau a trouvé qu'il y a un grand avantage à placer dans le circuit inducteur un condensateur dont les armures communiquent l'une avec la base du trembleur, l'autre avec le pied du vase plein de mercure; en collant deux lames d'étain sur une feuille de taffetas gommé, M. Ruhmkorff construit ce condensateur, qu'il dispose dans le socle de bois qui supporte tout l'appareil.

Effets de l'appareil de Ruhmkorff. — Les effets du grand appareil d'induction sont très-puissants. Avec les derniers perfectionnements, on peut obtenir entre les pôles des étincelles de 40 à 50 centimètres de long; la tension est si grande aux extrémités des fils, que les deux électricités, conduites par des tiges métalliques bien isolées, peuvent traverser une lame de verre ayant plusieurs centimètres d'épaisseur; on conçoit qu'il est essentiel d'assurer le mieux possible l'isolement du fil de la bobine induite.

L'appareil de M. Ruhmkorff nous montre une transformation de l'électricité de la pile qui est très-abondante mais n'a qu'une très-faible tension, n'attire pas les corps légers, né donne que de petites étincelles, en électricité qui acquiert une grande tension et peut reproduire avec avantage tous les phénomènes que présente la machine électrique. Si l'on touchait les extrémités du fil induit, on éprouverait des commotions très-violentes et dangereuses.

Petite bobine d'induction. — M. Ruhmkorff construit un appareil de petite dimension qui est très-commode pour faire les ana-

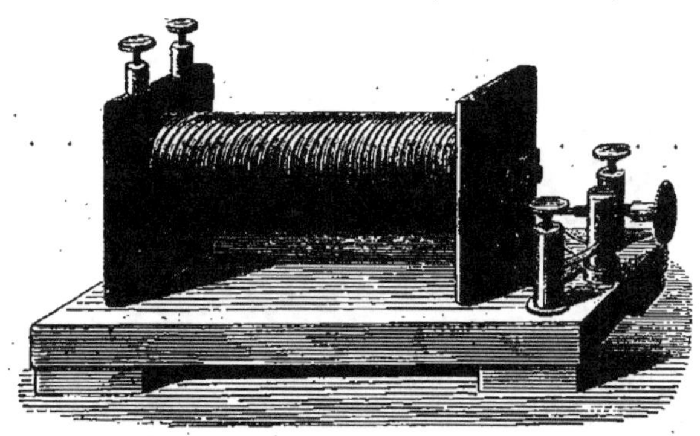

FIG. 359.

Petite bobine d'induction employée dans l'analyse eudiométrique.

lyses eudiométriques (fig. 359); avec un seul élément de Grenet on obtient facilement des étincelles ayant de 5 à 10 millimètres de longueur. Il suffit de mettre en communication les tiges métalliques isolées l'une de l'autre d'un eudiomètre avec les extrémités du fil induit pour faire passer des étincelles qui enflamment les mélanges gazeux.

Appareil à chariot de M. Du Bois-Reymond. — M. du Bois-Reymond a fait construire un appareil d'induction qui est très-utile dans les études physiologiques et qui mérite aussi la préférence dans les applications médicales.

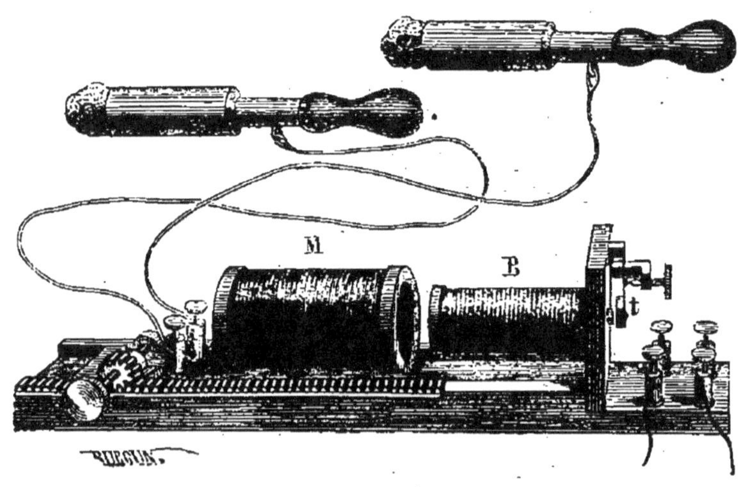

FIG. 360.

Appareil électro-médical.

La bobine induite M (fig. 360) est fixée sur une plaque de bois ou chariot qui peut glisser dans une coulisse ; ainsi, cette bobine peut être éloignée ou approchée de la bobine à fil court B et du cylindre de fer inducteur.

Les interruptions du courant inducteur se font à l'aide d'un trembleur. Une lame d'acier verticale t (fig. 360 et 361) communique par sa partie supérieure, qui est fixe, avec l'un des pôles P′ d'une pile (fig. 361), et se termine en bas par un marteau disposé devant le cylindre de fer. Une colonne de métal qui porte une vis V dont la pointe se place à une petite distance du trembleur, est unie à l'une des extrémités d du fil de la bobine inductrice, tandis que l'autre extrémité a de ce fil communique avec le second pôle P de la pile. Le ressort mobile touche-t-il la pointe de la vis, le courant passe, le marteau est attiré par le fer devenu aimant ; aussitôt le courant est interrompu, les phénomènes d'induction se produisent dans la bobine extérieure ; si celle-ci recouvre la bobine intérieure, les bras mis en communication avec deux bornes qui sont les extrémités du long fil de la première éprouvent des commotions insupportables.

Pour régler l'intensité des commotions ou des phénomènes physiologiques, il suffit d'éloigner plus ou moins la bobine induite; pour obtenir plus commodément ce mouvement et pour pouvoir le graduer avec la précision qu'exigent certaines expé-

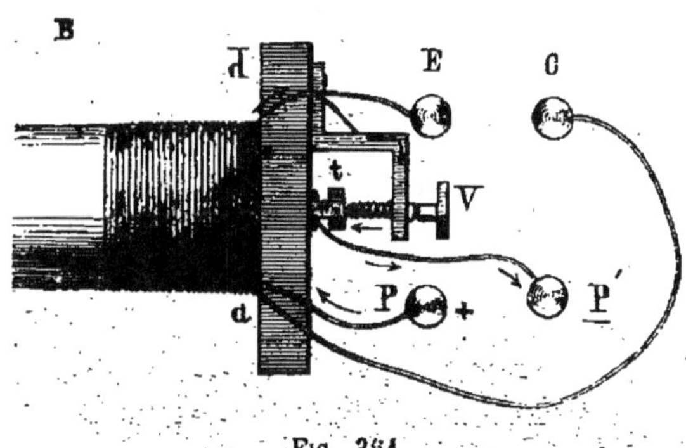

Fig. 361.

Figure qui montre les communications du fil de la bobine inductrice avec les pôles P et P' d'une pile, avec le trembleur *t* et avec deux bornes EC servant à recevoir l'extra-courant. (Appareil vu par dessus.)

riences, M. Bert a récemment fait ajouter à la coulisse une crémaillère; un bouton muni d'un pignon est fixé au chariot M et sert à le mettre en mouvement (fig. 360).

Lorsqu'on veut utiliser l'extra-courant, ou courant induit sur lui-même, qui prend naissance dans le fil de la bobine inductrice au moment des interruptions, il faut fermer d'un côté le circuit qui est ouvert de l'autre; deux bornes E et C sont mises en communication avec les extrémités *a* et *d* du fil de la bobine induc trice; si les mains touchent ces deux bornes, au moment de l'interruption, l'extra-courant traverse le corps et produit une commotion.

Choix de l'élément de pile. — Pour les applications médicales auxquelles se prête fort bien l'appareil qui vient d'être décrit, il est utile d'employer un élément de pile qui ne donne point de vapeurs; la pile à bisulfate de mercure est commode et assez constante; on prend un élément formé d'une lame de zinc amalgamé qui peut glisser entre deux lames de charbon, on verse dans le flacon une solution de bisulfate de mercure dans l'eau, on enfonce le zinc et l'on unit les deux pôles avec les bornes ou les extrémités de la bobine inductrice.

L'appareil à chariot avec la pile et les accessoires, tel qu'il est onstruit par M. Ruhmkorff pour la pratique médicale, est concnu dans une boîte de petit volume.

CHAPITRE XI.

THERMO-ÉLECTRICITÉ.

Expérience de Seebeck. — Seebeck découvrit en 1821 un moyen de produire des courants électriques par la chaleur; un barreau de bismuth B est soudé à ses extrémités S et S′ avec une lame de cuivre C, de manière à former un circuit rectangu-

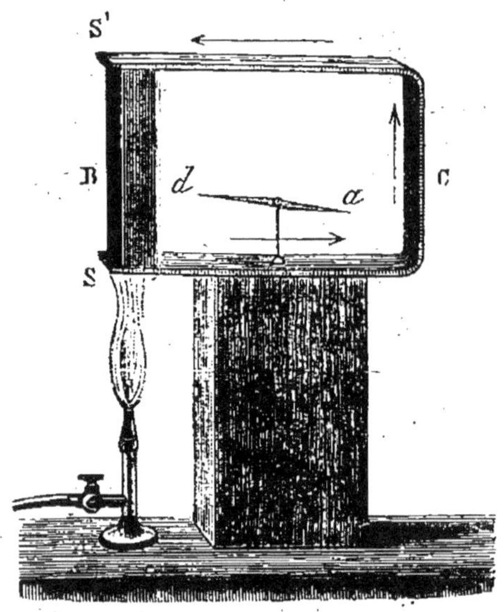

FIG. 362.

Expérience de Seebeck.

laire. Une aiguille aimantée mobile sur un pivot est placée dans le cadre que l'on dispose dans le plan du méridien magnétique ; soit a le pôle austral; on chauffe l'une des soudures, S par exemple, avec une lampe à gaz; aussitôt, l'aiguille aimantée dévie, le pôle austral vient de notre côté et indique un courant électrique dirigé de la soudure chaude à la soudure froide par le cuivre (fig. 362).

Tant que l'on chauffe d'une manière égale la soudure S, sans chauffer l'autre, la même déviation persiste; elle augmente par un échauffement plus grand ; elle diminue par le refroidissement.

Élément thermo-électrique de M. Pouillet. — Modifions légèrement cet appareil ; aux extrémités du bismuth recourbé en fer à cheval (fig. 363), soudons deux fils de cuivre et nous formerons l'élément de M. Pouillet; plongeons la soudure S dans un vase plein d'eau bouillante, la soudure S' dans un vase rempli de glace fondante, et réunissons les fils au circuit d'une boussole des

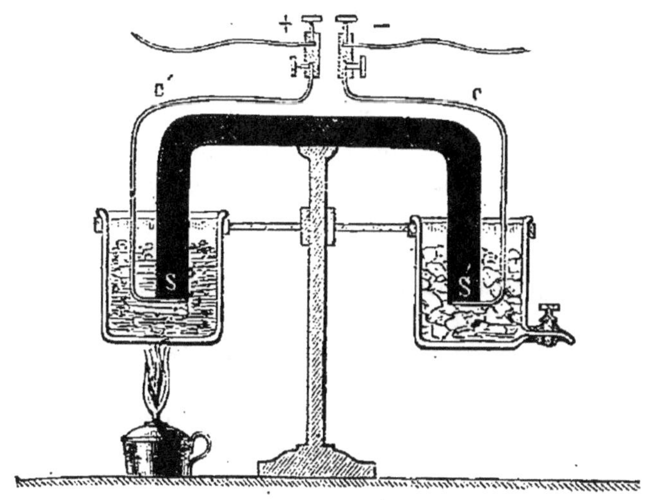

Fig. 363.

Élément thermo-électrique de M. Pouillet.

sinus; nous observons une déviation constante de l'aiguille aimantée, le courant sera constant et son intensité est I. Remplaçons l'eau bouillante par de l'eau à 50°, la déviation diminue et nous trouvons que la nouvelle intensité du courant est $\frac{I}{2}$; ainsi le circuit restant le même, l'intensité du courant fourni est proportionnelle à la différence de température des deux soudures.

Comparaison d'un élément thermo-électrique avec un élément de Daniell.

La loi de Ohm s'applique aussi bien aux courants thermo-électriques qu'aux courants produits par l'action chimique ; si l'on appelle I l'intensité du courant de l'élément thermo-électrique, lorsque les soudures sont maintenues à 100° et à 0°, E la

force électro-motrice qui sépare les deux électricités à la surface de contact des métaux, et R la résistance des fils de cuivre
et du circuit de la boussole, on a : $I = \dfrac{E}{R}$; la résistance intérieure de l'élément est tout à fait négligeable ; si donc, comme
nous avons appris à le faire, on évalue la résistance R en longueur
de fil du rhéostat, une seule mesure d'intensité nous permet de
calculer $E = I \times R$. Si l'on détermine la force électro-motrice
d'un élément de Daniell, on trouve qu'elle est 256 fois plus
grande que celle de l'élément bismuth et cuivre dont les soudures sont à 100° et à 0° (M. Becquerel).

*Les courants thermo-électriques ne peuvent surmonter de grandes
résistances.* — Si l'on double la résistance du circuit offert au
courant thermo-électrique, l'intensité du courant devient moitié, ainsi on ne peut employer cet élément pour surmonter de
grandes résistances ; une colonne de liquide, par exemple, anni-
hile un courant thermo-électrique.

Il est donc nécessaire, quand on veut manifester ces courants,
d'employer un galvanomètre dont le fil est gros, fait un petit
nombre de tours, et constitue un circuit de faible résistance.

**Tableau des métaux rangés suivant le pouvoir thermo-
électrique.** — En composant avec des métaux ou des alliages
différents un circuit thermo-électrique offrant deux soudures
dont l'une est chauffée, on a cherché quel est le métal qui envoie de l'électricité positive ou qui se montre positif par rapport
à l'autre qui est négatif ; on reconnaît par l'expérience que
chaque métal de la table suivante est positif par rapport à celui
qui le suit.

Antimoine.	Or.
Fer.	Platine.
Argent.	Mercure.
Zinc.	Maillechort.
Cuivre.	Bismuth.

Ainsi compose-t-on un circuit de fer et de cuivre, l'une des
oudures chauffée fournit les deux électricités, l'électricité posi-
ive sur le fer, la négative sur le cuivre.

Piles thermo-électriques. — Si l'on réunit en série des élé-
léments thermo-électriques, l'intensité et la force électro- mo-
rice du courant sont multipliées par le nombre des éléments. On
mploie beaucoup dans l'étude de la chaleur rayonnante eu

pile thermo-électrique due à Nobili (fig. 364), composée de trente
éléments environ, qui sont de petits barreaux de bismuth et
d'antimoine; le premier barreau de bismuth est soudé à l'antimoine, ce métal est soudé au bismuth de l'élément suivant;
toutes les soudures de rang impair sont d'un côté, toutes celles
de rang pair sont de l'autre; la pile est disposée dans un tube
cylindrique ou dans un tube dont la section est un carré. Les
extrémités, l'une de bismuth, l'autre d'antimoine, sont unies aux
fils d'un galvanomètre à aiguilles astatiques dont le fil est gros et

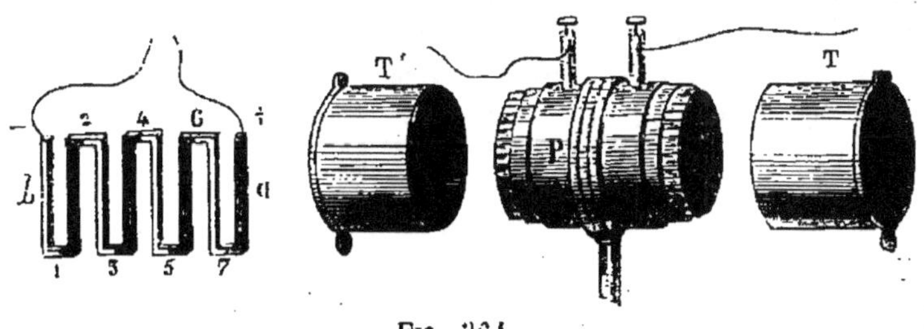

Fig. 364.

Pile de Nobili; — *b*, bismuth; *a*, antimoine; 1, 3, 5, 7, soudures impaires; P, pile
enchâssée dans un cylindre creux; T et T', tambours qui servent à recouvrir les faces
de la pile.

fait un petit nombre de tours, cinquante par exemple. En approchant la main à une certaine distance de l'une des faces de
la pile, on voit dévier immédiatement l'aiguille aimantée; si
l'on touche l'une des faces de la pile avec un corps plus chaud
que l'atmosphère, de même l'aimant se met en mouvement.
M. Tyndall fait dans ses cours un grand usage de ce thermomètre différentiel très-sensible.

Nous verrons plus tard comment on gradue cette pile thermo-
électrique pour qu'elle puisse servir à mesurer les quantités de
chaleur envoyées à l'une de ses faces.

Pile thermo-électrique de M. Becquerel. — M. Becquerel a fait
construire par M. Ruhmkorff une pile thermo-électrique composée de barreaux de sulfure de cuivre fondu et de maillechort
(alliage de nickel, de cuivre et de zinc); le sulfure de cuivre
est positif par rapport à l'alliage; pour former la pile, les barreaux de sulfure de cuivre sont enchâssés dans des garnitures
en maillechort d'un côté, et disposés verticalement (fig. 365); à
la partie supérieure, toutes les garnitures en alliage présentent
un prolongement horizontal placé au-dessus d'un tuyau à gaz
percé de trous; en allumant le gaz, on chauffe toutes ces plaques
de métal et par conductibilité les soudures correspondantes;

baque soudure chaude est unie à la soudure froide de l'élé-
ent suivant.

Les éléments sont fixés de chaque côté d'une traverse de bois;
deux bornes sont les pôles de la pile.

Si la différence de température des soudures est 400°, huit
éléments de cette pile ont la même force électro-motrice qu'un
élément de Daniell.

On peut avec cette pile, dont les barreaux de sulfure de cuivre
offrent une certaine résistance, produire des décompositions
chimiques, faire rougir un fil de platine, faire marcher un
appareil d'induction servant à des applications médicales, etc.

Pendant que la pile fonctionne, le sulfure de cuivre ne change
pas de poids, et par suite on produit de l'électricité par la chaleur seule et non point par action chimique.

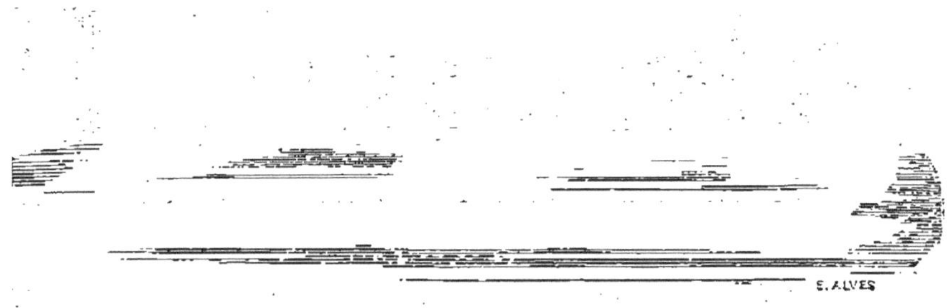

Fig. 335.

Pile thermo-électrique de M. Becquerel.

Aiguilles thermo-électriques. — M. Becquerel a fait connaître
l'usage que l'on peut faire d'aiguilles thermo-électriques pour
mesurer des températures, et nous avons vu qu'il employa ces
instruments pour étudier la chaleur animale.

Les aiguilles thermo-électriques reçoivent des formes très-
diverses, selon le but qu'on se propose d'atteindre, mais toujours
elles sont formées de métaux différents et présentent deux
soudures, dont une seule est chauffée; on ferme le circuit par un
galvanomètre.

Nous avons vu que Dutrochet a employé des aiguilles courbes
à soudure terminale (page 238, figure 185).

Graduation des aiguilles thermo-électriques. — Quelle que soit

la forme des aiguilles, il faut les graduer avant de les mettre en
usage, c'est-à-dire mesurer la déviation de l'aiguille du galvanomètre qui correspond à des différences déterminées de température entre les soudures.

Soient deux aiguilles de fer et de cuivre à soudure terminale,
les extrémités fer sont unies par des pinces et un fil du même

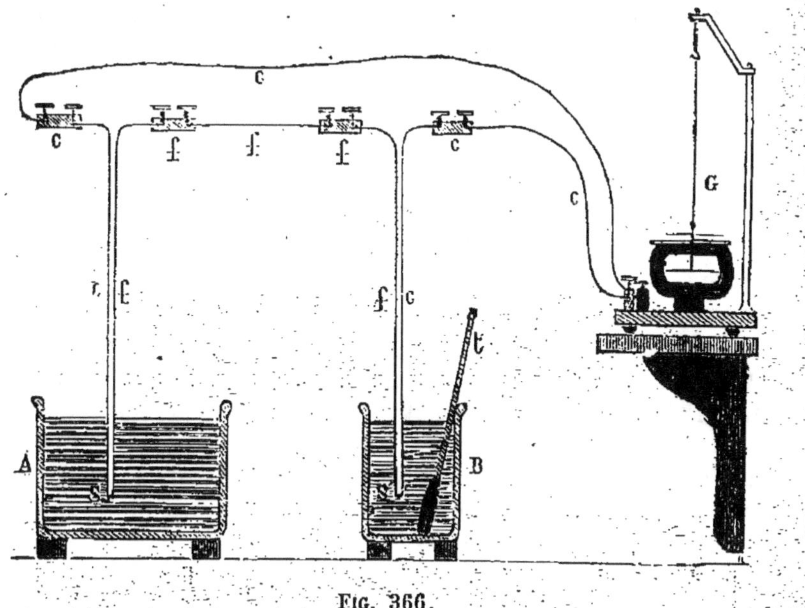

FIG. 366.

Graduation d'aiguilles thermo-électriques à soudure terminale.

métal (fig. 366), les extrémités cuivre sont réunies par des pinces de cuivre aux fils du galvanomètre G, placé sur une console
fixée au mur, dont les aiguilles astatiques sont toujours soutenues de la même manière.

L'une des soudures S est plongée dans un vase A contenant
beaucoup d'eau ; la température de ce bain varie fort peu pendant la journée surtout si l'on opère dans une salle exposée au
nord ; l'autre soudure S' est plongée dans un vase B plus petit
plein d'eau, dont la température sera plus ou moins élevée par
des additions convenables d'eau chaude ou d'eau froide. Un
thermomètre t divisé en dixièmes de degré placé de temps eu
temps dans le premier bain fera reconnaître sa température
peu variable qui sera notée ; le même thermomètre placé à
demeure dans le second bain indiquera la température de l'eau
qu'il faut agiter souvent.

Le circuit étant interrompu, on voit à quel degré s'arrête l'aiguille du galvanomètre ; puis on ferme le circuit, si l'eau est à la même température dans les deux bains, l'aiguille reste immobile. On ajoute de l'eau chaude dans le vase B, après l'agitation avec une lame de bois, on note le degré du thermomètre et la déviation permanente de l'aiguille du galvanomètre ; il est bon de faire deux lectures avant d'ajouter une nouvelle portion d'eau chaude. On dresse ainsi une table de graduation, qui indique les déviations et les différences de température correspondantes ; l'expérience montre que l'angle de déviation est proportionnel à la différence de température des soudures, toutes les fois que cet angle ne dépasse pas 25°.

Avec des aiguilles construites par M. Ruhmkorff, pour une différence de température de un degré dans les soudures, j'ai observé une déviation de 20° de l'aiguille du galvanomètre.

Le sens de la déviation indique quelle est la soudure la plus chaude.

Lorsqu'au lieu de mesurer des différences de température, on veut obtenir le degré de température d'un milieu, il faut maintenir l'une des soudures dans un bain dont la température fixe est donnée par un thermomètre, et si l'autre soudure est placée dans un milieu plus chaud ou plus froid, le sens et la grandeur de la déviation indiquent ce qu'il faut ajouter ou retrancher à la température fixe du bain.

Dans les recherches sur la chaleur animale, on place quelquefois l'une des soudures avec le réservoir d'un thermomètre sensible dans la région sublinguale dont la température est à peu près constante.

SECTION III.

APPLICATIONS DE L'ÉLECTRICITÉ A LA PHYSIOLOGIE ET A LA MÉDECINE.

—

CHAPITRE PREMIER

APPAREILS EMPLOYÉS EN ÉLECTRO-PHYSIOLOGIE.

Pour étudier les courants électriques dont les muscles et les nerfs sont le siége, il est nécessaire de mettre les tissus en communication avec un galvanomètre très-sensible établi sur une console fixée au mur ; mais on ne peut placer les extrémités métalliques du fil au contact des tissus animaux, imprégnés de liquides ; quel que soit le métal employé, si l'on applique même des lames de platine, on observe toujours un courant dans un sens ou dans l'autre qui s'ajoute au courant propre du tissu ou s'en retranche et apporte du trouble dans l'observation.

Si l'on plonge même dans l'eau distillée deux lames de platine unies à un galvanomètre assez sensible, on observe une déviation de l'aiguille aimantée.

Électrodes sans polarisation. — M. J. Regnauld a découvert, comme nous l'avons dit, que des plaques de zinc amalgamé, plongées dans une dissolution de sulfate de zinc pur, ne donnent aucun courant ; si elles sont unies avec les deux pôles d'une pile, elles ne se polarisent pas ; et si on les réunit ensuite avec les fils d'un galvanomètre on n'observe point de déviation.

On emploie toujours des vases conducteurs formés de zinc et

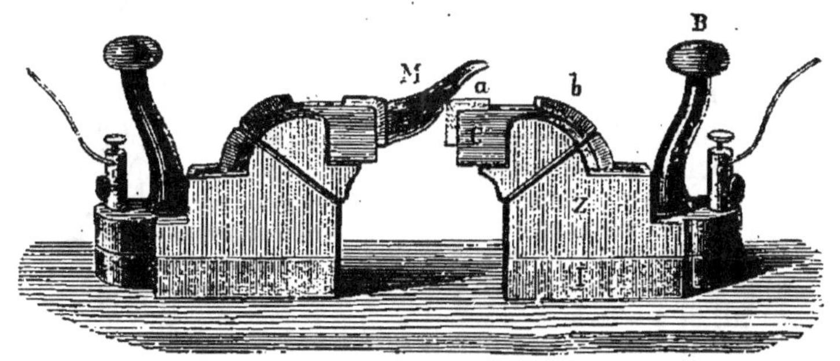

Fic. 367.

Vases conducteurs employés pour observer le courant musculaire ou nerveux.

de sulfate de zinc pour étudier l'électricité fournie par les muscles et par les nerfs.

M. du Bois-Reymond donne à ces vases conducteurs une forme particulière ; sur un pied de substance isolante I (fig. 367) est fixé un vase de zinc fondu Z creusé d'une cavité que l'on remplit d'une solution de sulfate de zinc après qu'on a bien amalgamé la surface intérieure ; un coussin C formé d'un grand nombre de feuilles de papier à filtre est plongé dans la solution saline, dont il s'imbibe rapidement ; deux bords latéraux saillants et un bouclier *b* fixé par un ruban de caoutchouc maintiennent le coussin qui présente une surface supérieure horizontale, et une tranche verticale. Le vase de métal porte en outre une double pince qui sert à fixer des fils, et un manche B qui permet de le déplacer facilement.

On dispose l'un vis-à-vis l'autre deux vases conducteurs semblables dont les pinces sont unies aux fils d'un galvanomètre ; si l'on approche les deux tranches jusqu'au contact, le circuit est fermé, et l'aiguille aimantée reste au zéro.

Avant de disposer un muscle ou un nerf sur les coussins, on les recouvre d'une couche mince d'argile blanche a (kaolin) broyée avec une solution contenant 1 pour 100 de sel marin, qui n'exerce point d'action sur les tissus animaux, tandis que la solution de sulfate de zinc les altère rapidement.

Il faut toujours s'assurer avant d'employer ces électrodès, que s'ils sont rapprochés jusqu'au contact, l'aiguille aimantée du galvanomètre avec lequel ils communiquent ne dévie pas.

Clef de M. du Bois-Reymond. — Pour ouvrir ou pour fermer un courant, on peut employer simplement un vase contenant du mercure ; on coupe l'un des fils que doit traverser l'électricité, un bout est maintenu dans le métal ; si l'autre bout est plongé

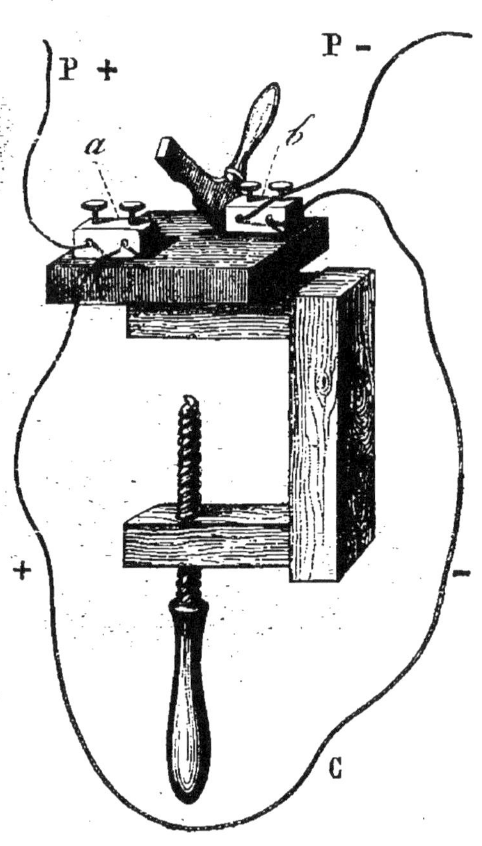

FIG. 368.

Levier-clef de du Bois-Reymond.

dans le mercure, le courant est fermé, s'il est enlevé, le courant est ouvert. M. du Bois-Reymond a imaginé un appareil auquel il a donné le nom de clef et qui est plus commode pour fermer et ouvrir un courant. Sur une plaque de caoutchouc durci, substance isolante (fig. 368), sont fixées deux bornes de laiton a et b présentant chacune deux vis; un levier métallique mobile autour d'un axe de métal fixé a la borne b peut être soulevé ou abaissé à l'aide d'un manche d'ivoire: ce levier abaissé vient toucher la borne a, établit une communication entre les fils d'une pile fixés aux bornes et le circuit est fermé; le levier est-il élevé, le courant est interrompu.

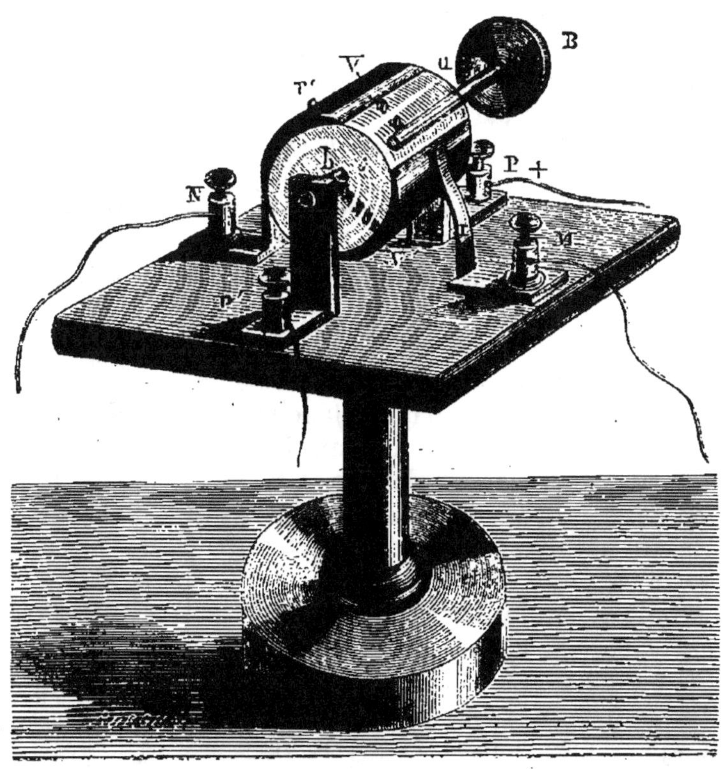

FIG. 369.

Commutateur de M. Ruhmkorff.

Il est souvent utile de réunir les deux bornes par un circuit conducteur C offrant une certaine résistance, contenant par exemple un galvanomètre; les deux pôles d'une pile sont aussi attachés aux doubles pinces: dans ce cas, la clef étant soulevée, le courant est forcé de traverser le circuit C; si l'on abaisse la clef, le levier métallique offre une si faible résistance que toute l'électricité le traverse et qu'une quantité insignifiante parcourt le fil de dérivation C.

Commutateur de M. Ruhmkorff. — Parmi les commutateurs qui

sont employés pour changer à volonté le sens des courants, l'un des plus simples et des plus commodes est celui de M. Ruhmkorff : Un cylindre formé d'une substance isolante, de verre, par exemple (fig. 369), est traversé par un axe métallique interrompu en son milieu, dont les extrémités a et b pénètrent dans deux tourillons métalliques munis chacun d'une borne qui reçoit l'un des pôles de la pile ; deux demi-viroles de métal v,v', isolées, qui recouvrent une partie de la surface du cylindre sont maintenues par des vis, l'une v en communication avec la partie a de l'axe ou avec le pôle positif, je suppose ; l'autre v' est unie avec la partie b de l'axe ou avec le pôle négatif P' : Deux ressorts r et r' portés par des bornes métalliques M et N, qui reçoivent les fils par lesquels on veut faire passer le courant, appuient sur la surface du cylindre ; on tourne un bouton fixé à l'axe du commutateur ; la virole v envoie au ressort r qui la touche de l'électricité positive ; si au contraire le ressort r appuie sur la virole v', comme le montre la figure, il reçoit de l'électricité négative et le sens du courant est changé.

Le courant est interrompu si l'on tourne le bouton de manière que les ressorts ne touchent pas les viroles.

Pince électrique. — Lorsque l'on veut exciter par l'électricité des nerfs ou des muscles, dans les expériences de physiologie, on emploie une pince (fig. 370) dont les branches sont deux lames métalliques terminées d'un côté par un fil ou par une petite lame de platine, de l'autre présentant une ouverture qui peut

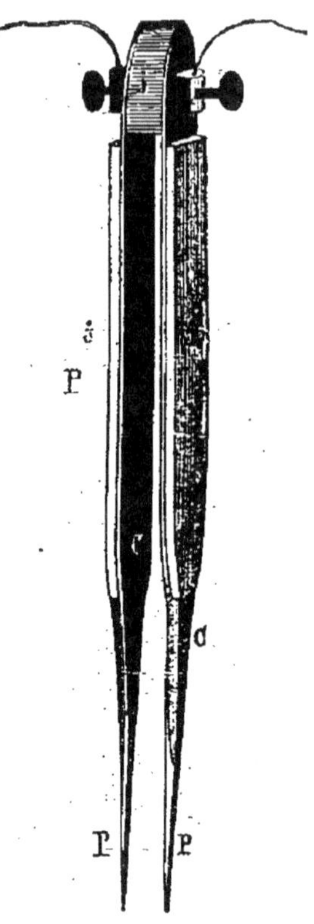

FIG. 370.

Pince électrique à bouts de platine.

recevoir un fil conducteur maintenu serré par une vis ; les deux branches, isolées avec soin par une lame d'ivoire, sont unies aux pôles d'une pile ou d'un appareil d'induction, et les deux mors de la pince recouverts d'ivoire sont appliqués sur les tissus que l'on veut électriser.

CHAPITRE II

COURANT MUSCULAIRE, COURANT NERVEUX.

Courant musculaire. — M. Du Bois-Reymond a découvert l'existence d'une force électro-motrice dans les muscles et dans les nerfs, qui agit sans cesse tant que le tissu animal n'est point modifié et qui sépare les deux électricités; l'électricité positive se rend sur la surface extérieure du muscle, la négative sur une surface de section naturelle qui est représentée par le tendon du muscle, ou sur une section artificielle faite perpendiculairement à la directi n des fibres. Par suite si l'on réunit la surface extérieure au tendon par un arc conducteur, on obtient un courant dirigé de la surface extérieure au tendon dans l'arc extérieur.

Pour démontrer ce phénomène, on emploie les électrodes sans polarisation communiquant avec un galvanomètre sensible; on détache un muscle de grenouille, par exemple un muscle vaste externe de la cuisse, la section artificielle est placée au contact de l'un des coussins recouvert de la couche d'argile imbibée de sel, la surface extérieure est appliquée sur l'autre coussin (fig. 367, page 496) aussitôt l'aiguille du galvanomètre dévie de 90°, le sens de la déviation qui reste constante indique que la surface extérieure est positive par rapport à la section.

Il est probable que l'existence de la force électromotrice est liée aux phénomènes d'oxydation qui se passent dans le muscle.

On observe de même un courant, si au lieu d'appliquer une section transversale artificielle, on applique sur les coussins le tendon qui représente la section transversale naturelle; l'expérience montre que toujours la surface longitudinale des fibres est positive par rapport à la section.

Si nous considérons une portion de fibre musculaire isolée, la surface extérieure se montrera de même positive par rapport à sa section.

M. du Bois-Reymond a étudié avec beaucoup de soin les phénomènes nombreux qui se rattachent à l'existence du courant musculaire, il a pu, par l'emploi de tubes conducteurs fermés par un bouchon d'argile effilé, renfermant une lame de zinc plongée dans une solution de sulfate de zinc et communiquant avec un galvanomètre, étudier la distribution des électricités sur des points différents et rapprochés d'un muscle. Si l'on représente cet organe par un cylindre droit à base circu-

laire (fig. 371), quand on touche deux points *a* et *b* également
éloignés du centre de la section, ou d'une ligne circulaire obtenue par la rencontre d'un plan perpendiculaire au milieu de
l'axe avec la surface extérieure (points symétriques), on n'observe pas de courants ; si au contraire on touche deux points *a* et *c*
inégalement éloignés du centre de la section ou de cette circonférence (points insymétriques), on observe un courant dans
l'arc extérieur, mais qui est toujours plus faible que le courant musculaire proprement dit.

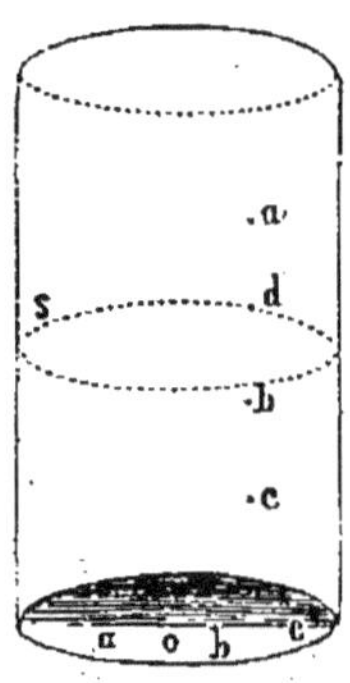

FIG. 371.

Cylindre droit à base circulaire
représentant un tronçon de muscle.

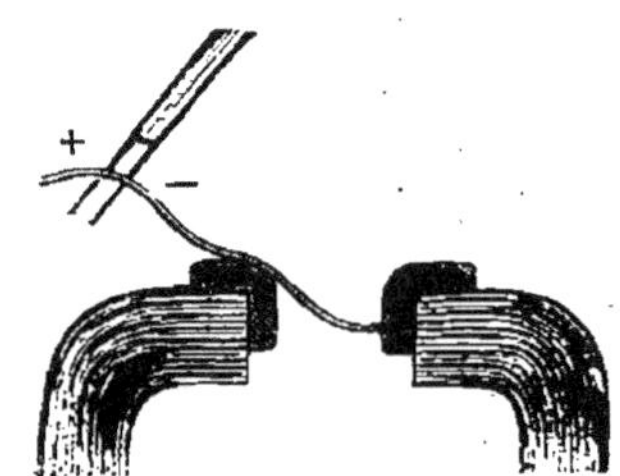

FIG 372.

Disposition de l'expérience qui sert à
démontrer l'état électrotonique d'un nerf.

Courant nerveux. — Lorsqu'on dispose un tronçon de nerf de
la même manière que le muscle entre les deux coussins, on
observe un courant tout à fait semblable pour la direction à
celui d'un muscle, c'est-à-dire un courant qui de la surface
longitudinale positive se rend par le circuit extérieur à la surface de section artificielle négative.

Le courant du nerf sciatique de la grenouille dévie moins l'aiguille aimantée qu'un muscle du même animal qui offre des
dimensions transversales plus grandes.

État électrotonique d'un nerf. — Lorsqu'un long tronçon de nerf
sciatique est placé ainsi entre les deux surfaces d'argile qui re-
vêtent les coussins (fig. 372), si l'on relève une des extrémités du
nerf et qu'on la place sur deux lames de platine qui communiquent avec les deux pôles d'une pile constante (pince électrique),
le courant du nerf est modifié, la déviation de l'aiguille aimantée
augmente pour une certaine direction du courant constant
entre les points touchés, elle diminue quand on change la direction de ce courant.

L'état du nerf ainsi modifié découvert par M. du Bois-Reymond a reçu de lui le nom *d'état électrotonique.*

CHAPITRE III.

ACTION DE L'ÉLECTRICITÉ SUR LES NERFS ET SUR LES MUSCLES ISOLÉS.

Action d'un courant faible. — Pour rechercher l'action d'un courant faible, du courant d'un élément de Daniell, par exemple, sur les nerfs moteurs, on place sous les nerfs lombaires d'une grenouille (fig. 373) une lame de gomme laque, puis entre les nerfs et la substance isolante les fils de platine d'une pince électrique

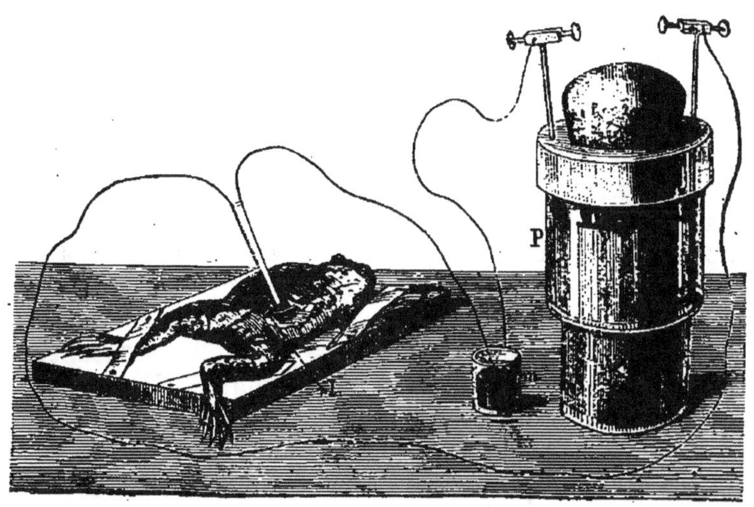

FIG. 373.

Excitation d'un nerf moteur par un courant faible et constant.

qui reçoit les pôles de l'élément, on introduit dans le circuit une clef ou une petite capsule de mercure, et si l'on veut un commutateur; dès qu'on ferme le circuit, le courant passe, les muscles auxquels se rendent les nerfs lombaires se contractent aussitôt; pendant le passage du courant et au moment où il est interrompu, on n'observe aucun phénomène. Si le sens du courant est changé, il en est de même, une contraction a lieu seulement lors de la *fermeture du circuit.*

Si l'on agit de la même manière sur un muscle isolé, on

constate les mêmes phénomènes, une contraction au moment
où le courant est fermé ; on s'est demandé par suite si l'excitant électrique porté sur les fibres musculaires n'agit pas sur elles
par l'intermédiaire des nerfs. M. Claude Bernard a démontré
que la contractilité est une propriété du muscle indépendante
de son union avec le nerf ; sur des animaux empoisonnés par le
curare, les nerfs moteurs excités par un courant ne comman-
dent plus aux muscles qui restent immobiles, tandis que le
courant appliqué sur les muscles eux-mêmes, à l'aide de la pince
électrique, les fait entrer en contraction.

Action d'un courant énergique. — Lorsqu'on excite des nerfs
avec le courant de plusieurs éléments, par exemple si l'on
répète l'expérience représentée par la figure précédente en prenant quatre éléments de Grove, et une pince terminée par deux
lames de platine qui, touchant les nerfs lombaires par un plus
grand nombre de points, laisseront passer plus d'électricité, on
observe une contraction à l'ouverture et à la fermeture du courant ; il n'y a point de contraction pendant le passage du courant ; mais des phénomènes d'électrolisation sur lesquels
M. Matteucci a récemment appelé l'attention ont lieu tant que le
courant est maintenu ; les dissolutions salines qui imbibent le
tissu du nerf sont décomposées, la base se porte au pôle négatif,
l'acide au pôle positif, et des bulles gazeuses se dégagent à
chaque pôle. Il suffit d'approcher un papier de tournesol bleu
des points par lesquels entre le courant pour le voir rougir, un
papier rouge bleuit sur les points par lesquels le courant sort ;
les deux lames de platine se polarisent comme elles le feraient
dans toute décomposition électrolytique, et si détachant les pôles
de la pile on unit les branches de la pince électrique laissée en
place aux extrémités d'un galvanomètre, on observe une déviation énergique qui est due à la polarisation des électrodes.

Après avoir parlé de la pile de Volta, nous avons vu que l'on
obtient facilement sur l'homme des commotions lorsqu'on ferme
et lorsqu'on ouvre le courant, ce qui est tout à fait d'accord
avec ce que l'on observe quand on excite un nerf moteur ou un
muscle isolé par un courant fourni par plusieurs éléments ;
nous avons reconnu de plus que pendant le passage du courant,
on éprouve une sensation de chaleur.

Action des courants d'induction. — Les courants induits exercent sur les nerfs et sur les muscles des actions physiologiques
plus intenses que les courants constants ; on touche un nerf
moteur avec les mors d'une pince dont les branches communiquent avec les extrémités de la bobine mobile de l'appareil à

chariot; dès qu'on fait marcher l'appareil, le nerf excité fait contracter le muscle qui entre en tétanos à la suite d'excitations violentes et fréquemment répétées. Pour faire varier l'intensité de l'excitation, il suffit d'éloigner ou de rapprocher le chariot mobile de la bobine fixe.

Excitations intermittentes. — Il peut être utile de produire des contractions intermittentes d'un muscle à des intervalles réguliers; on y arrive à l'aide d'un métronome. Par un obstacle convenable, on empêche les oscillations du ressort de l'appareil d'induction; les extrémités de la bobine induite sont attachées à la pince qui est placée sous le nerf qui commande au muscle; les bouts du fil de la bobine inductrice sont unis aux pôles d'une pile par des fils sur le trajet desquels on place un métronome M (fig. 374), appareil employé en musique pour battre la mesure; les pièces métalliques du mouvement d'horlogerie communiquent avec l'un des pôles de la pile, le pôle positif a, par exemple, un fil b uni à l'autre pôle plonge dans une capsule pleine de mercure; on fixe au pendule du métronome un fil de platine dont l'extrémité recourbée vient toucher la surface du mercure quand la tige est verticale; on fait osciller ce pendule soixante fois par minute, je suppose; au milieu d'une oscillation le courant inducteur est fermé, au milieu de l'oscillation suivante il est rompu, ainsi toutes les secondes il se produit dans le circuit de la bobine mobile un courant induit qui traverse le nerf et qui fait contracter le muscle.

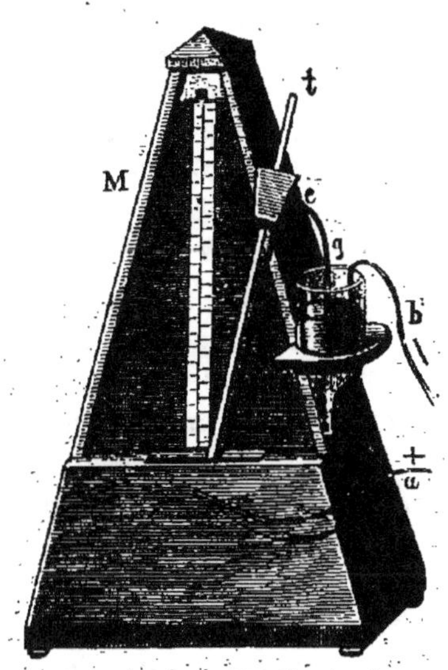

Fig. 374.

Métronome disposé pour établir et pour interrompre un courant à des intervalles de temps déterminés.

C'est par une disposition analogue, en remplaçant le métronome par la clef du télégraphe de Morse, que l'on peut faire naître des courants induits en des moments bien déterminés. Ainsi dans la mesure de la vitesse avec laquelle un nerf transmet au muscle l'excitation qu'il reçoit, la clef de Morse inscrit un trait sur un cylindre tournant au moment précis où l'on interrompt le courant inducteur (page 310, fig. 222).

CHAPITRE IV.

APPLICATIONS MÉDICALES DE L'ÉLECTRICITÉ.

Rhéophores employés.—Lorsque l'on veut appliquer l'électricité, principalement les courants induits, sur le corps de l'homme, on emploie des rhéophores de forme différente, suivant les effets que l'on veut produire; on se sert ou de plaques métalliques de différentes grandeurs, ou de cylindres creux de métal contenant des éponges humectées d'eau ordinaire ou d'eau salée, ou bien des pinceaux de fils métalliques. Ces excitateurs sont attachés aux extrémités de la bobine induite de l'appareil à chariot que nous avons décrit (page 487, fig. 360).

Excitation des nerfs sensibles de la peau. — On se propose souvent de produire une excitation par l'électricité des nerfs superficiels de la peau, nerfs de sentiment, sans que l'excitant agisse sur les parties plus profondes, c'est-à-dire sur les nerfs moteurs et sur les muscles. On doit à M. Duchenne (de Boulogne) d'avoir indiqué les conditions dans lesquelles il est possible d'agir spécialement sur les nerfs sensibles superficiels, ou sur des muscles isolés, ou sur plusieurs muscles à la fois.

Supposons qu'on prenne comme électrodes des courants d'induction deux fils métalliques appliqués en deux points sur l'épiderme sec, ce revêtement de la peau est mauvais conducteur de l'électricité; entre les deux électrodes le courant suit la même marche que dans un corps médiocrement conducteur, il se propage en ligne droite et en courbes qui se terminent aux mêmes points; parmi les courants dérivés, ceux qui se propagent ligne droite sont les plus intenses; les courants sont fort affaiblis par la grande résistance qu'offre l'épiderme; c'est aux points d'application des électrodes que passe à la fois la plus grande quantité d'électricité, c'est là que l'action sur les nerfs sera la plus énergique. Mouillons l'épiderme avec de l'eau salée, il devient aussitôt meilleur conducteur, la résistance offerte aux courants est moindre, les courants induits sont plus intenses; c'est aux points d'application des électrodes et sur la ligne droite qui les joint que les actions physiologiques sont les plus énergiques.

Pour exciter les nerfs de la peau, on emploie comme électrodes un large cylindre de métal creux contenant une éponge imbibée d'eau que l'on applique sur une surface de la peau voisine de celle que l'on veut exciter; puis, comme seconde électrode, on se sert d'un pinceau de fils métalliques que l'on promène légèrement sur l'épiderme sec; il se produit alors une vive excitation des nerfs cutanés [sensibles, et les muscles ne se contractent pas dans ces conditions; les courants qui entrent par une foule de points, par tous les fils métalliques, trouvent dans l'épiderme sec une grande résistance, puis se répandent après avoir traversé l'épiderme sur la surface étendue de l'autre électrode; les courants dérivés ne peuvent avoir assez d'intensité pour exciter les nerfs et les muscles situés sous la peau.

Excitation des muscles. — M. Duchenne donne à la méthode d'excitation des muscles le nom de *faradisation localisée*, parce que c'est à M. Faraday que nous devons la connaissance des courants d'induction. Pour produire cette excitation, il faut conduire les courants induits dans les parties profondes sous-cutanées, rendre par conséquent l'épiderme aussi bon conducteur que possible, et faire passer les courants par une section assez étroite pour qu'ils conservent une intensité telle que les muscles se contractent. Pour satisfaire le mieux possible à ces conditions, on applique au-dessus du muscle que l'on veut faire contracter une électrode toute semblable à celle qui vient de servir, c'est-à-dire formée d'un cylindre de métal large contenant une éponge imbibée d'une solution de sel marin; à une petite distance de celle-ci, on applique sur la peau humectée un petit cylindre garni aussi d'une éponge; supposons que les courants entrent au-dessous de cette électrode, ils pénètrent par la peau humide jusque dans le muscle placé au-dessous, puis se rendent par son tissu jusqu'à la première électrode; c'est au-dessous du petit cylindre que l'électricité fournie par les courants est plus condensée, aussi ce lieu d'application nous présente les parties du muscle qui se contractent le plus énergiquement.

Lorsqu'on veut exciter un muscle entier, il est préférable d'agir sur le tronc nerveux qui s'y ramifie, et pour faire contracter plusieurs muscles de porter l'excitation sur le tronc nerveux qui les anime tous. Il y a des points sur lesquels doit être appliquée la petite électrode qui doit rester voisine de la grande : ces points d'élection sont ceux où les nerfs pénètrent dans les muscles.

Pour exciter un nerf, il faut tâcher d'appliquer les électrodes que l'on peut prendre toutes deux petites, dans les régions du corps où il est le plus superficiel.

Emploi des excitations électriques dans la paralysie. — Nous ne pouvons pas entrer ici dans le détail des cas nombreux qui réclament l'emploi de l'électricité; citons seulement un exemple qui se présente assez souvent dans la pratique. Supposons qu'un membre soit paralysé, les muscles n'obéissent plus à l'ordre de la volonté ; si nous abandonnons ces organes à eux-mêmes, ils pourront rester longtemps dans l'inactivité, éprouver la dégénérescence graisseuse, et si la paralysie du nerf vient à guérir, les fibres modifiées ne peuvent plus obéir à l'ordre des nerfs ; il est très-utile alors de faire chaque jour contracter les muscles du côté paralysé à l'aide de l'appareil d'induction ; ainsi on évite l'altération du tissu.

Galvanocaustique. — On emploie fréquemment en chirurgie depuis plusieurs années une méthode de cautérisation des tissus à l'aide d'un fil de platine porté au rouge par un courant électrique ; cette manière d'opérer offre plusieurs avantages : on peut l'employer à une grande profondeur ; un fil peut être maintenu longtemps au rouge incandescent ; on peut exciser par le fil rouge des parties situées profondément sans craindre d'hémorrhagie.

M. Middeldorpff a imaginé un lacs galvanocaustique qui permet, par exemple, d'exciser un polype laryngien ; un fil de platine dont les extrémités passent dans deux tubes de cuivre isolés l'un de l'autre par de l'ivoire (fig. 375) forme une anse de fil qu'il faut introduire à la base de la tumeur et serrer autour. En fixant les pôles d'une pile aux extrémités A et B des tiges de cuivre, on fait passer un courant assez énergique pour porter le fil à l'incandescence, puis on diminue peu à peu la grandeur de l'anse en tirant sur les extrémités du fil de platine enroulées sur deux barillets b et b'.

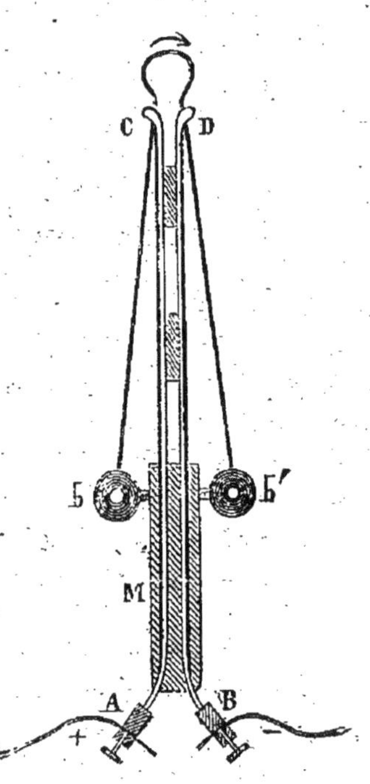

Fig. 375.

Appareil employé pour pratiquer la cautérisation à l'aide d'un fil rougi par un courant.

On peut employer une pile de Bunsen dont on prend plusieurs éléments à grande surface ; il faut alors faire monter la pile en dehors de la salle d'opérations, pour éviter les vapeurs acides. On peut aussi avec avantage se servir de la pile de Grenet qui est énergique et qui ne donne point de vapeurs.

Galvanopuncture. — On a réussi par l'électrolyse du sang contenu dans un sac anévrysmal, à l'aide d'un courant constant, à obtenir l'oblitération du sac et par suite la guérison de l'anévrysme. L'électrode négative, plaque de métal garnie d'une éponge, est placée au-dessus de l'artère sur la peau humide; une aiguille fine d'argent vernie jusque près de son extrémité est enfoncée dans les tissus de manière qu'elle pénètre dans l'intérieur du sac anévrysmal; on unit cette aiguille au pôle positif d'une pile de Grove de dix éléments de petite dimension, et l'on comprime l'artère au-dessus du sac; les sels du sang sont décomposés, au pôle positif se portent les acides, là un caillot se forme qui remplit peu à peu la cavité de l'anévrysme.

Applications du courant constant. — Les courants constants dont l'emploi en médecine avait cessé après la découverte des courants d'induction, ont été appliqués de nouveau à la thérapeutique par Remak, en Allemagne, et Hiffelsheim en France. La modification la plus importante apportée par eux consiste dans l'emploi de piles à courant constant (éléments de Daniell, de Remak, de Marié-Davy), disposées de manière à fournir une tension électrique assez forte et à ne produire qu'un travail chimique peu considérable. Il faut donc se servir d'un grand nombre d'éléments dans chacun desquels les phénomènes chimiques soient peu intenses. (Nous avons vu que le travail chimique extérieur que produit un courant est égal à celui qui a lieu dans chaque élément.) Les premières piles employées produisaient des phénomènes électrolytiques trop énergiques, et les rhéophores appliqués sur l'épiderme décomposaient les tissus.

Les courants constants et continus agissent tout autrement que les courants d'induction sur les muscles, sur les nerfs et sur la circulation. Les courants induits qui changent constamment de sens font contracter les muscles pendant tout le temps de leur passage; les courants continus, comme nous l'avons vu, ne déterminent de contractions qu'à la fermeture et à l'ouverture du circuit. Appliqués sur les nerfs isolés, les courants continus augmentent ou diminuent le courant propre du nerf (état électrotonique de M. du Bois-Reymond); appliqués de même, les courants induits font disparaître ce courant électrique du nerf. Les courants d'induction arrêtent ou tout au moins ralentissent la circulation en faisant contracter les fibres musculaires des vaisseaux. D'après MM. Legros et Onimus, les courants continus augmentent au contraire la circulation et la rétablissent lorsqu'elle est arrêtée; ils peuvent même contribuer à rétablir la respiration et la circulation suspendues par les inhalations de chloroforme. Peut-être les courants continus agissent-ils en produisant des phénomènes électrolytiques capables d'exciter vivement les éléments anatomiques.

LIVRE VI.

OPTIQUE ET CHALEUR RAYONNANTE.

CHAPITRE PREMIER.

PROPAGATION DE LA LUMIÈRE.

Certains corps tels que le soleil, les étoiles, les bougies ou les gaz enflammés sont lumineux par eux-mêmes, ils envoient aux autres corps de la lumière que ceux-ci peuvent à leur tour émettre en partie plus ou moins grande.

La lumière se propage en ligne droite. — L'expérience nous apprend que pour atteindre un but que l'œil aperçoit, nous devons suivre la ligne droite qui le joint à l'endroit que nous occupons; mais voici une démonstration directe : Tournons vers le soleil un écran ou corps opaque percé d'un trou fin; à une certaine distance, disposons un second et un troisième écran semblables; l'œil placé convenablement reçoit la lumière solaire lorsque les trous sont disposés en ligne droite; si l'un des écrans est déplacé, la lumière ne passe plus. Cette expérience peut être faite dans une chambre fermée par des corps opaques, ou *chambre noire*, qui n'offre qu'un trou par lequel on laisse entrer la lumière solaire, les poussières qui flottent dans l'air sont fortement éclairées et dessinent un faisceau terminé par des lignes droites.

On appelle rayon lumineux la ligne droite que suit la lumière.

Points lumineux. — Tout corps lumineux offre une surface plus ou moins étendue; il est souvent utile cependant de considérer à part un ou plusieurs points, qu'on appelle points lumineux, qui, n'ayant pas de dimensions, enverront des rayons simples et non pas des faisceaux de rayons.

Formation de l'ombre et de la pénombre.—Soit un point lumineux L (fig. 376) situé à une certaine distance d'un corps opaque dont la section est AB. Parmi tous les rayons que le point L envoie, il en est un qui passera par le point A, un autre passera en B ; la portion de l'espace comprise entre les lignes LAC et LBD prolongées ne recevra aucun rayon et sera dans

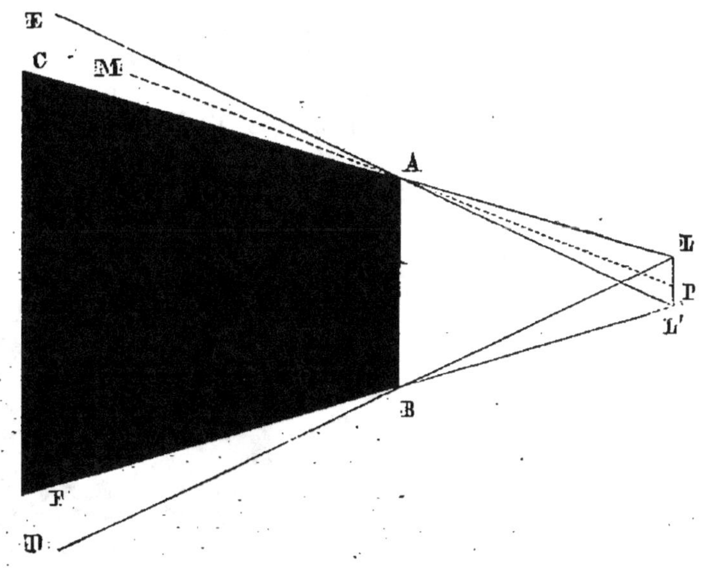

Fig. 376.

Construction de l'ombre et de la pénombre.

l'ombre. Tout point situé dans le volume limité par les lignes droites menées d'un point lumineux au bord d'un écran est dans l'ombre.

Soit un second point lumineux L' voisin du premier, l'ombre EABF de ce point ne sera pas la même que celle du premier ; une partie commune CABF sera dans l'ombre pure, mais les points situés dans la partie EAC seront dans l'ombre projetée par L' et recevront de la lumière venant de L ; ces points appartiennent à la pénombre.

Si nous supposons entre L et L' une série continue de points lumineux, il est facile de voir qu'un point M, placé dans la partie EAC, recevra un nombre de rayons lumineux d'autant plus grand qu'il sera plus voisin de la ligne EA. Ainsi la pénombre ne présente pas une teinte uniforme ; sur un écran placé derrière le corps opaque, on voit que la transition de la lumière à l'ombre pure se fait insensiblement,

Éclipses. — Lorsque la lune passe entre le soleil et la terre de manière que les centres des trois astres soient en ligne droite, il y a éclipse de soleil. La partie de la terre qui sera dans l'ombre complète s'obtiendra en menant des tangentes extérieures communes au soleil et à la lune, et la pénombre sera limitée par les tangentes intérieures à ces deux astres qui se couperont sur la ligne des centres. Pour les points de la surface de la terre qui sont atteints par le cône d'ombre, il y a éclipse totale de soleil; pour les points que rencontre le cône de pénombre, une partie du disque solaire est cachée, il y a éclipse partielle.

Images dans la chambre noire. — Si l'on pratique dans un volet de la chambre noire une ouverture étroite O (fig. 377), on

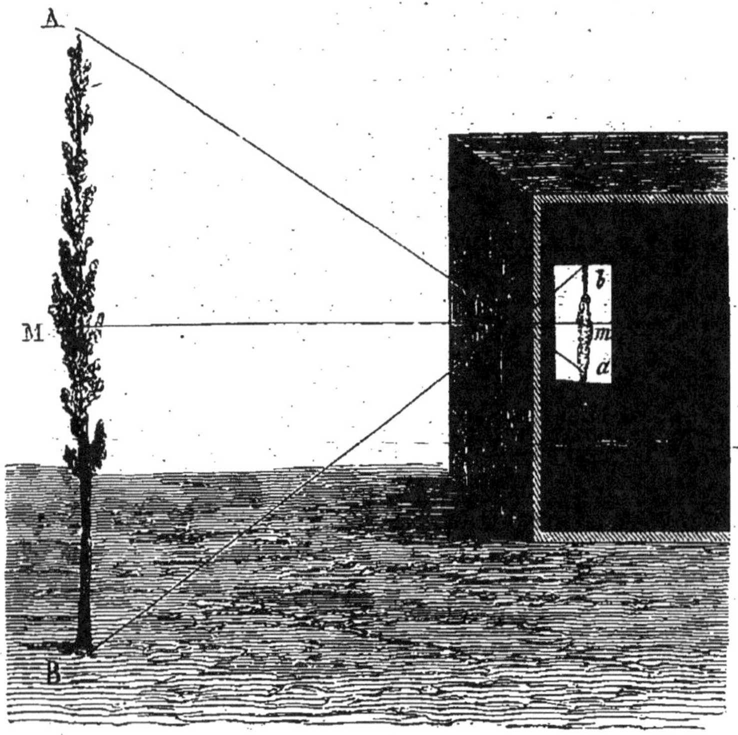

FIG. 377.

Formation des images dans la chambre noire.

aperçoit, sur un écran vertical placé à une certaine distance, l'image renversée de tous les objets extérieurs. Un objet éclairé, un arbre AB, par exemple, se trouve-t-il à l'extérieur, l'image *ab* renversée de cet objet se présente sur l'écran. L'explication du phénomène est très-simple : Parmi les rayons que le point A envoie dans tous les sens, il en est un qui arrive à l'ouverture O, qui continue son chemin en ligne droite et qui vient frapper en *a* l'écran qu'il éclaire. Le point B envoie de même un rayon BO qui rencontre l'écran en *b*. Tous les rayons s'entrecroisent au point O, d'où résulte une image renversée.

Le rapport des grandeurs de l'objet et de l'image est facile à déterminer; en effet, les triangles AOB et *aOb* sont semblables, leurs côtés homologues sont proportionnels et sont aussi dans le rapport des hauteurs OM et O*m*, on a donc : $\dfrac{AB}{ab} = \dfrac{OM}{Om}$; si la distance O*m* de l'écran à l'ouverture O est dix fois plus petite que la distance OM de l'objet au même point, la grandeur *ab* de l'image sera la dixième partie de la grandeur AB de l'objet.

Il est essentiel que l'ouverture O soit petite, car supposons qu'elle ait des dimensions notables, qu'elle possède par exemple un décimètre carré de surface, elle laissera passer une pyramide de rayons venant du point A, qui se projeteront sur l'écran dans une étendue plus grande que l'ouverture. Les points voisins du point A enverront des pyramides lumineuses semblables qui se confondront avec la première, l'image sera confuse sur l'écran par la superposition des rayons partis des différents points.

L'intensité de la lumière varie en raison inverse du carré de la distance. — Soit un objet lumineux placé au centre d'une sphère creuse dont le rayon est un mètre; toute la lumière envoyée se répand sur la surface sphérique. Sur la surface d'une sphère dont le rayon est 2 mètres, surface quatre fois plus grande, la même quantité de lumière se répand, mais alors l'unité de surface en reçoit quatre fois moins et se trouve quatre fois moins éclairée. Si la sphère avait un rayon égal à 3 mètres, la surface serait neuf fois plus grande, et l'intensité de la lumière serait neuf fois moindre. Ainsi, nous voyons par ces considérations géométriques que l'intensité de la lumière varie en raison inverse du carré de la distance. Appelons i l'intensité de la lumière envoyée par un objet, ou la quantité de lumière que reçoit l'unité de surface à l'unité de distance; à la distance d, l'unité de surface recevra une quantité de lumière égale à $\dfrac{i}{d^2}$.

Vérification expérimentale. — Une caisse de bois AB (fig. 378), divisée en deux parties égales par une cloison opaque, se termine d'un côté par un écran de papier huilé. Dans l'un des compartiments on place une bougie qui éclaire la moitié de l'écran ; dans l'autre, quatre bougies disposées sur la même ligne éclairent la seconde moitié. L'œil étant placé derrière l'écran, on fait déplacer la bougie jusqu'à ce que les deux parties soient également éclairées ; lorsque ce résultat est atteint, on reconnaît que la distance à l'écran des quatre bougies est double de celle de la

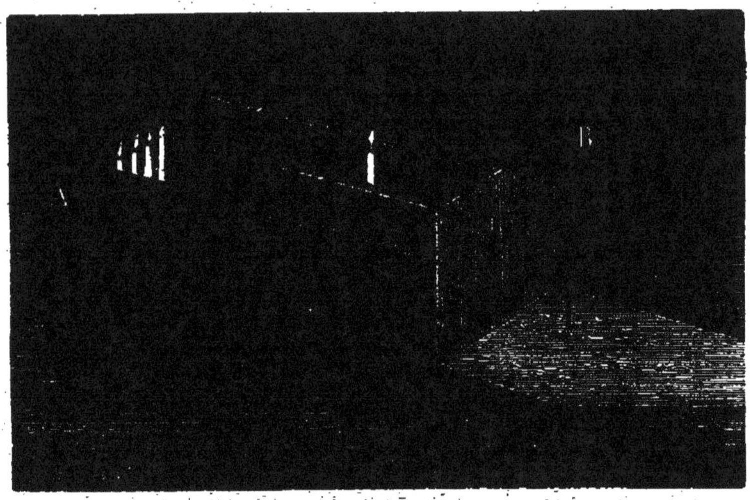

Fig. 378.

Expérience qui sert à démontrer que l'intensité de la lumière varie en raison inverse du carré de la distance.

bougie isolée. A une distance égale à 2, l'intensité de la lumière des quatre bougies est donc quatre fois plus petite que l'intensité à une distance égale à 1.

La décroissance rapide de l'intensité de la lumière avec la distance explique pourquoi il est nécessaire, dans l'éclairage des villes, d'employer un grand nombre de corps lumineux, et non pas quelques foyers de lumière intense. A un mètre de distance, l'intensité de la lumière d'une lampe électrique est très-grande, mais à une distance de 100 mètres, l'intensité devient 10 000 fois plus petite et n'est pas égale à celle d'un bec de gaz placé à quelques mètres.

Photomètre de Rumford. — Rumford a imaginé un procédé simple pour comparer les intensités des lumières artificielles dont nous nous servons.

Devant un écran de mousseline ou de papier (E, fig. 379), on place une tige verticale t. Deux lumières que l'on veut comparer, une bougie et une lampe à huile, par exemple, sont dispo-

29.

sées à une certaine distance de la tige opaque et projettent sur
l'écran deux ombres voisines. L'œil placé derrière l'écran translucide compare les deux ombres, et l'on fait déplacer l'une des
lumières jusqu'à ce que les ombres paraissent égales.

L'ombre projetée par la bougie est éclairée par la lampe,

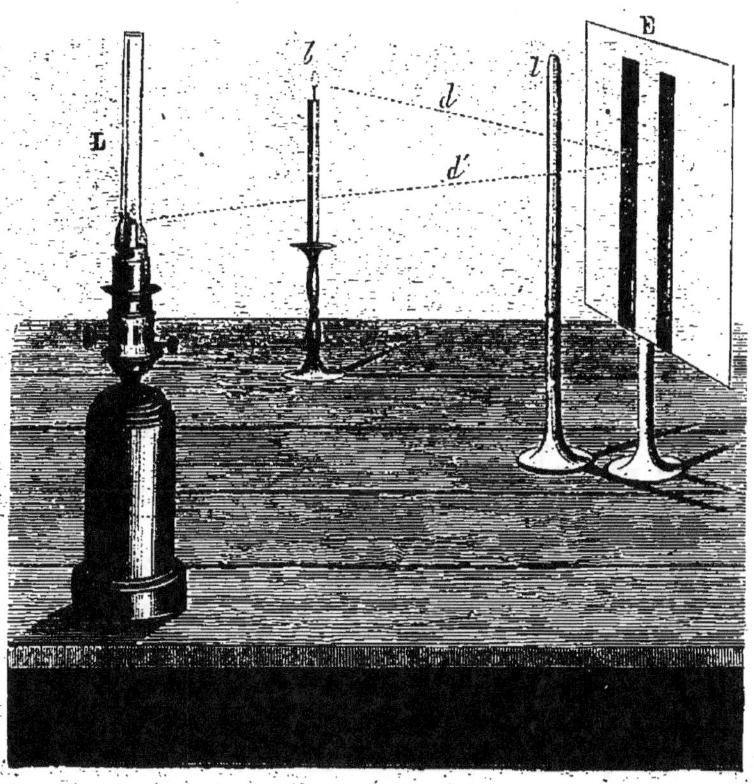

FIG. 379.

Photomètre de Rumford.

l'ombre projetée par la lampe est éclairée par la bougie, l'intensité de la lumière envoyée par l'une et par l'autre est la même
puisque les deux ombres sont identiques. Mesurons la distance d
de la bougie à l'ombre de la lampe, mesurons la distance d' de
la lampe à l'ombre de la bougie ; appelons i et i' les intensités
des deux lumières ou les quantités de lumière envoyées à l'unité
de distance, sur l'unité de surface, par la bougie et par la lampe.

L'intensité de la lumière de la bougie à la distance d est $\dfrac{i}{d^2}$, l'intensité de la lumière de la lampe à la distance d' est $\dfrac{i'}{d'^2}$; ces intensités sont égales :

$$\frac{i}{d^2} = \frac{i'}{d'^2}, \text{ d'où } \frac{i'}{i} = \frac{d'^2}{d^2}.$$

Supposons qu'en faisant l'expérience on trouve une distance d égale à 20 centimètres, une distance d' égale à 35 centimètres, on aura :

$$i' = i \times \frac{35^2}{20^2} = i \times \frac{1225}{400} = i \times 3,06 ;$$

nous dirons que l'intensité de la lumière de la lampe est trois fois plus grande que celle de la bougie.

Photomètre de M. Bunsen. — Cet appareil repose sur un principe bien simple ; on fait une tache d'huile sur une feuille de papier blanc homogène ; le papier devient plus translucide. On a reconnu que si deux lumières égales sont placées d'un côté et de l'autre à la même distance de l'écran, la tache éclairée de chaque côté avec la même intensité disparaît à la vue, et l'on ne peut plus reconnaître l'endroit qu'elle occupe.

Pour comparer entre elles deux lumières, on les place à une certaine distance, de manière que les flammes soient à la même hauteur, on dispose entre elles l'écran vertical avec la tache placée sur la ligne horizontale, qui joint les flammes. L'écran est déplacé jusqu'à ce que la tache d'huile disparaisse ; il suffit alors de mesurer les distances de l'écran à chaque lumière, et le rapport des intensités est égal au rapport des carrés des distances comme pour le photomètre de Rumford.

Vitesse de la lumière. — Rœmer, astronome, déduisit de l'observation des éclipses des satellites de Jupiter la mesure de la vitesse de la lumière, il trouva qu'elle parcourt 77 000 lieues par seconde, nombre très-grand, dont nous ne pouvons pas nous faire une idée exacte.

M. Fizeau est parvenu à mesurer cette vitesse si considérable par une expérience faite à la surface du sol ; nous donnerons le principe de sa méthode : un disque circulaire de métal mobile autour d'un axe horizontal peut recevoir un mouvement de rotation rapide. Le contour du disque offre 720 dents et autant d'intervalles égaux en largeur. Soit AB le disque auquel

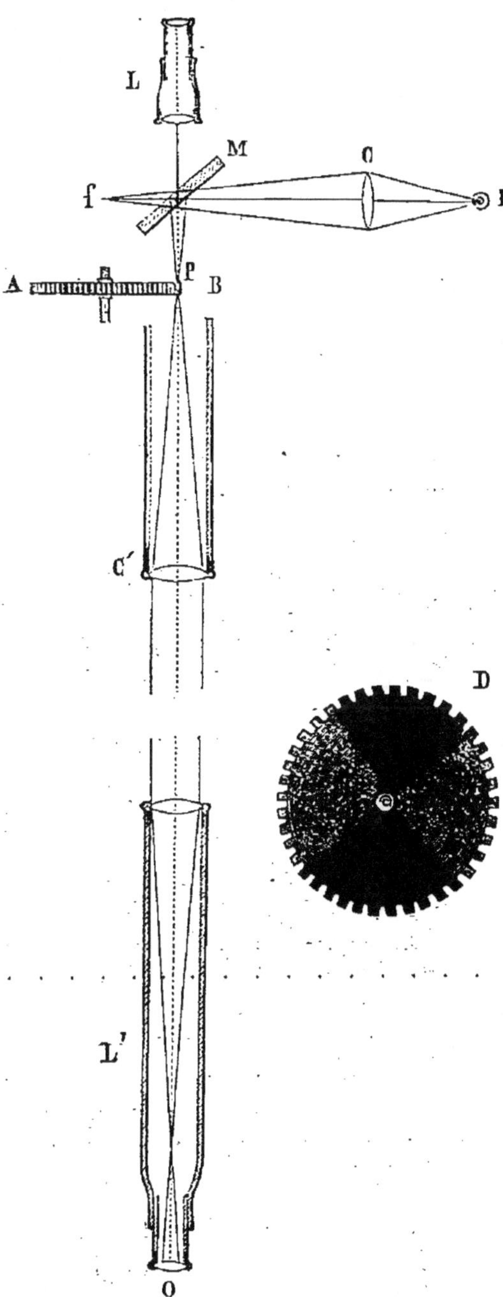

FIG. 380.

Disposition de l'appareil employé par M. Fizeau pour mesurer la vitesse de la lumière. — D, disque représenté à part.

uous avons donné un nombre de dents bien moindre, et son contour vu en dessus (fig. 380). On fait arriver au point p un foyer de rayons lumineux ; pour cela, une lampe est disposée en I, une lentille convergente C rassemble les rayons lumineux en un point f; mais un miroir plan M placé à 45° sur la direction de la ligne If ramène les rayons lumineux au point p ; ce miroir est formé d'une glace à faces parallèles non étamée ; aussi l'œil armé d'une lunette L placée derrière peut apercevoir le contour du disque. Supposons que le disque soit d'abord immobile ; les rayons lumineux qui se croisent en p au foyer principal d'une lentille convergente C' passent entre deux dents, et donnent en traversant cette lentille un faisceau de rayons parallèles, qui vont tomber à une station éloignée de 17 kilomètres dans une lunette L' qui vise le point p. On remplace l'oculaire O de cette lunette par un miroir plan. Voici alors ce qui arrive : les rayons partis du point p vont tomber sur le miroir plan, se réfléchissent, reviennent traverser le contour du disque puis la lame M de glace, et sont reçus par l'œil placé à l'oculaire de la lunette L. Si maintenant on fait tourner le disque à l'aide d'un poids qui tombe et de roues dentées, la lumière qui passe entre deux dents peut rencontrer une dent pleine quand elle a parcouru deux fois la distance des deux stations, et l'œil ne l'aperçoit plus. Un compteur indique le nombre de tours du disque en une seconde ; par suite le temps que demande le passage d'une dent pleine à l'intervalle qui sépare deux dents ; ce temps est égal à celui que met la lumière pour franchir la double distance des stations. La vitesse du disque est-elle rendue double, l'œil placé à l'oculaire de la lunette L observe un maximum d'éclat ; pendant le temps employé par la lumière, l'intervalle vide suivant entre deux dents pleines s'est présenté de nouveau et a laissé passer les rayons de retour. (On opérait pendant la nuit.) Avec cet appareil qui permettait d'évaluer les dix-millièmes de seconde, M. Fizeau a trouvé que la vitesse de la lumière est égale à 78 840 lieues par seconde.

Ondes lumineuses. Éther. — On admet aujourd'hui que la lumière est produite par un mouvement vibratoire des corps lumineux, tout à fait analogue à celui des corps sonores, mais donnant lieu à des ondes qui se propagent avec une vitesse beaucoup plus grande. Nous avons vu que l'air est nécessaire pour transmettre le son, il faut de même, pour transmettre les vibrations lumineuses un milieu particulier, l'*éther*, milieu très-ténu qui remplit les espaces planétaires, qui existe dans notre atmosphère et dans tous les corps aptes à transmettre la lumière. L'éther est ébranlé par les vibrations des corps lumineux et les ondes produites se propagent avec la vitesse si grande que l'observation et l'expérience ont fait connaître.

CHAPITRE II.

RÉFLEXION DE LA LUMIÈRE.

Lois de la réflexion de la lumière. — Un rayon lumineux qui rencontre une surface polie revient dans l'air, on dit qu'il se réfléchit ; pour étudier ce phénomène, nous emploierons un appareil très-simple : dans un vase à fond plat, une soucoupe par exemple (fig. 381), nous versons du mercure à l'aide d'un entonnoir de verre effilé ; le métal filtré présente une surface horizontale polie ; faisons tomber sur elle un mince faisceau de rayons solaires par une ouverture pratiquée au volet de la chambre noire. Soit AI le faisceau incident, nous suivons par les poussières qui flottent dans l'air la marche du rayon réfléchi IR. Approchons un fil à plomb tenu par un support, de manière que son extré-

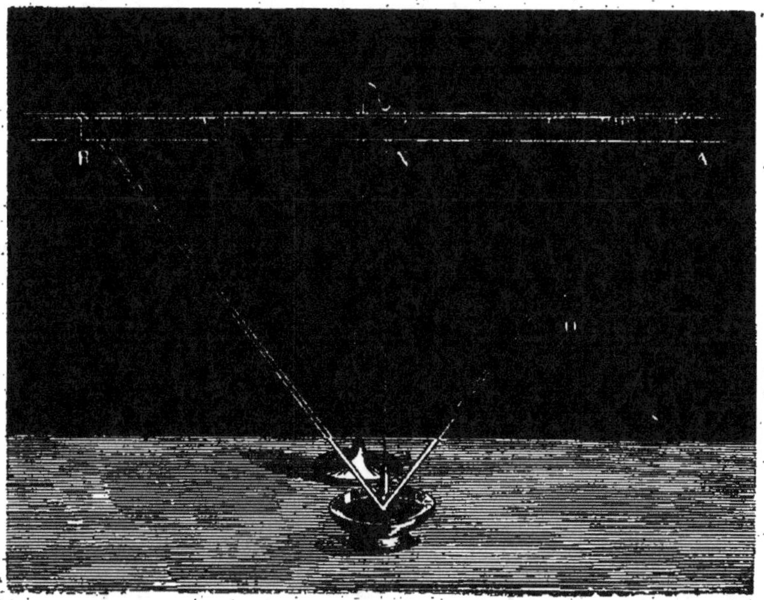

FIG. 381.

Expérience qui sert à reconnaitre les lois de la réflexion de la lumière.

mité inférieure rencontre le point d'incidence I (pour former ce fil à plomb on prend un tube étroit de verre effilé rempli de mercure et tenu par un fil). L'angle AIN, formé par la verticale NI, perpendiculaire à la surface, avec le rayon incident, s'appelle *angle d'incidence* ; l'angle RIN, formé par la perpendiculaire avec le rayon réfléchi, s'appelle *angle de réflexion* ; or, le phénomène est soumis à deux lois :

PREMIÈRE LOI. — *Le plan qui contient le rayon incident et la normale renferme le rayon réfléchi.*

DEUXIÈME LOI. — *L'angle de réflexion est égal à l'angle d'incidence.*

Plaçons l'œil au point O de manière que la ligne AI et la normale IN se recouvrent, la pupille se trouve dans le plan de ces deux lignes ; or, le rayon réfléchi est situé dans ce plan, car nous ne l'apercevons ni à droite ni à gauche ; ainsi la première loi est démontrée.

Prenons un mètre divisé en centimètres et en millimètres, et appliquons-le horizontalement dans ce plan, et contre le fil à plomb nous mesurons les distances NA et NR, et nous les trouvons égales, il en résulte que les triangles rectangles ANI et RNI sont égaux et par suite que les angles RIN et AIN sont égaux ; ce qui démontre la seconde loi.

Autre démonstration. — Cette démonstration peut se faire en

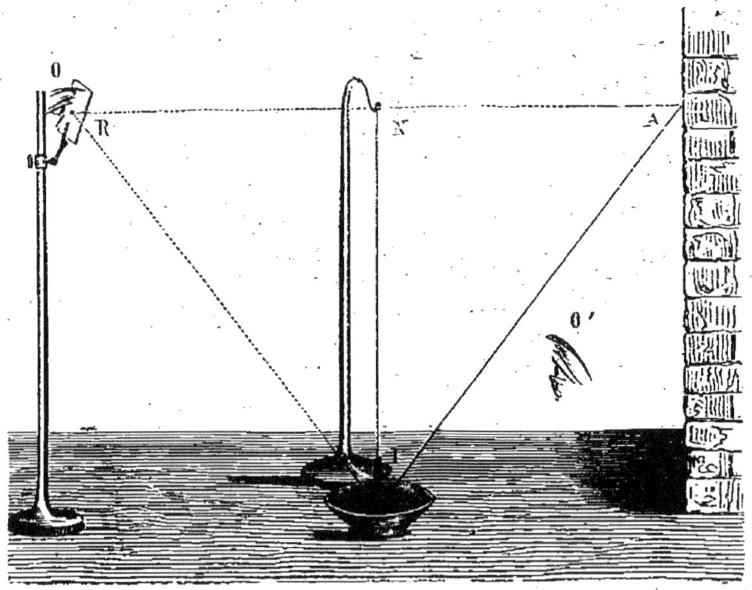

Fig. 382.

Autre disposition permettant de démontrer les lois de la réflexion.

plein jour, sans rayons solaires directs, et par une expérience analogue à la précédente et qu'il est facile de répéter. Au fond du vase destiné à contenir le mercure, fixons avec un peu de cire un bout de fil blanc (fig. 382), attachons l'autre bout au point A et tendons le fil, puis versons du mercure. Le rayon incident AI est matérialisé par le fil. Soutenons par un support un écran percé d'un trou, déplaçons le support et l'œil jusqu'à ce que la lumière réfléchie, partie du fil, se réduise à un point, nous obtenons et nous fixons ainsi la direction du rayon réfléchi. Si nous plaçons le fil à plomb en NI, nous voyons : 1° Que pour l'œil placé en O' le plan AIN prolongé contient le trou de l'écran et par suite le rayon réfléchi IR qui a deux de ses points dans ce plan ; 2° en mesurant avec un mètre les distances AN et NR, on trouve qu'elles sont égales, ce qui démontre de nouveau les deux lois de la réflexion.

MIROIRS PLANS.

Soit un objet éclairé AB (fig. 383), placé au-dessus d'un miroir plan, dont MN' représente la coupe. Considérons un rayon AI partant du point A, abaissons la perpendiculaire AC et prolongeons-la d'une longueur CA' égale à AC, joignons le point A' au point I et prolongeons cette droite ; je dis que la ligne IR représente la direction du rayon réfléchi, si le rayon lumineux incident

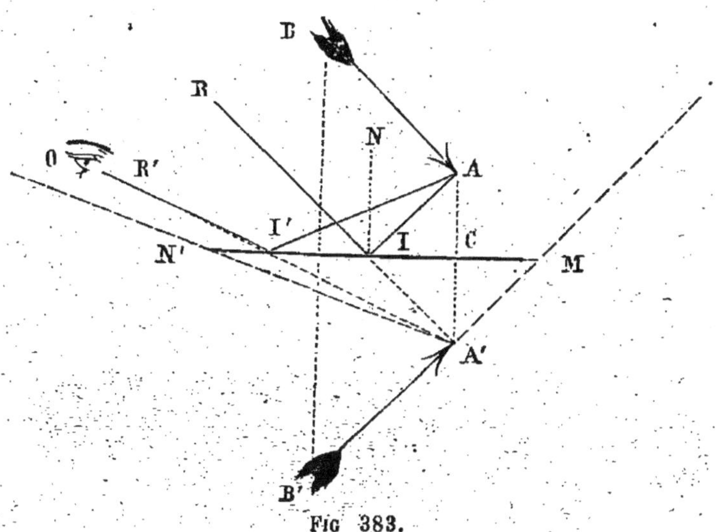

Fig 383.

Formation de l'image d'un objet dans un miroir plan.

est AI. En effet, dans les triangles ACI et A'CI, AC = A'C', CI est commun, et les angles droits sont égaux ; donc, les triangles sont égaux et, par suite, l'angle CIA est égal à l'angle CIA' ; mais les angles RIN', CIA' sont égaux comme opposés par le sommet ; donc, on a : AIC = RIN'. Les angles d'incidence et de réflexion qui sont complémentaires d'angles égaux sont égaux. Le plan qui contient les lignes AA', NI, perpendiculaires à une même ligne et parallèles entre elles, renferme les points A, I et A' ; il contient donc les lignes AI, IR prolongement de A'I et la normale NI ; ainsi IR est bien le rayon réfléchi.

Si nous menons du point A un autre rayon AI', nous aurons donc la direction I'R' du rayon réfléchi en prolongeant la ligne droite menée du point A' symétrique de A au point d'incidence.

Il résulte de cette démonstration géométrique que pour l'œil placé en O et regardant le miroir, tous les rayons réfléchis se conduisent comme s'ils venaient en ligne droite du point A', mais l'œil qui rapporte toujours les rayons qui font un angle à leur point de croisement fictif ou réel, croit voir en A' l'image du point A, en B' point symétrique du point B l'image de ce point. L'image A'B' est appelée *virtuelle*, parce qu'elle n'existe pas réellement.

Lorsqu'on se place devant un miroir plan, l'image qui apparaît derrière le miroir ne se trouve pas dans la même position que si l'on se transportait à la même distance derrière le miroir, ce qui exigerait que l'on fasse un demi-tour; ainsi, dans l'image symétrique, le bras droit se trouve à gauche de l'image et le bras gauche à droite de celle-ci.

Miroirs employés. — Les miroirs plans qui sont employés le plus souvent se composent d'une glace polie plus ou moins épaisse, sur l'une des faces de laquelle est appliquée une feuille d'étain alliée au mercure. La surface métallique ou tain réfléchit une grande partie de la lumière qu'elle reçoit. Lorsqu'un objet touche une glace, la distance qui sépare l'image de l'objet est égale au double de l'épaisseur du verre.

Miroirs opposés. — Deux miroirs opposés dont les plans sont

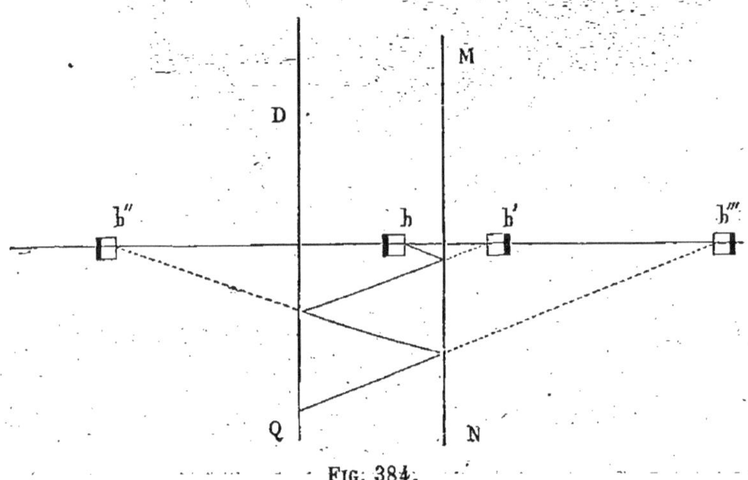

FIG. 384.

Formation des images d'un objet placé entre deux miroirs opposés.

parallèles font voir une série indéfinie d'images des objets situés entre eux; il se produit sur chaque surface des réflexions multiples dont l'explication ne présente pas de difficulté. Soient MN et DQ (fig. 384), deux miroirs opposés; plaçons entre eux un objet blanc d'un côté en b, coloré du côté opposé. Déterminons seulement les images de la partie b. Le miroir MN donne de cette face une image symétrique b'; les rayons réfléchis viennent rencontrer le miroir DQ comme s'ils partaient de b' et se réfléchiront sur le second miroir comme s'ils venaient d'un point b'' symétrique de b' par rapport à DQ; de cette surface, les rayons reviendront sur MN et s'y réfléchiront de nouveau en partant d'un point b''' situé à la même distance du miroir MN que le point b'' et ainsi de suite. Les rayons venant de la partie colorée se réfléchiront d'une manière analogue.

Porte-lumière. — Dans un grand nombre d'expériences d'optique, il est nécessaire d'envoyer dans la chambre obscure un faisceau de rayons solaires dans une direction déterminée; on y arrive à l'aide du *porte-lumière* : une plaque carrée de bois ou

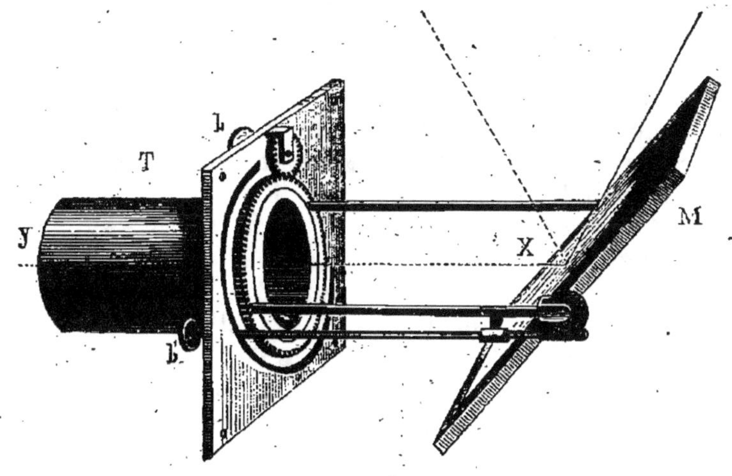

Fɪɢ. 385.

Porte-lumière.

de métal que l'on fixe avec des vis au volet de la chambre noire soutient à l'extérieur un miroir plan M (fig. 385), et à l'intérieur un tube cylindrique. Le miroir plan qui a la forme d'un rectangle allongé est enchâssé dans un cadre métallique mobile autour d'un axe transversal tenu par deux montants parallèles qui viennent se fixer à une roue dentée que l'on fait tourner à l'aide d'un bouton et d'un pignon b. De plus, l'axe fixé au cadre présente une petite roue dentée, qu'une longue tige, terminée d'un côté par une vis sans fin, et de l'autre dans l'intérieur de la chambre par un bouton b' permet de faire mouvoir; en tournant ce bouton, on change à volonté les angles de la ligne Xy qui est l'axe

du tube avec le plan du miroir. Par le bouton *b* on fait exécuter
au plan de ce miroir une révolution complète autour de la
même ligne. On peut donc, quelle que soit la position du soleil,
faire arriver les rayons lumineux dans l'axe du tube cylindrique,
auquel on adapte selon les besoins un dia-
phragme percé de trous plus ou moins
grands ou présentant une fente que l'on
peut rétrécir plus ou moins.

Lorsqu'il faut maintenir constante pendant
toute la durée des expériences la direction
des rayons solaires, on emploie avec grand
avantage un instrument plus parfait et plus
compliqué appelé héliostat, dans lequel un
mouvement d'horlogerie fait tourner le miroir plan, de telle sorte que la direction des
rayons solaires réfléchis reste toujours la
même.

Laryngoscope. — L'idée d'examiner le
larynx avec un miroir plan introduit dans la
gorge appartient à Liston ; M. Czermak a vul-
garisé l'emploi de ce moyen d'exploration.

Le laryngoscope est un miroir plan de
petite dimension, de forme carrée (fig. 386),
ayant de 1 à 3 centimètres de côté, fixé à
l'extrémité d'une longue tige avec laquelle
la surface du miroir fait un angle de 125 degrés environ ; la tige est tenue par un manche convenable. Pour examiner le larynx,
il faut appliquer convenablement le miroir
dans l'arrière-bouche, puis faire tomber sur
sa surface un faisceau de rayons lumineux
provenant du soleil ou d'une lumière artificielle ; alors les parties qui sont éclairées peuvent, à leur tour, envoyer des rayons qui, se
réfléchissant sur le miroir plan, permettent

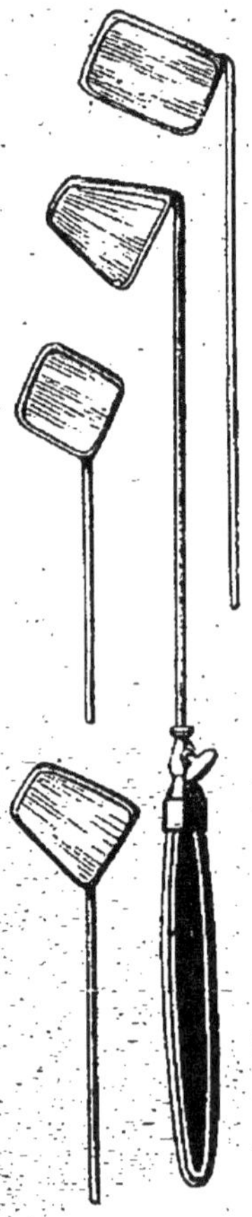

FIG. 386.

Laryngoscope. (Diverses
formes de miroir.)

à l'œil d'un observateur d'apercevoir ces parties et de reconnaître si elles sont saines ou malades.

Application du miroir. — On fait chauffer légèrement le miroir au-dessus d'une lampe à alcool pour qu'il ne se recouvre
pas de vapeur d'eau condensée. La bouche de la personne soumise à l'examen, étant largement ouverte, et la langue maintenue en avant, on porte directement le miroir dans le pharynx
de manière à relever le voile du palais ; on fait reposer le bord

inférieur contre la paroi postérieure du pharynx et le plan du miroir est maintenu incliné à 45° sur l'horizon ; il faut de plus que le plan d'incidence et de réflexion des rayons lumineux sur le miroir coïncide avec le plan de symétrie du corps. Ces règles, qui permettent de réussir à coup sûr dans l'emploi du laryngoscope, ont été posées d'une manière très-précise par M. Moura.

Éclairage. — Le laryngoscope étant en position, il faut faire tomber sur sa surface un faisceau de rayons solaires que l'on

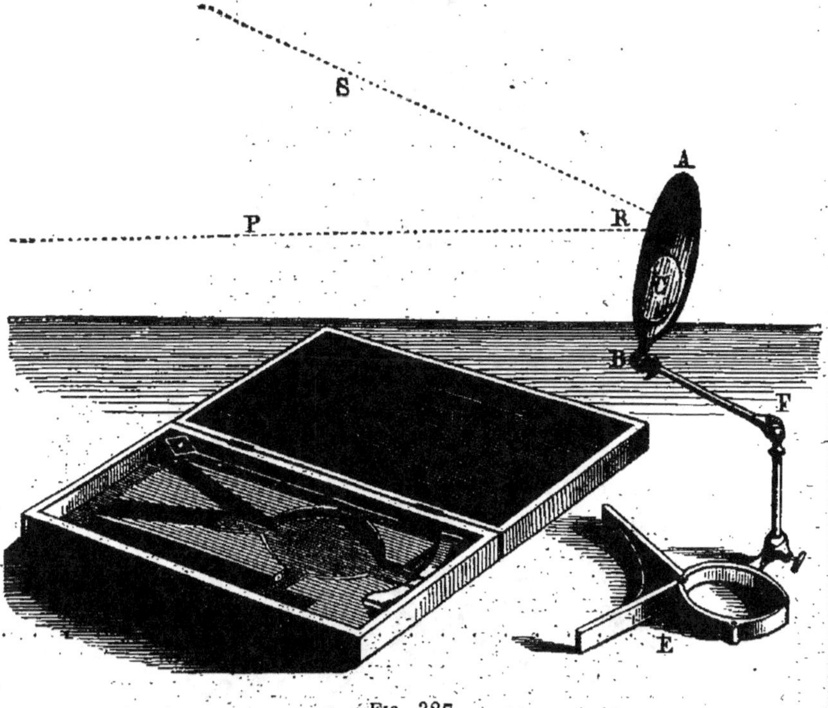

FIG. 387.

Miroir plan servant à l'éclairage solaire, et muni aussi d'une lentille C convergente pour l'éclairage artificiel.

dirige convenablement, soit avec un porte-lumière placé au volet d'une chambre obscure, soit en recevant les rayons sur un miroir plan A mobile en tous sens (fig. 387) et qui les réfléchit dans la direction voulue.

La lumière solaire manque fréquemment ; dans la pratique médicale il est souvent nécessaire d'avoir recours à une lumière artificielle, par exemple à celle d'une lampe ; mais il faut alors comme l'a fait d'abord M. Czermak, employer un miroir concave qui envoie les rayons lumineux sur le miroir laryngien et par suite sur les surfaces à éclairer. M. Moura se sert de préférence d'une lentille convergente C (fig. 387) fixée au pied d'une lampe par un support mobile ; il envoie de même sur le miroir laryngoscopique un faisceau de rayons qui, après une première réflexion éclairent la région qu'il s'agit d'examiner.

Image laryngoscopique. — Tous les points qui reçoivent ainsi de la lumière sont capables à leur tour de la renvoyer, et doi-

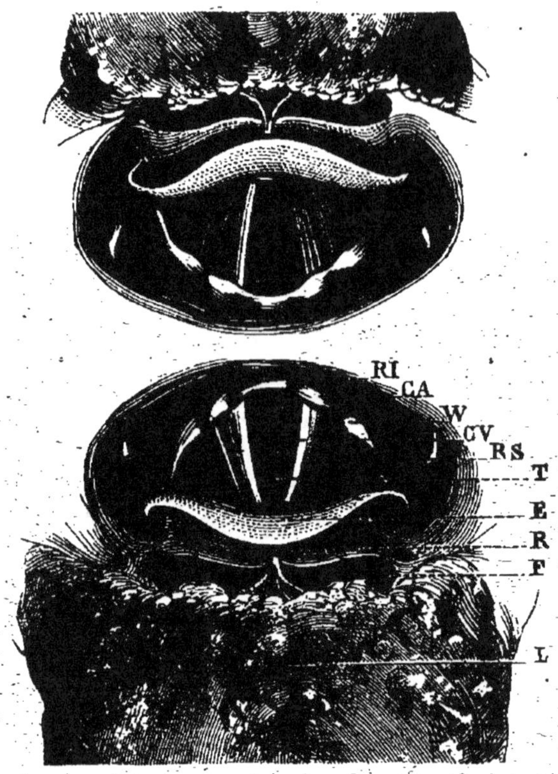

Fig. 338.

Larynx et image laryngoscopique empruntés à M. Moura.

vent être considérés comme des points lumineux. Les mêmes phénomènes que l'on observe, lorsque l'on tourne vers un miroir plan le visage éclairé, se présentent à l'observateur. L'ouverture du larynx étant dirigée à peu près horizontalement d'avant en arrière, le miroir plan incliné à 45°, de manière que le plan d'incidence et de réflexion des rayons se confonde avec le plan médian du corps, fournit une image verticale (cela est démontré par la figure 383, p. 520, dans laquelle nous avons placé devant un miroir plan un objet AB incliné à 45° ; si l'on tourne cet objet de manière qu'il soit horizontal, on voit que son image est verticale) ; la partie antérieure de la glotte se trouve en haut, la partie postérieure en bas, mais les parties qui sont situées à notre droite se présentent de même à notre droite dans l'image ; en un mot, l'image laryngoscopique est symétrique de l'objet (fig. 388). Elle offre de haut en bas la base de la langue couverte de ses follicules, le repli glosso-épiglottique, la face antérieure, le bord supérieur et le bord postérieur de l'épiglotte relevée, l'ouverture de la glotte, formée par les cordes vocales, et la vue pénètre même jusque dans la trachée-artère.

Pharyngoscope. — Pour examiner sur soi la cavité buccale ou le pharynx, l'un des appareils les plus simples est celui que

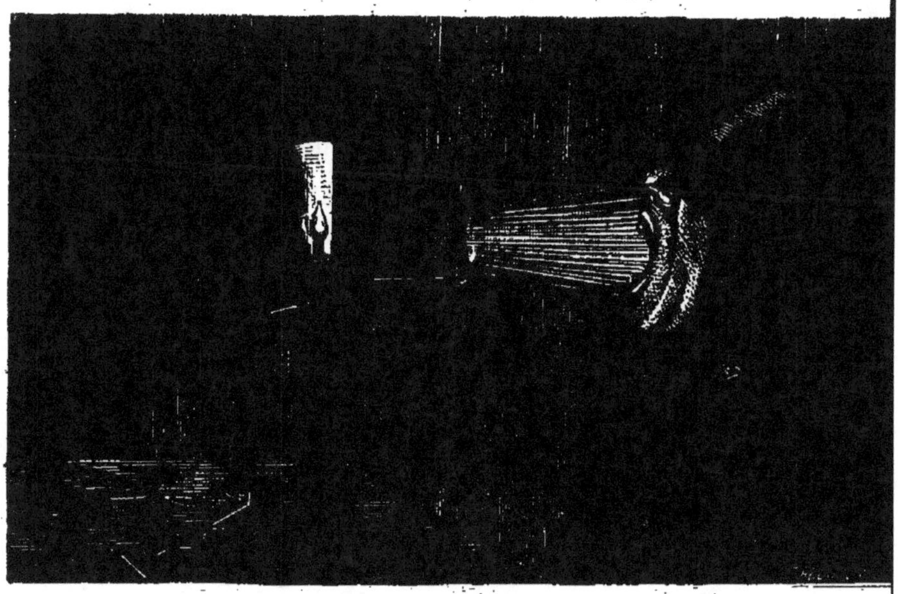

Fig. 389.

Pharyngoscope de M. Moura. Disposition employée pour l'éclairage artificiel.

M. Moura emploie pour l'éclairage artificiel et qu'il nomme *pharyngoscope*. La lentille biconvexe (fig. 389), enchâssée dans le miroir plan, fait converger les rayons lumineux d'une lampe dans la cavité buccale. Les points éclairés envoient des rayons qui, après la réflexion sur le miroir plan, viennent former leur image dans les yeux de l'observateur.

En introduisant un laryngoscope dans l'arrière-bouche, il est possible même d'apercevoir dans le miroir plan l'image de son larynx.

MIROIRS SPHÉRIQUES.

Quelques définitions. — Dans une sphère creuse de métal, quand on polit la surface intérieure, on obtient un miroir sphérique concave ; quand c'est la surface extérieure on forme un miroir sphérique convexe. La section d'une partie de la sphère faite par un plan détache le miroir dont le bord est une circonférence.

On appelle *centre de figure* d'un miroir un point de sa surface situé à la même distance de tout le bord circulaire, et *axe principal* la ligne qui joint le centre de la sphère au centre de figure.

Les miroirs sphériques que l'on emploie en optique doivent toujours avoir une petite ouverture, c'est-à-dire que l'angle formé par deux lignes menées du centre de la sphère au centre de figure et en un point du bord ne doit pas dépasser cinq ou six degrés.

Miroirs concaves.

Les rayons parallèles à l'axe principal vont après la réflexion concourir en un point situé au milieu du rayon et qu'on appelle foyer principal. — MN (fig. 390) représente la coupe d'un miroir

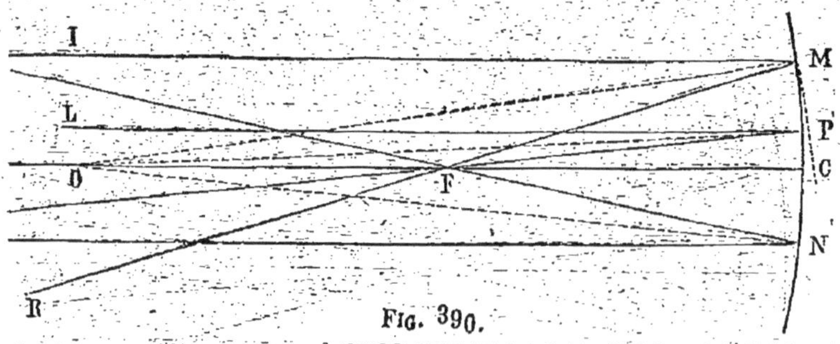

Fig. 390.

Construction géométrique de la marche des rayons parallèles à l'axe principal d'un miroir sphérique concave.

sphérique concave, O est le centre de la sphère, OC est l'axe principal. Considérons un rayon IM parallèle à l'axe principal, le rayon de courbure OM est perpendiculaire au plan tangent que nous pouvons supposer mené au point M et qui se confond avec la surface du miroir en ce point, c'est la normale au point d'incidence. IMO est donc l'angle d'incidence. Construisons géométriquement un angle OMR égal à celui-ci, et nous obtenons le rayon réfléchi qui rencontre l'axe principal au point F. Pour un second rayon LP, pour un troisième, répétons la même construction géométrique et nous voyons que toujours le rayon réfléchi va passer par le même point F qui a reçu le nom de *foyer principal*. Avec une échelle divisée en millimètres, on mesure les longueurs CF et FO, et on les trouve égales ; donc, le foyer principal est situé sur l'axe principal au milieu du rayon de courbure du miroir.

On peut démontrer par un raisonnement très-simple que le point F est bien au milieu du rayon de courbure, quel que soit le rayon parallèle à l'axe que l'on considère. Soit IM ce rayon, les angles IMO et FOM sont égaux comme angles alternes internes ; mais l'angle FMO, angle de réflexion, est égal à l'angle IMO, angle d'incidence, donc l'angle FMO est égal à l'angle FOM ; par suite, le triangle MFO est isocèle, et les côtés FM et FO sont égaux.

Mais si l'ouverture du miroir est petite, condition que nous supposons toujours remplie, la ligne FM est sensiblement égale à la ligne FC, par suite FC = FO, et le point F est situé au milieu du rayon de courbure. Le même raisonnement s'applique à tout autre rayon parallèle à l'axe.

Détermination expérimentale du foyer principal. — Dans la chambre obscure, on dirige sur un écran E (fig. 391), percé de

Fig. 391.

Détermination expérimentale du foyer principal dans la chambre obscure, à l'aide de rayons parallèles isolés.

trous, un large faisceau de lumière solaire. Les rayons qui traversent les ouvertures continuent à se propager en ligne droite et viennent rencontrer un miroir sphérique concave MN, dont l'axe principal est disposé parallèlement à leur direction. Les poussières qui flottent dans l'air indiquent le trajet des rayons, et l'on voit qu'après la réflexion ils se rencontrent tous au point F, foyer principal, dont la distance au miroir, mesurée avec une règle divisée, se montre égale à la moitié du rayon. Enlève-t-on l'écran, le faisceau de rayons tout entier tombe sur le miroir. Les corps combustibles placés au foyer des rayons s'enflamment rapidement; il se produit donc un foyer de chaleur et de lumière.

Tous les rayons partis d'un point lumineux vont après la réflexion passer par un même point. — Soit p le point lumineux (fig. 392), considérons trois rayons pM, pL et pN et cherchons quelle marche ils suivent après la réflexion. Menons les normales

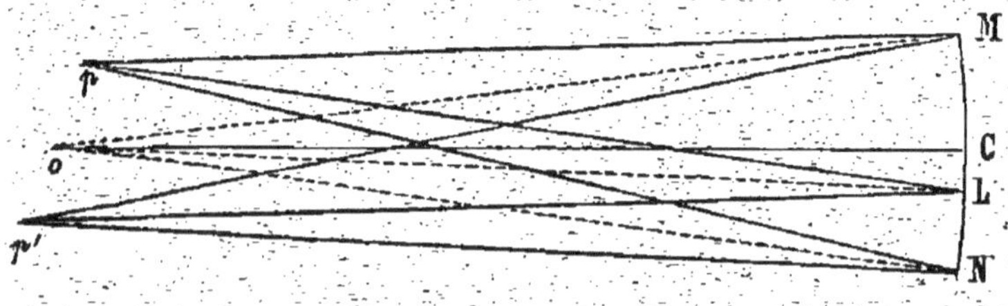

Fig. 392.

Construction géométrique du foyer conjugué p' d'un point lumineux p.

OM, OL et ON aux points d'incidence, construisons avec ces lignes des angles de réflexion égaux aux angles d'incidence, et nous obtenons les rayons réfléchis. La construction géométrique qui a été faite et que reproduit la figure 392 montre que ces rayons vont se couper en un même point p' qu'on appelle *foyer conjugué* du point lumineux (cette expression rappelle que si le point lumineux est placé en p', les rayons lumineux iront se couper au point p). Ce que nous trouvons pour trois rayons quelconques est vrai pour tous les autres, et c'est une propriété fondamentale du miroir sphérique concave de réunir en un seul point, après la réflexion, tous les rayons qu'un point lumineux envoie à la surface polie. Il suffira donc dans ce qui suit, pour déterminer le point p, de mener au miroir deux rayons, de chercher le point d'intersection des rayons réfléchis qui donnera le point de concours de tous les autres rayons.

Axes secondaires. — Tout rayon lumineux qui passe par le centre de courbure d'un miroir sphérique tombe perpendiculairement sur l'élément de surface qu'il rencontre et se réfléchit sur lui-même ; on dit qu'il suit un *axe secondaire*.

Images d'un objet lumineux données par un miroir sphérique concave. — Considérons un objet lumineux AB placé sur l'axe principal d'un miroir sphérique concave, une bougie par exemple (fig. 393). Menons du point A au miroir le rayon AI, parallèle à l'axe principal qui, après la réflexion, va passer par le point F et suit une ligne IF que nous traçons ; menons l'axe secondaire du point A ou le rayon qui passe par le centre O ; le point de rencontre *a* de celui-ci avec la ligne IF prolongée, est le point de

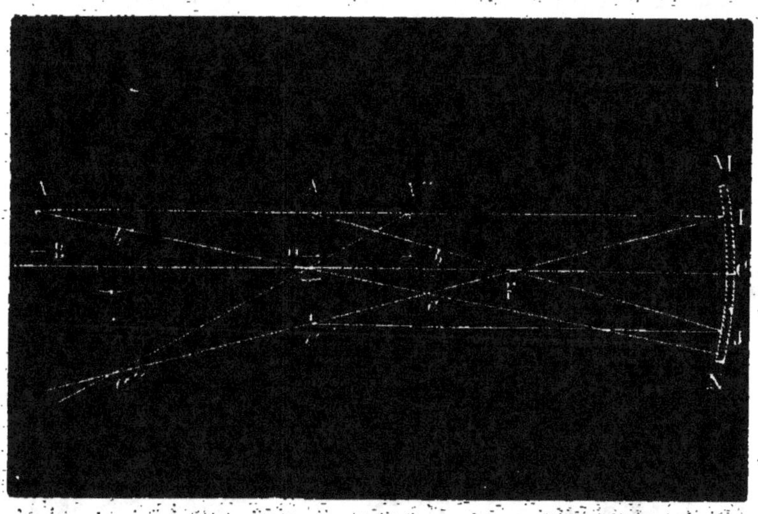

Fig. 393.

Images réelles données par un miroir sphérique et concave.

concours de tous les autres rayons que le point A envoie au miroir ; en *a* se forme l'image du point lumineux A. Tous les autres points de l'objet envoient de même des rayons, et l'on obtient en *ab* une image renversée de la bougie, plus petite qu'elle.

Si nous portions l'objet fort loin du miroir, en le laissant toujours sur l'axe, le rayon AI, parallèle à l'axe, resterait toujours le même, mais l'axe secondaire se rapprocherait beaucoup de l'axe principal et viendrait rencontrer le rayon IF tout près du foyer principal et un peu au-dessous de l'axe.

Rapprochons du miroir l'objet lumineux et plaçons-le, par exemple, au point O, centre de courbure. Le rayon parallèle à l'axe et le rayon réfléchi IF restent toujours les mêmes. L'axe secondaire est perpendiculaire à l'axe principal ; ne le menons pas dans ce cas, mais traçons le rayon A'F qui passe par le foyer principal, tombe sur le miroir et se réfléchit parallèlement à l'axe principal; nous voyons qu'il arrive en a'. La construction montre que l'image est aussi grande que l'objet.

Plaçons la bougie entre le centre et le foyer principal en A''; l'axe secondaire rencontre en a'' le rayon IF prolongé. L'image renversée $a''\,b''$ est plus grande que l'objet. A mesure qu'on approche le corps lumineux du foyer principal, l'image grandit et s'éloigne; quand il est placé au foyer (fig. 394) elle se fait à l'infini, car l'axe secondaire AO est alors parallèle au rayon IF.

Un dernier cas intéressant à examiner est celui où l'objet est placé entre le foyer principal et le miroir en A'B', par exemple.

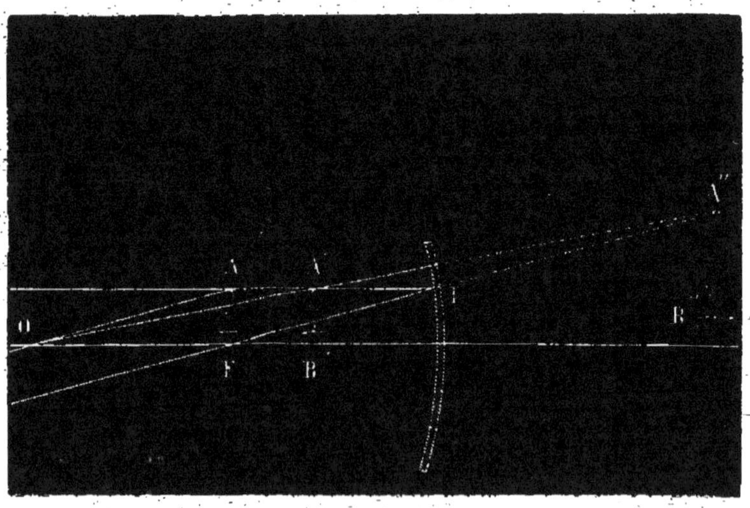

FIG. 394.

Image virtuelle donnée par un miroir concave.

L'axe secondaire A'O, le rayon réfléchi IF et les deux lignes parallèles A'I et FO forment un trapèze, les deux côtés non parallèles ne peuvent se rencontrer que du côté A'I qui est le côté le plus petit, le point de rencontre se fera derrière le miroir en A'', et l'œil placé devant le miroir recevra tous les rayons partis de A' et réfléchis comme s'ils venaient du point A''; il observera par conséquent une image virtuelle droite et agrandie de l'objet.

Expériences. — Pour vérifier expérimentalement les résultats que les constructions géométriques ont indiqués, on dispose dans une chambre obscure une bougie sur l'axe principal d'un miroir concave. La source de lumière étant d'abord aussi éloignée que possible, on la rapproche peu à peu de la surface réfléchissante, puis on reçoit sur un écran l'image renversée. Si le miroir est semblable à celui qui vient de nous servir, c'est-à-dire s'il a la même courbure et la même ouverture, on reconnaît que les positions relatives de l'objet et de l'image sont exactement celles qui sont tracées sur nos figures; si les dimensions du miroir sont vingt fois celles du miroir MN, les distances marquées sur les figures doivent être multipliées par 20, et l'on obtient les distances réelles de l'objet et de l'image à la surface du miroir.

Formule du miroir. — Il est facile d'établir une relation entre les distances d'un point lumineux et de son image à la surface d'un miroir et la distance focale principale. Soit L (fig. 395) un point lumineux, LI un

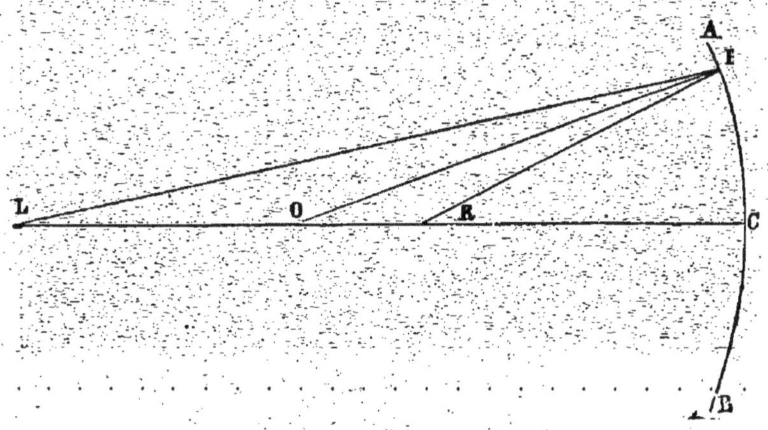

Fig. 395.

Figure servant à établir la formule d'un miroir sphérique concave.

rayon incident, IO la normale, IR le rayon réfléchi. Dans le triangle RIL la ligne IO bissectrice de l'angle I divise le côté opposé RL en deux parties, OR et OL, qui sont entre elles dans le même rapport que les côtés IR et IL, on a donc :

$$\frac{OR}{OL} = \frac{IR}{IL}.$$

IR est sensiblement égal à RC que nous désignons par p'. IL est sensiblement égal à LC que nous représentons par p. Nous appelons f la distance focale principale, par suite le rayon OC est égal à $2f$; on a : OR $= $ OC $-$ RC, LO $=$ LC $-$ OC. Remplaçons dans la proportion OR par $2f - p'$, LO par $p - 2f$, nous aurons :

$$\frac{2f - p'}{p - 2f} = \frac{p'}{p};$$

en multipliant entre eux les extrêmes et les moyens, on a : $2fp - pp = pp' - 2fp'$, d'où $2fp' + 2fp = 2pp'$. Divisons tous les termes par le produit $2fpp'$ et nous aurons :

$$\frac{1}{p} + \frac{1}{p'} = \frac{1}{f}.$$

Pour vérifier cette formule, il suffit, dans des expériences faites avec le miroir et une bougie, de mesurer les distances p et p' de la bougie et de son image au miroir; en les introduisant dans la formule, on calcule f. Les mêmes mesures sont faites pour une position différente de l'objet lumineux et de son image, et l'on trouve que toujours la distance focale principale f est représentée par le même nombre.

Caustique. — Nous avons supposé dans tout ce qui précède que l'ouverture du miroir sphérique est petite, c'est la condition né-

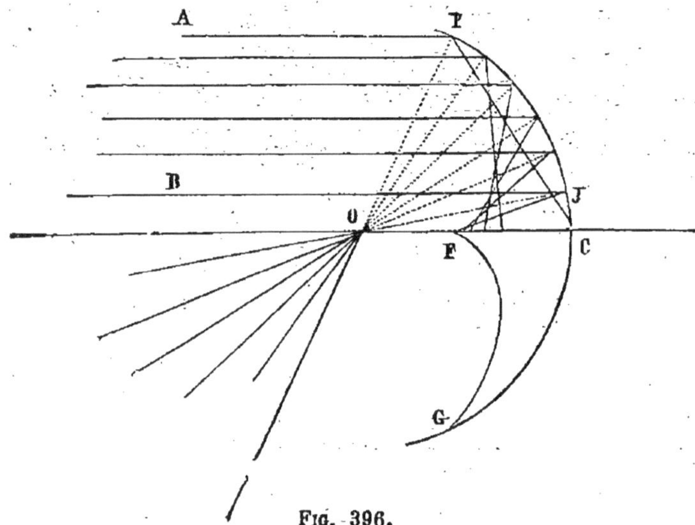

Fig. 396.

Construction de la caustique fournie par un miroir concave.

cessaire pour que les rayons partis d'un point lumineux aillent après la réflexion se rencontrer en un même point. Si l'ouverture

30.

du miroir est grande, si les rayons menés du centre O aux extrémités du miroir (fig. 396) comprennent un angle plus grand que 90°, par exemple, les rayons parallèles à l'axe qui viennent d'un point infiniment éloigné ne se rencontrent plus en un même point; mais ceux qui tombent près du bord du miroir vont rencontrer l'axe principal beaucoup plus près de la surface réfléchissante que ceux qui tombent près du centre de figure C, qui vont au foyer principal. La surface courbe qui contient l'intersection de tous les rayons réfléchis reçoit le nom de caustique. La ligne pleine FG tracée dans la figure indique la limite de cette surface éclairée.

Miroirs convexes.

Ce que nous avons dit des miroirs sphériques concaves nous permettra de parler brièvement des miroirs sphériques convexes, dont les propriétés vont aussi se déduire de simples constructions géométriques.

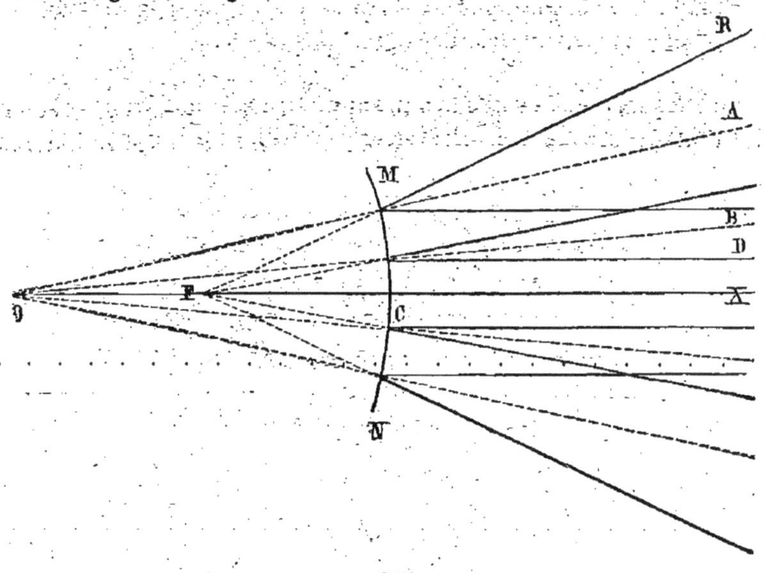

FIG. 397.

Construction de la marche des rayons parallèles à l'axe principal d'un miroir sphérique convexe.

Tous les rayons parallèles à l'axe principal d'un miroir sphérique convexe se réfléchissent comme s'ils partaient d'un point situé au milieu du rayon de courbure, sur l'axe principal. — Soit, figure 397, MN la section d'un miroir sphérique onvexe par un plan qui passe par le centre de courbure O et qui contient le centre de figure C et l'axe principal OX. Considérons un rayon BM parallèle à cet axe ; prolongeons la ligne OM qui est le rayon ou la normale au point d'incidence ; construisons avec cette ligne un angle de réflexion AMR égal à l'angle d'incidence AMB ; MR est la direction du rayon réfléchi que nous prolongeons jusqu'au point F situé sur l'axe principal. Répétons la même construction pour d'autres rayons parallèles à l'axe, et nous voyons que les rayons réfléchis prolongés vont tous passer par le point F, qui reçoit le nom de *foyer principal virtuel*. Ce point est au milieu du rayon, car si nous mesurons les longueurs FC et FO, nous les trouvons égales.

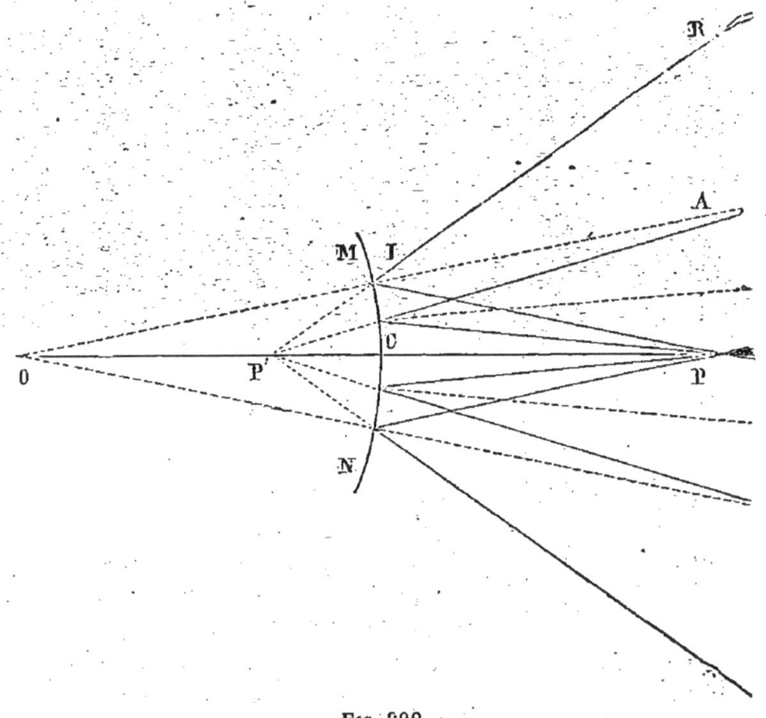

FIG. 398.

Construction du foyer conjugué virtuel d'un point lumineux P placé devant un miroir sphérique convexe.

Tous les rayons partis d'un point lumineux placé devant un miroir sphérique convexe se réfléchissent comme s'ils venaient d'un point situé derrière le miroir. — Soit, par exemple, figure 398, le point lumineux P placé sur l'axe principal ; menons au miroir MN plusieurs rayons et construisons des angles de réflexion égaux aux angles d'incidence. Nous voyons que les rayons réfléchis prolongés se rencontrent en un même point P'; l'œil qui regarde le miroir rapporte les rayons réfléchis à leur point de concours et croit voir dans le miroir leur prolongement réel. On donne au point P' le nom *de foyer conjugué virtuel* du point P.

Construction des images d'un objet lumineux. — Plaçons sur l'axe principal d'un miroir sphérique convexe un objet lumineux, une bougie, par exemple. Supposons l'objet AB (fig. 399) éloigné d'abord du miroir; menons par le point A un rayon parallèle à

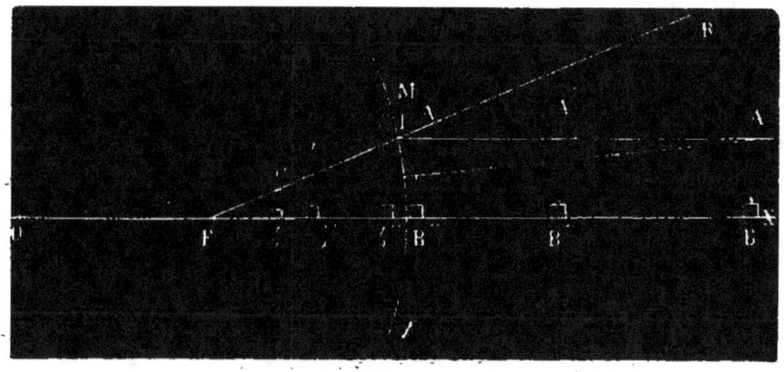

Fig. 399.

Construction des images d'un objet placé devant un miroir convexe.

l'axe qui se réfléchit, comme s'il partait du foyer F et suit la direction FR. Menons du point A au centre de courbure O un axe secondaire, ligne que suit un rayon lumineux et suivant laquelle il revient après la réflexion; cet axe secondaire rencontre la ligne FR en *a*. Tous les rayons partis de A se réfléchiront comme s'ils venaient du même point *a*, et l'on aura en *ab* une image virtuelle droite et plus petite que l'objet. Rapprochons la bougie du miroir, en A'B' et A''B''; le rayon parallèle à l'axe reste toujours le même et se réfléchit toujours suivant la ligne FR; mais les axes secondaires A'O, A''O viennent rencontrer cette ligne aux points *a'* et *a''*. On aura donc en *a'b'* et *a''b''* des images droites, virtuelles et d'autant plus grandes que l'objet est plus rapproché du miroir; de sorte que si la bougie vient au contact du miroir, l'image est presque égale à l'objet.

Les miroirs sphériques convexes doivent être de petite ouverture comme les miroirs sphériques concaves; c'est la condition nécessaire pour que les rayons partis d'un point se dirigent après la réflexion comme s'ils venaient tous d'un point unique.

CHAPITRE III.

RÉFRACTION DE LA LUMIÈRE.

Définition. — Un rayon lumineux qui passe d'un milieu dans un autre se brise ou se réfracte à la surface de séparation des deux milieux.

Soit IO le rayon incident (fig. 400), OR le rayon réfracté, NN′ la

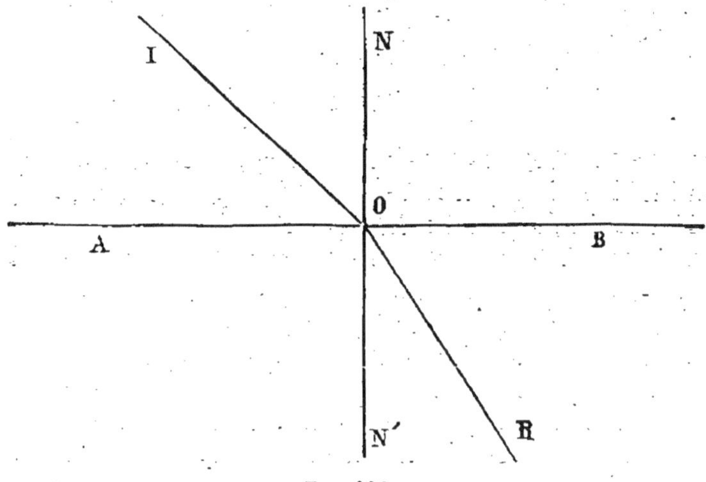

Fɪɢ. 400.

Figure servant à la définition des angles d'incidence et de réfraction.

normale ou perpendiculaire à la surface AB de séparation des milieux ; ION est l'angle d'incidence, RON′ est l'angle de réfraction.

Expérience simple de réfraction. — Fixons avec de la cire au fond d'un vase à parois opaques une pièce de monnaie AB (fig. 401) ; plaçons l'œil au point O, de manière que le bord C cache entièrement la pièce et ne permette d'apercevoir que le point A. Faisons remplir le vase d'eau, aussitôt la surface métallique apparaît et même le point B devient visible. On ne peut expliquer le phénomène qu'en admettant que le rayon BC qui, s'il avait continué à se propager en ligne droite serait passé en D au-dessus de l'œil, s'est brisé au point C pour suivre le chemin CO et s'introduire dans la pupille maintenue fixe.

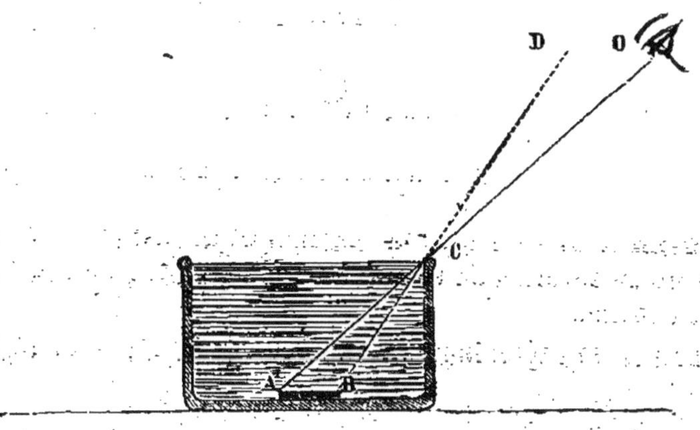

FIG. 401.

Expérience qui démontre la réfraction de la lumière.

Lois de la réfraction de la lumière. — *Première loi.* — Le rayon incident, le rayon réfracté et la perpendiculaire au point d'incidence sont dans un même plan.

Deuxième loi. — Le rapport des sinus des angles d'incidence et de réfraction est constant pour les mêmes milieux.

Descartes qui a trouvé ces lois les a démontrées avec un appareil qu'il est facile d'imiter. Prenons un ballon de verre aussi sphérique que possible et coupons-le à l'aide d'un charbon allumé de manière à séparer un hémisphère. Fixons sur un support annulaire ce vase hémisphérique (fig. 402); remplissons-le complétement d'eau distillée, de sorte que le niveau du liquide passe par le centre de la sphère. Une feuille de métal mince qui sert à recouvrir le liquide présente une ouverture O que l'on place au centre de courbure. A l'aide du porte-lumière, faisons tomber dans la chambre obscure au point O un rayon solaire, dont la direction est IO; nous voyons sortir du ballon dans la direction OR un rayon réfracté.

Pour déterminer la position du rayon incident et celle du rayon réfracté, prenons une règle graduée en millimètres, disposons-la horizontalement à une certaine hauteur au-dessus du niveau de séparation de l'air et de l'eau. Deux fils à plomb soutenus par la règle peuvent être déplacés et allongés à volonté : l'un d'eux est disposé au point M et dessine la perpendiculaire MO à la surface horizontale du liquide ; l'autre est placé au point A

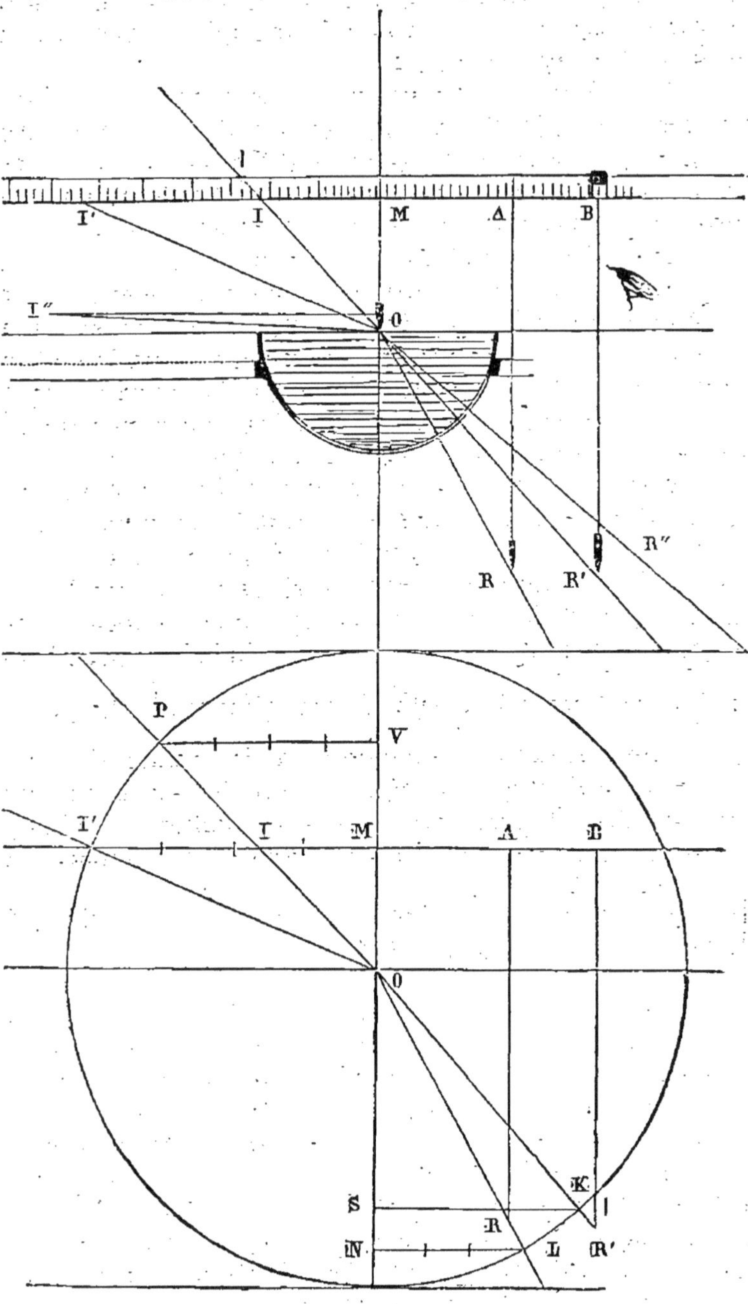

FIG. 402.

Appareil pour la démonstration des lois de la réfraction de la lumière. Construction
géométrique indiquant les résultats de l'expérience.

et il est facile de le disposer de telle sorte que la partie inférieure du corps pesant (tube de verre effilé rempli de mercure) soit rencontrée par le rayon réfracté.

Plaçons l'œil dans le plan qui contient les lignes IO et OM, et nous verrons que la verticale AR se trouve dans cette surface prolongée, par suite le rayon réfracté OR qui a deux de ses points O et R dans le plan d'incidence IOM est contenu tout entier dans cette surface, ce qui démontre la première loi.

Pour démontrer la seconde loi, mesurons les longueurs IM, MO, MA et AR ; nous avons toutes les données nécessaires pour construire sur le papier une figure qui représente exactement la marche des rayons. Portons sur une ligne horizontale l'une à la suite de l'autre des longueurs égales à IM et à MA ; aux points M et A menons des perpendiculaires (verticales) que nous prenons égales à MO et AR ; joignons OI et OR. Du point O avec un rayon égal à l'unité, traçons une circonférence qui rencontre le rayon incident IO au point P, et le rayon réfracté OR au point L. Des points P et L abaissons sur la normale OM prolongée des perpendiculaires PV et LN : ces lignes sont les sinus des angles d'incidence et de réfraction ; nous trouvons que la première PV contient quatre fois une longueur que la seconde LN contient trois

fois : en d'autres termes, le rapport de ces lignes est égal à $\dfrac{4}{3}$.

Faisons tomber au point O un autre rayon lumineux I'O, nous observerons un autre rayon réfracté OR'. Répétons des mesures et des constructions géométriques toutes semblables à celles que nous venons de faire, et nous reconnaîtrons que le rapport des

nouveaux sinus I'M et KS est encore égal à $\dfrac{4}{3}$; la seconde loi de la réfraction est vérifiée.

La démonstration expérimentale peut se faire d'une autre manière. Comme nous l'avons fait pour démontrer les lois de la réflexion de la lumière, on peut opérer en plein jour, remplacer le rayon incident par un fil blanc attaché au point O et tendu en ligne droite. L'œil placé au-dessous du ballon est élevé ou abaissé jusqu'à ce que l'image réfractée du fil soit réduite à sa section ou à un point. Un écran percé d'un trou est porté par un support mobile et sert à fixer la position de l'œil. En prenant les mesures qui permettent de construire sur le papier la marche de la lumière incidente et celle de la lumière réfractée, on obtient exactement les mêmes résultats que nous avons énoncés.

Indice de réfraction. — Le nombre égal au rapport des sinus

es angles d'incidence et de réfraction qui reste constant quand
a lumière passe dans les mêmes milieux a reçu le nom d'*in-
ice de réfraction*; on le désigne habituellement par la lettre n
t l'on écrit qu'il est égal au rapport des sinus d'incidence et de
éfraction : $n = \dfrac{\sin i}{\sin r}$.

Si l'angle d'incidence est nul, c'est-à-dire si le rayon incident
est perpendiculaire à la surface de séparation des deux milieux,
'angle de réfraction est nul aussi et le rayon réfracté est le pro-
ongement du rayon incident.

L'angle d'incidence est-il égal à 90°, on a :

$$\sin 90^\circ = 1 \,; \text{ d'où } n = \frac{1}{\sin r}, \text{ et } \sin r = \frac{1}{n}\,;$$

ans le cas où la lumière passe de l'air dans l'eau, l'indice de
éfraction est $\dfrac{4}{3}$; si l'angle d'incidence est égal à 90°, c'est-à-
ire si le rayon incident rase la surface de l'eau, la valeur du
inus de l'angle de réfraction est : $\sin r = \dfrac{1}{n} = \dfrac{3}{4}$.

TABLEAU DE QUELQUES INDICES DE RÉFRACTION.

Œil humain.

ir.............	1,0003	Cornée......................	1,351
au	1,336	Humeur aqueuse..............	1,342
rown-glass......	1,563	Corps vitré..................	1,348
lint-glass.......	1,640	Cristallin { Couche externe....	1,405
ulfure de carbone.	1,678	Cristallin { Couche moyenne..	1,429
iamant.........	2,755	{ Noyau..........	1,454

Passage de la lumière de l'eau dans l'air. — Pour étudier
e passage de la lumière de l'eau dans l'air, nous employons le
ême appareil qui vient de nous servir, le même hémisphère
fig. 403). Nous recouvrons la surface extérieure du verre de
oir de fumée en l'approchant d'une bougie allumée, puis nous
nlevons en un point une petite partie de la couche opaque.
vant de remplir d'eau le vase de verre, recouvrons-le d'un
cran O formé d'une feuille métallique percée d'un trou qui est
lacé au centre de la sphère. Maintenons par un support un petit
cran e percé d'un trou, l'œil placé derrière cet écran aperçoit

en I la flamme d'une bougie qui lui envoie des rayons dans la direction IO*e*. Cela, fait par une ouverture que présente l'écran O, remplissons d'eau l'hémisphère, aussitôt l'œil placé en *e* n'aperçoit plus la flamme de la bougie, il faut abaisser l'œil pour qu'il

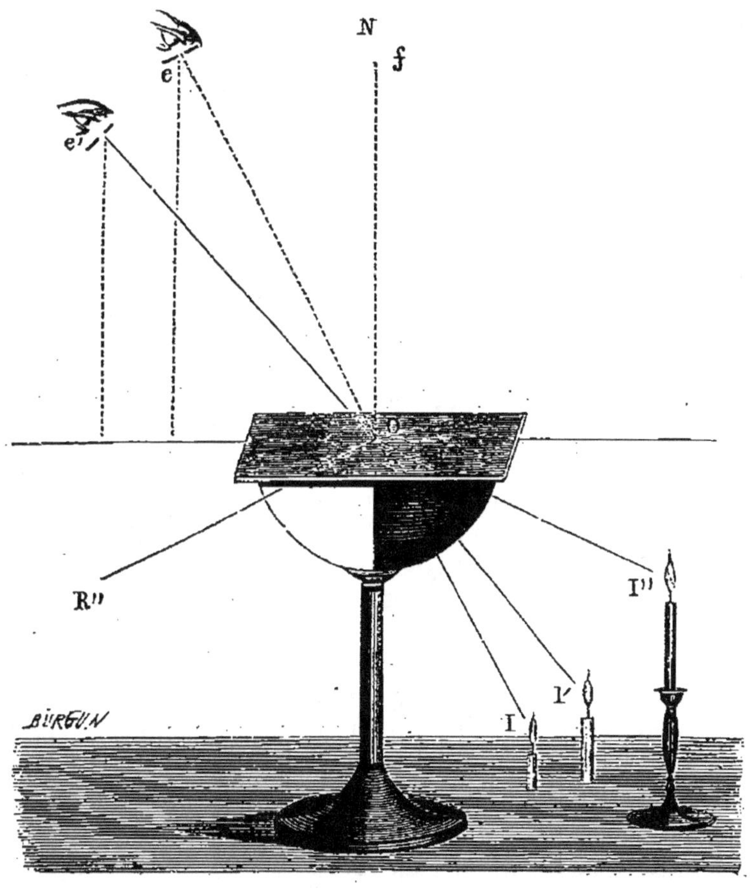

Fig. 403.

Appareil servant à étudier le passage de la lumière de l'eau dans l'air.

reçoive les rayons réfractés dans l'air, il faut lui donner, par exemple, la position *e'* que l'on fixe avec un second écran.

Pour comparer l'angle d'incidence dans l'eau et l'angle de réfraction dans l'air, on mesure avec une règle les distances des écrans à la normale NO donnée par un fil à plomb, puis on prend les hauteurs des mêmes points *e e'* au-dessus de l'horizontale passant en O, et il est facile de construire sur le papier avec ces données les angles d'incidence dans l'eau et de réfraction dans l'air. Cette construction qui est toute semblable à celle que nous avons précédemment indiquée montre que le rapport du sinus de l'angle d'incidence dans l'eau au sinus de l'angle de réfraction dans l'air est égal à $\frac{3}{4}$. Quand la lumière passe de l'eau dans l'air, l'indice de réfraction est inverse de celui qui s'applique au passage de la lumière de l'air dans l'eau.

Réflexion totale. — Fermons l'ouverture que nous avons faite dans le noir de fumée en approchant la flamme de la bougie, et pratiquons une autre ouverture un peu plus élevée, l'œil doit être abaissé pour apercevoir les rayons envoyés par la bougie dans la direction I'O et réfractés ensuite dans l'air. Augmentons l'angle que fait dans l'eau le rayon incident avec la normale qui est le prolongement de la ligne NO.

Pour une certaine grandeur de cet angle, l'œil est obligé de se placer tout près de l'horizontale passant par le point O pour apercevoir le rayon réfracté. Élevons davantage la bougie jusqu'en I″, c'est-à-dire faisons croître l'angle d'incidence dans l'eau ; dès lors, on ne voit plus de rayon réfracté dans l'air ; l'expérience montre qu'il faut abaisser beaucoup l'œil pour apercevoir la lumière envoyée par la bougie dans la direction I″O, lumière qui ne passe plus dans l'air, mais qui se réfléchit complétement au point O pour suivre la direction OR″, telle que les angles d'incidence et de réflexion soient égaux. Cette réflexion, la plus complète qu'il soit possible de produire, a reçu le nom de *réflexion totale.* Fait-on croître l'angle d'incidence dans l'eau, l'angle de réflexion grandit de même et il faut relever l'œil pour recevoir le rayon réfléchi.

Angle limite, construction géométrique. — On donne à l'angle d'incidence dans l'eau, pour lequel le rayon réfracté dans l'air rase la surface du liquide le nom *d'angle limite :* il est égal à 48° 35′ ; on peut le déterminer par expérience, mais il est facile aussi de le construire géométriquement. C'est ce que nous allons faire.

Supposons sur la figure 404 un rayon incident rasant la surface HO ; l'angle d'incidence est 90°, le sinus de cet angle est égal à l'unité, nous avons vu qu'il résulte de là que le sinus de l'angle de réfraction dans l'eau est $\frac{3}{4}$. Nous allons donc construire un sinus égal aux $\frac{3}{4}$ du rayon, et nous déterminerons la direction du rayon réfracté et l'angle limite.

Du point O, avec un rayon égal à l'unité, décrivons une circonférence, divisons le rayon en quatre parties égales. Pour cela,
sur une ligne HG quelconque, portons, l'une à la suite de
l'autre, quatre longueurs égales jusqu'au point G. Joignons OG,
et par les points de division menons des parallèles à cette ligne.
(Partage d'une ligne en parties proportionnelles à des longueurs
données.) Par le point qui sépare le premier quart des trois
autres, à partir du point H menons une parallèle à la normale

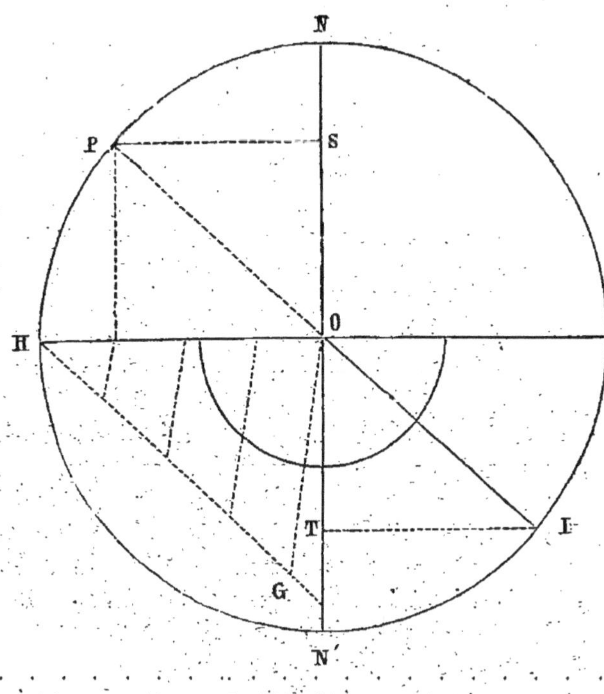

FIG. 404.

Construction de l'angle limite quand les milieux sont l'air et l'eau.

ON, et du point où elle rencontre la circonférence, abaissons
une perpendiculaire PS sur cette normale ; cette ligne PS est le
sinus de l'angle de réfraction dans l'eau, car elle est égale à
$\frac{3}{4}$. Le prolongement OI de la ligne PO représente donc le
rayon réfracté, et l'angle IOT est l'angle limite. La valeur de
l'angle limite que nous appelons r dépend de l'indice de réfraction ; dans tous les cas, on peut la déduire de la formule :
$\sin r = \frac{1}{n}$, n étant l'indice de réfraction.

Marche d'un rayon lumineux à travers une lame terminée par des faces parallèles. — Soit une lame de glace à faces parallèles formée d'un verre dont l'indice de réfraction est $\frac{3}{2}$. Considérons un rayon incident IO (fig. 405), et proposons-nous

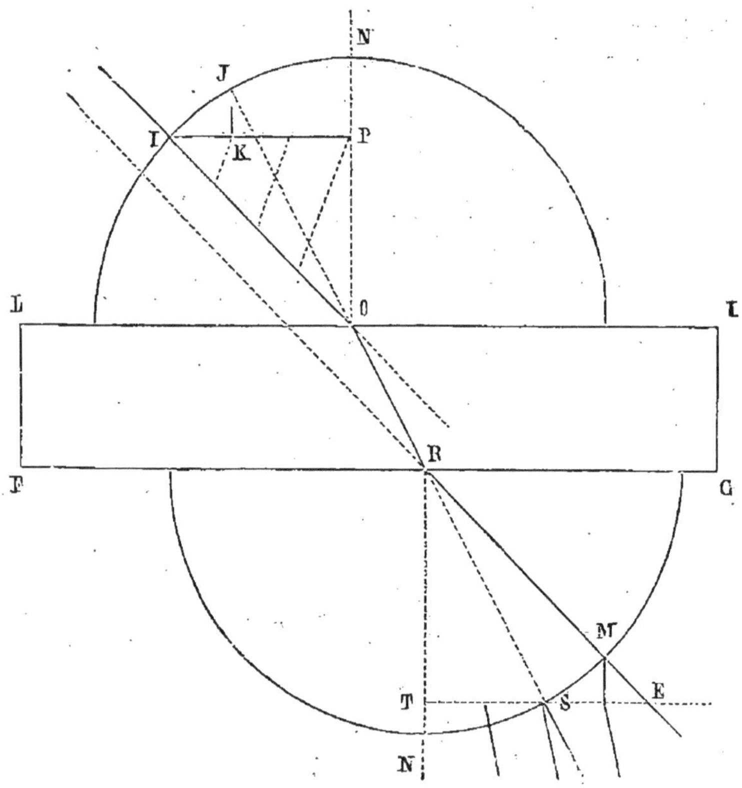

Fig. 405.

Construction géométrique de la marche d'un rayon à travers une lame terminée
par des faces parallèles.

de construire le rayon réfracté. Au point O élevons une perpendiculaire ON; du même point comme centre décrivons une demi-circonférence que le rayon incident rencontre en I. La perpendiculaire IP abaissée sur la ligne ON est le sinus de l'angle d'incidence. Divisons IP en trois parties égales; la longueur KP qui comprend deux parties est le sinus de l'angle de réfraction. Par le point K menons une parallèle à la normale ON, qui rencontre la circonférence en J. La ligne droite JO prolongée jusqu'au point R donne la direction du rayon réfracté. Arrivé à la seconde face FG, le rayon lumineux OR éprouve une seconde réfraction, passe du verre dans l'air, et s'éloigne de la normale. Pour déterminer la direction du rayon émergent, du point R comme centre, décrivons une demi-circonférence que le rayon OR prolongé rencontre au point S. La distance TS de ce point à la normale RN′ est divisée en deux parties égales, ajoutons à cette ligne TS à partir du point S une longueur égale à l'une de ces parties, et menons à l'extrémité de cette ligne qui comprend trois divisions, une parallèle à la normale RN rencontrant la circonférence en un point M. La ligne RE représente la direction du rayon émergent, et cette ligne prolongée est parallèle au rayon incident IO, comme la figure le montre.

C'est aussi ce que l'expérience permet de reconnaître. Les objets que l'on regarde à travers une lame à faces parallèles ne sont point déviés, mais un peu rejetés latéralement.

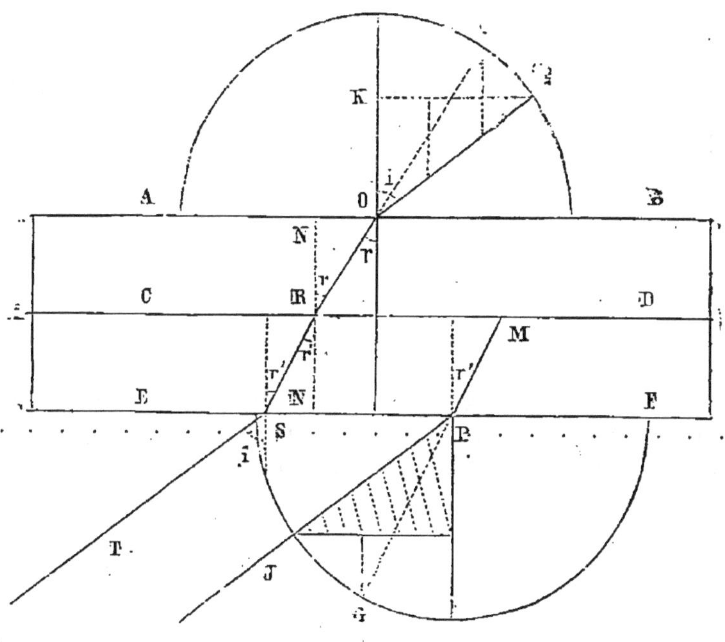

Fig. 406.

Construction de la marche d'un rayon à travers deux lames à faces parallèles dont les indices sont $\frac{5}{3}$ et $\frac{9}{5}$.

Marche d'un rayon lumineux à travers deux lames à faces parallèles dont les indices de réfraction sont différents. — Si deux lames transparentes à faces parallèles sont placées l'une derrière l'autre, l'expérience montre que tout rayon lumineux qui les traverse émerge parallèlement à sa première direction, quand même les indices de réfraction des deux milieux sont différents. Ce résultat que l'on observe en faisant tomber dans la chambre obscure un mince faisceau de rayons solaires sur deux lames superposées va nous permettre de construire la marche de la lumière dans ce système réfringent.

Soient ABCD et CDEF (fig. 406) deux lames dont la première a pour indice de réfraction $\frac{3}{2}$, tandis que l'indice de la seconde est $\frac{9}{5}$.

Soit IO un rayon incident qui fait avec la normale un angle i, construisons le rayon réfracté OR qui fait avec la même normale un angle de réfraction r tel que l'on a :

$$\frac{\sin i}{\sin r} = \frac{3}{2}, \text{ d'où } \sin i = \sin r \times \frac{3}{2}.$$

Faisons tomber sur EF un rayon JP parallèle à IO, c'est-à-dire qui fasse avec la normale un angle égal à l'angle i, construisons le rayon réfracté PM, dont l'angle avec la même normale prolongée est r', tel que l'on a :

$$\frac{\sin i}{\sin r'} = \frac{9}{5}, \text{ d'où } \sin i = \sin r' \times \frac{9}{5}.$$

Par le point R menons un rayon RS parallèle à MP, et ST parallèle à PJ. La ligne brisée ORS représente la marche du rayon dans les deux milieux. Au point R, menons la perpendiculaire NN' à la ligne CD, l'angle NRO est égal à l'angle r, l'angle N'RS est égal à l'angle r'. L'indice de réfraction entre le premier et le second milieu est égal au rapport $\frac{\sin r}{\sin r'}$, que nous pouvons obtenir facilement : les deux valeurs de $\sin i$ sont égales, ainsi

$$\sin r \times \frac{3}{2} = \sin r' \times \frac{9}{5},$$

par suite

$$\frac{\sin r}{\sin r'} = \frac{\frac{9}{5}}{\frac{3}{2}}.$$

L'indice de réfraction entre le premier et le second milieu est égal au rapport de l'indice de réfraction du second à l'indice du premier. Ce résultat nous sera très-utile, lorsque nous construirons la marche des rayons lumineux dans des milieux successifs inégalement réfringents, dans l'œil par exemple.

Marche des rayons lumineux à travers un prisme. — Un prisme de verre (fig. 407) est un volume terminé par des faces planes qui se rencontrent en formant un angle que l'on appelle angle réfringent.

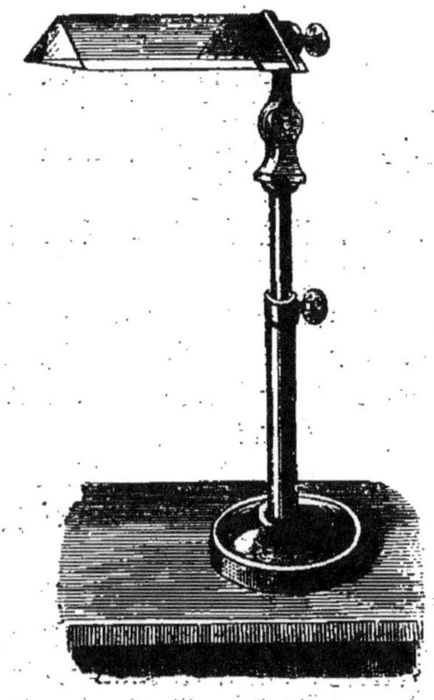

Fig. 407.

Prisme de verre et son support.

Un prisme est rectangle, isocèle, équilatéral, suivant que la section par un plan perpendiculaire aux arêtes est un triangle rectangle, isocèle ou équilatéral.

Soit ABC (fig. 408) la section d'un prisme équilatéral de verre dont l'indice de réfraction est $\frac{3}{2}$, construisons géométriquement la marche d'un rayon incident IO à travers le milieu réfringent; nous voyons que OR est la direction du rayon réfracté qui est rapproché de la base BC du prisme. Au point R, le rayon

lumineux passe du verre dans l'air et s'éloigne de la normale ;
la construction nous apprend qu'il suit la direction RE,
c'est-à-dire que le rayon émergent est une seconde fois rapproché de la base du prisme. Quelle est la déviation éprouvée
par le rayon qui a traversé le prisme ? Pour la déterminer, pro-

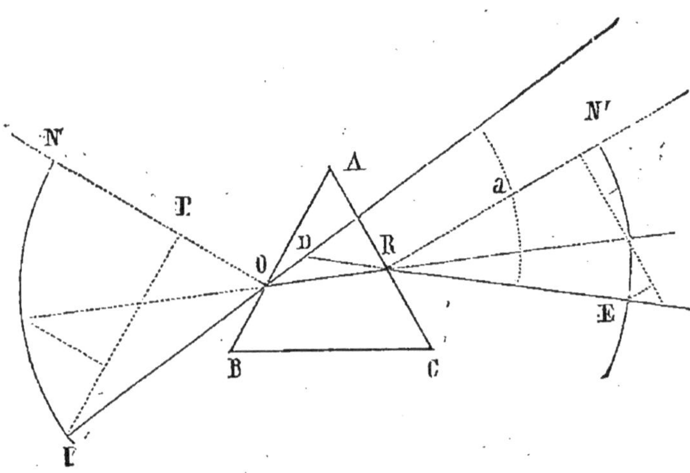

Fɪɢ. 408.

Construction de la marche d'un rayon lumineux à travers un prisme.

longeons la ligne IO que le rayon incident aurait suivie, et la
ligne ER que suit le rayon émergent. Ces deux lignes forment
au point D où elles se rencontrent un angle de déviation que
l'on peut mesurer avec un rapporteur.

Déviation minimum. — On peut faire varier l'angle que fait le
rayon incident avec la normale à la face AB, et l'on obtient une
déviation variable, qui est minimum lorsque le rayon OR dans
le verre est parallèle au côté BC.

Nous pouvons démontrer géométriquement que si cette dernière condition est satisfaite, la déviation est minimum. Dans
le triangle ABC (fig. 409), de section du prisme, menons une
ligne OR parallèle à la base BC. Un rayon qui suit dans le verre la
ligne OR se meut dans l'air, la construction le montre suivant IO et
RE, D' est l'angle de déviation ; comparons cet angle à celui que
nous avons obtenu dans la figure précédente. Pour cela, dans
chacune des figures, du sommet de l'angle de déviation décrivons avec le même rayon un arc de cercle, et nous reconnais-

31.

sons que l'arc qui mesure l'angle D′ ou la déviation, dans la seconde figure, est plus petit que l'arc qui mesure la déviation dans la première.

L'expérience démontre facilement l'existence de la déviation minimum, il suffit de faire tomber sur l'une des faces d'un prisme, dans la chambre obscure, un faisceau de lumière rouge,

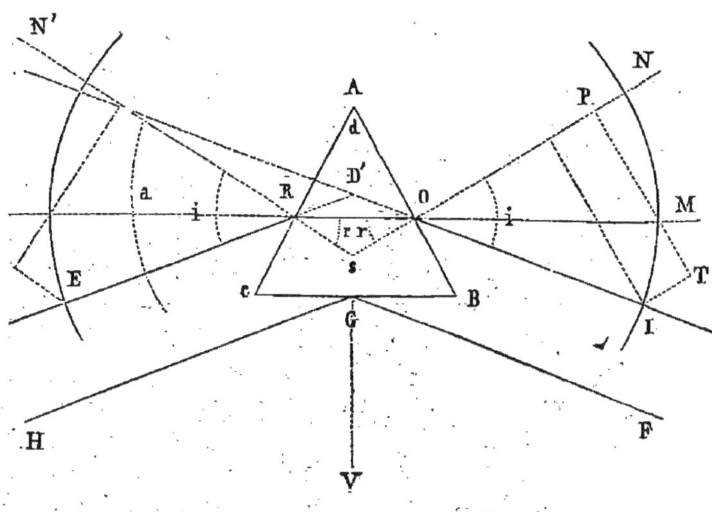

Fig. 409.

Construction de la marche d'un rayon qui, dans le prisme, est parallèle à la base.
(Déviation minimum.)

pour apercevoir le rayon émergent deux fois rapproché de la base du prisme; fait-on tourner celui-ci dans un sens et dans l'autre, le rayon émergent s'éloigne ou se rapproche de la direction primitive du rayon incident. Pour une position bien déterminée du prisme, l'angle de déviation est le plus petit possible. Une portion FG du faisceau tombant sur la base BC se réfléchit et se propage parallèlement au rayon réfracté lors de la déviation minimum; la figure 409 montre ce parallélisme.

CHAPITRE IV.

DES LENTILLES.

Définitions. — On appelle lentilles des corps réfringents limités par des surfaces sphériques qui se divisent suivant la disposition des sphères et des centres de courbures en deux classes : La première classe comprend toutes les lentilles qui sont plus

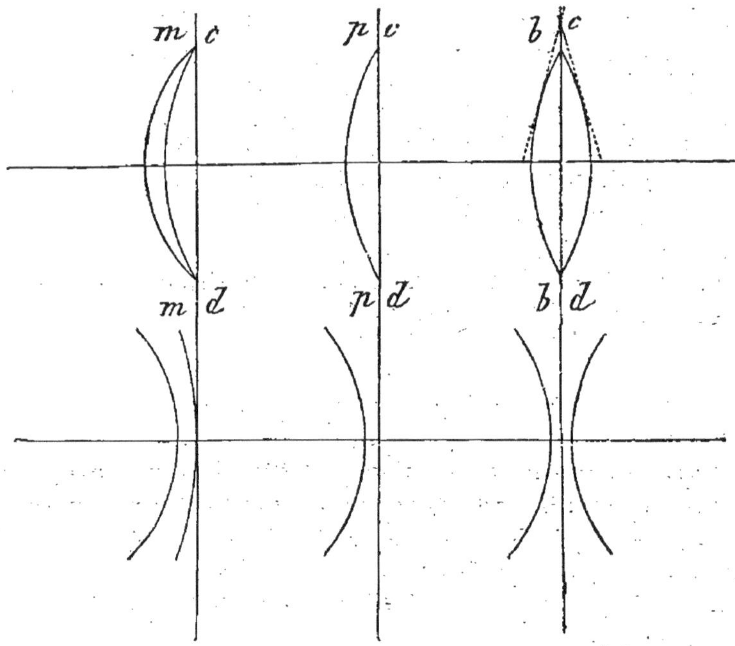

Fig. 410.

Formes des surfaces qui limitent diverses espèces de lentilles.

épaisses au milieu qu'au bord et qui jouissent de la propriété de faire converger les rayons parallèles qu'elles reçoivent. La figure 410 représente ces lentilles convergentes qui se distinguent en biconvexe (*bc*), plan convexe (*pc*), et ménisque convergent (*mc*). La seconde classe renferme toutes les lentilles qui sont plus épaisses au bord qu'au milieu et qui font diverger les rayons parallèles incidents. Ce sont les lentilles divergentes que la figure représente et qui se distinguent en biconcave (*bd*), plan-concave (*pd*), et ménisque divergent (*md*).

On appelle *axe principal* d'une lentille la ligne qui joint ses deux centres de courbure. Dans le cas où la lentille est plane d'un côté, cet axe est la perpendiculaire abaissée du centre unique de courbure sur le plan.

Il est facile de se rendre compte de la raison pour laquelle les lentilles convexes font converger les rayons qu'elles reçoivent. Menons aux faces d'une lentille biconvexe (*bc*) (fig. 410) des plans tangents qui se rencontrent au-dessus du bord et représentent un prisme dont la base est tournée vers le milieu. Tout rayon parallèle à l'axe qui rencontre ce prisme est rapproché deux fois de sa base et vient par suite rencontrer l'axe principal.

Une lentille concave, au contraire, peut être assimilée à une série de prismes dont la base est tournée vers le bord ; les rayons incidents parallèles à l'axe sont rapprochés de la base des prismes ou éloignés de l'axe principal.

Les phénomènes de réfraction que présentent les lentilles et qui les font employer en optique peuvent s'expliquer tous par des constructions géométriques, par l'application des lois de la réfraction : c'est de cette manière que nous les étudierons ici.

LENTILLES CONVERGENTES.

Tous les rayons partis d'un point lumineux vont après avoir traversé une lentille convergente se réunir en un même point. — Pour démontrer ce fait, nous allons construire géométriquement la marche des rayons partis d'un point lumineux P (fig. 411) qui traversent une lentille biconvexe de verre dont l'indice de réfraction est $\frac{3}{2}$.

Menons un rayon incident PI. Joignons le centre de courbure C' au point I, cette ligne prolongée nous donne la normale IN au point d'incidence. Du point I avec un rayon égal à l'unité, décrivons un arc de cercle qui rencontre le rayon PI au point D ; de ce point, abaissons une perpendiculaire sur la normale, ligne qui est le sinus de l'angle d'incidence et que nous divisons en trois parties égales. A partir de la normale portons deux de ces parties sur l'arc de cercle et joignons le point de rencontre avec la circonférence au point I ; IJ représente la direction du rayon réfracté dans le verre. Mais arrivé à la seconde face au point J, ce rayon passant du verre dans l'air éprouve une seconde réfraction et s'éloigne de la normale ; cherchons sa direction : du point J avec un rayon égal à 1, décrivons un arc de cercle qui rencontre le rayon IJ prolongé au point T ; menons du point J le rayon de courbure et prolongeons-le suivant JS. La ligne TS perpendiculaire sur la normale est divisée en deux parties égales ; on porte à partir de T sur le prolongement de ST une de ces parties, puis menant une parallèle au rayon JS, on détermine le point R où le rayon réfracté dans l'air doit passer. (Rappelons que l'indice de réfraction au passage du verre dans l'air est $\frac{2}{3}$.)

En faisant les mêmes constructions géométriques pour d'autres rayons qui rencontrent la lentille en des points très-différents, nous voyons, comme la figure le montre, que tous les rayons réfractés vont tous passer en un même point P', résultat important dont voici une conséquence simple qui nous sera très-utile : pour déterminer le point P', il suffit de mener du point P à la lentille deux rayons seulement, de construire géométriquement leur marche, et le point de rencontre après la réfraction est le point de croisement de tous les rayons qui, du point P se rendent à la surface de la lentille.

Le point P' reçoit souvent le nom de *foyer conjugué* du point P et voici pourquoi : si le point lumineux est placé en P', P devient alors le point de croisement ou le foyer de tous les rayons réfractés.

Rayons parallèles à l'axe principal. Foyer principal. — Si le point P qui envoie à une lentille convergente des rayons lumineux est très-éloigné, les

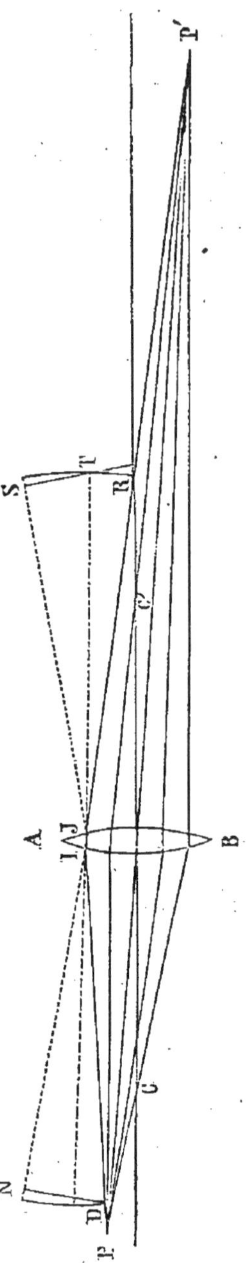

Fig. 411.
Démonstration géométrique du fait que tous les rayons partis d'un point lumineux vont après la réfraction concourir en un même point.

rayons incidents sont parallèles, et dans ce cas particulier comme dans le cas précédent, tous les rayons vont après la réfraction se rassembler en un même point; nous le démontrerons de nouveau géométriquement. La figure 412 représente un certain nombre de rayons parallèles à l'axe principal CC' d'une

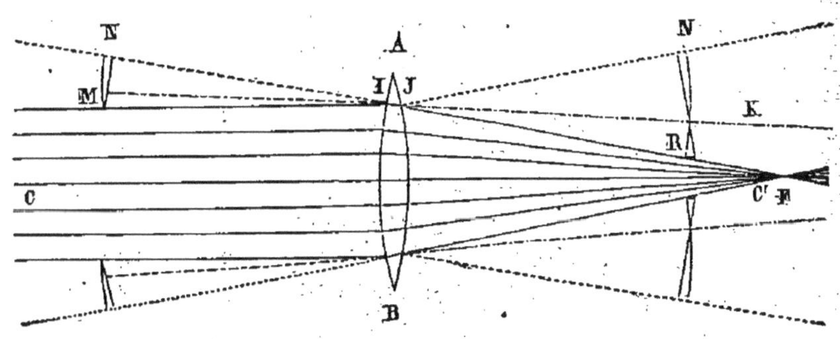

Fig. 412.

Construction géométrique du foyer principal ou foyer des rayons parallèles à l'axe principal.

lentille convergente. On a indiqué les constructions nécessaires pour l'un des rayons qui suit la ligne MI. On voit qu'après la réfraction il y a un point de concours unique, c'est le point F situé sur l'axe principal et qui a reçu le nom de *foyer principal*. La distance de ce point à la lentille, ou distance focale principale déterminée par la construction, caractérise la lentille, et si les rayons de courbure sont plus grands ou plus petits, cette distance devient plus grande ou plus petite.

Détermination expérimentale du foyer principal. — Faisons tomber sur une lentille convergente toute semblable à celle qui vient de nous servir, et dans la chambre obscure, un faisceau de rayons solaires parallèles à l'axe. Nous voyons, partant de la lentille et dessiné dans l'air, un cône de rayons dont le sommet est au point F et qui divergent ensuite de ce point en formant un second cône. Un écran placé en F est très-vivement éclairé; les corps combustibles s'enflamment en cet endroit qui est à la fois le point de concours des rayons calorifiques et des rayons lumineux envoyés par le soleil, d'où le nom de foyer qu'il a reçu. En mesurant avec un mètre la distance de ce point à la entille, on obtient la distance focale principale que l'on trouve égale à celle que donne la figure.

Rayons non déviés. Centre optique. — Parmi les rayons lumineux qui rencontrent une lentille convergente, il y en a qui traversent le milieu réfringent sans éprouver de déviation; ce sont ceux qui, à l'entrée et à la sortie, rencontrent deux éléments de surface parallèles. Nous avons vu plus haut qu'une lame terminée par des faces parallèles ne dévie pas les rayons lumineux mais leur fait éprouver seulement un déplacement latéral. Re-

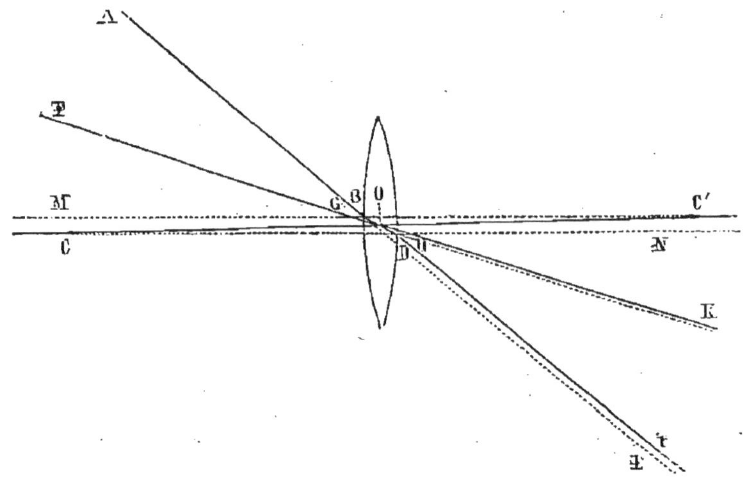

FIG. 413.

Centre optique d'une lentille biconvexe, rayons lumineux non déviés.

cherchons quelle doit être la direction des rayons incidents pour qu'ils ne soient pas déviés par la lentille. Menons des centres de courbure C et C' (fig. 413) aux surfaces sphériques de la lentille des rayons parallèles CD et C'B que nous prolongeons. Les lignes CDN et C'BM rencontrent deux éléments de surface qui sont perpendiculaires à ces deux lignes parallèles et qui sont par suite parallèles entre eux. Un rayon qui suit dans le verre la direction BD doit donc se réfracter en passant dans l'air, suivant des lignes AB et DP qui sont parallèles.

La figure montre qu'il en est ainsi; nous avons construit géométriquement ces deux lignes AB et DP en supposant que l'indice de réfraction du verre est $\frac{3}{2}$, et nous voyons que le prolongement de AB indiqué sur la figure par une ligne pointillée BE est précisément parallèle à DP. Le rayon qui tombe au point B dans la direction AB n'éprouve donc pas de déviation, mais un léger déplacement latéral.

La ligne BD rencontre l'axe principal au point O ; considérons dans le verre un autre rayon GH passant par ce point. Des constructions géométriques semblables nous montrent que les rayons réfractés dans l'air sont GF et HK. Réciproquement, un rayon incident suivant FG se réfracte suivant HK. Dans ce cas, le déplacement latéral est très-petit, et de plus les lignes FG, GH, HK, sont, comme la figure le montre, à très-peu près en ligne droite, de telle sorte que si l'on joint le point F au point O, le prolongement de cette ligne représente la direction du rayon réfracté non dévié.

Le point O situé au milieu de l'épaisseur de la lentille biconvexe, quand les deux rayons de courbures sont égaux, a reçu le nom de *centre optique*; tout rayon passant par ce point continue à se mouvoir en ligne droite et reçoit le nom d'*axe secondaire*. Les propriétés que nous venons de reconnaître aux lentilles biconvexes appartiennent aussi aux autres lentilles convergentes et permettent de construire les images données par les lentilles.

Construction des images données par une lentille biconvexe. — Soit A′B′ (fig. 414) un objet lumineux placé sur l'axe principal d'une lentille biconvexe, une bougie, par exemple. Au point

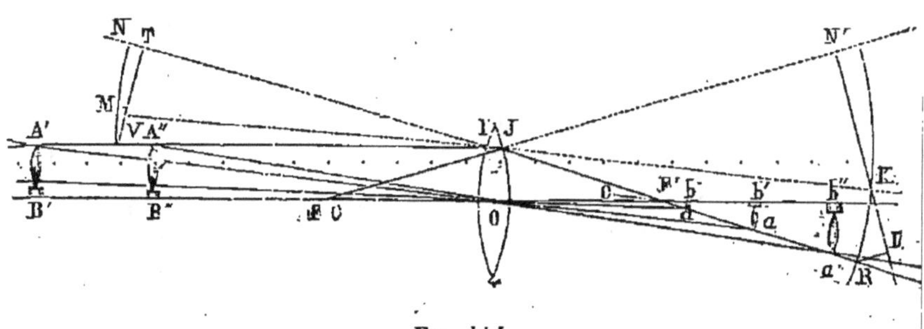

Fig. 414.

Construction des images réelles données par une lentille convergente.

A′ menons le rayon A′I parallèle à l'axe principal. En faisant au point I la construction géométrique représentée sur la figure, nous obtenons la direction IJ du rayon réfracté dans le verre. Au point J le rayon passe du verre dans l'air et s'éloigne de la normale C′J, nous déterminons sa nouvelle direction JR qui rencontre l'axe principal au foyer principal F.

Traçons en second lieu l'axe secondaire du point A', c'est-à-dire la ligne droite qui unit A' au centre optique. La rencontre du rayon parallèle réfracté avec cet axe secondaire a lieu en a'; en ce point se fait le concours de tous les rayons partis du point lumineux A' et envoyés à la surface entière de la lentille; aussi a' donne exactement l'image de A'. Tous les points de l'objet fourniront de même leurs images en $a'b'$ et sur un écran placé en $a'b'$, on apercevra l'image renversée de l'objet un peu plus petite que lui.

Supposons que la bougie soit portée à une très-grande distance de la lentille. Le rayon parallèle à l'axe restera le même et sortira toujours dans la direction JR; mais l'axe secondaire fera un très-petit angle avec l'axe principal et ira rencontrer le rayon JR en un point a situé très-près du foyer principal, on observera en ab une image renversée et très-petite de l'objet. C'est ainsi que si l'on tourne une lentille convergente vers le soleil, on observe une image renversée de l'objet située si près du foyer principal qu'elle nous a servi à déterminer la position de ce foyer; cette image est très-brillante, parce qu'elle contient dans une petite surface toute la lumière solaire qui est reçue par la lentille.

Rapprochons l'objet et plaçons-le en $A''B''$ à une distance de la lentille égale au double de la distance focale principale. Le rayon parallèle à l'axe se réfracte toujours suivant JR, que l'axe secondaire $A''O$ va rencontrer au point a''. La figure montre que l'image $a''b''$ est renversée, mais égale à l'objet. Un raisonnement très-simple démontre aussi cette égalité: dans le triangle $A''Ia''$, la ligne $F'O$ parallèle à la base $A''I$ divise les autres côtés en parties proportionnelles. La ligne $F'O$ ou la distance focale principale est égale à la moitié de la ligne $A''I$, d'où il résulte que $a''O$ égale à la moitié de $a''A''$; par suite $A''O$ égale $a''O$ et les triangles rectangles $A''OB''$, $a''Ob''$ sont égaux parce qu'ils ont les hypothénuses égales, et les angles $A''OB''$, $a''Ob''$ égaux comme opposés par le sommet; d'où $a''b''$ égale $A''B''$.

Approchons la bougie du foyer principal, plaçons-la en AB (fig. 415), par exemple. Le rayon parallèle à l'axe se réfracte suivant JR, l'axe secondaire AO fait un angle plus grand avec l'axe principal et rencontre le rayon JR au point A'; on obtient en $A'B'$ une image renversée plus grande que l'objet.

Approchons la bougie de plus en plus, l'image grandit toujours et atteint les plus grandes dimensions, lorsque l'objet est très-voisin du foyer principal. Il suffit donc de placer tout près et un peu au delà du foyer principal d'une lentille un objet lumineux ou éclairé pour obtenir une image réelle très-amplifiée de l'objet. (*Principe du microscope solaire.*)

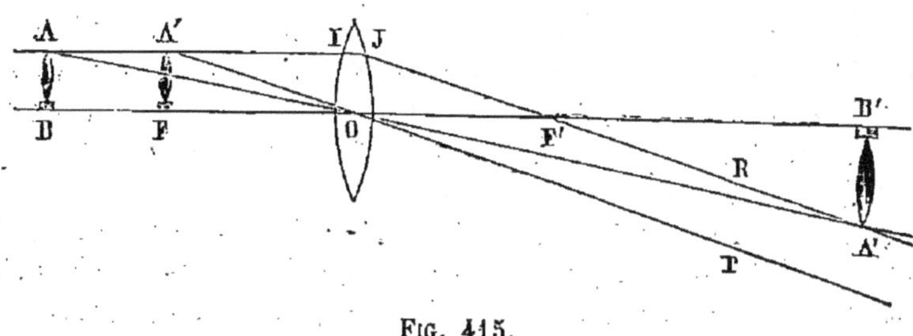

FIG. 415.

Construction de l'image d'un objet approché du foyer principal.

Si la bougie est au foyer principal en A'F, le rayon parallèle et l'axe secondaire envoyés par le point A' sont parallèles après la réfraction et ne peuvent plus se rencontrer.

Enfin, portons la bougie entre le foyer principal et la lentille, en AB, par exemple (fig. 416), le rayon parallèle à l'axe, dirigé suivant JR, ne peut plus être rencontré par l'axe secondaire AO.

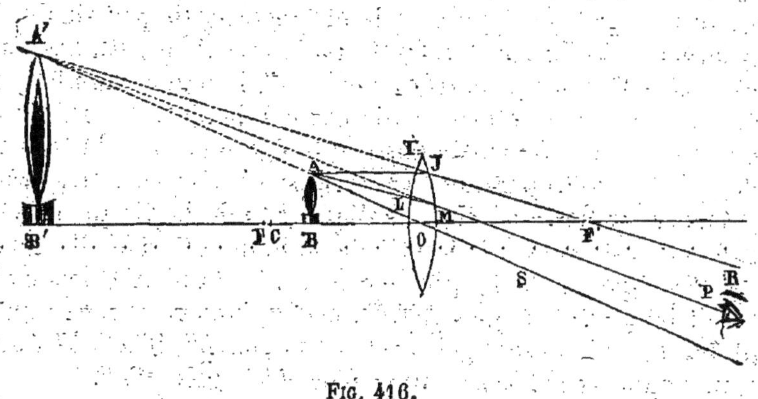

FIG. 416.

L'objet est placé plus près de la lentille que le foyer principal. (Cas de la loupe.)

En effet, la figure IFOA est un trapèze, le côté AI est par hypothèse plus petit que la distance focale OF et par suite le point de rencontre des lignes IF et AO non parallèles ne peut avoir lieu que du côté de la base la plus petite AI, c'est-à-dire en A'. Tout autre rayon parti du point A émergera de la lentille comme s'il venait du même point A'. L'œil placé en P, par exemple, aperevra en A′B′ l'image droite, agrandie de l'objet, mais une image irtuelle : telle est l'explication de la loupe qui rend de si grands ervices au naturaliste.

Expériences. — Les constructions que nous venons de faire ont exactement vérifiées par les expériences qui se font simlement en disposant dans la chambre obscure sur l'axe principal d'une lentille convergente une bougie et un écran. La bougie est éloignée le plus possible, on reçoit sur l'écran son image petite et renversée ; l'objet est approché jusqu'au double de la distance focale, à la même distance de la lentille se dessine une image renversée égale à l'objet. Par suite, on obtient la distance focale en prenant le quart de la distance qui existe entre l'objet et son image égale. L'objet est rapproché peu à peu jusqu'au foyer, il faut éloigner l'écran de plus en plus pour observer une image nette et agrandie. L'objet est au foyer, il n'y a plus d'image ; est-il plus près de la lentille, l'œil observe une image virtuelle droite et agrandie qu'il n'est plus possible de recueillir sur l'écran.

LENTILLES DIVERGENTES.

Foyer principal virtuel. — Tous les rayons partis d'un point lumineux se réfractent à travers une lentille divergente et se conduisent comme s'ils partaient tous d'un autre point situé du même côté que celui qui envoie la lumière. Nous démontrerons

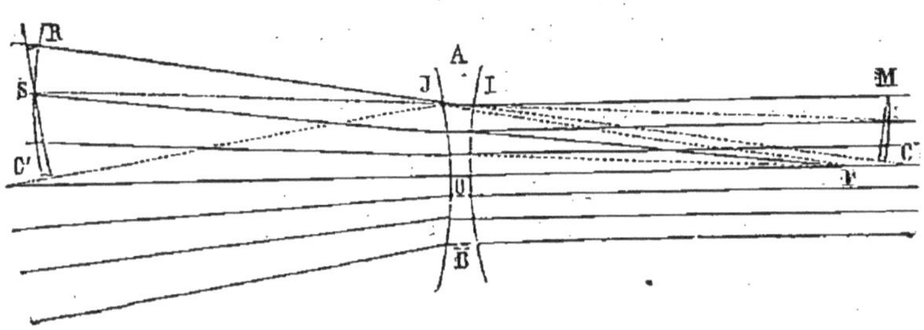

Fig. 417.

Foyer principal virtuel des rayons qui tombent parallèlement à l'axe principal d'une lentille divergente.

ce fait pour des rayons parallèles à l'axe principal, c'est-à-dire pour des rayons partant d'un point lumineux situé à l'infini.

Soit une lentille biconcave dont les centres de courbure sont C et C′ (fig. 417). Considérons un rayon MI parallèle à l'axe principal, répétons les constructions auxquelles nous sommes habitués. Au point I menons le rayon CI ou la normale, divisons le sinu de l'angle d'incidence en trois parties et prenons deux division pour le sinus de l'angle de réfraction. La ligne pointillée représente la direction prolongée du rayon réfracté par la première surface. Arrivé en J, le rayon éprouve une seconde réfraction. Nous construisons un angle de réfraction dans l'air dont le sinus est 3, tandis que le sinus de l'angle d'incidence dans le verre est 2.

En répétant pour d'autres rayons parallèles à l'axe les même constructions, nous déterminons pour chacun d'eux le rayon émergent, et si nous prolongeons tous ces rayons réfractés, nous voyons que leur point de concours unique, mais virtuel, se trouve en F; on donne à ce point le nom de *foyer principal virtuel*.

Expérience. — Avec le porte-lumière, on envoie dans la chambre obscure un faisceau de rayons solaires parallèles à l'axe principal d'une lentille biconcave. On voit émerger un faisceau de rayons divergents qui éclairent les poussières que renferme l'atmosphère. Ce faisceau présente un cercle lumineux d'autant plus large que l'écran est plus éloigné de la lentille. L'œil placé successivement dans les différents points du faisceau de rayons divergents les rapporte à leur prolongement qu'il reconnaît unique, c'est le point de concours virtuel ou foyer principal virtuel de la lentille.

Construction des images d'une lentille divergente. — Nous pourrions, pour la lentille divergente comme pour la convergente, démontrer géométriquement que tout rayon qui passe par un point particulier traverse les lentilles sans éprouver de déviation : ce point est le *centre optique* qui est situé sur l'axe principal au milieu de l'épaisseur de la lentille, quand les rayons de courbure sont égaux. Un rayon mené au centre optique est un axe secondaire.

Construisons les images d'une bougie placée en A B sur l'axe principal d'une lentille biconcave (fig. 418). Par le point A menons un rayon parallèle à l'axe principal, déterminons en appliquant la loi des sinus $\left(\text{indice } \dfrac{3}{2}\right)$ comme la figure le montre, la direction du rayon IJ dans le verre, et du rayon émergent JR, qui prolongé rencontre l'axe principal au point F, foyer principal virtuel. Menons de plus l'axe secondaire A O qui rencontre la ligne J F au point *a*. Tous les rayons que le point A envoie à la lentille divergent tous comme s'ils partaient de *a*; l'œil placé de anière à recevoir ces rayons divergents aperçoit en *ab* une image droite virtuelle et plus petite que l'objet.

Plus la bougie est éloignée, plus la rencontre de l'axe secondaire avec la ligne JF a lieu près du foyer principal, plus l'image est petite. Rapprochons la bougie et plaçons-la en A′B′. Le

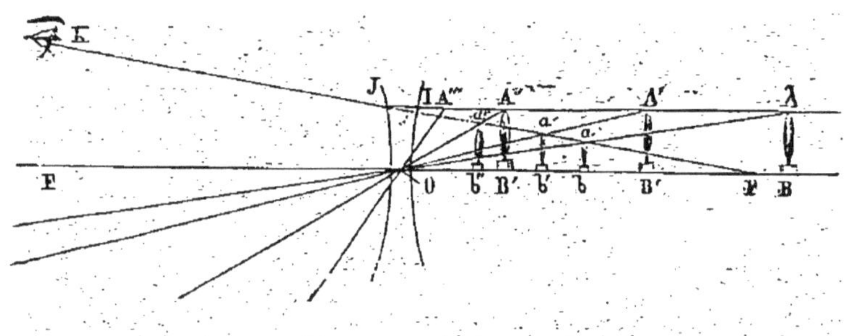

Fig. 448.

Images virtuelles d'un objet lumineux données par une lentille divergente.

rayon parallèle A′I reste le même et se réfracte de la même manière. L'axe secondaire A′O fait un angle plus grand avec l'axe principal et rencontre la ligne JF au point *a′*, l'image *a′b′* droite virtuelle grandit tout en restant plus petite que l'objet.

Enfin, la bougie est-elle placée tout près de la lentille en A″B″, l'axe secondaire rencontre le rayon RJ prolongé tout près de l'objet, et l'image droite et virtuelle se rapproche beaucoup des dimensions de l'objet. Les résultats précédents se vérifient avec la plus grande facilité; il suffit de regarder à travers une lentille divergente placée devant l'œil des objets éloignés, puis des objets de plus en plus rapprochés.

CHAPITRE V.

COMPOSITION DE LA LUMIÈRE.

La lumière solaire est composée de rayons diversement colorés. — Faisons tomber dans la chambre noire un faisceau de rayons solaires limité par les bords d'une fente étroite horizontale fixée au porte-lumière. Recevons ce faisceau sur un écran

éloigné et inscrivons sa trace *i* (fig. 419); puis disposons sur le
trajet des rayons un prisme horizontal *p*. Aussitôt nous voyons
apparaître sur l'écran une image vivement colorée, rejetée vers
la base du prisme. La forme de cette image, qui a reçu le nom de
spectre solaire est celle d'un rectangle allongé dans un plan

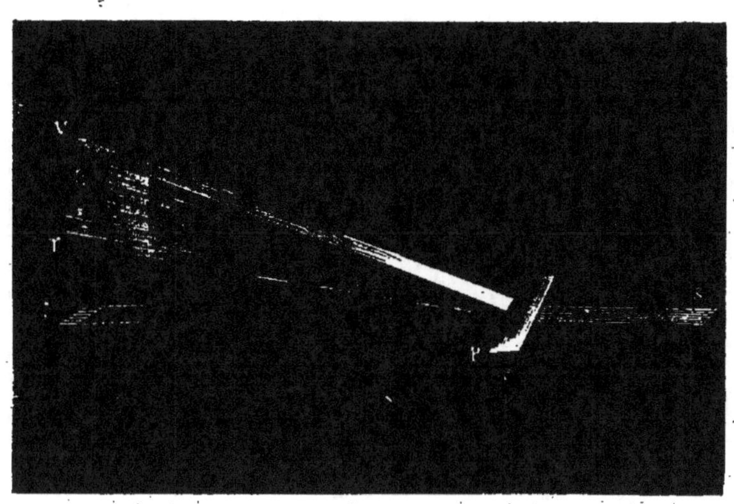

Fig. 419.

Expérience du spectre solaire faite dans la chambre obscure.

perpendiculaire aux arêtes du prisme et la série des sept couleurs principales, de la partie qui est la plus déviée *v* à la partie *r*
qui l'est moins est : *violet, indigo, bleu, vert, jaune, orangé, rouge.*
Les parties colorées ne sont pas nettement limitées, mais il y a
une transition graduelle d'une couleur à la suivante.

Déviation minimum. — Lorsqu'on fait tourner le prisme dans
un sens ou dans l'autre, la position du spectre change sur l'écran
et la déviation augmente ou diminue. Pour une position bien
déterminée du prisme, la déviation des rayons colorés est minimum ; alors nous savons que les rayons réfractés dans l'intérieur du verre sont parallèles à la base du prisme.

Explication de Newton. — L'illustre Newton a expliqué le
phénomène du spectre en démontrant que la lumière blanche
est formée de rayons inégalement réfrangibles que le prisme
sépare parce qu'il les brise inégalement. Dans l'expérience précédente, on voit déjà sur la figure 419 que l'angle de déviation
des rayons rouges, qui est égal à l'angle des lignes *pi* et *pr*, est

lus petit que l'angle de déviation des rayons violets qui est *vpi*.

Newton a démontré, par un grand nombre d'expériences, que les rayons du spectre sont inégalement réfrangibles. Voici une des plus simples et des plus probantes. A l'aide d'un premier prisme horizontal recevant un faisceau de rayons solaires inclinés sur l'horizon, nous obtenons un spectre qui s'étale sur

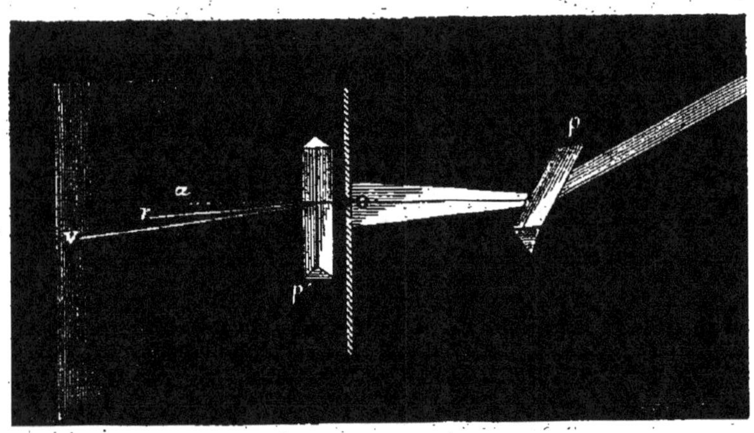

Fig. 420.

Expérience de Newton, qui sert à démontrer que le rayon violet est plus réfrangible que le rayon rouge.

un écran percé d'un trou situé dans le plan horizontal qui passe par le sommet du prisme. Plaçons derrière le trou de l'écran un second prisme tenu verticalement, capable de dévier vers sa base les rayons colorés. En tournant le premier prisme on fait pénétrer à volonté, par l'orifice *o*, un rayon coloré quelconque; faisant passer d'abord un rayon rouge, nous voyons qu'il est rejeté au point *r* vers la base du prisme; faisons pénétrer un violet, il va rencontrer en un point *v* plus rapproché de la base du prisme. Les rayons intermédiaires au rayon rouge et au rayon violet vont se placer sur l'écran entre les points *r* et *v*.

Par une expérience analogue à la précédente, on a mesuré l'indice de réfraction du rouge et du violet. A travers le flint-glass, cet indice pour le milieu du rouge est 1,628, tandis que l'indice de réfraction pour le milieu du violet est 1,671, nombre plus grand.

Réfraction de la lumière blanche à travers une lentille convergente. — L'inégale réfrangibilité des rayons colorés qui composent la lumière blanche et la connaissance des indices vont nous permettre de construire géométriquement la marche des rayons solaires qui frappent une lentille convergente. Soit AI (fig. 421) un rayon extrême d'un faisceau de lumière blanche parallèle à l'axe principal d'une lentille de flint-glass. Menons la normale CN au point d'incidence et construisons, en appliquant la loi des sinus, les lignes que suivent les rayons rouge et violet; menons la normale C′N′ au point d'émergence et construisons de même les rayons réfractés dans l'air. Nous voyons que le rayon rouge J r va rencontrer l'axe principal plus loin de la lentille que le rayon violet J v. Il résulte de là que sur un écran placé en MN entre les foyers et la lentille, le bord du faisceau des rayons convergents est rouge; tandis que si l'écran est placé en M′N′ au delà des foyers, le bord

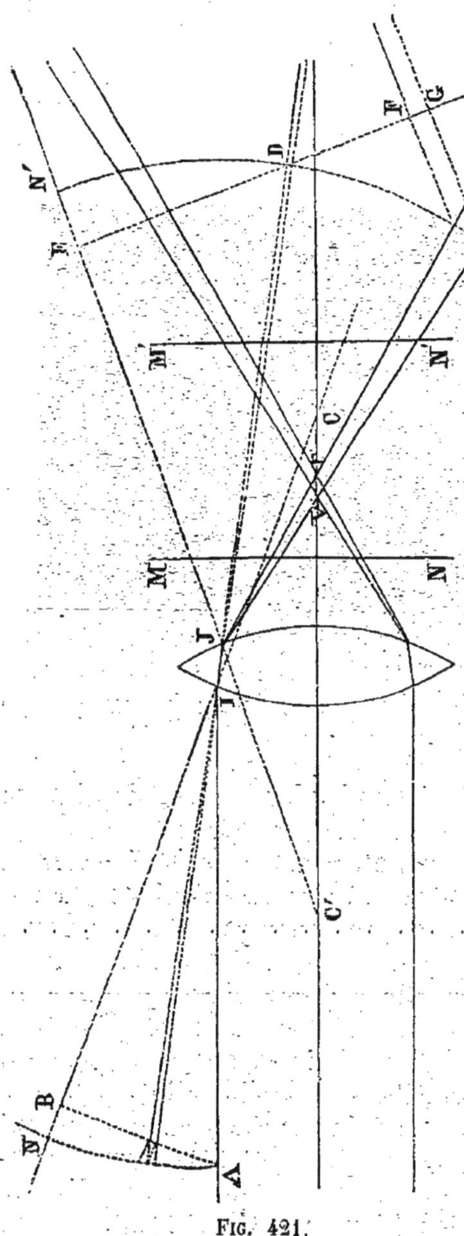

FIG. 421.

Construction géométrique qui démontre qu'un rayon de lumière blanche AI fournit, en traversant une lentille convergente, deux rayons rouge et violet distincts.

du faisceau est bleu violacé. Ces phénomènes sont tout à fait es mêmes que ceux qui sont produits par les prismes, puisque les lentilles peuvent être regardées comme des assemblages de prismes.

Recomposition de la lumière blanche. — Après avoir fait l'analyse de la lumière blanche, Newton en fit aussi la synthèse, c'est-à-dire qu'il réunit les rayons séparés et obtint de la lumière blanche. On prend un disque de verre formé de secteurs colorés offrant la succession des couleurs du spectre. A travers le disque immobile placé entre l'œil et la lumière solaire, on aperçoit les divers rayons colorés. Le disque est-il mis en mouvement par un système de poulies et une corde sans fin, l'œil ne reçoit plus que l'impression de la lumière blanche.

Recomposition par une lentille ou par un miroir concave. — Sur une lentille convergente ou sur un miroir concave, on reçoit les rayons colorés d'un spectre solaire. Un écran placé à une distance convenable de la lentille ou du miroir nous montre une surface parfaitement blanche; ainsi, par réfraction ou par réflexion, les rayons lumineux, séparés d'abord par un prisme, se réunissent pour former de la lumière blanche.

Expérience des prismes opposés. — Deux prismes de la même ubstance, présentant des angles égaux, sont placés l'un derrière 'autre, de manière que la base du premier soit en haut et celle u second en bas.

Si l'on fait tomber sur le premier prisme un faisceau de ayons solaires, le faisceau émergent du second n'est point cooré. La lumière blanche décomposée par le premier prisme st recomposée par le second.

Le spectre solaire n'est pas continu. — Raies obscures. — Vollaston reconnut que le spectre solaire contient des lignes oires qui séparent diverses couleurs. Fraunhofer a décrit avec oin et nommé ces raies obscures qui ont de l'importance, parce u'elles occupent toujours dans le spectre la même position reative.

Pour démontrer l'existence des raies, on adapte au porteumière une fente verticale étroite (fig. 422) par laquelle un aisceau mince de rayons solaires est envoyé dans la chambre bscure. Une lentille convergente C (achromatique), placée à une istance de la fente double de la distance focale principale, donne ur un écran blanc, situé aussi au double de la distance focale, ne image très-nette de la fente. Derrière cette lentille, plaçons n prisme P vertical, et nous recevrons sur l'écran E un spectre rès-bien limité offrant dans toute sa hauteur des lignes noires arallèles. Ces raies indiquent que depuis le rouge jusqu'au violet, il y a dans la série des couleurs un certain nombre d'interruptions. Dans la lumière solaire, les rayons colorés dont les

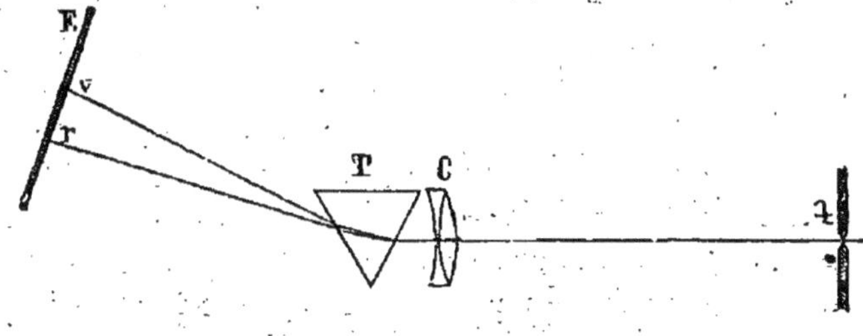

FIG. 422.

Disposition de l'expérience qui permet de démontrer les raies.
(Coupe par un plan horizontal.)

indices de réfraction sont justement égaux à ceux des raies n'existent pas.

Le nombre des raies est très-considérable : M. Kirchhoff en a compté deux mille, mais il faut, pour les voir toutes, des appareils spéciaux composés de plusieurs prismes, et dans l'expérience précédente on n'en distingue qu'un petit nombre ; ce

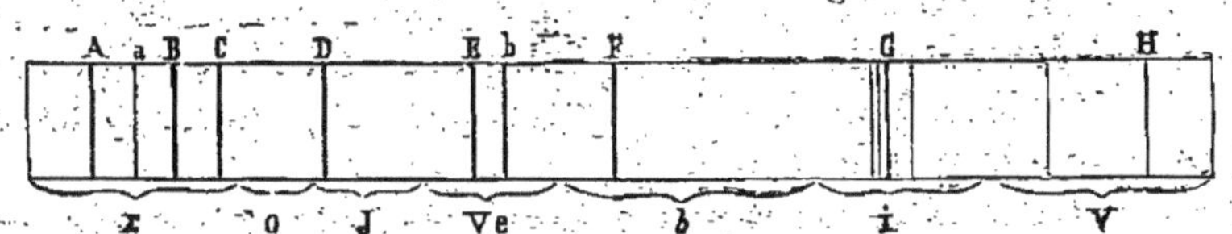

FIG. 423.

Indication de la situation des raies principales dans le spectre.

sont les plus larges, les plus apparentes, que Fraunhofer a désignées par les premières lettres de l'alphabet ; voici la situation de ces raies : A, B, C, dans le rouge (fig. 423); D, dans le jaune ; E, dans le vert ; F, dans le bleu ; G, entre le bleu et le violet ; H, dans le violet.

Les raies constituent des repères fixes, et pour désigner un rayon particulier du spectre, il suffit d'indiquer les distances qui le séparent des deux raies entre lesquelles il est situé.

Spectre ultra-violet. — La lumière solaire n'est pas formée seulement des rayons colorés que le prisme nous permet d'apercevoir. Il existe au delà du violet des radiations lumineuses séparées par des raies, qui se manifestent lorsqu'on reçoit la partie du spectre située au delà du violet, sur une feuille de papier imbibée d'une solution de sulfate de quinine. Ces rayons, qui sont les plus réfrangibles, exercent des actions chimiques énergiques et peuvent se reconnaître encore à l'aide du chlorure d'argent qui noircit dans cette partie du spectre, ordinairement invisible pour nous.

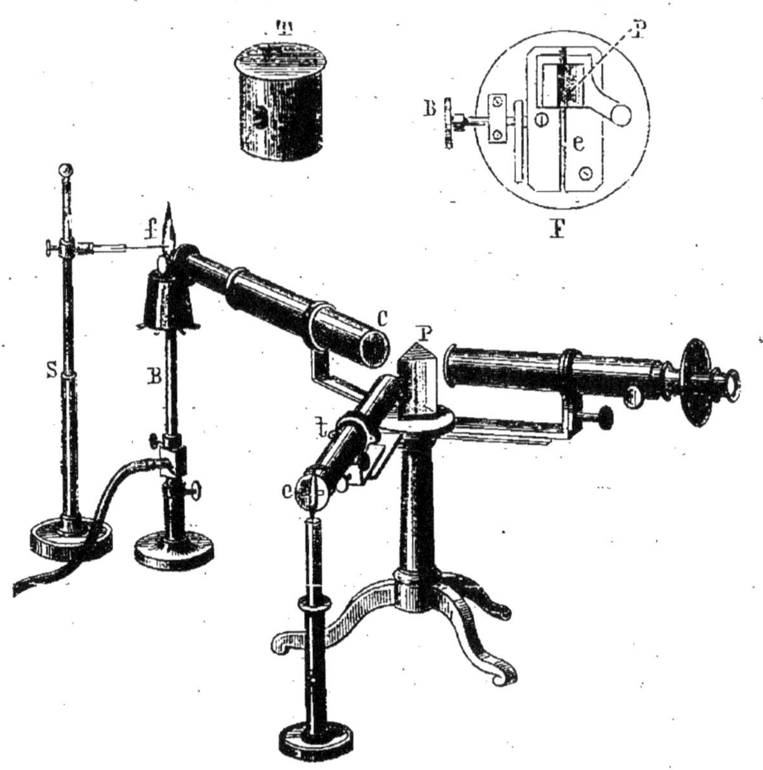

FIG. 424.

Spectroscope disposé pour l'observation des raies brillantes des vapeurs métalliques. T tambour servant à recouvrir le prisme P. F détails de la fente avec un petit prisme destiné à envoyer sur le prisme P des rayons venant latéralement.

Spectroscope. — Pour étudier plus complétement le phénomène des raies, on emploie un appareil particulier qui est connu sous le nom de *spectroscope* (fig. 424). Une fente étroite placée au foyer principal d'une lentille convergente C laisse passer des rayons de lumière blanche qui deviennent parallèles après avoir traversé la lentille. Ces rayons viennent rencontrer la pre-mière face d'un prisme P, se réfractent, se décomposent et pénètrent dans l'objectif d'une lunette L tournée vers la seconde face du prisme. L'œil appliqué à l'oculaire de la lunette aperçoit une image agrandie du spectre avec ses raies caractéristiques.

Pour déterminer la situation des raies obscures, M. Kirchhoff emploie une disposition qui permet de voir dans le champ de la lunette une échelle horizontale graduée en parties d'égale longueur : à cet effet, on fixe à l'extrémité d'un tuyau de métal t une lame de verre dépoli offrant des divisions égales. L'échelle éclairée par une bougie envoie à la seconde face du prisme des rayons lumineux qui s'y réfléchissent et qui pénètrent dans la lunette en même temps que ceux qui ont été deux fois réfractés par le prisme.

Raies brillantes des vapeurs métalliques. — Certains sels métalliques donnent aux flammes dans lesquelles on les introduit des colorations spéciales. On sait depuis longtemps qu'une flamme est colorée en jaune par le sodium, en rouge par la strontiane.

MM. Kirchhoff et Bunsen examinèrent, à l'aide du spectroscope, des flammes colorées par divers sels métalliques et arrivèrent à des résultats très-intéressants. Devant la fente e de l'instrument, on place d'abord un bec de gaz B brûlé par un excès d'air dont la flamme très-pâle donne un spectre qui ne contient pas de raies. Un fil de platine plongé dans une solution de sel marin est maintenu par un support convenable S au milieu de la flamme ; aussitôt, l'œil placé à l'oculaire de la lunette aperçoit une raie jaune très-brillante. Remplace-t-on le sel marin par un autre sel de soude, on aperçoit toujours la même raie qui caractérise le sodium ; la moindre trace du métal dans l'atmosphère est décelée par le spectroscope. Pendant que le gaz brûle devant la fente, fait-on détoner dans l'atmosphère un mélange de chlorate de soude et de charbon : la raie D (fig. 423) apparaît, et toujours au même point, dans le spectre et sur l'échelle.

D'autres métaux sont caractérisés par des raies différentes dont les positions sont déterminées, dont les distances à la raie D du sodium, par exemple, sont facilement lues sur l'échelle. Certains métaux donnent un grand nombre de raies, mais chaque raie brillante occupe dans le spectre une position spéciale ; il est facile de dessiner sur le papier l'ensemble des raies qui appartiennent à tel ou tel métal.

Découverte de nouveaux métaux. — Après avoir étudié les spectres fournis par les métaux connus, MM. Kirchhoff et Bunsen soumirent certains minéraux à leur procédé d'analyse qualitative et reconnurent des raies qu'ils n'avaient point encore vues. C'est ainsi qu'ils trouvèrent deux nouveaux métaux : le *rubidium* qui fournit de belles raies rouges ; le *cæsium*, qui offre des raies bleues caractéristiques. Peu de temps après, M. Crookes trouva un corps qui donne une raie verte brillante due à un nouveau métal, le *thallium.*

Changement des raies brillantes en raies obscures. — Plaçons devant la fente du spectroscope, dans la flamme du brûleur à gaz, un fil de platine recouvert de chlorure de sodium : aussitôt la raie D apparaît. Plaçons entre la flamme et la fente une seconde source moins vive de lumière, contenant aussi du sodium en vapeurs, par exemple une lampe à alcool salé : la raie D perd de son éclat et devient obscure. Ce phénomène tient à ce que la flamme chargée d'une vapeur absorbe les rayons doués de même réfrangibilité que ceux qu'elle émet et laisse passer les autres rayons. Ainsi, la vapeur de sodium contenue dans la flamme de l'alcool salé retient les rayons colorés en jaune qu'envoie le sodium porté sur le fil de platine à une température plus élevée.

MM. Kirchhoff et Bunsen ont trouvé dans ce fait, découvert par M. Foucault, le principe qui leur a permis d'expliquer les raies obscures du spectre solaire.

Explication des raies obscures du spectre solaire. — Il faut admettre que le noyau du soleil est porté à une température très-élevée, et qu'il existe tout autour de lui une atmosphère moins chaude et chargée de vapeurs. Le noyau, s'il existait seul, donnerait un spectre continu offrant du rouge au violet tous les degrés de réfrangibilité ; mais les vapeurs métalliques que renferme la photosphère absorbent certains rayons qui sont remplacés par des raies obscures rendant le spectre discontinu. Il fallait montrer que les positions des raies sont bien celles qu'occuperaient les raies brillantes de certaines vapeurs métalliques, c'est ce que Fraunhofer a établi pour la raie D du sodium. La situation de cette raie, qui est double ou composée de deux traits noirs, est exactement la même que celle du sodium, qui est formée par deux traits brillants. La démonstration de ce fait est très-simple : on divise en deux la fente du spectroscope; la moitié inférieure libre reçoit de la lumière solaire, la moitié supérieure est recouverte d'un prisme à réflexion totale (fig. 424) qui réfléchit dans l'axe de la lentille des rayons partis d'une flamme chargée de vapeurs de sodium. L'œil aperçoit dans le spectre solaire la raie obscure D exactement au-dessous de la raie brillante donnée par le sodium en vapeurs.

En comparant de la même manière les raies obscures du spectre solaire avec les raies brillantes de différents métaux, MM. Kirchhoff et Bunsen ont reconnu tantôt coïncidence, tantôt désaccord dans les positions des deux espèces de raies. Ainsi, soixante raies brillantes du fer coïncident avec soixante raies obscures du spectre. Les expérimentateurs ont découvert que le sodium, le magnésium, le calcium, le chrome, le fer et le nickel existent dans l'atmosphère du soleil, et par suite dans le noyau ; et que l'or, l'argent, l'aluminium, l'étain, le plomb, l'antimoine, etc., n'y existent pas.

Bandes d'absorption produites dans le spectre par des substances colorées. — Tournons la fente du spectroscope vers l'horizon ou vers un mur blanc éclairé par le soleil : la lumière diffuse donne le spectre ordinaire avec la série des couleurs et des raies. Plaçons devant la fente un verre coloré, un verre rouge par exemple : on ne verra dans le spectre qu'une seule raie rouge; tous les autres rayons constituant la lumière blanche ont été arrêtés par la matière colorante ; à droite et à gauche de la raie rouge s'étend une bande noire. Cette expérience montre de plus que le verre choisi ne laisse passer que les rayons doués d'une certaine réfrangibilité, rayons dont la position dans le spectre sera reconnue sur l'échelle.

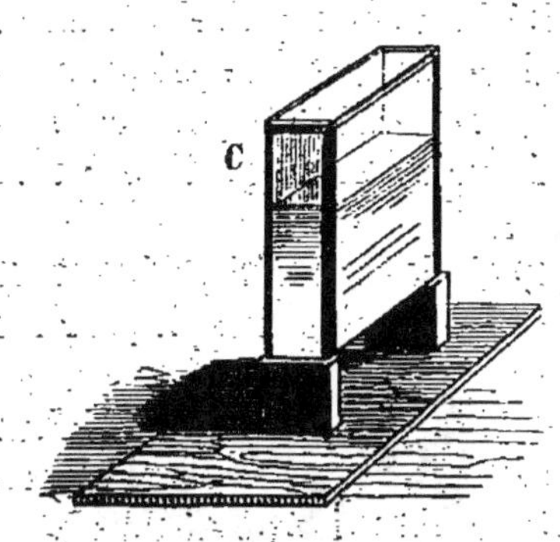

Fig. 425.

Petite cuve servant à examiner les liquides colorés.

Les diverses substances colorantes se conduisent d'une manière analogue, mais spéciale pour chacune d'elles; en effet, elles absorbent certains rayons du spectre et laissent passer les autres. Pour examiner un liquide coloré, on le verse habituellement dans une petite cuve de verre C (fig. 425) que l'on dispose devant la fente du spectroscope.

Bandes d'absorption de l'hémoglobine et de l'hématine. — Parmi les matières colorantes, celle du sang ou l'hémoglobine présente des caractères spéciaux qui intéressent vivement le médecin légiste. Il suffit de verser dans un tube étroit *t* (fig. 426) une ou deux gouttes de sang, d'ajouter de l'eau, d'agiter et de disposer la colonne de liquide faiblement coloré devant la fente du spectroscope, pour reconnaître dans le spectre deux larges bandes obscures, dont la position est constante. Afin de lire et d'inscrire cette position, avant chaque expérience on fait toujours coïncider la raie obscure D du spectre solaire, ou la raie jaune brillante donnée par le sodium avec la même division de l'échelle que l'on peut faire mouvoir avec le tube *t* qui la porte. On voit que les deux bandes d'absorption α et 6 sont situées entre les raies D et E (1) (fig. 427); l'une α voisine de D se trouve dans le jaune, l'autre 6 est dans le vert, dans une position que nous regardons sur l'échelle.

Si l'on prive l'hémoglobine de l'oxygène auquel elle est combinée, soit en faisant le vide au-dessus du sang à l'aide de la pompe à mercure, soit en ajoutant au liquide un sel avide d'oxygène, par exemple du tartrate d'oxyde d'étain dissous dans l'ammoniaque, l'hémoglobine désoxygénée ne donne plus qu'une seule raie γ (3) qui occupe l'intervalle des deux autres et toutes les autres parties du spectre n'ont point été absorbées et persistent.

Dans l'empoisonnement par le

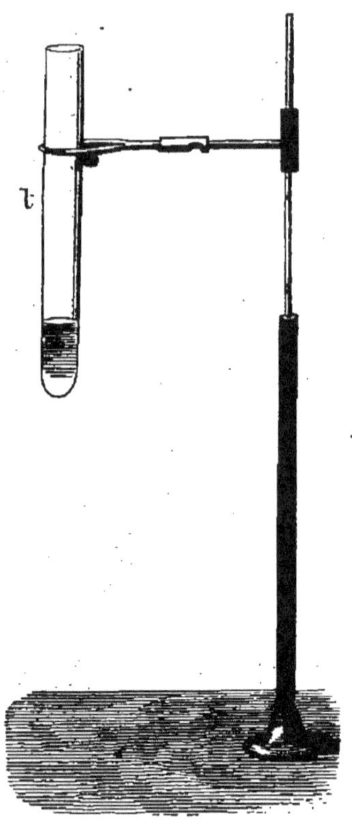

Fig. 426.

Petit tube de verre étroit pour examiner au spectroscope une petite quantité de liquide.

gaz oxyde de carbone, on sait que M. Claude Bernard a démontré que le gaz délétère chasse l'oxygène de sa combinaison avec l'hémoglobine et prend sa place. Dès lors, l'action du vide, ou l'addition d'un sel capable d'enlever au sang l'oxygène, ne peut plus chasser l'oxyde de carbone. On pourra donc reconnaître dans le sang la présence de l'oxyde de carbone, quand on aura enlevé au liquide tout l'oxygène, et quand, malgré la réduction de l'hémoglobine, deux raies persistantes α et β (2), peu différentes de celles du sang oxygéné, se montreront dans le spectre au lieu de la raie unique γ qu'au-

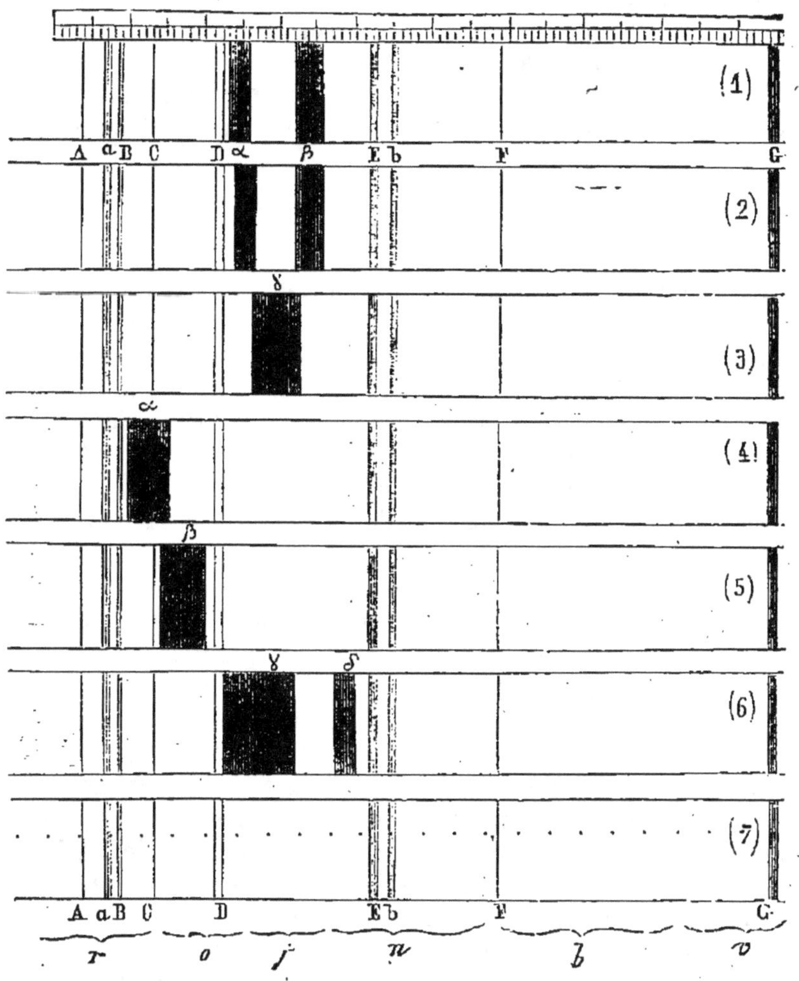

FIG. 427.

Bandes d'absorption fournies par l'hémoglobine (1, 2, 3) et par l'hématine (4, 5, 6).

rait donnée l'hémoglobine désoxygénée, si elle n'avait pas été combinée avec l'oxyde de carbone.

L'hématine, matière colorante dérivée de l'hémoglobine, en solution étendue placée dans une petite cuve à parois de verre, planes et parallèles (fig. 425), ou dans un tube, suivant la quantité de substance dont on dispose, fournit une bande d'absorption α (4) quand elle est dissoute dans un acide, et une bande ε (5) quand elle est dissoute dans un alcali. Cette substance désoxygénée présente deux raies γ et δ (6) différentes par leur position et par leur étendue.

Il est évident que tous les rayons du spectre dont une bande d'absorption tient la place sont complétement arrêtés ou absorbés par la substance colorante.

<h2 style="text-align:center">ACHROMATISME.</h2>

Les lentilles convergentes donnent des images irisées sur les bords. — Nous avons montré plus haut (page 564, fig. 421) qu'un faisceau de rayons blancs parallèles à l'axe d'une lentille convergente est décomposé par la réfraction comme il le serait s'il traversait un prisme. Les rayons violets vont former leur foyer plus près de la lentille que les rayons rouges ; il en résulte que les faisceaux émergents sont colorés sur les bords. Les bords des images données par les lentilles ne sont pas bien tranchés et offrent des irisations qui enlèvent aux images une grande partie de leur netteté.

Prismes achromatiques qui dévient la lumière sans la colorer. — Lorsque l'on oppose l'un à l'autre deux prismes de la même substance offrant les mêmes angles de réfringence, nous savons qu'il n'y a pas de déviation des rayons lumineux qui les frappent ; la réfraction se fait comme à travers un milieu terminé par des faces parallèles, il n'y a ni déviation, ni coloration.

Plaçons derrière un prisme un second prisme dont la substance et l'angle de réfringence soient différents, l'expérience montre qu'il peut y avoir déviation sans coloration. Pour réaliser ces conditions, on emploie un prisme dit à angle variable, formé de parois métalliques parallèles, entre lesquelles sont maintenues des lames de glace qui remplissent exactement l'intervalle des parois et qui peuvent tourner l'une et l'autre autour d'un axe horizontal. Ces lames transparentes peuvent être placées parallèlement ou peuvent être inclinées plus ou moins. Versons dans ce prisme de l'eau ou un autre liquide, et plaçons à côté un prisme de verre horizontal dont la base est tournée vers le sol et sur lequel nous envoyons un faisceau de rayons solaires. Les rayons déviés et colorés qui émergent du premier prisme traversent le second, éprouvent de nouvelles réfractions et vont frapper un écran blanc éloigné, en donnant en général une image colorée. Mais approchons ou écartons les parois de glace, et, pour un certain angle, nous verrons une image parfaitement blanche sur l'écran, image qui n'occupe pas les mêmes points que venaient frapper les rayons solaires avant l'interposition des prismes.

Ainsi il est possible, par l'emploi de prismes choisis, de substances différentes et d'angles différents, de produire une déviation sans coloration.

Achromatisme des lentilles. — Comme les lentilles ne sont que des assemblages de prismes, on est arrivé à construire des lentilles convergentes qui donnent des images bien nettes sans irisations. C'est ainsi qu'en juxtaposant une lentille convergente de crown-glass et une lentille divergente de flint-glass, en choisissant des courbures convenables, les constructeurs obtiennent des systèmes réfringents que l'on emploie dans beaucoup d'instruments d'optique et qui fournissent des images nettes et achromatiques.

SECTION II.

INSTRUMENTS D'OPTIQUE.

—

CHAPITRE PREMIER.

DE LA LOUPE.

Principe de la loupe. Son grossissement. — Nous avons vu, en étudiant les lentilles, qu'un objet placé un peu plus près d'une lentille convergente que le foyer principal (fig. 416, page 558) fournit une image droite virtuelle et agrandie. Pour que cette image soit vue nettement, elle doit se produire à la distance de la vision distincte; c'est-à-dire à 30 centimètres environ. L'objet étant placé tout près du foyer principal, nous pouvons regarder la distance qui le sépare de la lentille comme étant égale à la distance focale principale que nous désignons par F (fig. 428). Appelons $d\,O$ la distance de l'image virtuelle A'B' à la lentille, les triangles AOB, A'OB' sont semblables et leurs bases sont entre elles comme leurs hauteurs. On peut donc écrire : $\dfrac{A'B'}{AB} = \dfrac{dO}{FO}$.

insi le rapport des grandeurs de l'image et de l'objet, ou le
rossissement, est égal à 15 si la distance dO est égale à 30 centi-

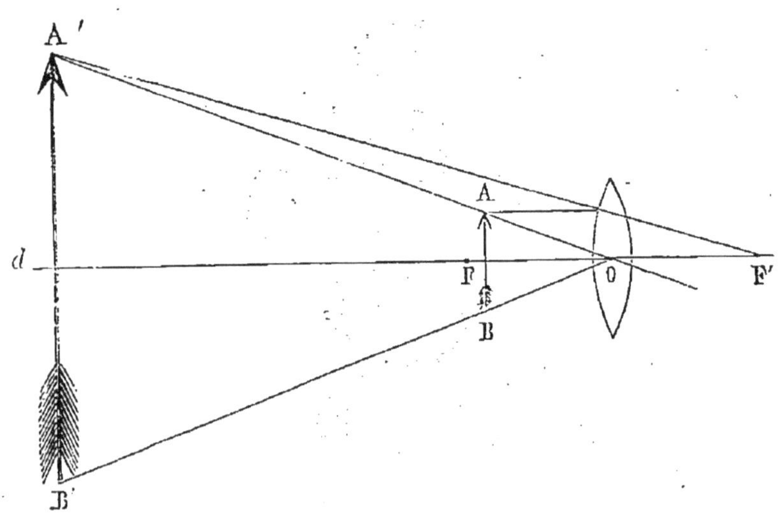

Fig. 428.

Grossissement d'une loupe. AB objet, A'B' image virtuelle agrandie.

mètres et si la distance focale FO est 2 centimètres. Il résulte de
cette formule que le grossissement d'une loupe est d'autant
plus grand que sa
distance focale est
plus petite. Pour que
cette distance soit
petite, il faut que les
faces de la lentille
présentent des cour-
bures appartenant à
des sphères de petit
rayon.

Loupes montées.
— On se sert, dans
les dissections, d'une
loupe portée sur un

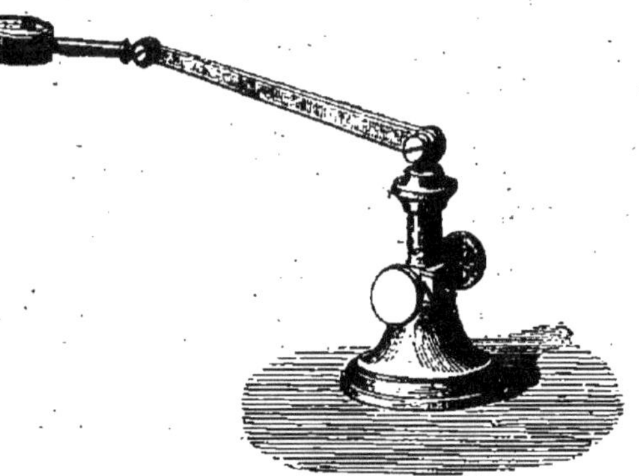

Fig. 429.

Loupe montée sur un pied articulé.

pied présentant plusieurs articulations à frottement dur qui
permettent d'approcher la lentille des objets que l'on veut examiner (fig 429). Le grossissement est égal à deux ou trois.

Pour les dissections fines qui exigent un grossissement pou-

vant varier de 5 à 40 fois, on emploie une loupe montée spéciale que représente la figure 430. Une tige horizontale, terminée
d'un côté par un anneau dans lequel une loupe est enchâssée,

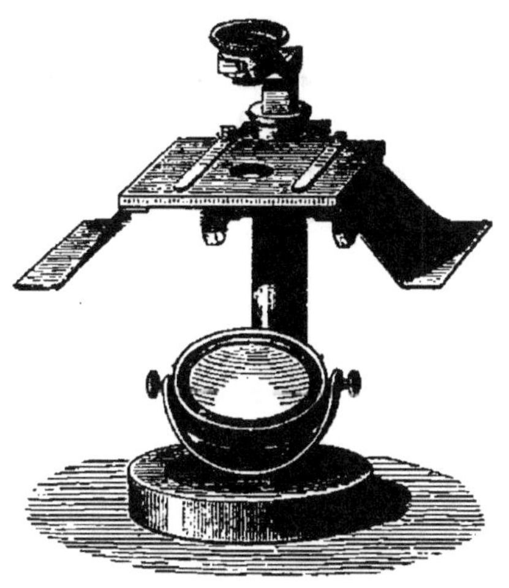

FIG. 430.

Loupe montée avec plate-forme et miroir éclairant, employée pour les dissections fines.

peut recevoir un mouvement d'élévation ou d'abaissement à
l'aide d'une vis et d'une crémaillère, et peut en outre se déplacer dans un plan horizontal.

Au-dessous de la loupe, une table ou plate-forme de métal
percée d'un trou reçoit les objets que l'on veut examiner, qui
sont maintenus par des pinces convenables.

Un miroir plan ou concave fixé aussi au support commun de
ces différentes pièces sert à éclairer par dessous les objets qui
sont assez minces pour être transparents.

Doublet. — Pour cet instrument, on a trouvé de l'avantage à
employer, au lieu d'une seule lentille, deux lentilles que l'on a
séparées par un diaphragme ou cercle opaque percé d'un trou ;
ainsi est formé le doublet dû à Wollaston, qui permet un fort
grossissement tout en laissant une distance focale assez grande
pour que l'observateur puisse, entre l'objet et les lentilles, manœuvrer des aiguilles à dissection.

CHAPITRE II.

CHAMBRES CLAIRES.

Chambre claire de Wollaston. — Wollaston a imaginé un prisme particulier qui rend facile le dessin des objets éloignés ou des images données par les lentilles.

Un prisme de verre ABCD, dont la figure 431 représente la

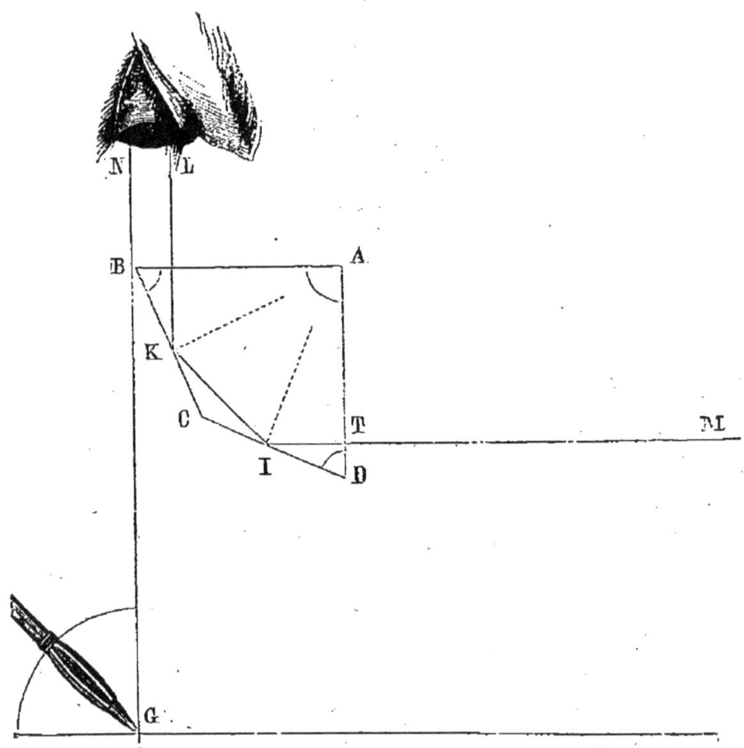

FIG. 431.

Coupe du prisme de verre qui constitue la chambre claire de Wollaston.

coupe, offre deux faces AB et AD qui se rencontrent à angle droit, et deux autres faces BC et CD qui font entre elles un angle de 135°. Supposons qu'un rayon lumineux MT, venant d'un objet éloigné, tombe perpendiculairement sur la face AD, ce rayon n'éprouvera pas de déviation et viendra rencontrer la face CD au point I; ce rayon ne peut émerger, car il fait avec la normale à cette face un angle plus grand que l'angle limite.

La somme des angles du quadrilatère ABCD est égale à 360°; l'angle A vaut 90°, l'angle C vaut 135°, il reste pour les angles égaux B et D : 360° — (135 + 90) = 135° ; par suite, chacun des angles D ou B est égal à 67°,5.

L'angle que fait le rayon incident MI avec la normale au point I, ou l'angle d'incidence, est complémentaire de l'angle TID comme l'angle D, il est donc égal à celui-ci ou à 67°,5, angle plus grand que l'angle limite. Sur la face CD il y aura donc une première réflexion totale ; le rayon réfléchi rencontrant la seconde face BC éprouvera, au point K, une seconde réflexion totale et viendra ressortir perpendiculairement à la face AB. La pupille de l'œil placée au-dessus de l'angle B reçoit le rayon deux fois réfléchi ; en même temps, une partie de la pupille aperçoit la pointe d'un crayon G sur une feuille de papier placée au-dessous. L'œil qui rapporte les rayons qu'il reçoit à leur prolongement en ligne droite verra les objets se projeter sur le papier et pourra suivre leurs contours.

Une difficulté se présente dans l'application : le crayon est placé à la distance de la vision distincte, tandis que les objets sont éloignés ; or, l'œil ne peut, comme nous le dirons plus loin, apercevoir avec netteté des objets voisins et des objets éloignés. Pour éviter cet inconvénient, Wollaston plaçait une lentille divergente entre l'œil et la face AB et les rayons venant d'un point éloigné divergeaient d'un point situé derrière la lentille, à la distance de la vision distincte, c'est-à-dire au même niveau que le crayon.

M. Laussedat a fait excaver la face AB du prisme dans la partie voisine de B, de telle manière que la dépression présente la courbure de la lentille concave nécessaire. Le centre optique de la surface lenticulaire se trouve sur le nouveau bord, et c'est au-dessus de ce point et dans l'axe principal de la lentille que l'œil est placé. La pratique du levé des plans fait reconnaître les avantages de ce perfectionnement.

Chambre claire de M. Nachet. — M. Nachet construit une chambre claire qui s'adapte à l'oculaire des microscopes (fig. 432) et qui permet de dessiner avec fidélité les images que fournit cet instrument grossissant.

Un prisme de verre ABCD (fig. 433), qui, en coupe, a la forme d'un parallélogramme dont les angles aigus valent chacun 45 degrés, est enchâssé dans une garniture métallique. Vers le milieu de la face CD on a soudé un petit prisme rectangulaire offrant deux faces, l'une horizontale, l'autre verticale ; tout rayon qui tombe sur la face horizontale que l'on place au-dessus de l'oculaire d'un microscope traverse toute l'épaisseur du verre ,

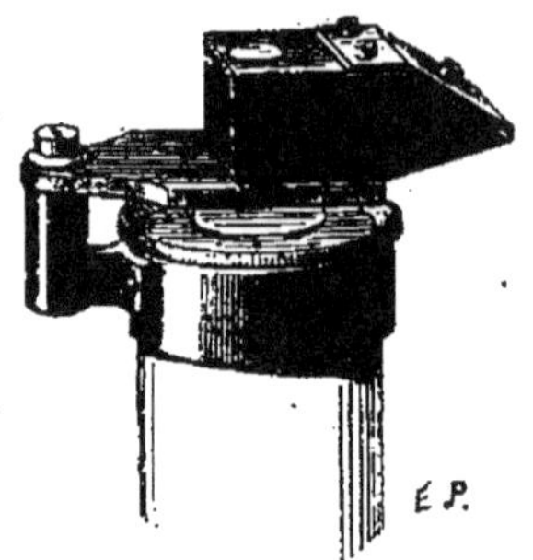

FIG. 432.

Chambre claire de Nachet adaptée à l'oculaire d'un microscope.

ne rencontre que des faces parallèles, émerge sans éprouver de

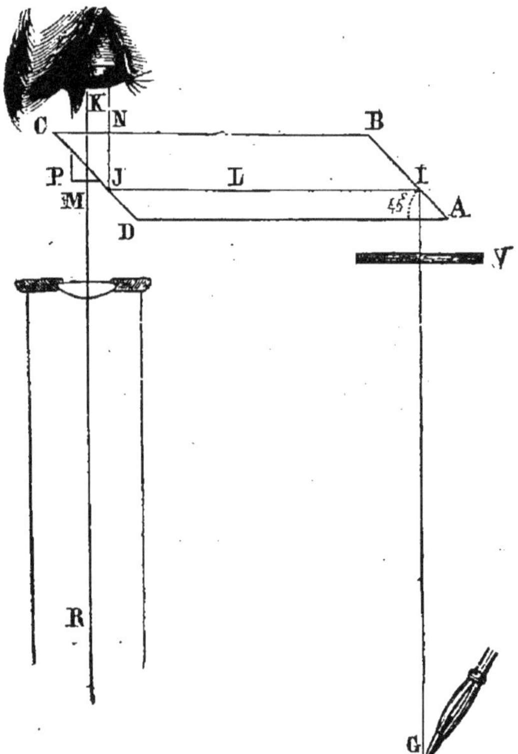

FIG. 433.

Coupe de la chambre claire de Nachet qui montre la marche des rayons lumineux.

déviation. Les rayons partis de la pointe d'un crayon G placé sur une feuille de papier se réfléchissent deux fois totalement, comme la figure le montre aux points I et J, et viennent se rencontrer sur la rétine avec les rayons qui suivent l'axe de l'instrument grossissant. L'œil perçoit simultanément l'image donnée par le microscope et l'image du crayon.

Pour atténuer l'intensité de la lumière envoyée par le papier, qui est ordinairement plus grande que celle des images microscopiques, on place un verre coloré V au-dessous de la face AD sur le trajet des rayons qui viennent du papier.

CHAPITRE III.

MICROSCOPE SOLAIRE.

Principe de l'instrument. — Un objet placé très-près mais un peu au delà du foyer principal d'une lentille convergente fournit, comme nous l'avons vu, une image réelle agrandie et renversée. Une lentille petite, fortement courbée, offrant par suite un foyer très-court, donnera sur un écran éloigné une image très-agrandie d'un objet vivement éclairé placé un peu au delà du foyer principal. Cette image pourra être vue à la fois par un grand nombre de spectateurs.

Le microscope solaire se compose d'une lentille ou d'un groupe de lentilles achromatiques l (fig. 434) enchâssées dans un support vertical qui peut être approché ou éloigné à l'aide d'un pignon et d'une crémaillère, d'une pince servant à fixer les objets que l'on choisit parfaitement translucides.

Éclairage. — Pour éclairer vivement l'objet, on emploie une série de lentilles qui font converger un large faisceau de rayons solaires, ou, à défaut du soleil, un faisceau de rayons provenant d'une lampe électrique. Une première lentille L reçoit les rayons réfléchis par le porte-lumière fixé au volet de la chambre obscure ; le faisceau de rayons convergents vient rencontrer une seconde lentille L′ qui augmente encore la convergence ; une grande quantité de lumière se trouve réunie sur une surface fort petite de l'objet placé entre deux lames de verre V.

Si la distance de l'objet à l'objectif est égale à 5 millimètres, on recevra sur un écran placé à 6 mètres une image mille fois plus grande que l'objet.

La surface de l'image sera 1000^2 ou un million de fois plus grande que celle de l'objet ; il faut donc envoyer à celui-ci une très-grande quantité de lumière pour que chaque point de l'image en reçoive assez et reste visible dans la chambre obscure.

Le principe de la lanterne magique et du mégascope est le

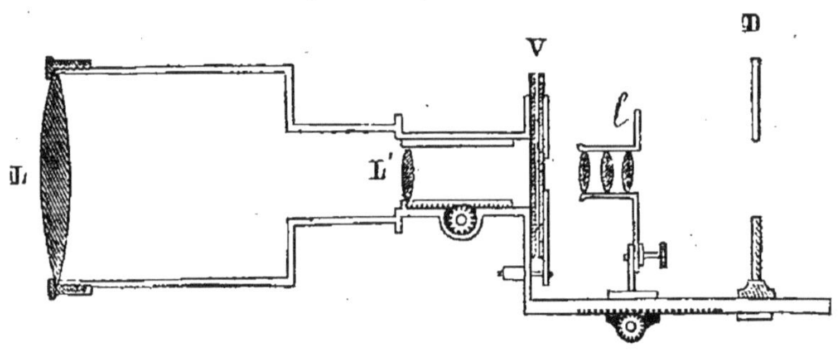

Fig. 434.

Coupe du microscope solaire.

même que celui du microscope solaire ; seulement, comme un moindre grossissement suffit, la lentille convergente employée offre une distance focale plus grande et l'éclairage se fait avec des sources lumineuses moins intenses.

CHAPITRE IV.

MICROSCOPE COMPOSÉ.

Principe de l'instrument.— Deux lentilles convergentes, l'une petite appelée *objectif*, l'autre plus grande appelée *oculaire*, constituent le microscope : la première fournit une image réelle et agrandie d'un objet placé au delà du foyer principal, image que l'on examine avec la seconde lentille qui fonctionne comme une loupe.

La figure 435 représente la marche exacte des rayons dans un système aussi simple, formé de verres lenticulaires dont l'indice de réfraction est $\frac{3}{2}$. Pour obtenir l'image de l'objet AB, nous avons mené par le point A le rayon AC parallèle à l'axe principal qui passe par le foyer principal f', et l'axe secondaire AO; ces deux lignes se rencontrent au point A′ et nous construisons ainsi l'image A′B′ réelle plus grande que l'objet et renversée.

Tous les rayons qui du point A se rendent à la surface entière de l'objectif forment un cône lumineux qui se réfracte en donnant un autre cône ayant la même base DI et le sommet en A′; je suppose, comme la figure le montre, que ce cône de rayons vient rencontrer l'oculaire.

En considérant à part deux des rayons qui se croisent en A′, nous pourrons tracer leur marche à travers la seconde lentille et déterminer leur nouveau point de concours; mais voici un moyen plus simple pour trouver ce point : Nous savons que tous les rayons qui sont envoyés à la surface d'une lentille par un point lumineux vont, après la réfraction, se rencontrer en un même point. Le point A′ n'envoie à l'oculaire que certains rayons, mais imaginons que le rayon A′G parallèle à l'axe et l'axe secondaire partant de A′ existent aussi, déterminons leur point de concours, ce sera aussi celui des autres rayons, de ceux qui sont envoyés en réalité. Nous voyons que le rayon

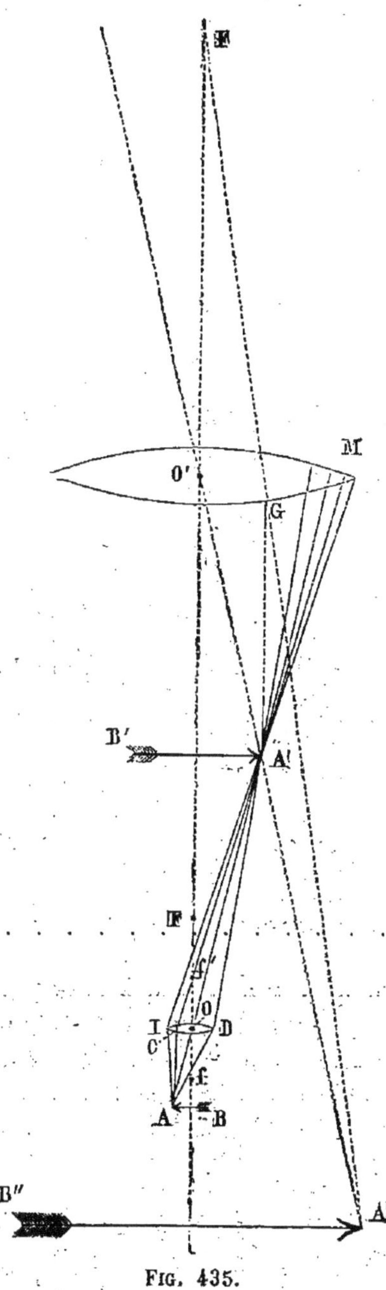

FIG. 435.

Construction de la marche des rayons lumineux dans un microscope composé réduit à deux lentilles.

parallèle à l'axe se réfracte suivant la ligne GF, F étant le foyer principal de l'oculaire ; le prolongement de l'axe secondaire A'O' rencontre la ligne FG prolongée au point A″, qui sera le point de réunion cherché, et l'œil placé au-dessus de l'oculaire verra une image A″B″ virtuelle et agrandie de l'objet.

Il y a, comme nous le voyons, un produit de grossissements : si la première image est vingt fois plus grande que l'objet, si la seconde image est dix fois plus grande que la première, le grossissement est 20 × 10 ou 200.

Ces premières notions étant connues, nous pouvons examiner avec quelque détail les diverses parties qui entrent dans la construction d'un microscope.

Objectifs. — Une petite lentille comme celle que nous venons de prendre comme objectif offre ce grave inconvénient que les bords de l'image réelle sont irisés ; la loupe grossit la partie colorée, et dès lors les contours de l'image manquent de netteté. Il est essentiel que l'objectif soit achromatique, c'est-à-dire formé d'une lentille de crown et d'une lentille de flint. Dans les objectifs employés aujourd'hui, plusieurs lentilles sont fixées l'une au-dessus de l'autre : l'achromatisme des images et leur formation sur un plan sont obtenus avec plus de certitude par un choix convenable des verres et des courbures.

Les rayons menés du foyer principal du système objectif au bord de la lentille inférieure forment un cône qui comprend toute la lumière que chaque point de l'objet peut envoyer à cette lentille; on appelle angle d'ouverture de l'objectif l'angle formé par les lignes menées du foyer principal aux extrémités d'un diamètre de la lentille inférieure.

Chaque microscope renferme plusieurs objectifs désignés par des chiffres et qui donnent chacun avec le même oculaire un grossissement déterminé; il est utile d'avoir un objectif qui grossisse quarante ou soixante fois, puis deux ou un plus grand nombre d'objectifs donnant des grossissements de deux cents à cinq cents fois et plus.

Objectifs à immersion. — Des objets que l'on examine par transparence sont placés habituellement sur une plaque de verre et revêtus d'une lamelle de verre très-mince : dans l'observation, l'air sépare cette lamelle de l'objectif. M. Amici a indiqué une disposition différente qui a permis de construire des objectifs très-puissants. Que l'on fasse tomber sur la petite lame de verre une goutte d'eau distillée, que l'on dépose sur l'objectif une seconde goutte, en approchant l'objectif du couvre-objet, les deux gouttes se réunissent, et les rayons lumineux envoyés par l'objet subissent une réfraction différente, puisqu'au lieu de passer de l'air dans le système objectif, ils passent de l'eau à travers la première lentille. La figure 436 représente un objectif à immersion de M. Hartnack ou de M. Nachet, vu à l'extérieur et vu en coupe. Il est possible, en tournant un collier à vis C que présente la monture, de changer à volonté les

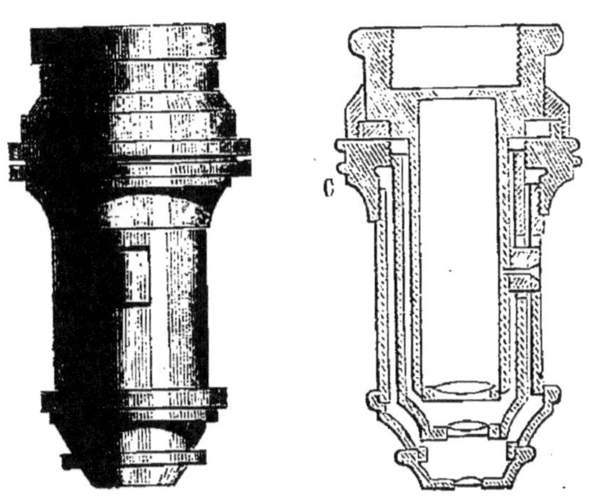

FIG. 436.

Objectif à immersion vu à l'extérieur et en coupe.

distances des trois lentilles ; on a reconnu en effet qu'il est nécessaire, pour avoir une image parfaitement nette, dans les forts grossissements, de changer les positions relatives des lentilles, suivant l'épaisseur de la petite lame qui recouvre les objets.

Oculaires. — L'oculaire peut être formé d'une simple loupe, comme nous l'avons indiqué plus haut, mais il est composé habituellement de deux lentilles plan-convexes dont la surface courbe est tournée vers le bas. Cette disposition est due à Huyghens. La figure 437 montre l'effet produit par l'addition de la lentille C, ou lentille collective. L'objet AB, placé un peu au delà du foyer principal de l'objectif Ob, fournirait une image A'B' agrandie et renversée si la lentille C n'était pas interposée. Celle-ci rejette en A''B'' l'image réelle, et il résulte de là que le faisceau de rayons qui, partant de A, serait venu en A' et qui n'aurait pu rencontrer la loupe Oc, peut maintenant, après qu'il a été rapproché de l'axe commun, frapper cette lentille et fournir son image en A'''. De sorte que l'objet AB tout entier pourra

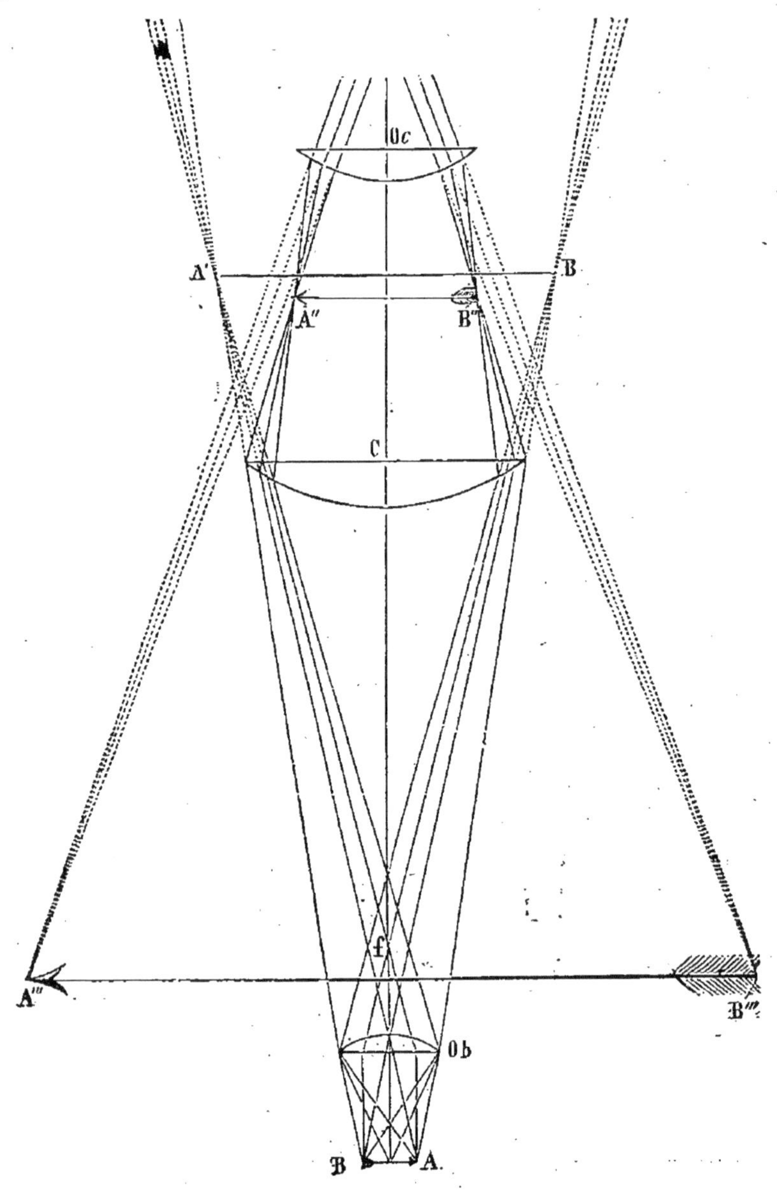

FIG. 437.

Marche des rayons lumineux dans un microscope composé offrant une lentille
collective C entre l'objectif Ob et l'oculaire Oc.

être vu en A'''B''', image virtuelle, renversée et agrandie. La

33.

lentille collective C accroît donc le nombre des points de l'objet que nous pouvons apercevoir, en rapprochant du centre optique de la loupe Oc et de la pupille de l'observateur des rayons qui n'auraient pu être aperçus.

Chaque microscope possède plusieurs oculaires qui pour un même objectif permettent des grossissements plus ou moins forts.

Champ du microscope. — Si nous nous reportons à la figure 435, nous voyons que le faisceau de rayons partis du point A donne après la réfraction un faisceau conique étroit, qui a pour base la surface de l'objectif, et dont le sommet est en A'. Ce faisceau rencontre le bord de l'oculaire et est aperçu par l'œil s'il pénètre dans la pupille. Tout point de l'objet plus éloigné que le point A de l'axe principal commun aux lentilles enverra des rayons qui ne rencontreront plus l'oculaire et ne pourront être vus. Le champ ou la partie de l'objet dont nous voyons l'image a pour mesure l'angle formé par les lignes menées du centre optique O de l'objectif aux extrémités du diamètre de l'oculaire. En prolongeant ces deux lignes au-dessous de l'objectif jusqu'à la rencontre de l'objet, on détermine la partie visible dans l'image. Il est évident que la lentille collective accroît le champ de l'instrument.

Assemblage des lentilles. — L'objectif, composé ordinairement de plusieurs lentilles, est vissé à l'extrémité inférieure d'un tuyau cylindrique de laiton qui glisse à frottement dur dans un anneau du même métal fixé à un support solide (fig. 438). Dans l'extrémité supérieure du tuyau intérieur est engagé un autre tuyau, dans lequel on introduit un oculaire formé de lentilles vissées aux extrémités d'un troisième tuyau. On peut augmenter la distance de l'objectif à l'oculaire en tirant le second tuyau et la diminuer en le poussant, ce qui en même temps accroît ou diminue les dimensions de l'image réelle, et par suite le grossissement. Une vis dont le pas est petit permet d'abaisser ou d'élever avec lenteur les tubes qui portent les lentilles, de sorte que deux mouvements sont à la disposition de l'observateur pour mettre l'objet au point convenable, l'un brusque en tournant le tuyau dans l'anneau qui l'entoure, l'autre lent exécuté au moyen de la vis.

Porte-objet. — Une plaque de métal quadrangulaire, solidement fixée au pied de l'instrument, présente une réglette mobile et des lames élastiques de métal qui servent à fixer les objets que l'on veut examiner. Au centre de la plaque est ménagée

une ouverture par laquelle on peut envoyer sur l'objet une certaine quantité de lumière.

Lames de verre. — Les observations microscopiques se font
ordinairement sur des objets minces et transparents placés entre deux lames de verre à faces parallèles, l'une ayant habi-

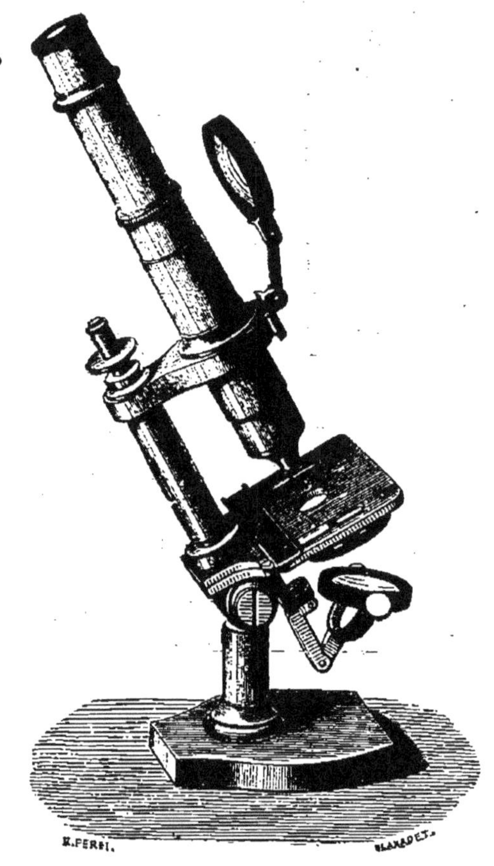

Fig. 438.

Microscope composé de MM. Nachet. L'instrument peut être incliné autour
d'un axe horizontal.

tuellement la forme d'un rectangle allongé et une épaisseur de
un millimètre environ, l'autre étant une lame carrée très-mince
destinée à recouvrir l'objet.

Miroir éclairant. — Pour produire de grands grossissements,
il est nécessaire d'éclairer fortement les objets, car la lumière
qui les traverse, et qui est arrêtée en plus ou moins grande
partie par les contours et par les différents détails que présente

la surface des objets se répand sur une image dont la surface est dix mille fois plus grande, si le rapport de la longueur de l'image à la longueur de l'objet ou le grossissement est égal à cent.

Un miroir sphérique concave, mobile autour d'un axe tenu par un demi-anneau de métal et par une tige munie de plusieurs articulations, est attaché au pied du microscope (fig. 438). La surface réfléchissante peut être tournée vers le ciel et reçoit de la lumière diffuse, et non point les rayons solaires directs qu'il faut éviter. Les rayons réfléchis passent dans l'ouverture de la plate-forme et frappent l'objet qu'ils éclairent. Il est souvent utile de limiter le faisceau et la quantité de lumière que l'on envoie à l'objet; à cet effet, on emploie un diaphragme circulaire (fig. 439) placé au-dessous du porte-objet et muni de trous d'inégal diamètre. Pour éclairer une portion limitée de l'objet, on place au-dessous de lui le trou le plus étroit.

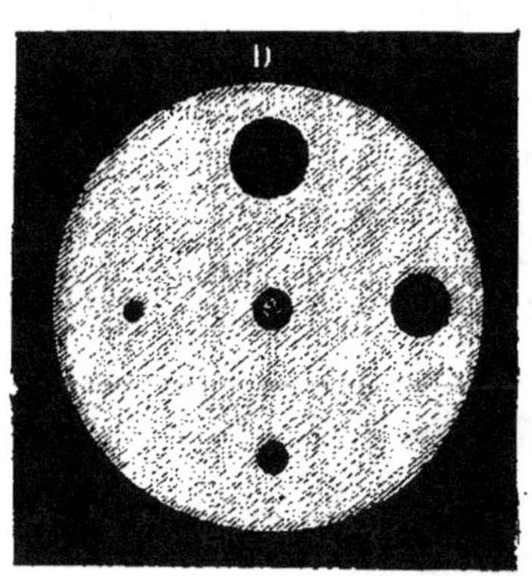

Fig. 439.

Diaphragme du microscope percé de trous d'inégal diamètre.

Quelquefois, on ajoute encore au-dessous du diaphragme un cylindre noirci muni d'une lentille qui reçoit le nom de condenseur.

Dans certains cas, on découvre mieux les détails délicats de structure de l'objet en l'éclairant avec des rayons lumineux obliques; il suffit de placer convenablement le miroir pour que les rayons réfléchis fassent un angle assez grand avec l'axe principal des lentilles; alors on ne se sert pas du diaphragme.

Lentille pour l'éclairage des corps opaques. — Lorsque les corps soumis à l'étude sont opaques, il faut les éclairer sur leur face supérieure; pour cela, une lentille convergente fixée par un anneau et par une tige articulée au support du tube (fig. 438), ou tenue par un pied isolé comme celle de la fig. 429 envoie des rayons lumineux sur l'objet qui les réfléchit en partie vers l'objectif. Ce mode d'examen des corps opaques par réflexion ne permet pas d'employer de forts grossissements. Jusqu'ici les images que l'on obtient ainsi manquent de lumière quand on dépasse un grossissement de 120 fois environ.

Dessin des images microscopiques à la chambre claire. —

Il est souvent utile de fixer par un dessin l'image des préparations que l'on observe au microscope; la chambre claire de
M. Nachet fournit le moyen le plus commode et le plus exact.
Il suffit de placer à sa droite sur la table qui porte le microscope, une feuille de papier blanc. L'œil placé au-dessus du
prisme et dans l'axe de l'instrument aperçoit à la fois sur le
papier la pointe d'un crayon tenu à la main et les contours de
l'image qu'il suit avec la plus grande facilité. On reproduit ainsi
le dessin de l'image en conservant sa grandeur et ses dimensions exactes.

Mesure du grossissement du microscope. — La mesure du
grossissement se fait à l'aide d'un micromètre M (fig. 440) gravé

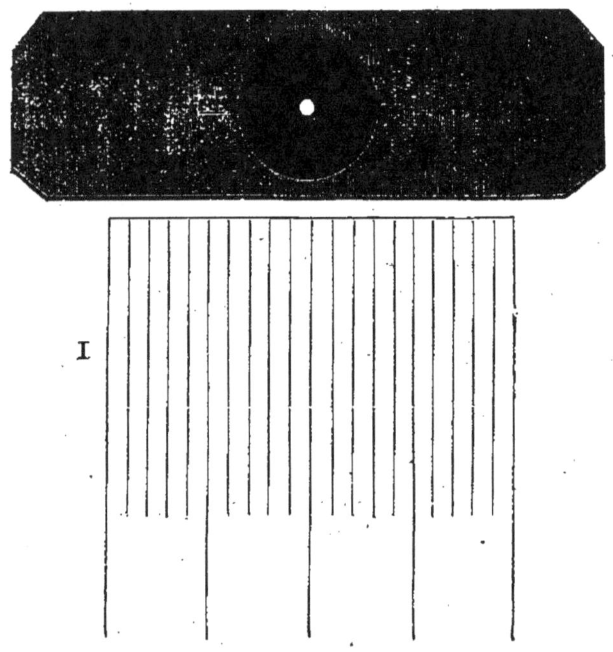

Fig. 440.

Micromètre divisé sur verre. Divisions du micromètre vues à un fort grossissement.

sur verre. Les constructeurs sont assez habiles pour diviser sur
une lame de verre une longueur égale à un millimètre en cent
et même en deux cents parties égales. Le micromètre, enchâssé
dans une lame métallique, est placé sur le porte-objet et placé
au point. L'image I des divisions apparaît dans le microscope
(fig. 440) muni de la chambre claire; il suffit de tracer sur le

papier un certain nombre de divisions grossies. On mesure la longueur en millimètres occupée par ces divisions. Supposons que dix traits du millimètre divisé en centièmes occupent une longueur de vingt millimètres; quel est le grossissement du microscope? Dix centièmes de millimètre valent dans l'image vingt millimètres, un centième vaudra deux millimètres et cent centièmes ou un millimètre entier auront une longueur cent fois plus grande ou 200^{mm}; ainsi le grossissement est de 200.

Il est bon de dresser un tableau indiquant le grossissement que donne chaque objectif avec chacun des oculaires différents.

La mesure du grossissement peut se faire à l'aide du micromètre et sans chambre claire; il faut alors regarder l'image agrandie des divisions avec un œil, et avec l'autre œil fixer les branches d'un compas que l'on écarte plus ou moins pour comprendre un nombre déterminé de divisions. La mesure en millimètres de l'écartement des pointes permet d'établir comme ci-dessus le grossissement. Quel que soit le procédé de mesure employé, il faut que les branches du compas, ou le papier sur quel on dessine, soient placés à la distance de la vision distincte à laquelle se produit l'image virtuelle que donne l'oculaire.

Mesure de l'étendue superficielle du champ. — Le champ est circulaire, pour le mesurer en étendue, en surface, il suffit de chercher son diamètre. On déplace le micromètre de manière à lire le plus grand nombre de divisions. Supposons que le diamètre vaille 54 divisions du millimètre divisé en centièmes ou 0^{mm}, 54.

La surface du champ est $\dfrac{\pi \times 0^{mm},54^2}{4}$ ou 0^{mmq}, 23. En répétant la même mesure pour plusieurs objectifs, on reconnaît que le champ est d'autant plus petit que le grossissement est plus considérable.

Mesure des dimensions d'un objet. — Veut-on mesurer, par exemple, les dimensions des globules sanguins de l'homme? Une gouttelette de sang est placée entre deux lames de verre. La chambre claire permet de dessiner le contour de plusieurs globules. Avec une échelle divisée en millimètres on trouve, je suppose, que chaque globule possède sur le dessin un diamètre égal à 4 millimètres; si le grossissement est 500, on en conclut que le diamètre réel d'un globule sanguin est $\dfrac{4^{mm}}{500} = \dfrac{1}{125}$ de millimètre.

Préparations microscopiques. — Certains objets se prêtent immédiatement sans préparation à l'observation microscopique, tels sont les globules du sang, les cristaux tout formés. Pour observer le phénomène si admirable de la circulation du sang dans les vaisseaux capillaires, on attache une grenouille sur une plaque de liége : une membrane interdigitale est tendue au-dessus d'une ouverture faite dans la plaque et placée au-dessous de l'objectif; on peut aussi examiner les poumons du même animal ou ceux de la salamandre, qui sont plus translucides, ou le mésentère des mêmes animaux.

Dans d'autres cas, il s'agit d'examiner la structure d'un organe animal ou végétal; il faut en faire des coupes très-minces qui laissent passer la lumière. Prenons un exemple très-simple, l'examen de la structure de la pomme de terre. Taillons dans la tige souterraine de cette plante un prisme que nous tenons entre deux doigts de la main gauche; avec un rasoir bien tranchant faisons des coupes aussi minces que possible, en menant l'instrument parallèlement aux surfaces que nous découvrons. Les coupes restent sur le rasoir; pour les placer et pour les étendre sur une lame de verre, on les fait glisser sur celle-ci avec la pointe d'un pinceau légèrement mouillé. Vue au microscope, la préparation manque encore de netteté, le tissu est rempli d'un trop grand nombre de grains de fécule ; il faut enlever une grande partie de ces grains. On se sert avec avantage du pinceau mouillé avec lequel on frappe verticalement et plusieurs fois la préparation. L'eau entraîne des grains de fécule, le tissu devient très-apparent et se montre composé de grandes cellules de forme irrégulièrement sphérique contenant encore quelques grains de fécule. Chaque grain isolé regardé attentivement se montre composé d'une série de couches déposées autour d'un point intérieur nommé hile, qui n'occupe pas le centre. Ajoutons à la préparation une goutte d'eau iodée, les grains de fécule prennent une belle coloration bleue caractéristique.

Test-objets. — On emploie quelquefois, pour faire l'essai d'un microscope, des préparations qui offrent certains détails de structure plus ou moins difficiles à reconnaître et qui permettent d'apprécier la valeur d'un microscope : ces préparations reçoivent le nom de test-objets. Les écailles du papillon *janira* présentent des lignes longitudinales très-apparentes, et en outre des lignes transversales très-fines distantes de $\dfrac{1}{1200}$ de millimètre.

D'autres test-objets sont fournis par les enveloppes siliceuses des diatomées (algues unicellulaires), qui offrent souvent des stries extrêmement fines et qu'il est difficile d'apercevoir. Le

Pleurosigma angulatum présente trois systèmes de stries dont la distance est si petite qu'il y en a 2500 dans la longueur d'un millimètre. Ces stries se coupent sous des angles de 60°. Un objectif à immersion qui fait voir ces lignes si fines permettra d'étudier et de reconnaître certains détails délicats de l'organisation des tissus animaux ou végétaux qui échapperaient à un instrument moins parfait.

CHAPITRE V.

LUNETTES.

Lunette astronomique. — Découverte par Kepler, la lunette astronomique fut construite d'abord avec deux lentilles convergentes, l'une, l'*objectif*, donnant des objets éloignés une image petite et renversée située tout près du foyer principal, l'autre, l'*oculaire*, fonctionnant comme une loupe, fournissant une image virtuelle et agrandie, renversée comme l'image réelle par rapport à l'objet.

L'objectif est enchâssé à l'extrémité d'un tube de métal, l'oculaire fixé par un tube à tirage peut être rapproché ou éloigné de la première lentille à l'aide d'un bouton et d'une crémaillère. L'objectif doit être achromatique et d'assez grandes dimensions pour qu'il puisse réunir en une image brillante une grande quantité de rayons lumineux envoyés par les astres.

On place habituellement au foyer principal de l'objectif des fils très-fins tendus et croisés qui indiquent ce point où se forment les images des objets éloignés.

Champ de la lunette. Son grossissement. — Un point lumineux éloigné envoie à l'objectif un cône de rayons, qui, après la réfraction, donne un nouveau cône ayant pour base la surface de l'objectif et dont le sommet se trouve près du foyer principal de cette lentille. Pour être aperçus, ces rayons doivent traverser l'oculaire ; cette condition est satisfaite ici, comme dans le microscope, quand l'axe du cône rencontre l'oculaire ; le champ de la lunette est donc limité, comme celui du microscope, par l'angle des lignes menées du centre optique de l'objectif aux extrémités d'un diamètre de la circonférence qui limite l'oculaire.

Le grossissement d'une lunette est égal au rapport de l'angle sous lequel elle montre l'objet à l'angle sous lequel on le voit en le regardant directement. On démontre que ce grossissement s'obtient en divisant la distance focale principale de l'objectif par celle de l'oculaire.

Divers oculaires. — Pour la lunette astronomique, comme pour le microscope, on emploie un oculaire formé par deux verres convergents, qui accroît l'étendue du champ. Quelquefois l'image réelle de l'objet se place entre les deux lentilles, mais le plus souvent, l'oculaire est disposé de telle sorte que l'image donnée par l'objectif se forme en dehors de l'oculaire et ne se voit point quels que soient les mouvements imprimés à celui-ci. La lunette astronomique fournit des images renversées ; dans l'observation des objets éloignés, à la surface de la terre, il est avantageux de redresser les images ; on emploie pour cela un oculaire composé de trois lentilles, les deux premières redressent l'image réelle, que l'on grossit avec la troisième lentille qui fonctionne comme une loupe.

Télescopes. — Les télescopes sont des appareils dans lesquels l'objectif est formé d'un grand miroir concave parfaitement poli donnant des objets éloignés une image renversée, petite, fortement éclairée, située près du foyer principal. Cette image réelle est parfaitement achromatique, puisqu'elle est produite par réflexion ; on l'observe avec une loupe.

Dans ces dernières années, Foucault a beaucoup perfectionné la construction des télescopes.

Lunette de Galilée. — Cet instrument, dû à Galilée, se compose d'une lentille convergente servant d'objectif, et d'une lentille

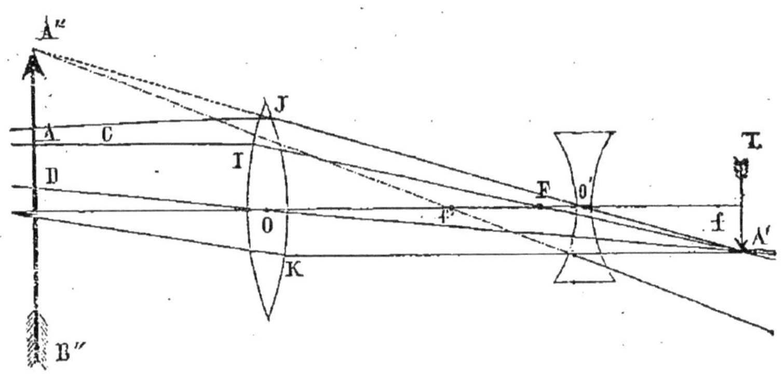

Fig. 441.

Lunette de Galilée.

divergente employée comme oculaire. L'objectif (fig. 441) recevant les rayons envoyés par un objet AB que nous ne pouvons pas représenter sur la figure, donne une image réelle A′B′ renversée de cet objet. Pour construire cette image, il suffit de mener l'axe secondaire du point A par le centre optique O, et le rayon parallèle à l'axe qui passe après la réfraction par le foyer principal F et rencontre l'axe secondaire au point A′. Tous les rayons envoyés à l'objectif le traversent et vont de même se croiser au point A′.

Plaçons un oculaire divergent de manière que son foyer principal virtuel se trouve en deçà de la position qu'occupait d'abord l'image réelle. Quel est l'effet de cette seconde lentille ? Considérons deux rayons particuliers qui venaient se rencontrer au point A′ ; l'un JO′ passe par le centre optique O′ de l'oculaire et n'éprouve pas de déviation, c'est un axe secondaire ; l'autre se propageant du point K au point A′ parallèlement à l'axe principal commun aux deux verres, traverse l'oculaire et diverge comme s'il venait du foyer principal virtuel. Comme, par hypothèse, la distance du point A′ à l'oculaire est plus grande que la distance focale O′f, ces deux lignes, l'axe secondaire et le rayon parallèle réfracté, ne pourront se rencontrer qu'en un point tel que A″. Le point de concours de ces deux rayons sera celui de tous ceux qui, partis du point A, traversent les deux lentilles, le point B aura son image au point B″, et l'œil placé à l'oculaire verra par suite une image virtuelle A″B″ droite et agrandie.

Mesure du grossissement. — La mesure du grossissement d'une lunette peut se faire à l'aide d'un procédé indiqué déjà par Galilée. On regarde avec un œil dans la lunette un objet divisé en plusieurs parties égales, par exemple une règle divisée ; en même temps, directement avec l'autre œil, on examine l'objet lui-même ; il est assez facile de compter le nombre de divisions de la règle qui couvrent une seule division de l'image grossie, ce nombre indique le grossissement. On peut se placer aussi à une certaine distance d'une fenêtre que l'on vise et comparer la dimension d'une vitre dans l'image et celle de plusieurs vitres dans l'objet.

Une lunette qui grossit deux ou trois fois un objet, nous le fait voir sous un angle double ou triple, comme si la distance qui nous sépare de cet objet était réduite à la moitié ou au tiers, ce qui fait souvent donner à la lunette de Galilée le nom de lunette d'approche.

Quelques usages de la lunette de Galilée. — Pour examiner un organe, l'œil par exemple, on peut se servir d'une loupe, mais il est souvent préférable d'employer une lunette de Galilée connue sous le nom de *loupe de Brucke*, qui, tout en donnant un grossissement de trois à dix fois, possède un foyer plus long que la loupe ordinaire et permet de voir distinctement et grossis des objets placés à 5 ou 6 centimètres de distance.

Cette lunette de Galilée peut, en outre, remplacer le tube du microscope dans l'anneau qui le supporte, et peut être utile dans les études anatomiques qui n'exigent qu'un faible grossissement, car elle rend facile le maniement des instruments de dissection au-dessous de l'objectif.

CHAPITRE VI.

VISION.

Description succincte de l'œil. — L'œil, merveilleux instrument d'optique qui nous permet de connaître et de percevoir la lumière, est formé essentiellement d'un globe presque sphérique contenant plusieurs milieux transparents. La réfraction, à travers ces milieux, des rayons de lumière qu'envoient les objets extérieurs, produit des images nettes sur une membrane nerveuse, la rétine, dont les éléments excités communiquent au cerveau des impressions spéciales.

Examinons successivement les enveloppes de l'œil et les diverses parties qu'elles renferment.

La *sclérotique* est une membrane blanche, résistante, composée de fibres entrecroisées, qui donne au globe oculaire (fig. 442) la forme d'une sphère légèrement aplatie en arrière et plus bombée en avant.

La *cornée transparente*, dont le bord circulaire est enchâssé à la partie antérieure de la sclérotique comme un verre de montre, présente une surface peu différente de celle d'une sphère.

En arrière de la cornée on voit un diaphragme vertical mobile, l'*iris*, dont l'ouverture appelée pupille se dilate ou se rétrécit très-facilement. Il suffit de passer de l'obscurité à la lumière vive pour voir le mouvement de rétrécissement, le passage inverse de la lumière à l'obscurité montre la dilatation. Le tissu de l'iris contient beaucoup de vaisseaux soutenus par une charpente de tissu fibreux ; en arrière, il est revêtu d'une couche de cellules pigmentaires.

Immédiatement derrière l'iris se trouve une lentille biconvexe parfaitement transparente, le *cristallin*, dont la face postérieure est plus bombée que la face antérieure. Environné d'une capsule mince, le cristallin est formé de couches qui se recouvrent comme les tuniques d'un oignon et dont les éléments anatomiques sont des fibres juxtaposées, à section hexagonale.

L'intervalle qui sépare la cornée de l'iris et du cristallin appliqué exactement sur la face postérieure de ce diaphragme, est rempli d'un liquide aqueux qui a reçu le nom d'*humeur aqueuse*.

Le globe de l'œil en arrière du cristallin contient un liquide

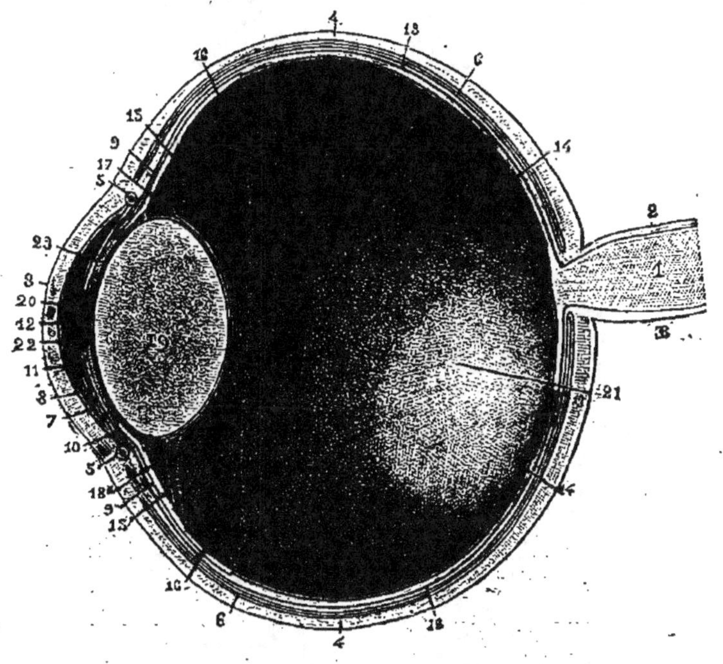

Fig. 442.

Coupe antéro-postérieure de l'œil.

gélatineux parfaitement transparent, qu'on appelle *corps vitré*, et qui est renfermé dans la membrane hyaloïde.

En dedans, l'œil est tapissé par une membrane mince très-vasculaire, qui recouvre la face interne de la sclérotique, et qu'on appelle *choroïde*. Cette membrane offre une ou plusieurs couches de cellules pigmentaires noires qui forment de l'intérieur du globe une véritable chambre obscure; chez les albinos cette couche de pigment n'existe pas.

A la partie antérieure de la choroïde, M. Brucke a découvert des fibres musculaires lisses qui paraissent jouer un rôle essentiel dans le mécanisme de l'accommodation, et dont l'ensemble

a reçu le nom de *muscle ciliaire*. La choroïde fournit en outre
à sa partie antérieure des replis nombreux qui sont les procès
ciliaires et qui présentent des réseaux de vaisseaux capillaires.

La *rétine* est une membrane nerveuse située entre le corps
vitré et la choroïde, à la partie postérieure du globe oculaire;

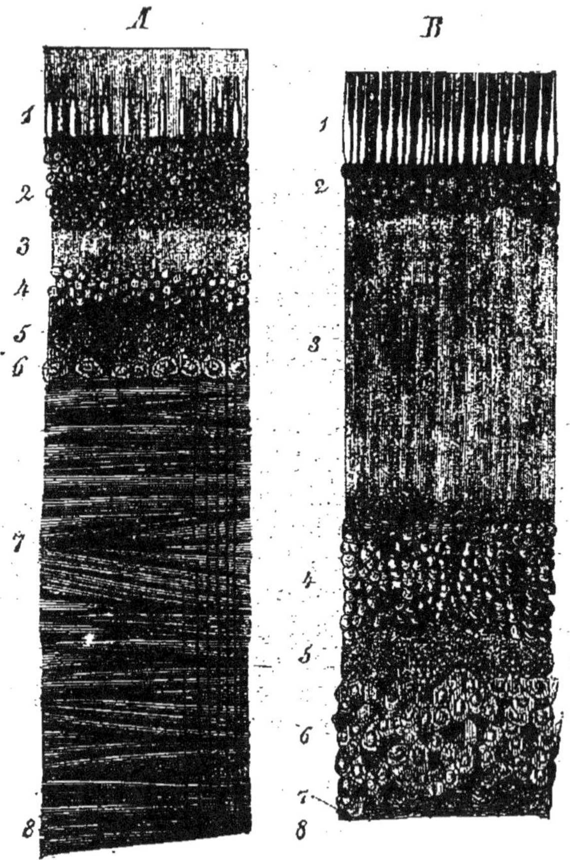

FIG. 443.

A. Coupe perpendiculaire de la rétine pris du point d'entrée des nerfs optiques. —
1. Membrane de Jacob, couche des bâtonnets et des cônes. — 2. Couche externe des
granulations, faite de myélocytes. — 3. Couche intermédiaire composée de matière
amorphe granuleuse. — 4. Couche interne des granulations faite de myélocytes. —
5. Couche granuleuse grise. — 6. Couche des cellules nerveuses multipolaires. —
7. Couche des tubes nerveux ou d'épanouissement des fibres de H. Müller traversant
la rétine. — B. Coupe faite sur la tache jaune de la rétine où la vision est le plus
distincte. — Mêmes notations.

elle résulte de l'épanouissement des fibres du nerf optique. Cette
membrane translucide offre un point blanc à l'endroit de l'im-
plantation du nerf optique; à une petite distance de là elle

présente une *tache jaune* (*macula lutea*) qui jouit de la plus grande sensibilité visuelle.

La structure anatomique de la rétine est complexe. Du côté du cristallin on trouve une couche de bâtonnets ou cylindres droits dont la section est $0^{mm},0018$ environ, qui sont rangés l'un à côté de l'autre avec beaucoup d'ordre et qui se prolongent par un filet très-ténu. Entre les bâtonnets se présentent des cônes plus larges que ceux-ci qui se terminent en bâtonnets du côté de l'humeur vitrée, et qui, en arrière, se prolongent en un corps ovoïde muni d'un noyau.

Les cônes sont très-nombreux dans la tache jaune. Ces éléments reçoivent les impressions lumineuses et les propagent par les éléments situés plus profondément aux fibres primitives du nerf optique. Outre les couches superficielles on reconnaît encore dans la rétine plusieurs couches profondes dont l'une est remplie de cellules nerveuses à prolongements multiples qui s'anastomosent avec les fibres primitives du nerf optique.

Expérience de Magendie. — C'est Kepler qui a indiqué le premier la marche des rayons lumineux dans l'œil et la formation des images sur la rétine. Magendie a montré par une expérience facile à répéter que les objets extérieurs vont peindre sur cette membrane nerveuse leur image nette et renversée. Un œil de lapin albinos (dépourvu de pigment) est tourné dans une chambre obscure vers la lumière d'une lampe ; l'observateur placé derrière le globe oculaire aperçoit par transparence sur la rétine une image renversée du corps lumineux. Cette expérience importante peut être faite avec un œil de bœuf, mais il faut alors enlever avec un scalpel les couches de la sclérotique et ne laisser de cette membrane qu'un feuillet mince et translucide. En tenant l'œil dans un support convenable, par exemple dans un cylindre de carton, et en tournant la pupille vers une bougie allumée, on aperçoit dans la chambre obscure, l'image nette de la flamme, renversée et plus petite que l'objet.

Construction géométrique dans l'œil de la marche des rayons envoyés par un point lumineux éloigné. — Pour faire cette construction qui présente l'effet des divers milieux réfringents dont l'œil est formé, construction qui explique la première partie de la physiologie de la vision, ou la formation des images sur la rétine, nous avons pris une figure qui représente la forme de l'œil humain en dimension triple (fig. 444). Cette figure est une réduction de l'œil schématique que M. Giraud-

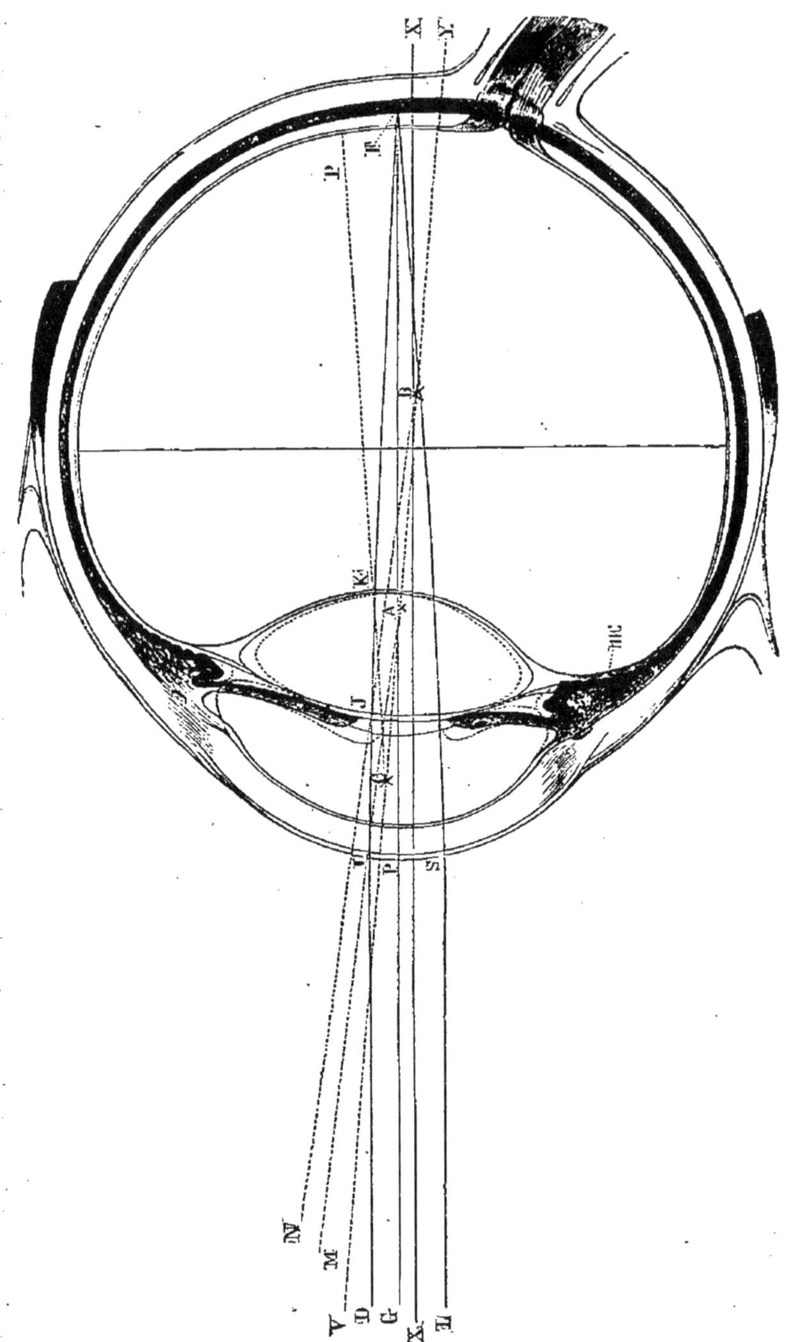

Fig. 444. — Construction géométrique de la marche des rayons qui, partis d'un point lumineux éloigné, viennent frapper l'œil. — DI, GP, LS, rayons parallèles à l'axe; F, leur point de concours sur la rétine.

Teulon a construit en prenant les dimensions des diverses parties du globe de l'œil données par M. Helmholtz et par
M. Listing.

La ligne XX' représente l'axe visuel ou l'axe optique, c'est-à-
dire la ligne qu'il faut tourner vers les objets pour les voir avec
le plus de netteté, pour que leurs images se produisent sur la
tache jaune, la partie qui est la plus sensible.

Désignons par A le centre de courbure sphérique de la cornée,
par B et par C les centres de courbure sphérique des faces antérieure et postérieure du cristallin; l'indice de réfraction de la
cornée et de l'humeur aqueuse est comme celui de l'humeur vitrée à peu près égal à 1,35; tandis que l'indice du cristallin est
plus grand et peut être pris égal à 1,45 en moyenne. Nous pouvons, avec ces nombres, construire la marche des rayons parallèles à l'axe visuel dans l'œil schématique dont les dimensions
sont proportionnelles à celles de l'œil normal.

Soit DI un de ces rayons qui rencontre la cornée transparente
au point I; joignons le centre A de courbure à ce point et prolongeons cette ligne, la normale, qui forme avec le rayon
incident un angle DIM égal à l'angle d'incidence. Pour obtenir
le rayon réfracté, il faut construire un angle de réfraction tel
que le rapport des sinus des angles soit égal à l'indice de la
cornée et de l'humeur aqueuse, qui est 1,35. La construction a
été faite par le procédé qui nous est connu et a donné le rayon
IJ qui, arrivé à la face antérieure du cristallin, éprouve une
seconde réfraction. Menons la normale BN au point J; le rayon IJ
passe d'un milieu, l'humeur aqueuse, dans un autre, le cristallin,
dont l'indice de réfraction est plus grand. Nous avons vu plus
haut (page 546) comment, dans ce cas, on obtient le rayon
réfracté. En faisant la construction nécessaire, nous traçons le
rayon JK dans l'épaisseur de la lentille ; à la face postérieure du
cristallin, menons la normale CP et construisons le rayon qui se
réfracte en s'éloignant de la normale puisqu'il passe du cristallin dans l'humeur vitrée dont l'indice de réfraction est
moindre. Le rayon réfracté vient rencontrer la rétine au point
F. Nous avons répété pour deux autres rayons GP, LS parallèles
à l'axe visuel les mêmes constructions et nous voyons que ces
rayons, après plusieurs réfractions, vont rencontrer le premier
rayon ; le point de concours, comme le démontre la figure, se
trouve à très-peu près sur la rétine. C'est en ce point F que les
fibres nerveuses sont excitées et qu'elles transmettent au cerveau l'impression qu'elle reçoivent. Ce que nous disons de trois
rayons est évidemment vrai d'un faisceau de rayons parallèles

ui aurait pour base la largeur de la pupille et qui donnera un cône de rayons dont le sommet est sur la rétine.

En réalité, les phénomènes de réfraction dont le cristallin est le siége sont plus compliqués parce que cette lentille est formée de couches concentriques dont l'indice de réfraction est croissant de l'extérieur à l'intérieur. Toutefois la démonstration géométrique que nous avons faite, bien qu'approximative, donne une bonne idée de la marche dans l'œil des rayons qui viennent de points assez éloignés pour qu'on puisse les regarder comme parallèles.

Vue des objets rapprochés. Accommodation. — Dans la vue des objets rapprochés, nous pourrions construire de même la marche des rayons à travers les milieux de l'œil en supposant un point lumineux placé à la distance de 25 centimètres. Nous verrions alors que le point de concours des rayons réfractés a lieu à une certaine distance derrière la rétine. Le cône de rayons qui a ce point comme sommet rencontre les éléments nerveux suivant un cercle dont le diamètre dépend de la distance de la rétine au sommet du cône ; ce cercle reçoit le nom de *cercle de diffusion*. Si au lieu d'un point, un objet lumineux se trouve à la même distance, chacun de ses points produit sur la rétine un cercle de diffusion, et l'image rétinienne est confuse parce que les cercles se recouvrent plus ou moins. Il faut donc que les milieux de l'œil soient modifiés quand, de la vue des objets éloignés, on passe à celle des objets rapprochés, pour que dans les deux cas les images soient nettes. Ainsi l'œil doit voir successivement les objets éloignés ou rapprochés, et cette faculté qu'il doit posséder a reçu le nom d'*accommodation*.

Existence de l'accommodation. — Une expérience très-simple sert à démontrer que l'œil s'accommode pour la vue à diverses distances. Par une fenêtre ouverte, regardons attentivement des objets éloignés, nous les voyons nettement, mais une épingle tenue à 20 centimètres environ de la pupille nous apparaît alors comme une ligne noire mal limitée ; si, au contraire, nous fixons l'épingle, les objets éloignés sont vus confusément.

Expériences de M. Cramer. — Lorsqu'on présente devant l'œil d'une personne et un peu de côté un corps lumineux, une bougie par exemple, on peut apercevoir dans l'œil observé trois images de la bougie, deux droites et une renversée. La première image droite est fournie par la réflexion d'une partie des rayons qui tombent sur la surface de la cornée, miroir sphérique convexe. La seconde image droite résulte de la réflexion partielle de la lumière sur la face antérieure du cris-

tallin qui offre aussi un miroir convexe. Enfin la troisième
image qui est renversée est produite par la face postérieure du
cristallin, miroir concave. Ces images qui ont été découvertes
par Purkinje et qui sont connues des chirurgiens sous le nom

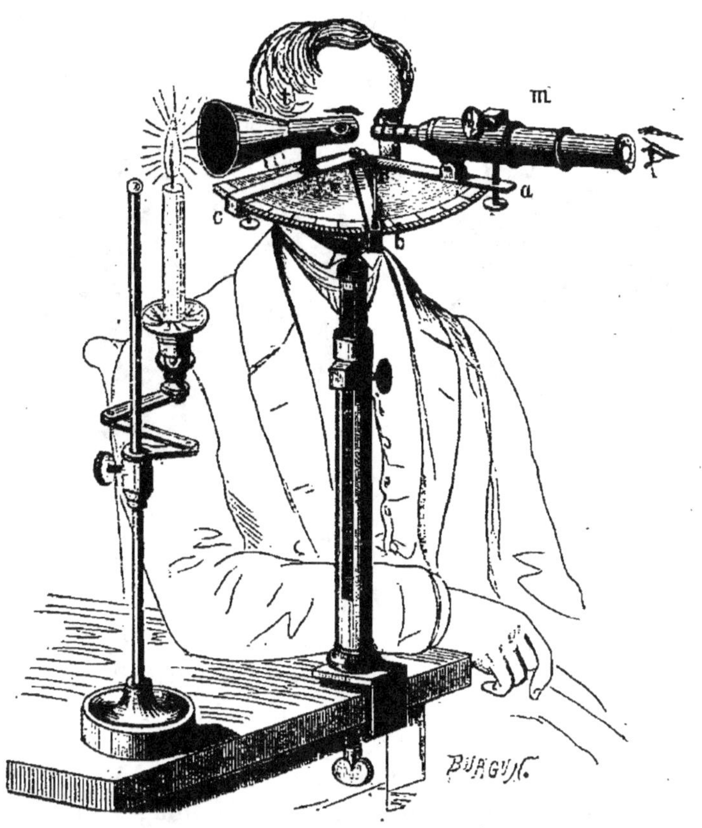

FIG. 445.

Appareil de M. Cramer qui sert à mesurer les dimensions des images d'un objet lumineux obtenues par la réflexion sur les surfaces qui séparent les différents milieux de
l'œil.

d'*images de Sanson*, offrent un précieux moyen de reconnaître si
les milieux de l'œil ou le cristallin en particulier sont ou commencent à devenir opaques ; elles ont été étudiées par M. Cramer
à l'aide d'un appareil particulier. Sur un cercle horizontal gradué
(fig. 445) maintenu par un support vertical fixé au bord d'une
table, et qui peut être élevé ou abaissé à volonté, se meuvent
trois alidades dirigées suivant des rayons. L'une *c* porte un tube
horizontal *t* noirci, par lequel des rayons lumineux partis d'une

bougie vont rencontrer le centre d'un œil observé, dans une direction déterminée. Un microscope m ne donnant qu'un faible grossissement est fixé à une autre alidade a ; on place cet instrument, qui peut se mouvoir horizontalement ou verticalement, dans la direction des rayons lumineux qui après avoir suivi l'axe du tube sont réfléchis sur les différentes surfaces de

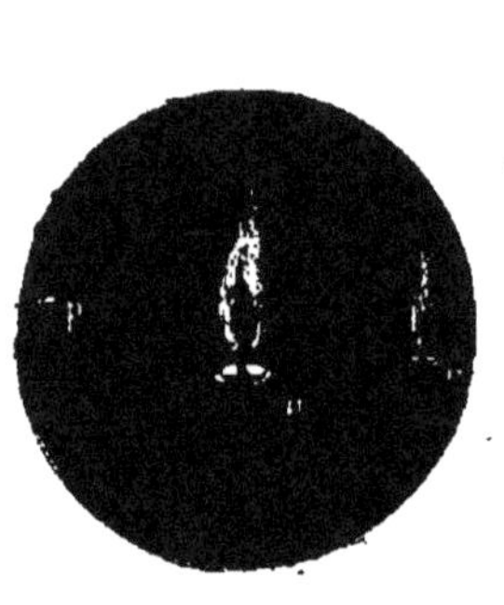

<table>
<tr><td align="center">Fig. 446.</td><td align="center">Fig. 447.</td></tr>
<tr><td align="center">Positions et grandeurs relatives
des images de Purkinje dans
la vue des objets rapprochés.</td><td align="center">Positions et grandeurs relatives des
images de Purkinje dans la vue
des objets éloignés.</td></tr>
</table>

l'œil. La troisième alidade b placée au milieu de la distance qui sépare les deux autres, porte une tige verticale ou repère r qui indique la direction de l'axe visuel et que l'on pourra faire fixer comme objet rapproché.

Lorsque l'œil soumis à l'examen fixe un objet éloigné, la pupille est largement ouverte, on voit trois images que l'on peut dessiner et que représente la figure 447 ; l'image droite c est formée par la cornée, miroir convexe ; l'image a droite par la face antérieure du cristallin, qui est aussi un miroir convexe ; la troisième image p renversée, est produite par la face postérieure de cette lentille, miroir concave. Si au contraire l'œil fixe un objet rapproché r, la pupille se rétrécit (fig. 446), une seule image est modifiée, c'est celle a de la face antérieure du cristallin, qui devient plus petite, comme le montre la figure.

Cette diminution de l'image due aux réflexions sur la face antérieure du cristallin s'explique simplement par un accroissement de courbure de cette surface ; il est facile de reconnaître en effet, que si la distance d'un objet lumineux à un miroir convexe restant constante, on augmente la courbure de ce miroir, ce qui revient à diminuer son rayon, l'image de l'objet qui est virtuelle et droite devient plus petite. Que l'on prenne, par exemple, deux boules de verre étamées à leur surface intérieure et qui sont employées quelquefois pour l'ornementation des jardins ; on reconnaît en se plaçant à la même distance de chacun de ces miroirs convexes, s'ils sont d'inégal diamètre, que l'un, le plus grand, fournit une image plus grande que l'autre.

Recherches de M. Helmholtz. — M. Helmholtz a employé un appareil spécial, qu'il a nommé *ophthalmomètre*, à la mesure des images de Purkinje, et il a déduit de leurs dimensions dans la vision au loin et dans la vision rapprochée les rayons de courbure de la face antérieure du cristallin. M. Helmholtz a trouvé que dans le premier cas le rayon était 11^{mm}, 9, et dans le second 8^{mm}, 6. Chez une autre personne, ces rayons étaient 8,8 et 5,9, nombres différents, mais qui présentent une grande inégalité de courbure dans le même sens. Il est parfaitement établi par ces expériences, que l'œil est construit pour la vision des objets éloignés, et que la vision des objets rapprochés est accompagnée d'un changement de forme du cristallin dont la courbure antérieure augmente et devient capable de dévier plus énergiquement les rayons incidents.

On pourrait démontrer géométriquement sur l'œil schématique qui nous a servi plus haut que le nouveau rayon de courbure mesuré avec une si grande exactitude par M. Helmholtz suffit pour que les rayons lumineux, partant de points situés à une petite distance de l'œil, à 20 centimètres par exemple, aillent se réunir sur la rétine. La modification qu'offre le cristallin, lors de l'accommodation pour les objets rapprochés, est représentée sur l'œil schématique (fig. 444) par une ligne pointillée.

Œil normal. Punctum proximum. — Nous avons vu que l'œil à l'état de repos est accommodé pour la vision des objets éloignés, l'organe ne fait alors aucun effort et le muscle ciliaire n'agit pas. Si nous examinons des objets rapprochés, le muscle ciliaire se contracte, le cristallin se déforme et les images se produisent nettement sur la rétine ; il y a ici une accommodation active ; pour reconnaître quelle est la limite de son effet, approchons l'œil de la page d'un livre et cherchons la plus petite distance à laquelle les caractères sont vus distinctement. L'œil est-il approché un peu plus, les caractères deviennent confus, par la formation de cercles de diffusion sur la rétine, les rayons partis de chaque point allant se rencontrer derrière cette membrane. Le point le plus voisin de l'œil que nous puissions voir distinctement a reçu le nom de *punctum proximum*. Pour un œil normal, bien constitué, il se trouve à une distance de 11 centimètres environ.

Le *punctum remotum* est le point le plus éloigné que l'œil puisse voir nettement. La détermination de ces deux points donne une excellente idée de l'étendue de l'accommodation.

L'œil normal que M. Donders appelle *emmétrope* réunit sur la rétine les rayons parallèles venant de l'infini (fig. 448); il pos-

Fig. 448.

Conformation de l'œil normal ou emmétrope.

sède le punctum remotum à l'infini ; par un effort variable d'accommodation, il aperçoit nettement les objets situés depuis l'infini jusqu'à la distance de 11 centimètres.

Anomalies de l'œil. — M. Donders a fait une étude détaillée des anomalies de l'œil qu'il distingue en deux classes selon qu'elles existent dans l'œil à l'état de repos, ou qu'elles dépendent d'un vice de l'accommodation. Cette distinction est très-importante.

Myopie. — L'œil myope est organisé de telle manière que les rayons parallèles se réunissent en un foyer situé avant la rétine (fig. 449), se croisent en ce point et rencontrent la membrane nerveuse suivant un cercle de diffusion. La vue des objets éloignés n'est pas nette parce que le *punctum remotum* est trop rapproché. Pour remédier à cet inconvénient, qui tient ordinairement à ce que le diamètre antéro-postérieur du globe de l'œil est trop long, il faut éloigner le punctum remotum en diminuant la convergence des rayons ; on emploie des lunettes dont les verres sont concaves et offrent un foyer tel que les rayons parallèles à l'axe de ces lentilles les traversent, deviennent divergents, et ensuite vont converger exactement sur la rétine. Pour essayer des lunettes, le myope examine des objets éloignés et choisit un verre concave tel qu'il les aperçoive avec la netteté la plus grande. Muni de pareilles lunettes, l'œil se trouve

Fig. 449.

Conformation de l'œil chez le myope.

ramené aux conditions normales, son punctum remotum est reporté à l'infini et l'appareil d'accommodation, s'il fonctionne bien, permet de voir les objets rapprochés aux distances ordinaires de vision distincte avec l'œil normal.

Hypermétropie. — L'œil peut présenter une anomalie inverse.

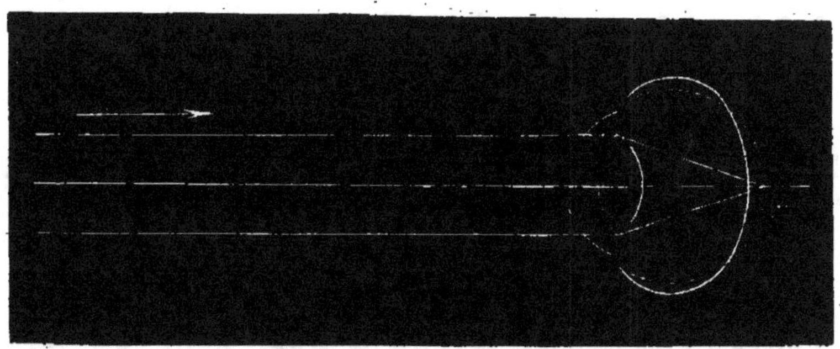

Fig. 450.

Conformation de l'œil chez l'hypermétrope.

Le diamètre antéro-postérieur du globe est-il trop court, dans l'état de repos, les rayons parallèles ne se rencontreront que derrière la rétine (fig. 450), et sur cette membrane se forment des cercles de diffusion ; on dit alors que l'œil est hypermétrope.

Dans ce cas, si le muscle ciliaire se contracte, les objets éloignés peuvent former leur foyer sur la rétine, mais l'accommodation est difficile et fatigante, ou même impossible pour les objets rapprochés.

On remédie à cette anomalie par l'emploi de verres convergents choisis convenablement pour que, dans l'état de repos de l'œil, les rayons parallèles forment leur image sur la rétine. Dans la vision des objets rapprochés, l'appareil d'accommodation fonctionne en même temps que les lentilles pour faire converger les rayons sur la rétine.

Anomalie de l'accommodation. Presbyopie. — L'appareil d'accommodation qui fonctionne bien régulièrement pendant la jeunesse diminue d'énergie à mesure que l'homme avance en âge, et ce fait est constant. Le muscle ciliaire perd de son énergie, et le tissu du cristallin devient moins souple et moins mobile, de là il résulte que la distance du punctum proximum à l'œil augmente, aussi le presbyte éloigne l'objet, la page, par exemple, qu'il veut lire ; s'il le plaçait plus près de l'œil, l'accommodation serait impuissante à porter l'image sur la rétine, les rayons partis de chaque point ne se réuniraient que derrière cette membrane. Il faut suppléer à ce défaut de convergence par une lentille convexe que l'on choisira d'autant plus courbe que le pouvoir d'accommodation sera devenu plus faible. Il peut exister une paralysie du muscle ciliaire à laquelle on remédiera de la même manière.

Astigmatisme. — Une anomalie particulière de l'œil n'est soulagée ni par l'usage des lentilles convergentes, ni par celui des lentilles divergentes. Certaines personnes ne voient point nettement les objets dans toutes leurs parties, une surface quadrillée formée de lignes verticales et de lignes horizontales ne présente nettement que les unes ou les autres. Ce défaut de l'œil, qui a reçu le nom d'astigmatisme, tient à ce que dans différents plans passant pas son axe, l'organe ne possède pas le même pouvoir réfringent. Les rayons qu'envoie un objet lumineux placé à une certaine distance dans un plan vertical iront, je suppose, se rencontrer sur la rétine, tandis que les rayons qui se propagent dans un plan horizontal se rencontrent derrière cette membrane. Comment remédier à ce défaut ?

Il faut employer un verre cylindrique limité par des surfaces dont l'axe est vertical. Les rayons situés dans un plan vertical passant par l'axe n'éprouveront pas de réfraction ; en effet leurs points d'incidence et d'émergence se trouveront sur des portions de surfaces parallèles, tandis que les rayons qui se propagent

horizontalement rencontreront des surfaces courbes, seront réfractés comme par une lentille convergente et iront former
leur foyer plus près, sur la rétine, si les courbures du verre
cylindrique sont convenablement choisies.

Angle visuel. Sensibilité de l'œil. — Un objet AB (fig. 451), placé
à une certaine distance de l'œil, lui envoie des rayons lumineux
qui se réfractent, forment leur image renversée sur la rétine ; a
est le foyer des rayons partis du point A, b est le foyer des rayons
partis du point B. Les droites Aa et Bb se coupent en un point
O; on appelle angle visuel l'angle AOB sous lequel on voit l'objet.

Il est facile de voir que pour une même distance, les grandeurs
des objets sont entre elles comme les angles visuels. La di tance

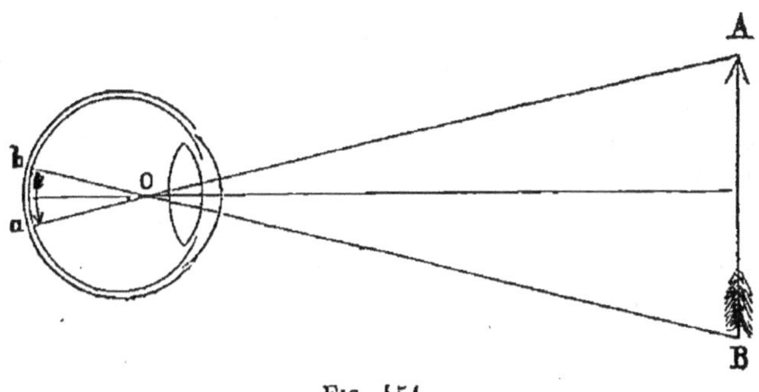

FIG. 451.

Figure servant à définir l'angle visuel AOB.

change-t-elle, un objet est-il porté à une distance double,
l'angle visuel est réduit à moitié. A mesure qu'un objet s'éloigne,
l'angle visuel diminue.

Si deux points bien éclairés sont placés l'un auprès de l'autre
et situés à une distance suffisante, il pourra se faire que l'œil
n'aperçoive qu'une seule image. C'est ainsi que Hooker a reconnu que deux étoiles, dont la distance angulaire est égale à
trente secondes, paraissent confondues. Pour que l'on puisse
éprouver deux sensations distinctes, il faut que l'angle visuel soit
supérieur à une minute.

La sensibilité ou l'acuité de la vision a été étudiée avec des
traits blancs également espacés sur un fond noir et fortement
éclairés. On reconnaît par expérience que les traits ne deviennent distincts que si l'angle formé par des lignes menées
en leurs milieux est égal à 73 secondes. Or des lignes formant
cet angle rencontrent deux points de la rétine qui sont distants

de 0^{mm},00526. Le diamètre des cônes de la tâche jaune varie, d'après M. Kölliker, depuis 0^{mm},0045 jusqu'à 0^{mm},0057. On voit donc que les cônes nerveux sont les éléments anatomiques qui transmettent des sensations isolées.

Vision binoculaire. — Quand nous fixons les yeux sur un objet, son image renversée se peint sur chaque rétine, et cependant nous ne percevons qu'une seule image, les deux sensations se confondent en une seule perception. Une condition est nécessaire pour qu'il en soit ainsi, il faut que les images se forment sur une partie distincte de la rétine, qui est la plus sensible, et qui a reçu le nom de tache jaune. En effet, si nous dérangeons l'axe visuel d'un œil en exerçant une pression légère sur le globe oculaire, nous apercevons aussitôt deux images distinctes.

Il est bon de remarquer que les deux images rétiniennes ne sont pas tout à fait identiques, la partie d'un objet vue par l'œil gauche n'est pas la même que la partie vue par l'œil droit. Les deux images un peu différentes perçues simultanément nous fournissent très-nettement l'idée du relief des corps. Ainsi regardons avec un œil seulement un corps solide à plusieurs faces, nous distinguerons beaucoup moins bien les parti saillantes de ce corps que si nous employons les deux yeux.

Stéréoscope. — On peut éprouver la sensation du relief d'un objet en regardant deux figures, par exemple deux photographies de cet objet, prises de points de vue un peu différents. Il faut pour cela placer les figures l'une à côté de l'autre, fixer avec l'œil droit la première figure, avec l'œil gauche la seconde, et placer entre les yeux et les images un écran qui limite le champ visuel de chaque organe. Dans ces conditions, les deux images sont confondues en une seule qui apparaît avec le même relief, qui offre avec évidence les mêmes saillies et les mêmes dépressions que l'objet lui-même.

Le stéréoscope est un instrument qui fixe la position des yeux, permet d'apercevoir les deux figures réunies en une seule et même d'obtenir un certain grossissement de l'image unique mise en relief. Le stéréoscope découvert par M. Wheatstone se composait de miroirs plans, celui que l'on préfère maintenant est dû à M. Brewster. Deux prismes P et P' (fig. 452), que l'on a découpés dans une lentille convergente, sont fixés l'un à côté de l'autre de manière que leurs bases soient en dehors. Ces prismes à faces courbes sont enchâssés à la partie supérieure d'une boîte de bois dont le fond translucide reçoit deux images ab, $a'b'$ prises de points de vue un peu différents. Une cloison opaqu

C sépare les prismes et les images L'œil gauche placé au point G aperçoit à travers le prisme P′ qui fonctionne comme une loupe une image virtuelle et agrandie de l'image *ab* en AB. L'œil droit placé au point D placé au-dessus du prisme P, seconde loupe, voit en même temps l'image *a′b′* grossie qui se confond aussi

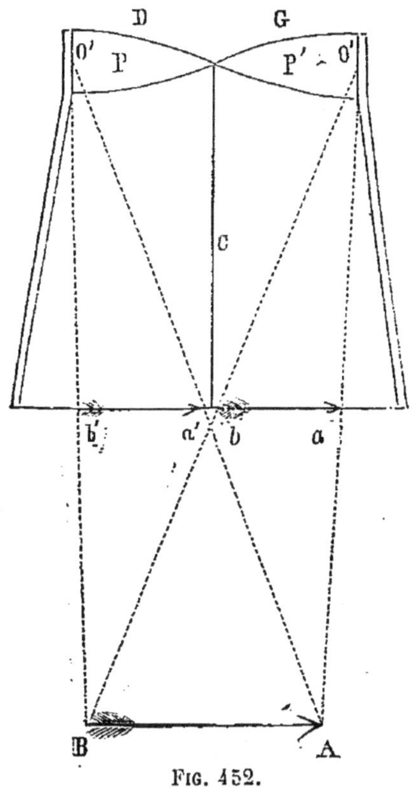

FIG. 452.

Figure explicative du stéréoscope.

avec AB. Nous éprouvons donc sans aucun effort la sensation simultanée des deux images confondues en AB, et en même temps l'illusion du relief est complète. Les images *ab*, *a′* sont éclairées par une ouverture latérale que présente la boîte ou par le fond de verre dépoli, si ces images ont été faites sur du collodion recouvrant une lame de verre, c'est-à-dire sur une substance bien translucide.

OPHTHALMOSCOPE.

La science médicale s'est enrichie dans ces dernière s année d'un instrument qui permet d'explorer l'intérieur du globe ds 'œil, c'est l'ophthalmoscope, découvert par M. Helmholtz. Lorsque l'on examine, même avec attention la pupille d'une personne, on n'aperçoit aucune lueur, mais seulement un cercle noir ; cela tient à ce que les rayons qui pénètrent dans l'œil, sont absorbés en grande partie par la rétine et par la choroïde couverte de pigment ; de plus, en nous plaçant devant l'œil, nous interceptons une grande partie de la lumière qui pourrait y arriver. Que faut-il donc pour que l'intérieur du globe de l'œil devienne visible ? Il faut l'éclairer vivement, puis recevoir les rayons diffusés par les surfaces éclairées.

Éclairage de l'œil. — Pour éclairer la surface de la rétine, M. Helmholtz emploie un miroir plan M (fig. 453), une glace de

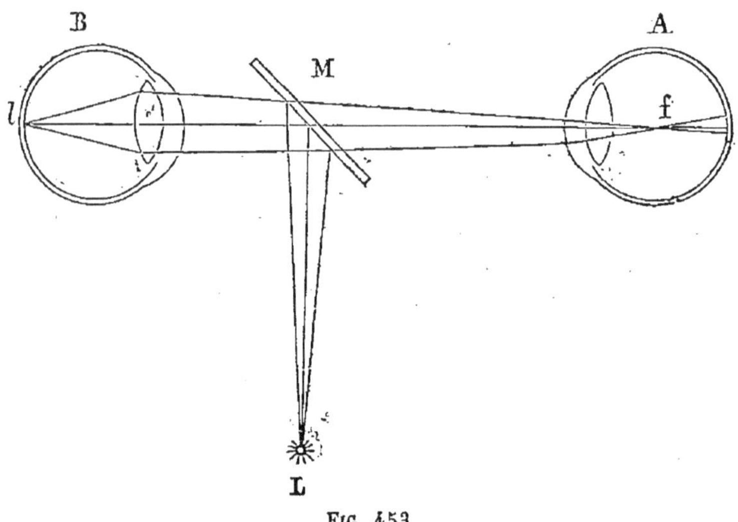

Fig. 453.

Mode d'éclairage de l'œil observé B par une lampe L et un miroir plan M.

verre à faces parallèles non étamée, disposée devant l'œil observé B et faisant avec la direction de l'axe visuel un angle de 45° environ. Une lampe L est placée latéralement de manière que les rayons lumineux qu'elle envoie rencontrent aussi la surface du miroir sous une incidence de 45°. Les rayons réfléchis suivent l'axe visuel et pénètrent dans l'œil observé dont ils éclairent la rétine. Chaque point de cette membrane devient un point lumineux et renvoie à travers les milieux de l'œil des rayons dans tous les sens.

Une partie de ces rayons tombe sur la surface interne du globe, est absorbée par le pigment choroïdien ; une autre partie traverse le cristallin, le cercle de la pupille, la chambre antérieure de l'œil et vient rencontrer la surface du miroir M ; ici, les rayons éprouvent une nouvelle division : les uns se réfléchissent et retournent à la source de lumière L, les autres traversent la glace non étamée terminée par des faces parallèles et viennent former dans l'œil A de l'observateur une image de la rétine de l'œil observé.

C'est dans la chambre obscure qu'il faut appliquer ce mode d'éclairage suffisant dans un certain nombre de cas.

Emploi d'un miroir concave. — Il est souvent nécessaire, dans la pratique, d'éclairer plus vivement les milieux de l'œil et la rétine ; on emploie alors un miroir étamé plan ou concave percé d'un trou. Une lampe séparée par un écran de la personne soumise à l'examen envoie au miroir, qui est tenu à la main, des rayons qui sont réfléchis dans l'axe de l'œil observé. L'observateur regarde par le trou que le miroir présente en son centre.

Examen avec les lentilles. — Il ne suffit pas d'éclairer vivement la membrane nerveuse pour la voir distinctement, il est difficile d'accommoder l'œil d'une manière convenable pour que les rayons partis de la rétine éclairée traversent dans les deux yeux les milieux réfringents et forment une image nette sur la rétine de l'observateur. Comme la figure 453 le montre, des

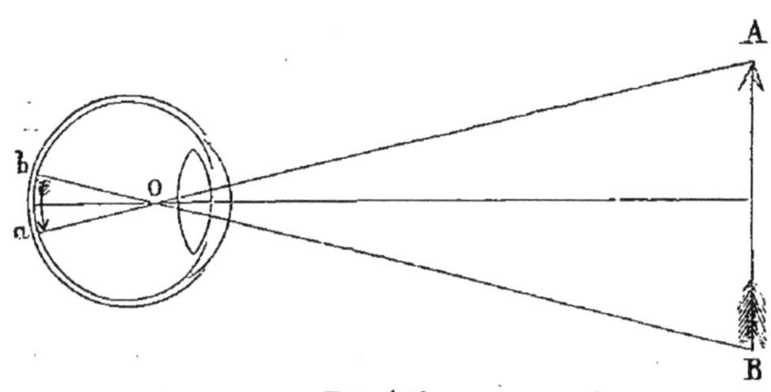

FIG. 454.

ab partie éclairée de la rétine, AB son image extérieure.

cercles de diffusion se forment, le foyer des rayons partis de chacun des points de la rétine éclairée se trouvant généralement en un point *f* en avant de la rétine de l'observateur.

Il est utile en outre de produire un grossissement de la surface éclairée. C'est pourquoi on examine toujours l'œil avec une lentille.

Pour comprendre le jeu d'une lentille dans ce cas, considérons un objet AB bien éclairé (fig. 454) placé à une certaine distance de l'œil qui se maintient, je suppose, accommodé pour cette distance. L'image brillante sur la rétine sera *ab*. Réciproquement, si la partie *ab* de la rétine est éclairée par un moyen artificiel, les rayons partis de *a* iront former leur image au point A, les rayons partis de *b* formeront leur image au point B, et si nous enlevons l'objet AB, on aura en sa place une image réelle renversée et agrandie de la partie éclairée de la rétine. Si l'on voulait regarder directement cette image, il faudrait placer l'œil à la distance de la vision distincte, et l'on ne pourrait voir alors qu'une portion limitée par des rayons menés entre les bords des deux pupilles, c'est-à-dire une portion étroite. Deux procédés sont employés pour observer l'image réelle de la rétine, l'un consiste dans l'emploi d'une lentille convergente, l'autre dans celui d'une lentille divergente.

Lentille convergente. — On place devant l'œil observé une lentille biconvexe C (fig. 455) dont la distance focale est comprise

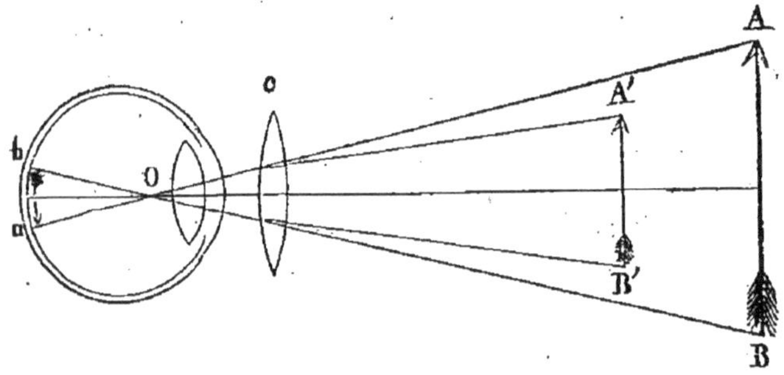

FIG. 455.

Action d'une lentille convergente C interposée entre la partie éclairée de la rétine *ab* et AB, son image extérieure ; A'B' nouvelle image.

entre 3 et 8 centimètres. Les rayons qui allaient former l'image AB de la rétine sont rendus plus convergents par l'effet de cette lentille, il se produit une nouvelle image A'B' plus petite mieux éclairée, que l'on peut examiner directement en se plaçant à une distance convenable.

Lentille divergente. — Plaçons devant l'œil une lentille concave disposée de telle manière que la position de l'image AB se trouve au delà de son foyer principal virtuel, nous serons tout à fait dans les conditions d'une lunette de Galilée. Le cristallin et les autres milieux de l'œil observé représentent l'objectif, et la lentille divergente l'oculaire ; or nous savons que cet instrument fournit une image droite agrandie et virtuelle des objets. L'œil appliqué à l'oculaire verra nettement l'image droite et agrandie de la rétine.

Examen de la rétine normale. — Pour tirer parti de l'ophthalmoscope, il faut s'exercer à reconnaître les caractères de la rétine normale ; la figure 456, qui représente la papille ou l'ex-

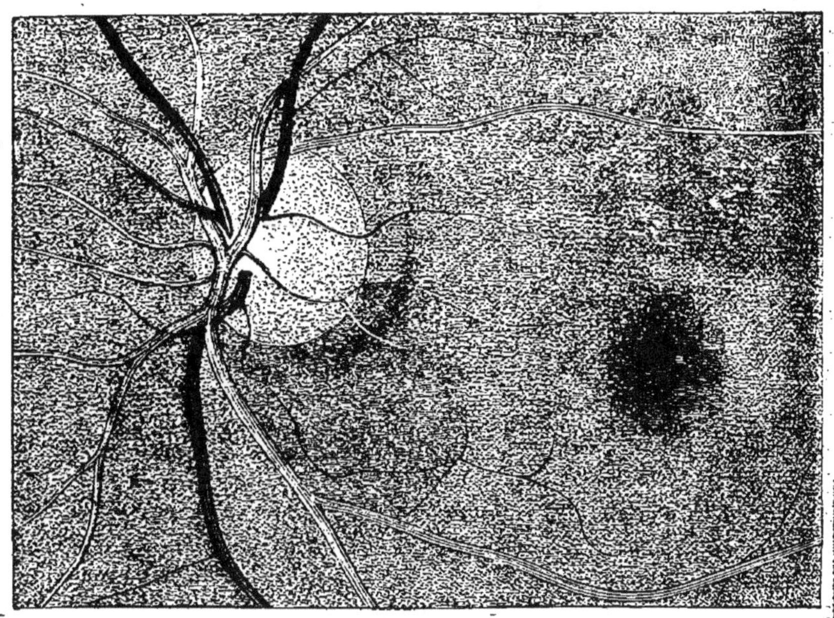

FIG. 456.

Rétine à l'état normal vue à l'ophthalmoscope.

trémité du nerf optique et les principaux vaisseaux artériels et veineux, peut donner de la membrane nerveuse une idée assez parfaite.

Quant au mode d'application de l'ophthalmoscope, un miroir concave tenu à la main reçoit les rayons lumineux d'une lampe qu'il envoie par la lentille convergente à travers les milieux de l'œil observé ; cette lentille fournit de la surface éclairée de la rétine une image réelle que l'observateur regarde par un trou percé au centre du miroir concave. Un écran doit être placé entre la personne observée et la source de lumière. Bien entendu, l'examen se fait dans la chambre obscure.

CHAPITRE VII.

NOTIONS SUR LA POLARISATION DE LA LUMIÈRE.

Polarisation de la lumière par réflexion. — Faisons tomber sur une face de verre poli des rayons lumineux qui font avec la normale un angle d'incidence égal à 54° 35′, et recevons les rayons réfléchis sur un second miroir plan semblable au pre-

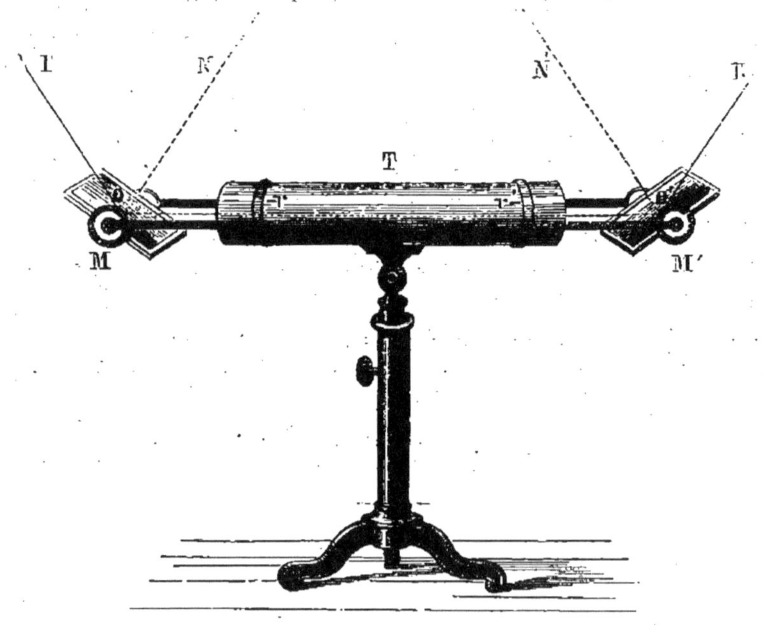

FIG. 457.

Appareil qui sert à démontrer la polarisation de la lumière par réflexion
ou par réfraction.

mier, incliné du même angle ; dans une position déterminée, les rayons ne seront plus réfléchis par la seconde surface, il y aura extinction de lumière.

Pour démontrer ce fait qui a été découvert par Malus, au commencement de ce siècle, on emploie un appareil spécial. Un tube cylindrique de métal T (fig. 457), porté par un support, reçoit à chaque extrémité un anneau métallique qui offre deux tiges parallèles soutenant l'axe d'un miroir plan de verre noir. Chaque anneau ou tambour porte une division en degrés, et sur le tube T on a tracé deux points de repère $r\,r'$ placés sur une même génératrice, parallèle à l'axe de ce tube. Inclinons le miroir M de manière que l'axe du tube fasse avec sa surface un angle de 35° 25′ (complémentaire de 54° 35′), dirigeons le miroir M′ de la même manière. Nous envoyons à l'aide du porte-lumière sur le miroir M un faisceau de rayons solaires qui font avec la normale au miroir un angle de 54° 35′. Les rayons réfléchis suivant l'axe du tube rencontreront le second miroir M′ sous le même angle. Si le plan d'incidence sur le second miroir se confond avec le plan d'incidence sur le premier, nous verrons apparaître le rayon deux fois réfléchi ; mais si, laissant le premier miroir fixe, on tourne le second avec son tambour, de manière que le plan d'incidence sur celui-ci devienne perpendiculaire au plan d'incidence sur le premier, nous n'observerons plus le second rayon réfléchi, la lumière sera éteinte.

On dit que le rayon réfléchi par la première surface est *polarisé*, et l'on appelle plan de polarisation le plan d'incidence et de réflexion sur cette surface.

Démonstration simple de la polarisation par réflexion. — On peut constater facilement le phénomène fondamental de la polarisation de la lumière par réflexion sans employer un appareil particulier ; il suffit de prendre deux lames de verre, par exemple celles que l'on emploie pour recevoir les objets dans les préparations microscopiques, et de coller du papier noir derrière chacune. On place un de ces miroirs plans sur une table qui est disposée auprès d'une feuille de papier blanc éclairée par le soleil et tenue verticalement. On dispose l'œil à une certaine distance, de manière que les rayons envoyés par le papier éclairé qui rencontrent le miroir, en faisant avec sa surface un angle de 35° environ, viennent rencontrer la pupille ; puis, on maintient entre deux doigts et par un coin la seconde lame en l'inclinant à peu près du même angle sur les rayons réfléchis. Si le plan d'incidence et de réflexion sur le second miroir se confond d'abord avec le plan d'incidence et de réflexion sur le premier, nous apercevons facilement les rayons deux fois réfléchis ; tournons le second miroir, les rayons réfléchis pour la seconde fois diminuent d'intensité, et lorsque les deux plans sont perpendiculaires, il y a extinction plus ou moins complète de la lumière polarisée.

Polarisation de la lumière par réfraction simple. — Des rayons lumineux qui traversent une série de lames minces de verre à faces parallèles, en formant avec ces surfaces un angle de 35°25′, sont polarisés, et si on les reçoit après la réfraction sur

une seconde pile de glaces inclinée de même, lorsque le plan
d'incidence et de réfraction sur la seconde pile est perpendiculaire au plan d'incidence et de réfraction (*plan de polarisation*)
sur la première, il y a extinction plus ou moins complète de la
lumière; dans toute autre position des plans, la lumière polarisée traverse les deux milieux réfringents et, lorsque les plans
sont parallèles, la lumière transmise par la seconde pile possède
une intensité maximum.

Pour démontrer ces phénomènes expérimentalement, on
emploie le même appareil (fig. 457) qui nous a servi plus haut,
mais on remplace les miroirs M et M′ par deux piles de glaces
bien transparentes enchâssées dans des cadres métalliques mobiles autour des montants parallèles des deux tambours. La première pile est traversée par des rayons lumineux qui font avec
la surface réfringente un angle de 35° 25′; ces rayons se polarisent, traversent ensuite l'axe du tube et rencontrent la seconde pile sous le même angle; l'œil placé derrière celle-ci
n'aperçoit plus la lumière, lorsque le plan d'incidence et de
réfraction sur la seconde pile est perpendiculaire au plan d'incidence et de réfraction sur la première.

Démonstration simple de la polarisation par réfraction. — Rien
n'est plus facile que de constater l'existence de ces phénomènes
de polarisation, chacun peut les reconnaître; il suffit de prendre
des lames de verre employées dans les observations microscopiques. On tient entre le pouce et l'index de la main gauche et
par la tranche une pile de huit ou dix lames transparentes
que l'on porte à une distance de l'œil égale à 50 centimètres
environ. Cette pile de glaces est tournée vers un écran de papier éclairé par le soleil et maintenue inclinée sur la direction
des rayons diffusés sous un angle de 35° environ; on tient avec
la main droite, près de l'œil, une seconde pile de glaces disposée
et inclinée de même et qui est traversée par les rayons réfractés
et polarisés par la première, on constate alors avec facilité que
si le plan d'incidence et de réfraction sur la seconde pile est
perpendiculaire au plan d'incidence et de réfraction sur la première, il y a extinction de la lumière; par quelques tâtonne-
ments, on arrive aux inclinaisons les plus convenables et l'on observe l'extinction complète.

La rotation de la seconde pile à droite ou à gauche, faite
successivement jusqu'à 90° de cette position, montre que l'intensité des rayons transmis va croissant jusqu'à ce que les plans
de réfraction se confondent.

Les rayons polarisés par réflexion sur un miroir plan sont-ils regardés à travers une pile de glaces, dont les surfaces parallèles sont inclinées de 35° sur leur direction, l'extinction de la lumière a lieu, lorsque le plan d'incidence et de réfraction sur la pile de glaces se confond avec le plan d'incidence et de réflexion (*plan de polarisation*) sur le miroir plan, tandis que les rayons réfléchis sur la première surface de verre de la pile de glaces ont alors leur intensité maximum ; si l'on tourne alors la pile de glaces de 90°, les rayons réfléchis sur la face de verre sont éteints, et les rayons transmis ont alors leur intensité maximum ; ces faits se vérifient en plaçant l'œil successivement dans la direction des rayons réfléchis, puis dans celle des rayons transmis par la série des lames.

Double réfraction. — Certains cristaux, tels que le spath d'Islande, carbonate de chaux qui cristallise en rhomboèdres, placés devant l'œil, font voir doubles les objets environnants.

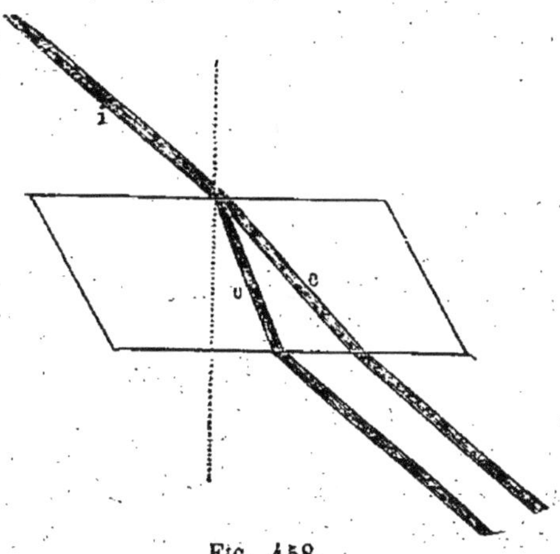

FIG. 458.

Double réfraction du spath d'Islande ; *i* faisceau incident, *o* faisceau ordinaire, *e* faisceau extraordinaire.

Ce phénomène s'explique par la propriété que possèdent ces cristaux de donner pour un seul rayon incident deux rayons réfractés, l'un *ordinaire*, l'autre *extraordinaire*, possédant des indices de réfraction différents (fig. 458). Si l'on reçoit les deux rayons réfractés sur un second rhomboèdre de spath, en général, chacun d'eux se dédouble, on obtient quatre images ; mais pour deux positions déterminées du second cristal, positions qui sont perpendiculaires entre elles, deux images disparaissent. Ce phénomène, découvert par Huyghens, se rattache à la même cause que celui qui a été reconnu plus tard par Malus, ou à la polarisation que prennent les rayons lumi-

neux dans certaines circonstances ; les vibrations qu'éprouve
l'éther se produisent alors toutes parallèlement à une même
direction ou bien perpendiculairement à un même plan.

Prisme de Nicol. — Pour polariser la lumière, on emploie
souvent un appareil que l'on construit en soudant deux prismes
de spath taillés d'une manière convenable et qu'on appelle
prisme de Nicol.

Un faisceau de rayons parallèles qui rencontre l'une des extrémités de ce prisme est d'abord dédoublé en deux faisceaux ;
mais l'un d'eux se réfléchit totalement à la surface de jonction
des spaths et l'on n'observe qu'un seul faisceau émergent de
lumière polarisée. La lumière transmise reçue sur un second
prisme de Nicol le traverse ordinairement, mais pour deux positions déterminées de ce prisme, la lumière n'émerge plus et l'œil
appliqué derrière le second prisme, se trouve dans l'obscurité.

On donne souvent à l'appareil qui sert à polariser la lumière,
que ce soit un miroir plan, une pile de glaces, un Nicol ou une
tourmaline, le nom de *polariseur* ; et l'appareil qui sert à étudier ou à éteindre les rayons polarisés reçoit le nom d'*analyseur*.

CHAPITRE VIII.

POLARISATION ROTATOIRE.

**Action du quartz perpendiculaire à l'axe sur la lumière
polarisée.** — Arago, en faisant passer de la lumière polarisée
au travers de certains cristaux, découvrit un fait intéressant.
Si l'on dispose les deux miroirs de verre noir de la figure 457,
de manière que la lumière polarisée par la première glace soit
éteinte par la seconde, une lame de quartz taillée perpendiculairement à l'axe placée entre les deux glaces fait aussitôt repa-
raître les rayons lumineux rassemblés en un faisceau coloré.

Pour analyser ce phénomène, qui réussit de la même manière
lorsqu'on place le quartz entre deux prismes de Nicol, faisons
tomber sur le premier prisme, ou appareil polariseur, des rayons
solaires qui ont traversé un verre rouge, et nous verrons repa-
raître un faisceau rouge ; pour éteindre ce faisceau, il faudra
faire tourner la seconde glace ou le second Nicol, c'est-à-dire
l'*analyseur*, d'un certain angle vers la droite, dans le sens des
aiguilles d'une montre.

L'angle dont il faut tourner l'analyseur quand on emploie de la lumière rouge et une lame de quartz épaisse de 1 millimètre a été mesuré par Biot et trouvé égal à 17° 30'; c'est aussi l'angle dont a tourné vers la droite le plan d'incidence sur la première glace, puisque toujours le plan d'incidence sur la seconde glace est perpendiculaire au plan d'incidence sur la première, quand la lumière cesse d'émerger.

Pour d'autres couleurs simples, empruntées au spectre solaire, le plan de polarisation est d'autant plus dévié que l'indice de réfraction de la couleur est plus grand; ainsi, pour le milieu du jaune, 1 millimètre de quartz fait dévier le plan de polarisation de 24° vers la droite, tandis que pour le violet la rotation produite est égale à 44°.

Teinte sensible. — Si, au lieu de lumière simple, on fait arriver sur le polariseur de la lumière blanche, les rayons qui traversent un quartz perpendiculaire à l'axe et l'analyseur sont colorés, et la couleur change lorsqu'on tourne l'analyseur, parce que les différents rayons qui composent la lumière blanche sont éteints successivement. L'emploi comme analyseur d'un rhomboèdre de spath d'Islande fait apparaître deux images de couleurs différentes, qui sont exactement complémentaires; en effet, arrangeons-nous de manière qu'elles se superposent en partie, et nous verrons qu'elles donnent de la lumière blanche. La rotation de cet analyseur spécial fait voir de nombreux changements de couleur; parmi les teintes qui se présentent, il en est une remarquable de couleur gris de lin, qui est très-fugace, car si l'on tourne l'analyseur tant soit peu à droite ou à gauche, cette teinte est remplacée par du rouge ou du bleu, Biot a donné à la teinte particulière qui se trouve ainsi caractérisée le nom de *teinte sensible.*

Influences de l'épaisseur et de la nature du quartz. — Biot a démontré par expérience que si un rayon lumineux polarisé traverse une lame de quartz perpendiculaire à l'axe, la rotation du plan de polarisation est proportionnelle à l'épaisseur de cette lame. Ainsi une lame de quartz ayant 1 millimètre d'épaisseur faisant tourner la lumière rouge polarisée d'un angle de 17° 30', une lame d'une épaisseur double ou de 2 millimètres, fera tourner la même lumière d'un angle double ou de 35°.

Certains cristaux de quartz taillés perpendiculairement à l'axe font tourner à droite le plan de polarisation, on les appelle *dextrogyres;* d'autres cristaux de cette substance font tourner à gauche le même plan, on les appelle *lévogyres.* L'expérience montre que deux lames d'égale épaisseur de ces cristaux différents produisent des effets égaux et contraires et ne font plus tourner le plan de polarisation.

Pouvoirs rotatoires de certains liquides. — La propriété de faire tourner le plan de polarisation appartient à certains liquides ; Biot la reconnut d'abord dans l'essence de térébenthine.

L'appareil qu'employait ce savant physicien était analogue à celui qui nous a servi plus haut et qui est représenté figure 457. Un miroir de verre noir servait à polariser la lumière ; un prisme de Nicol mobile au centre d'un cercle gradué servait à éteindre les rayons polarisés. Entre le polariseur et l'analyseur, on plaçait un tube de verre cylindrique fermé à ses extrémités par deux obturateurs de verre et rempli du liquide à essayer, par exemple d'essence de térébenthine ; aussitôt que ce tube était interposé, on voyait apparaître de nouveau les rayons lumineux ; il fallait tourner l'analyseur d'un certain angle vers la gauche pour qu'il y ait de nouveau extinction.

L'expérience a montré que si la longueur du tube est égale à 2 décimètres, l'essence de térébenthine pure dévie le plan de polarisation des rayons rouges de 59° vers la gauche.

Pouvoir rotatoire du sucre. — Le sucre dissous dans l'eau jouit aussi de la propriété de faire tourner le plan de polarisation ; le sucre de cannes cristallisé (sucre candi) est dextrogyre, le sucre de fruits acides est au contraire lévogyre.

L'expérience a montré qu'une solution de sucre dans l'eau telle que 100 grammes de la liqueur contiennent 25 grammes de sucre candi pur et sec, examinée dans un tube long de 20 centimètres, dévie le plan de polarisation des rayons rouges d'un angle de 30° 53' vers la droite.

Biot reconnut que les angles de rotation sont proportionnels aux poids de sucre dissous dans le même volume de liquide, et aux longueurs des tubes placés sur le trajet des rayons polarisés. Par exemple, une solution de sucre qui contiendra 25 fois moins de sucre que la précédente, ou seulement 1 gramme de sucre dans 100 grammes de solution aqueuse, déviera 25 fois moins le plan de polarisation des rayons rouges, c'est-à-dire le fera tourner de 1° 14'.

On comprend facilement que l'appareil de Biot, quand on sait qu'une liqueur contient du sucre de cannes, permet de mesurer quelle est la quantité de cette substance ; toutefois, une liqueur qui contient un centième de sucre ne déviant le plan de polarisation que d'un angle de un degré environ, nous ne pourrons guère mesurer des quantités de sucre plus petites, et l'appareil de Biot n'est pas très-sensible.

35.

Saccharimètre de Soleil et Duboscq. — La mesure des quantités de sucre dissoutes dans un liquide se fait avec beaucoup plus d'exactitude à l'aide d'un appareil fondé sur les mêmes principes, sur l'emploi de la lumière polarisée, qui a été construit par MM. Soleil et Duboscq. Je ne puis entrer ici dans le détail des nombreuses parties dont il est formé, j'indiquerai

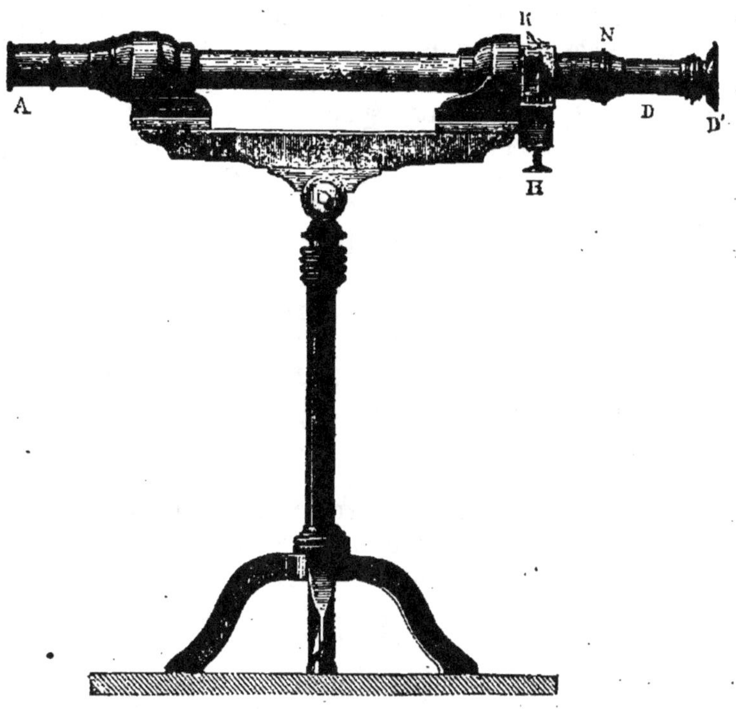

Fig. 459.

Saccharimètre de Soleil et Duboscq.

seulement comment il faut l'employer. Devant l'une des extrémités A (fig. 459), on place une lampe qui envoie des rayons lumineux à travers un Nicol qui les polarise. Ces rayons traversent ensuite un tube représenté à part et grossi (fig. 460) que l'on remplit d'abord d'eau distillée. L'œil étant appliqué à l'autre extrémité, qui contient un second Nicol, on tire le tube oculaire D et on enfonce jusqu'à ce qu'on aperçoive nettement un disque circulaire divisé par une ligne noire très-nette en deux parties égales qui offrent en général des couleurs différentes. En faisant tourner le bouton horizontal H à droite ou à gauche, on arrive à produire des teintes identiques, les demi-disques présentent exactement la même couleur; mais cela ne suffit pas, il faut encore tourner un anneau voisin de l'extrémité D ou de l'oculaire et qui contient le prisme de Nicol analyseur, jusqu'à ce que les demi-disques présentent la *teinte sensible*, une teinte uniforme bleu violet, dont nous avons déjà parlé, telle que le moindre mouvement à droite ou à gauche de l'anneau fasse passer l'un des demi-disques au rouge et l'autre au vert. Dans ces conditions une échelle horizontale divisée en cent parties égales et que l'on peut faire mouvoir avec un bouton spécial doit marquer zéro devant un repère fixe. Remplaçons, en suivant un procédé qui a été indiqué par M. Clerget, le tube plein d'eau distillée par un tube long de 20 centimètres rempli d'une solution de sucre contenant 16^{gr}, 35 de sucre candi pur et sec dissous dans l'eau distillée, de manière à former un volume égal à 100 centimètres cubes; aussitôt les demi-disques deviennent inégalement colorés, et pour ramener l'uniformité de couleur et la même teinte sensible, il faut faire tourner le bouton H. Dans ces conditions, si l'appareil est bien réglé, le point 100 de l'échelle doit se trouver devant le repère. Nous voyons d'après cela que chaque degré de la division représente un poids de sucre pur égal à 0^{gr},1635 dissous dans 100 centimètres cubes d'eau ; l'appareil est donc très-sensible, aussi il est fort employé dans l'industrie pour l'analyse des sucres.

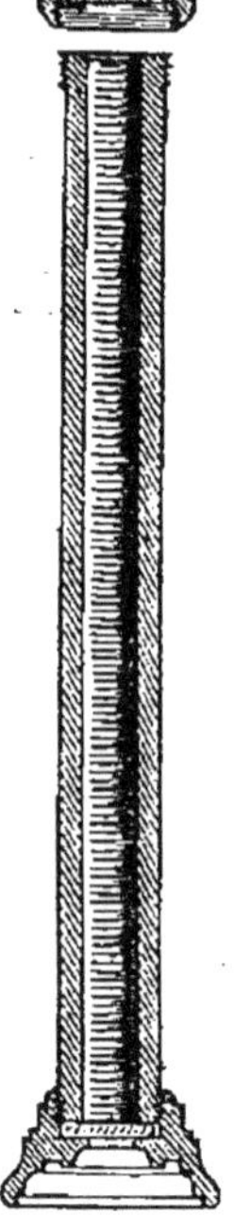

Emploi du saccharimètre dans l'analyse des urines diabétiques. — Le même saccharimètre permet d'évaluer les quantités de sucre que contiennent les urines diabétiques. Pour cela, on verse, dans une éprouvette graduée en centimètres cubes, 100 centimètres d'urine et 10 centimètres cubes d'une solution de sous-acétate de plomb qui précipite la matière colorante. On filtre ensuite. Pour tenir compte de l'addition d'eau dont le volume égal à 10^{cc} environ affaiblit la richesse en sucre du liquide donné, il faut remplacer le tube de 20 centimètres par un tube plus long, dont la longueur est 22 centimètres, qui produira avec le liquide décoloré, dont le volume est 110 centimètres cubes, exactement la même rotation que le tube de 20 centimètres supposé rempli de l'urine primitive.

M. Clerget a reconnu par expérience que le sucre de diabète a poids égal dévie moins le plan de polarisation que le sucre ordinaire, et que chaque degré de l'échelle du saccharimètre représente $0^{gr},2397$ de sucre de diabète dissous dans 100^{cc} d'eau. Par suite, si, dans une expérience, nous trouvons 5 divisions pour la rotation du plan de polarisation, nous en conclurons que 100 centimètres d'urine renferment $5 \times 0^{gr},2397 = 1^{gr},198$ de sucre, et qu'un litre d'urine contient près de 12 grammes de cette substance. Il est évident que l'analyse sera plus précise si l'on fait évaporer le liquide donné avant de le soumettre à l'examen ; il faut alors mesurer le volume primitif et le volume après l'évaporation ; a-t-on réduit le volume au tiers, il faut diviser par trois le poids de sucre trouvé dans le liquide concentré.

SECTION III.

CHALEUR RAYONNANTE.

—

CHAPITRE PREMIER.

PROPAGATION DE LA CHALEUR.

Distinction entre le rayonnement et la conductibilité. — Lorsque nous introduisons l'extrémité d'une tige de métal dans un foyer ardent, la chaleur qu'elle reçoit se fait sentir bientôt à l'autre extrémité que nous ne pouvons plus tenir à la main, si la tige est courte. La chaleur s'est propagée de molécule à molécule, c'est-à-dire par voie de *conductibilité*. Au contraire, aussitôt que nous nous placons à une certaine distance d'un foyer de combustion, nous recevons de la chaleur qui se meut rapidement ; si un courant d'air vient à passer entre nous et le foyer, nous recevons encore la même impression de chaleur, et il est certain que l'air n'a pas eu le temps de s'échauffer. Prévost, de Genève, a disposé entre un foyer de chaleur et un appareil thermométrique une cuve formée de glaces transparentes et remplie d'eau ; le passage de la chaleur eut lieu en égale quantité quand l'eau était immobile, ou bien quand elle était renouvelée rapidement ; on reconnut facilement que dans le second cas, la température de l'eau ne s'élevait pas sensiblement : ainsi la propagation de la chaleur avait lieu par un mode spécial, par *rayonnement* et non par conductibilité. Prévost fit une autre expérience non moins décisive ; il plaça au soleil une lentille convergente taillée dans la glace qui fondait en absor-bant de la chaleur sans s'échauffer aucunement ; au foyer de cette lentille, on put cependant enflammer des corps com-bustibles.

La chaleur se propage comme la lumière. — Tout corps lu-mineux envoie simultanément des rayons de lumière et des rayons de chaleur. Lorsque placés au soleil, nous recevons sa lumière, nous éprouvons en même temps une sensation de chaleur ; qu'un nuage vienne à passer, aussitôt nous cessons de recevoir la lumière et la chaleur. Dès que le soleil est décou-vert, au même instant nous percevons les deux sensations de lumière et de chaleur. Il est donc probable que la radiation calorifique se propage avec la même vitesse et par le même mode que la radiation lumineuse, c'est-à-dire qu'elle fait vibrer l'ether et se propage avec une vitesse de 77 000 lieues par seconde.

La chaleur se propage dans le vide. — Rumford a démontré par expérience que la chaleur traverse un espace vide d'air dans lequel il ne peut y avoir de propagation par conductibilité. Un ballon de verre contenant le réservoir d'un thermomètre, dont la tige est soudée en un point de sa paroi et présentant un col étroit long de un mètre environ, est rempli de mercure et re-tourné sur une cuve de ce métal comme un baromètre. En fer-mant à la lampe la partie vide du tube barométrique, on détache le ballon qui est plongé dans de l'eau chaude, aussitôt la colonne mercurielle du thermomètre se met à monter.

La chaleur rayonnante se meut en ligne droite. — Plaçons la main sur le trajet rectiligne des rayons solaires envoyés dans une chambre obscure et limités par les trous disposés en ligne droite d'une série d'écrans, nous recevons une sensation de chaleur ; si l'un des écrans est dérangé, la chaleur est arrêtée en même temps que la lumière.

CHAPITRE II.

APPAREIL THERMO-ÉLECTRIQUE.

Pile thermo-électrique de Nobili. — Pour étudier la chaleur rayonnante, on ne peut se contenter de la sensation qu'elle

produit sur nos organes, sensation qui est appréciée d'une
manière beaucoup moins parfaite que la sensation lumineuse
ne l'est par l'œil. Il faut employer un appareil thermométrique

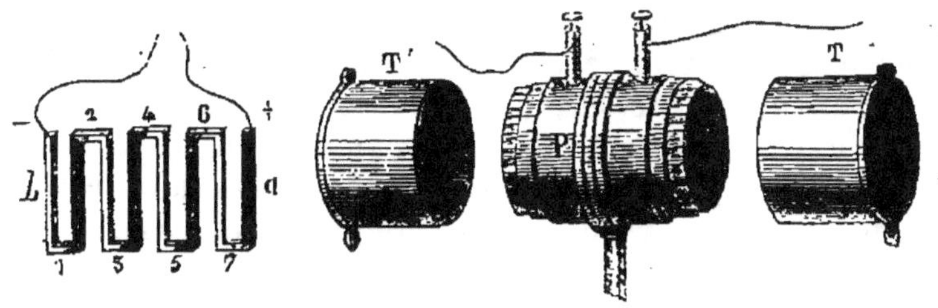

FIG. 461.

Pile thermo-électrique de Nobili.

sensible ; il n'y en a pas qui soit préférable à celui que Nobili a
fait connaître et que nous avons décrit plus haut (page 492). La
pile thermo-électrique (fig. 461) permet, en effet, de reconnaître
de très-petites différences de température entre les soudures,
mais elle permet de plus, après une graduation convenable, de
mesurer par les déviations de l'aiguille aimantée les quantités
de chaleur que reçoit l'une des faces de la pile.

M. Melloni a fait un grand usage de cet appareil thermo-
électrique qu'il appliqua à l'étude de la chaleur rayonnante.

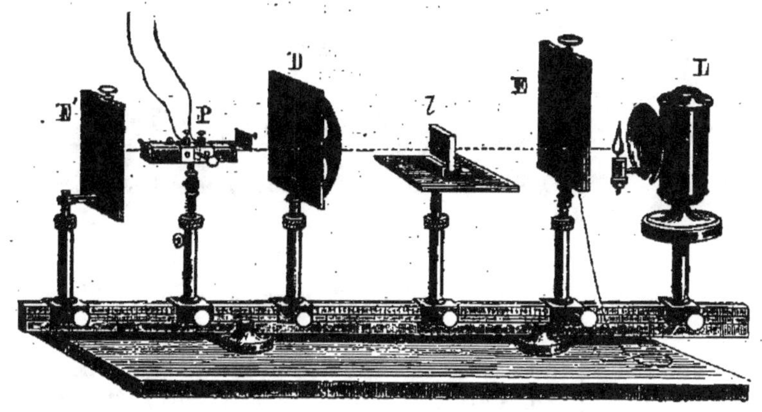

FIG. 462.

Disposition de l'appareil thermo-électrique de Melloni.

Disposition de l'appareil thermo-électrique. — Sur une règle
métallique fixée horizontalement, peuvent (fig. 462) glisser diffé-

rents supports : l'un pour la pile P qui sera élevée ou abaissée à l'aide d'un pignon et d'une crémaillère. Un autre porte une lampe L dite de Locatelli, qui est souvent employée comme source de chaleur. D'autres supports soutiennent des écrans permettant, à un moment donné, de faire arriver les rayons calorifiques dans l'axe de la pile, sur l'une des faces, tandis qu'un autre écran protége l'autre face de la pile contre tout rayonnement extérieur. La figure représente, en outre, une petite table de bois sur laquelle repose une lame de verre l que l'on fera traverser par la chaleur. Les extrémités de la pile sont réunies aux bornes d'un galvanomètre, placé sur une console fixée au mur.

Graduation de l'appareil thermo-électrique. *Méthode de MM. de la Provostaye et Desains.* — Pour graduer l'appareil

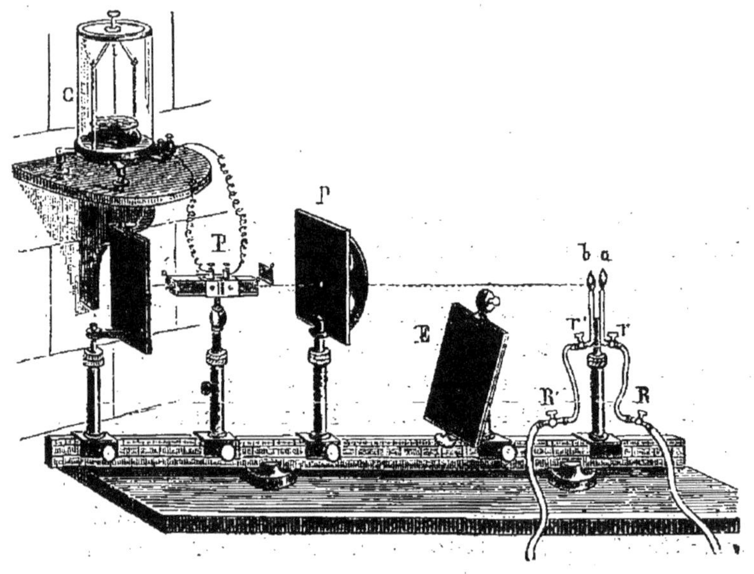

Fig. 463.

Expérience de graduation de la pile thermo-électrique.

thermo-électrique, pour déterminer quelles sont les quantités de chaleur qui produisent telle ou telle déviation, MM. de la Provostaye et Desains placent d'un côté de la pile deux sources constantes de chaleur ; par exemple, deux petits becs de gaz, a et b (fig. 463), munis de robinets r et r', qui reçoivent le gaz par des tubes de caoutchouc portant aussi des robinets R et R'. Le gaz allumé en a, la flamme étant petite, envoie à la face de la pile une quantité de chaleur telle que l'aiguille du galvanomètre dévie, par exemple, de 5°; on tourne le robinet R pour éteindre ce bec sans toucher au robinet *r*. En second lieu, allumons le gaz en *b*, la nouvelle flamme produit, je suppose, une déviation de 7°. Faisons maintenant agir les deux flammes ensemble et nous reconnaîtrons que la déviation est 12°. Jusqu'à 20°, l'expérience montre que la déviation est proportionnelle à la quantité de chaleur reçue par la pile.

Si l'on fait agir successivement deux flammes plus grandes, qui produisent des déviations égales à 12° et à 15°, par exemple, agissant simultanément, elles donneront une déviation égale à 25°, au lieu de 27°. On obtient expérimentalement une table qui indique les déviations et les quantités de chaleur correspondantes.

———

CHAPITRE III.

RÉFLEXION DE LA CHALEUR.

La chaleur se réfléchit comme la lumière. — Les lois de la réflexion de la chaleur sont exactement les mêmes que celles de la réflexion de la lumière : 1° *Le plan qui contient le rayon incident et la normale renferme aussi le rayon réfléchi ; 2° l'angle de réflexion est égal à l'angle d'incidence.*

La démonstration de ces lois a été faite très-simplement par Melloni. On fixe sur la règle A de l'appareil un support vertical terminé à sa partie supérieure par un cercle horizontal gradué (fig. 464). Autour du support et vers sa partie inférieure se trouve une alidade mobile B disposée d'abord parallèlement à la face supérieure de la règle et sur laquelle est fixée la pile thermo-électrique. Une plate-forme mobile autour du centre du cercle gradué porte une pince verticale servant à tenir dans un plan vertical passant par ce centre un miroir plan M, une lame d'argent poli par exemple.

Une lampe de Locatelli envoie des rayons lumineux qui traversent l'ouverture d'un diaphragme et qui viennent tomber horizontalement sur le miroir ; les rayons lumineux réfléchis sont reçus sur l'une des faces de la pile, aussitôt l'aiguille du galvanomètre se met à dévier. Dans toute autre position de la pile, pour laquelle la lumière réfléchie n'atteint pas les soudures métalliques, l'aiguille aimantée ne dévie pas ; donc, les rayons calorifiques suivent la même marche que les

rayons lumineux et se réfléchissent comme eux. L'appareil
permet même de constater directement que les angles d'incidence et de réflexion sont égaux, et que les plans d'incidence
et de réflexion se confondent.

Pouvoirs réflecteurs. — On appelle pouvoir réflecteur d'un
corps le rapport entre la quantité de chaleur qu'il réfléchit et
celle qu'il reçoit. Pour mesurer ce rapport, l'appareil de Melloni est disposé comme le représente la figure 464 ; après
avoir enlevé le miroir, on place d'abord l'alidade et la pile dans

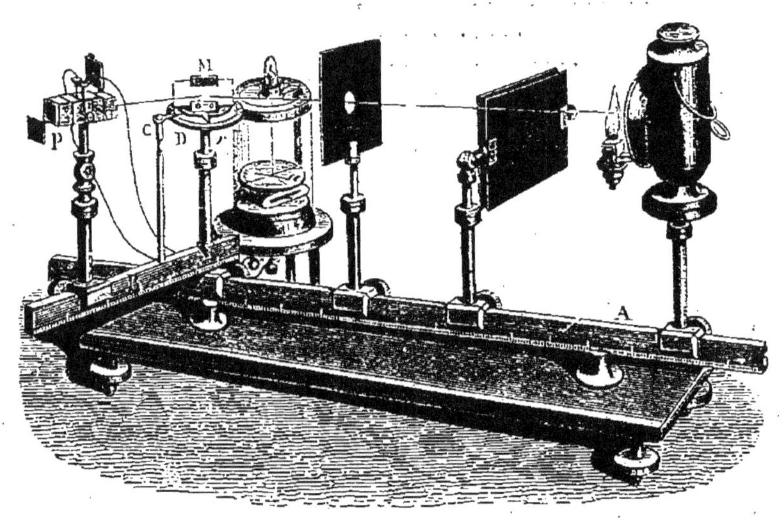

Fig. 464.

Disposition employée par Melloni pour la démonstration des lois de réflexion de la chaleur.

la direction des rayons incidents envoyés par la lampe de Locatelli ; on note la déviation de l'aiguille aimantée. Supposons
qu'elle soit 20°. Puis plaçant le miroir, l'alidade est tournée de
manière que les rayons réfléchis viennent frapper la même face
de la pile. Si la déviation est seulement 12°, les distances de la
source de chaleur à la pile étant restées les mêmes, le pouvoir
réflecteur cherché est égal au rapport $\dfrac{12}{20} = 0,6$ (les déviations
sont proportionnelles aux quantités de chaleur reçues par la
pile).

MM. de la Provostaye et Desains ont mesuré les pouvoirs réflecteurs des métaux polis pour la chaleur d'une lampe de Locatelli sous un angle d'incidence égal à 50° ; puis ayant répété les

mesures pour la chaleur solaire frappant les mêmes miroirs, ils ont trouvé des résultats différents ; c'est ce que montre le tableau suivant :

Pouvoirs réflecteurs des métaux polis sous l'incidence de 50°.

	Chaleur d'une lampe de Locatelli.	Chaleur solaire.
Argent	0,97	0,92
Or.........................	0,96	0,87
Métal des miroirs	0,86	0,64
Acier......................	0,83	0,60
Platine	0,80	0,60

On voit que les métaux polis et particulièrement l'argent et l'or réfléchissent presque toute la chaleur qui les frappe, puisque 3 ou 4 centièmes seulement de la chaleur incidente échappent à la réflexion.

Le pouvoir réflecteur augmente avec l'angle d'incidence. — MM. de la Provostaye et Desains ont déterminé le pouvoir réflecteur du verre et l'ont trouvé égal à 0,551 quand l'angle d'incidence est 80°, à 0,116 quand cet angle est 50°, et à 0,05 seulement quand l'angle d'incidence est 20°. Un fait très-remarquable, c'est que les proportions de la lumière réfléchie par le verre pour ces incidences différentes déterminées par M. Jamin, sont exactement les mêmes.

Diffusion de la chaleur. — La chaleur qui vient frapper un métal poli se divise en deux parties : l'une, est réfléchie régulièrement, l'autre est absorbée. Il y a des substances qui ont, en outre, la propriété de renvoyer dans tous les sens une partie de la chaleur qu'elles reçoivent. De même, les corps non lumineux par eux-mêmes envoient dans tous les sens les rayons lumineux qui les frappent, ce qui nous permet de les apercevoir.

Ce phénomène, qui a reçu le nom de *diffusion,* ou réflexion irrégulière, a été démontré directement par Herschel pour la chaleur. Un thermomètre sensible fut placé à une petite distance d'une surface mate, couverte, par exemple, de blanc de céruse, que frappaient des rayons solaires. On vit que le thermomètre s'échauffait dans des points où ne passaient pas les rayons réfléchis régulièrement.

La diffusion s'explique par la forme irrégulière de la surface qui est composée d'un nombre considérable d'éléments inégale-

ent inclinés sur les rayons incidents et renvoyant par suite ces
ayons dans toutes les directions.

MM. de la Provostaye et Desains firent tomber normalement
n faisceau de rayons solaires sur une plaque couverte de
éruse, et dirigèrent l'axe de la pile vers la surface éclairée ; ils
econnurent que la quantité de chaleur diffusée est d'autant
lus grande que l'angle formé par l'axe de la pile avec la nor-
ale est plus petit. Cet angle étant 25°, la quantité de chaleur
eçue par la pile étant prise pour unité, quand l'inclinaison fut
45°, cette quantité de chaleur a été trouvée égale à 0,74 : pour
une inclinaison de 75°, elle fut 0,26.

Par ces expériences, les savants physiciens trouvèrent la loi de
distribution de la chaleur diffusée dans toutes les directions
autour de la normale, puis ils calculèrent la somme de toute
cette chaleur, et trouvèrent que pour la céruse la quantité de
chaleur qui tombe normalement étant égale à 1, la chaleur
totale diffusée est 0,82 ; pour le chromate de plomb, cette quantité diffusée est égale à 0,66, pour l'argent en poudre, elle
est 0,76.

D'après les recherches de MM. de la Provostaye et Desains, le
noir de fumée ne réfléchit la chaleur ni régulièrement ni irrégulièrement, d'où il suit que, frappée par des rayons calorifiques, cette substance les absorbe complétement.

CHAPITRE IV.

RÉFRACTION ET DÉCOMPOSITION DE LA CHALEUR.

Réfraction de la chaleur. — De même que les rayons lumineux, les rayons calorifiques se réfractent en traversant un
prisme et sont décomposés en rayons doués d'une inégale réfrangibilité.

Herschel ayant produit un spectre solaire avec un prisme de
verre plaça un thermomètre sensible dans les diverses parties
colorées et reconnut que la chaleur faible dans le violet allait
en augmentant à mesure qu'on approchait du rouge, et même,
c'est en plaçant le thermomètre au delà du rouge dans une
partie complétement obscure que la température se montra la
plus élevée ; puis, quand on s'éloignait du rouge la température
allait en diminuant.

La même expérience fut répétée par M. Melloni, qui mesura avec la pile thermo-électrique les quantités de chaleur contenues dans les diverses régions du spectre ; ce savant physicien reconnut de plus qu'il fallait mieux employer un prisme de sel gemme qui absorbe beaucoup moins de chaleur qu'un prisme de verre.

Pour produire la décomposition de la chaleur solaire, répétons exactement l'expérience qui sert à démontrer les raies du spectre (page 566, fig. 422). Faisons arriver par une fente *f* étroite un faisceau de rayons solaires qui tombe sur une len-

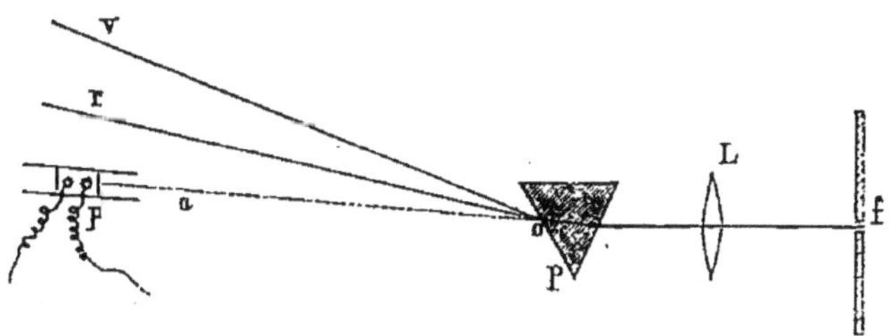

FIG. 465.

Décomposition de la chaleur solaire par un prisme de sel gemme.

tille et sur un prisme P de sel gemme bien translucide (fig. 465). Le prisme produit un spectre que nous recevons d'abord sur un écran placé comme la fente à une distance double de la distance focale principale de la lentille.

La déviation étant minimum, prenons une pile thermo-électrique communiquant avec un galvanomètre, assez étroite pour ne recevoir que des rayons d'une seule couleur. En faisant passer la pile successivement du violet *v* au rouge *r*, nous reconnaîtrons que la quantité de chaleur qui accompagne le violet est très-petite et qu'elle va en augmentant jusqu'au rouge ; un peu au delà du rouge, en des points où l'œil n'aperçoit aucune lumière, la déviation de l'aiguille du galvanomètre indique cependant la quantité de chaleur la plus grande. S'éloigne-t-on de ce maximum, la chaleur va en décroissant jusqu'en *o a*. On a divisé cette partie située au delà du rouge dans laquelle existe la chaleur obscure en un certain nombre de zones ou bandes obscures, dont l'étendue totale en largeur est à peu près égale à celle du spectre coloré.

Cette expérience permet de distinguer dans la lumière solaire les rayons de chaleur lumineuse qui possèdent les mêmes réfrangibilités que les rayons lumineux qu'ils accompagnent, et des rayons obscurs dont les réfrangibilités sont moindres que celles des rayons rouges. L'étude faite par Melloni de la ransmission de la chaleur rayonnante va confirmer encore cette distinction importante.

CHAPITRE V.

TRANSMISSION DE LA CHALEUR RAYONNANTE.

Transmission des diverses chaleurs à travers l'eau. — Après avoir mesuré les quantités de chaleur qui se trouvent dans les diverses parties du spectre calorifique, Melloni eut l'idée de placer une cuve à faces de verre pleine d'eau sur le trajet des rayons réfractés, entre le prisme et la pile ; il reconnut que la chaleur qui accompagne les rayons violets n'est pas absorbée par le liquide ; l'absorption est manifeste pour les rayons calorifiques qui accompagnent les lumières jaune orangé et rouge ; cette absorption est très-grande pour les rayons de chaleur obscure, de telle sorte que l'eau absorbe toute la chaleur qui existe dans une bande obscure située à la même distance du rouge que le violet.

On appelle *diathermanes* les corps que la chaleur peut traverser, et *athermanes* ceux qui ne la laissent point passer. L'eau est diathermane pour les rayons de chaleur lumineuse, tandis qu'elle est athermane pour certains rayons de chaleur obscure.

Mesure de la quantité de chaleur qui traverse une lame diathermane. — L'appareil de Melloni permet de mesurer facilement la quantité de chaleur que laisse passer une lame diathermane. On dispose sur la règle horizontale comme le représente la figure 466 une lampe de Locatelli L, la pile P et le diaphragme D ; en abaissant un écran on fait tomber sur la pile un faisceau de rayons qui l'échauffe et produit une déviation de 18°, par exemple. Puis une lame diathermane, une lame de verre je suppose, est disposée verticalement sur une petite table entre la source de chaleur et la pile, aussitôt la déviation de l'aiguille aimantée diminue et devient 15°. Les déviations étant proportionnelles aux quantités de chaleur qui frappent la pile dans les deux cas, il en résulte que sur 18 rayons qui se sont présentés à la face antérieure du verre il y en a 15 qui ont traversé et 3 ont été ou réfléchis ou absorbés.

En disposant successivement derrière la première lame un seconde, une troisième et même une quatrième lame de la mêm substance, Melloni reconnut que la chaleur qui a traversé la première lame est absorbée en moins grande proportion par la seconde que par la première; que celle qui a traversé deux

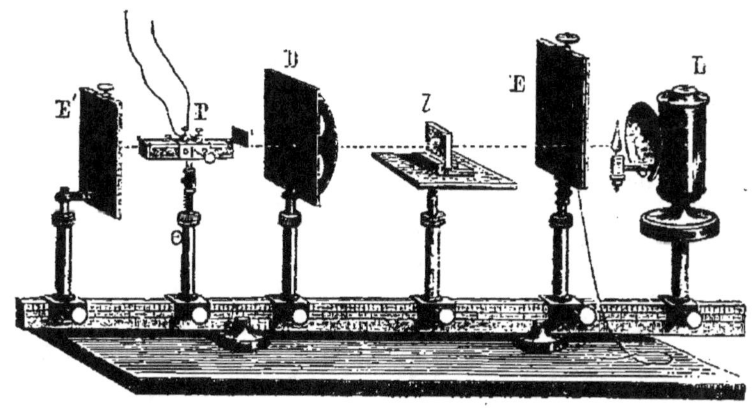

Fig. 466.

Mesure de la quantité de chaleur que laisse passer une lame diathermane.

lames est absorbée en moindre proportion par la troisième que par la seconde, et ainsi de suite ; en d'autres termes, le rapport de la quantité de chaleur qui se présente à chaque lame à la quantité de chaleur qui la traverse $\left(\dfrac{18}{15}\right.$ dans l'exemple choisi plus haut) est d'autant plus voisin de l'unité que le nombre des lames déjà traversées est plus grand.

Transmission de chaleurs différentes à travers des lames de diverse nature. — M. Melloni a poussé plus loin l'étude de la transmission de la chaleur ; il fit tailler un certain nombre de diverses substances toutes d'une épaisseur égale à 2^{mm}, 6, et les fit traverser par des rayons de chaleur venant de sources différentes. Il employa une lampe de Locatelli, une spirale de platine portée à l'incandescence par une flamme d'alcool, une lame de cuivre noirci chauffée à 400°, enfin une lame de cuivre noirci formant l'un des côtés d'un cube de Leslie rempli d'eau maintenue à l'ébullition.

Les distances de la pile à chacune de ces sources employées successivement étaient telles, qu'avant l'interposition de la lame diathermane la déviation de l'aiguille aimantée était toujours la ême et répondait à une quantité de chaleur incidente qui est représentée par 100.

Voici le tableau des résultats obtenus par M. Melloni :

NOMS des lames diathermanes.	LAMPE Locatelli.	PLATINE incan- descent.	CUIVRE noirci à 400°.	CUIVRE noirci à 100°.
Sel gemme..........	92	92	92	92
Fluorure de calcium...	78	69	42	33
Spath d'Islande.......	39	28	6	0
Verre à glace........	39	24	6	0
Cristal de roche incolore .	38	28	6	0
Cristal de roche enfumé .	37	28	6	0
Sulfate de chaux.	14	5	0	0
Alun..............	9	2	0	0
Glace (eau congelée)...	6	0	0	0

Un fait bien remarquable établi par ces recherches de M. Melloni, c'est que le sel gemme laisse passer en grande quantité et en égale proportion toute espèce de chaleur aussi bien le mélange de chaleur lumineuse et de chaleur obscure d'une lampe de Locatelli que la chaleur complétement obscure d'un cube rempli d'eau bouillante. Le sel gemme se comporte donc par rapport à la chaleur comme un verre blanc par rapport à la lumière qui laisse passer tous les rayons lumineux, quelle que soit leur couleur. Cette propriété qui, jusqu'à ce jour, a été reconnue dans le sel gemme seulement, le fait préférer, comme nous l'avons dit plus haut, dans l'analyse par réfraction de la chaleur venue du soleil ou de toute autre source calorifique.

Les autres substances, telles que le verre, l'alun, la glace, arrêtent une grande partie de la chaleur incidente envoyée par une lampe de Locatelli, puisque le verre n'en laisse passer que 39 p.%, l'alun 9 p.% et la glace 6 p. %; ces lames ne laissent point passer du tout la chaleur obscure, la moins réfrangible, qui vient d'une lame de cuivre chauffée à 100°; ainsi ces plaques diathermanes se comportent pour la chaleur comme les verres colorés pour la lumière.

Le sel gemme noirci arrête les rayons de chaleur lumineuse ; si donc on place derrière une lame de cette substance une lame d'alun qui arrête la chaleur obscure, un assemblage pareil ne laissera point passer de chaleur rayonnante.

Applications. — Pour hâter le développement des plantes, on les recouvre souvent de cloches de verre, c'est afin d'augmenter la température du sol et de l'air confiné. La chaleur lumineuse des rayons solaires qui traverse le verre frappe le sol, devient obscure et ne peut plus ressortir, le verre ne laissant point passer les rayons obscurs ; il en résulte que la température de la plante, du sol et de l'air s'élève beaucoup, condition qui accélère la végétation.

La chaleur obscure est complétement absorbée par les divers milieux de l'œil et ne peut atteindre la rétine, c'est un fait important que M. Janssen a démontré. La chaleur lumineuse arrive seule jusqu'à la membrane nerveuse avec les rayons lumineux qu'elle accompagne.

CHAPITRE VI.

ÉMISSION DE LA CHALEUR.

Pouvoirs émissifs. Mesures de Leslie. — Un corps échauffé envoie de la chaleur dans toutes les directions, mais suivant la nature de sa surface, l'excès de sa température sur celle de l'atmosphère ambiante restant le même, la quantité de chaleur qu'il émet est très-différente.

Pour étudier l'émission de la chaleur, Leslie employait un cube dont les parois étaient formées de diverses substances : l'une des faces était couverte de noir de fumée, une autre de verre, une troisième de métal, une quatrième d'encre de Chine. Le cube était rempli d'eau bouillante, puis tourné vers un miroir concave de métal ; au foyer des rayons de chaleur on disposait l'une des boules d'un thermomètre différentiel à deux boules pleines d'air réunies par un tube capillaire renfermant un index de liquide ; la marche de ce thermomètre très-sensible permettait de comparer entre elles les quantités de chaleur émises par les diverses faces du cube tournées successivement. L'expérience montra que le noir de fumée est le corps qui émet le plus de chaleur, aussi Leslie prit pour unité la quantité de chaleur émise par le noir et appela *pouvoir émissif* d'un corps le rapport entre la quantité de chaleur qu'il émet et celle qui serait émise par une surface égale de noir de fumée placée dans les mêmes conditions. Voici le tableau des pouvoirs émissifs mesurés par Leslie :

Pouvoirs émissifs d'après Leslie.

Noir de fumée	1	Minium	0,80
Papier	0,98	Plombagine	0,75
Cire à cacheter	0,95	Plomb terne	0,45
Verre	0,90	Plomb brillant	0,19
Encre de Chine	0,80	Fer poli	0,15
Glace	0,85	Étain, argent, cuivre, or	0,12

Melloni répéta les expériences de Leslie avec un cube plein d'eau maintenue bouillante et la pile thermo-électrique, et obtint à peu près les mêmes résultats que Leslie.

Mesure des pouvoirs émissifs par MM. de la Provostaye et Desains. — MM. de la Provostaye et Desains firent aussi la mesure des pouvoirs émissifs et reconnurent que le pouvoir émissif des métaux bien polis est plus petit que celui qu'avaient indiqué Leslie et Melloni ; en effet, lorsque la face du cube couverte de noir de fumée maintient l'aiguille aimantée déviée de 20°, une face d'argent poli dévie cette aiguille de moins d'un degré. Pour comparer des pouvoirs émissifs aussi différents que ceux du noir et de l'argent, les savants physiciens ont employé un procédé particulier. On dispose entre la face noircie d'un cube rempli d'eau maintenue à 100° et la pile un diaphragme mobile présentant deux ouvertures d'inégal diamètre. L'expérience montre, par exemple, que la quantité de chaleur qui passe par la grande ouverture est 8 fois plus grande que celle qui traverse la petite.

On mesure la quantité de chaleur envoyée à la pile par la face argentée du cube à travers la grande ouverture, puis celle qu'émet le noir de fumée par la petite ouverture, à la même distance. Prenons un exemple : les déviations de l'aiguille aimantée indiquent que la quantité de chaleur émise par l'argent est 6 et que le noir de fumée a envoyé par la petite ouverture une quantité de chaleur égale à 25 ; par la grande ouverture, le noir aurait envoyé à la pile une quantité de chaleur huit fois plus grande ou $25 \times 8 = 200$; par suite, le pouvoir émissif de l'argent est $\frac{6}{200} = 0,03$.

Voici le tableau des pouvoirs émissifs de quelques métau d'après MM. de la Provostaye et Desains.

Pouvoirs émissifs.

Noir de fumée......................................	1
Argent vierge.....................................	0,03
Argent mat déposé chimiquement........	0,053
Argent pur bruni................................	0,023
Platine laminé...................................	0,106
Platine bruni.....................................	0,092
Or en feuilles....................................	0,043
Cuivre en lames.................................	0,05

L'état de la surface du métal exerce sur son pouvoir émissif une grande influence, puisque l'argent mat émet, toutes choses égales d'ailleurs, le double de la chaleur émise par le même métal pur et bruni.

Application. — Les métaux possédant un faible pouvoir émissif, on peut conserver plus longtemps un liquide chaud dans un vase de métal bien poli que dans un vase noirci, une expérience très-simple permet de démontrer ce fait. Prenons deux vases de fer-blanc de même forme, l'un à surface polie, l'autre recouvert de noir de fumée. Versons de l'eau chaude et plaçons un thermomètre dans chacun d'eux, l'observation montre que la température de l'eau s'abaisse plus vite dans le second que dans le premier ; si les mains sont placées à la même distance de chaque vase, il est facile de reconnaître directement que la surface noircie émet plus de chaleur que la surface brillante.

CHAPITRE VII.

ABSORPTION DE LA CHALEUR.

Pouvoir absorbant. — On appelle pouvoir absorbant d'un corps le rapport qui existe entre la quantité de chaleur qu'il absorbe et celle qu'il reçoit.

Pouvoir absorbant d'un corps athermane et poli. Lorsqu'un corps athermane et bien poli, comme un métal, est rencontré par des rayons calorifiques, une partie de ces rayons est réfléchie régulièrement, l'autre partie est absorbée et se détermine en retranchant de la quantité de chaleur reçue celle qui a été réfléchie. C'est ainsi qu'on obtient le pouvoir absorbant des métaux. L'argent poli, par exemple, réfléchit 0,97 de la chaleur qui tombe normalement sur lui; par conséquent, il en absorbe 0,03 ; d'où résulte ce fait important que *le pouvoir absorbant est égal au pouvoir émissif.*

Pouvoir absorbant d'un corps athermane et diffusant la chaleur. — Si le corps athermane ne réfléchit pas régulièrement la chaleur mais la diffuse, comme le fait la céruse, la quantité de chaleur absorbée s'obtiendra en retranchant de la chaleur incidente la quantité totale de chaleur diffusée ; ainsi la céruse diffusant 0,82 ou les 82 centièmes de la chaleur incidente normale, le pouvoir absorbant de cette substance est 0,18.

Pouvoir absorbant d'un corps diathermane. — Si le corps que l'on considère est diathermane et jouit encore de la propriété de réfléchir et de diffuser la chaleur incidente, dans ce cas complexe on obtiendra encore le pouvoir absorbant en retranchant de la quantité de chaleur incidente les quantités de chaleur que le corps réfléchit régulièrement, diffuse et laisse passer.

Applications. — Lorsqu'on veut chauffer rapidement un liquide, il faut prendre un vase métallique recouvert de noir de fumée, substance qui absorbe toute la chaleur qu'elle reçoit comme aussi elle retient à peu près toute la lumière qui la frappe.

Veut-on faire fondre rapidement la neige, à la fin de l'hiver, on la recouvre de suie ou de noir de fumée qui absorbe les rayons de chaleur solaire au lieu de les réfléchir, et qui fournit à la glace la chaleur latente qu'exige sa fusion.

La chaleur rayonnante et la lumière sont probablement identiques. — La chaleur rayonnante se réfléchit, se réfracte, se diffuse, se polarise même comme la lumière. Les expériences dans lesquelles on a mesuré les proportions de lumière et de chaleur qui se réfléchissent sur des surfaces polies quand on fait varier l'angle d'incidence ont fourni exactement les mêmes nombres. Jusqu'ici il n'a pas été possible de séparer dans le spectre solaire les rayons lumineux des rayons de chaleur qui les accompagnent. Mais comment se fait-il qu'il existe des rayons de chaleur obscure non accompagnés de rayons lumineux visibles à l'œil? Cela tient, comme le remarque M. Jamin, à ce que les radiations obscures s'éteignent à travers les milieux de l'œil et ne peuvent pénétrer jusqu'à la rétine.

Il est donc permis d'admettre que la chaleur et la lumière

sont dues à la même cause, à des vibrations très rapides qui se communiquent à l'éther, fluide élastique qui remplit tout l'espace et qui transmet ces vibrations avec la vitesse si grande de 77 000 lieues par seconde.

CHAPITRE VIII

CONDUCTIBILITÉ DES CORPS POUR LA CHALEUR.

Conductibilité des solides. — Les corps solides conduisent la chaleur de molécule à molécule, c'est-à-dire par voie de *conductibilité*, d'une manière très-inégale. On peut tenir à la main, sans se brûler, un morceau de bois enflammé, quand même les doigts sont à une petite distance des points en ignition. Au contraire, on ne peut toucher une barre de fer rougie a l'une de ses extrémités que si la barre est longue et si le contact a lieu loin de la partie échauffée.

Appareil d'Ingenhousz. — Ingenhousz a imaginé un appareil (fig. 467) qui permet de bien mettre en évidence les différences de conductibilité. Une caisse de laiton, de forme rectangulaire, pré-

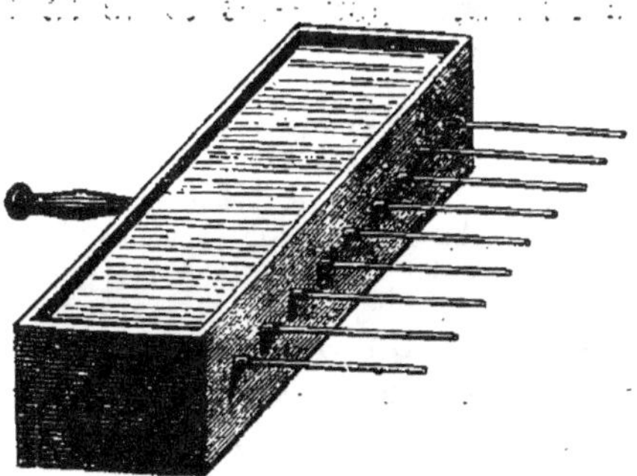

Fig. 467.

Appareil d'Ingenhousz.

sente sur l'une de ses parois verticales une série de cylindres tous d'égal diamètre et d'égale longueur implantés perpendiculairement à la paroi métallique. Ces cylindres formés de différents métaux, de verre et de bois, sont tous recouverts d'une mince couche de cire. On verse de l'eau chaude dans la caisse, et bientôt on reconnaît que la cire fond rapidement sur l'argent et le cuivre;

ur les autres métaux elle fond jusqu'en des points d'autant plus approchés de l'extrémité échauffée que ces métaux conduisent moins bien la chaleur ; sur le verre et le bois la cire fond à cine.

Expériences de Biot et Despretz. — Biot et Despretz ont étudié successivement la conductibilité des solides en prenant des barres de différents métaux. Chaque barre (fig. 468) présentait des cavités équidistantes que l'on remplissait de mercure et qui recevaient chacune le réservoir d'un petit thermomètre sensible. En chauf-

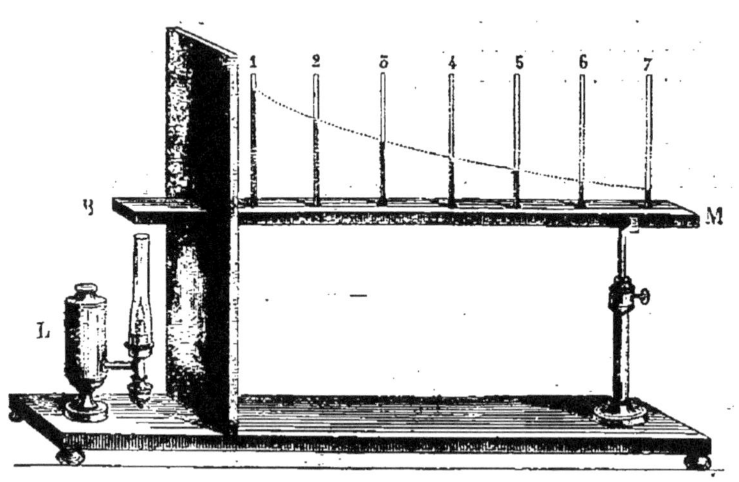

FIG. 468.

Appareil employé par Despretz pour étudier la conductibilité des métaux. — BM barre de métal chauffée en B par une lampe L.

faut l'une des extrémités d'une barre métallique à une température constante, Despretz reconnut que la température indiquée par chaque thermomètre va en décroissant à mesure qu'on s'éloigne de l'extrémité chauffée ; il vit de plus que la température donnée par chaque thermomètre est la moyenne arithmétique entre la température du thermomètre qui précède, et celle du thermomètre qui suit. Si t_1, t_2, t_3, t_4, sont les températures observées en des points équidistants, on trouve toujours : $t_2 = \dfrac{t_1 + t_3}{2}$ $t_3 = \dfrac{t_2 + t_4}{2}$.

Recherches de MM. Wiedemann et Franz. — MM. Wiedemann et Franz ont repris le même travail, puis ont comparé entre elles les conductibilités de différents métaux ; ils se sont servi d'aiguilles thermo-électriques à soudure terminale qui permettaient de mesurer avec beaucoup d'exactitude les températures, aux différents points de barres chauffées à leurs extrémités. Ces physiciens ont obtenu les résultats suivants :

Coefficients de conductibilité.

Argent.	100	Fer	11,9
Cuivre	77,6	Acier	11,6
Or	53,2	Plomb	8,5
Laiton	23,6	Platine,	8,4
Zinc	19	Palladium	6,3
Étain	14,5	Bismuth	1,8

Conductibilité des liquides. — Pour rechercher si un liquide conduit la chaleur, on ne peut pas chauffer par le fond le

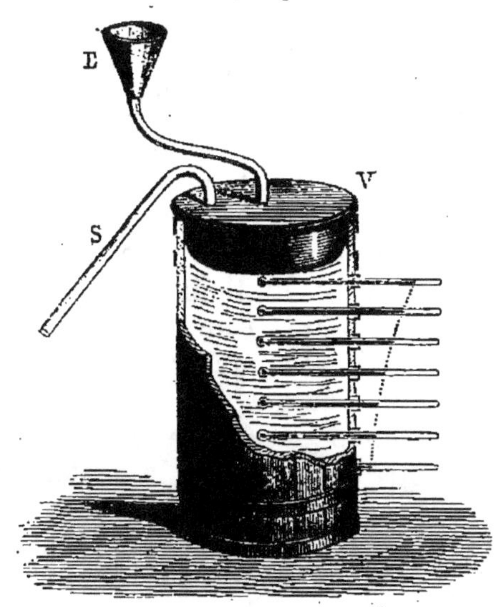

Fig. 469.

Appareil de Despretz pour étudier la conductibilité des liquides.

vase qui le contient, parce que les parties chauffées devenant plus légères s'élèvent et portent la chaleur dans les parties supérieures. Il faut pour étudier la conductibilité d'un liquide, de l'eau par exemple, l'échauffer par la partie supérieure. C'est ce que fit Despretz ; il fit disposer à la partie supérieure d'un tonneau cylindrique de bois plein d'eau (fig. 469) un vase métallique

qui recevait un courant d'eau bouillante et dont le fond chauf-
fait la surface supérieure du liquide. Dans la paroi du tonneau,
suivant une ligne verticale, des trous équidistants avaient été
percés par lesquels des thermomètres étaient maintenus horizontalement. Au bout de quelques heures, chaque thermomètre
s'échauffa et se maintint à une température fixe. Despretz
vérifia la même loi que pour les solides; la température d'un
thermomètre était égale à la moyenne arithmétique entre celle
du thermomètre placé immédiatement au-dessus et celle du
thermomètre placé immédiatement au-dessous.

Les liquides conduisent mal la chaleur ; il faut en excepter le
mercure, qui par sa conductibilité se rapproche des métaux ;
c'est encore une raison qui fait préférer ce métal à l'alcool et à
d'autres liquides dans la confection des thermomètres.

Conductibilité des gaz. — Les gaz sont très-mobiles; quand
ils sont fréquemment renouvelés à la surface d'un corps, ils
peuvent lui enlever beaucoup de chaleur : c'est ainsi que le
froid est difficile à supporter, en hiver, lorsqu'il y a du vent,
les couches d'air qui ont pris de la chaleur étant immédiatement
remplacées par d'autres couches qui s'échauffent à leur tour.

Lorsqu'on diminue la mobilité des gaz, en les emprisonnant
dans les tissus qui forment nos vêtements, ou mieux encore dans
des corps divisés offrant de nombreuses surfaces comme le duvet ou les plumes, on reconnaît que les gaz conduisent fort mal
la chaleur. Ainsi enveloppons un liquide chaud contenu dans un
vase métallique brillant d'une couche épaisse de duvet (calorimètre de Silbermann), la température de l'eau s'abaissera avec
une très-grande lenteur. Voulons-nous conserver longtemps, en
été, une petite quantité de glace, nous y réussirons en l'enve-
loppant de duvet, nous empêcherons la chaleur extérieure de
pénétrer à travers l'air immobile qui est mauvais conducteur.

Pendant le sommeil, certains oiseaux hérissent leurs plumes
et se couvrent ainsi d'une couche d'air, rendue immobile, qui
les protége contre le refroidissement.

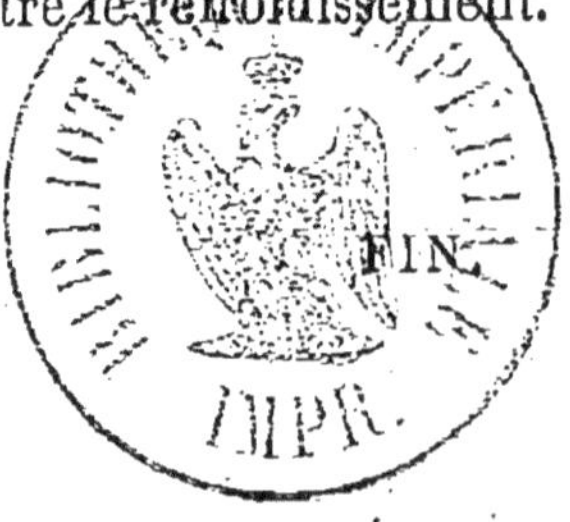

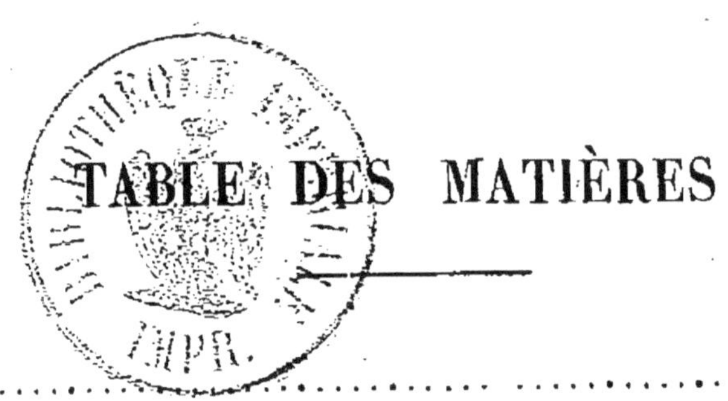

TABLE DES MATIÈRES

NOTIONS PRÉLIMINAIRES

LIVRE PREMIER

PROPRIÉTÉS GÉNÉRALES DES CORPS ET NOTIONS DE MÉCANIQUE

LIVRE II

PESANTEUR

LIVRE III

CHALEUR

SECTION PREMIÈRE

CHALEUR EN GÉNÉRAL

SECTION II

CHALEUR ANIMALE.

LIVRE V

ÉLECTRICITÉ

SECTION PREMIÈRE

ÉLECTRICITÉ DE FROTTEMENT ET MAGNÉTISME.

SECTION III

APPLICATION DE L'ÉLECTRICITÉ A LA PHYSIOLOGIE ET A LA MÉDECINE.

LIVRE VI

OPTIQUE ET CHALEUR RAYONNANTE.

SECTION PREMIÈRE

OPTIQUE.

SECTION II

INSTRUMENTS D'OPTIQUE.

FIN DE LA TABLE DES MATIÈRES.

Paris. — Imprimerie de E. MARTINET, rue Mignon, 2.